Springer-Lehrbuch

Franz Grehn

Augen-
heilkunde

30., überarbeitete und aktualisierte Auflage

Mit 720 überwiegend farbigen Abbildungen und 20 Tabellen

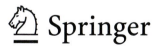

Prof. Dr. Dr. h.c. Franz Grehn
Direktor der Universitäts-Augenklinik Würzburg
Josef-Schneider-Str. 11
97080 Würzburg

ISBN-13   978-3-540-75264-6 Springer Medizin Verlag Heidelberg

Bibliografische Information der Deutschen Nationalbibliothek
Die Deutsche Nationalbibliothek verzeichnet diese Publikation in der Deutschen Nationalbibliografie;
detaillierte bibliografische Daten sind im Internet über http://dnb.d-nb.de abrufbar.

Dieses Werk ist urheberrechtlich geschützt. Die dadurch begründeten Rechte, insbesondere die der Übersetzung, des Nachdrucks, des Vortrags, der Entnahme von Abbildungen und Tabellen, der Funksendung, der Mikroverfilmung oder der Vervielfältigung auf anderen Wegen und der Speicherung in Datenverarbeitungsanlagen, bleiben, auch bei nur auszugsweiser Verwertung, vorbehalten. Eine Vervielfältigung dieses Werkes oder von Teilen dieses Werkes ist auch im Einzelfall nur in den Grenzen der gesetzlichen Bestimmungen des Urheberrechtsgesetzes der Bundesrepublik Deutschland vom 9. September 1965 in der jeweils geltenden Fassung zulässig. Sie ist grundsätzlich vergütungspflichtig. Zuwiderhandlungen unterliegen den Strafbestimmungen des Urheberrechtsgesetzes.

Springer Medizin Verlag
springer.de
© Springer Medizin Verlag Heidelberg 1968, 1972, 1973, 1975, 1976, 1979, 1982, 1985, 1987, 1990, 1993, 1995, 1998, 2003, 2006, 2008

Die Wiedergabe von Gebrauchsnamen, Handelsnamen, Warenbezeichnungen usw. in diesem Werk berechtigt auch ohne besondere Kennzeichnung nicht zu der Annahme, dass solche Namen im Sinne der Warenzeichen- und Markenschutz-Gesetzgebung als frei zu betrachten wären und daher von jedermann benutzt werden dürften.

Produkthaftung: Für Angaben über Dosierungsanweisungen und Applikationsformen kann vom Verlag keine Gewähr übernommen werden. Derartige Angaben müssen vom jeweiligen Anwender im Einzelfall anhand anderer Literaturstellen auf ihre Richtigkeit überprüft werden.

Planung: Peter Bergmann, Heidelberg
Projektmanagement: Sigrid Janke, Heidelberg
Lektorat: Ursula Illig, Stockdorf
Layout und Umschlaggestaltung: deblik Berlin
Satz: Fotosatz-Service Köhler GmbH, Würzburg

SPIN: 11834502

Gedruckt auf säurefreiem Papier   15/2117 – 5 4 3 2 1 0

Vorwort zur 30. Auflage

Die Augenheilkunde ist ein wichtiges Teilgebiet der Medizin, denn das visuelle System vermittelt einen großen Anteil der Informationen von außen an das Gehirn. Mehr als die Hälfte der grauen Substanz des Gehirns beschäftigt sich mit der visuellen Verarbeitung oder ist mit diesen Zentren verknüpft. Viele Augenkrankheiten können effektiv behandelt werden, so dass das Sehvermögen erhalten oder wieder hergestellt werden kann. In den Industrienationen wird in Zukunft die Prävalenz von Augenerkrankungen durch die veränderte Altersstruktur der Bevölkerung zunehmen. Die gute augenärztliche Versorgung bei uns darf aber nicht darüber hinwegtäuschen, dass in den Entwicklungsländern Augenkrankheiten oft vernachlässigt werden und viele Erblindungsursachen vermeidbar wären, wenn Infrastruktur, Organisation und ärztliche Versorgung verbessert werden könnten. Ziel des Lehrbuches ist es, die Ursachen der Augenkrankheiten durch Verständnis der Pathophysiologie zu erklären und durch umfangreiches Bildmaterial und klare Sprache das Lernen zu erleichtern. Durch die Verflechtung mit anderen medizinischen Disziplinen sind Augenerkrankungen oft ein Schlüssel zur Diagnose einer Allgemeinerkrankung.

Für die 30. Auflage wurde der Text in vielen Kapiteln neu bearbeitet; zahlreiche Abbildungen zu klinischen Krankheitsbildern und Operationstechniken wurden neu aufgenommen.

Als Lernhilfe für den Studenten dienen klare Gliederungselemente:
- Einleitung mit Kurzübersicht
- Merksätze weisen auf wichtige oder gefährliche Aspekte hin
- Am Ende des Kapitels wird in Kürze zusammengefasst, was der Student aus jedem Kapitel in besonderem Maße rekapitulieren muss.

Neu hinzugekommen ist ein Fallquiz zu den wichtigsten Krankheitsbildern, das dem Studenten für die Vorbereitung des Examens Hilfe leistet.

Tabellarische Übersichten werden in Kapitel 30 (Augenbeteiligung und Allgemeinerkrankungen) und Kapitel 31 (Leitsymptome) gegeben. Das Sachverzeichnis ist so gegliedert, dass der Student neben dem Texthinweis auch Hinweise auf typische Abbildungen erhält.

Herr Prof. Dr. H. Steffen, Leiter des Bereichs Schielbehandlung und Neuroophthalmologie der Universitäts-Augenklinik Würzburg, hat dankenswerterweise die Überarbeitung der Kapitel 21 und 22 übernommen.

Dem Springer-Verlag, insbesondere Herrn Bergmann und Frau Janke danke ich für die sehr angenehme Unterstützung bei der Bearbeitung dieser Auflage und der Realisierung vieler Wünsche. Bei der Ergänzung des Bildmaterials haben sich die Mitarbeiter der Fotodokumentation der Universitäts-Augenklinik Würzburg, Herr Jilek, Frau Stangl und Frau Sachs sehr verdient gemacht. Das klinische Bildmaterial verdanke ich den Fotoabteilungen der Universitäts-Augenkliniken Freiburg, Mainz und Würzburg.

Würzburg, im Dezember 2007 Franz Grehn

Der Autor

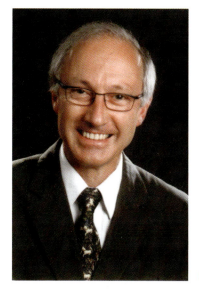

Franz Grehn

Geboren 1948, studierte Humanmedizin in Würzburg und Freiburg i.Br. Nach wissenschaftlicher Tätigkeit am Physiologischen Institut der Freien Universität Berlin, der Facharztweiterbildung für Augenheilkunde und den Jahren als Oberarzt an der Universitäts-Augenklinik in Freiburg war er von 1990 bis 1995 Direktor der Universitäts-Augenklinik in Mainz. Seit 1995 ist Franz Grehn Direktor der Universitäts-Augenklinik in Würzburg. Mitglied zahlreicher internationaler Fachgesellschaften und der Akademie der Wissenschaften und Literatur in Mainz, Ehrendoktor der Universität Iasi, Rumänien.

Augenheilkunde: das neue Layout

Einleitung: thematischer Einstieg ins Kapitel

Fallbeispiel: das Stethoskop schärft den Blick für die Klinik

Inhaltliche Struktur: klare Gliederung durch alle Kapitel

Verweis auf Abbildungen, Kapitel und Tabellen: deutlich herausgestellt und leicht zu finden

Leitsystem: schnelle Orientierung über alle Kapitel und den Anhang

Tabelle: klare Übersicht der wichtigsten Fakten

Kapitel 11 · Iris und Ziliarkörper

▶▶ Einleitung

Unter den Erkrankungen der Iris und des Ziliarkörpers sind Entzündungen und Tumoren die wichtigsten.

Eine Entzündung der Iris (Iritis) ist häufig mit einer Entzündung des Ziliarkörpers (Zyklitis) kombiniert: Iridozyklitis. Folgen der Entzündung sind Verklebungen (Synechien) der Iris mit der Linse oder dem Kammerwinkel, Katarakt und Sekundärglaukom. Die Iridozyklitis ist manchmal ein Teilsymptom einer Allgemeinerkrankung, wie z. B. juvenile rheumatoide Arthritis und ankylosierende Spondylarthritis (M. Bechterew), oder es findet sich keine Ursache. Therapieprinzipien sind Mydriasis zur Ruhigstellung der Pupille und des Ziliarkörpers und zur Prophylaxe von Synechien sowie Entzündungshemmung durch Steroide.

Der häufigste Tumor von Iris bzw. Ziliarkörper ist das maligne Melanom.

11.1 Anatomische und funktionelle Grundlagen

Die Iris (Regenbogenhaut, ◘ Abb. 1.1 und 1.2) und das Corpus ciliare (Ziliar- oder Strahlenkörper, ◘ Abb. 1.2) bilden zusammen mit der Chorioidea (Aderhaut, ◘ Abb. 1.1 und ▶ Kap. 12) die Uvea (Gefäßhaut, Tunica vasculosa), eine pigmentierte, gefäßreiche Schicht zwischen Sklera und Retina. Wegen ihres Pigmentgehaltes erinnert sie an eine dunkle Weinbeere (Uvea). Ihre drei sehr unterschiedlichen Komponenten gehören entwicklungsgeschichtlich und anatomisch zusammen, erfüllen aber unterschiedliche Funktionen.

◉ Fallbeispiel

Eine 83-jährige Patientin stellt sich mit Schmerzen am rechten Auge beim Augenarzt vor. Das Sehen auf dem rechten Auge sei vor einigen Wochen schlechter geworden, mit beiden Augen sehe sie aber ausreichend gut. Die Sehschärfe beträgt rechts nur Handbewegungen, links 0,5. Bei der Spaltlampenuntersuchung zeigt sich eine Blutung in der Vorderkammer, die Hornhaut ist trüb, der Augeninnendruck ist auf 45 mmHg erhöht. Bei genauer Untersuchung des Pupillarsaums sieht man eine Rubeosis iridis. Es handelt sich also um ein neovaskuläres Sekundärglaukom. Ein Diabetes mellitus liegt nicht vor. Die wahrscheinlichste Ursache ist also ein Zentralvenenverschluss, der vor einigen Wochen abgelaufen war. Dieser lässt sich auch nachweisen: Nach Pupillenerweiterung sieht man schemenhaft trotz schlechten Funduseinblicks streifige Blutungen über den ganzen Fundus verteilt.

Zunächst wird mit Atropin- und Kortikosteroid-Augentropfen behandelt, dann eine retinale Kryotherapie und eine drucksenkende Zyklokryotherapie durchgeführt, da wegen des schlechten Einblicks keine panretinale Laserkoagulation möglich ist.

26.6 Nichtsteroidale Antiphlogistika

Sie dämpfen die Entzündung über eine Hemmung der Prostaglandinsynthese und ersetzen Kortisontropfen in subakuten Phasen der Erkrankung.

◘ **Tabelle 26.3.** Augenschäden bei Vergiftungen und Überdosierung von Medikamenten

Substanzen	Augenschädigung
Arsen, Brom, Blei	Optikusneuropathie, später Optikusatrophie, selten Augeninnendruckerhöhung
Motorenöl (illegaler Zusatz zu Speiseöl in Entwicklungsländern)	Papillenödem, Erhöhung des intraokularen Drucks, Sekundärglaukom mit Optikusatrophie
Isonicotinsäurehydrazid, Ethambutol, Chlorquin	◘ Tabelle 26.2 unter Einzelsubstanzen
Chinin	enge Netzhautarterien, Papillenödem, Optikusatrophie, Sehverschlechterung, Gesichtsfeldstörung
Digitalisüberdosierung (Digitoxin)	Gelbsehen (Xanthopsie), Augenflimmern (als Folge systemischer Wirkungen auf Herzrhythmus)
Atropin	Pupillenerweiterung, Akkommodationslähmung, Gefahr des akuten Winkelblockglaukoms bei engem Kammerwinkel, Augeninnendruckerhöhung bei chronischem Offenwinkelglaukom

11.3 Entzündungen der Iris und des Ziliarkörpers

Einteilung der Uveitis. Die Entzündung der Uvea lässt sich einteilen **nach der Lokalisation**:
- **Vordere Uveitis.** Sie betrifft entweder die Iris (**Iritis**) oder den Ziliarkörper (**Zyklitis**), häufiger jedoch sind beide Strukturen zusammen betroffen (**Iridozyklitis**).
- **Intermediäre Uveitis** (**Pars planitis**). Entzündung der Pars plana des Ziliarkörpers mit Entzündung des mittleren Glaskörpers (Infiltrate) und der Pars plicata des Ziliarkörpers.
- **Hintere Uveitis** (**Chorioiditis**, ▶ Kap. 12). Hier ist meist auch die Netzhaut beteiligt (Chorioretinitis).
- **Panuveitis** (▶ Kap. 12). Die Entzündung der gesamten Uvea hat eine schlechte Prognose.

nach Ein- oder Beidseitigkeit,
nach der Entzündungsform:
- granulomatös,
- fibrinös,
- unspezifisch.

Am häufigsten kommt die vordere Uveitis in Form der (einseitigen und fibrinösen) Iridozyklitis vor.

11.3.1 Iridozyklitis

Ätiologie

Häufig ist die Iridozyklitis immunologisch bedingt, d. h. tritt als **Begleitkrankheit** auf. Deshalb ist der Patient stets dem Internisten bzw. dem Kinderarzt vorzustellen. Auch eine Erkrankung im HNO-Bereich soll ausgeschlossen werden.

Rheumatische und immunologische Erkrankungen.
- **beim Kind:** juvenile idiopathische Oligoarthritis, die Entzündung eines oder weniger Gelenke, die mit einem »blassen Auge« und früher Kataraktentwicklung einhergeht.

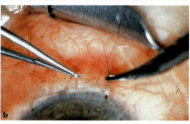

Abb. 17.9. Filtrationsoperation (Goniotrepanation). **a** Über die Öffnung in die Vorderkammer wird ein kleines Skleradeckelchen gelegt, das ein übermäßiges Abfließen von Kammerwasser verhindert. **b** Die Bindehaut wird mit einer Naht verschlossen

zen, indem er den Bulbus durch das Oberlid mit beiden Zeigefingern palpiert, während der Patient nach unten blickt (Abb. 17.2). Bei normalem Augeninnendruck »fluktuiert« die Bulbuswand, wenn man sie abwechselnd mit dem rechten und linken Zeigefinger eindrückt, bei stark erhöhtem Augeninnendruck ist der Bulbus »steinhart«.

> ⚠ Der Tastbefund »steinhart« findet sich bei akutem Winkelblockglaukom oder Neovaskularisationsglaukom, eine mäßige Drucksteigerung wie bei Offenwinkelglaukom ist palpatorisch nicht sicher erkennbar!

In Kürze

Grundlagen. Prinzipiell unterscheidet man Augenverletzungen ohne Bulbuseröffnung und Augenverletzungen mit Bulbuseröffnung. Häufig sind mehrere Augenabschnitte betroffen.

Eine bulbuseröffnende Verletzung birgt immer auch die Gefahr einer intraokularen Entzündung.

Orientierende Untersuchung. Der Wechselbelichtungstest zur Prüfung der afferenten Pupillenbahn ist die wichtigste Untersuchungsmethode zum Nachweis einer Optikusschädigung, insbesondere wenn der Patient bewusstlos ist.

Therapie. Die Versorgung sollte durch einen erfahrenen Augenchirurgen erfolgen, häufig sind hierzu Vitrektomietechniken erforderlich.

Bei Polytrauma muss der Versorgungsplan interdisziplinär festgelegt werden.

Inhaltsverzeichnis

1	**Grundlagen der Augenheilkunde**	1
1.1	Einführung	2
1.2	Anatomie, Physiologie und Pathophysiologie des Auges	3

2	**Augenuntersuchung und Basistherapiemaßnahmen durch den Nicht-Ophthalmologen**	15
2.1	Notwendige Geräte und Medikamente	16
2.2	Anamnese	16
2.3	Untersuchung	17
2.4	Basistherapiemaßnahmen	27

3	**Untersuchungsmethoden des Ophthalmologen**	29
3.1	Ablauf einer augenärztlichen Untersuchung	30
3.2	Prüfung der Sehschärfe und Refraktion	30
3.3	Untersuchung des Auges an der Spaltlampe	36
3.4	Untersuchungsmethoden der Netzhaut	37
3.5	Gesichtsfeldprüfung (Perimetrie)	39
3.6	Prüfung der Kontrastempfindlichkeit	43
3.7	Untersuchung der Dunkeladaptation und des Dämmerungs- und Nachtsehens	43
3.8	Untersuchung des Farbensinns	44
3.9	Ultraschalluntersuchung (Sono- oder Echographie) am Auge	46
3.10	Elektrophysiologische Untersuchungen	48
3.11	Sonstige Verfahren	50
3.12	Untersuchung von Kindern	50

4	**Lider**	53
4.1	Anatomische und funktionelle Grundlagen	54
4.2	Untersuchung der Lider	55
4.3	Entzündungen der Lider	56
4.4	Fehlbildungen, Fehlstellungen und Störungen der Beweglichkeit der Lider	59
4.5	Tumoren der Lider	63
4.6	Verletzungen der Lider	68

5	**Tränenorgane**	71
5.1	Anatomische und funktionelle Grundlagen	72
5.2	Untersuchung	73
5.3	Erkrankungen der ableitenden Tränenwege	75
5.4	Erkrankungen der Tränendrüse	77
5.5	Das trockene Auge (Keratoconjunctivitis sicca)	79

6	**Bindehaut**	81
6.1	Anatomische und funktionelle Grundlagen	82
6.2	Untersuchung	82
6.3	Verletzungen der Bindehaut	84
6.4	Entzündung der Bindehaut (Konjunktivitis)	85
6.5	Degenerationen und Altersveränderungen der Bindehaut	95
6.6	Tumoren der Bindehaut	96
6.7	Bindehautablagerungen und -verfärbungen	100

7	**Hornhaut**	103
7.1	Anatomie, Physiologie und Pathophysiologie	105
7.2	Anwendung von Medikamenten durch die Hornhaut	107
7.3	Verwendung von Kontaktlinsen	107
7.4	Untersuchung	107
7.5	Notfälle: Verätzungen, Verbrennungen und Verletzungen der Hornhaut	110
7.6	Entzündungen (Keratitiden)	116
7.7	Wölbungs- und Größenanomalien der Hornhaut	126
7.8	Hornhautdegenerationen, Hornhautdystrophien	129
7.9	Hornhauttransplantation (Keratoplastik)	131
7.10	Operationen an der Hornhaut zur Refraktionsänderung (refraktive Chirurgie)	132

8	**Lederhaut (Sklera)**	137
8.1	Anatomische und funktionelle Grundlagen	138
8.2	Untersuchung der Sklera	138
8.3	Allgemeine Veränderungen der Sklera	138
8.4	Entzündungen der Sklera	139
8.5	Verletzungen der Sklera	141

9	**Linse**	143
9.1	Anatomische und funktionelle Grundlagen	144
9.2	Untersuchung	146
9.3	Erkrankungen der Linse	148

10	**Pupille**	165
10.1	Anatomische und funktionelle Grundlagen	166
10.2	Untersuchung der Pupillenreaktion	167
10.3	Krankheitsbilder	169
10.4	Physiologische, diagnostische und therapeutische Mydriasis	172

11 Iris und Ziliarkörper 175
11.1 Anatomische und funktionelle Grundlagen 176
11.2 Untersuchung von Iris und Ziliarkörper . . 177
11.3 Entzündungen der Iris und des Ziliarkörpers 178
11.4 Rubeosis iridis 184
11.5 Verletzungen der Iris und des Ziliarkörpers 184
11.6 Tumoren der Iris und des Ziliarkörpers . . . 185
11.7 Fehlbildungen der Iris 188

12 Aderhaut (Chorioidea) 189
12.1 Anatomie, Physiologie und Pathophysiologie 190
12.2 Untersuchung 190
12.3 Erkrankungen der Aderhaut 191

13 Netzhaut 203
13.1 Anatomische und funktionelle Grundlagen 205
13.2 Störungen des Farbensehens 209
13.3 Degenerative Netzhauterkrankungen . . . 210
13.4 Gefäßerkrankungen der Netzhaut 217
13.5 Tumoren der Netzhaut 232
13.6 Entzündungen der Netzhaut und Netzhautgefäße 237
13.7 Makuladegenerationen 241
13.8 Hereditäre Netzhautdystrophien 251
13.9 Verletzungen der Netzhaut 253

14 Glaskörper, Vitrektomie 257
14.1 Anatomische und funktionelle Grundlagen 258
14.2 Untersuchung des Glaskörpers 258
14.3 Degenerative Veränderungen des Glaskörpers 258
14.4 Entzündungen im Glaskörper 263
14.5 Vitrektomie 264

15 Sehnerv 269
15.1 Anatomische und funktionelle Grundlagen 270
15.2 Ophthalmoskopisches Bild der Papille . . . 270
15.3 Untersuchung 271
15.4 Normvarianten 272
15.5 Erkrankungen 273

16 Sehbahn 287
16.1 Funktionelle Anatomie 288
16.2 Untersuchungsmethoden 291
16.3 Erkrankungen 291

17 Glaukom 295
17.1 Grundlagen 296
17.2 Untersuchungsmethoden bei Glaukom . . 298
17.3 Primäre Glaukome 304
17.4 Sekundäre Glaukome 315

18 Augenhöhle (Orbita) 319
18.1 Anatomische und funktionelle Grundlagen 320
18.2 Leitsymptome bei Orbitaerkrankungen . . 321
18.3 Untersuchungsmethoden 321
18.4 Entzündungen der Orbita 323
18.5 Endokrine Orbitopathie 324
18.6 Tumoren der Orbita 326
18.7 Vaskuläre Erkrankungen der Orbita 328
18.8 Verletzungen der Orbita 329
18.9 Fehlbildungen 331

19 Refraktionsfehler: Brillen, Kontaktlinsen und refraktive Chirurgie 333
19.1 Refraktion des Auges 334
19.2 Brillengläser und Kontaktlinsen 341
19.3 Refraktive Chirurgie 348

20 Akkommodation und Presbyopie 353
20.1 Einführung 354
20.2 Akkommodationsmechanismus 354
20.3 Alterssichtigkeit (Presbyopie) 354
20.4 Akkommodationslähmung 355
20.5 Akkommodationsspasmus 356
20.6 Asthenopie 356

21 Schielen 359
21.1 Grundlagen und Definitionen 360
21.2 Untersuchung 363
21.3 Verschiedene Formen des Schielens 365
21.4 Amblyopie 371
21.5 Soziale und psychologische Bedeutung des Schielens und der Amblyopie 371
21.6 Therapieprinzipien beim Schielen 372

22 Augenmuskellähmung und supranukleäre Augenbewegungsstörung . . . 377
22.1 Pathophysiologische Grundlagen 378
22.2 Klinische Untersuchung der Augenmuskelfunktion 380
22.3 Augenmuskellähmungen durch Hirnnervenschädigung 383
22.4 Lähmungen durch Augenmuskelerkrankungen 388
22.5 Augenmuskellähmungen durch mechanische Ursachen 390
22.6 Supranukleäre Störungen 390
22.7 Nystagmus (Augenzittern) 392

23 Erbliche Augenkrankheiten 395
23.1 Grundlagen 396
23.2 Übersicht genetisch bedingter Erkrankungen 398

Inhaltsverzeichnis

24	**Verletzungen des Auges**	405
24.1	Überblick über die wichtigsten Augenverletzungen	406
24.2	Untersuchungsstrategie bei Augenverletzungen	409
24.3	Verletzungsmechanismen	413
24.4	Polytrauma mit Augenverletzung	414
24.5	Verletzungen mehrerer Augenabschnitte	414
25	**Tropenophthalmologie, Ophthalmologie in Entwicklungsländern**	417
25.1	Allgemeine Fakten in Entwicklungsländern	418
25.2	Die wichtigsten Augenerkrankungen in Entwicklungsländern und tropischen Ländern	419
26	**Medikamente und Nebenwirkungen**	425
26.1	Lokalanästhetika	426
26.2	Mydriatika	426
26.3	Antibiotika	426
26.4	Virustatika	426
26.5	Kortisonpräparate	436
26.6	Nichtsteroidale Antiphlogistika	436
26.7	Antiallergika	436
26.8	Vasokonstriktiva	436
26.9	Glaukommittel	437
26.10	Künstliche Tränen, Benetzungsmittel, hornhautpflegende Augentropfen und -salben	437
26.11	Augenschäden durch Medikamente	437
26.12	Kontraindikationen von ophthalmologischen Medikamenten	437
26.13	Augenschäden durch Gifte	437
27	**Laser in der Augenheilkunde**	439
27.1	Allgemeines	440
27.2	Diagnostische Laser	440
27.3	Therapeutische Laser	441
27.4	Anwendungsbereiche verschiedener Laser	442
27.5	Laserschutz	445
28	**Ergophthalmologie, Begutachtung, Berufskrankheiten**	449
28.1	Ergophthalmologie	450
28.2	Begutachtung	450
28.3	Berufskrankheiten	454
29	**Sozialophthalmologie – Fürsorge für Blinde und Sehbehinderte. Rehabilitation**	457
29.1	Sehbehinderung und Blindheit	458
29.2	Vergrößernde Sehhilfen und andere Hilfsmittel	460
30	**Augenbeteiligung bei Allgemeinerkrankungen**	465
31	**Leitsymptome**	473
32	**Literaturverzeichnis**	481
33	**Sachverzeichnis**	483

Sagen Sie uns die Meinung!

Liebe Leserin und lieber Leser,

Sie wollen gute Lehrbücher lesen, wir wollen gute Lehrbücher machen: dabei können Sie uns helfen!

Lob und Kritik, Verbesserungsvorschläge und neue Ideen können Sie auf unserem Feedback-Fragebogen unter **www.lehrbuch-medizin.de** gleich online loswerden.

Als Dankeschön verlosen wir jedes Jahr Buchgutscheine für unsere Lehrbücher im Gesamtwert von 500 Euro.

Wir sind gespannt auf Ihre Antworten!

Ihr Lektorat Lehrbuch Medizin

Grundlagen der Augenheilkunde

1.1 Einführung – 2

1.2 Anatomie, Physiologie und Pathophysiologie des Auges – 3
1.2.1 Der Augapfel – 3
1.2.2 Der vordere Augenabschnitt – 4
1.2.3 Der hintere Augenabschnitt – 6
1.2.4 Das Blutgefäßsystem des Auges – 7
1.2.5 Innervation des Auges – 9
1.2.6 Verlauf der Sehbahn – 9
1.2.7 Verarbeitung der visuellen Signale – 11
1.2.8 Visuelle Wahrnehmung – 11

❱❱ Einleitung

Dieses Kapitel gibt einen Überblick über die Augenheilkunde sowie über die Anatomie und Physiologie des Auges, um das Verständnis für die im Folgenden dargestellten Augenerkrankungen zu fördern. Man kann das Auge mit einem Photoapparat vergleichen: Die brechenden Medien Hornhaut und Linse entsprechen dem Linsensystem der Kamera, die Regenbogenhaut regelt wie die Blende den Lichteinfall und die Tiefenschärfe, die Netzhaut entspricht dem Film. Die Linse dient zusätzlich zur Entfernungseinstellung. Sehen entsteht aber nicht nur durch optische Abbildung und Weiterleitung von elektrischen Signalen. Zentrale Weiterverarbeitung im visuellen Kortex und Selektion der Information in höheren Hirnzentren ermöglichen erst die optische Wahrnehmung.

1.1 Einführung

Die Augenheilkunde bietet gegenüber anderen Fachgebieten der Medizin einige Besonderheiten:

Viele Menschen empfinden es als besonders eingreifend, am Auge untersucht zu werden. Deshalb sind Vorsicht bei der Untersuchung und Einfühlungsvermögen in die Besorgnisse des Patienten in der Augenheilkunde besonders wichtig.

Eine genaue Untersuchung des Auges und fast alle Operationen am Auge erfordern ein Mikroskop. Wegen der Transparenz der Hornhaut kann man viele Strukturen des Auges bereits mit dem Spaltlampenmikroskop und dem Augenspiegel genau erkennen. Unter diesem Aspekt ist die Augenheilkunde ein morphologisch geprägtes Fach.

Andererseits ist das Auge das wertvollste Sinnesorgan des Menschen, denn kein anderes Sinnesorgan hat so großen Anteil an der Gesamtheit der Sinnesempfindungen. Die Sinnesleistungen des Auges lassen sich besser messen und quantitativ beurteilen als die der meisten anderen Sinnesorgane. Deshalb können Defizite, Änderungen und Wiederherstellung der Organleistung (Sehschärfe, Gesichtsfeld, Farbensehen, Augenbeweglichkeit) exakt quantifiziert werden. Insofern ist die Augenheilkunde genauso ein physiologisch geprägtes Fach.

Die Möglichkeit, so klare Befunde zu erheben, ist für den Augenarzt Chance und Verpflichtung zugleich. Dies erfordert in besonderem Maße exaktes Beobachten und genaues pathogenetisches und therapeutisches Denken.

Neben der diagnostischen Vielfalt bietet die Augenheilkunde ein großes Spektrum therapeutischer Möglichkeiten. Auch bei älteren Patienten kann der Augenarzt vielfältig helfen, insbesondere durch die Wiederherstellung der Sehfunktion bei der Operation des grauen Stars (Katarakt). Die konservative Behandlung nimmt über die Brillenverordnung hinaus einen breiten Raum ein: Die Behandlung z.B. erregerbedingter Entzündungen oder die augendrucksenkende Behandlung beim Glaukom ist in der Augenheilkunde besonders erfolgreich mit lokal am Auge applizierten Augentropfen möglich.

Die Augenheilkunde hat sich aber in den vergangenen Jahrzehnten insbesondere auch zu einem operativen Fach gewandelt, vor allem aufgrund neuer Möglichkeiten der Operation der Katarakt, des Glaukoms, der Netzhautablösung und der diabetischen Retinopathie sowie der chirurgischen Behandlung der Fehlsichtigkeit (refraktive Chirurgie). Die Kataraktoperation ist die häufigste in der Medizin ausgeführte Operation, die Transplantation der Hornhaut neben der Nierentransplantation die häufigste Transplantationsoperation. Darüber hinaus werden in keinem anderen Fach der Medizin Laser in solcher Vielfalt eingesetzt wie in der Augenheilkunde. Und in kaum einem anderen Fach der Medizin ist der Erfolg einer Operation so unmittelbar für Patient und Operateur wahrnehmbar: Bei dem ersten Verbandswechsel nach einer Kataraktoperation mit Einpflanzung einer Kunstlinse hat der bisher stark Sehbehinderte fast volle Sehschärfe.

Mit den übrigen medizinischen Fachgebieten ist die Augenheilkunde innig verflochten:

- mit der Neurologie und Neurochirurgie, da das Auge ein vorgeschobener Gehirnteil ist und sechs der zwölf Hirnnerven das Auge und seine Anhangsorgane innervieren,
- mit der Hals-Nasen-Ohrenheilkunde und der Kiefer- und Gesichtschirurgie wegen der Nachbarschaft des Auges zu den Nebenhöhlen,
- mit der Dermatologie wegen tumoröser Erkrankungen der Lider und mukokutaner Erkrankungen mit Beteiligung der Bindehaut und Hornhaut.
- mit der Inneren Medizin bei Stoffwechselerkrankungen, insbesondere Diabetes mellitus und Schilddrüsenstörungen, sowie bei rheumatischen und Herz-Kreislauf-Erkrankungen.
- Die Pädiatrie bedarf der Augenheilkunde nicht nur bei der Kontrolle und Therapie bei Frühgeborenenretinopathie, Augenärzte betreuen auch die Säuglinge im Rahmen der Glaukom- und Kataraktoperationen und leisten wesentliche diagnostische und therapeutische Beiträge zur Diagnostik angeborener Störungen und Syndrome.

1.2 Anatomie, Physiologie und Pathophysiologie des Auges

Die Augenheilkunde ist ein faszinierendes Arbeitsgebiet im Schnittpunkt vieler Fachgebiete, in dem man nie auslernt, das große Verantwortung abverlangt, aber auch tiefe Freude bringt, wenn man dem Patienten helfen kann.

Dieses Unterkapitel gibt einen Überblick über die Anatomie und Physiologie des Auges und ihre Störungen, um das Verständnis für die in Kapitel 4ff. dargestellten Augenerkrankungen zu fördern. Spezielle, für das Verständnis der Pathophysiologie wesentliche Aspekte der Anatomie und Physiologie finden sich in den einzelnen Kapiteln.

1.2.1 Der Augapfel

Der Augapfel des Erwachsenen ist bei Normalsichtigen in axialer Richtung 24 mm, beim Neugeborenen etwa 17 mm lang und nahezu kugelförmig gebaut. Er besteht aus einer mehrschichtigen Wand und dem Augapfelinhalt.

Die **Wand des Augapfels** bilden (◻ Abb. 1.1)
- die weiße, derbe bindegewebige **Lederhaut (Sklera)**, die zusammen mit der durchsichtigen **Hornhaut (Kornea)** die Hülle des Auges bildet. Die Hornhaut ist wie ein Uhrglas in die Sklera eingelassen und etwas stärker gekrümmt als die Lederhaut. Zwischen den beiden liegt eine seichte Rinne, der Limbus corneae.
- die **Aderhaut (Chorioidea)**, die mit Regenbogenhaut und Ziliarkörper (▶ u.) die Gefäßhaut (Uvea, Tunica vasculosa) bildet,
- die **Netzhaut (Retina)**, die aus dem sensorischen Teil und dem retinalen Pigmentepithel besteht.

Den **Augapfelinhalt** (▶ u. und ◻ Abb. 1.1) bilden **Regenbogenhaut (Iris)**, **Ziliarkörper (Strahlenkörper, Corpus ciliare)**, **Linse (Lens cristallina)** und **Glaskörper (Corpus vitreum)**. Hornhaut und Linse bilden zusammen mit der Regenbogenhaut als Blende das **optische System** des Auges, wobei die Brechkraft der Hornhaut mit 43 dpt größer ist als die der Linse mit ca. 20 dpt. Die Linse kann in der Jugend dank ihrer Eigenelastizität ihre Brechkraft verändern, so dass Gegenstände in Nähe und Ferne scharf auf der Netzhaut abgebildet werden können (Akkommodation). Bei Kurzsichtigen ist das Auge zu lang, bei Weitsichtigen zu kurz gebaut, wobei die Brennweite des optischen Systems dann nicht der Augapfellänge entspricht, wodurch ein unscharfes Netzhautbild entsteht. Andere Abbildungsfehler des optischen Systems werden in der Netzhaut und in den Zentren des Gehirns durch neuronale Verarbeitung ausgeglichen. Das Auge des Neugeborenen ist zunächst weitsichtig, da bei ihm der Augapfel im Verhältnis zur Brechkraft von Hornhaut und Linse noch zu kurz (17 mm) ist.

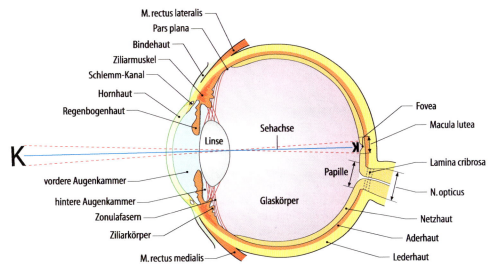

◻ **Abb. 1.1.** Waagrechter schematischer Schnitt durch den rechten Augapfel, von oben gesehen. Axial im Sehnerv verlaufen die A. und V. centralis retinae, was in der Zeichnung durch einen farbleeren Spalt angedeutet ist (◻ Abb. 1.6)

> Bei Kurzsichtigen ist das Auge zu lang, bei Weitsichtigen zu kurz gebaut, so dass die Brennweite des optischen Systems nicht der Augapfellänge entspricht und das Netzhautbild dadurch unscharf ist.

Bindehaut (Konjunktiva), **Lider (Palpebrae)** und **Tränenorgane** nennt man die »Anhangsgebilde« des Augapfels. Sie schützen bzw. befeuchten seine Oberfläche.

Die Begrenzung des Augapfels bilden hinten und seitlich die Orbita (Schädelknochen), vorne die Lider, insbesondere die Lidplatten (**Tarsi**) und das von ihnen zum knöchernen Orbitarand ziehende **Septum orbitale**.

Der Augapfel ist wie eine Kugel in der Orbita beweglich gelagert: Er ist in das orbitale Fett- und Fasziengewebe eingebettet. Der Augapfel wird durch die sechs **Augenmuskeln** in den drei Hauptachsen bewegt. Der **Sehnerv**, der etwas nach nasal versetzt am hinteren Augapfelpol austritt, leitet mit 1,1 Mio. Nervenfasern (Axone der retinalen Ganglienzellen) die Sehinformation an die Zentren des Gehirns weiter.

Der Augapfel ist durch ein System feiner Bindegewebsstränge eingehüllt, das sich von der Durascheide des Sehnervs aus nach vorn erstreckt (**Tenon-Kapsel**). Hier geht die Tenon-Kapsel in die Muskelfaszien über, sendet aber auch Fasern in die den Augapfel überziehende Bindehaut, zum Septum orbitale und zum Periost der Orbita (Periorbita).

Die verschiedenen Abschnitte des Augapfels werden in der Augenheilkunde nach morphologischen Gesichtspunkten gegliedert: Der **vordere Augenabschnitt** umfasst Lederhaut, Bindehaut, Hornhaut, Iris, Ziliarkörper, Linse sowie Vorder- und Hinterkammer mit dem Kammerwasser. Der **hintere Augenabschnitt** umfasst den Glaskörper, die Aderhaut und die Netzhaut inklusive Sehnervenpapille.

1.2.2 Der vordere Augenabschnitt

Bindehaut

Die Bindehaut umkleidet den vorderen Teil des Augapfels (**Conjunctiva bulbi**) und geht in den Umschlagsfalten auf die Innenseite der Lider über (**Conjunctiva tarsi**). Sie dient einerseits als »Verschiebeschicht«, andererseits bilden ihre Drüsen (Becherzellen und akzessorische Tränendrüsen) wichtige Benetzungsstoffe für die Augapfeloberfläche und ermöglichen das nahezu reibungsfreie Gleiten des Augapfels in der Orbita bei Blickwendung.

Hornhaut

Die durchsichtige Hornhaut dient als »Frontlinse« des Auges und hat durch ihre hohe Brechkraft (43 dpt) wesentlichen Anteil am optischen System. Sie ist in Schichten aufgebaut:

- Das **mehrschichtige Hornhautepithel** schützt die Hornhautoberfläche und wehrt Keime ab. Zusammen mit der Tränenflüssigkeit bildet es die glatte brechende Oberfläche des optischen Systems. Die basalen Epithelzellen sind in einer Basalmembran verankert, die in die derbe, dickere **Bowman-Membran (Lamina limitans anterior)** übergeht und zur Stabilität der Hornhaut beiträgt. Stammzellen für die Erneuerung des Epithels befinden sich am Limbus.
- Das **Hornhautstroma** wird durch parallele Schichten kollagener Fasern gebildet und ist aufgrund seiner regelmäßigen und engen Gitterstruktur durchsichtig.
- Auf der Innenseite der Hornhaut befindet sich das **einschichtige Hornhautendothel,** zwischen Stroma und Hornhautendothel liegt die **Descemet-Membran**, die einen hohen Anteil elastischer Fasern enthält und sehr widerstandsfähig ist. Das Hornhautendothel dichtet das Hornhautstroma gegenüber dem Kammerwasser der innen angrenzenden Vorderkammer ab und pumpt eingedrungene Flüssigkeit wieder in die Vorderkammer zurück. Sinkt die Zellzahl des Hornhautendothels, z. B. durch Verletzung, unter $800/mm^2$, dann quillt die Hornhaut auf und wird undurchsichtig (▶ Kap. 7). Das Hornhautendothel kann nicht regenerieren.

Die zentrale Hornhautdicke beträgt ca. 550 µm, die periphere Hornhautdicke ca. 700 µm.

> Das Hornhautendothel verhindert durch seine Pumpfunktion die Wassereinlagerung und die Quellung des Hornhautstromas. Daher muss man bei Operationen im Bereich der Hornhaut sehr präzise und schonend arbeiten (Operationsmikroskop!), um das Endothel nicht zu verletzen.

Lederhaut

Die Lederhaut bildet zusammen mit der Hornhaut die äußere Hülle des Auges (▶ o.). Sie enthält nasal des hinteren Augenpols eine siebförmige Platte, die **Lamina cribrosa**, durch die die Fasern des Sehnervs aus dem Augapfel austreten.

Iris und Ziliarkörper

Die **Iris** bildet die Blende des Auges. Ihre zentrale Öffnung, die Pupille, wird bei Änderung des Lichteinfalls enger oder weiter. Bei Naheinstellung verengt sie sich, wodurch die Tiefenschärfe zunimmt. Die lichtabhängige Pupillenreaktion und die Naheinstellungsmiosis werden durch den **M. sphincter pupillae** vermittelt, der parasympathisch innerviert ist. Sein Gegenspieler ist der **M. dilatator pupillae,** der sympathisch innerviert ist. Deshalb ist die Pupille bei Erschrecken weit (Adrenalin-Ausschüttung) und im Schlaf eng (Überwiegen des Parasympathikus-Tonus). Die Iris besteht aus einem vorne gelegenen Stromablatt und dem Pigmentblatt, das ihre Rückseite bildet und ein undurchsichtiges Pigmentepithel enthält (Abb. 1.2), das zur Blendenwirkung der Iris beiträgt. An der Iriswurzel, die den Kammerwinkel begrenzt, geht die Iris ohne scharfe Absetzung in den Ziliarkörper über.

Der **Ziliarkörper** hat im Querschnitt eine annähernd dreieckige Gestalt, die sich bei Akkommodation (Naheinstellung des optischen Systems, ▶ u.) ändert. Er gliedert sich in eine Pars plana und eine Pars plicata. Die **Pars plana** (Abb. 1.1) ist der hintere Teil des Ziliarkörpers, ein 3,5–4 mm breites Band, das für den operierenden Augenarzt eine große Bedeutung hat: Hier ist ein risikoarmer Zugang ins Augeninnere für die Vitrektomie und die Entfernung von intraokularen Fremdkörpern möglich (▶ Kap. 14). Die Pars plana geht in die Aderhaut über. Die **Pars plicata** ist der vordere Teil. Sie enthält den Ziliarmuskel, der die Akkommodation bewirkt, sowie die Ziliarfortsätze (**Processus ciliares**), deren Epithel das Kammerwasser produziert. Von beiden Teilen des Ziliarkörpers entspringen Zonulafasern (der Aufhängeapparat der Linse, s. u.).

Linse

Die Linse liegt hinter der Pupille in der tellerförmigen Grube des Glaskörpers. Sie ist ein kristallklarer Körper mit einem Brechungsindex, der größer als der des Kammerwassers und des Glaskörpers ist und überdies von außen nach innen zunimmt. Die Aufhängung der Linse übernehmen die Zonulafasern, die von den Tälern zwischen den Ziliarfortsätzen sowie von der Pars plana des Ziliarkörpers ausgehen und am Äquator der Linse ansetzen. Lässt durch Kontraktion des Ziliarmuskels der Zug der Zonulafasern auf die Linse nach, dann wölbt sich diese infolge ihrer Eigenelastizität stärker, und ihre Brechkraft nimmt zu (**Akkommodation**). Gleichzeitig flacht die Vorderkammer etwas ab und die Pupille verengt sich (Naheinstellungsreaktion). Die Linse besitzt keine Blutgefäße und keine Nerven. Sie wird vom Kammerwasser ernährt.

Vorder- und Hinterkammer, Kammerwasser

Die **Vorderkammer** wird begrenzt von der Hornhaut, dem Kammerwinkel, der Irisvorderfläche und der Linsenvorderfläche im Bereich der Pupille (Abb. 1.1 und 1.2). In der Vorderkammer besteht eine **Immun-**

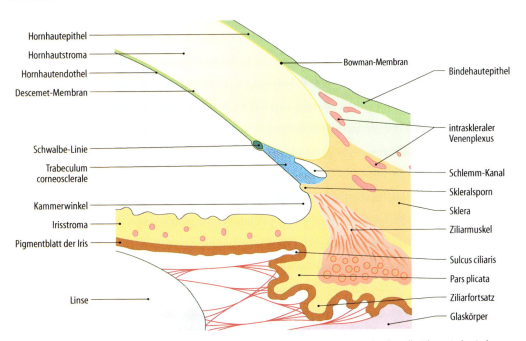

Abb. 1.2. Vorderabschnitt des menschlichen Auges mit Kammerwinkel. Die Grenzlinie zwischen Hornhautendothel und Trabeculum corneosclerale stellt sich gonioskopisch (Abb. 17.7a) als Schwalbe-Linie dar

toleranz, die sog. **anterior chamber associated immune deviation** (ACAID), die wahrscheinlich dazu dient, Immunreaktionen im Auge zu unterdrücken, die ansonsten das Sehen bedrohen würden. Dieses Immunprivileg besteht außer in der Vorderkammer auch im subretinalen Raum und im Glaskörper. Unter dem Einfluss modulierender Faktoren im Kammerwasser verarbeiten Antigen-präsentierende Zellen im Auge Antigene auf besondere Weise. Sie gelangen durch das Trabekelwerk und die Blutbahn zur Milz und aktivieren dort regulatorische T-Zellen, die für die Immuntoleranz verantwortlich sind. Durch Applikation großer Antigenmengen in die Vorderkammer kann experimentell auch eine Immuntoleranz des Körpers erzeugt werden.

Werden bei perforierenden Augenverletzungen Antigene aus dem Inneren des Auges außerhalb dieses immunmodulatorischen Schutzraumes präsentiert, so kann eine Autoimmunreaktion gegen körpereigene Uveazellen oder Pigmentepithelzellen hervorgerufen werden. Hierdurch kann auch das nicht-verletzte andere Auge erkranken und erblinden. Dies ist bei der sympathischen Ophthalmie (▶ Kap. 12) der Fall.

Die **Hinterkammer** wird begrenzt durch die Hinterfläche der Iris, den Sulcus ciliaris (den hinteren Übergang der Iris in den Ziliarkörper, ◘ Abb. 1.2), den Zonulaapparat, die Ziliarfortsätze, die Vorderfläche des peripheren Glaskörpers und die periphere Linsenhinterfläche. Die Hinterkammer ist wesentlich kleiner als die Vorderkammer (◘ Abb. 1.1 und 1.2).

Das **Kammerwasser** wird vom Ziliarepithel durch Ultrafiltration und aktive Sekretion gebildet. Pro Minute fließen ca. 2 μl Kammerwasser aus der Hinterkammer zwischen Iris und Linse in die Vorderkammer. Das Kammerwasser ernährt die Linse und die Hornhaut. Bei Erkrankungen der Iris können Proteine durch das Endothel der Irisgefäße (**Blut-Kammerwasser-Schranke**) diffundieren und die Zusammensetzung des Kammerwassers verändern. Der größte Teil des Kammerwassers verlässt das Auge durch den Kammerwinkel, ein geringer Teil (ca. 15 %) gelangt insbesondere durch die Septen des Ziliarmuskels in das Gefäßsystem der Aderhaut.

Der **Kammerwinkel** (◘ Abb. 1.2) besteht aus einem schwammartigen Maschenwerk, dem **Trabekelwerk** (**Trabeculum corneosclerale**, ◘ Abb. 1.3). Durch dieses gelangt das Kammerwasser in den ringförmigen **Schlemm-Kanal**, von wo es über 20–30 Abflusskanälchen teils in den tiefen intraskleralen Venenplexus, teils in oberflächliche Bindehautvenen weitergeleitet wird. Ist der Kammerwasserabfluss gestört, steigt der Druck im Auge, was zum Krankheitsbild des Glaukoms führt (▶ Kap. 17).

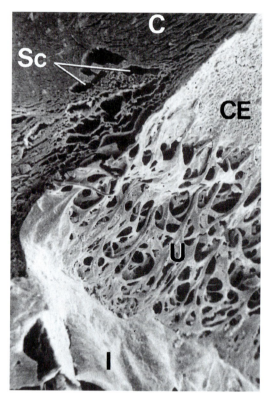

◘ **Abb. 1.3.** Trabekelwerk eines gesunden Auges im rasterelektronenmikroskopischen Bild. Durch die Lücken des schwammartigen Gewebes fließt das Kammerwasser aus der Vorderkammer in den Schlemm-Kanal ab. *U* Uveales Trabekelwerk, *C* Kornea, *CE* Korneales Endothel, *SC* Schlemm-Kanal, *I* Iris. (Prof. Dr. E. Lütjen-Drecoll, Anatomisches Institut, Universität Erlangen-Nürnberg)

> ❗ Die Behinderung des Kammerwasserabflusses führt zum Anstieg des Augeninnendrucks, wodurch eine Degeneration der Axone der retinalen Ganglienzellen und dadurch Gesichtsfelddefekte ausgelöst werden (Glaukom).

1.2.3 Der hintere Augenabschnitt

Glaskörper

Der Glaskörper füllt den Raum des Augeninneren hinter der Linse (◘ Abb. 1.1). Er besteht aus einem feinen Gerüst kollagener Fasern und einem darin eingebetteten Hydrogel. Der Brechungsindex des Glaskörpers entspricht ungefähr dem des Kammerwassers (1,3). Der Glaskörper ist an der Papille, an den Gefäßen und in der Peripherie der Netzhaut angeheftet und löst sich an diesen Stellen im Alter ab, bei Kurzsichtigen schon früher, wodurch Netzhautrisse und eine **Netzhautablösung** entstehen können.

Aderhaut

Die Aderhaut besteht von innen nach außen aus
- der aus elastischen und Kollagen-Fasern aufgebauten **Bruch-Membran** (**Lamina elastica**),
- einem Geflecht aus fenestrierten Kapillaren mit zahlreichen Anastomosen, der **Choriokapillaris**,
- der **Lamina vasculosa**, die größere Gefäße (meist Venen) enthält.

Die sehr gefäßreiche Aderhaut dient der Ernährung der Photorezeptoren der Retina und hält die Temperatur des Auges konstant, indem sie die beim photochemischen Prozess entstehende Wärmeenergie abführt.

> ❗ Wegen der innigen Beziehung zwischen Aderhaut und Netzhaut ist die Netzhaut bei der Aderhautentzündung fast immer mitentzündet (Chorioretinitis, ▶ Kap. 12).

Netzhaut

Anatomie. Die Netzhaut ist ein vorgeschobener Gehirnteil. Sie besteht aus mehreren Schichten (▶ Kap. 13) und enthält etwa 127 Mio. Photorezeptoren: in der zentralen Netzhaut vorwiegend Zapfen (Tag- und Farbensehen), in der Peripherie vorwiegend Stäbchen (Dämmerungs- und Nachtsehen). Die Rezeptoren liegen in der äußersten Schicht (äußere Körnerschicht) der Netzhaut (zur Aderhaut hin) und nehmen mit den Rezeptoraußengliedern die Lichtreize auf. Durch bipolare Zellen, Horizontalzellen und amakrine Zellen (innere Körnerschicht) werden die Signale an die Ganglienzellen weitergegeben, die an der Innenseite der Netzhaut (zum Glaskörper hin) liegen. Ihre Axone ziehen zur Papille und bilden von dort ab den Sehnerv (▶ u.). Die Papille ist die einzige Stelle der Netzhaut, die keine Photorezeptoren enthält, wodurch der sog. blinde Fleck im Gesichtsfeld entsteht.

Temporal der Papille liegt die pigmentierte und daher gelbliche **Macula lutea** (gelber Fleck), deren Zentrum eine kleine Vertiefung, die Fovea centralis, bildet. Die Fovea enthält nur Photorezeptoren, und zwar ausschließlich Zapfen, weshalb sie die Stelle des schärfsten Sehens darstellt.

Physiologie. Das Licht muss zunächst alle (durchsichtigen) Schichten der Netzhaut durchdringen, bevor es die Rezeptoren erreicht. Die Belichtung der Photorezeptoren löst einen photochemischen Prozess aus, der zur Hyperpolarisation der Rezeptormembran führt. Diese Potenzialänderung wird über Bipolarzellen an die retinalen Ganglienzellen weitergegeben, wo aus diesen »langsamen« Potenzialen frequenzmodulierte Aktionspotenziale entstehen, die über die Axone der Ganglienzellen (den Sehnerv) an das Gehirn weitergeleitet werden. Durch Adaptation, d.h. die Ausbleichung oder Regeneration des Sehpigments, sowie durch Umschalten auf das empfindlichere Stäbchensehen kann das Photorezeptorsystem einen Helligkeitsbereich von $1:10^5$ wahrnehmen, die Pupille hingegen kann die Helligkeit nur etwa im Bereich $1:16$ verändern.

1.2.4 Das Blutgefäßsystem des Auges

Orbita und Augapfel werden durch die Äste der **A. ophthalmica** versorgt, die aus der A. carotis interna stammt und durch das Foramen opticum des Keilbeins (durch das auch der N. opticus zieht) in die Augenhöhle gelangt.

Das venöse Blut der Orbita und des Augapfels wird im Wesentlichen durch die **Vv. ophthalmicae** (superior und inferior) abgeführt, die durch die Fissura orbitalis superior mit dem Sinus cavernosus in Verbindung stehen. Daher kann es bei einer Lid- oder Orbitaphlegmone (▶ Kap. 18) zu einer Thrombose des Sinus cavernosus kommen.

> ❗ Die Erreger einer Lid- oder Orbitaphlegmone können auf dem Blutweg durch die Vv. ophthalmicae in den Sinus cavernosus gelangen und dort zu einer Thrombose führen.

Am Augapfel selbst unterscheiden wir drei Gefäßsysteme: Bindehaut-, Netzhaut- und Ziliargefäße.

Bindehautgefäßsystem

Das Bindehautgefäßsystem liegt ganz oberflächlich (◘ Abb. 1.4). Schon am ungereizten Auge sind einzelne Äderchen über der weißen Lederhaut sichtbar. Sie lassen sich mitsamt der Conjunctiva bulbi auf der Lederhaut verschieben.

Retinales Gefäßsystem

Die inneren Schichten der Netzhaut – von den Nervenfasern und Ganglienzellen bis einschließlich der inneren Körnerschicht – werden von der **A. centralis retinae**, der **Zentralarterie** (◘ Abb. 1.4 und 1.6), mit Blut versorgt. Sie tritt von unten her in den Sehnerv ein, und zwar ca. 6 mm hinter dessen Austritt aus dem Augapfel, bildet in der Mitte der Lamina cribrosa den Gefäßtrichter und verzweigt sich in der Netzhaut zu Netzhautarteriolen. Diese sind sog. Endgefäße und haben keine Kollateralen untereinander oder mit anderen Gefäßsystemen. Ein Verschluss einer Netzhautarteriole

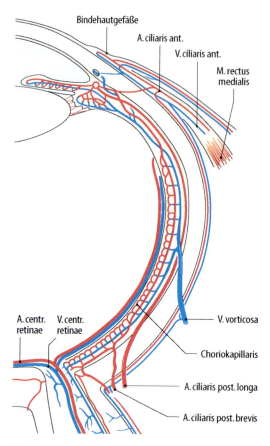

Abb. 1.4. Blutgefäße des Auges

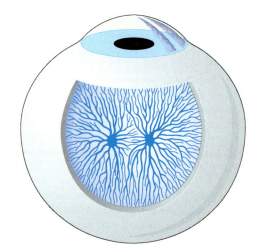

Abb. 1.5. Zwei Vortexvenen. Die Sklera ist zum Teil entfernt, so dass man die schematisch wiedergegebenen Wirbelvenen an der Außenfläche der Aderhaut sehen kann

bringt daher die Funktion des Versorgungsgebietes innerhalb von Sekunden zum Erliegen. Nach 60–90 Minuten sterben die Zellen der Netzhaut irreversibel ab. Dies ist wichtig für die Prognose von Verschlüssen der Netzhautarteriolen.

Das sauerstoffarme Blut der Netzhaut fließt durch die Netzhautvenen ab, die sich an der Papille zur **V. centralis retinae**, der **Zentralvene** (Abb. 1.4) vereinigen, die mit dem Sehnerv den Augapfel verlässt und in die V. ophthalmica superior mündet.

> Ein Verschluss der Zentralarterie führt in den meisten Fällen zur Erblindung des Auges, ein Verschluss der Zentralvene führt zum hämorrhagischen Infarkt der Netzhaut mit meist erheblicher Sehstörung (▶ Kap. 13).

Ziliares Gefäßsystem

Das ziliare Gefäßsystem setzt sich aus mehreren getrennten Arterienästen zusammen:

Die **Aa. ciliares anteriores** (**vordere Ziliararterien**, Abb. 1.4) durchbrechen die Sklera zusammen mit den sie begleitenden vorderen Ziliarvenen in Höhe des Ansatzes der geraden Augenmuskeln, mit denen sie an das Auge herankommen. Sie verzweigen sich innerhalb der Iris und des Corpus ciliare.

Die **Aa. ciliares posteriores** (**hintere Ziliararterien**) gliedern sich in Aa. ciliares posteriores breves (**kurze hintere Ziliararterien**) und Aa. ciliares posteriores longae (**lange hintere Ziliararterien**). Die 4–6 Aa. ciliares posteriores breves (**Aa. chorioideae**) und 2 longae (**A. iridis nasalis** und **temporalis**) treten an der Hinterfläche des Augapfels in der Umgebung des Sehnervs durch die Sklera hindurch. Von hier aus verästeln sich die kurzen Arterien unmittelbar in der Aderhaut, wo sie die Choriokapillaris speisen und in die Lamina vasculosa übergehen. Die zwei langen Arterien ziehen jedoch ziemlich genau medial und lateral vorerst ungeteilt nach vorn, um sich an der Versorgung der Iris und des Ziliarkörpers zu beteiligen, wo sie Verbindungen mit den vorderen Ziliararterien eingehen.

Die hinteren Ziliargefäße speisen die Choriokapillaris und ernähren dadurch die äußeren Netzhautschichten.

Das venöse Blut der Aderhaut sammelt sich in den **Wirbelvenen** (Vv. vorticosae; **Vortexvenen**; Abb. 1.5), wobei je zwei am oberen und unteren Augapfelumfang vorhanden sind. Der Durchtritt der Wirbelvenen durch die Lederhaut erfolgt in schräger Richtung.

1.2.5 Innervation des Auges

Motorische Innervation

Der **N. oculomotorius** innerviert vier der äußeren Augenmuskeln, nämlich die Mm. rectus superior, rectus inferior, rectus medialis und den M. obliquus inferior, außerdem den M. levator palpebrae superioris. Weiterhin verlaufen in ihm parasympathische Fasern zum Ganglion ciliare, die den M. sphincter pupillae und den Ziliarmuskel versorgen. Der **N. abducens** inner viert den M. rectus lateralis, der **N. trochlearis** den M. obliquus superior. Der **N. facialis** innerviert den M. orbicularis oculi, den Schließmuskel der Augenlider.

❗ Bei Fazialisparese kann das Auge nicht vollständig geschlossen werden und das Unterlid hängt herab.

Sensible Innervation

Die sensible Versorgung des Sehorgans erfolgt durch den **N. trigeminus**. Sein 1. Ast (**N. ophthalmicus**) kommt durch die Fissura orbitalis superior in die Orbita und versorgt die Haut des Oberlides, der Stirn und des behaarten Kopfes dahinter, ferner die Bindehaut und – über das Ganglion ciliare – den Ziliarkörper, die Iris und die Hornhaut sowie ein Hautareal der Nasenspitze (N. nasociliaris). Der 2. Ast kommt aus der Fossa pterygopalatina durch das Foramen rotundum; sein Hauptast, der **N. infraorbitalis**, zieht von dort aus am Boden der Orbita im Sulcus infraorbitalis nach vorn zum Foramen infraorbitale. Er versorgt die Haut des Unterlides und der Wange.

Sympathische Innervation

Die sympathische Innervation des Auges besteht aus drei Neuronen: Das **1. (präganglionäre) Neuron** ist die zentrale Sympathikusbahn, die vom Hypothalamus zum Centrum ciliospinale (8. Zervikalsegment, Th1) verläuft. Dort wird auf das **2. präganglionäre Neuron** umgeschaltet, das über den sympathischen Grenzstrang zum Ganglion cervicale superius verläuft. Von dort zieht das **3. Neuron (postganglionäre Faser)** mit dem sympathischen Geflecht der A. carotis interna (Plexus caroticus internus) in die Schädelhöhle und durch die Fissura orbitalis superior in die Orbita. Es innerviert den Müller-Lidhebermuskel (M. tarsalis), der unter dem M. levator palpebrae superioris verläuft (▶ Kap. 4), sowie entsprechende Muskelfasern am Unterlid, ferner treten sympathische Fasern mit den Nn. ciliares longi und breves in das Auge ein und innervieren über die sympathische Wurzel des Ganglion ciliare den radiär verlaufenden M. dilatator pupillae (▶ Kap. 10).

Parasympathische Innervation

Die parasympathische Innervation des M. sphincter pupillae nimmt ihren Ausgang in den Westphal-Edinger-Kernen. Von dort verlaufen präganglionäre parasympathische Nervenfasern im N. oculomotorius zum Ganglion ciliare. Sie bilden die kurze motorische parasympathische Wurzel des Ganglion ciliare, das hinter dem Augapfel zwischen dem M. rectus lateralis und dem Sehnerv im Orbitafettgewebe liegt. Hier erfolgt die Umschaltung auf postganglionäre parasympathische Fasern, die zum M. sphincter pupillae ziehen. Die parasympathische Innervation des M. ciliaris wird im Gangliom ciliare nicht umgeschaltet. Die Nn. ciliares breves treten ähnlich wie die Ziliararterien in der Umgebung des Sehnervs in den Bulbus ein.

Durch das Ganglion ciliare ziehen sensible Fasern (ohne Umschaltung) zum N. nasociliaris (die sog. lange sensible Wurzel des Ganglions) und postganglionäre sympathische Nervenfasern aus dem Plexus caroticus internus (sympathische Wurzel des Ganglions) zum M. dilatator pupillae.

Sekretorische parasympathische Fasern, die im sensiblen N. lacrimalis verlaufen, innervieren die Tränendrüse.

1.2.6 Verlauf der Sehbahn

Sehnerv, Chiasma opticum und Tractus opticus

Die Axone der retinalen Ganglienzellen vereinigen sich zum **Sehnerv** (**N. opticus**), der wie die Netzhaut ein vorgeschobener Gehirnteil ist. Er verlässt das Auge durch die Lamina cribrosa der Sklera. Erst außerhalb des Augapfels erhalten die Axone eine Myelinscheide (◘ Abb. 1.6). Als Teil des Gehirns ist der Sehnerv von Dura, Pia mater und Arachnoidea umgeben (◘ Abb. 1.6), die zusammen als Optikusscheide bezeichnet werden. Der Subarachnoidalraum hat Verbindung zum Liquorraum und enthält in der Regel Liquor. Die Dura geht am Rande des Sehnervs in die Lederhaut über.

Der Sehnerv zieht in einer leichten Windung zum Foramen opticum und von hier in das Schädelinnere zum **Chiasma opticum**. Dort treffen sich die Sehnerven beider Augen, und die Fasern beider nasalen Netzhauthälften kreuzen. Folglich enthält jeder der beiden **Tractus optici,** die vom Chiasma opticum ihren Ausgang nehmen, nur Sehnervenfasern, die einer Gesichtsfeldhälfte entsprechen, nämlich ungekreuzte Fasern der ipsilateralen temporalen Netzhauthälfte und gekreuzte Fasern der kontralateralen nasalen Netzhauthälfte. Der rechte Tractus opticus enthält also die Fasern, die die linke Gesichtsfeldhälfte beider Augen repräsentieren,

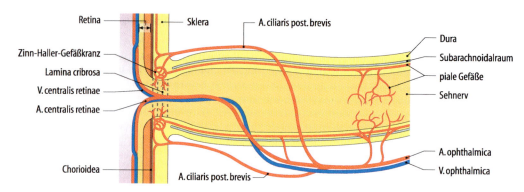

Abb. 1.6. Schematischer Schnitt durch Sehnerv und Papille

der linke Tractus opticus die Fasern, die der rechten Gesichtsfeldhälfte beider Augen entsprechen.

Corpus geniculatum laterale

Im Corpus geniculatum laterale des Thalamus enden die Axone der retinalen Ganglienzellen. Das Corpus geniculatum laterale ist in sechs Schichten gegliedert, wobei die Schichten 1, 4 und 6 die Axone des kontralateralen Auges, die Schichten 2, 3 und 5 diejenigen des ipsilateralen Auges mit den nachgeschalteten Zellen verknüpfen. Auch im Corpus geniculatum laterale ist die Information retinotopisch, d.h. entsprechend der räumlichen Verteilung der Ganglienzellen in der Netzhaut angeordnet.

Sehstrahlung (Radiatio optica)

Die Axone der Genikulatumzellen verlaufen als sog. Sehstrahlung zur Sehrinde. Hierbei sind die Fasern, die den unteren Teil des Gesichts-Halbfeldes beider Augen repräsentieren, oben gelegen und umgekehrt. Fasern des rechten und linken Auges laufen getrennt, aber benachbart.

Sehrinde

Die (primäre) Sehrinde (Area 17, V_1) ist in sechs Schichten gegliedert, wobei die Afferenzen aus dem Corpus geniculatum laterale in der Schicht 4c enden. Fasern der Sehstrahlung, die den gleichen Netzhautort des linken bzw. rechten Auges repräsentieren, sind mit derselben Kortexzelle verschaltet. Dies ist die Basis des **binokularen (beidäugigen) Sehens**, das während der frühen Kindheit erlernt wird. Entsteht auf der Netzhaut eines Auges keine Abbildung, z. B. aufgrund angeborener Katarakt, Herabhängen des Lides oder Schielens, dann entwickelt dieses Auge keine ausreichende synaptische Verschaltung zu den entsprechenden Kortexzellen, so dass eine permanente Sehschwäche (Amblyopie) dieses Auges resultiert (▶ Kap. 21).

> Die Sehschärfe entwickelt sich in früher Kindheit bis ca. zum 7. Lebensjahr. Besonders wichtig ist die Phase zwischen dem 1. Lebensmonat und dem 3. Lebensjahr. Pathologische Veränderungen, die die Abbildung von Gegenständen auf einem Auge verhindern, z.B. eine angeborene Linsentrübung, müssen daher möglichst frühzeitig beseitigt werden, weil sonst später eine permanente Sehschwäche (Amblyopie, ▶ Kap. 21) zurückbleibt.

Die Konvergenz der gleiche Netzhautorte repräsentierenden Axone auf **eine** Kortexzelle ist auch für die Interpretation homonymer Hemianopien (gleichseitiger halbseitiger Gesichtsfelddefekte) von Bedeutung: Hat der homonyme Gesichtsfelddefekt an beiden Augen eine identische Form (»kongruent«), dann kann die Läsion nur in der Sehrinde liegen, ist dagegen die Form der homonymen Gesichtsfelddefekte beider Augen deutlich unterschiedlich (»inkongruent«), dann muss die Läsion entweder im Tractus opticus (dann ist ophthalmoskopisch eine Optikusatrophie nachweisbar, ▶ Kap. 16) oder in der Sehstrahlung (keine Optikusatrophie nachweisbar) liegen.

Die Macula lutea wird auf etwa 4/5 der Fläche der Sehrinde repräsentiert, was der Struktur der Fovea und ihrer zentralen Bedeutung als Stelle des schärfsten Sehens entspricht. Die Bezeichnung »Vergrößerung«, die manchmal für die ausgeprägte Repräsentation der Fovea in der Sehrinde verwendet wird, ist missverständlich: Jeder der in der Fovea dicht beieinanderstehenden Zapfen ist mit einer Ganglienzelle verschaltet, folglich muss die Repräsentation der Fovea in der Sehrinde viel Platz beanspruchen.

1.2.7 Verarbeitung der visuellen Signale

Signalverarbeitung in der Netzhaut

Bereits in der Netzhaut findet durch vertikale und laterale Verschaltung der beteiligten Zellen eine Signalverarbeitung statt. Für die vertikale Verschaltung sind die bipolaren Zellen, für die laterale Verschaltung die Horizontalzellen und die amakrinen Zellen verantwortlich. Die Verschaltung ist die Grundlage des rezeptiven Feldes einer Ganglienzelle, d. h. des Areals im Gesichtsfeld, von dem aus die Ganglienzelle durch Licht erregt werden kann. Die rezeptiven Felder der Ganglienzellen sind konzentrisch antagonistisch organisiert: Der Reiz, der im Zentrum des rezeptiven Feldes eine Erregung auslöst, löst am Rand eine Hemmung aus. Wird eine Ganglienzelle erregt, wenn das Zentrum ihres rezeptiven Feldes beleuchtet wird (»Licht ein«), spricht man von einer On-Ganglienzelle. Wird eine Ganglienzelle erregt, wenn im Zentrum ihres rezeptiven Feldes die Leuchtdichte abnimmt (»Licht aus«), spricht man von einer Off-Ganglienzelle. Farbsensitive Ganglienzellen werden z. B. im Zentrum durch Grün erregt und durch Rot gehemmt, in der Peripherie des rezeptiven Feldes verhält es sich umgekehrt. Rezeptive Felder führen dazu, dass sowohl Helligkeits- wie auch Farbsignale »geschärft« werden.

Für die Wahrnehmung von langsamen und schnellen visuellen Reizen sind unterschiedliche Ganglienzellen zuständig (kleine Zellen = parvozelluläres System, große Zellen = magnozelluläres System).

Zentrale Signalverarbeitung

Die Kortexzellen weisen ebenfalls rezeptive Felder auf, allerdings sind diese häufig nicht konzentrisch organisiert. Die Kortexzellen antworten z. B. orientierungsspezifisch, d. h. ihre Antwort hängt davon ab, wie der Stimulus, z. B. ein Lichtbalken, im Raum orientiert ist oder sie antworten auf bestimmte Bewegungsrichtungen.

Zur Weiterverarbeitung optischer Eindrücke und zu ihrer Einordnung in den Gesamtkomplex der Erfahrung steht die primäre Sehrinde in enger Verbindung mit anderen Rindengebieten (Area 18[V1], 19[V2], V3, V3a, V4).

Die **visuellen Assoziationsfelder** (optischen Erinnerungsfelder) liegen an der lateralen Fläche des Hinterhauptlappens. Sind sie zerstört, so kann der Patient zwar sehen, aber die Bedeutung eines Gegenstandes nicht erkennen, was man **visuelle Agnosie** oder Seelenblindheit nennt.

Im Gyrus angularis liegt (bei Rechtshändern links) das **Lesezentrum**, ein Erinnerungszentrum für Schriftzeichen. Bei einer Störung dieses Zentrums sieht der Patient die Schriftzeichen, kann sie aber nicht lesen (Wortblindheit, **Alexie**).

Man nimmt heute an, dass die unterschiedlichen Modalitäten des Sehens, nämlich Farb-, Kontur-, Form- und Bewegungswahrnehmung, auf getrennten Kanälen in die Assoziationszentren des Gehirns gelangen. So wurde nachgewiesen, dass die zeitlichen Latenzen der Signalübermittlung gering unterschiedlich sind, wobei Farbe und Form im inferotemporalen Kortex (V4) und Bewegungs- und Tiefenwahrnehmung im parietalen posterioren Kortex (Area MT) repräsentiert sind. Bewusste visuelle Wahrnehmung wäre demnach die Synthese paralleler unabhängiger Sinnes-Informationen innerhalb eines schmalen Zeitfensters.

Fasern, die aus den ventralen Schichten des Corpus geniculatum laterale stammen und zum Tectum opticum (Colliculus superior) ziehen, vermitteln **optische Reflexe**. Andere Fasern ziehen zum ipsilateralen Westphal-Edinger-Kern (dem Ursprung des efferenten Schenkels der Pupillenreflexbahn), in den Hypothalamus und zur Zirbeldrüse (»drittes Auge«, ▶ trilaterales Retinoblastom, Kap. 13).

1.2.8 Visuelle Wahrnehmung

In jeder Sekunde erreichen 10 Mio. Bit Information das Auge, aber höchstens 60 Bit/s können im Gehirn verarbeitet werden. Schon in der Netzhaut werden deshalb die Signale auf Relevanz geprüft und ausgewählt. Außerdem findet eine Kontrastverstärkung statt (▶ Kap. 1.2.7).

Über die zentralen Vorgänge, die zur Wahrnehmung des Seheindrucks führen, ist relativ wenig bekannt. Wie es zur Umwandlung von Aktionspotenzialen in Bewusstseinsvorgänge, nicht nur in reflexartige Reaktionen kommt, ist offensichtlich so komplex, dass es mit den Methoden der Neurophysiologie heute noch nicht vollständig erklärt werden kann. Wie oben erwähnt, werden die unterschiedlichen Modalitäten des Sehens parallel, aber unabhängig voneinander übertragen.

Mustererkennung. ◘ Abb. 1.7 veranschaulicht die Leistung unseres Gehirns bei der Interpretation des vom Auge aufgenommenen Bildes. Bei diesem Figur-Hintergrund-Wechsel sieht man entweder einen Kerzenständer oder zwei sich zulachende Profile auf schwarzem Hintergrund. Man kann das Umspringen in der Regel nicht verhindern, aber man kann es absichtlich herbeiführen.

Abb. 1.7. Figur-Hintergrund-Wechsel zur Veranschaulichung der interpretativen Leistungen der höheren visuellen Hirnrindenareale. Man sieht entweder einen schwarzen »Kerzenständer« oder zwei sich zulachende Profile auf schwarzem Hintergrund (aus Grüsser und Grüsser-Cornehls 1990)

»**Filling-in**«. Fehlende Information in der Netzhaut wird vom Gehirn ergänzt. So wird uns der blinde Fleck in unserem Gesichtsfeld (Stelle des Sehnervenaustritts aus dem Auge) nicht bewusst; der Brillenträger bemerkt den Gesichtsfelddefekt durch den Brillenrand gewöhnlich nicht. Auch der Glaukompatient oder der Patient mit homonymer Hemianopie bemerkt seinen Gesichtsfelddefekt nicht spontan, sondern erst bei der Gesichtsfeldprüfung.

Form- und Farbkonstanz. Es ist noch weitgehend unbekannt, wie unser Bewusstsein die elektrischen Entladungsmuster des Gehirns liest, auswählt und sinngebend integriert und wie es sie in Erlebnisse verwandelt. Die Außenwelt wird nicht als ungeordnetes Mosaik von Reizen wahrgenommen, sondern geordnet und integriert zu Gestalten, die sich durch Konstanz von Form und Farbe auszeichnen. Den Schnee sehen wir weiß, egal ob die untergehende Sonne ihn rötlich färbt, die runde Tischplatte rund, obgleich dies fast nie der Abbildung im Auge entspricht. Auch Tieren ist die Wahrnehmung von Gestalten in diesem Sinne möglich; sie erkennen z. B. Dreiecke verschiedener Größe und Farbe aus verschiedenen Blickwinkeln als Dreieck wieder.

Willkürliche Beeinflussung der Wahrnehmung. Der Mensch kann seine Wahrnehmung willkürlich beeinflussen, z. B. wenn er beim einäugigen Mikroskopieren oder beim Zielen mit einem Gewehr beide Augen offen hält, sich nur auf das mikroskopierende bzw. zielende Auge konzentriert, die Eindrücke des anderen Auges unterdrückt und deshalb nicht als störend wahrnimmt. Das Sehen ist also nicht einfach mit der Projektion eines Mosaikbildes der Außenwelt auf einen passiv empfangen-

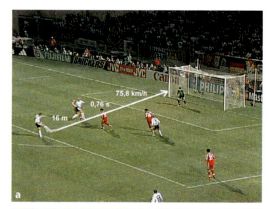

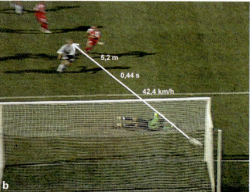

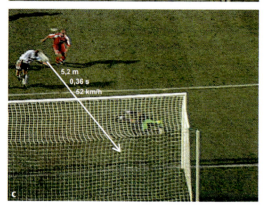

Abb. 1.8. Torszene beim Fußballspiel: **a** 1. Schuss auf das Tor, der an den Pfosten geht (75,8 km/h); **b** Abprallen des Balles vom Pfosten (42,4 km/h; Laufzeit 440 ms); **c** 2. Schuss (Kopfball) auf das Tor (52 km/h; Laufzeit 380 ms). Eine adäquate Reaktion des Torwartes ist nicht mehr möglich

den Schirm vergleichbar, sondern ein teils bewusstes, teils unbewusstes aktives Gestalten und Werten der optischen Eindrücke, wobei auch seelische Einflüsse (Aufmerksamkeit, Stimmung) stark beteiligt sind: Bei Müdigkeit sehen wir weniger als bei aufmerksamem Beobachten, Wut kann uns »blind« machen.

Visuelle Kontrolle der Motorik. Als Beispiel für ein höchst kompliziertes Zusammenspiel von Sehen und Bewegung sei hier der Ablauf eines Torschusses beim Fußballspiel erläutert. In ◘ Abb. 1.8 a–c ist zu erkennen, dass ein Spieler aus 16 m zunächst auf das Tor schießt, der Ball aber den Pfosten trifft. Aus der digitalen Fernsehaufnahme ergibt sich, dass der Ball mit einer Geschwindigkeit von 75,8 km/h auf den Pfosten prallt, dann mit einer Geschwindigkeit von 42,4 km/h zurückkommt (◘ Abb. 1.8a). Dadurch hat der kreuzende Mittelstürmer für
1. die Wahrnehmung der neuen Situation,
2. die Programmierung der adäquaten Reaktion und
3. die motorische Ausführung

insgesamt nur 440 ms Zeit (◘ Abb. 1.8b). Hierbei dauert die Signalübermittlung von der Netzhaut zur primären Sehrinde ca. 110 ms, die Signalverarbeitung und Programmierung der motorischen Reaktion sind wahrscheinlich durch Antizipation auf 50 ms verkürzt. Bei 160 ms beginnt bereits die Bewegung, die den Ball dann durch Kopfball ins Tor lenkt. Man bedenke, dass zwischen der Ankunft der Signale in der Sehrinde und dem Beginn der Bewegung
1. die Bewegung des Balles im dreidimensionalen Raum (Tiefenwahrnehmung) sowie
2. seine Geschwindigkeit genau berechnet werden, und dass
3. ein motorisches Programm zum Bewegungsablauf für Körper, Hals- und Kopfbewegungen erstellt und zu den Muskeln geleitet wird.

Während die Körperbewegung auf den Ball zu bereits abläuft, wird der Ball weiterhin vom visuellen System verfolgt (die visuelle Wahrnehmung steuert nicht nur Körper-, sondern auch Augenbewegungen) und dadurch der Ablauf der Körperbewegung kontinuierlich korrigiert (Gesamtdauer 280 ms). Deshalb ist es für den Torwart aufgrund der kurzen Entfernung des Torschützen und der Geschwindigkeit der Abläufe nicht möglich, seine Körperbewegung der neuen Situation anzupassen, weshalb der Ball ins Tor geht. Ist die Zeit von der Wahrnehmung bis zur adäquaten Reaktion länger als die Flugzeit des Balles, kann der Torwart nicht mehr reagieren. Dies ist z. B. auch beim Elfmeterschuss der Fall: Hier ist es dem Torwart unmöglich, zunächst die visuelle Wahrnehmung der Ballrichtung abzuwarten: Er wirft sich bereits vor dem Schuss in eine Richtung, in welche aufgrund der Anlaufrichtung des Elfmeterschützen der Ball vermutlich fliegt und kann seine Bewegung dann aufgrund der visuellen Wahrnehmung nur noch gering korrigieren.

> **In Kürze**
>
> **Bindehaut.** Die Bindehaut ist eine Verschiebeschicht, die das reibungslose Gleiten des Augapfels bei Augenbewegungen ermöglicht und gleichzeitig durch die Becherzellen und akzessorischen Tränendrüsen die Augapfeloberfläche befeuchtet.
>
> **Augapfel.** Der Augapfel wird durch die Lider geschützt. Seine äußere Hülle, die Lederhaut und Hornhaut, ist derb und widerstandsfähig. Der Augapfel wird durch Bindegewebssepten im orbitalen Fett gelagert und durch die knöcherne Orbita geschützt.
>
> **Optische Verarbeitung.** Hornhaut und Linse bilden das optische System des Auges.
>
> Die Akkommodation wird durch Wölbungsverstärkung der Linse über den Ziliarmuskel kontrolliert.
>
> Die Lichtsignale werden in der Netzhaut aufgenommen und bereits dort in Form von »rezeptiven Feldern« weiterverarbeitet.
>
> Die Kreuzung und Verschaltung der Sehnervenfasern im Chiasma opticum und im Corpus geniculatum laterale bewirkt, dass die rechten Gesichtsfeldhälften beider Augen im linken visuellen Kortex und die linken Gesichtsfeldhälften beider Augen im rechten visuellen Kortex repräsentiert sind.
>
> Die höhere Verarbeitung der Signale bis hin zur visuellen Wahrnehmung, zum visuellen Bewusstsein und optisch-motorischen Koordination ist noch nicht vollständig bekannt.

Augenuntersuchung und Basistherapiemaßnahmen durch den Nicht-Ophthalmologen

2.1 Notwendige Geräte und Medikamente – 16

2.2 Anamnese – 16

2.3 Untersuchung – 17
2.3.1 Inspektion – 17
2.3.2 Diagnostik bei Verdacht auf Schielen – 17
2.3.3 Untersuchung der Tränenwege – 19
2.3.4 Untersuchung des vorderen Augenabschnitts – 19
2.3.5 Untersuchung des hinteren Augenabschnitts – 22
2.3.6 Untersuchung mit dem Augenspiegel (Ophthalmoskopie) – 22
2.3.7 Prüfung der Sehschärfe – 25
2.3.8 Orientierende Gesichtsfeldprüfung (Konfrontationstest) – 26
2.3.9 Schätzen des Augeninnendruckes – 26

2.4 Basistherapiemaßnahmen – 27
2.4.1 Applikation von Medikamenten in den Bindehautsack – 27
2.4.2 Spülen des Auges – 27
2.4.3 Anlegen eines Augenverbands – 28

❯❯ Einleitung

Dieses Buch ist für Studenten und Nicht-Ophthalmologen geschrieben. Deshalb werden die ihnen möglichen Untersuchungsmethoden und Basistherapiemaßnahmen zuerst dargestellt, die Untersuchungsmethoden des Ophthalmologen finden sich im folgenden Kapitel.

2.1 Notwendige Geräte und Medikamente

Für den **Studenten** empfiehlt es sich, einen elektrischen Augenspiegel, eine Visitenlampe mit fokussiertem Lichtkegel (◘ Abb. 2.1) und eine +20-dpt-Lupe anzuschaffen, die er auch als Nicht-Ophthalmologe später in der Klinik oder Praxis gebrauchen kann.

Für den **Allgemeinarzt** ist folgende weitere Ausrüstung und sind die folgenden Medikamente nützlich:
- eine stenopäische Lücke von 2 mm Durchmesser (◘ Abb. 2.2, zu beziehen im Optikergeschäft oder Fachhandel),
- eine Leseprobentafel für einen Abstand von 5 m (Fachhandel, ◘ Abb. 2.18),
- ein Lidhalter nach Desmarres (◘ Abb. 2.2), eine Lupenbrille (◘ Abb. 19.18), evtl. ein Hohlmeißel (◘ Abb. 2.2) zur Entfernung oberflächlicher Hornhautfremdkörper,

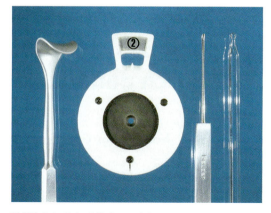

◘ **Abb. 2.2.** *Links:* Lidhalter nach Desmarres. *Mitte:* Stenopäische Lücke, zentrale Durchblicksöffnung 2 mm. *Rechts:* Hohlmeißel zur Entfernung von Hornhautfremdkörpern und Glasspatel zum Ektropionieren des Oberlides

- sterile Augenkompressen,
- Pufferlösung im Spülbeutel für die Erste Hilfe bei Verätzungen,
- Lokalanästhetikum als Augentropfen (z. B. Novesine® 0,4 %) zur Hornhautanästhesie bei Fremdkörperentfernung oder vor dem Ausspülen des Bindehautsackes bei Verätzungen;
- Pilocarpin-Augentropfen (1 %) sowie Acetazolamid-Tabletten zur Notfallbehandlung des akuten Winkelblocks (Glaukomanfall),
- Breitbandantibiotikum als Augentropfen (z. B. Gentamicin- oder Norfloxacin-Augentropfen) zur Prophylaxe von Infektionen bei Verletzungen.

2.2 Anamnese

Meist sind die Angaben des Patienten über seine Beschwerden allgemein gehalten, wie »Sehverschlechterung« oder »Schmerzen«. Der Arzt muss durch gezielte Fragen versuchen, die Zahl der möglichen Diagnosen einzuengen. Folgende Fragen gehören daher zum Standardrepertoire der Augenanamnese:
- bei Sehverschlechterung:
  - Wie lange besteht sie schon?
  - Ist sie plötzlich oder allmählich aufgetreten?
  - Besteht sie an beiden Augen oder nur an einem Auge (hat der Patient dies geprüft?)
  - Kann der Patient noch Zeitungsdruck lesen? (Wenn ja, beträgt die Sehschärfe $\geq 0{,}4$).
- bei Schmerzen:
  - Wo sind sie lokalisiert – oberflächlich (Fremdkörpergefühl) oder tief (Ziliarkörperschmerz

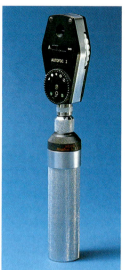
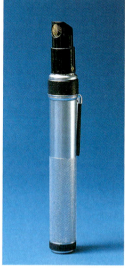

◘ **Abb. 2.1.** Elektrischer Augenspiegel von der Patientenseite gesehen (*links*). Handleuchte mit fokussiertem Lichtkegel (*rechts*)

2.3 · Untersuchung

bei Iritis, Skleradehnungsschmerz bei Skleritis)?
– Bestehen Schmerzen im Hautbereich (Stirn oder Lider bei Zoster; Schläfe bei Arteriitis temporalis)?
– Bestehen Schmerzen bei Augenbewegungen (bei Retrobulbärneuritis)?
- bei Doppelbildern:
– Bestehen Doppelbilder auf einem Auge oder auf beiden Augen? Monokulare Doppelbilder sprechen für eine Linsentrübung, binokulare Doppelbilder für eine Motilitätsstörung.
– Ist der Abstand zwischen den Doppelbildern von der Blickrichtung abhängig? Wenn ja, spricht dies für Lähmungsschielen.

2.3 Untersuchung

2.3.1 Inspektion

Schon während der Anamnese beurteilt man die Lider, die Tränenwege und die Lage des Auges in der Orbita durch Inspektion. Im Einzelnen beobachtet man,
- ob an den Lidern oder in der Gegend des Tränensackes Narben, Verletzungen, Tumoren oder Entzündungen vorhanden sind,
- ob Unterschiede in der Weite der Lidspalten bestehen,
- ob die Lidkanten nach innen (Entropium) oder außen (Ektropium) gewendet sind (▶ Kap. 4.4.2),
- ob Lidschlag und Lidbeweglichkeit seitengleich sind,
- ob das Auge nach vorne verdrängt (Exophthalmus) oder in die Orbita zurückgesunken ist (Enophthalmus), oder ob eine Verlagerung zur Seite vorliegt (z. B. durch einen Orbitatumor, ▶ Kap. 18). Man erkennt einen Exophthalmus am leichtesten, indem man sich hinter den sitzenden Patienten stellt, der seinen Kopf etwas zurückneigt, ihm die Oberlider mit den Zeigefingern anhebt und von hinten oben über die Stirn zum Kinn des Patienten blickt (◘ Abb. 2.3).
- ob ein Pseudo-Exophthalmus oder ein Pseudo-Enophthalmus vorliegt. Ein Pseudo-Exophthalmus kommt bei zu großem Auge vor (hohe Myopie, Hydrophthalmie), ein Pseudo-Enophthalmus bei zu kleinem Auge (geschrumpftes Auge nach perforierender Verletzung, angeborener Mikrophthalmus) oder Horner-Syndrom (▶ Kap. 10.3.2).

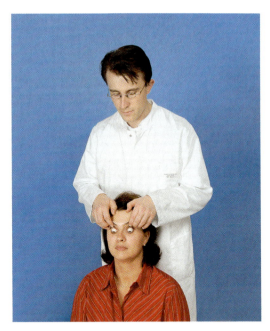

◘ **Abb. 2.3.** Untersuchung zum Nachweis eines Exophthalmus

2.3.2 Diagnostik bei Verdacht auf Schielen

Untersuchung der Position der Lichtreflexe auf der Hornhaut. Man bittet den Patienten, eine Visitenlampe (im Abstand von 40 cm von den Augen des Patienten dicht unterhalb der eigenen Augen) anzublicken und beleuchtet die Augen des Patienten. Man kann ihn auch auffordern, ein Fixierlicht im Abstand von 5 m anzublicken. Der hierbei entstehende Lichtreflex auf seinen Hornhäuten liegt normalerweise beidseits annähernd zentral, bei Schielen dagegen auf einer Seite asymmetrisch. Bei Säuglingen und Kleinkindern ist diese Untersuchung im Unterschied zu den folgenden besonders leicht durchzuführen, da Kinder in der Regel in sehr frühem Alter die Untersuchungsleuchte fixieren.

Brückner-Test. Ein seitendifferenter Rotreflex des Fundus deutet auf eine Fehlstellung eines Auges hin. Das schielende Auge steht in einer anderen Richtung als das fixierende Auge und zeigt deshalb einen andersfarbigen Fundusreflex, insbesondere wenn beim Einwärtsschielen das Licht von der (hellen) Papille zurückreflektiert wird.

Abdecktest. Er gibt Aufschluss über die Stellung der Augen. Man bittet den Patienten, ein Objekt, z. B. ein

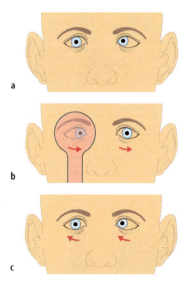 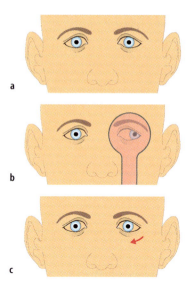

Abb. 2.4. Abdecktest. **a** Einwärtsschielen (Strabismus convergens) des linken Auges. Das rechte Auge fixiert. **b** Bei Abdecken des rechten Auges macht das linke Auge eine rasche Einstellbewegung, um die Fixation zu übernehmen. Das abgedeckte Auge »begleitet« bei dieser Bewegung das andere Auge im gleichen Winkel (»Begleitschielen«). **c** Das führende (bei beidäugigem Sehen fixierende) rechte Auge wird wieder aufgedeckt. Es übernimmt die Fixation. Das linke Auge springt wieder in Einwärtsschielstellung

Abb. 2.5. Aufdecktest zum Erkennen eines latenten Schielens (Heterophorie). Hier: Exophorie (latentes Auswärtsschielen). **a** Ohne Abdeckung stehen die Augen parallel. **b** Bei Abdeckung eines Auges weicht dieses unter der Abdeckung nach außen ab. **c** Bei Freigabe des abgedeckten Auges macht dieses eine Fusionsbewegung, um die Fixation zusammen mit dem anderen Auge wieder aufzunehmen. Man achtet auf die Fusionsbewegung des zuvor abgedeckten Auges

Fixierlicht, anzublicken. Nun verdeckt man ein Auge des Patienten mit der Hand oder dem Okkluder und beobachtet, ob das andere, nicht abgedeckte Auge nun eine **Einstellbewegung** (Abb. 2.4) macht. Dies geschieht, wenn das nicht abgedeckte Auge vorher nicht auf das Fixierlicht gerichtet war, aber bei Verdecken des bisher fixierenden Auges fähig ist, die Lampe zu fixieren, also wenn das Auge schielt. Ein blindes Auge dagegen wird keine Einstellbewegung machen. Beim Aufdecken springen beide Augen wieder in die ursprüngliche Stellung zurück, wenn das nicht schielende, d. h. das führende Auge abgedeckt wurde (Abb. 2.4). Man wiederholt den Test und prüft anschließend das andere Auge. Wird das schielende Auge ab- und aufgedeckt, macht das andere Auge keine Einstellbewegung, da es das führende, d. h. das ohnehin fixierende Auge ist.

Bei Säuglingen und Kleinkindern ist meist ein Abdecktest in abgewandelter Form möglich: Das in Schielstellung abgewichene Auge ist meist schwachsichtig. Verdeckt man dieses Auge, so verändert sich das Verhalten des Kindes nur geringfügig. Verdeckt man jedoch das fixierende, gut sehende Auge, so weint das Kind, versucht die Hand des Arztes fortzuschieben oder bewegt den Kopf.

❗ Zur Schielprüfung bei Säuglingen und Kleinkindern eignen sich die Untersuchung der Hornhautreflexbilder und die Beobachtung der Augenbewegungen beim Abdecktest.

Aufdecktest zur Prüfung auf latentes Schielen (Heterophorie). Als latentes Schielen (Heterophorie) bezeichnet man eine Fehlstellung der Augen, die erst dann manifest wird, wenn man die Fusion (Verschmelzung der Seheindrücke beider Augen) aufhebt. Dies geschieht folgendermaßen: Man lässt den Patienten einen entfernten Gegenstand fixieren und deckt ihm ein Auge mit der flachen Hand oder einem Okkluder ab. Bei Heterophorie wird das Auge unter der Abdeckung nach innen (**Esophorie**) oder nach außen (**Exophorie**) abweichen. Diese Abweichung unter der abdeckenden Hand bemerkt man am deutlichsten, wenn man das Auge nun plötzlich freigibt und dieses eine **Fusionsbewegung** ausführt, um durch Fusion die Fixation wiederaufzunehmen (Abb. 2.5). Diese Fusionsbewegung ist langsamer als die Einstellbewegung bei manifestem Schielen. Sie zeigt an, dass das Auge nicht oder höchstens gering schwachsichtig ist und dass Binokularsehen vorhanden ist.

2.3 · Untersuchung

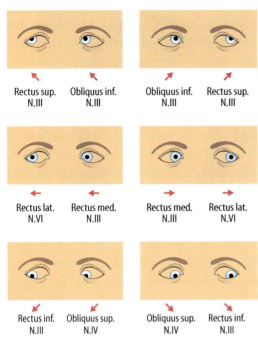

Abb. 2.6. Prüfung der Augenmotilität in den sechs »diagnostischen« Blickrichtungen. Diese dienen dazu, die Hauptzugrichtung der einzelnen Augenmuskeln zu prüfen. Den Studenten kann verwirren, dass in Lehrbüchern der Anatomie und Physiologie etwas ganz anderes dargestellt wird, nämlich die Wirkung der einzelnen Augenmuskeln bei *Primärstellung* des Auges (Blick geradeaus). Hierbei bewirkt z.B. die Kontraktion des M. rectus superior außer der Hebung auch eine Adduktion und Innenrotation des Auges (◘ Tabelle 22.1)

> ⚠ Eine Einstellbewegung beim Abdecktest bedeutet manifestes Schielen, eine Fusionsbewegung beim Aufdecktest latentes Schielen. Beide Tests müssen zur Absicherung des Befundes mehrfach durchgeführt werden.

Einfache Motilitätsprüfung zum Erkennen von Lähmungsschielen. Jeder der sechs äußeren Augenmuskeln zeigt seine stärkste Wirkung in einer der **sechs diagnostischen Blickrichtungen**, in die man den Patienten bei ruhig gehaltenem Kopf blicken lässt (◘ Abb. 2.6): nach rechts oben, rechts, rechts unten, links oben, links, links unten. Der Blick gerade nach oben oder gerade nach unten gehört also nicht dazu! Hierbei beobachtet der Untersucher, ob ein Auge in einer der Blickrichtungen zurückbleibt. Dies kann die Unterfunktion des zuständigen Muskels oder die Überfunktion des Antagonisten oder auch ein mechanisches Bewegungshindernis (Narben, Neoplasma) anzeigen. Die Lähmung eines Augenmuskels wird am deutlichsten sichtbar, wenn der Patient in die Zugrichtung dieses Muskels blickt. Eine Lähmung des linken M. rectus superior ist z. B. am deutlichsten sichtbar, wenn der Patient nach links oben blickt (◘ Abb. 2.6): Die Verlaufsrichtung der Mm. recti superiores bildet in der Primärstellung mit der Sehlinie einen Winkel von etwa 23° nach außen. Deswegen wirkt der M. rectus superior nur dann ausschließlich hebend, wenn das Auge um 23° nach außen gedreht ist. Also bleibt ein Auge, dessen M. rectus superior gelähmt ist, beim Versuch des Hebens in Abduktionsstellung besonders deutlich zurück. Außer beim Blick nach rechts und nach links sind stets mehrere Muskeln an der Augenbewegung beteiligt (Näheres ► Kap. 22).

2.3.3 Untersuchung der Tränenwege

Die Durchgängigkeit der Tränenwege prüft man (◘ Abb. 2.7), indem man in den Bindehautsack nur eines Auges eine Farbstofflösung träufelt, z. B. 10%iges Fluoreszein. Der Untersuchte soll sich nach 2 Minuten in ein Papiertaschentuch schneuzen. Wird der Farbstoff dabei sichtbar, so sind die Tränenwege dieser Seite durchgängig. Eine Verlegung des Ductus nasolacrimalis oder Eiteransammlung im Tränensack (Dakryozystitis) kann man durch Druck mit dem Finger auf die Gegend des Tränensackes (◘ Abb. 5.3) erkennen: Dann tritt aus dem unteren Tränenpünktchen Sekret aus.

Eine Spülung oder Sondierung der Tränenwege sollte wegen der Infektionsgefahr nur durch den Facharzt erfolgen.

2.3.4 Untersuchung des vorderen Augenabschnitts

Der vordere Augenabschnitt umfasst Bindehaut, Lederhaut, Hornhaut, Iris, Ziliarkörper, Linse sowie Vorder- und Hinterkammer mit dem Kammerwasser.

Lederhaut, Iris und Ziliarkörper lassen sich für den Nicht-Ophthalmologen nur durch Inspektion beurteilen (► Kap. 8 und 11), zu den anderen Komponenten des vorderen Augenabschnitts ► u.

Bei allen Untersuchungen des vorderen Augenabschnittes sollte man nahe an das Auge herangehen, eine helle Taschenlampe mit gut fokussiertem Licht aus etwa 5–10 cm Abstand vom Auge verwenden und das Auge durch eine Lupe betrachten (◘ Abb. 2.8). Auch ohne die Untersuchungsgeräte des Facharztes kann man dann erstaunlich viele, vorher nicht wahrnehmbare Einzelheiten erkennen.

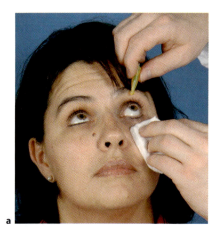
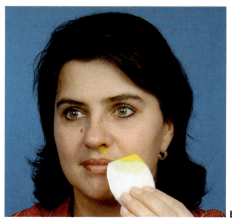

Abb. 2.7. Prüfung der Tränenwege auf Durchgängigkeit. **a** Auf der zu untersuchenden Seite wird eine Farbstofflösung in den Bindehautsack geträufelt. **b** Nach einigen Minuten schneuzt sich der Patient in ein Papiertaschentuch. Man beobachtet, ob der Farbstoff in die Nase durchgetreten ist

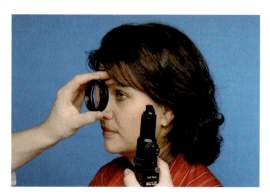

Abb. 2.8. Untersuchung des vorderen Augenabschnitts mit Visitenlampe und Lupe. Mit einer Visitenlampe geht man möglichst nahe an das Auge heran und beobachtet durch die sonst für das Augenspiegeln benutzte Lupe, indem man sich dem Patienten annähert. Mit dieser einfachen Methode kann man erstaunlich viele Einzelheiten erkennen, die im diffusen Licht und mit bloßem Auge in 40 cm Abstand kaum sichtbar sind

Untersuchung der Bindehaut

Die Bindehaut macht man sich durch Ektropionieren der Lider sichtbar. Zum **Ektropionieren des Unterlides** blickt der Patient nach oben, der Arzt setzt einen Tupfer dicht an die Lidkante und zieht das Lid nach unten. Die untere Übergangsfalte wird sichtbar (◘ Abb. 6.1) Zum **Ektropionieren des Oberlides** blickt der Patient nach unten. Der Arzt fasst das Oberlid mit Daumen und Zeigefinger der einen (linken) Hand an den Wimpern und zieht es zunächst etwas nach unten und vorne. Gleichzeitig drückt er mit der anderen (rechten) Hand mittels eines Glasspatels (◘ Abb. 2.2) oder mit der Fingerkuppe den Oberrand des Tarsus nach hinten und unten, so dass der Tarsus umklappt (◘ Abb. 6.2).

Die gesunde Bindehaut ist feucht, glatt, glänzend, nicht gerötet und ohne Sekret. Man **achtet auf Narben, Entzündungen, Verletzungen** oder **Sekret**. **Follikel** der Bindehaut des Bulbus oder Tarsus weisen auf viral bedingte oder durch Chlamydien bedingte Entzündungen, **Papillen** auf allergisch bedingte Entzündungen hin (► Kap. 6.4.1). Fremdkörper verbergen sich oft an der Rückseite des Oberlides im Sulcus subtarsalis direkt hinter der Wimpernreihe. Dort werden sie erst beim Ektropionieren des Oberlides sichtbar.

Untersuchung der Hornhaut

Inspektion. Die gesunde Hornhaut ist klar, glatt und spiegelnd. Die **Regelmäßigkeit** der Hornhautoberfläche beurteilt man folgendermaßen: Man lässt das Spiegelbild einer großen, konturierten Fensterfläche oder einer großflächigen Deckenbeleuchtung über die Hornhautoberfläche wandern, indem man den Patienten Blickbewegungen ausführen lässt (◘ Abb. 2.9) und beobachtet, ob das Spiegelbild in einem Bezirk der Hornhaut verzerrt ist. Eine **Hornhautnarbe** zeigt sich bei Beleuchtung mit der Untersuchungslampe als grauweiße Trübung. Bei einem **Hornhautinfiltrat** weisen Tränenfluss, Lichtscheu und Rötung des Auges auf die Entzündung hin, die Hornhaut erscheint an der grau getrübten Stelle dicker. Noch stärker sind die Reizsymptome bei einem **Hornhautgeschwür**, bei dem im Bereich der grauen Trübung auch das Spiegelbild der Untersuchungslampe verzerrt erscheint, weil ein Substanzdefekt besteht. Manchmal ist dann ein Eiter-

2.3 · Untersuchung

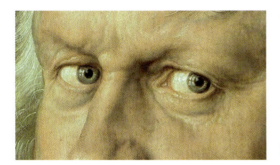

Abb. 2.9. Spiegelbild des Fensterkreuzes auf der Hornhaut aus dem Porträt des Hieronymus Holzschuer von Albrecht Dürer (bpk/Gemäldegalerie SMB/Jörg P. Anders)

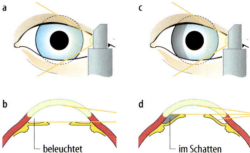

Abb. 2.10. Beurteilung der Vorderkammertiefe. **a** Mit der Visitenlampe (**Abb. 2.1**) leuchtet man von temporal zum nasalen Lidwinkel. Bei tiefer Vorderkammer (**b**) wird die ganze nasale Irishälfte beleuchtet. In der Regel ist hierbei dann auch der Kammerwinkel tief. Bei flacher Vorderkammer (**c** und **d**) wird nur der pupillennahe Teil der Iris hell beleuchtet, der periphere nasale Irisanteil liegt im Schatten. In der Regel ist hierbei der Kammerwinkel eng

spiegel (**Hypopyon**) in der Vorderkammer sichtbar (**Abb. 7.13**).

Sensibilitätsprüfung der Hornhaut. Hornhaut, Bindehaut und Sklera werden vom 1. Trigeminusast (N. ophthalmicus, V_1) versorgt. Man prüft die Sensibilität der Hornhaut durch Seitenvergleich mit einem zusammengedrehten, feuchten Wattetupfer. Bei starker Rötung des Auges und herabgesetzter Hornhautsensibilität muss man an eine **Herpes-simplex-Keratitis** denken, bei reizfreiem Auge und herabgesetzter Hornhautsensibilität an ein **Akustikusneurinom**.

Durch **Anfärben der Hornhaut mit Fluoreszein** macht man einen **Epitheldefekt** (Erosio) sichtbar: Epithelfreie Stellen der Hornhaut werden durch Fluoreszein intensiv grün gefärbt (**Abb. 7.11b**).

Untersuchung der Vorderkammer

Durch **Inspektion** erkennt man, ob sich unten in der Vorderkammer ein horizontaler Spiegel von Blut (Hyphäma, nach Verletzungen) oder Eiter (Hypopyon, z. B. bei bakteriellem Hornhautulkus oder Endophthalmitis) angesammelt hat.

Durch **Beleuchtung des Auges von temporal mit der Visitenlampe** beurteilt man die Tiefe der Vorderkammer: Leuchtet man von temporal in Richtung des nasalen Kammerwinkels, so ist bei tiefer Vorderkammer die nasale Iris ganz ausgeleuchtet, bei flacher Vorderkammer und vorgewölbter Iris dagegen entsteht nasal ein Schatten (**Abb. 2.10**). Eine Abflachung der Vorderkammer zu erkennen ist wichtig, weil dann z. B. bei medikamentöser Pupillenerweiterung die Gefahr eines akuten Winkelblocks (»Glaukomanfall«) besteht.

Untersuchung der Pupille

Die Untersuchung der Pupillenreaktionen muss jeder Student beherrschen. Hier wird das Wesentliche der Prüftechniken zusammengefasst, außerdem empfiehlt sich, in Kap. 10 Einzelheiten nachzulesen.

Direkte Lichtreaktion nennt man die Pupillenverengung auf Licht bei isolierter Beleuchtung desselben Auges. Sie kann durch Störungen der Afferenz oder der Efferenz herabgesetzt sein. Die Pupillenverengung der Pupille des anderen Auges, wenn man ein Auge beleuchtet, nennt man **indirekte (konsensuelle) Lichtreaktion**.

Prüfung der Efferenz. Zunächst vergleicht man die **Pupillenweite** beider Augen. Unterschiede der Pupillenweite (Anisokorie) ≥0,5 mm weisen auf eine Störung des **efferenten Schenkels der Pupillenbahn**, wie z. B. eine Okulomotoriusparese, hin (▶ Kap. 10). Die Efferenz prüft man weiterhin, indem man beide Augen des Patienten mit den Händen verdeckt und nach ca. 3 Sekunden, wenn sich beide Pupillen im Dunkeln erweitert haben, den Blick auf eine helle Wand freigibt. Die Pupillenbewegung des efferent gestörten Auges ist geringer als die des gesunden.

Prüfung der Afferenz. Um herauszufinden, auf welcher Seite eine **afferente Störung** (z. B. Sehnervenläsion) liegt, prüft man die Lichtreaktion mit dem Wechselbelichtungstest.

Wechselbelichtungstest (Swinging-flashlight-Test). Der Untersucher beleuchtet in einem abgedunkelten Raum mit einer homogenen, starken Lichtquelle (z. B. dem Augenspiegel) abwechselnd die Pupillen des rechten und linken Auges aus einer Richtung 60° von unten (**Abb. 10.3**) und beobachtet die Reaktion der **beleuch-**

teten Pupille. Der Patient blickt in die Ferne, um eine Naheinstellungsmiosis zu vermeiden. Da die Belichtung eines Auges die Pupillenreaktion beider Augen steuert, verengen sich beide Pupillen gleichartig, wenn man eine Seite beleuchtet. Deshalb werden beim Wechsel der Belichtung von der gesunden auf die kranke Seite beide Pupillen weiter, also auch die jetzt beleuchtete Pupille des Auges mit der afferenten Störung (z. B. mit der Sehnervenläsion). Wechselt man zurück auf die gesunde Seite, dann werden beide Pupillen, also insbesondere die jetzt beleuchtete Pupille, die man beobachtet, wieder enger.

Die **indirekte (konsensuelle) Lichtreaktion** benötigt man für die afferente Pupillenprüfung, wenn auf einem Auge zusätzlich eine efferente Störung besteht und deshalb der Seitenvergleich mit dem Wechselbelichtungstest nicht ohne weiteres möglich ist. »Konsensuell« bedeutet, dass bei Belichtung eines Auges sich auch die Pupille des anderen Auges verengt. Man wählt hierbei eine Hintergrundsbeleuchtung, die auch die Beobachtung des nichtbelichteten Auges erlaubt. Man beleuchtet das Auge mit der efferenten Störung und beobachtet die andere Pupille. Liegt keine afferente Störung vor, dann ist die Pupille des efferent intakten Auges gleich eng, egal ob man das efferent gesunde oder das efferent gestörte Auge belichtet.

Die **Naheinstellungsreaktion** untersucht man, indem man den Patienten bittet, in die Ferne zu blicken und anschließend einen Gegenstand zu fixieren, den man zügig bis in den Nahsehbereich der Augen führt. Beim Gesunden konvergieren die Augenachsen und die Pupillen verengen sich (Naheinstellungsmiosis). Bleibt die Miosis aus, spricht dies für eine Störung des peripheren efferenten Schenkels der Pupillenbahn. Ist die Efferenz gestört, aber die Pupille verengt sich trotzdem bei Naheinstellung, dann liegt eine zentrale Läsion oder eine Pupillotonie vor (▶ Kap. 10).

Untersuchung der brechenden Medien

Die brechenden Medien des Auges sind Hornhaut und Linse. Man untersucht sie zunächst bei seitlicher **fokaler Beleuchtung** mit der Visitenlampe und beobachtet das Auge am besten unter Vergrößerung durch die 20 dpt-Lupe. Anschließend untersucht man im **durchfallenden Licht** mit dem Ophthalmoskop, möglichst bei erweiterter Pupille. Zur Pupillenerweiterung verwendet man das kurzwirkende Mydriatikum Tropicamid (Achtung bei flacher Vorderkammer wegen der Gefahr des Glaukomanfalls!). Man lässt das Licht des Augenspiegels durch die Pupille, die Linse und den Glaskörper auf den Augenhintergrund fallen, und zwar im Abstand von 30 cm vom untersuchten Auge, ohne eine Linse in den Augenspiegel einzuschalten, und blickt dabei durch die Öffnung des Augenspiegels. Die Pupille leuchtet rot auf. Trübungen der Hornhaut und Linse lassen sich im vom Augenhintergrund zurückfallenden Rotlicht besonders gut erkennen: Sie erscheinen schwarz vor dem roten Hintergrund.

2.3.5 Untersuchung des hinteren Augenabschnitts

Der hintere Augenabschnitt umfasst den Glaskörper, die Aderhaut und die Netzhaut inklusive Sehnervenpapille.

Der **Glaskörper** lässt sich im durchfallenden Licht, ophthalmoskopisch (▶ oben) und an der Spaltlampe (▶ Kap. 3 und Kap. 14) untersuchen. Im durchfallenden Licht sind Glaskörpertrübungen nachweisbar: Eine im hinteren Glaskörper gelegene Trübung wandert, wenn der Patient nach oben blickt, aus der Sicht des Untersuchers nach unten (◘ Abb. 2.11). Glaskörpertrübungen flottieren darüber hinaus meist, wenn der Patient rasch nacheinander nach rechts, links und dann ruhig geradeaus blickt.

Die **Aderhaut**, **Netzhaut** und **Papille** sind ophthalmoskopisch zu untersuchen (▶ Kap. 13, 14 und 15).

2.3.6 Untersuchung mit dem Augenspiegel (Ophthalmoskopie)

Vor Erfindung des Augenspiegels glaubte man, die Pupille sei schwarz, weil das Netzhautpigment das Licht absorbiere. Tatsächlich erscheint sie aber schwarz, weil der Kopf des Betrachters sie beschattet. Im Strahlengang einer Lichtquelle leuchtet die Pupille rot auf. Diesen Zusammenhang erkannte v. Helmholtz 1850.

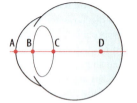
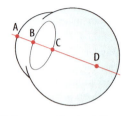

◘ **Abb. 2.11.** Untersuchung auf Trübung von Hornhaut, Linse oder Glaskörper im durchfallenden Licht. Die Trübungen A, B, C und D liegen für den Arzt hintereinander auf einer Achse, wenn der Patient geradeaus blickt. Wenn der Patient jedoch nach oben blickt, wandert eine in der Hornhaut gelegene Trübung für den Untersucher scheinbar nach oben, eine im hinteren Glaskörper gelegene Trübung dagegen nach unten, eine Linsentrübung wandert nicht

2.3 · Untersuchung

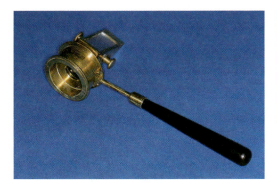

◘ **Abb. 2.12.** Augenspiegel nach Helmholtz (aus der Sammlung der Univ.-Augenklinik Würzburg)

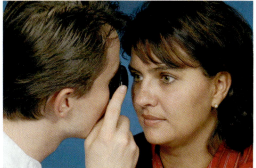

◘ **Abb. 2.13.** Spiegeln des rechten Auges im aufrechten Bild

Durch seine Erfindung des Augenspiegels (◘ Abb. 2.12) begann eine neue Epoche der Augenheilkunde. Seither ist es möglich, krankhafte Veränderungen der Aderhaut, Netzhaut und des Sehnervs am Lebenden direkt zu sehen.

Heutige Augenspiegel haben eine elektrische Lichtquelle mit Strom aus dem Netz, aus einer Batterie oder einem Akkumulator im Handgriff. Refraktionsfehler des Arztes oder des Patienten werden beim Spiegeln im aufrechten Bild durch eingebaute Linsen ausgeglichen (► u.).

Augenspiegeln im aufrechten Bild (direkte Ophthalmoskopie). Das Licht des Augenspiegels wird durch einen Spiegel in das Auge des Patienten gelenkt, parallel zur Blickrichtung des Arztes. Der Patient fixiert mit dem nicht untersuchten, freien Auge einen Gegenstand in der Ferne. Der Arzt geht mit dem Augenspiegel möglichst nahe an das Auge des Patienten heran und blickt durch dessen Pupille wie durch ein Schlüsselloch. Dabei blickt er zum Spiegeln des rechten Auges des Patienten mit seinem rechten Auge durch den Augenspiegel und umgekehrt (◘ Abb. 2.13). Auf der Netzhaut des Arztes entsteht eine umgekehrte Abbildung des Augenhintergrundes des Patienten (◘ Abb. 2.14). Da das Gehirn eine umgekehrte Abbildung des auf der Netzhaut entstandenen Bildes empfängt, sieht der Arzt ein aufrechtes Bild in etwa 16facher Vergrößerung.

Der Arzt darf beim Spiegeln im aufrechten Bild **nicht akkommodieren**, denn wenn das Auge des Patienten normalsichtig (emmetrop) ist, treten die Strahlen parallel aus seinem Auge aus und auf der Netzhaut des emmetropen Arztes werden parallel einfallende Strahlen scharf abgebildet, wenn er nicht akkommodiert.

Der Arzt muss außerdem die **Fehlsichtigkeit** des Patienten bzw. die eigene Fehlsichtigkeit durch das Zwischenschalten von Linsen **ausgleichen**, die hierfür

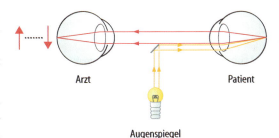

◘ **Abb. 2.14.** Strahlengang beim Spiegeln im aufrechten Bild mit dem elektrischen Augenspiegel

im Augenspiegel eingebaut sind. Ist der Patient −3 dpt kurzsichtig (myop), der Arzt +3 dpt weitsichtig (hypermetrop), so entsteht ohne Zwischenschalten einer Linse ein scharfes Bild, weil die Strahlen aus dem myopen Auge des Patienten konvergent austreten und der hypermetrope Arzt konvergente Strahlen auf seiner Netzhaut zu einem scharfen Bild vereinigt. Ist der Patient −5 dpt myop, der Arzt −3 dpt myop, so muss der Arzt eine Linse der Stärke von −8,0 dpt in den Augenspiegel schalten, damit eine scharfe Abbildung entsteht. Ist der Patient +5 dpt hypermetrop, der Arzt −3 dpt myop, so muss eine Linse einer Stärke von +2 dpt in den Augenspiegel geschaltet werden.

> ❗ Zum Ausgleich einer Fehlsichtigkeit beim Spiegeln im aufrechten Bild dreht der Arzt mit dem Zeigefinger so lange an der Rekoss-Scheibe des Ophthalmoskops (◘ Abb. 2.13), bis er den Augenhintergrund scharf sieht. Unter Berücksichtigung seiner eigenen Refraktion kann er dann die Refraktion des Patienten abschätzen.

Zur Orientierung am Augenhintergrund sucht man zuerst die Papille auf, indem man in einem Winkel von

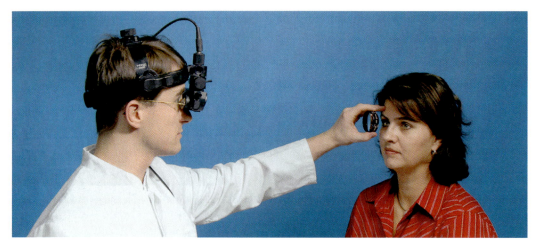

Abb. 2.15. Spiegeln im umgekehrten Bild mit dem binokularen Kopfophthalmoskop

17° von temporal spiegelt, als würde man mit dem Lichtstrahl auf das Zentrum des Schädels zielen.

Das Spiegeln im aufrechten Bild ist am einfachsten bei erweiterter Pupille und in einem verdunkelten Raum durchzuführen.

Augenspiegeln im umgekehrten Bild (indirekte Ophthalmoskopie). Das Spiegeln im umgekehrten Bild ist schwieriger zu erlernen als das Spiegeln im aufrechten Bild. Am Anfang ist es einfacher, nur bei erweiterter Pupille im verdunkelten Untersuchungszimmer zu üben. In der linken Hand hält man bei ausgestrecktem linkem Arm eine Sammellinse einer Stärke von 20 dpt ca. 5 cm vor das Auge des Patienten und stützt die Hand, die die Lupe hält, an der Stirn des Patienten ab. Der Patient fixiert mit dem freien, nicht untersuchten Auge einen Gegenstand hinter dem Kopf des Arztes. In etwa 60 cm Entfernung vom Patienten visiert man über die Untersuchungsleuchte oder verwendet ein binokulares Kopfophthalmoskop, das ein stereoskopisches Bild ermöglicht (Abb. 2.15). Durch die Sammellinse wird der Brennpunkt des Beleuchtungsstrahlengangs in die Pupillarebene gelegt und dadurch ein großer Abschnitt des Augenhintergrundes beleuchtet (Abb. 2.16a). Im vorderen Brennpunkt der Sammellinse, also ca. 5 cm vor ihr, entsteht ein umgekehrtes reelles Bild des Augenhintergrundes (Abb. 2.16b). Der Untersucher fixiert dieses Bild, muss also auf diesen Abstand akkommodieren oder die eigene Fehlsichtigkeit ausgleichen, daher der große Abstand zum Patienten. Auf der Netzhaut des Arztes entsteht ein aufrechtes Bild (Abb. 2.16b), weshalb der Arzt ein umgekehrtes Bild des Augenhintergrundes des Patienten in etwa 4,5facher Vergrößerung sieht.

Abb. 2.16. Strahlengang bei Spiegeln im umgekehrten Bild.
a Beleuchtungsstrahlengang,
b Beobachtungsstrahlengang

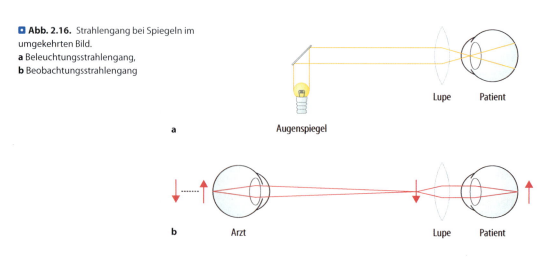

2.3 · Untersuchung

Systematik der Fundusuntersuchung. Die Untersuchung des Augenhintergrundes nimmt man zuerst im umgekehrten Bild, dann im aufrechten Bild vor. Beim Spiegeln im umgekehrten Bild sieht man einen großen Ausschnitt des Augenhintergrundes bei nur 4,5facher Vergrößerung, beim Spiegeln im aufrechten Bild dagegen einen kleineren Ausschnitt bei 16facher Vergrößerung. Man schützt sich davor, Veränderungen des Augenhintergrundes zu übersehen, indem man im umgekehrten Bild im Sinne des Uhrzeigers die mittlere und äußere Peripherie absucht und im aufrechten Bild gleichfalls systematisch den hinteren Pol des Auges einschließlich Papille, Makula und umgebenden Gefäßen untersucht.

Die Untersuchung mit starken Lupen (78- bzw. 90-dpt-Lupen) oder dem Kontaktglas an der Spaltlampe ist in Kap. 3 beschrieben.

> ❗ Zur Untersuchung des Augenhintergrundes sind sowohl die direkte als auch die indirekte Ophthalmoskopie nötig, da erstere nur einen kleinen Ausschnitt des Augenhintergrundes in starker Vergrößerung, letztere einen großen Ausschnitt in geringer Vergrößerung sichtbar macht.

Was muss der Student mindestens am Fundus erkennen? Der Student muss die Papille, Makula und die mittlere Peripherie sehen und beurteilen können. An der Papille muss er erkennen können, ob die Grenzen scharf oder unscharf (**Stauungspapille**) sind; ob eine Abblassung (**Optikusatrophie**) oder eine Exkavation (**Glaukom**) der Papille besteht. Er muss eine **Netzhautablösung**, ein **Melanom der Aderhaut** oder **Blutungen** am Augenhintergrund erkennen können. Im aufrechten Bild soll er beurteilen können, ob **Blutungen** (Venenverschluss, diabetische Retinopathie) oder **Mikroaneurysmen** (z. B. bei diabetischer Retinopathie) am hinteren Pol bestehen.

2.3.7 Prüfung der Sehschärfe

Die genaue Prüfung der Sehschärfe mit Refraktionsbestimmung ist Sache des Facharztes. Der Nicht-Ophthalmologe kann aber eine **orientierende Sehschärfenprüfung** vornehmen. Hierbei untersucht man jedes Auge einzeln. Dazu verdeckt man das andere Auge mit einem Okkluder oder lässt es mit der Handfläche – nicht mit den Fingern, weil der Untersuchte sonst durch die Lücken zwischen den Fingern blicken könnte – ohne Druck zuhalten (◘ Abb. 2.17).

Man zeigt eine gut beleuchtete, saubere **Sehprobentafel** im Abstand von 5 m. In der Regel entspricht sie der 1. oder 2. Tafel von links in ◘ Abb. 2.18. Für

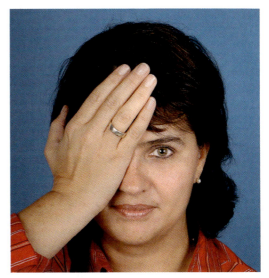

◘ **Abb. 2.17.** Zuhalten eines Auges bei der Sehschärfeprüfung. Man lässt den Patienten das Auge mit der gewölbten Handfläche abdecken, nicht mit den Fingern, weil der Patient sonst durch die Lücken zwischen den Fingern blicken kann. Er darf keinen Druck auf das verdeckte Auge ausüben

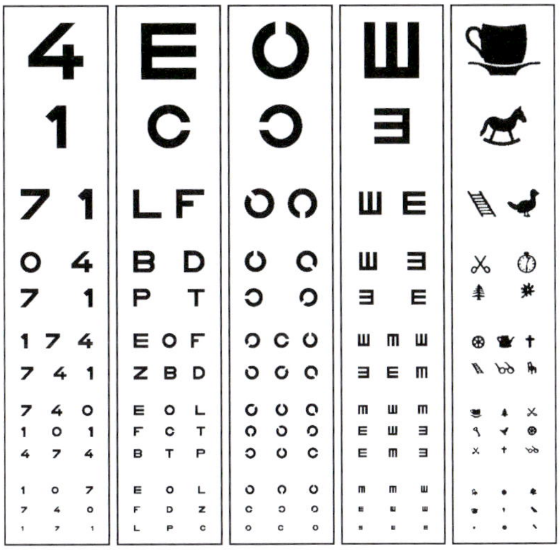

◘ **Abb. 2.18.** Verschiedene Typen von Sehprobentafeln (verschmälerte Ausschnitte) mit Zahlen, Buchstaben, Landolt-Ringen, Snellen-Haken und Bildern

Personen, die lateinische Zahlen und Buchstaben nicht lesen können, ist eine Tafel mit Landolt-Ringen oder Snellen-Haken (3. und 4. Tafel von links in ◘ Abb. 2.18) zu empfehlen. Diese ist auch bei Verdacht auf Simulation zu empfehlen, denn die Zeichenfolge lässt sich nur sehr schwer auswendig lernen. Für Kinder empfiehlt sich eine Tafel mit Bildern (Tafel ganz rechts in ◨ Abb. 2.18). Auf der Sehprobentafel ist neben den Zeilen die Entfernung angegeben, in der ein Normalsichtiger mit Sehschärfe 1,0 sie lesen kann. So steht z. B. neben der Zeile mit den größten Zeichen »50 m«, neben der zweitunterstem Zeile »5 m«, neben der untersten Zeile »4 m«.

Zunächst wird das Sehvermögen ohne Brille, dann mit Brille geprüft. Das Sehvermögen ohne Brille bezeichnet man als **Sehleistung** (**Rohvisus, Visus sine correctione, V. s. c., Visus naturalis**), das Sehvermögen mit Brille als **Sehschärfe** (**Visus, Visus cum correctione, V. c. c.,** »korrigierte Sehschärfe«).

Man drückt die Sehschärfe durch einen Bruch aus, bei dem der Prüfabstand im Zähler und die Soll-Entfernung der gerade noch gelesenen Zahlengröße (die Zahl neben jeder Zeile der Sehprobentafel) im Nenner angegeben ist. Kann der Untersuchte aus einer Entfernung von 5 m z. B. nur die oberste Zahl erkennen, so beträgt seine Sehschärfe 5/50. Erkennt er aus dieser Entfernung die zweitunterste Zeile, so ist seine Sehschärfe normal (5/5), erkennt er auch die unterste Zeile, so ist seine Sehschärfe größer als 1,0, nämlich 5/4.

Bei **stark herabgesetzter Sehschärfe**, wenn also der Untersuchte die Zeichen der Sehprobentafel in 5 m Abstand nicht erkennt, zeigt man sie ihm im Abstand von 1 m. Erkennt er aus dieser Entfernung das oberste Zeichen, so beträgt seine Sehschärfe 1/50. Ist das Sehvermögen jedoch noch schlechter, dann kann man zur Orientierung prüfen, ob der Patient die Anzahl der gespreizt ausgestreckten Finger der Hand des Arztes erkennt, die dieser gegen einen dunklen Hintergrund hält. Die Sehschärfe wird dann als »**Fingerzählen** in 1 m« oder »Fingerzählen in 30 cm« angegeben. Bei noch schlechterem Sehvermögen prüft man, ob der Untersuchte erkennt, in welche Richtung Handbewegungen des Arztes zeigen: Visus = »**Handbewegungen**«. Ist auch dies nicht der Fall, so prüft man mit Hilfe der Taschenlampe im Dunkelzimmer für jedes Auge einzeln, ob der Patient das Licht der Taschenlampe wahrnimmt und ob er die Richtung des Lichtes, das man von oben, unten, rechts und links auf sein Auge fallen lässt, richtig angibt. Hierbei muss das andere Auge lichtdicht abgedeckt sein, z. B. mit einem Augenverband, den der Untersucher mit seiner Handfläche auf das andere Auge hält. Gibt der Patient die Richtung korrekt an, wird dies dokumentiert als Visus = »**Lichtschein**, Projektion richtig«.

Falls der Nicht-Ophthalmologe einen Gläserkasten zur Verfügung hat, kann er einen **ungefähren Anhalt für den Brechkraftausgleich** gewinnen. Bei Weitsichtigkeit (**Hypermetropie**) werden Plusgläser das Sehvermögen nicht verschlechtern oder es bessern. Kurzsichtigkeit (**Myopie**) liegt vor, wenn Plusgläser das Sehvermögen verschlechtern und Minusgläser es bessern. Falls das Sehvermögen beim Blick durch eine stenopäische Lücke wesentlich zunimmt (Zerstreuungskreise auf der Netzhaut verkleinert), ist eine Sehverbesserung durch eine Brille zu erwarten. Bessert sich das Sehvermögen mit der stenopäischen Lücke nicht, so liegt meistens keine Refraktionsanomalie, sondern eine Erkrankung vor.

2.3.8 Orientierende Gesichtsfeldprüfung (Konfrontationstest)

Der Nicht-Ophthalmologe kann sich über das Gesichtsfeld nur grob orientieren. Er stellt sich dem Patienten auf Armeslänge Auge in Auge gegenüber, lässt ihn mit der Handfläche ein Auge zuhalten (◨ Abb. 2.19) und schließt sein dem verdeckten Auge des Patienten gegenüberliegendes Auge. Arzt und Patient fixieren sich mit dem freien Auge. Der Arzt führt einen farbigen Gegenstand, z. B. einen Stift, in der Mittelebene von temporal oben, temporal unten, nasal oben und nasal unten in das Gesichtsfeld hinein. Der Patient gibt an, wann er den Gegenstand erstmals wahrnimmt. Bei normalem Gesichtsfeld sehen Arzt und Patient den Gegenstand etwa gleichzeitig. Mit dieser ungenauen Methode kann man Quadrantenausfälle oder Halbseitenausfälle erkennen, nicht aber isolierte Ausfälle, z. B. bei Glaukom. Ein unauffälliger Konfrontationstest bedeutet nicht, dass das Gesichtsfeld bei exakter Prüfung normal ist. Der Konfrontationstest ist gewissermaßen eine Hörprüfung mit voller Stimme. Er eignet sich auch zur Prüfung des Gesichtsfeldes bewusstseinsgetrübter oder bettlägeriger Patienten, da bei ihnen eine genauere Prüfung am Perimeter nicht möglich ist.

2.3.9 Schätzen des Augeninnendruckes

Die **Palpation des Bulbus** durch das Oberlid bei Blick nach unten (◨ Abb. 17.2) ist eine ungenaue Methode zur Schätzung des Augeninnendruckes. Sie eignet sich nur dazu, einen akuten Winkelblock (Glaukomanfall) mit sehr hohem Augeninnendruck zu erkennen. Nach Möglichkeit muss immer eine genaue tonometrische Messung erfolgen, in der Regel mit dem Goldmann-Applanationstonometer (▶ Kap. 17).

2.4 · Basistherapiemaßnahmen

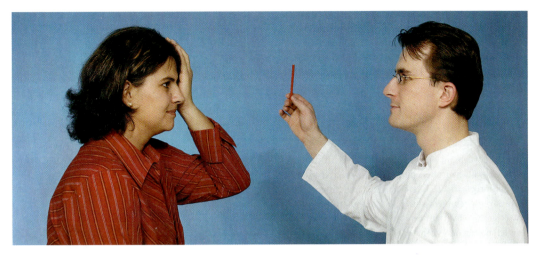

Abb. 2.19. Konfrontationstest zur orientierenden Gesichtsfeldprüfung

2.4 Basistherapiemaßnahmen

2.4.1 Applikation von Medikamenten in den Bindehautsack

Die Applikation von Medikamenten in den Bindehautsack ist in Abb. 2.20 und 2.21 dargestellt. Sie ist am leichtesten in Rückenlage. Der Arzt zieht das Unterlid nach unten und lässt den Patienten nach oben schauen. Er stützt die Hand mit der Tropfflasche an der Stirn des Patienten ab, damit eine unvorsichtige Bewegung des Patienten nicht zu einer Verletzung führt. Die Tropfflasche bzw. Salbentube darf das Augenlid, die Wimpern, die Binde- oder Hornhaut nicht berühren, da hieraus Verletzungen der Hornhaut resultieren können oder die Tropfflasche bzw. Salbentube mit Keimen infiziert werden kann. Der Augentropfen bzw. die Augensalbe (in Form eines 0,5 cm langen Salbenstranges) soll in die untere Umschlagsfalte fallen.

Man darf **nach Unfällen** sowie **bei bewusstlosen Patienten keine pupillenerweiternden Medikamente** und **keine Salben** applizieren, um die diagnostischen und evtl. operativen Maßnahmen des Ophthalmologen oder die neurologische Diagnostik nicht zu erschweren. Bei einer den Augapfel durchbohrenden Verletzung sind nur antibiotische Augentropfen, keine Salben angezeigt.

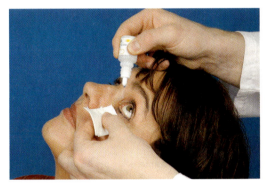

Abb. 2.20. Applikation von Augentropfen. Bei vielen Augenkrankheiten muss der Patient selbst lernen, die Tropfen anzuwenden. Dies geschieht am besten in Rückenlage. Der Arzt darf bei der Tropfenapplikation die Wimpern oder die Hornhaut nicht berühren, damit das Tropffläschchen nicht mit Keimen infiziert wird

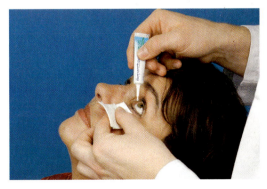

Abb. 2.21. Applikation von Augensalbe

2.4.2 Spülen des Auges

Bei Verätzungen muss notfallmäßig gespült werden. Hierfür ist es wesentlich, die Lider zu ektropionieren

(◨ Abb. 6.1–6.3). Falls Lokalanästhetika-Augentropfen vorhanden sind, wendet man sie an, um den reflektorischen Lidkrampf zu beseitigen. Nach dem Ektropionieren spült man mit Wasser oder Pufferlösung (Ringer-Laktat oder Balanced Salt Solution = BSS) (▶ Kap. 7.5.1).

2.4.3 Anlegen eines Augenverbands

Als Augenverband verwendet man zwei ovale Lagen Verbandstoff, zwischen denen sich Verbandwatte befindet (vorgefertigt). Die sterile, dem Auge zugewendete Seite darf nicht angefasst werden. Zwei hautfreundliche, etwas schräg nach außen unten geklebte Heftpflasterstreifen halten den Verband (◨ Abb. 2.22). Der Verband soll das Auge vor äußeren Einwirkungen schützen und gleichzeitig Sekret und Tränen auffangen. Bei einem Defekt des Hornhautepithels (Erosio) sollte der Verband so angelegt werden, dass das Lid geschlossen bleibt, damit der Verband nicht auf der Oberfläche reiben kann.

> **!** Bei Säuglingen und Kleinkindern darf ein Verband nicht oder nur kurzzeitig (1/2 Tag) angelegt werden, da sich sonst am betroffenen Auge eine Sehschwäche (Amblyopie) entwickeln kann.

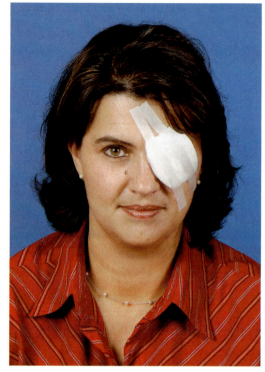

◨ **Abb. 2.22.** Anlegen eines Augenverbandes

In Kürze

Erhebung der Anamnese. Bei der Anamneseerhebung ist nach Sehverschlechterung (Dauer, welches Auge, plötzlich?), Schmerzen, Doppelbildern und anderen Störungen zu fragen.

Untersuchungsgang. Bei der Untersuchung ist nach der Inspektion des äußeren Auges auch eine Untersuchung des Augenvorderabschnittes in fokaler Beleuchtung mit einer 20-dpt-Lupe hilfreich.

Diagnostik bei Verdacht auf Schielen. Manifestes und latentes Schielen erkennt man mit den verschiedenen Techniken des Abdecktests.

Untersuchung der Pupille. Die efferente Störung der Pupille erkennt man meist an der unterschiedlichen Pupillenweite, die afferente Störung mit Hilfe des Wechselbelichtungstests an der geringeren Pupillenverengung der kranken Seite.

Untersuchung der brechenden Medien. Für die Untersuchung der brechenden Medien (Hornhaut, Linse, Glaskörper) benützt man das direkte Ophthalmoskop im durchfallenden Licht.

Ophthalmoskopie. Bei der direkten Ophthalmoskopie im aufrechten Bild erscheint der Augenhintergrund des Patienten in 16facher Vergrößerung, bei der indirekten Ophthalmoskopie entsteht ein umgekehrtes Bild in 4,5facher Vergrößerung.

Prüfung der Sehschärfe. Die Sehschärfe prüft man als Nicht-Ophthalmologe mit Sehprobentafeln, das Gesichtsfeld orientierend mit dem Konfrontationstest.

Untersuchungsmethoden des Ophthalmologen

3.1 Ablauf einer augenärztlichen Untersuchung – 30

3.2 Prüfung der Sehschärfe und Refraktion – 30
3.2.1 Prüfung der Sehschärfe – 30
3.2.2 Refraktionsbestimmung und Brillenverordnung – 32

3.3 Untersuchung des Auges an der Spaltlampe – 36
3.3.1 Grundlagen – 36
3.3.2 Durchführung – 36

3.4 Untersuchungsmethoden der Netzhaut – 37
3.4.1 Ophthalmoskopie – 37
3.4.2 Spaltlampenmikroskopie der Netzhaut – 37
3.4.3 Optische Kohärenztomographie – 37
3.4.4 Fluoreszenzangiographie der Netzhaut – 38
3.4.5 Diasklerale Durchleuchtung – 38

3.5 Gesichtsfeldprüfung (Perimetrie) – 39
3.5.1 Grundlagen – 39
3.5.2 Durchführung und Bewertung der Perimetrie – 39

3.6 Prüfung der Kontrastempfindlichkeit – 43

3.7 Untersuchung der Dunkeladaptation und des Dämmerungs- und Nachtsehens – 43
3.7.1 Grundlagen – 43
3.7.2 Durchführung – 44

3.8 Untersuchung des Farbensinns – 44
3.8.1 Grundlagen – 44
3.8.2 Durchführung und Auswertung – 45

3.9 Ultraschalluntersuchung (Sono- oder Echographie) am Auge – 46
3.9.1 Grundlagen – 46
3.9.2 Indikationen 46

3.10 Elektrophysiologische Untersuchungen – 48
3.10.1 Elektroretinographie (ERG) – 48
3.10.2 Elektrookulographie (EOG) – 49
3.10.3 Ableitung visuell evozierter kortikaler Potenziale (VECP) – 49

3.11 Sonstige Verfahren – 50

3.12 Untersuchung von Kindern – 50

⟫ ⟩ Einleitung

In diesem Kapitel werden die Untersuchungsmethoden des Ophthalmologen beschrieben. Der Nicht-Ophthalmologe soll sie so weit kennen, dass er versteht, welche diagnostische Abklärung er vom Ophthalmologen erwarten kann.

Das Studium dieses Kapitels ist nicht unbedingt Voraussetzung für das Verständnis der nachfolgenden Kapitel, hilft aber die Untersuchungsergebnisse und Befunde der klinischen Krankheitsbilder zu verstehen.

3.1 Ablauf einer augenärztlichen Untersuchung

Zu jeder augenärztlichen Untersuchung gehören in der Regel
- Anamnese (Augen-, Allgemein- und Familienanamnese),
- Prüfung der Sehschärfe und Refraktion,
- Untersuchung der Pupillenreaktion (▶ Kap. 2 und 10),
- Untersuchung der Augenmotilität (▶ Kap. 2, 21 und 22),
- Untersuchung des vorderen Augenabschnitts an der Spaltlampe,
- Tonometrie (mindestens bei Patienten, die älter als 40 Jahre sind, oder bei Verdacht auf erhöhten Augeninnendruck, z. B. bei positiver Familienanamnese) (▶ Kap. 17),
- Ophthalmoskopie des zentralen Fundus und der mittleren Netzhautperipherie,
- Untersuchung der Netzhaut in Mydriasis bei jeglichem Verdacht auf Netzhauterkrankungen sowie vorbeugend bei Myopie.

Je nach Befund sind Zusatzuntersuchungen indiziert, wie die Prüfung des Gesichtsfeldes, des Farbensinns, der Kontrastempfindlichkeit oder der Dunkeladaptation, eine Ultraschall-, elektrophysiologische oder radiologische Untersuchung.

3.2 Prüfung der Sehschärfe und Refraktion

3.2.1 Prüfung der Sehschärfe

Grundlagen

Als **Sehschärfe** (**Visus cum correctione, V. c. c.,** »**korrigierte Sehschärfe**«) bezeichnet man die Fähigkeit des Auges, zwei Objektpunkte **bei optimaler Korrektur von Refraktionsfehlern** (durch Brillengläser oder Kontaktlinsen) getrennt wahrzunehmen. Das Auflösungsvermögen des Auges **ohne Korrektur von Refraktionsfehlern** bezeichnet man als **Sehleistung** (**Visus naturalis, Visus sine correctione, V. s. c.,** »**Rohvisus**«).

Das Auge kann zwei Objektpunkte dann getrennt wahrnehmen, wenn in der Fovea centralis die Beugungsfiguren der beiden abgebildeten Punkte so liegen, dass das Maximum der einen Figur gerade in das Minimum der anderen Figur fällt. Dies ist bei einem Abstand der Figuren von ca. 1 Winkelminute der Fall. Hierauf basieren die Zeichen, die zur Prüfung der Sehschärfe verwendet werden (Optotypen): Die für die Optotypen verwendete Strichstärke sowie die Zwischenräume zwischen den Balken der E-Haken nach Pflüger bzw. die Lücke der Landolt-Ringe (◘ Abb. 3.1) erschei-

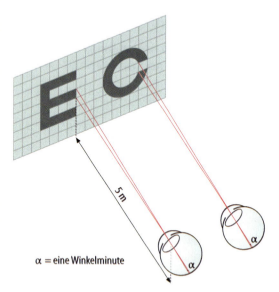

α = eine Winkelminute

◘ **Abb. 3.1.** Prüfung der Sehschärfe in der Ferne. Im gezeigten Fall beträgt die Sehschärfe 1,0, denn die Zwischenräume zwischen den Balken des E-Hakens nach Pflüger (*links*) bzw. die Lücke des Landolt-Rings (*rechts*) und die für beide Optotypen verwendete Strichstärke erscheinen aus einer Entfernung von 5 m unter einem Gesichtswinkel von 1 Winkelminute

3.2 · Prüfung der Sehschärfe und Refraktion

nen unter einem Gesichtswinkel von 1 Winkelminute oder einem Vielfachen davon (**Snellen-Prinzip**).

Man hat sich darauf geeinigt, als **normale Sehschärfe** (1,0) das richtige Erkennen von E-Haken nach Pflüger oder Landolt-Ringen zu bezeichnen, deren Strichstärke und Zwischenräume zwischen den Balken bzw. Lücke unter einem **Sehwinkel von 1 Winkelminute** erscheinen (◘ Abb. 3.1): Als »Visus« oder »Sehschärfe« bezeichnet man den Kehrwert desjenigen Sehwinkels, der gerade noch aufgelöst werden kann (»Grenzwinkel«).

$$\text{Visus} = \frac{1}{\text{Grenzwinkel } \alpha \text{ (Winkelmin)}}$$

Kann eine Person nur einen Sehwinkel von 2 Winkelminuten auflösen, dann hat sie eine Sehschärfe von $1/2 = 0{,}5$, bei einer Auflösung von 4 Winkelminuten $1/4 = 0{,}25$ usw. Es entsteht also eine nahezu logarithmische Skala, die der subjektiven Sinnesempfindung eher entspricht als eine lineare Skala. Nicht selten findet man Menschen mit einer Sehschärfe von 1,25 oder 1,6. Sie können kleinere Sehwinkel als 1 Winkelminute auflösen.

Die Sehschärfe ist maximal in der Fovea centralis und sinkt zur Peripherie hin rasch ab (◘ Abb. 3.2), denn in der Peripherie sind mehrere Photorezeptoren mit einer Ganglienzelle verschaltet, die Zahl der Zapfen ist geringer, die der Stäbchen (die erst in der Dämmerung ihre Funktion aufnehmen) größer als in der Fovea. Schon 10° außerhalb der Fovea (exzentrisch) beträgt die Sehschärfe nur noch 0,1.

Die Prüfung der Sehschärfe ist eine **subjektive Untersuchungsmethode**, bei der der Arzt auf die Mitarbeit des Patienten angewiesen ist. Artefakte können durch Unaufmerksamkeit des Patienten, aber auch durch absichtlich fehlerhafte Angaben (Simulation, Aggravation) zustande kommen.

Durchführung und Auswertung
Prüfung der Sehschärfe in der Ferne und Nähe

Durchführung. Als erstes prüft man die **Sehschärfe in der Ferne** jedes Auges einzeln (ein Auge abgedeckt; ◘ Abb. 2.17), zunächst ohne Korrektur, dann mit Brille bzw. Kontaktlinse.

Prüfung der Sehschärfe mit dem Sehzeichenprojektor. Hierzu lässt man den Patienten Optotypen lesen, die ihm in 5 m Abstand mittels eines Sehzeichenprojektors dargeboten werden (wie bei Sehprobentafeln zuerst große, dann immer kleinere Optotypen). Der Sehzeichenprojektor muss über oder neben dem Patienten angebracht sein, damit die Optotypen unabhängig von der Prüfentfernung immer unter dem gleichen Sehwinkel erscheinen. Für die Beleuchtungsbedingungen und den Leseabstand gilt die Din-Norm 58220. Bei modernen Sehzeichenprojektoren ist die Größe der Optotypen so gehalten, dass drei Sehschärfestufen jeweils einer Sehwinkelverdoppelung entsprechen (die Sehwinkelverdoppelung ist jeweils fett gedruckt): **0,05**; 0,08; 0,1; **0,125**; 0,16; 0,2; **0,25**; 0,32; 0,4; **0,5**; 0,63; 0,8; **1,0**; 1,25; 1,6; **2,0**.

> ❗ Es ist falsch, die Sehschärfe in Prozent (also etwa 1,0 = 100 %) anzugeben. Hat sich die Sehschärfe nämlich bei einem Patienten von 0,1 auf 0,2 verbessert, dann hätte er bei den (falschen) prozentualen Angaben 10 % hinzugewonnen, in Wirklichkeit hat sich aber seine Sehschärfe verdoppelt, d. h. sein Auflösungsvermögen (»Grenzwinkel«) hat von 10 Winkelminuten (1/10 = 0,1) auf 5 Winkelminuten (1/5 = 0,2) zugenommen. Wenn die Sehschärfe von 0,5 auf 1,0 ansteigt, meint der Laie, die Sehschärfe habe sich um 50 % gebessert, in Wirklichkeit hat sich der »Grenzwinkel« ebenfalls nur verdoppelt (von 2 Winkelminuten (1/2=0,5) auf 1 Winkelminute (1/1=1,0)).

Prüfung der Sehschärfe mit Sehprobentafeln. Die einfache Sehschärfeprüfung mit Sehprobentafeln wurde in Kap. 2 erklärt. Hierbei drückt man die Sehschärfe durch einen Bruch aus, bei dem im Zähler der Abstand

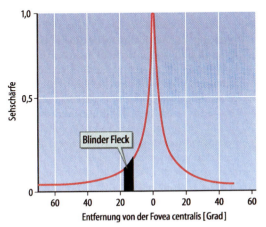

◘ **Abb. 3.2.** Sehschärfe in der Fovea centralis (im Nullpunkt der Abszisse) und in der Netzhautperipherie. Der Abschnitt links des Nullpunkts auf der Abszisse zeigt die Netzhautperipherie nasal der Fovea, wo sich (12–17° parafoveal) der blinde Fleck befindet (schwarze Markierung), der Abschnitt rechts des Nullpunkts auf der Abszisse zeigt die Netzhautperipherie temporal der Fovea

zwischen Patient und Sehprobentafel (Prüf-Entfernung) und im Nenner die Entfernung angegeben ist, in der die Strichstärke und die Zwischenräume der Optotypen unter einem Sehwinkel von 1 Winkelminute erscheinen sollen (Soll-Entfernung):

$$\text{Visus} = \frac{\text{Prüf-Entfernung (m)}}{\text{Soll-Entfernung (m)}}$$

Für wissenschaftliche Untersuchungen gibt es standardisierte Sehproben-Leuchttafeln, deren Helligkeit und Kontrast genau festgelegt ist, da die gemessene Sehschärfe auch von diesen Parametern abhängt (EDTRS-Tafeln). Für Gutachten sollen spezielle, genormte Sehzeichenprojektoren mit Landolt-Ringen, nicht diejenigen mit Zahlen verwendet werden.

Prüfung der Sehschärfe in der Nähe. Immer prüft man auch die Sehschärfe jedes Auges in der Nähe. Hierzu benutzt man standardisierte kleine Lesetafeln, die vom Patienten in Leseentfernung gehalten werden und in der Schriftgröße annähernd nach dem Snellen-Prinzip gearbeitet sind. Die gebräuchlichsten sind die Lesetafeln von Birkhäuser und die von Nieden.

Die Untersuchung bei **stark herabgesetzter Sehschärfe** ist in Kap. 2, die **Prüfung der Sehschärfe bei Kindern** in Kap. 3.12 geschildert.

Auswertung. Die Sehschärfe in der Ferne ist ein Maß für die Funktion der Netzhautmitte (Fovea), wenn die brechenden Medien klar sind und die Refraktion richtig ausgeglichen ist. Die Lesefähigkeit in der Nähe hängt neben der Sehschärfe auch vom Erkennen von Worten und Sätzen ab. Ein gesundes Auge kann die Lesetafel Nieden Nr. 1 in 40 cm Abstand lesen. Eine Beeinträchtigung des Nahvisus bei wenig beeinträchtigtem Fernvisus weist auf parazentrale Gesichtsfelddefekte (z. B. bei einer Erkrankung der Makula) hin. Bei zentraler Linsentrübung ist die Sehschärfe in der Nähe ebenfalls vermindert, da die Naheinstellungsreaktion des Auges zu einer Pupillenverengung führt und dann die klaren äußeren Linsenanteile von der Bildentstehung ausgeblendet werden.

Für viele Verrichtungen des täglichen Lebens genügt eine Sehschärfe von 0,5–0,6. Natürlich ist es die Aufgabe des Augenarztes, die optimale Korrektur einer Fehlsichtigkeit zu verordnen.

> ❗ Jede Sehschärfeherabsetzung, die nicht durch Brillengläser korrigiert werden kann, weist auf eine Augenerkrankung hin und muss umgehend abgeklärt werden.

Prüfung der retinalen Funktion bei reduziertem Einblick auf den Augenhintergrund

Eine starke Trübung der brechenden Medien (meist der Linse) kann die Sehschärfe so stark mindern, dass sich die Funktion der Netzhaut nicht mehr genau beurteilen lässt. Dann geben zwei Untersuchungsmethoden Aufschluss über die Funktion der Netzhaut:

- die **Aderfigur der Netzhautgefäße (Purkinje-Aderfigur)**. Durch sie prüft man, ob größere Netzhautareale ausgefallen sind: Hierzu bewegt man eine helle Lichtquelle dicht über der Sklera. Bei intakter Netzhaut sieht der Patient in allen Quadranten ein Strichmuster, das wie Flüsse auf einer Landkarte oder Adern eines herbstlichen Blattes aussieht und durch die wandernden Schatten seiner Netzhautgefäße erzeugt wird. Die Schatten der Netzhautgefäße, die man normalerweise nicht wahrnimmt, werden sichtbar, weil das Licht schräg, nämlich durch die Sklera einfällt und der Schatten der Gefäße auf andere Sinneszellen fällt als bei Lichteinfall durch die Pupille. Ein fehlendes oder nicht in allen Quadranten vorhandenes Gefäßmuster zeigt Gesichtsfeldausfälle an. Dann würde der Patient durch eine Entfernung der getrübten Linse (Kataraktoperation) wenig gewinnen. Zur Sicherheit prüft man die Wahrnehmung der Lichtprojektion oder der Aderfigur wiederholt im Dunkelzimmer bei sorgfältig verschlossenem 2. Auge (▶ Kap. 2). Auch die richtige Wahrnehmung von Farben, wenn man mit verschiedenfarbigen Lichtquellen durch die Sklera leuchtet, weist auf vorhandene Netzhautfunktion hin.
- Das **Retinometer** misst das retinale Auflösungsvermögen der Netzhautmitte (»retinale Sehschärfe«) mit Hilfe von Interferenzstreifen, die durch zwei kohärente Laserstrahlen auf der Netzhaut entstehen. Je nach Abstand der Laserlichtquellen entstehen grobe oder feine Interferenzstreifen. Das feinste Streifenmuster, das der Patient noch wahrnimmt, entspricht seinem retinalen Auflösungsvermögen. Hieraus lässt sich abschätzen, ob nach einer Staroperation Lesefähigkeit erreicht werden kann oder nicht, z. B. bei einer gleichzeitig bestehenden Degeneration der Makula.

3.2.2 Refraktionsbestimmung und Brillenverordnung

Grundlagen

Als Refraktion bezeichnet man das Verhältnis der Brechkraft von Hornhaut und Linse zur Achsenlänge des Augapfels. Normal ist eine Gesamtbrechkraft von etwa 63 dpt (Brechkraft der Hornhaut: ca. 43 dpt, Brechkraft der Linse ca. 20 dpt) und eine Achsenlänge von etwa 24 mm. Ein normalsichtiges (**emmetropes**) **Auge** vereinigt alle in sagittaler Richtung parallel einfallenden Strahlen auf der Fovea.

Eine Abweichung vom Normalzustand nennt man **Ametropie**, (**Fehlsichtigkeit**, **Refraktionsanomalie**). Sie entsteht am häufigsten durch Kurzbau oder Langbau des Auges (**Achsenametropie**), seltener durch eine Veränderung der Brechkraft (**Brechungsametropie**). Das weitsichtige (**hyper(metr)ope**) **Auge** ist gewöhnlich zu kurz, das kurzsichtige (**myope**) **Auge** zu lang gebaut; die Korrektur erfolgt entsprechend durch Plusgläser (Sammellinsen, bei Hyperopie) bzw. Minusgläser (Zerstreuungslinsen, bei Myopie). Ist die Hornhaut nicht kugelförmig (sphärisch) gewölbt, sondern variiert die Brechkraft innerhalb der Hornhaut, werden Lichtstrahlen nicht zu einem Punkt (griechisch: Stigma) vereinigt (**Astigmatismus**, Brennpunktlosigkeit). Beim »regulären« Astigmatismus hat ein Meridian eine andere Brechkraft als der senkrecht darauf stehende Meridian. Die Meridiane unterschiedlicher Brechkraft bezeichnet man als Hauptschnitte. Die Korrektur des Astigmatismus erfolgt mit Zylindergläsern; sie brechen das Licht nur in einer Richtung. Die Zylinderachse ist die nicht-lichtbrechende Richtung des Zylinderglases (Einzelheiten ▶ Kap. 19).

Zur Bestimmung der Gesamtbrechkraft eines Auges (Refraktionsbestimmung) existieren objektive und subjektive Untersuchungsmethoden:

- **Objektive Methoden** sind *Refraktometrie* und *Skiaskopie*. Sie sind die Grundlage der Brillenverordnung und erlauben dem Arzt, sich bei dem stets notwendigen subjektiven Feinabgleich der Brillenstärke auf einen engen Bereich zu beschränken. Sie sind auch indiziert bei Kindern, die schielen oder bei denen der Verdacht auf Schielen besteht, sowie bei Personen, deren Angaben nicht zuverlässig sind.
- Bei der **subjektiven Methode** des Refraktionsabgleichs wird die Gläserstärke entsprechend den Angaben des Patienten systematisch optimiert, wobei der Patient angibt, ob ein Sehzeichen besser oder schlechter sichtbar wird bzw. gleichbleibt. Hierzu verwendet der Augenarzt einen Sehzeichenprojektor und verändert die Gläserstärke mittels Phoropter (◘ Abb. 3.6). Für kooperative Patienten haben sie Sehprobentafeln (◘ Abb. 2.18), Brillenkasten (◘ Abb. 3.3) und Brillenmessgestell (◘ Abb. 3.4) aus dem Instrumentarium des Ophthalmologen verdrängt, u. a. weil Sehprobentafeln im Laufe der Zeit verschmutzen und der Kontrast dadurch nachlässt.

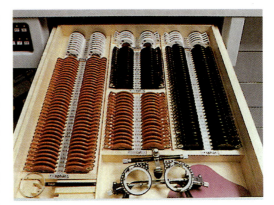

◘ **Abb. 3.3.** Brillenkasten. *Links* Minusgläser (rot), *rechts* Plusgläser (schwarz), in der *Mitte* Zylindergläser (Plus- und Minuszylinder), Probiergestell

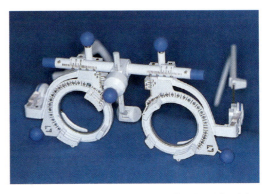

◘ **Abb. 3.4.** Brillenmessgestell. Der Pupillenabstand und der Abstand des Gestells vom Nasenrücken sowie die Länge der Bügel sind verstellbar. Die Fassungen für die Gläser sind drehbar, damit (bei Astigmatismus) verschiedene Zylinderachsen eingestellt werden können

Durchführung der Refraktionsbestimmung
Refraktometrie
Bei der Refraktometrie wird die erforderliche Brillenstärke des Patienten bestimmt.

Durchführung. Vor der Untersuchung muss man Kindern, da sie den Ziliarmuskel nicht willentlich entspannen können, zur Ausschaltung der Akkommodation innerhalb von 30 Minuten 3-mal Cyclopentolat-Augentropfen verabreichen, bei Erwachsenen ist dies meist nicht notwendig.

Das **manuelle Refraktometer** projiziert eine Strichfigur durch die Pupille auf die Netzhaut. Der Untersucher sieht die Abbildung der Strichfigur auf der Netzhaut des Patienten und schaltet Linsen in den

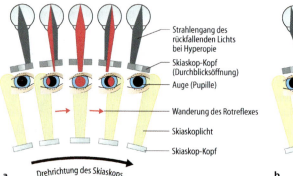
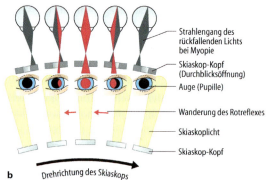
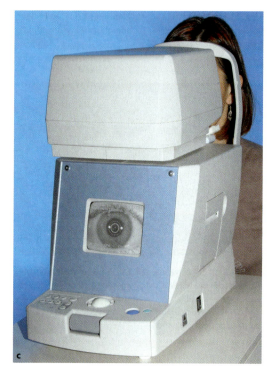
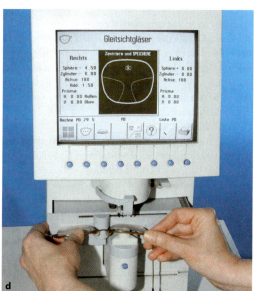

Abb. 3.5. Objektive Refraktionsbestimmung, Skiaskopie (Schemazeichnung, oben **a** und **b**). Der obere Teil jeder Abbildungshälfte zeigt das vom Augenhintergrund zurückfallende Licht. Der untere Teil jeder Abbildungshälfte zeigt die Pupille und den einfallenden Lichtkegel. *Schwarz:* Die Pupille erscheint dunkel. *Rot:* Die Pupille leuchtet rot auf. **a** Bei Hypermetropie, Emmetropie oder ganz geringer Myopie liegt der Schnittpunkt der aus dem Auge austretenden Strahlen hinter dem Untersucher. Der Lichtreflex wandert mit der Bewegungsrichtung des Skiaskops (von links nach rechts). **b** Bei höherer Myopie liegt der Schnittpunkt der aus dem Auge austretenden Strahlen vor dem Untersucher. Der Lichtreflex in der Pupille wandert entgegen der Bewegungsrichtung des Skiaskops **c** Autorefraktor. Der Patient blickt auf der Rückseite des Gerätes auf eine Fixationsmarke. Der Untersucher kann am Bildschirm die Zentrierung des Messstrahles einstellen und die Fixation kontrollieren. Das Gerät bestimmt den sphärischen und den zylindrischen Teil der Refraktion automatisch. **d** Scheitelbrechwertmesser. Die Brille wird so in das Gerät eingelegt, dass die konvexe Seite des Brillenglases nach oben zeigt. Der Durchblickpunkt für den Fernteil der Gleitsichtbrille lässt sich über den Monitor kontrollieren. In einem zweiten Messschritt wird der Nahteil eingestellt und in gleicher Weise bestimmt. Im vorliegenden Fall handelt es sich um eine Brille für Kurzsichtigkeit von -4,5 dptr. ohne Zylinderanteil und einer Nahaddition von +1,5 dptr.

Strahlengang, bis die Abbildung scharf ist. Beim **automatischen Refraktometer** stellt ein Computer die Abbildung scharf. Diese Geräte werden heute fast ausschließlich verwendet, ersetzen aber nicht den subjektiven Feinabgleich (▶ o.).

Skiaskopie (Schattenprobe)

Die Skiaskopie dient der Messung der Brechkraft, insbesondere bei Kleinkindern und Säuglingen.

Durchführung. Auch vor dieser Untersuchung muss bei Kindern die Akkommodation mittels Cyclopentolat-Augentropfen (3-malige Applikation innerhalb von 30 Minuten) ausgeschaltet werden.

Das elektrisch betriebene Handskiaskop wirft Licht in die Pupille des Untersuchten, die rot aufleuchtet (Lichtreflex). Der Arzt sitzt 50 cm vor dem Patienten. Ohne vorgeschaltetes Glas sieht er beim Drehen des Skiaskops um dessen vertikale Längsachse, wie der Lichtreflex in der Pupille wandert, und zwar gleichläufig oder gegenläufig zur Drehrichtung des Skiaskops (◘ Abb. 3.5a, b). Nun schaltet der Arzt eine Linse der Stärke + 2 dpt vor, um im Falle der Emmetropie (bei der der Brennpunkt im Unendlichen liegt) das vom Augenhintergrund zurückfallende Licht auf den Untersuchungsabstand von 50 cm zu fokussieren. Wandert der Lichtreflex in der Pupille nun **mit der Bewegungsrichtung** des Skiaskops, dann liegt der Schnittpunkt der vom Augenhintergrund reflektierten Lichtstrahlen hinter dem Untersucher: Es liegt Hypermetropie vor. Der Arzt schaltet dann so lange Plusgläser vor das Auge des Patienten, bis der Neutralisationspunkt erreicht ist, d. h. der Punkt, an welchem der Lichtreflex nicht mehr wandert, sondern die Pupille bei Drehbewegungen des Skiaskops nur kurz rot aufleuchtet (**Flackerpunkt**). Wandert der Lichtreflex in der Pupille **gegenläufig** zur Bewegungsrichtung des Skiaskops, liegt der Schnittpunkt der vom Augenhintergrund reflektierten Lichtstrahlen vor dem Untersucher: Es liegt Myopie vor. Dann schaltet der Arzt zusätzlich zur +2 dpt-Linse Minusgläser ein, bis der Flackerpunkt erreicht ist.

Bei Erwachsenen verwendet man zur Skiaskopie den Phoropter (◘ Abb. 3.6), an dem man den + 2-dpt-Entfernungsausgleich getrennt von den zum Ausgleich einer Refraktionsanomalie dienenden Linsen einschalten kann. Bei Kindern muss man mit vorgehaltenen Brillengläsern skiaskopieren.

Eine schnelle Orientierung hinsichtlich der Refraktion ist mit Skiaskopierleisten möglich. Dies sind Latten, in die Gläser in abgestufter Stärke eingelassen sind, so dass durch senkrechtes Verschieben der Latte vor dem Auge ein rascher Glaswechsel möglich ist, was insbesondere bei Kindern von Vorteil ist.

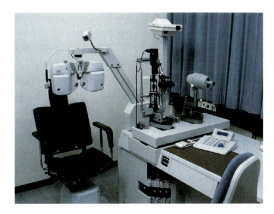

◘ **Abb. 3.6.** Moderne Untersuchungseinheit. Der Patientenstuhl ist elektrisch verstellbar. Der Phoropter, der wie eine riesige Brille aussieht, wird vor die Augen des Patienten geschwenkt. Durch Knopfdruck am Schaltpult (*rechts*) werden die für die Refraktionsbestimmung und Korrektur von Fehlsichtigkeit benötigten Gläser vorgeschaltet, die staubdicht und unverkratzbar im Phoropter untergebracht sind. Die Untersuchungsgeräte (*rechts:* Spaltlampe, Keratometer) werden auf einem beweglichen Schiebetisch vor den Patienten gefahren

Bei **Astigmatismus** skiaskopiert man beide Hauptschnitte am einfachsten mit einer strichförmigen Lichtquelle (**Strichskiaskop**). Hierzu muss man das Strichskiaskop sowohl in Richtung der Astigmatismusachse bewegen als auch senkrecht dazu. Von Mitläufigkeit (Bewegung des Lichtreflexes in Richtung der Bewegung des Skiaskops) kommend ändert man sphärische Gläser zunächst so weit, bis der erste Flackerpunkt erreicht ist, der Lichtreflex in der dazu senkrechten Achse aber noch mitläufig ist. Dann skiaskopiert man senkrecht dazu mit sphärischen Gläsern weiter, bis der Flackerpunkt auch in diese Richtung erreicht ist. Die Differenz zwischen beiden Gläserstärken gibt den Zylinderwert (ausgedrückt als Plus-Zylinder; »plus« bedeutet Sammellinse) und die Richtung der Achse die Pluszylinder-Achse an.

Beispiele. Um die Refraktion des untersuchten Auges zu ermitteln, muss der Arzt die + 2 dpt, die er nur wegen des Untersuchungsabstandes von 50 cm vor das Auge geschaltet hat, von den insgesamt vorgesetzten Linsen natürlich abziehen: Das Auftreten des Flackerpunkts bei einer Stärke der insgesamt vorgesetzten Linsen von + 4 dpt bedeutet eine Hypermetropie von + 2,0 dpt, Flackerpunkt bei einer Stärke der insgesamt vorgesetzten Linsen von + 1 dpt bedeutet eine Myopie von – 1 dpt. Beträgt die Stärke der insgesamt vorgesetzten Linsen bei Auftreten des Flackerpunkts – 1 dpt, liegt eine Myopie von – 3 dpt vor.

Methode und Strahlengang bei der Skiaskopie zu verstehen, ist schwierig. Zum besseren Verständnis von ◘ Abb. 3.5a, b empfiehlt sich, nach dem Studium von Kap. 19 nochmals obigen Abschnitt über Skiaskopie zu wiederholen.

Dokumentation der Refraktionswerte

Zuerst notiert man für jedes Auge getrennt die **Sehleistung** (Auflösungsvermögen des Auges ohne Korrektur, Rohvisus), dann das **optimal korrigierende Brillenglas** und schließlich die **Sehschärfe** mit dieser Korrektion für die Ferne und Nähe, also z. B:

RA (= Rechtes Auge) SF (= Sehschärfe für die Ferne) 0,3 (+ 1,75 sph. comb. − 0,5 cyl. A. 0°) = 1,0.

RA SN (= Sehschärfe für die Nähe) (+ 3,75 sph. comb. − 0,5 cyl. A. 0°) = Birkhäuser 1,0 in 30 cm (oder Nieden 1 in 40 cm).

Im vorliegenden Beispiel handelt es sich um eine Hypermetropie und geringen Astigmatismus nach der Regel bei einer Presbyopie von 2 dpt, was etwa einem Lebensalter von 50 Jahren entspricht (weitere Einzelheiten ► Kap. 19).

> ❗ Im Rahmen der Brillenverordnung durch den Augenarzt wird immer eine augenärztliche Routineuntersuchung durchgeführt, um Augenerkrankungen auszuschließen. Es ist deshalb dem Patienten zu empfehlen, die Brillenverordnung vom Augenarzt und nicht ausschließlich vom Optiker durchführen zu lassen.

3.3 Untersuchung des Auges an der Spaltlampe

3.3.1 Grundlagen

Die Spaltlampe (besser: Spaltlampenmikroskop, ◘ Abb. 3.7 und 3.8) besteht aus einem horizontal gestellten binokularen Mikroskop, durch das der Untersucher das Auge des sitzenden Patienten betrachtet. Mit dem Mikroskop gekoppelt ist eine seitlich ausschwenkbare Beleuchtungseinrichtung, von der ein spaltförmiges Lichtbündel in die Schärfeebene des Mikroskops abgebildet wird. Das von Gullstrand konstruierte Spaltlampenmikroskop ist neben dem Augenspiegel von Helmholtz das wichtigste Untersuchungsgerät des Augenarztes.

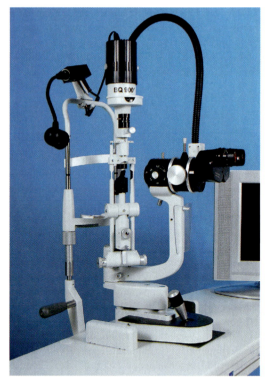

◘ **Abb. 3.7.** Spaltlampe der Firma Haag-Streit. Der rechte Schwenkarm trägt das binokulare Mikroskop (schwarz, horizontal), der andere Schwenkarm (*Bildmitte*) die Beleuchtungseinrichtung (weiß und schwarz, vertikal). Beide Arme lassen sich in einem beliebigen Winkel zueinander verstellen. Der Patient sitzt hinter der Spaltlampe (*links* im Bild die Kinnstütze). Die ganze Spaltlampe lässt sich an dem Handgriff (*rechts unten*) verschieben

3.3.2 Durchführung

Das spaltförmige Lichtbündel (Lichtspalt) der Spaltlampe legt einen optischen Schnitt durch die transparenten Augengewebe (◘ Abb. 3.9) oder beleuchtet die Oberfläche des Augapfels, denn so sind die Feinstruktur und die Lage der Gewebe des vorderen Augenabschnitts weit besser zu erkennen als durch diffuses Licht. Durch seitliches Verschieben der Spaltlampe kann man den Lichtspalt über das Auge bewegen und so an jeder transparenten Stelle des Auges einen optischen Schnitt durch das Auge legen. Hierbei lässt sich eine bessere Übersicht gewinnen, wenn man während der Untersuchung den Lichtspalt durch seitliche Bewegung des Schwenkarmes in unterschiedlichem Winkel einfallen lässt und zusätzlich die Breite des Lichtspaltes variiert. Meist verwendet man eine 6- bis 16fache Vergrößerung. Wenn man eine starke Sammellinse (+ 78 oder +90 dpt) vorschaltet oder ein Kontaktglas auf die Hornhaut setzt, kann man auch Glaskörper, Netzhaut und Papille binokular mikroskopieren.

3.4 Untersuchungsmethoden der Netzhaut

3.4.1 Ophthalmoskopie (▶ Kap. 2)

3.4.2 Spaltlampenmikroskopie der Netzhaut

Direkte Spaltlampenmikroskopie der Netzhaut mit dem Kontaktglas. Hierzu dient das **Dreispiegelglas** nach Goldmann. Es wird nach Lokalanästhesie auf die Augenoberfläche aufgesetzt und hebt die Brechkraft der Hornhaut auf, da seine vordere Oberfläche plan ist. Dadurch ist es möglich, mit dem Spaltlampenmikroskop den Augenhintergrund zu betrachten. Das Kontaktglas enthält eine zentrale Durchblickzone sowie drei schräggestellte Spiegel, die es erlauben, die Netzhautperipherie zu untersuchen. Diese Methode ist für die Diagnose und Therapie peripherer Netzhautrisse und für die Beurteilung feinster zentraler Netzhautveränderungen unerlässlich.

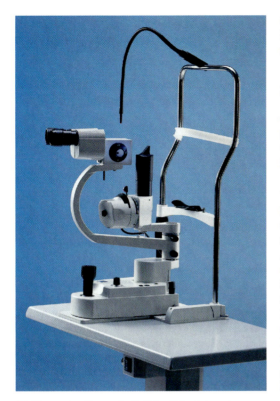

◘ **Abb. 3.8.** Spaltlampe der Fa. Zeiss. Linker Schwenkarm, hell: Mikroskop, Mitte, schwarz: Spaltbeleuchtung. Rechts im Bild U-förmiger Rahmen mit Kinnstütze und Stirnband zur Auflage des Kopfes des Patienten

Indirekte Spaltlampenmikroskopie der Netzhaut. Durch Vorhalten einer **78-** oder **90-dpt-Lupe** vor das Auge oder bei Verwendung eines **Panfundoskops** (eines Kontaktglases mit gewölbter Oberfläche), sieht man ein umgekehrtes reelles Bild der Netzhaut, das mit dem Spaltlampenmikroskop vergrößert wird und einen größeren Überblick erlaubt als das Kontaktglas nach Goldmann. Diese Lupen werden vom Augenarzt heute routinemäßig zur Fundusuntersuchung eingesetzt und erlauben auch bei enger Pupille eine brauchbare Übersicht. Das Panfundoskop eignet sich besonders für die Laserkoagulation.

3.4.3 Optische Kohärenztomographie (OCT)

Dieses Verfahren erlaubt, einen optischen Schnitt durch die Netzhaut zu legen. Hierbei lassen sich oberflächliche Membranen und ihre Verbindungen zum Glaskörper, intraretinale Veränderungen (Ödem, Zysten), sowie Abhebung der sensorischen Netzhaut oder des Pigmentepithels bis hin zu subretinalen Neovaskularisationen der Aderhaut präzise darstellen. Dieses Verfahren ist nicht invasiv und ersetzt deshalb bei manchen Befunden die Fluoreszenzangiographie. Durch die unterschiedliche Reflexion des Lichtes an Grenzflächen er-

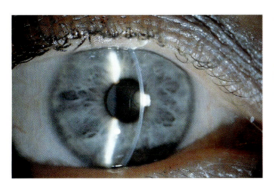

◘ **Abb. 3.9.** Untersuchung des Augenvorderabschnitts an der Spaltlampe. Das Lichtbündel der Spaltlampe kommt von rechts. Das schmale rechte Lichtbündel ist der optische Schnitt durch die Hornhaut. Das Lichtbündel der Iris leuchtet oben und unten hell auf. Hinter der Iris liegt die Linse, die im optischen Schnitt gut zu erkennen ist

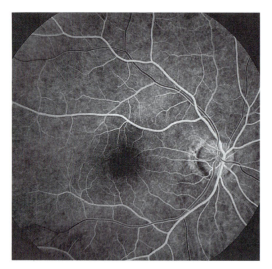

Abb. 3.10. Fluoreszenzangiographie des normalen Augenhintergrundes mit Fluoreszein, das in die Armvene injiziert wurde. Nach wenigen Sekunden passiert es bereits die Arterien der Netzhaut und die Venen beginnen sich anzufärben (Doppelkontur). Die Aderhautgefäße sind zu diesem Zeitpunkt bereits vollständig gefüllt

scheinen die Schichten der Netzhaut wie im histologischen Schnitt (Abb. 13.3; vgl. Abb. 13.45)

3.4.4 Fluoreszenzangiographie der Netzhaut

Sie dient der Diagnostik bei Gefäßerkrankungen des Auges. Nach intravenöser Bolus-Injektion eines fluoreszeierenden Farbstoffs strömt dieser in die Gefäße des Auges ein, in die Aderhautgefäße früher als in die Netzhautgefäße, da die Aderhaut stärker durchblutet ist. Der Zeitablauf des Einstroms und die Verteilung des Farbstoffs in den Netzhaut- und Aderhautgefäßen lässt sich mittels einer Funduskamera mit speziellen Farbfiltern darstellen und dokumentieren (Abb. 3.10).

Fluoreszein (in 10%iger Lösung) wird durch blaues Licht zur Fluoreszenz angeregt. Seine Verteilung in den retinalen Gefäßen stellt z. B. Mikroaneurysmen bei Diabetes, Defekte des Pigmentepithels oder pathologische Aderhautgefäße (»chorioidale Neovaskularisationen« = CNV) dar. Hierbei tritt Fluoreszein aus den Gefäßen ins Gewebe aus. Die Angiographie mit Fluoreszein macht also pathologische Veränderungen sichtbar, die mit dem Augenspiegel oft nur schwer oder gar nicht erkennbar sind, und erleichtert die Differenzialdiagnose von Degenerationen, Tumoren und Entzündungen der Netzhaut und Aderhaut.

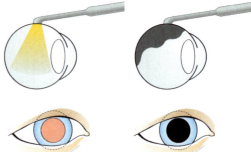

Abb. 3.11. Diasklerale Durchleuchtung. Wird der Lichtträger auf der Sklera aufgesetzt, so leuchtet im Normalfall im Dunkelzimmer die ganze Pupille rot auf (*links*). Befindet sich an der Stelle, an der der Lichtträger auf die Sklera aufgesetzt wird, eine lichtundurchlässige Masse (z. B. ein Aderhautmelanom), tritt hier eine Verschattung auf und die Pupille leuchtet nicht rot auf (*rechts*)

Indozyanin-Grün wird durch Infrarotlicht zur Fluoreszenz angeregt. Deshalb werden auch pathologische Gefäßveränderungen der Aderhaut sichtbar, die bei kürzeren Wellenlängen durch Absorption des Lichtes im Pigmentepithel der Netzhaut unsichtbar bleiben. Indozyanin-Grün ist stärker an Protein gebunden, kann daher nicht aus den Aderhautgefäßen austreten und stellt somit die Aderhautgefäße selektiver dar.

3.4.5 Diasklerale Durchleuchtung

Das Instrument besteht aus einer starken Halogenlichtquelle mit einem Lichtleiter. Aus der Spitze eines schmalen fingerförmigen Handstückes, das auf den Bulbus aufgesetzt wird, tritt das Licht seitlich aus. Im Dunkelzimmer und bei Mydriasis sieht man die Pupille rot aufleuchten, wenn dieses sog. Diaphanoskop auf die Sklera gesetzt wird (Abb. 3.11).

Die diasklerale Durchleuchtung dient u. a. der Diagnose und Differenzialdiagnose des Aderhautmelanoms. Bei Netzhautablösung befindet sich hinter der Netzhaut eine transparente Flüssigkeit, die Pupille leuchtet also normal rot auf. Ist die Vorwölbung der Netzhaut jedoch durch ein (pigmenthaltiges) Aderhautmelanom oder eine Blutung bedingt, so sieht die Pupille bei diaskleraler Durchleuchtung dieser Stelle dunkel aus (Abb. 3.11). Mit dieser Methode kann man insbesondere die Größe und Ausdehnung eines Aderhautmelanoms und das Einwachsen nach vorne in den Ziliarkörper sichtbar machen.

3.5 Gesichtsfeldprüfung (Perimetrie)

3.5.1 Grundlagen

Das **Gesichtsfeld** eines Auges ist der Bezirk der Außenwelt, den man bei ruhiggestelltem Auge wahrnimmt. Das **Blickfeld** dagegen ist das Gebiet, das man bei ruhig gehaltenem Kopf, aber maximalen Blickbewegungen des Auges wahrnimmt. Die Untersuchung des Blickfeldes ist bei Augenmuskellähmungen wichtig (▶ Kap. 22).

»Gesicht« ist ein altes deutsches Wort und bedeutet Sehen (wie riechen – Geruch; hören – Gehör).

Ausfälle im Gesichtsfeld bezeichnet man als **Skotome** (Skotós, griech. = Schatten). Man unterscheidet absolute und relative Skotome. Innerhalb eines **absoluten Skotoms** nimmt der Patient von der Außenwelt nichts mehr wahr, wobei der Ausfall wegen der Einfüllung des Skotoms wie beim blinden Fleck nicht wahrgenommen wird. Innerhalb eines **relativen Skotoms** ist die Wahrnehmung reduziert, was in der Regel als »grauer, verwaschener Fleck« empfunden wird.

Skotome liegen im Gesichtsfeld zentral, parazentral oder peripher.

Ein **Zentralskotom,** das genau im Gesichtsfeldzentrum an der Stelle des schärfsten Sehens liegt, tritt z. B. bei Entzündung des Sehnervs auf und beeinträchtigt die Sehschärfe stark (◘ Abb. 3.12). Das **Parazentralskotom** kommt bei Glaukom oder Netzhaut/Aderhautentzündungen vor und beeinträchtigt die Sehschärfe nicht direkt (◘ Abb. 3.13).

Gesichtsfelddefekte der Peripherie nennt man **Ausfälle**, z. B. Quadrantenausfall, Halbseitenausfall (Hemianop(s)ie). Sie entstehen meist durch neurologische Erkrankungen (◘ Abb. 16.3 und 16.4). Ein **konzentrischer Ausfall** (konzentrische Einschränkung) des Gesichtsfeldes kommt z. B. bei der Retinopathia pigmentosa (◘ Abb. 13.48 und 13.49) vor. Periphere und parazentrale Gesichtsfeldausfälle werden dem Patienten anfangs oft gar nicht bewusst. Bei hochgradiger konzentrischer Einengung kann er sich nicht mehr orientieren und selbständig bewegen. Der Patient stößt beim Laufen überall an, obwohl die zentrale Sehschärfe und die Lesefähigkeit nicht oder evtl. nur gering beeinträchtigt sind.

Die Perimetrie ist eine **subjektive Untersuchungsmethode**. Artefakte können durch Unaufmerksamkeit oder Ermüdung des Patienten, aber auch durch absichtlich fehlerhafte Angaben (Simulation, Aggravation) zustandekommen.

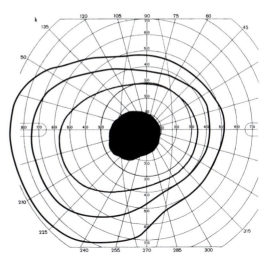

◘ **Abb. 3.12.** Großes absolutes Zentralskotom, das den blinden Fleck einschließt, bei Retrobulbärneuritis (Goldmann-Perimeter). Sehschärfe 0,05

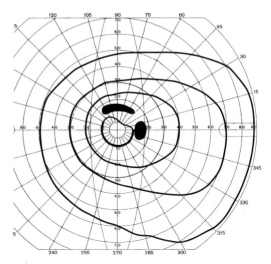

◘ **Abb. 3.13.** Bjerrum-Skotom (Bogenskotom, *oben*) bei Glaukom. *Rechts* der normale blinde Fleck

3.5.2 Durchführung und Bewertung der Perimetrie

Die Perimetrie wird an jedem Auge einzeln vorgenommen.

Es gibt mehrere Arten der Perimetrie: **kinetische** und **statische Perimetrie**, **Kampimetrie** sowie im weiteren Sinne die Prüfung des zentralen Gesichtsfeldes am **Gitternetz nach Amsler**. Bei allen Perimetrie-Verfahren müssen die Bedingungen konstant gehalten wer-

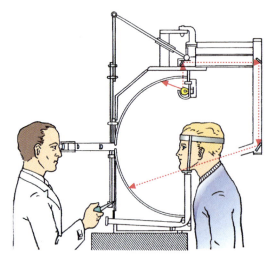
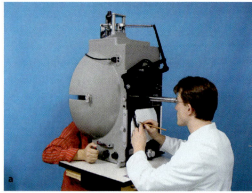

Abb. 3.14. Schematischer Schnitt durch das Hohlkugelperimeter nach Goldmann. Der Arzt (*links*) beobachtet durch ein Fernrohr, ob der Untersuchte (*rechts*) das Auge ruhig hält und den zentralen Fixierpunkt anschaut. Das nicht untersuchte Auge wird durch eine Klappe abgedeckt (hier nicht sichtbar). Das Hohlkugelperimeter wird durch dieselbe Glühlampe ausgeleuchtet (roter Pfeil), die auch (mittels mehrerer Spiegel, *gestrichelte Pfeile*) zur Projekton der Lichtmarken verwendet wird. Dadurch herrschen konstante Lichtverhältnisse

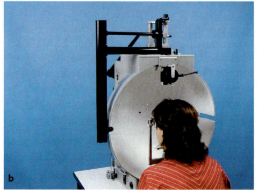

Abb. 3.15. Hohlkugelperimeter nach Goldmann (Fa. Haag-Streit). **a** Ansicht von der Arztseite, **b** Ansicht von der Seite des Untersuchten. Schwarzer Punkt = Fixierpunkt; weißer Punkt = Prüfpunkt

den: standardisierte Helligkeit von Hintergrund und Lichtmarke, optimaler Ausgleich von Brechungsfehlern des Auges, bei wiederholter Untersuchung stets gleichbleibende Pupillenweite.

Kinetische Perimetrie (Isopterenperimetrie)

Durchführung. Das Standardgerät für die kinetische Perimetrie ist das Hohlkugelperimeter nach Goldmann (◘ Abb. 3.14 und 3.15). In die Halbkugel werden Lichtmarken projiziert, die unterschiedlich groß und in ihrer Leuchtdichte abgestuft sind. Das Auge des Untersuchten befindet sich im Zentrum der Halbkugel. Der Abstand (= Radius) zum Fixationspunkt in der Mitte der Halbkugelfläche beträgt 33 cm. Der Arzt beobachtet, ob der Untersuchte den zentralen Fixierpunkt fixiert und bewegt mit einem mechanischen Hebelsystem die Lichtmarken radiär von der Peripherie zum Zentrum (daher »kinetische« Perimetrie). Der Untersuchte gibt mit Hilfe eines Signalknopfes an, wann er die Lichtmarken auftauchen sieht. Diese Punkte im Gesichtsfeld des Patienten markiert der Arzt auf einem Vordruck.

Die Untersuchung wird mit Lichtmarken immer geringerer Größe und Leuchtdichte wiederholt.

Auswertung. Die Punkte im Gesichtsfeld, an denen der Untersuchte Lichtmarken gleicher Größe und Helligkeit zum ersten Mal wahrnimmt, sind **Punkte gleicher Netzhautempfindlichkeit**. Die Verbindungslinie zwischen diesen Punkten ist die **Isoptere**, jeweils für die eingesetzte Leuchtdichte und Größe der Lichtmarke (◘ Abb. 3.16). Je geringer die Leuchtdichte und Größe der Lichtmarke ist, desto näher rücken die Isopteren dem Zentrum des Gesichtsfeldes, da die Helligkeitsempfindlichkeit zum Zentrum der Netzhaut hin zunimmt (◘ Abb. 3.16 und 3.17). Die Isopteren sind annähernd konzentrisch, vergleichbar mit den Höhenlinien eines Berges auf der Landkarte.

Bei der Begutachtung von Gesichtsfelddefekten wird die Marke III/4 des Goldmann-Perimeters zugrunde gelegt (▶ Kap. 28).

Das **binokulare Gesichtsfeld** ist die Summe beider Gesichtsfelder und somit etwas größer als das monokulare Gesichtsfeld (◘ Abb. 3.18). Das binokulare Gesichtsfeld ist für die Begutachtung der Fahrtauglichkeit wichtig: Skotome an beiden Augen dürfen sich nicht überlagern.

3.5 · Gesichtsfeldprüfung (Perimetrie)

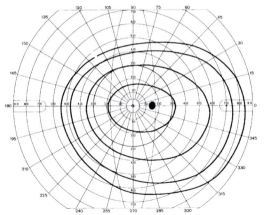

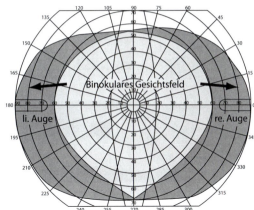

Abb. 3.16. Normaler Gesichtsfeldbefund bei kinetischer Perimetrie. Die Isopteren eines 20- bis 30jährigen Gesunden für eine Lichtmarke von 0,25 mm^2 am Goldmann-Perimeter. *Äußerste Linie:* volle Helligkeit (Marke I/4), *nächste innen folgende Linie:* 1/3 der Helligkeit (Marke I/3), *nächste innen folgende Linie:* 1/10 der Helligkeit (Marke I/2), innerste Linie: 1/30 der ursprünglichen Helligkeit (Marke I/1). Rechts vom Zentrum des Gesichtsfeldes der blinde Fleck

Abb. 3.18. Binokulares Gesichtsfeld (*hellgrau*). Die äußeren Grenzen geben das binokulare Gesichtsfeld an. Die temporalen Gesichtsfeldanteile (*dunkelgrau*) werden wegen des nasenwärts kleineren Gesichtsfeldes jeweils nur von einem Auge gesehen, links vom linken, rechts vom rechten Auge

Statische Perimetrie

Durchführung. Bei der statischen Perimetrie wird an verschiedenen Stellen des Gesichtsfeldes die Helligkeit einer unbewegten (statischen) Lichtmarke allmählich gesteigert, bis diese wahrgenommen wird. Dies lässt sich manuell am Goldmann- oder Tübinger Perimeter durchführen (**manuelle statische Perimetrie**). Die Absicht, die Ergebnisse der Gesichtsfeldprüfung unabhängig vom Untersucher zu registrieren, führte zur Entwicklung der **automatischen statischen Perimeter** (Abb. 3.19 und 3.20, **computergesteuerte statische Perimetrie**), die heute überwiegend eingesetzt werden. Diese lassen an verschiedenen Stellen des Gesichtsfeldes unbewegte, sehr kleine Lichtmarken kurz aufleuchten. Der Untersuchte signalisiert mittels einer Taste jedesmal, ob er sie gesehen hat. Hat er die Lichtmarke nicht wahrgenommen, so erscheint sie später am selben Ort heller noch einmal. Hat er sie wahrgenommen, so wird sie später noch einmal dunkler gezeigt. Auf diese Weise wird die Reizschwelle eines Netzhautorts »eingegabelt«. Obwohl ein Computer die Darbietung und Helligkeit der Lichtmarken steuert, sind die Ergebnisse natürlich von der Mitarbeit des Patienten abhängig.

Es gibt unterschiedliche computergesteuerte Geräte. Manche beschränken sich auf die zentralen 24–30° des Gesichtsfeldes, was für die Glaukomdiagnose meist genügt, nicht aber für andere Fragestellungen. Manche Geräte können zusätzlich auch die Peripherie prüfen. Alle modernen computergesteuerten Perimeter bieten vielfältige Programme zur Diagnose und Verlaufs-

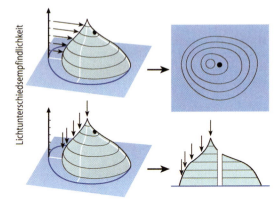

Abb. 3.17. Kinetische und statische Perimetrie im Vergleich. Bei der *kinetischen (Isopteren-) Perimetrie* (*oben*) werden Lichtmarken abnehmender Größe und Helligkeit von der Peripherie zum Zentrum des Gesichtsfeldes bewegt. Bei der *statischen Perimetrie* (*unten*) wird an verschiedenen Orten im Gesichtsfeld die Helligkeit unbeweglicher Lichtmarken bis zur Wahrnehmungsschwelle gesteigert. Bei dreidimensionaler Darstellung der Verteilung der Helligkeitsempfindlichkeit ergibt sich bei beiden Verfahren ein »Berg«, dessen Spitze die Fovea centralis und dessen »Loch« bzw. »Spalt« den blinden Fleck darstellt. Ein horizontaler Querschnitt durch den »Berg« ergibt die Isopteren, ein senkrechter Querschnitt durch den »Berg« ergibt die Schwellenwerte der statischen Perimetrie

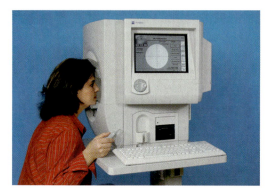

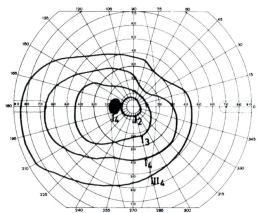

Abb. 3.19. Computergesteuertes Humphrey-Perimeter (Fa. Zeiss-Humphrey). In der linken Bildhälfte Einblick für den Patienten mit Kinnstütze und Vorrichtung zum Refraktionsausgleich des Auges. Nach der Untersuchung wird der Gesichtsfeldbefund auf dem Bildschirm (rechts) ausgegeben und ausgedruckt

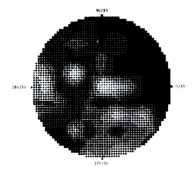

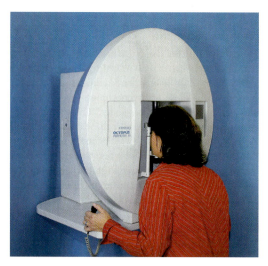

Abb. 3.21. Vergleich von kinetischer und computergesteuerter statischer Perimetrie bei zentralen Skotomen infolge einer Neuritis nervi optici (NNO). Die *kinetische Perimetrie* (*oben*) zeigt nur eine mäßige Einschränkung der Gesichtsfeldaußengrenzen. Die *computergesteuerte statische Perimetrie* (Octopus-Perimeter, *unten*) dagegen zeigt das Ausmaß der Schäden, indem sie die Wahrnehmungsschwelle der zentralen Gesichtsfeldbereiche prüft, die bei NNO besonders stark beeinträchtigt ist

Abb. 3.20. Ansicht des Octopus-Perimeters (Fa. Haag-Streit) von der Patientenseite aus. Die Perimetriedaten können über einen PC ausgewertet und gespeichert werden

kontrolle verschiedener mit Gesichtsfelddefekten einhergehender Erkrankungen (Glaukom, Läsionen der Sehbahn, Makulaerkrankungen).

Auswertung. Trägt man die Schwellenwerte der Helligkeitsempfindung der mittels **manueller statischer Perimetrie** getesteten Orte im Gesichtsfeld auf, ergibt sich ein »Profil«: Die Helligkeitsempfindlichkeit nimmt von der Peripherie zum Zentrum des Gesichtsfeldes hin zu (◘ Abb. 3.17). Bei der **computergesteuerten statischen Perimetrie** werden die Ergebnisse als Zahlen-, Graustufen- oder Farbausdruck dargestellt. Die Ergebnisse sind um so zuverlässiger, je dichter das Netz der Prüfpunkte ist, das man über das Gesichtsfeld legt und je näher an der Wahrnehmungsschwelle geprüft wird. Ist das Netz der Prüforte nicht sonderlich dicht und sind die Schritte, in denen die Helligkeit gesteigert wird, relativ groß, bleiben kleine Skotome unbemerkt. Ist das Netz der Prüforte jedoch dicht und sind die Schritte der Helligkeitssteigerung klein, ergibt sich ein sehr genauer Gesichtsfeldbefund (◘ Abb. 3.21). Dies ist vor allem bei kleinen, inselförmigen Gesichtsfeldausfällen wichtig, wie sie in der Anfangsphase des Glaukoms in den zentralen 30° des Gesichtsfeldes auftreten. Insbesondere in der Glaukomdiagnostik ist die computergesteuerte statische Perimetrie daher der (manuellen) kinetischen Perimetrie für die Verlaufskontrolle meist überlegen. Über größere Ausfälle, besonders in der Peripherie, orientiert man sich dagegen rascher und mit genügender Exaktheit mit der kinetischen Perimetrie am Goldmann-Perimeter.

Je dichter das Prüfraster und je kleiner die Schritte der Helligkeitssteigerung aber sind, desto größer sind der Zeitaufwand der Untersuchung und die Anforderungen an die Konzentrationsfähigkeit des Untersuchten. Daher ist ein Kompromiss zwischen einem raschen Suchtest, der den Patienten nicht zu stark belastet, und einer zeitraubenden exakten Messung der Grenzen und der Tiefe eines Skotoms nötig. Neue Prüfstrategien gehen deshalb von der altersbezogenen Normalschwelle oder von bekannten Voruntersuchungen des einzelnen Patienten aus und berücksichtigen die unterschiedlichen Unterscheidungsschwellen zwischen zentralen und peripheren Gesichtsfeldanteilen (Programme SITA, SITA fast, TOP).

> ❗ Nicht nur die Sehschärfe, sondern auch das Gesichtsfeld ist für die Sehfunktion von großer Bedeutung, da man sich beim Laufen mit Hilfe des Gesichtsfeldes orientiert und neu auftauchende Gefahren (z. B. beim Autofahren) mit den Gesichtsfeldfunktionen erkennt.

Kampimetrie

Die Kampimetrie dient der Prüfung des zentralen Gesichtsfeldes. Der Patient fixiert das Zentrum eines schwarzen Schirms, während der Untersucher durch Vorschieben von hellen, an einem schwarzen Stäbchen befestigten Reizmarken die Wahrnehmbarkeit im zentralen und parazentralen Gesichtsfeld testet. Diese ältere Untersuchungsmethode eignet sich, um kleine Skotome aufzuspüren. Bei der moderneren **Rauschfeldkampimetrie** blickt der Patient auf einen Monitor, der ein Flimmerbild (ähnlich einem defekten Fernsehgerät) zeigt. Dadurch kann der Patient selbst das Skotom sehen und mittels der Computermaus auf dem Bildschirm umfahren.

Prüfung des zentralen Gesichtsfeldes am Gitternetz nach Amsler

Das Gitternetz nach Amsler dient zum Nachweis kleiner zentrumsnaher Skotome und von Metamorphopsie (Bildverzerrung) bei Erkrankungen der Netzhautmitte. Der Untersuchte blickt im Leseabstand auf den zentralen Punkte des Gitternetzes. Anhand der geraden Gitterlinien kann er Lücken im Gitter (bei Skotom) bzw. eine Verzerrung der Gitterlinien (Metamorphopsie) leicht lokalisieren und einzeichnen.

3.6 Prüfung der Kontrastempfindlichkeit

Die Kontrastempfindlichkeit prüft man mit Sehprobentafeln, die Streifenmuster abnehmenden Kontrasts enthalten, wobei die Richtung der Streifen vom Patienten angegeben werden muss. Diese Sehqualität ist für das tägliche Leben sehr wichtig, da nur wenige Gegenstände der Umwelt maximalen Kontrast aufweisen, während viele Details durch niedrigen Kontrast charakterisiert sind (z. B. Gesichtszüge). Die Kontrastwahrnehmung ist insbesondere bei Katarakt und Erkrankungen des Sehnervs herabgesetzt. Man setzt diese Methode ein, um in Grenzfällen entscheiden zu können, ob eine Linsentrübung bereits eine Kataraktoperation rechtfertigt oder welche Änderungen der Sehqualität durch refraktive Eingriffe (▶ Kap 7.10) hervorgerufen werden.

3.7 Untersuchung der Dunkeladaptation und des Dämmerungs- und Nachtsehens

3.7.1 Grundlagen

Die Zapfen sind für das Sehen bei Tageslicht (**photopisches Sehen**, **Zapfensehen**) zuständig, die Stäbchen für das Sehen bei Nacht (**skotopisches Sehen**) und bei Dämmerung (**mesopisches Sehen**) (**Stäbchensehen**). Elektromagnetische Schwingungen von 400–800 nm lösen eine Lichtempfindung aus. Unter optimalen Bedingungen können hierfür wenige Quanten genügen.

Das Auge passt sich den jeweils herrschenden Lichtverhältnissen an. Begibt man sich von Tageshelligkeit ins Dunkle, so sieht man zunächst nichts. Bald tritt aber eine **Dunkeladaptation** ein, die durch eine rasche Steigerung der Lichtempfindlichkeit der Netzhaut zustande kommt. Nach den ersten 5 Minuten der **Sofort- oder Zapfenadaptation** durch Regeneration des durch Belichtung zerfallenen Sehpigments wird die Adaptationskurve zunächst flacher, zeigt dann aber einen Knick (◘ Abb. 3.22), weil nun die Stäbchen nicht mehr gehemmt sind und für die weitere Dunkelanpassung sorgen, indem sie ihr Rhodopsin, das bei Belichtung der Stäbchen zerfällt, regenerieren (**Dauer- oder Stäbchenadaptation**). Die Dunkeladaptation hat nach 35 Minuten nahezu ihr Maximum erreicht. Dies hängt auch von der Ausgangskonzentration des Rhodopsins ab: Wer tags am Strand extrem hellem Licht ausgesetzt war, wird abends bei der Heimfahrt auch nach 2 Stunden noch nicht so gut dunkeladaptiert sein wie sonst. Bei Nachtblindheit (Nyktalopie, Hemeralopie

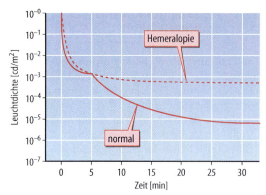

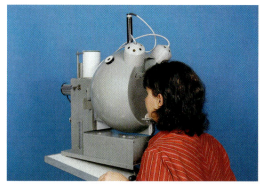

Abb. 3.22. Dunkeladaptationskurve. Beim Gesunden (durchgezogene Linie) zeigt die Adaptationskurve nach 5 Minuten einen Knick, weil dann die Zapfenadaptation beendet ist. Die weitere Adaptation erfolgt durch die Stäbchen. Bei Nachtblindheit (gestrichelte Linie) fehlt die Stäbchenadaptation, so dass nach 5 Minuten bereits der maximal mögliche, nur geringe Adaptationszustand erreicht ist

Abb. 3.23. Adaptometer nach Goldmann-Weekers. Der Untersuchte blickt in das Gerät. Die links oben im Bild sichtbare Papiertrommel des Gerätes enthält die Aufzeichnungsvorrichtung für die Adaptationskurve

▶ Kap. 13.8) fehlt die Stäbchenadaptation, so dass nach 5 Minuten bereits das Maximum der Dunkeladaptation erreicht ist (◘ Abb. 3.22). Nachtblindheit durch Vitamin-A-Mangel entsteht durch Unter- oder Fehlernährung in Entwicklungsländern.

Bei kompletter Dunkeladaptation sind wir farbenblind, da wir nur mit Hilfe der Stäbchen sehen (die farbentüchtigen Zapfen haben ihre Funktion eingestellt). Daher ist die Sehschärfe bei starker Dunkelheit auf 1/10 herabgesetzt, und es besteht ein physiologisches Zentralskotom: Will man im nächtlichen Wald einen Gegenstand erkennen und blickt hin, so verschwindet er – blickt man daran vorbei, so taucht er wieder auf. Das Helligkeitsmaximum verschiebt sich bei Dämmerungssehen von Gelb (560 nm) nach Gelb-Grün (510 nm), so dass rote Farben dunkler erscheinen als blaue (**Purkinje-Phänomen**). Zugleich wird das Auge leicht myop, weil die Brennweite für kürzerwelliges Licht kürzer ist.

Im nächtlichen Straßenverkehr wird der Adaptationszustand der Netzhaut durch die **Blendung** verändert. Die Blendungsempfindlichkeit ist individuell unterschiedlich. Man kann sich gegen Blendung durch ein entgegenkommendes Fahrzeug schützen, indem man kurzfristig ein Auge schließt. Dieses Auge wird dann nicht geblendet und verhindert, dass man nach Passieren des blendenden Fahrzeugs eine Strecke ohne Sicht fährt. Bei Nacht ist es darüber hinaus schwieriger, Entfernungen einzuschätzen. Das Autofahren bei Nacht ist also eine komplexe Aufgabe. Die **Nachtfahrtauglichkeit** hängt von dem Erkennen schwacher Lichtkontraste trotz Blendung ab.

Auch bei großer Helligkeit passt das Auge seine Lichtempfindlichkeit an (**Helladaptation**). Die Helladaptation wird durch Ausbleichen des Sehpigments hervorgerufen und verläuft wesentlich schneller als die Dunkeladaptation (innerhalb von 2–5 Minuten).

3.7.2 Durchführung

Die **Dunkeladaptation** wird mittels **Goldmann-Weekers-Adaptometer** (◘ Abb. 3.23) untersucht. Es zeichnet die Dunkeladaptationskurve auf. Der Untersuchte blickt zunächst einige Minuten auf ein hell erleuchtetes Areal im Adaptometer. Dann wird das Licht ausgeschaltet und in kurzen zeitlichen Abständen die Helligkeits-Wahrnehmungsschwelle für eine Lichtquelle gemessen, die von dunkel nach hell aufgedreht wird.

Die **Nachtfahrtauglichkeit** prüft man mittels **Nyktometer**, mit dem das Erkennen einfacher Sehzeichen bei unterschiedlichem Kontrast zum Umfeld mit und ohne Blendung binokular getestet wird (◘ Abb. 3.24).

3.8 Untersuchung des Farbensinns

3.8.1 Grundlagen

Als Farbensinn bezeichnet man die Fähigkeit des Auges, den **Farbton**, die **Sättigung** (Weißunähnlichkeit) und die **Helligkeit** von Licht wahrzunehmen. Das normale helladaptierte Auge kann etwa 150 Farbtöne unterscheiden, das dunkeladaptierte dagegen ist farbenblind und kann nur Helligkeit unterscheiden: »Nachts

3.8 · Untersuchung des Farbensinns

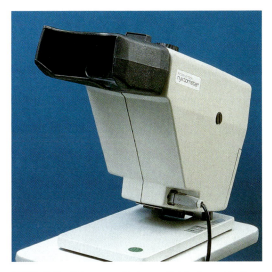

Abb. 3.24. Nyktometer (Rodenstock). Mit diesem Gerät wird das Erkennen mittelgroßer Sehzeichen bei schwachem Kontrast und bei zusätzlicher Blendung getestet

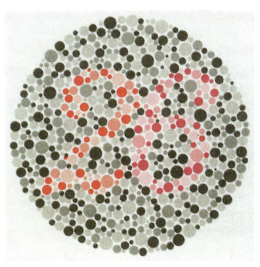

Abb. 3.25. Pseudoisochromatische Farbtafel nach Ishihara. Die Punkte sind so gestaltet, dass der Rotblinde (Protanope) 6 liest, der Grünblinde (Deuteranope) 2, der Farbentüchtige 26

sind alle Katzen grau«. Alle Farbtöne des Spektrums lassen sich durch Mischen von drei Spektralfarben (Rot, Grün und Violett) herstellen. Hierauf baut die **Young-Helmholtz-Farbtheorie** auf, die drei entsprechende Farbkomponenten in den Zapfen der Netzhaut annimmt. Entsprechend dieser Theorie nennt man Farbentüchtigkeit **Trichromasie.** Die Theorie erklärt jedoch nicht alle physiologischen Tatsachen. Auf der Ebene der bipolaren Zellen und der Ganglienzellen der Netzhaut ist das Farbensehen nach »Gegenfarben« kodiert (Rot-Grün bzw. Blau-Gelb). Die elektrophysiologische und photochemische Forschung über das Farbensehen ist sehr komplex. Unter anderem konnten die für das Farbensehen verantwortlichen Gene lokalisiert werden (▶ Kap. 23).

3.8.2 Durchführung und Auswertung

Der praktische Arzt, der Schularzt und der Augenarzt untersuchen den Farbensinn zunächst mit den **pseudoisochromatischen Farbtafeln nach Ishihara**. Die Farbtafeln nach Ishihara (◘ Abb. 3.25) zeigen Zahlen, die aus zahlreichen verschiedenen Farbpunkten zusammengesetzt und so gedruckt sind, dass der Farbentüchtige die richtige Zahl erkennt, der Farbenuntüchtige aber keine oder eine falsche Zahl liest. Das Prinzip besteht darin, dass Sättigung und Helligkeit der farbigen und der grauen Punkte gleich sind (isoluminant). Mit diesen Farbtafeln kann man zwar die meisten Störungen des Rot-Grün-Farbensehens erkennen, aber das Ausmaß der Störung nicht genau analysieren.

Eine genaue Analyse der Rot-Grün-Farbensinnstörung erlaubt das **Nagel-Anomaloskop**, dessen Anwendung bei allen gutachterlichen Fragen und bei den Eignungsprüfungen im Verkehr vorgeschrieben ist. Es handelt sich um ein Farbenmischgerät. Der Untersuchte blickt durch ein Okular auf eine runde Scheibe, deren untere Hälfte ein spektrales (Natrium-) Gelb zeigt (589 nm). Die Helligkeit der unteren Hälfte kann mittels einer Helligkeitsschraube variiert werden. In der oberen Hälfte soll er mittels einer Mischschraube ein der unteren Hälfte gleich erscheinendes Gelb aus einer Mischung von (Lithium-)Rot (671 nm) und (Quecksilber-) Grün (546 nm) herstellen. Das eingestellte Mischungsverhältnis erlaubt die exakte Diagnose der Rot-Grün-Farbensinnstörung. Besteht z. B. eine Grünschwäche, mischt der Untersuchte zu viel Grün zu.

Aus dem Mischungsverhältnis wird der **Anomalquotient** errechnet, der für die Entscheidung über die Tauglichkeit des Untersuchten für bestimmte Berufe (Polizei, Bundeswehr, Berufskraftfahrer) wichtig ist.

Für eine genaue Analyse der Blau-Gelb-Störung eignen sich der **Farnsworth-Munsell-Test** und der **Panel-D-15-Test**, bei denen der Untersuchte verschiedenfarbige Scheibchen nach dem Prinzip der größtmöglichen Ähnlichkeit ordnen soll. Die Scheibchen sind auf der Rückfläche nummeriert. Die richtige Folge der Farben wird kreisförmig aufgetragen. Verwechslungsachsen für Blau/Gelb- oder Rot/Grün- Störungen verlaufen jeweils in eine charakteristische Richtung.

❗ Störungen der Dunkeladaptation oder des Farbensehens werden vom Patienten oft nicht sehr stark wahrgenommen, da sie sich langsam entwickeln oder schon seit Kindheit vorhanden sein können.

3.9 Ultraschalluntersuchung (Sono- oder Echographie) am Auge

3.9.1 Grundlagen

Echos entstehen an Grenzflächen oder Geweben mit unterschiedlichem Schallwiderstand (Schallgeschwindigkeit × Dichte). Sie werden im Schallkopf des Ultraschallgerätes registriert, durch das Gerät umgewandelt und auf dem Bildschirm als Kurve oder Lichtpunkte ausgegeben.

Im sog. **A-Bild** sind die Echoamplituden (A steht für Amplitude) als Ausschläge von der Null-Linie dargestellt (◘ Abb. 3.26). Hierdurch kann man die Reflektivität von Geweben und Membranen (z. B. Netzhaut) quantifizieren. Im **B-Bild** werden die Echoamplituden zur Helligkeitsmodulation (B steht für brightness) des Bildschirmbildes benutzt. Mit Hilfe der aus benachbarten Untersuchungsrichtungen gewonnenen Echosignale wird ein echographisches Flächenschnittbild aufgebaut.

Mit hohen Ultraschallfrequenzen (**Ultraschallbiomikroskopie**, UBM) lässt sich eine bessere Ortsauflösung erreichen und es können feinere Einzelheiten erkannt werden. Tiefer gelegene Strukturen als Ziliarkörper und Linse lassen sich mit dem UBM aber nicht untersuchen.

Bei der **Dopplersonographie** wird die Schallfrequenz-Verschiebung gemessen, die durch die Reflektion an den bewegten, strömenden Erythrozyten entsteht. Dadurch lassen sich die Strömungsgeschwindigkeit und die Strömungsrichtung des Blutes nachweisen (Doppler-Effekt). In der Augenheilkunde können Netzhaut- und Orbitagefäße untersucht werden.

Die **Farbduplex-Sonographie** ist eine Kombination aus Doppler-Sonographie und B-Bild-Echographie. So lässt sich die Strömung innerhalb von Gefäßen optisch und akustisch kombiniert darstellen und der Lokalisation im B-Bild zuordnen, insbesondere die Zentralarterie und Zentralvene sowie Ziliararterien und Orbitagefäße.

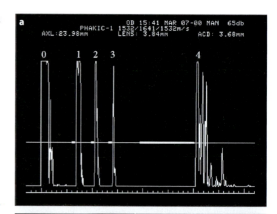

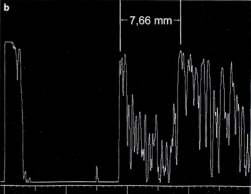

◘ **Abb. 3.26.** A-Bild Echographie. **a** Normales Echogramm eines gesunden Auges. Der Schallkopf ist über eine Vorlaufstecke (Gel-gefüllter Trichter) mit dem Auge verbunden. Dadurch sind alle Strecken im Augenvorderabschnitt und Augenhinterabschnitt messbar. Beschallungsrichtung zum hinteren Augenpol ist von links nach rechts dargestellt. Jeder Teilstrich der unteren Skala bedeutet 1 mm Achsenlänge. Erklärung der Echosignale: 0=Eigenecho des Schallkopfes; 1=Hornhaut; 2=Linsenvorderfläche; 3= Linsenrückfläche; 4=Netzhautoberfläche. Achsenlänge (AXL), Linsendicke (LENS) und Vorderkammertiefe (ACD) werden in mm ausgegeben. **b** Originalkurve des A-Bild Echogramms eines Aderhautmelanoms. Die beiden Markierungen messen die Distanz zwischen Tumoroberfläche und Sklera, also die Tumorhöhe (7,66 mm). Typisch für den soliden zellreichen Tumor sind die Binnenechos zwischen den Grenzflächen

3.9.2 Indikationen

Mittels Ultraschalluntersuchung kann man die Dicke der Linse oder die Länge des Bulbus messen, oder aber feststellen, ob sich solides Gewebe (Tumor) im Auge befindet oder eine Netzhautablösung besteht, selbst wenn ein Einblick in das Auge mit dem Augenspiegel nicht möglich ist.

3.9 · Ultraschalluntersuchung (Sono- oder Echographie) am Auge

A-Bild-Echographie
- Unterscheidung einer **Netzhautablösung** von einer Glaskörperabhebung mittels Intensitätsmessung,
- Messung der Achsenlänge des Auges (**Biometrie**) vor einer Kataraktoperation. Aus der Achsenlänge des Auges und dem Oberflächenradius der Hornhaut lässt sich die Brechkraft der einzusetzenden Kunstlinse berechnen (unter Berücksichtigung des 2. Auges, um eine Aniseikonie, also eine Bildgrößendifferenz beider Augen, zu vermeiden).

B-Bild-Echographie
- Untersuchung des Bulbus, wenn kein Einblick auf den Fundus möglich ist. Mittels B-Bild-Echographie lässt sich eine **Netzhautablösung** (◘ Abb. 3.27a), ein **Tumor** (◘ Abb. 3.27b) oder ein intraokularer **Fremdkörper** erkennen.
- Orbita-Echographie. Mittels B-Bild-Echographie können auch der vordere Teil der Orbita, der Sehnerv und die Augenmuskeln dargestellt werden, sie ist also zum Nachweis von **Orbitatumoren**, Verbreiterung des **N. opticus** bei Stauungspapille oder **Muskelverdickung** bei endokriner Orbitopathie geeignet.

Ultraschallbiomikroskopie (UBM)
Mit dieser Methode lassen sich Kammerwinkel, Iris und Ziliarkörper, also auch Tumoren, oder ein Winkelblockglaukom (◘ Abb. 3.27c), besser darstellen als durch die B-Bild-Echographie. Der hintere Augenabschnitt ist nicht darstellbar.

Doppler-Sonographie
Indikationen für diese Untersuchung sind insbesondere die Amaurosis fugax und ein Arterienverschluss der Netzhaut, bei denen Mikroemboli aus ulzerierenden arteriosklerotischen Plaques der Karotisgabel oder von den Herzklappen in die Netzhautgefäße eingeschwemmt werden, sowie andere Durchblutungsstörungen des Auges (okuläre Ischämie, ▶ Kap. 13, vordere ischämische Optikusneuropathie, ▶ Kap. 15).

In der Untersuchung der orbitalen Gefäße ist die Doppler-Sonographie weitgehend von der Farbduplex-Sonographie abgelöst worden.

Farbduplex-Sonographie
Die Farbduplex-Sonographie ermöglicht es, die Geschwindigkeit des Blutflusses in der Zentralarterie, Zentralvene und den hinteren Ziliararterien sowie in der A. ophthalmica zu messen und darzustellen (◘ Abb. 3.28) und hierdurch Durchblutungsstörungen zu erkennen.

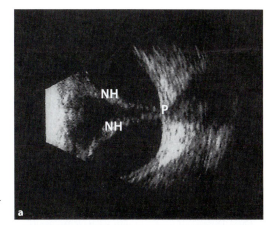
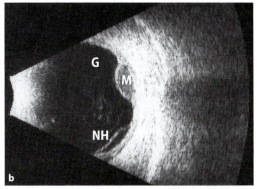
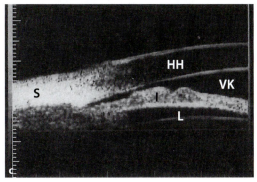

◘ **Abb. 3.27.** B-Bild-Echographie und Ultraschallbiomikroskopie. **a** Hochblasige Netzhautablösung (B-Bild-Echographie). Die Netzhaut NH setzt an der Papille P an und ist oben und unten trichterförmig abgehoben. **b** B-Bild-Echographie bei Melanom der Aderhaut. Das Melanom (M) wölbt sich als runder Tumor in den Glaskörper (G) vor. Die Netzhaut (NH) ist unten abgehoben. **c** Ultraschallbiomikroskopie. Vorderkammer (VK), Iris (I) und Kammerwinkel bei Glaukom mit engem Kammerwinkel. HH = Hornhaut, S = Sklera, L = Linsenvorderfläche

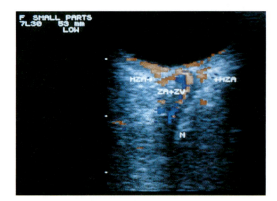

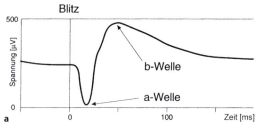

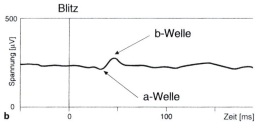

Abb. 3.28. Farbduplex-Sonographie. Darstellung der Strömung in den Gefäßen der Region des Sehnervenkopfes (*N*). Hintere Ziliararterien (*HZA*), Zentralarterie (*ZA*), Zentralvene (*ZV*). Arterien sind normalerweise rot (Flussrichtung zum Schallkopf hin), Venen blau (Flussrichtung vom Schallkopf weg) dargestellt

Abb. 3.29. Helligkeits-ERG. **a** Normales ERG mit a- und b-Welle. Die c-Welle ist wegen ihres langsamen Zeitablaufs herausgefiltert. **b** ERG bei Retinopathia pigmentosa oder Siderose der Netzhaut. Die Potenziale sind nahezu erloschen

In der arteriellen Anastomose, die zwischen A. carotis interna und externa über die A. supraorbitalis und die A. angularis besteht, fließt das arterielle Blut normalerweise aus dem Gebiet der A. carotis interna in das der A. carotis externa. Wenn die Doppler- oder Duplex-Sonographie eine Strömungsumkehr zeigt, liegt eine Stenose der A. ophthalmica oder der A. carotis interna vor. Diese Untersuchungstechnik eignet sich also besonders dazu, eine okuläre Ischämie zu erkennen, wenn eine Rubeosis iridis (▶ Kap. 13.4.4) unklarer Genese vorliegt.

3.10 Elektrophysiologische Untersuchungen

3.10.1 Elektroretinographie (ERG)

Grundlagen
Das Elektroretinogramm (ERG) registriert die Potenzialänderung der Netzhaut auf einen kurzen Lichtblitz. Je nach Untersuchungsanordnung lassen sich Potenziale unterschiedlicher Zellen der Netzhaut ableiten:

Das **Helligkeits-ERG** wird im dunkel- und im helladaptierten Zustand abgeleitet (**skotopisches und photopisches ERG**). Es handelt sich um ein **Summenaktionspotenzial**, das durch Ionenverschiebungen bei Belichtung entsteht und sich aus den Potenzialen der Photorezeptorzellen (a-Welle), der bipolaren und der Müller-Gliazellen (b-Welle) und des Pigmentepithels (c-Welle) zusammensetzt (Abb. 3.29a). Im helladaptierten Zustand entspricht das Signal einer Zapfenantwort, im dunkeladaptierten Zustand einer Stäbchenantwort.

Das **Muster-ERG** gibt die Aktionspotenziale der Ganglienzellen wieder.

Das **multifokale ERG** registriert durch repetitive Stimulation das lokale ERG verschiedener Orte der Netzhaut.

Durchführung und Auswertung
Helligkeits-ERG
(Skotopisches und photopisches ERG)
Durchführung. Die Ableitung erfolgt mit Hilfe einer Ringelektrode, die in eine Kontaktlinse eingebaut ist, und einer indifferenten Elektrode an der Haut.

Auswertung. Diagnostisch wichtig ist vor allem das **Erlöschen der Potenziale bei Retinopathia pigmentosa** (▶ Kap. 13.8). Sie sind bereits stark reduziert, bevor mit dem Augenspiegel typische Veränderungen am Fundus zu erkennen sind und bevor Visus- und Gesichtsfeldausfälle entstehen. Mit Hilfe des ERG kann man deshalb die erbliche Retinopathia pigmentosa auch bei Personen erkennen, die noch keine oder nur sehr geringe klinische Zeichen aufweisen.

Bei **Siderosis** (toxische Einwirkung der Eisenionen nach intraokularen Eisensplitterverletzungen) sind durch Degeneration der Photorezeptoren die Aktionspotenziale anfangs überhöht, später vermindert oder erloschen. Liegt gleichzeitig eine dichte Linsentrübung

3.10 · Elektrophysiologische Untersuchungen

vor, so zeigt das Fehlen der Aktionspotenziale, dass die Staroperation dem Patienten nicht die erhoffte Sehverbesserung bringen würde, weil auch die Netzhaut verrostet ist (◘ Abb. 3.29b).

Bei langjähriger **Chloroquingabe** (Rheuma-Behandlung, Malaria-Prophylaxe) kann man Netzhautschäden im ERG früh erkennen.

Muster-ERG

Durchführung. Der Patient blickt auf einem Monitor ein Schachbrettmuster an, bei dem sich schwarze und weiße Felder mit einer Frequenz von 16 Wechseln pro Sekunde abwechseln.

Auswertung. Bei Atrophie des Sehnervs durch Glaukom, traumatischer oder anderen Formen der Optikusatrophie ist das Muster-ERG herabgesetzt oder erloschen, während das Helligkeits-ERG trotz Erblindung normal sein kann, weil die b-Welle hauptsächlich durch die Aktivität der bipolaren Zellen entsteht, die bei einer Optikusatrophie intakt bleiben.

Multifokales ERG

Durchführung. Nach einem speziellen mathematischen Verfahren wird eine stochastische Folge kleiner Reizpunkte an verschiedenen Stellen des Gesichtsfeldes angeboten und aus den gemittelten Signalen ein ortsspezifisches ERG errechnet (◘ Abb. 3.30).

Auswertung. Dieses ERG lässt lokale Störungen der Netzhautfunktion topographisch zuordnen.

3.10.2 Elektrookulographie (EOG)

Das Auge ist elektrisch ein Dipol, von dem man ein **Ruhepotenzial** (**Bestandspotenzial**) ableiten kann. Hierzu werden zwei Elektroden in der Umgebung des Auges auf der Haut befestigt. Das Bestandspotenzial ist bei dunkeladaptiertem Auge größer als bei helladaptiertem. Der Patient führt dosierte, vorgegebene Augenbewegungen aus, indem er zwischen zwei Fixierlichtern hin und her blickt. Bewertet wird die Differenz der Potenzialamplitude zwischen maximaler Dunkel- und Helladaptation.

Ein verminderter Potenzialanstieg bei Helligkeitswechsel kommt bei Erkrankungen des Pigmentepithels der Retina (**vitelliforme Makula-Degeneration,** tapetoretinale Degeneration) vor. Das EOG ist besonders bei Medikamentenschäden der Netzhaut durch Chloroquin, Phenothiazin oder Indometacin wichtig, weil man Schäden nachweisen kann, ehe sie subjektiv oder ophthalmoskopisch entdeckt werden.

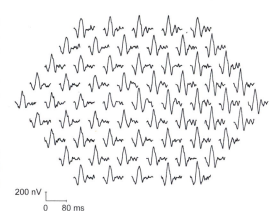

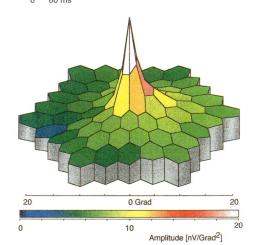

◘ **Abb. 3.30.** Multifokales ERG. Die Amplituden der Potenziale sind topographisch auf eine Fläche aufgetragen, die dem zentralen Gesichtsfeld entspricht. Lokale Ausfälle entsprechen einer lokalisierten Funktionsstörung der Netzhaut. Unten dreidimensionale Darstellung

3.10.3 Ableitung visuell evozierter kortikaler Potenziale (VECP)

Durch Lichtblitze oder alternierende Schachbrettmuster verschiedener Größen werden Hirnrindenpotenziale des visuellen Kortex ausgelöst. Durch reizkorrelierte Mittelung sondert man sie aus den überlagernden EEG-Potenzialen aus. Eine im Seitenvergleich verlängerte Latenzzeit des VECP (◘ Abb. 3.31) zeigt Schäden im Sehnerv oder in der Sehbahn an, insbesondere die Demyelinisierung bei **Neuritis n. optici**. Auch als Sehschärfetest und Simulationsprüfung eignet sich die Ableitung der VECP, denn normale Amplituden sprechen für einen Visus >0,3.

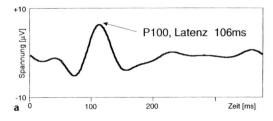

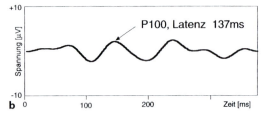

Abb. 3.31. Visuell evozierte kortikale Potenziale (VECP) eines gesunden linken Auge (**a**) im Vergleich zum erkrankten rechten Auge bei Neuritis nervi optici (**b**). Auffällig sind die Verlängerung der Latenz (herabgesetzte Leitungsgeschwindigkeit des betroffenen Sehnerven) und eine Amplitudenreduktion

3.11 Sonstige Verfahren

Die **Tonometrie** (Messung des Augeninnendrucks) und die **Gonioskopie** (Kammerwinkelspiegelung) sind in Kap. 17 besprochen, da Einzelheiten besser im klinischen Zusammenhang erklärt werden können.

Untersuchungsmethoden der **Motilität** und **Sensorik** bei Motilitätsstörungen, die über das in Kap. 2 Beschriebene hinausgehen, finden sich in Kap. 21 und 22 im Zusammenhang mit den jeweiligen Krankheitsbildern.

Konventionelle Röntgenaufnahmen wie die Röntgenaufnahme nach Comberg (▶ Kap. 13) zur Lokalisation von intraokularen Fremdkörpern werden zunehmend durch Computertomographie und Kernspintomographie abgelöst.

Computertomographie und **Kernspintomographie** sind insbesondere bei Tumoren der Orbita (▶ Kap. 18) und bei Hirnnervenparesen (▶ Kap. 22) diagnostisch wegweisend.

3.12 Untersuchung von Kindern

Untersuchungsstrategie. Kinder soll man mit dem gleichen freundlich zugewandten Respekt untersuchen, wie wir ihn Erwachsenen erweisen, also sie weder mit »Kindersprache« noch mit Ungeduld anreden. Man muss mehr Zeit als für die Untersuchung Erwachsener einplanen. Bei ängstlichen Kindern kann es nützen, den weißen Kittel auszuziehen und dem Kind Gelegenheit zu geben, den Raum und die Personen zu beobachten. Man sollte Spielzeug griffbereit haben und so das Vertrauen oder Interesse des Kindes gewinnen. Die Anwesenheit der Eltern bei der Untersuchung ist fast immer vorteilhaft. Die Mutter hält den Säugling oder das Kleinkind auf dem Schoß. Verständnis und Vertrauen der Eltern sowie des Kindes gewinnt man, indem man den Untersuchungsgang zunächst verständlich schildert.

Man beginnt die Anamnese am besten mit Dingen, die dem Kind aus dem Alltag geläufig sind.

Bei der Untersuchung beobachtet man zunächst aus 1 m Abstand (**Inspektion**, ▶ Kap. 2) und nähert sich dem Kind nur allmählich, damit es sich nicht ängstigt. Neugeborene haben die Augen in den ersten Lebenstagen oft geschlossen (Lidschwellung nach der Geburt). Sie öffnen die Augen aber, wenn man sie vornüber beugt oder um die Körperachse des Untersuchers dreht. Auf diese Weise ist eine Inspektion möglich.

Prüfung der Sehschärfe. Einen Anhalt für die Sehschärfe von **Säuglingen** gewinnt man mit der Methode des »**preferential looking**« mittels »Teller acuity cards« (◨ Abb. 3.32): Zeigt man einem Säugling ein ungemustertes sowie ein gestreiftes Reizfeld gleicher mittlerer Helligkeit, so fixiert er bevorzugt das gestreifte Feld. Aus dem Abstand und der Breite der Streifen kann man ungefähr auf die Sehschärfe schließen.

Bei **älteren Kindern** (ca. ab 3. Lebensjahr) prüft man die Sehschärfe mit E-Haken (◨ Abb. 3.1 und ◨ Abb. 21.2) oder mittels des Lea-Tests (mit Bildsymbolen). Das Vorgehen bei der Testung mittels E-Haken bzw. den Lea-Test lässt man die Eltern mit dem Kind zu Hause üben, damit es dieses »Spiel« beim Arzt bereits kennt.

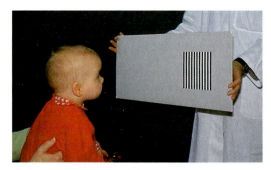

Abb. 3.32. Preferential looking (Teller-Acuity-Cards). Aus der Reaktion des Kindes, das seinen Blick dem Streifenmuster zuwendet, kann man darauf schließen, welche Streifenfrequenz noch erkannt wird

Mit 1 Jahr kann man bei der Hälfte der Kinder schon eine Sehschärfe von 0,5 erwarten, spätestens mit 3-4 Jahren bei allen Kindern 1,0. **Blindgeborene Kinder** sind oft motorisch unruhig und bohren mit den Fingern in den Augen, um durch mechanische Stimulation Lichtreize zu erzeugen. **Angeboren schwachsichtige Kinder** bewegen oft die Hände vor den Augen hin und her, um den Wechsel zwischen Licht und Dunkel wahrzunehmen.

Prüfung der Augenmotilität. Die Augenmotilität prüft man, indem man das Kind einer Taschenlampe nachblicken lässt, wobei die Mutter den Kopf sanft festhält. Durch den **Abdecktest** (▶ Kap. 2) schließt man Schielen aus. An der Abwehr des Kindes bei Verdecken des gesunden Auges erkennt man, ob eine einseitige Schwachsichtigkeit (Amblyopie) besteht.

Auch ein Neugeborenes schielt nicht dauernd. Schon im Alter von einigen Tagen, spätestens mit 10 Wochen, lässt sich ein optokinetischer Nystagmus auslösen (▶ Kap. 22), im Alter von einer Woche blickt das Kind zur Lichtquelle (Taschenlampe), mit 6–8 Wochen ins Auge des Erwachsenen oder der Blick folgt bewegten Gegenständen, insbesondere wenn der Untersucher sein Gesicht vor dem Kopf des Säuglings hin- und herbewegt.

Untersuchung der brechenden Medien und des Fundus. Die brechenden Medien kann man aus größerem Abstand **im durchfallenden Licht**, den **Fundus im umgekehrten Bild** meist ohne Narkose untersuchen.

Untersuchung in Narkose. Einige Untersuchungen sind bei Kindern nur in Narkose zuverlässig möglich. Bei Verletzungen muss man die Lider mit dem Desmarres-Lidhaken (◘ Abb. 2.2) öffnen. Im 1. Lebensjahr gelingt die **Sondierung der Tränenwege** meist in intensiver Tropfanästhesie unter Festhalten des Säuglings. Die Narkose (Venenpunktion etc.) belastet das Kind stärker und ist nur bei Kindern erforderlich, die älter als 1 Jahr sind. Die **Tonometrie** ergibt bei Kindern mit Verdacht auf kongenitales Glaukom nur bei Narkose mit Ketamin zuverlässige Werte, Inhalationsnarkotika senken den Augeninnendruck artifiziell, so dass ein angeborenes Glaukom dann leichter übersehen werden kann. Ohne Narkose wird der Augeninnendruck durch Zukneifen der Augen und Schreien des Kindes zu hoch gemessen. Eine Narkose ist auch nötig für die genaue Untersuchung des Augenvorderabschnitts (Hornhaut, Iris, Linse) mit der Handspaltlampe, der **Netzhaut** einschließlich der Peripherie bei **Verdacht auf Retinoblastom** oder bei komplexen Missbildungen des Auges. Eine Narkose ist auch erforderlich, wenn man bei Kleinkindern bei Verdacht auf beiderseitige Sehschwäche (die durch Retinopathia pigmentosa bedingt sein könnte) ein **Elektroretinogramm** ableiten will.

> ❗ Schielen eines Auges beim Kleinkind kann auch durch das lebensgefährliche Retinoblastom oder andere Erkrankungen der Netzhaut bedingt sein.

In Kürze

Erhebung der Anamnese. Die augenärztliche Untersuchung beginnt mit gezielter Anamnese der Sehstörung oder der Beschwerden.

Definition der normalen Sehschärfe. Sehschärfe 1,0 bedeutet, dass zwei Objektpunkte, die unter einem Sehwinkel von 1 Winkelminute erscheinen, getrennt erkannt werden können.

Refraktionsbestimmung. Refraktionsfehler (Myopie = Kurzsichtigkeit, Hyperopie = Weitsichtigkeit, Astigmatismus = Stabsichtigkeit, Presbyopie = Alterssichtigkeit) können durch Brillengläser ausgeglichen werden. Zur Refraktionsbestimmung verwendet man Skiaskopie, automatische Refraktometer und subjektiven Gläserabgleich.

▼

Spaltlampenmikroskopie. An der Spaltlampe kann man am Augenvorderabschnitt die Augenoberfläche sowie die transparenten Gewebe von Hornhaut, Vorderkammer und Linse in fokaler Beleuchtung bei 6–40facher Vergrößerung untersuchen, am Augenhintergrund Glaskörper und Netzhaut, wenn man ein Kontaktglas oder eine starke Lupe verwendet.

Fluoreszenzangiographie. Durch Fluoreszenzangiographie der Netzhaut lassen sich Gefäßerkrankungen der Netzhaut besonders gut darstellen.

Gesichtsfeldprüfung. Die Gesichtsfeldprüfung testet die Sehfunktionen außerhalb des Fixationspunktes. Hierzu werden heute meist automatisierte Perimeter verwendet.

Prüfung der Dunkeladaptation und des Farbensinns. Die Prüfung der Dunkeladaptation und des Farbensinns ist u. a. bei Eignungsfragen für bestimmte Berufe, aber auch bei speziellen Erkrankungen wichtig.

Ultraschalluntersuchung am Auge. Die Ultraschalluntersuchung liefert ein Schnittbild des Augapfels, wenn ein Funduseinblick nicht möglich ist (Linsentrübung, Glaskörperblutung). Hierdurch kann dann z. B. eine Netzhautablösung oder ein Tumor trotzdem erkannt werden.

Elektrophysiologische Untersuchungen. Die elektrischen Potenziale der Netzhaut und der Sehbahn können mit Elektroretinographie (ERG), Elektrookulographie (EOG) und visuell evozierten kortikalen Potenzialen (VECP) erfasst werden und sind für die Diagnose bestimmter Augenerkrankungen wegweisend (Retinopathia pigmentosa, vitelliforme Makuladegeneration, Neuritis n. optici).

Lider

4.1	**Anatomische und funktionelle Grundlagen**	**– 54**
4.1.1	Aufbau der Lider – 54	
4.1.2	Funktion der Lider – 54	

4.2 Untersuchung der Lider – 55
4.2.1 Inspektion und Funktionsprüfung – 55
4.2.2 Ektropionieren des Unter- und Oberlides – 56

4.3 Entzündungen der Lider – 56
4.3.1 Entzündungen der Lidranddrüsen – 56
4.3.2 Entzündungen der Lidhaut – 57
4.3.3 Differenzialdiagnose des entzündlichen Lidödems – 59

4.4 Fehlbildungen, Fehlstellungen und Störungen der Beweglichkeit der Lider – 59
4.4.1 Fehlbildungen – 59
4.4.2 Fehlstellungen – 60
4.4.3 Störungen der Lidmotilität – 62

4.5 Tumoren der Lider – 63
4.5.1 Gutartige Tumoren – 63
4.5.2 Bösartige Tumoren – 66

4.6 Verletzungen der Lider – 68

▶▶ Einleitung

Die Lider dienen dem Schutz und der Befeuchtung der Bulbusoberfläche. **Lidentzündungen** können die Lidranddrüsen oder die Lidhaut betreffen. Häufige **Lidfehlstellungen** sind das Entropium und das Ektropium, eine Ein- bzw. Auswärtskippung des Lides. Eine wichtige **Störung der Lidmotilität** ist die Ptosis, das Herabhängen eines oder beider Oberlider. Sie kann angeboren oder erworben sein. Ist bei der angeborenen Ptosis nur eine Pupille verdeckt, muss unbedingt bald operiert werden, um eine Fehl- oder Schwachsichtigkeit (Amblyopie) des betroffenen Auges zu vermeiden. Unter den **Lidtumoren** ist als häufigster maligner Lidtumor das Basaliom hervorzuheben.

4.1 Anatomische und funktionelle Grundlagen

4.1.1 Aufbau der Lider

Die Lider bestehen von außen nach innen aus folgenden Schichten (◘ Abb. 4.1):
- Äußeres Lidblatt:
  - **Haut** (sensible Innervation: N. V_1 und V_2). Sie ist in diesem Bereich besonders dünn und flexibel aufgebaut. Sie kann durch Wasseraufnahme leicht anschwellen (Lid-Ödem, z. B. bei Nierenerkrankungen).
  - **M. orbicularis oculi**. Dieser quergestreifte Muskel bewirkt den aktiven Lidschluss.
- Inneres Lidblatt:
  - **Tarsus**. Die leicht gewölbte bindegewebige Platte des Tarsus verleiht dem Lid seine Festigkeit. Am Oberlid wirkt seine Steifigkeit auch als Rückstellkraft gegenüber dem Zug des M. levator palpebrae sup., der an der Vorderfläche des Tarsus ansetzt. Ober- und Unterlid sind seitlich durch die Lidsehnen (»Lidbändchen«) am Periost der Orbita (Periorbita) fest verankert.
  - **M. levator palpebrae superioris** (Innervation: N. III). Dieser quergestreifte Muskel hebt das Oberlid. Seine Sehnenfasern setzen am Tarsus an und strahlen in die Lidhaut ein, wodurch die Deckfalte des Oberlides gebildet wird.
  - **M. tarsalis** (Müller-Muskel, Innervation: Sympathikus). Dieser glatte Muskel liegt zwischen M. levator palpebrae sup. und Bindehaut. Bei hohem Sympathikotonus wird durch seine Anspannung die Lidspalte weit (erschreckter Gesichtsausdruck), bei Müdigkeit ist sein Tonus herabgesetzt und es entsteht eine leichte Ptosis (verschlafener Gesichtsausdruck).
  - **Conjunctiva tarsi**. Die mit dem Tarsus fest verwachsene Lidbindehaut bildet die Gleitschicht gegenüber dem Augapfel.
  - **Meibom-Drüsen**. Diese Talgdrüsen liegen innerhalb der Tarsusplatte. Sie haben ihre Ausführungsgänge an der Lidkante. Ihr Sekret liefert die Fettschicht des Tränenfilms und reduziert damit dessen Verdunstung.
  - **Zilien** (Wimpern). Aus dem vorderen Teil der Lidkante ragen die Wimpern hervor. Am Oberlid sind es ca. 150, am Unterlid ca. 75. Ihre sensible Innervation ist der afferente Teil des Lidschlussreflexbogens. Die oberen Wimpern haben auch Lichtschutzfunktion (Reduktion des UV-haltigen Sonnenlichtes von oben).
  - Den Wimpern benachbart sind modifizierte Schweißdrüsen (**Moll-Drüsen**) sowie Talgdrüsen (**Zeis-Drüsen**).
- **Orbitafaszie** (Septum orbitale). Zwischen dem Rand der Orbita und dem Tarsus spannt sich eine derbe bindegewebige Faszie aus, welche die Orbita abschließt und das orbitale Fett zurückhält. Erschlaffung der Orbitafaszie führt zum Prolaps des Orbitafetts (s. u.).

4.1.2 Funktion der Lider

Die Lider schützen den Augapfel vor Austrocknung und äußeren mechanischen Einwirkungen. Bei Reizung des N. trigeminus wird unwillkürlich innerhalb kürzester Zeit ein **reflektorischer Lidschluss** (Reflexbogen: N. trigeminus – N. facialis) ausgelöst. Dabei kontrahiert sich der M. orbicularis oculi, gleichzeitig wird durch Hemmung der Innervation des M. levator palpebrae das Oberlid gesenkt. Die Hornhaut wird zusätzlich durch eine Aufwärtswendung des Augapfels während des reflektorischen Lidschlusses (**Bell-Phänomen**) geschützt. Im Schlaf muss das Lid geschlossen sein, um eine Austrocknung der Augenoberfläche zu verhindern. Die Lider dienen zusammen mit der Tränendrüse als »**Scheibenwaschanlage**« der Hornhaut, deren Oberfläche erst durch den Tränenfilm beste optische Eigenschaften erlangt. Deshalb muss etwa 10-mal pro Minute unwillkürlich ein Lidschlag erfolgen.

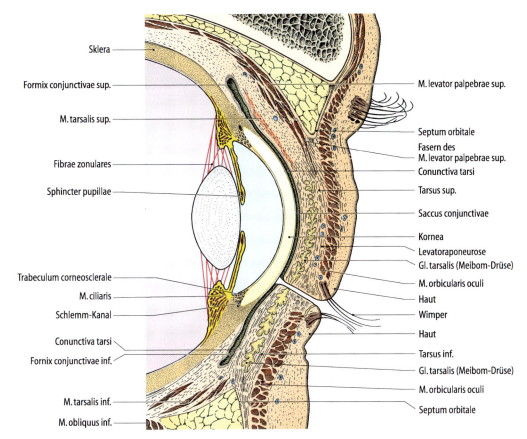

Abb. 4.1. Schnitt durch die Lider und den vorderen Augenabschnitt bei geschlossener Lidspalte

4.2 Untersuchung der Lider

4.2.1 Inspektion und Funktionsprüfung

Lidspaltenweite. Man achtet zunächst darauf, ob beide Lidspalten gleich weit sind. Beim Geradeausblick ist die Lidspalte in vertikaler Richtung 7–10 mm weit, das Oberlid überdeckt den oberen Hornhautrand um 1–2 mm. Das Unterlid liegt etwa 1 mm über dem unteren Hornhautrand.

Bei Verdacht auf Ptosis sollte man die Lidspaltenweite mit dem Zentimetermaß in Geradeausblick, Abblick und Aufblick ausmessen und notieren. Die **Funktion des M. levator palpebrae sup.** überprüft man anhand der Differenz zwischen Auf- und Abblick. Sie sollte normalerweise ca. 8 mm betragen, bei Lähmung des Muskels ist sie geringer. Die **Funktion des M. orbicularis oculi** (Innervation durch N. facialis) überprüft man, indem man den Patienten auffordert, die Lider zusammenzukneifen, während man sie gleichzeitig mit den Fingerkuppen offenzuhalten versucht. Bei Lähmung des Muskels kann der Patient die Lider nicht gegen Widerstand zusammenkneifen.

Lidstellung. Die innere Lidkante liegt dem Bulbus normalerweise glatt an. Man achte auf die
— Stellung des Tränenpünktchens, das normalerweise etwas nach innen gerichtet ist und in den Tränensee eintaucht,
— Wimpernstellung,
— Stellung der Innenkante des Unterlides.

Beschaffenheit der Lidhaut
— Hautfalten. Mit zunehmendem Lebensalter wird die Oberlidhaut faltig und kann sogar über die Wimpernreihe herabhängen (**Dermatochalasis**). Die sog. »**Tränensäcke**« sind Fetthernien, die durch Erschlaffung des Septum orbitale am Unterlid, zuweilen auch am nasalen Oberlid entstehen.

- Die sog. »Ringe unter den Augen« kommen durch Turgorverlust der Lidhaut zustande, wobei dann die ausgeprägten venösen Blutgefäße im Unterlidbereich durchschimmern.
- Ödeme entstehen an den Lidern wegen des lockeren Unterhautbindegewebes besonders leicht (Hinweis auf Nierenerkrankungen).
- Tumoren der Lider kann man mit bloßem Auge oder bei leichter Lupenvergrößerung erkennen. Man achte auf Tumorfärbung bzw. Pigmentierung (Merkelzellkarzinon, Melanom), Blutkrusten und Nekrosezonen (Basaliom, Plattenepithelkarzinom) sowie Lidkantenbeteiligung mit Wimpernverlust (Meibom- oder Talgdrüsen-Adenokarzinom). Tumoren der Lidkante, die zu einem **Wimpernausfall** führen, sind sehr verdächtig auf Malignität (Basaliom, Adenokarzinom), Tumoren, durch welche die Wimpern hindurchwachsen, dagegen weniger verdächtig (z. B. Nävus).
Man muss den Patienten genau befragen, ob der Tumor in letzter Zeit gewachsen ist. Zum Vergleich lässt man sich Photographien (Passphoto) zeigen. Wichtig ist eine genaue Dokumentation im Krankenblatt, entweder als Skizze mit Millimeterangaben oder als Photographie. Durch kurzfristige Kontrollen (4-wöchentlich) kann man bei unklarer Diagnose auch eine geringe Wachstumstendenz noch rechtzeitig erkennen.

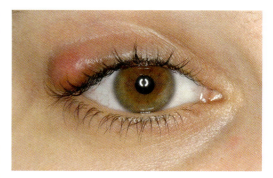

Abb. 4.2. Hordeolum des Oberlides. Die temporale rötliche Schwellung ist schmerzhaft und zeigt den aktiven Entzündungsprozess an

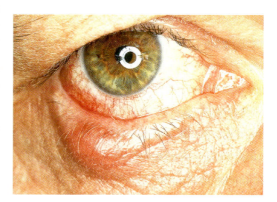

Abb. 4.3. Chalazion. Derber, nicht druckempfindlicher, nicht verschieblicher Knoten

4.2.2 Ektropionieren des Unter- und Oberlides

▶ Kap. 6 (Abb. 6.1–6.3).

4.3 Entzündungen der Lider

4.3.1 Entzündungen der Lidranddrüsen

Hordeolum (Gerstenkorn)
Definition, Ursache
Das Hordeolum ist eine akute Staphylokokkeninfektion der Lidranddrüsen, die häufig die Meibom-Drüsen (**Hordeolum internum**), seltener die Zeis- oder Moll-Drüsen (**Hordeolum externum**) betrifft. Bei häufigen Rezidiven (**Hordeolosis**) liegt zuweilen ein Diabetes mellitus vor.

Symptome, Befunde
Kennzeichen sind **starke Schmerzen**, Schwellung und lokale Rötung (Abb. 4.2).

Therapie
Im akuten Stadium kann man durch Wärmehyperämie (Rotlicht) eine schnellere Abkapselung oder den Durchbruch des Eiters erreichen. Antibiotische Salben dienen dazu, eine Ausbreitung auf andere Lidranddrüsen zu verhindern. Wenn der Eiter nicht abfließt, kann man durch eine kleine Inzision Erleichterung schaffen.

Chalazion (Hagelkorn)
Definition, Ursache
Unter Chalazion versteht man die chronische granulomatöse Entzündung einer Meibom-Drüse. Sie entsteht meist durch Verstopfung des Ausführungsganges.

Symptome, Befunde
Man erkennt knapp unterhalb oder oberhalb der Lidkante eine Vorwölbung und tastet einen derben, Traubenkern- bis Haselnusskern-großen Knoten, der **schmerzlos** ist. Dieser Knoten liegt im Tarsus und ist deshalb nicht verschieblich (Abb. 4.3).

Differenzialdiagnose

Hinter einem atypischen Chalazion kann sich ein **Talgdrüsenkarzinom der Meibom-Drüsen** (Meibom-Karzinom, ▶ Kap. 4.5.2) verbergen, ein bösartiger Tumor, dessen verspätete Diagnose lebensgefährlich sein kann. Seltener sieht ein **Basaliom** wie ein Chalazion aus. Bei den geringsten Zweifeln müssen die entfernten Kapselreste histologisch untersucht werden.

Therapie

Kleine Hagelkörner bilden sich manchmal von selbst zurück, meist müssen sie jedoch operativ entfernt werden. In Lokalanästhesie wird das Lid mit einer Chalazionklemme ektropioniert. Dann wird über der innen sichtbaren Vorwölbung ein senkrecht zur Lidkante verlaufender Schnitt von der Innenseite in den Tarsus gelegt. Die Lidkante darf auf keinen Fall verletzt werden, da sonst eine Lidfehlstellung resultiert. Man kratzt den schleimigen Inhalt mit einem »scharfen Löffel« aus und entfernt noch die Ränder der inneren Kapsel, damit kein Sekretstau mehr entsteht.

Blepharitis, Demodex-Befall
Definition, Ursache

Es handelt sich um eine Störung der Meibom-Drüsen mit Retention des Sekretes und Ansäuerung des Tränenmilieus. Gleichzeitig besteht manchmal eine Besiedelung der Wimpernwurzeln und ihrer Drüsen mit Haarbalgmilben der Art Demodex folliculorum. Diese ist meist harmlos, allerdings können die Milben eine bestehende Blepharitis (Lidrandentzündung) verstärken.

Symptome, Befunde

Auffällig sind Pfröpfe über den Ausführungsgängen der Meibom-Drüsen und »Schäfte« um die Wimpernwurzeln. Man kann die Milben an einer herausgezogenen Wimper unter dem Mikroskop durch ihre Bewegungen leicht erkennen.

Therapie

Lidrandhygiene: Die verklebten Schäfte um die Wimpernwurzeln müssen mit einem getränkten Wattestäbchen (z. B. Q-Tip mit Baby-Shampoo) aufgelöst werden und die Meibom-Sekrete durch Überwärmung verflüssigt und ausgedrückt werden. Bei Demodex-Befall außerdem vorsichtiges Einreiben der Wimpern mit Pilocarpinöl 1 % über 1–2 Wochen. Pilokarpinöl hemmt die Atmung der Milben und beseitigt den Befall.

> ❗ Hinter ulzerierenden Veränderungen der Lidkante oder der Lidhaut können sich bösartige Tumoren (Talgdrüsenkarzinom, Basaliom, Plattenepithelkarzinom) verbergen. Eine histologische Untersuchung ist deshalb bei unklaren, vermeintlich entzündlichen Prozessen immer erforderlich.

4.3.2 Entzündungen der Lidhaut

Blepharitis squamosa
Definition, Ursache

Bei seborrhoischem Hauttyp oder atopischer Disposition kann eine Blepharitis squamosa, eine schuppende Lidrandentzündung entstehen. Fettige Beläge führen zu Sekretstau der Meibom-Drüsen und zur Hordeolosis (▶ o.). Die Krusten sind der Nährboden für Staphylokokkenkolonien, deren Toxine die Entzündung begünstigen. Zusätzliche exogene Faktoren wie Staub, Rauch und trockene klimatisierte Luft verstärken das Krankheitsbild.

Symptome, Befunde

An der Lidkante sieht man über den Ausführungsgängen der Meibom-Drüsen gelbliche Pfröpfe, die Wimpernwurzeln sind von krustigen Schuppen eingemauert. Bei geschwürigem Zerfall (**Blepharitis ulcerosa**) wachsen die Wimpern nicht nach (**Madarosis**) oder in falscher Richtung (**Distichiasis**). Eine häufig übersehene Teil-Ursache der Lidrandentzündung ist der Milbenbefall der Wimpernwurzeln (▶ Demodex-Befall).

Therapie

Intensive, langfristige Lidrandhygiene: Man drückt die Lidränder mit der Zeigefingerkuppe gegen den Bulbus aus. Dadurch wird der Sekretstau in den Meibom-Drüsen beseitigt. Zusätzlich müssen die Pfröpfe über den Ausführungsgängen und die Schuppen mindestens einmal täglich mit einem getränkten Wattestäbchen (z. B. Q-Tip mit Baby-Shampoo) aufgelöst werden. Gleichzeitig sollte eine antibiotische Augensalbe zur Bekämpfung der Staphylokokken-Superinfektion verabreicht werden. Bei zusätzlichem Milbenbefall vorsichtiges Einreiben der Wimpern mit Pilocarpinöl 1 % über 1–2 Wochen, wie oben geschildert.

Lidekzem (Kontaktdermatitis)
Ursachen

An den Lidern kommen besonders häufig ekzematöse Veränderungen vor, die auf konstitutionellen und allergischen Faktoren beruhen. Viele lokal angewandte Augen-Medikamente können bei langfristiger Gabe eine Kontaktallergie hervorrufen, insbesondere Atropin sowie manche bei der Glaukombehandlung eingesetzten Medikamente (Pilokarpin, Adrenalin, Dorzolamid, Brimonidin oder Konservierungsstoffe; ▶ Kap. 17). Kosmetika sind als Ursache ebenfalls häufig.

Symptome, Befunde

Starker Juckreiz, teigige, schuppende, trockene, umschriebene Hautrötung. Bei durch Augentropfen bedingter Kontaktallergie sieht man häufig die »Straße« der über die Wange heruntergelaufenen Augentropfen.

Therapie

Weglassen der Noxen, kortisonhaltige Hautcreme (nicht länger als 2 Wochen applizieren lassen, da sonst sekundäre Hautveränderungen auftreten, Vorsicht bei Kurzsichtigkeit wegen erhöhter Glaukomdisposition!).

Zoster ophthalmicus
Definition, Ursachen

Es handelt sich um eine endogene Reinfektion mit Varizella-Zoster-Virus im Bereich des 1. Trigeminusastes. Häufig sind ältere oder durch chronische Erkrankungen resistenzschwache Menschen betroffen. Eine Windpockeninfektion muss vorausgegangen sein.

Symptome, Befunde

Es entwickelt sich eine typische **segmentale, sehr schmerzhafte Entzündung einer Gesichtsseite**, und zwar an Oberlid, Stirn und behaartem Kopf (1. Trigeminusast). Zuweilen ist auch der 2. Trigeminusast (N. maxillaris, Unterlid) betroffen. Anfangs besteht eine berührungsempfindliche Rötung, dann bilden sich wasserklare Bläschen, die später verkrusten. Besonders gefährlich ist es, wenn die Entzündung auch das **Augeninnere** betrifft, was häufig vorkommt, aber leicht übersehen wird. Dies zeigt sich äußerlich oft an einer isolierten Entzündung der Nasenspitze (**Hutchinson-Zeichen**), weil der N. nasociliaris (aus V_1) sowohl das Augeninnere als auch die Haut der Nasenspitze versorgt. Die Bindehaut ist dann gerötet, die Hornhaut zeigt mikroskopisch kleine Epithelläsionen, das Hornhautendothel ist entzündet und kann auf Dauer geschädigt werden (**Endotheliitis**, ▶ Kap. 7).

Komplikationen

Häufige Komplikationen sind Keratitis und Endotheliitis (▶ Kap. 7) sowie Skleritis, daneben können Neuritis nervi optici und Augenmuskellähmungen vorkommen. Nach Abheilung der Entzündung können neuralgiforme Schmerzen im betroffenen Gesichtsbereich auftreten.

Therapie

Aciclovir systemisch 5 × 10 mg/kg KG tgl. oder Valaciclovir, bei Mitbeteiligung des Auges auch lokal als Aciclovir-Salbe 5 × tgl., Pupillenruhigstellung mit Scopolamin 2 × tgl., kortikosteroidhaltige Augentropfen 5 × tgl.

 Bei Zoster des Gesichts kann eine intraokulare Entzündung leicht übersehen werden. Deshalb ist immer eine augenärztliche Untersuchung zu veranlassen.

Herpes-simplex-Blepharitis
Definition, Ursachen

Die Herpes-simplex-Virus (HSV)-Infektion des Lides ist praktisch immer eine Primärinfektion, im Gegensatz zur Hornhautentzündung durch HSV, die immer eine endogene Reinfektion ist. Die Herpes-simplex-Blepharitis kommt insbesondere bei Kindern vor.

Symptome, Befunde

Typisch ist eine umschriebene Entzündung mit flüssigkeitsgefüllten Bläschen am Lid, die nach ca. 10 Tagen folgenlos abheilt (◘ Abb. 7.19). Oft sind die präaurikulären Lymphknoten geschwollen. Das HSV persistiert aber meist latent im Ganglion trigeminale und kann bei einem späteren Rezidiv die gefürchtete Herpes-simplex-Keratitis (▶ Kap. 7) auslösen.

Therapie

Meist nicht erforderlich, ggf. Aciclovir lokal und systemisch, wenn bei Kindern eine Primärinfektion vorliegt.

Mollusca contagiosa
Definition, Ursache

Mollusca contagiosa sind durch DNA-Viren bedingte »Dellwarzen«, die häufig bei Kindern im Lidbereich vorkommen.

Symptome, Befunde

Mollusca contagiosa erscheinen als 1–2 mm große, weiche, schmerzlose, weißliche Knötchen mit zentraler Delle (◘ Abb. 4.4), die zwischen den Wimpern leicht übersehen werden können. Durch die Virusabsonderung kann eine chronische Konjunktivitis entstehen.

Therapie

Man kratzt diese Knötchen mit einem »scharfen Löffel« aus und desinfiziert die betroffenen Hautstellen mit Jodpolyvidon-Tinktur. Um das Virus nicht zu übertragen, müssen Handschuhe getragen werden.

4.4 · Fehlbildungen, Fehlstellungen und Störungen der Beweglichkeit der Lider

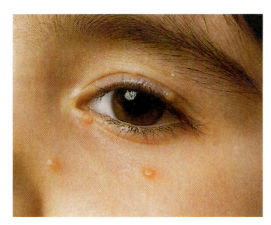

Abb. 4.4. Mollusca contagiosa des Ober- und Unterlides, z. T. zwischen den Wimpern lokalisiert

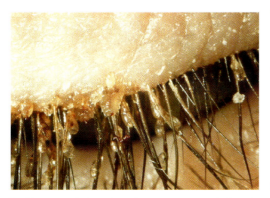

Abb. 4.5. Pediculosis des Lides. Die Eier (Nissen) haften als weiße Punkte den Wimpern fest an, die Filzläuse setzen sich zwischen den Wimpern an der Lidkante fest

Pediculosis

Nicht ganz selten ist der Befall der Lidränder durch Filzläuse (Phthiriasis palpebrarum). Man sieht die Nissen (Eier) an den Wimpern haften (Abb. 4.5), die Läuse sitzen zwischen den Wimpern und erzeugen eine juckende Blepharitis.

Pilokarpin-Öl hemmt die Atmung der Filzläuse. Nach wenigen Tagen ist der Befall beseitigt.

Sonstige Entzündungen

Früher waren Vaccinia-Pusteln (nach Pockenimpfung), Tuberkulosebefall (Lupus vulgaris) und luetischer Primäraffekt häufig.

Andere Hauterkrankungen, insbesondere Erysipel (Streptokokken-Infektion) und Impetigo (Staphylokokken/Streptokokken), sowie Dermatomykosen, können an den Lidern vorkommen.

4.3.3 Differenzialdiagnose des entzündlichen Lidödems

- Ein **Hordeolum** ist bei lokaler Druckempfindlichkeit wahrscheinlich.
- Ein **Insektenstich** ist durch eine starke ödematöse Schwellung und die Einstichstelle gekennzeichnet. Die Einstichstelle kann sich bakteriell entzünden.
- Bei **Kontaktallergien** besteht nur ein geringes Ödem, sie verursachen eher eine »trockene« pergamentartige Hautrötung.
- Bei **Dakryozystitis** besteht eine Rötung des inneren Lidwinkels: Typisch für eine Dakryozystitis oder eine Tränensackphlegmone ist, dass sich bei Druck auf die Tränensackgegend aus den Tränenpünktchen eitriges Sekret entleert (▶ Kap. 5, Abb. 5.7).
- Eine **Dakryoadenitis** muss man annehmen, wenn eine besonders starke, paragraphenförmige Schwellung der temporalen Seite des Oberlides auftritt (▶ Kap. 5, Abb. 5.10).
- Die **Orbitaphlegmone** zeigt eine starke entzündliche Schwellung beider Lider und kann wegen der Ausbreitung in den Sinus cavernosus lebensgefährlich sein. Es besteht ein allgemeines Krankheitsgefühl mit Temperaturerhöhung und meist eine Entzündung der Siebbeinzellen (Verschattung im Röntgenbild und Computertomogramm).
- Bei **Rhabdomyosarkom der Orbita** (▶ Kap. 18, Abb. 18.6) besteht eine Protrusio, zuweilen mit entzündlicher Lidschwellung, man darf sich deshalb durch die entzündlichen Zeichen nicht irreführen lassen.
- Bei **endokriner Orbitopathie** besteht im akuten Zustand eine entzündliche Lidschwellung (Abb. 18.4).
- Bei **Endophthalmitis** ist häufig eine hochgradig entzündliche Schwellung der Lider vorhanden.

4.4 Fehlbildungen, Fehlstellungen und Störungen der Beweglichkeit der Lider

4.4.1 Fehlbildungen

Lidkolobom

Definition, Ursache

Das Lidkolobom ist ein Substanzdefekt des Lides, der durch eine Entwicklungsstörung bei der Verschmelzung der Lidwülste in der Embryonalperiode entsteht.

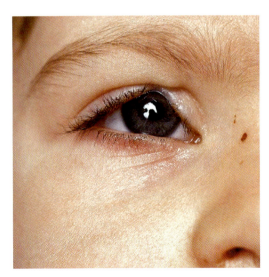

 Abb. 4.6. Konnatales Kolobom des Oberlides

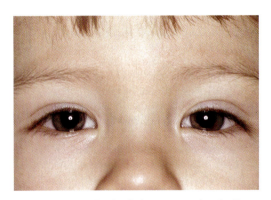

 Abb. 4.7. Epikanthus bei flachem Nasenrücken des Säuglings, ähnlich der Mongolenfalte

Symptome, Befunde
Es besteht eine Einkerbung der Lidkante (Abb. 4.6), fast immer am Oberlid. Im Bereich der Einkerbung fehlen die Wimpern. Das Kolobom führt zu einer Befeuchtungsstörung der Hornhaut.

Therapie
Es ist eine (diffizile) Schwenklappenplastik durch den erfahrenen Lidchirurgen erforderlich, um die »Scheibenwischerfunktion« des Lides wiederherzustellen.

Epikanthus
Definition, Ursache, Befunde
Epikanthus nennt man eine senkrecht stehende Deckfalte an der nasalen Lidspalte. Sie kommt bei Säuglingen vor, bei denen der Nasenrücken noch flach ist (Abb. 4.7), und kann fälschlich den Eindruck von Einwärtsschielen erwecken (Pseudostrabismus). Sie verschwindet, wenn sich der Nasenrücken im Laufe des Wachstums hebt. Bei Trisomie 21 (M. Down) ist eine solche Deckfalte auch bei Erwachsenen zu finden, ebenso bei Ostasiaten.

Therapie
Nicht erforderlich.

Blepharophimose
Definition, Ursache
Hierunter versteht man eine Verkürzung der Lidspalte. Beim Säugling handelt es sich um eine angeborene Fehlbildung, beim alten Menschen verengt sich die Lidspalte physiologisch, im Spätstadium des Trachoms ist sie durch Narben bedingt (Abb. 6.9).

Therapie
Je nach Ausprägungsgrad chirurgisch.

Ankyloblepharon
Definition, Ursache
Partielle Verwachsung zwischen Ober- und Unterlid. Angeboren oder durch Verletzung erworben.

Therapie
Je nach Ausprägungsgrad chirurgisch.

4.4.2 Fehlstellungen

Entropium
Unter Entropium versteht man eine Einwärtskippung des Lides. Es betrifft im Alter vorwiegend das Unterlid.

Involutives Entropium (Entropium senile)

Ursache
Das Entropium senile (spasticum) entsteht **durch Erschlaffung des Aufhängeapparates des Unterlides im Alter**: Der Tarsus kippt nach innen, wenn seine seitliche Verankerung (Lidsehnen) erschlafft. Die Lidsenkermuskulatur (Abzweigung des M. rectus inferior) atrophiert, die Orbikularisfasern rutschen wulstartig zur Lidkante nach oben.

Symptome, Befunde
Das Schleifen der Wimpern auf der Oberfläche von Binde- und Hornhaut (**Trichiasis**) (Abb. 4.8) bewirkt eine Reizung von Binde- und Hornhaut. Die Folgen sind ein Lidkrampf (Blepharospasmus), der durch die

4.4 · Fehlbildungen, Fehlstellungen und Störungen der Beweglichkeit der Lider

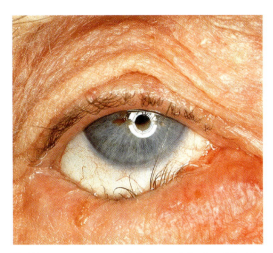

Abb. 4.8. Entropium senile (spasticum) des Unterlides. Die Wimpern schleifen auf der Bindehaut und Hornhaut

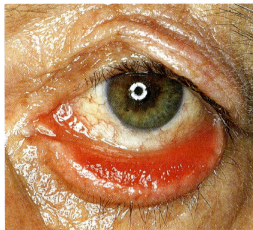

Abb. 4.9. Seniles Ektropium des Unterlides

Verlagerung der Orbikularisfasern verstärkt wird (daher der Name Entropium *spasticum*). Schmerzhafte Defekte des Hornhautepithels sind die Folge. Das Auge ist meist gerötet und schleimig-eitrig verklebt.

Therapie

Ist das Entropium durch einen Verband oder nach einer Entzündung entstanden, kann man dem Patienten Erleichterung verschaffen, indem man das Unterlid mit einem Heftpflasterstreifen von dem Auge abzieht oder eine einzelne Zügelnaht (»Schöpfer-Naht«) legt. Oft bildet sich das Entropium dann wieder zurück. Bei permanentem Einrollen des Unterlides muss operiert werden. Bei der **Operation** werden die hochgerutschten Orbikularisfasern exzidiert, die Lidsenkermuskulatur durch Nähte wieder angeheftet und ggf. das Lid durch Exzision eines keilförmigen Tarsusstückes verkürzt.

Narbenentropium (Entropium cicatriceum)

Nach **Verletzungen** kommt es häufig zu Fehlstellungen des Unter- oder Oberlides, wenn die Lidkante nicht sachgerecht versorgt wurde.

Das **Narbenentropium des Oberlides bei Trachom** mit nachfolgenden Hornhautulzera und Hornhautnarben ist eine der häufigsten Erblindungsursachen in den Tropen. Es muss frühzeitig operativ korrigiert werden (► Kap. 25).

Angeborenes Entropium (Entropium congenitum). Die Wimpern des Neugeborenen sind so weich, dass keine Beschwerden oder Störungen der Hornhautoberfläche entstehen. Das angeborene Entropium bildet sich in den meisten Fällen spontan zurück und bedarf keiner Therapie.

Ektropium

Unter Ektropium versteht man eine Auswärtskippung des Lides. Es betrifft im Alter ebenfalls vorwiegend das Unterlid.

Involutives Ektropium (Ectropium senile)

Ursache

Die Ursache des Ectropium senile ist wie beim Entropium die **altersbedingte Erschlaffung des Unterlidapparates**. Im Gegensatz zum Entropium wird das Ektropium senile aber vor allem durch eine Verlängerung des Lides infolge Erschlaffung der Lidsehnen verursacht.

Symptome, Befunde

Die Unterlidkante ist nach außen gewendet, die Bindehaut trocknet aus und metaplasiert, durch Auswärtswendung des Tränenpünktchens (**Eversio puncti lacrimalis**) fließen die Tränen nicht mehr ab und laufen über (**Epiphora**). Die Hornhaut wird nicht mehr durch das Lid befeuchtet und entzündet sich. Das Auge ist gerötet (Abb. 4.9).

Therapie

Bei der **Operation** wird das laterale Tarsusende neu am Periost des Orbitarandes verankert (**laterale Tarsalzungenplastik**) und nötigenfalls ein Stück aus der Innenseite des nasalen Unterlides ausgeschnitten (**ovaläre Exzision**), um das Tränenpünktchen einwärts zu wenden.

Paralytisches Ektropium (Ectropium paralyticum). Bei Fazialisparese entstehen durch Lähmung des M. orbicularis eine Lidschlussinsuffizienz (**Lagophthalmus**) und ein Ectropium paralyticum, bei dem neben der oben genannten Operation noch die temporale Lidspalte verkürzt (**Tarsorrhaphie**) und meist das Unterlid am Periost neu fixiert wird (**Tarsalzungenplastik**).

4.4.3 Störungen der Lidmotilität

Ptosis
Als Ptosis bezeichnet man das **Herabhängen eines oder beider Oberlider**.

Kongenitale Ptosis (Ptosis congenita)

Ursache
Ursache ist eine Aplasie des Okulomotoriuskernabschnittes, der den M. levator palpebrae sup. innerviert. Als Folge der fehlenden Innervation ist der Muskel unterentwickelt.

Symptome, Befunde
Die kongenitale Ptosis ist **meist beidseitig**. Die Lidfalte ist verstrichen. Die Brauen sind hochgezogen, und die Stirn ist gerunzelt (Abb. 4.10). Das Kind versucht, durch aktive Kontraktion des M. frontalis eine Lidhebung zustande zu bringen. Der Kopf wird in den Nacken gelegt. Besonders gefährlich ist eine **einseitige Ausprägung**, weil das durch das Lid abgedeckte Auge dann nicht zum Sehen benutzt wird und eine **Amblyopie** und ein **Strabismus** resultieren können. Zuweilen kommt eine einseitige Ptosis mit Fehlinnervation vor: Bei Kaubewegungen oder Verschiebungen des Kiefers hebt sich das herabhängende Oberlid (**Marcus-Gunn-Phänomen**).

Therapie
Wenn bei einseitiger Ausprägung eine Pupille verdeckt ist, muss frühzeitig operiert werden, um eine Amblyopie zu verhüten. Wenn die Pupille nicht verdeckt ist, wird man die ersten Lebensjahre des Kindes abwarten, um die später notwendige Lidspaltenweite abschätzen und die Operation entsprechend dosieren zu können.

Bei **bilateraler kongenitaler Ptosis** wird das Oberlid mittels eines subkutan eingenähten Faszienstreifens (entnommen aus der Fascia lata des Oberschenkels) an der Braue aufgehängt, so dass die Lidhebung durch die Brauenbewegung effektiver gesteuert werden kann. Im Schlaf bleibt das Lid dann trotzdem geschlossen. Bei **einseitiger kongenitaler Ptosis** lernt das Kind die Brauen-

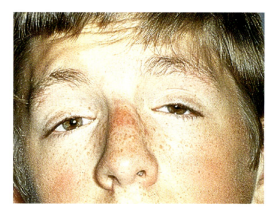

Abb. 4.10. Kongenitale Ptosis. Zur Öffnung der Lidspalte werden Brauenhebung-und Stirnrunzeln eingesetzt. Ist nur eine Pupille verdeckt, besteht Amblyopiegefahr durch Nichtgebrauch des Auges

hebung nicht, weil das andere Auge frei ist. Hier muss das betroffene Oberlid operativ verkürzt werden. Allerdings ist der Lidschluss dann inkomplett, und es besteht die Gefahr der Austrocknung.

Erworbene senile Ptosis

Ursache
Es handelt sich um eine Atrophie des Levatoransatzes am Tarsus (Desinsertion der Levatoraponeurose), die bei älteren Menschen häufig vorkommt.

Symptome, Befunde
Das Lid kann nicht mehr gehoben werden, der Patient hebt die Brauen und neigt den Kopf in den Nacken. Das Oberlid wirkt auffällig eingefallen.

Therapie
Operative Wiederanheftung des Levatormuskels mit Lidverkürzung.

Erworbene paralytische Ptosis

Ursachen
- Okulomotoriuslähmung,
- Myasthenie,
- Horner-Syndrom (Läsion des Sympathikus).

Symptome, Befunde
Bei **Okulomotoriusparese** bestehen häufig eine Mydriasis und eine typische Augenmuskellähmung (divergente inkomitante Schielstellung). Nur selten ist der Levator isoliert betroffen (► Kap. 22).

Bei **Myasthenie** besteht die Ptosis häufig beidseitig, aber nicht immer. Sie verschlechtert sich typischerweise mit zunehmender Ermüdung, insbesondere gegen Abend. Wenn man den Patienten auffordert, einige Minuten nach oben zu blicken, sinkt das Lid herab (**Simpson-Test**). Nach i.v.-Injektion von Cholinesterasehemmstoffen (**Tensilon-Test**) hebt sich das Lid. Eistest: Bei Kühlung mit einem Eisbeutel hebt sich das Lid (▶ Kap. 22).

Bei **Horner-Syndrom** findet man eine einseitige geringe Ptosis. Wenn eine Läsion des Halssympathikus vermutet wird, sollte man auf eine Narbe am Hals achten (◘ Abb. 10.6). Andernfalls muss nach einem Lungenspitzentumor gesucht werden. Im Gegensatz zur Okulomotoriuslähmung ist die **Pupille eng**. Zur Diagnostik bei Horner-Syndrom ▶ Kap. 10.

Differenzialdiagnose
Abzugrenzen ist ein scheinbares Herabhängen des Oberlides, eine **Pseudoptosis**. Sie entsteht
- bei follikulärer Konjunktivitis (Trachom, ▶ Kap. 6),
- bei Augapfelverkleinerung (**Nanophthalmus**) und Augapfelschrumpfung (**Phthisis bulbi**),
- durch überschüssige Haut im Alter (**Blepharoptosis**): Das Lid wird durch die Haut herabgedrückt und behindert die Patienten beim Sehen. Therapie: Hautexzision.

Therapie
Je nach Ursache; bei Myasthenie durch medikamentöse Behandlung (Mestinon®), nicht chirurgisch. Bei Okulomotoriusparese zunächst Regeneration abwarten, Operation erst nach 1 Jahr.

Essenzieller Blepharospasmus
Definition, Ursachen
Es handelt sich um einen unwillkürlichen beidseitigen Lidkrampf, der die Patienten oft hochgradig behindert. Meist ist keine organische Ursache vorhanden.

Therapie
Durch Injektion einer geringen Menge von **Botulinustoxin** in den M. orbicularis kann man den Lidkrampf beseitigen. Das Botulinustoxin unterbricht die neuromuskuläre Übertragung reversibel und ist in niedriger Dosierung unschädlich. Die Injektion muss nach einigen Monaten wiederholt werden.

4.5 Tumoren der Lider

4.5.1 Gutartige Tumoren

Hyperkeratosen
Definition, Ursachen
Als Hyperkeratose bezeichnet man eine Hyperplasie der Keratinschicht. Die **seborrhoische Hyperkeratose** tritt im höheren Lebensalter an der Lidhaut auf, sie wird wahrscheinlich durch Lichtexposition gefördert. Die **aktinische Hyperkeratose** ist durch Lichteinwirkung bedingt und muss als Präkanzerose angesehen werden: Der Übergang in ein Plattenepithelkarzinom ist möglich.

Symptome, Befunde
Hyperkeratosen haben meist eine flache, bräunliche und schuppende Oberfläche. Die seborrhoische Hyperkeratose ist am Lid häufig gestielt und hat an der Lidkante oft die Form eines Papilloms. »**Hauthorn**« (**Cornu cutaneum**) nennt man eine Erscheinungsform, die aus dicht gepacktem Keratin besteht, das als hartes Horn vorwächst und aus verschiedenen, selten auch aus malignen Hauttumoren entstehen kann.

Therapie
Bei allen Tumoren mit nicht eindeutiger Dignität ist eine Exzision mit histologischer Untersuchung angezeigt.

Warzen
Warzen (**Verrucae vulgares**) der Lider sind ebenso wie diejenigen der übrigen Haut durch Viren bedingt. Differenzialdiagnose: Mollusca contagiosa (▶ Kap. 4.3.2 und ◘ Abb. 4.4).

Keratoakanthom
Definition, Ursachen
Schnellwachsender, keratinisierter Hauttumor unbekannter Ätiologie, der äußerlich einem Basaliom sehr ähnlich ist.

Symptome, Befunde
Im Zentrum befindet sich ein Hornkrater, den man manchmal ausdrücken kann. Der Tumorrand ist wulstig, weist aber im Gegensatz zum Basaliom keine Gefäße auf. Die Biopsie muss von einem erfahrenen Histologen untersucht werden, denn das histologische Bild des Keratoakanthoms kann mit dem eines Plattenepithelkarzinoms verwechselt werden.

Therapie

Das Keratoakanthom kann sich spontan zurückbilden. Meist wird es jedoch exzidiert, um sicher zu sein, dass kein bösartigen Tumor übersehen wird.

Nävus der Lidkante

Definition, Ursachen

Der Nävus der Lidkante geht aus Nävuszellen hervor und ist meist intradermal lokalisiert. Der »**kissing naevus**« ist eine kongenitale Fehlbildung, bei der die Nävuszellen vor der embryonalen Aufteilung in Ober- und Unterlid in beide Lidkanten einwachsen. Andere Formen sind der »**Naevus Ota**« und der »**blaue Nävus**«. Sie gehen aus dermalen Melanozyten hervor.

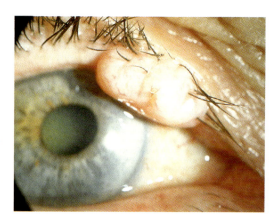

Abb. 4.11. Nävus der Lidkante

Symptome, Befunde

Der Nävus der Lidkante ist oft wenig bis gar nicht pigmentiert und typischerweise an der Innenseite des Lides abgeplattet. Charakteristisch ist außerdem, dass die Wimpern durch den Nävus hindurchwachsen (Abb. 4.11). Der »**Naevus Ota**« ist gesprenkelt und von blauvioletter Färbung, der »**blaue Nävus**« tritt als einzelner kleiner blauer Knoten auf. Eine maligne Transformation des Lidkantennävus ist sehr selten.

Differenzialdiagnose

Bei dunklen Naevi muss ein malignes Melanom ausgeschlossen werden.

Therapie

Es muss eine Keilexzision in gesamter Liddicke erfolgen, eine oberflächliche Exzision reicht nicht aus, da in der Tiefe zurückbleibende Nävuszellen nachwachsen.

Kapilläres Hämangiom des Neugeborenen

Definition, Ursachen

Es handelt sich um einen angeborenen, aus Endothelzellen mit englumigen Kapillaren bestehenden Tumor, der als endotheliales Hamartom aufgefasst wird.

Symptome, Befunde

Dieser häufig flache, tiefrote oder erdbeerartig hellrote, vorgewölbte Tumor kommt bei 1–2% der Neugeborenen vor und wächst in den ersten 6 Lebensmonaten relativ schnell. Mädchen sind häufiger betroffen (3:2). Stirn, Schläfe und Lid sind bevorzugte Lokalisationen. Ist das Lid betroffen und das Auge verdeckt (Abb. 4.12), drohen eine Amblyopie durch Okklusion und ein Astigmatismus durch Druck.

Differenzialdiagnose

Kavernöses Hämangiom, Naevus flammeus bei Sturge-Weber-Syndrom.

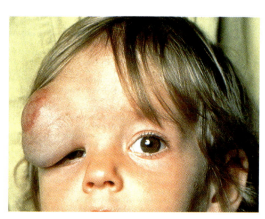

Abb. 4.12. Hämangiom des rechten Oberlides beim Kleinkind, das im Säuglingsalter nicht behandelt wurde. Rechtes Auge amblyop. Hoher Astigmatismus

Therapie

Der Tumor bildet sich häufig spontan zurück und muss nicht immer behandelt werden. Wenn er die Pupille verdeckt (Amblyopiegefahr!), müssen eine Kortison-Injektion in das Lid und eine Therapie mit dem Infrarot-Laser (cw-Nd:YAG-Laser) erfolgen, um die Rückbildung zu beschleunigen.

> ❗ Bei Hämangiomen von Neugeborenen im Oberlidbereich immer an die Amblyopiegefahr durch Okklusion oder durch Astigmatismus denken!

Kavernöses Hämangiom

Dieser aus weiten Gefäßlumina bestehende Tumor kommt bei Erwachsenen, bevorzugt in der Orbita (▶ Kap. 18), seltener an der Lidhaut vor.

Naevus flammeus
Definition, Ursachen
Als Naevus flammeus bezeichnet man angeborene kapilläre, intradermal gelegene Teleangiektasien. Der Naevus flammeus kommt vorwiegend bei Sturge-Weber-Syndrom vor, zusammen mit okulären und meningealen Hamartomen.

Symptome, Befunde
Die flächigen, dunkelroten Teleangiektasien folgen den Trigeminusästen und lassen die betroffenen Gesichtsanteile geschwollen erscheinen. Intrasklerale Teleangiektasien und Aderhauthämangiome sind häufig. Als Folge einer intraskleralen venösen Abfluss-Störung kann ein Sekundärglaukom (▶ Kap. 17) entstehen.

Therapie
Eine vorsichtige Infrarot-Lasertherapie verbessert das kosmetische Erscheinungsbild. Ein eventuell bestehendes Sekundärglaukom muss medikamentös oder chirurgisch (Zyklophotokoagulation oder Zyklokryotherapie) behandelt werden (▶ Kap. 17).

Schweißdrüsenretentionszyste
Es handelt sich um Retentionszysten der Moll-Drüsen. Beim Durchleuchten schimmert durch ihre kugelig vorgewölbte Hautoberfläche klare Flüssigkeit hindurch.

Xanthelasmen
Definition, Ursachen
Es handelt sich um Lipideinlagerungen der Lidhaut, häufig ohne Ursache bei älteren Menschen, bei jüngeren Menschen aufgrund von Hyperlipidämie.

Symptome, Befunde
Xanthelasmen verlaufen als bogenförmige, weißlich-gelbe Inseln am Ober- und Unterlid (◘ Abb. 4.13). Frauen sind häufiger betroffen. Eine Hyperlipidämie muss ausgeschlossen werden.

Therapie
Man entfernt die Xanthelasmen durch Ausschneiden der befallenen Haut oder besser mit dem Laser (Argonlaser, Erbium:YAG-Laser) und erreicht dadurch auch eine kosmetisch günstige Lidstraffung. Xanthelasmen rezidivieren häufig, weil man oft nicht alle Lipidinseln entfernen kann.

> ❗ Bei jüngeren Patienten mit Xanthelasmen immer den Fettstoffwechsel überprüfen, um ggf. kardiovaskulären Komplikationen rechtzeitig vorbeugen zu können.

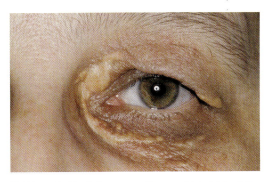

◘ Abb. 4.13. Xanthelasmen am Ober- und Unterlid des linken Auges

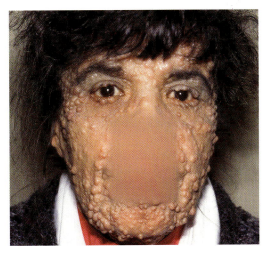

◘ Abb. 4.14. Neurofibromatose (M. Recklinghausen). Neurofibrome des gesamten Gesichts einschließlich der Lider

Neurofibrom
Definition, Ursachen
Das Neurofibrom leitet sich von Schwann-Zellen und peri- und endoneuralem Bindegewebe ab. Es kommt isoliert oder im Zusammenhang mit der **Neurofibromatose von Recklinghausen** vor.

Symptome, Befunde
Meist finden sich multiple Neurofibrome, zuweilen das ganze Gesicht und andere Körperpartien betreffend (◘ Abb. 4.14). Die gestielten Hauttumoren nehmen mit dem Alter an Größe und Zahl zu. Bei diffuser Infiltration des Oberlids (plexiformes Neurofibrom) kann eine Ptosis entstehen, bei Befall der Orbita ein Exophthalmus und bei Kindern ein Sekundärglaukom. Andere wichtige Manifestationen der **Neurofibromatose von Recklinghausen** am Auge sind: Irisknötchen (▶ Kap. 11),

Astrozytom der Netzhaut (▶ Kap. 13), Optikusgliom (▶ Kap. 15). Darüber hinaus können ZNS, Hirnnerven und periphere Nerven betroffen sein, und es besteht ein erhöhtes Risiko für Phäochromozytom, Mammakarzinom, Schilddrüsenkarzinom und gastrointestinale Tumoren.

Therapie
Eine vollständige Exzision ist wegen der starken Infiltration des umgebenden Gewebes nicht möglich. Durch partielle Exzision lassen sich eine ästhetische Korrektur und funktionelle Besserung z. B. einer Ptosis erreichen. Eine histologische Diagnostik ist angezeigt.

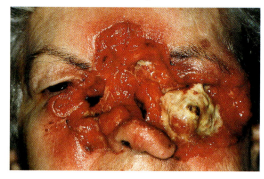

Abb. 4.15. Fortgeschrittenes Basaliom des gesamten Gesichtes (Prof. Dr. W. Mann, Univ.-HNO Klinik Mainz)

4.5.2 Bösartige Tumoren

Man nimmt heute an, dass übermäßige Sonneneinstrahlung (UV-Licht) bei hellhäutigen Menschen Tumoren im Gesichtsbereich fördert, insbesondere **Basaliome** und **Melanome**.

Basaliom (Basalzellkarzinom)
Definition, Ursachen
Das Basaliom ist ein maligner Tumor der Haut und häufig an den Lidern lokalisiert. Es geht von den Basalzellen der Haut aus. Das Basaliom ist der häufigste unter den malignen Tumoren des Lides (85–90% der Fälle). Das Basaliom metastasiert nicht, ist aber insofern bösartig, als es infiltrativ in die Tiefe wächst und aus dem Gesichtsbereich in die Nebenhöhlen und in das Schädelinnere einwachsen kann, wenn es nicht radikal entfernt wird (◨ Abb. 4.15).

Symptome, Befunde
Das Unterlid ist in 2/3 der Fälle betroffen. **Noduläre Basaliome** zeichnen sich durch einen derben, etwas erhabenen Rand und einen zentralen Zerfallskrater aus. Das Zentrum der Basaliome ist oft verkrustet (◨ Abb. 4.16a) und kann bluten. Perlmuttglanz, nabelartige Einziehung und oberflächliche kleine Gefäßnetze, zuweilen auch Pigmentierung sind typische Kennzeichen. **Sklerodermiforme Basaliome** sind flächig und verästeln sich in der Tiefe. Die Basaliome des inneren Lidwinkels (◨ Abb. 4.16b) sind besonders gefährlich, weil sie schnell in den Tränensack und die Nebenhöhlen einwachsen können.

Differenzialdiagnose
Dem Basaliom am ähnlichsten ist das **Keratoakanthom**. Der Tumorrand weist jedoch keine Gefäße auf. Das Keratoakanthom bildet sich zuweilen spontan zu-

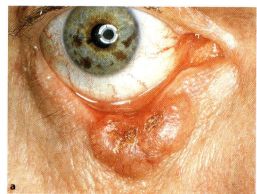

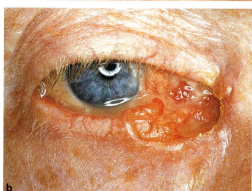

Abb. 4.16. Basaliom. **a** Noduläres Basaliom des Unterlides. **b** Exulzerierendes, sklerosierend wachsendes Basaliom des inneren Lidwinkels

rück. Manche Basaliome sind **pigmentiert** und werden dann mit **Naevi** oder **Melanomen** verwechselt. Als **Gorlin-Goltz-Syndrom** kommen multiple Basaliome mit autosomal-dominantem Erbgang vor. Sie sind häufig mit Kieferzysten kombiniert.

Therapie

Basaliome werden **chirurgisch** im Gesunden (Sicherheitsabstand 2–3 mm) **entfernt**, ggf. müssen Tränenwege oder wichtige Lidstrukturen geopfert werden. Der entstandene Defekt kann zuweilen erst in einem zweiten Schritt mit einer plastischen Operation gedeckt werden, wenn die Entfernung im Gesunden histologisch gesichert ist. Eine **Kälteverödung** des Tumors mit flüssigem Stickstoff ist nur ausnahmsweise angezeigt, wenn die chirurgische Defektdeckung technisch oder kosmetisch nicht möglich ist. Stets wird dann vorher eine Probe für die histologische Untersuchung exzidiert. Die **Bestrahlung** mit ionisierenden Strahlen ist zwar teilweise wirksam, wird heute aber nicht mehr empfohlen, weil sich Bestrahlungsnarben schlecht von Rezidiven unterscheiden lassen.

> Besonders gefährlich sind nasal gelegene Basaliome, da diese früh in die Tränenwege und in die Siebbeinzellen einwachsen und dann nur sehr schwer radikal entfernt werden können. Deshalb müssen auch kleinste Tumoren, bei denen der Verdacht auf ein Basaliom besteht, vollständig chirurgisch exzidiert werden.

Fallbeispiel

Eine 78-jährige Patientin stellt sich mit einem ulzerierenden Prozess von etwa 8 mm Durchmesser am linken inneren Lidwinkel vor. Sie gibt an, dass dies eine »Druckstelle« vom Nasenbügel ihrer Brille sei, dass die Veränderung aber trotz Behandlung mit »Heilsalbe« seit 5 Monaten nicht abheile und auch in den letzten Wochen größer geworden sei. Der Optiker habe schon mehrfach den Nasenbügel der Brille besser angepasst, was aber nicht zur Abheilung geführt habe. Ab und zu würden sich Krusten lösen und es blute dann geringfügig. Man sieht eine flache, deutlich gerötete, leicht knotige Veränderung mit zentraler Ulzeration. Die Exzision ergibt ein sklerodermiformes Basaliom mit Tumorausläufern bis zu den Rändern des Resektats. Diese Form des Basalioms kann leicht mit Entzündungen verwechselt werden und ist besonders gefährlich, da die Tumorgrenzen äußerlich schlecht sichtbar sind. Deshalb muss im vorliegenden Fall nachreseziert werden. Außerdem ist die Lage in der Nähe der Tränenwege problematisch und erfordert besonders sorgfältige Nachkontrollen.

Plattenepithelkarzinom (Spinaliom)

Das Plattenepithelkarzinom macht weniger als 5 % der bösartigen Lidtumoren aus und ist somit selten. Es sieht dem Basaliom oder dem Keratoakanthom ähnlich, ist aber gefährlicher, weil es metastasieren kann. Das Plattenepithelkarzinom wird nach den Regeln der Basaliomchirurgie entfernt.

Malignes Melanom

Melanome der Lider sind wie andere Hautmelanome stark pigmentiert und leicht prominent. Sie sind am Lid sehr selten, häufiger wird das Lid von überwachsenden Bindehautmelanomen mitbefallen (▶ Kap. 6).

Talgdrüsenkarzinom

Definition, Ursachen

Das Talgdrüsenkarzinom ist ein sehr bösartiges Adenokarzinom der Meibom- oder Zeis-Drüsen des Lides. Es kann metastasieren und hat eine Mortalitätsrate von 15–30 %.

Symptome, Befunde

Das Talgdrüsenkarzinom wächst knotig oder infiltrativ von der Lidkante aus und wird oft nicht rechtzeitig erkannt, weil es anfangs wie ein Chalazion oder sogar wie eine chronische Blepharitis aussieht (◘ Abb. 4.17). An ein Talgdrüsenkarzinom muss man immer denken, wenn ein Chalazion nach der Exzision scheinbar rasch rezidiviert.

Therapie

Chirurgische Exzision im Gesunden mit großem Sicherheitsabstand.

> Vorsicht bei rezidivierendem Chalazion, es könnte sich um ein Talgdrüsenkarzinom der Meibom-Drüsen handeln! Fehlen der Wimpern verstärkt den Tumorverdacht.

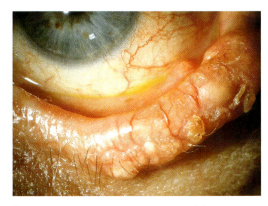

◘ **Abb. 4.17.** Talgdrüsenkarzinom des Unterlides. Man beachte die Ähnlichkeit mit einer Hordeolosis

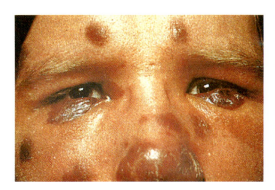

Abb. 4.18. Kaposi-Sarkome der Lider und des Gesichts bei AIDS

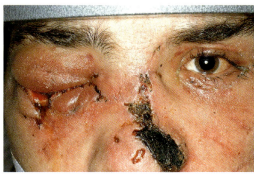

Abb. 4.19. Windschutzscheiben-Verletzung des Unterlides bei Verkehrsunfall ohne angelegten Sicherheitsgurt

Merkelzellkarzinom

Dieses seltene, hochmaligne Karzinom entsteht aus neuroendokrinen Zellen, die an den Tastkörperchen der Haut vorkommen. Es betrifft fast immer das Oberlid und ist durch eine rötliche, knotige Vorwölbung charakterisiert.

Kaposi-Sarkom

Es handelt sich um ein Angiosarkom von hellroter oder bläulichvioletter Farbe, das bei fortgeschrittenen Stadien der AIDS-Erkrankung als einzelner oder multipler Tumor am Lid vorkommen kann (Abb. 4.18). Die Therapie ist in der Regel palliativ (Laser, Bestrahlung, Exzision).

4.6 Verletzungen der Lider

Ursachen, Symptome und Befunde

Lidverletzungen entstehen besonders häufig bei **Verkehrsunfällen**, wenn die Personen nicht angeschnallt sind und die Bruchkanten der Windschutzscheibe Lider und Augen durchschneiden (Abb. 4.19). Seit Einführung der Gurtpflicht ist dieser Verletzungsmechanismus stark zurückgegangen. Bei **Hundebissen** werden durch die Eckzähne des Tieres Unterlid und Tränenkanälchen zerrissen (▶ Kap. 5). **Verätzungen und Verbrennungen** der Lider bewirken Fehlstellungen durch Narbenzug (**Ectropium cicatriceum**), manchmal mit Verwachsung der Bindehaut (**Symblepharon**, ▶ Kap. 6 und 7).

Therapie

Lidverletzungen gehören in die Hand eines erfahrenen operierenden Augenarztes. Nur die exakte Rekonstruktion von Lidkante und Tränenkanälchen unter dem Mikroskop kann erhebliche anatomische und funktionelle Defekte vermeiden. Eine schlechte Befeuchtung der Hornhautoberfläche durch Lidfehlstellung und ein unvollständiger Lidschluss durch Gewebedefekte gefährden langfristig den Bestand des Auges (▶ Kap. 24)!

> ❗ Bei nasal gelegenen Lidverletzungen immer an eine mögliche Verletzung der Tränenkanälchen denken! Außerdem können Gewebedefekte später ein Narbenektropium hervorrufen.

In Kürze

Anatomische und funktionelle Grundlagen. Die Lider dienen dem Schutz und der Befeuchtung der Augapfeloberfläche.

Erkrankungen der Lider

- Das **Hordeolum** ist eine akute, das **Chalazion** eine chronische Entzündung der Lidranddrüsen (am häufigsten der Meibom-Drüsen).
- Eine **Blepharitis squamosa** ist bei atopischer Disposition häufig.
▼

- Bei **Zoster ophthalmicus** ist das Hautsegment des 1., evtl. auch des 2. Trigeminusastes betroffen. Das Augeninnere kann mitentzündet sein.
- Eine **Ptosis** kommt zuweilen angeboren vor. Häufig ist eine Ptosis im Alter durch Gewebeerschlaffung. Sie kann aber auch Leitsymptom für eine andere Erkrankung sein, z. B. Okulomotoriusparese, Sympathikusläsion oder Myasthenie.
- **Entropium** und **Ektropium** sind Lidfehlstellungen (Kippung des Lides nach innen bzw. nach außen),

die im Alter durch Erschlaffung des Bindegewebes entstehen. Beide können auch durch Narbenzug nach Verletzungen, das Ektropium durch Fazialisparese mit Lähmung des M. orbicularis oculi bedingt sein.
- Von den **bösartigen Lidtumoren** ist das Basaliom am häufigsten. Es wächst destruktiv in die Tiefe, metastasiert aber nicht. Das hochmaligne Talgdrüsenkarzinom ist selten, metastasiert und kann zu Beginn leicht mit einem Chalazion verwechselt werden.
- Die **gutartigen Lidtumoren** (Hyperkeratose, Nävus, Keratoakanthom, Verrucae vulgares) sollten zur Sicherung der Diagnose exzidiert und histologisch untersucht werden. Xanthelasmen sind Fetteinlagerungen in der Lidhaut.
- **Lidverletzungen** erfordern eine äußerst sorgfältige Rekonstruktion von Lidkante und Tränenkanälchen.

Tränenorgane

5.1 Anatomische und funktionelle Grundlagen – 72
5.1.1 Tränenproduktion – 72
5.1.2 Zusammensetzung des Tränenfilms – 72
5.1.3 Tränenabtransport – 73

5.2 Untersuchung – 73
5.2.1 Untersuchung der Tränenproduktion – 73
5.2.2 Untersuchung des Tränenabflusses – 73

5.3 Erkrankungen der ableitenden Tränenwege – 75
5.3.1 Tränenwegstenose der Neugeborenen (Dacryocystitis neonatorum) – 75
5.3.2 Tränenwegserkrankungen bei Erwachsenen – 75

5.4 Erkrankungen der Tränendrüse – 77
5.4.1 Entzündungen der Tränendrüse – 77
5.4.2 Tumoren der Tränendrüse – 78

5.5 Das trockene Auge (Keratoconjunctivitis sicca) – 79

❯❯ Einleitung

Die kontinuierliche Befeuchtung der Augenoberfläche ist für die Optik des Auges und für die Ernährung der Hornhaut von besonderer Bedeutung. Im folgenden Kapitel werden die physiologischen Grundlagen sowie die Erkrankungen der ableitenden Tränenwege und der Tränendrüse beschrieben. Im Säuglingsalter ist ein angeborener Verschluss des Ausgangs in die Nase häufig, im Erwachsenenalter sind Tränenwegsverschlüsse infolge von Entzündungen häufig. Die Tränendrüse kann durch Entzündungen oder Tumoren geschädigt werden.

5.1 Anatomische und funktionelle Grundlagen

Die Tränenorgane bestehen aus einem Tränen-produzierenden und einem Tränen-abtransportierenden Anteil (◘ Abb. 5.1).

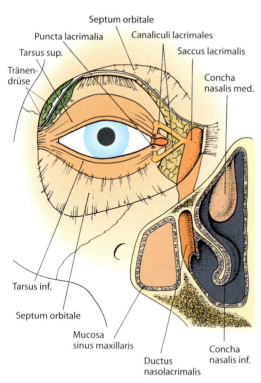

◘ **Abb. 5.1.** Ableitende Tränenwege (nach Mackensen, Neubauer 1988)

5.1.1 Tränenproduktion

Für die Tränenproduktion sorgen die haselnussgroße Tränendrüse und zahlreiche kleine akzessorische Tränendrüsen:

- Die **Tränendrüse** (Glandula lacrimalis) liegt unter dem temporalen knöchernen Orbitarand. Sie wird durch den M. levator palpebrae in den palpebralen und den orbitalen Anteil geteilt. Der palpebrale Teil enthält mehrere kleine Läppchen, die bei ektropioniertem Oberlid temporal hinter dem Tarsus in der Umschlagsfalte sichtbar werden.

  Die Tränendrüse wird sensibel vom N. lacrimalis (V_1) versorgt, sekretorisch von parasympathischen Fasern des N. petrosus major, die zunächst mit dem N. zygomaticus verlaufen und dann über den Ramus communicans (Fissura orbitalis inferior) und den N. lacrimalis die Tränendrüse erreichen.

  Die Tränendrüse bildet etwa 5–7 μl Tränenflüssigkeit pro Minute. Diese dienen der Befeuchtung der Augapfeloberfläche, der mechanischen Reinigung des Bindehautsackes und der Hornhautoberfläche (»**Scheibenwaschanlage**«) sowie der Ernährung und Entquellung der Hornhaut. Durch ihren Gehalt an Lysozym haben Tränen zudem eine bakterizide Wirkung.

- Die **akzessorischen Tränendrüsen** liegen in der oberen und unteren Umschlagsfalte der Bindehaut. Sie sezernieren zusätzliche Tränenflüssigkeit, so dass das Auge selbst bei Entfernung der größeren Drüse nicht vollständig austrocknet.

5.1.2 Zusammensetzung des Tränenfilms

Der **präkorneale Tränenfilm** (◘ Abb. 7.1) ermöglicht die hohe optische Qualität der Hornhaut. Er besteht aus

- der monomolekularen **oberflächlichen Lipidschicht**, die aus den **Meibom-Drüsen** stammt und die Verdunstung herabsetzt,
- der **wässrigen Schicht** aus der **Tränendrüse**
- der **tiefen Muzinschicht** aus den **Becherzellen der Bindehaut**, die die Haftung auf der Epitheloberfläche der Hornhaut herstellt.

> ❗ Der Tränenfilm ermöglicht die hohe optische Qualität der Hornhaut. Er besteht aus einer wässrigen Phase (Tränendrüse), einer Fettphase (Meibom-Drüsen), um die Verdunstung zu reduzieren, und einer Muzinphase (Becherzellen), um die Haftung auf dem Hornhautepithel zu verbessern.

5.1.3 Tränenabtransport

Die Tränen werden durch den Lidschlag zum inneren Lidwinkel transportiert und dort vom unteren und oberen **Tränenpünktchen** (Puncta lacrimalia) aufgenommen. Anschließend gelangen sie in die von Muskelfasern des M. orbicularis umschlungenen **Tränenkanälchen** (Canaliculi lacrimales). Diese Kanälchen wirken als **Pumpe**, indem sie sich beim Lidschlag schließen und die Tränen in den **Tränensack** (Saccus lacrimalis) auspressen. Der Tränensack mündet mit dem **Ductus nasolacrimalis** unter der unteren Muschel in die Nase.

5.2 Untersuchung

5.2.1 Untersuchung der Tränenproduktion

Schirmer-Test

Der Schirmer-Test dient zur **semi-quantitativen Bestimmung der Tränenproduktion**. Ein vorgefertigter Lackmuspapierstreifen (0,5 × 3,5 cm) wird zwischen dem inneren und mittleren Drittel des Unterlides in die Unterlidkante eingehängt (◘ Abb. 5.2). Der Patient soll das Auge locker schließen. Nach 5 Minuten ist normalerweise eine mindestens 10 mm lange Strecke des Filterstreifens (ohne den geknickten Anteil) blau verfärbt. Wenn weniger als 5 mm befeuchtet sind, liegt ein Tränenmangel vor.

Durch Fremdkörpergefühl und Reizung der Bindehaut kommt es beim Schirmer-Test zuweilen zu einer überschießenden Tränensekretion. Deshalb testet man die Basissekretion besser, indem man die Augenoberfläche vorher durch ein Lokalanästhetikum betäubt.

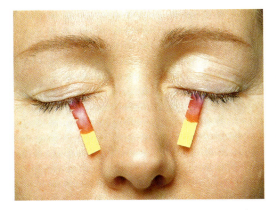

◘ **Abb. 5.2.** Schirmer-Test. Die Tränensekretion kann an der befeuchteten Strecke des Filterpapiers abgelesen werden. Die normale Befeuchtungsstrecke nach 5 Minuten beträgt 15 mm, pathologisch sind Werte unter 5 mm

Aufreißzeit des Tränenfilms (Break-up-time, BUT)

Mit der sog. Aufreißzeit des Tränenfilms prüft man **Störungen der Benetzung**. Dies ist bei Oberflächenstörungen genauso wichtig wie die Bestimmung der Tränenmenge. Man färbt die Tränen mit einem Fluoreszein-Tropfen ohne Lokalanästhetikum an und fordert den Patienten auf, bei geöffneten Lidern den Lidschlag möglichst lange zu unterdrücken. An der Spaltlampe beobachtet man unter blauer Beleuchtung, wie lange es dauert, bis die ersten Lücken in der Benetzung auftreten. Eine Aufreißzeit unter 10 Sekunden zeigt einen verminderten Muzingehalt der Tränen an (Reduktion der Becherzellfunktion).

Anfärbung mit Bengalrosa und mit Fluoreszein

Mit Bengalrosa färben sich **abgestorbene Epithelzellen** der Hornhaut und der Bindehaut an, insbesondere bei trockenem Auge. Mit Fluoreszein werden nur **Epitheldefekte** angefärbt.

5.2.2 Untersuchung des Tränenabflusses

Tränenträufeln (Epiphora)

Tränenträufeln ist ein Zeichen für überschießende Tränenproduktion oder ungenügenden Tränenabfluss. Beim Weinen werden mehr Tränen produziert als abfließen können. Durch örtliche äußere Reize, z. B. einen Fremdkörper im Bindehautsack oder eine Verletzung der Hornhaut wird die Tränendrüse zu vermehrter Produktion angeregt. Bei einem Tränenwegsverschluss laufen die Tränen über die Wange ab (Epiphora).

Stellung des Tränenpünktchens

Zunächst muss beurteilt werden, ob die Tränenpünktchen die richtige Stellung haben und in den Tränensee eintauchen. Wenn sie nach außen gekippt sind (**Eversio puncti lacrimalis**, **Ektropium**), können auch bei durchgängigen Tränenwegen die Tränen nicht abfließen.

Ausdrücken der Tränensackkuppel

Bei Verdacht auf einen Verschluss im Ductus nasolacrimalis (z. B. Dakryozystitis, s. u.) drückt man mit der Fingerkuppe von außen auf die Tränensackkuppel (◘ Abb. 5.3) und beobachtet, ob Sekret aus den Tränenpünktchen austritt.

Fluoreszeinprobe

Zur Untersuchung der spontanen Durchgängigkeit der ableitenden Tränenwege mit Farbstofflösung ▶ Kap. 2 und ◘ Abb. 2.7.

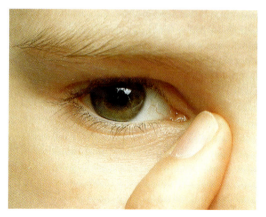

◘ **Abb. 5.3.** Ausdrücken des Tränensackes

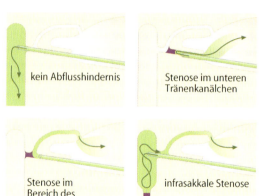

◘ **Abb. 5.4.** Lokalisation des Abflusshindernisses bei verschiedenen Tränenwegstenosen

Spülung

Gelingt der Nachweis der spontanen Durchgängigkeit mit der Fluoreszeinprobe nicht, dann prüft man die Durchgängigkeit durch Spülung: Hierbei erweitert man ein Tränenpünktchen mittels einer konischen Sonde und spritzt mit einer speziellen stumpfen »Tränenwegskanüle« physiologische Kochsalzlösung in das Tränenkanälchen. Der Patient neigt hierbei den Kopf nach hinten. Man achtet darauf, ob er schlucken muss und fragt ihn, ob er einen salzigen Geschmack bemerkt.

Sondierung

Bei fehlender Durchgängigkeit der Tränenwege kann man mit einer dünnen stumpfen Sonde (**Bowman-Sonde**) die Stelle des Hindernisses ertasten (◘ Abb. 5.4). Für eine geplante Operation ist es entscheidend zu wissen, ob der Verschluss in den Tränenkanälchen oder im Tränensack liegt. Die Sondierung sollte nur der Augenarzt vornehmen, da man die Schleimhaut der Kanälchen leicht verletzt und einen falschen Weg bohrt.

Endoskopie der Tränenwege

Mit sehr dünnen Endoskopen kann man sich Hindernisse der ableitenden Tränenwege besser darstellen und Strikturen, Stenosen oder Tränensteinkonglomerate direkt mit einem Bohrer oder mit dem Laser beseitigen.

Röntgendarstellung

Die Lokalisation von Stenosen lässt sich röntgenologisch nach Füllen des Tränensackes mit einem Röntgen-Kontrastmittel darstellen (◘ Abb. 5.5).

Bei der **digitalen Subtraktionsdakryozystographie** wird vor und nach der Kontrastmittelgabe ein digitales Röntgenbild angefertigt und die Sichtbarkeit der Tränenwegsdarstellung durch Subtraktion überlagerter Knochenstrukturen verbessert.

> ❗ Mit dem Schirmer-Test prüft man die produzierte Tränenmenge, durch die Aufreißzeit des Tränenfilms testet man die Benetzungsfähigkeit des Tränenfilms. Die Durchgängigkeit der ableitenden Tränenwege wird durch die Fluoreszeinprobe oder mittels Spülung nachgewiesen. Den Ort einer Stenose ertastet man durch Sondierung mit der Bowman-Sonde.

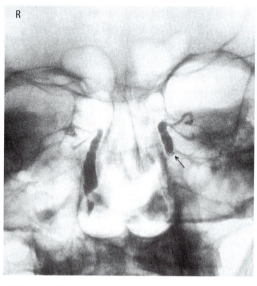

◘ **Abb. 5.5.** Röntgenologische Darstellung der Tränenwege nach Füllung mit Kontrastmittel. Die rechte Seite ist durchgängig, bei der linken Seite sieht man einen Verschluss im Tränensack (→)

5.3 Erkrankungen der ableitenden Tränenwege

5.3.1 Tränenwegstenose der Neugeborenen (Dacryocystitis neonatorum)

Definition, Ursache
Bei Neugeborenen oder Säuglingen bleibt manchmal der Ausgang des Tränenganges in die Nase verschlossen, wenn die dort angelegte Schleimhautmembran (**Hasner-Membran**) persistiert.

Symptome, Befunde
In den ersten Wochen nach der Geburt kommt es zum Rückstau von Schleim mit Tränenträufeln und eitrigem Sekret am inneren Lidwinkel.

Differenzialdiagnose
Bei Säuglingen muss man bei Tränenträufeln und Rötung der Augen auch an **Hydrophthalmie** (angeborenes Glaukom, ▶ Kap. 17.3.3) denken. Im Gegensatz zu **Bindehautentzündungen** ist die Bindehaut bei der Dacryocystitis neonatorum fast immer reizfrei.

Therapie
Bei sehr kleinen Säuglingen kann man zunächst versuchen, durch **Druck auf den Tränensack** (◘ Abb. 5.3) den Weg nach unten »freizusprengen«. Hilft dies nicht, dann ist frühzeitig eine **Sondierung** mit der Bowman-Sonde oder mittels Überdruckspülung durch den Augenarzt angezeigt (◘ Abb. 5.6). Danach bleibt der Weg zeitlebens offen.

Dieser kleine Eingriff lässt sich gut in Tropfanästhesie ohne Narkose ausführen, wenn die Kinder noch jünger als 1 Jahr sind. Wartet man zu lange, sind die Erfolgsaussichten zudem durch entzündliche Verklebungen schlechter. Eine antibiotische Behandlung hilft nicht, weil die Ursache keine Entzündung, sondern eine Abfluss-Störung ist.

Fallbeispiel

Junge Eltern stellen ihren 3 Monate alten Säugling vor, bei dem seit der 3. Lebenswoche an beiden Augen eine schleimig-eitrige Absonderung mit Tränenlaufen besteht. Der Kinderarzt habe bereits Ecolicin®-Augentropfen und Otriven®-Augentropfen verordnet. Hierunter sei zwischendurch eine gewisse Besserung erfolgt, in letzter Zeit sei der Befund aber wieder schlechter geworden. An beiden Augen wölbt sich der innere Lidwinkel etwas vor, ist aber nicht gerötet. Durch Druck auf diese Stelle entleert sich reichlich Schleim aus den Tränenpünktchen.

Es handelt sich um eine angeborene Tränenwegstenose. Die Sondierung zur Öffnung der Schleimhautmembran (Hasner-Membran) kann in diesem Lebensalter noch ohne Allgemeinnarkose in ausgiebiger Tropfanästhesie und Vorspülen mit Lokalanästhetikum erfolgen. Wenn Assistenzpersonal das Kind gut festhält, ist der bei entsprechender Erfahrung des Arztes sekundenschnelle Eingriff weniger traumatisierend als die Einleitung einer Allgemeinnarkose. In späterem Alter ist nicht nur die Heilungschance schlechter, sondern trotz vollständiger Tropfanästhesie wegen stärkerer Abwehr des Kindes eine Vollnarkose erforderlich.

5.3.2 Tränenwegserkrankungen bei Erwachsenen

Bei Erwachsenen sind Verschlüsse im Ductus nasolacrimalis nach Tränensackentzündung die häufigste Ursache der Abflussbehinderung. Entzündungen der Tränenkanälchen sind sehr viel seltener.

Canaliculitis
Definition, Ursache
Entzündungen der Tränenkanälchen entstehen durch Infektionen mit Bakterien, Viren und Pilzen. Besonders häufig ist die Infektion mit **Aktinomyzeten**. Sie sind seltener als Entzündungen des Tränensacks.

Symptome, Befunde
Die Tränenpünktchen sind hochrot entzündet. Typischerweise bilden sich steinharte Konglomerate (**Da-**

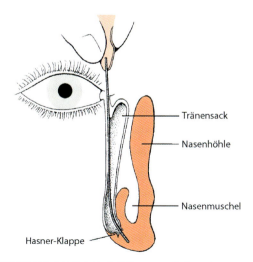

◘ **Abb. 5.6.** Sondierung des Tränenweges bei angeborener Tränenwegstenose mit der Bowman-Sonde

kryolithen), die zu Aussackungen der Tränenkanälchen führen (röntgenologischer Nachweis).

Therapie
Die Konglomerate müssen mit einem scharfen Löffelchen herausgekratzt werden. Danach müssen die Tränenkanälchen bei Actinomyces-Befall über 2 Wochen mit Penicillinlösung gespült werden.

Akute Dakryozystitis
Definition, Ursache
Akute **Entzündung des Tränensackes**. Sie wird häufig durch eine Abfluss-Störung und Besiedelung mit Bakterien, insbesondere **Pneumokokken** hervorgerufen.

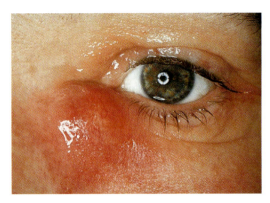

Abb. 5.7. Akute Dakryozystitis

Symptome, Befunde
Hochentzündliche, schmerzhafte Schwellung der Tränensackgegend (Abb. 5.7). Aus dem Tränensack lässt sich Eiter ausdrücken. Es kann zur Abszessbildung kommen. Häufig besteht gleichzeitig ein Begleitödem und eine Mitentzündung des umgebenden Gewebes (**Dakryophlegmone**).

Der Tränenweg bleibt auch nach Abklingen der Entzündung verschlossen.

Therapie
Man behandelt **systemisch mit Antibiotika** und **lokal mit desinfizierenden feuchten Umschlägen**. Bei starker Schwellung muss der Tränensack durch einen Einschnitt eröffnet werden, damit das eitrige Sekret abfließen kann. Man legt für einige Tage eine Lasche ein, da es sonst schnell zu einer Verklebung und zu einem Rezidiv kommt.

Die Dakryophlegmone muss schnell und effizient behandelt werden, da es sonst zu einer lebensbedrohlichen Fortleitung der Entzündung in den Sinus cavernosus kommen kann (Vena angularis).

Nach Abheilung muss frühzeitig eine Operation (**Dakryozystorhinostomie nach Toti**, s. u.) ausgeführt werden, da immer ein Tränensackverschluss bestehen bleibt und ein Rezidiv der Entzündung droht.

Tränensackverschluss mit chronischer Dakryozystitis
Definition, Ursache
Subklinisch verlaufende **Schleimhautentzündung des verschlossenen Tränensacks**. Die chronische Dakryozystitis kommt häufig bei Patienten aus trockenen Klimazonen vor. Früher war eine Tuberkulose die häufigste Ursache. Selten ist eine Wegener-Granulomatose die Ursache eines entzündlichen Tränenwegsverschlusses.

Symptome, Befunde
Einseitiges Tränenträufeln und Entleerung von schleimig-eitrigem Sekret bei Druck auf den vorgewölbten Tränensack.

Therapie
Bei Verschluss des Tränensackes ist eine konservative Therapie durch Spülung mit Antibiotikalösung nutzlos. Der Tränensack muss operativ mit der Nase verbundenwerden. Bei dieser **Dakryozystorhinostomie (Toti-Operation)** wird der Tränensack am inneren Lidwinkel eröffnet und durch ein chirurgisch hergestelltes Knochenfenster in der Fossa lacrimalis an das Innere der Nase angeschlossen (Abb. 5.8). Bei großem Tränensack kann diese Operation auch **endoskopisch** von der Nase her durchgeführt werden (**West-Operation**). Neuerdings werden auch endoskopische Laserverfahren oder ein Mikrobohrer eingesetzt, um Strikturen der Tränenkanälchen und des Tränensacks zu durchtrennen oder Konglomerate zu beseitigen. Mit dieser

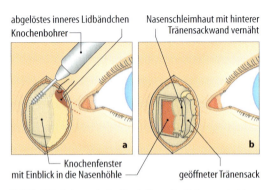

Abb. 5.8. Schematische Darstellung der Dakryozystorhinostomie (Toti-Operation). **a** Bohren des Knochenfensters. **b** Geöffneter Tränensack mit Anschluss an die Nasenhöhle

Methode lässt sich zuweilen der alte anatomische Weg wiederherstellen.

Tumoren des Tränensacks

Primäre Tumoren des Tränensacks sind sehr selten. Wichtig ist zu wissen, dass **Adenokarzinome des Nasenraums** in den Tränensack einwachsen können und dass der Tränenwegsverschluss häufig das erste Symptom ist. Im Verdachtsfall muss während der Tränenwegsoperation eine Schleimhautbiopsie entnommen werden. **Basaliome des inneren Lidwinkels** dringen ebenfalls leicht in den Tränensack ein.

Verletzungen der Tränenkanälchen
Ursachen
Verletzungen der Tränenkanälchen kommen vor bei
- Hundebissen,
- Windschutzscheibenverletzungen oder
- anderen Verletzungsmechanismen in Kombination mit Lidverletzungen.

Symptome, Befunde
Wenn durch eine unzureichend versorgte Verletzung ein Verschluss des Tränenkanälchens resultiert, entsteht Tränenlaufen.

Therapie
Für den Allgemeinchirurgen ist es wichtig zu prüfen, ob das Tränenkanälchen bei einer Lidverletzung durchtrennt ist (**Sondierung**).

Die sachgerechte **Rekonstruktion der Tränenkanälchen** muss von einem Ophthalmochirurgen unter dem Mikroskop vorgenommen werden. Hierbei werden das verletzte Tränenkanälchen mit einem Silikonschlauch **geschient** und die Wundränder unter dem Mikroskop adaptiert (Abb. 5.9). Besonders wichtig ist die Rekonstruktion des unteren Tränenkanälchens, weil es den größeren Anteil der Tränen transportiert. Eine sekundäre Rekonstruktion des Tränenkanälchens ist sehr schwierig und nicht immer erfolgreich.

> Bei Neugeborenen mit angeborener Stenose am Tränensackausgang ist eine antibiotische Behandlung nutzlos. Eine frühzeitige Sondierung beseitigt den Verschluss auf Dauer. Nach akuter und nach chronischer Dakryozystitis des Erwachsenen besteht ein Tränenwegsverschluss, der nur chirurgisch (meist Dakryozystorhinostomie = Toti-Operation) beseitigt werden kann. Verletzungen der Tränenkanälchen müssen unbedingt sachgerecht mikrochirurgisch versorgt werden, da sonst eine lebenslange Epiphora resultiert.

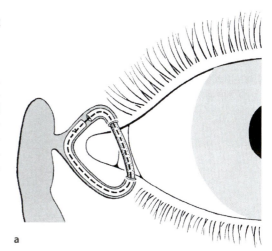
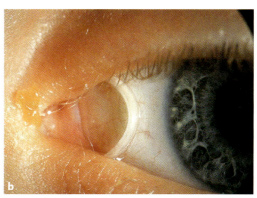

Abb. 5.9. Rekonstruktion des verletzten Tränenkanälchens durch Ringintubation. **a** Schematisch, **b** noch liegendes Röhrchen 6 Wochen nach Verletzung

5.4 Erkrankungen der Tränendrüse

5.4.1 Entzündungen der Tränendrüse

Akute Dakryoadenitis
Definition, Ursache
Es handelt sich um eine stark schmerzhafte Entzündung der Tränendrüse. Eine akute Dakryoadenitis tritt meist einseitig auf und ist **typisch für Viruserkrankungen**, insbesondere **Mumps, Influenza, Mononukleose**. Auch Streptokokken und Staphylokokken kommen als Erreger vor.

Symptome, Befunde
Die Dakryoadenitis ist spontan und auf Druck äußerst schmerzhaft. Es besteht eine Rötung und Schwellung im Bereich der Tränendrüse, die dem Lid die typische **Paragraphenform** verleiht (Abb. 5.10). Lässt man den

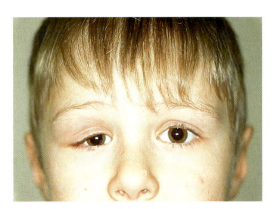

Abb. 5.10. Akute Dakryoadenitis mit typischer Paragraphenform des Oberlides

Patienten nach unten-innen blicken und zieht das Oberlid hoch, erkennt man die Schwellung der palpebralen Tränendrüse. Eine Abszedierung kann vorkommen.

Differenzialdiagnose
Hordeolum des Oberlids. Raumforderungen der Orbita (▶ Kap. 18).

Therapie
Feuchte, warme Umschläge, Antiphlogistika, evtl. Schmerzmittel, Behandlung der Grundkrankheit; wenn bakteriell, systemische Antibiotika.

Chronische Dakryoadenitis
Definition, Ursache
Schmerzlose Schwellung mit geringen Entzündungszeichen wie bei Tumor. Als Erreger können Bakterien und Pilze vorkommen. Außerdem müssen granulomatöse Erkrankungen (z. B. Sarkoidose, Tuberkulose, Leukämie und Lymphome) in Erwägung gezogen werden.

Symptome, Befunde
Die chronische Dakryoadenitis entwickelt sich langsam und schmerzlos und täuscht einen Tumor vor (Verlagerung des Augapfels nach nasal unten). Sie kann beidseitig oder einseitig vorkommen.

Differenzialdiagnose
– Tränendrüsen-**Mischtumor**, **Lymphom** (s. u., ▶ Kap. 18, Orbitatumoren),
– **Mikulicz-Syndrom:** schmerzlose Schwellung beider Tränendrüsen und Speicheldrüsen,
– **Heerfordt-Syndrom**: chronische Dakryoadenitis mit beidseitiger Uveitis und Parotitis. Als Ursache wird häufig eine Sarkoidose gefunden.

Therapie
Bei viraler Genese ist die Therapie nur symptomatisch mit nichtsteroidalen Antiphlogistika möglich. Ansonsten Behandlung der Grundkrankheit (z. B. Sarkoidose: Steroide).

5.4.2 Tumoren der Tränendrüse

Pleomorphes Adenom der Tränendrüse
Definition, Ursache
Das pleomorphe Adenom ist ein Mischtumor und der häufigste Tumor der Tränendrüse.

Symptome, Befunde
Typischerweise entsteht eine langsam progrediente, schmerzlose **Protrusio bulbi mit Verlagerung des Bulbus nach nasal unten**. Motilitätsstörungen mit Doppelbildern treten erst spät hinzu. Die Diagnose und die Ausdehnung wird durch Echographie, Computertomographie und Kernspintomographie gesichert. Röntgenologisch ist eine durch das langsame Wachstum hervorgerufene Knochennische typisch.

Therapie
Das pleomorphe Adenom sollte nicht biopsiert, sondern nach Möglichkeit immer im Gesunden entfernt werden, weil Rezidive meist maligne entarten. Der operative Zugang zu den meist harten Tumoren muss von temporal nach vorübergehender Resektion des Jochbogens erfolgen (**Krönlein-Operation**).

Bösartige Tumoren der Tränendrüse
Sie sind selten. Es kommen **adenozystische Karzinome**, meist als entartete Mischtumore, sowie **Mukoepidermoide** vor.

Differenzialdiagnose
Etwa 50 % der Tränendrüsentumoren sind entzündliche lymphatische Proliferationen oder Lymphome unterschiedlichen Malignitätsgrades.

> ❗ Die akute, schmerzhafte Dakryoadenitis tritt meist bei Viruserkrankungen auf, die auch die Parotis befallen (Mumps). Bei schmerzloser Verlagerung des Bulbus nach nasal unten besteht der Verdacht auf eine chronische Dakryoadenitis oder Tumoren der Tränendrüse (häufig pleomorphes Adenom).

5.5 Das trockene Auge (Keratoconjunctivitis sicca)

Definition, Ursache

Benetzungsstörung von Bindehaut und Hornhaut infolge ungenügender Sekretion der wässrigen Phase (Schirmer-Test unter 5 mm), vermindertem Muzinanteil (Aufreißzeit verkürzt, Schirmer-Test normal) oder Sekretionsstörung der Meibom-Drüsen. Das »trockene Auge« ist mit zunehmendem Lebensalter häufiger (Involution der Tränendrüse) und bei Frauen häufiger als bei Männern.

Weitere Ursachen:
- **Sjögren-Syndrom:** Chronische Polyarthritis mit Verminderung der Sekretion von Speicheldrüsen, Nasen- und Mundtrockenheit; Verminderung der Sekretion der Schleimdrüsen in Mund und Magen. Bei Sjögren-Syndrom kann die Befeuchtung so stark gestört sein, dass es zum trophischen Hornhautulkus und zur Hornhautperforation kommt. Eine Keratoplastik hat nur dann Aussicht auf Erfolg, wenn die Befeuchtung der Oberfläche durch alle verfügbaren Maßnahmen gebessert wird (Tränenersatzmittel, Tränenpünktchenverschluss, ggf. vorübergehender Lidverschluss).
- **Medikamente:** Betablocker, lokale Adrenalinpräparate, lokale Kortisonpräparate, Ovulationshemmer, östrogenhaltige Präparate. Eine Schädigung durch das Konservierungsmittel Benzalkoniumchlorid, das in vielen Augentropfen enthalten ist, wird vermutet.
- **Fazialisparese:** Benetzungsstörung durch Lagophthalmus
- **Keratitis neuroparalytica:** Benetzungsstörung bei Trigeminusläsion
- **Vitamin-A-Mangel** (**Xerophthalmie** und **Xerosis conjunctivae** nur bei Mangelernährung, ▶ Kap. 25), vorwiegend in Entwicklungsländern.

Symptome, Befunde

Subjektiv sind Trockenheitsgefühl, Fremdkörpergefühl und Brennen sehr lästig. Es entstehen punktförmige Trübungen des Hornhautepithels (**Keratitis superficialis punctata**, gut nachweisbar mit Bengal-Rosa) oder Epithelfäden (**Keratitis filiformis**).

Therapie

Man gibt mehrmals täglich (bis zu stündlich) **künstliche Tränen**, um die Flüssigkeit zu ersetzen und gleichzeitig die Benetzung der Hornhautoberfläche zu verbessern. Es stehen zahlreiche Präparate mit unterschiedlichen Grundstoffen zur Verfügung (z. B. **Methylzellulose**, **Hyaluronsäure**) und unterschiedlicher Viskosität (z. B. **Gele**), ▶ Kap. 26. Entscheidend ist, für eine ausreichende Luftbefeuchtung in klimatisierten oder stark beheizten Räumen zu sorgen.

Wenn eine **allergische Disposition** besteht, sind Präparate zu empfehlen, die keine Konservierungsstoffe enthalten. In extrem kritischen Situationen, insbesondere wenn die Muzinphase des Tränenfilms gestört ist (Verlust der Becherzellen der Bindehaut), kann vorübergehend Hyaluronsäure als 1 %ige Lösung (z. B. Healon®) oder als verdünntes Tränenersatzmittel (▶ Kap. 26) gegeben werden. Bei Heilungsstörungen der Augenoberfläche sind aus autologem Serum hergestellte Augentropfen sehr wirksam. Aus Rhizinus-Öl hergestellte Augentropfen bessern die Beschwerden und den Oberflächenbefund oft erstaunlich gut. Meist ist es bei schwierigen Fällen auch hilfreich, die Tränenpünktchen mit dem Elektrokauter zu veröden oder mit einem Silikonstöpsel (»Punctum plug«) zu verschließen, um die Restmenge der Tränen für die Befeuchtung auszunutzen.

> ❗ Kortisontropfen und Vasokonstriktiva sind verboten. Sie vermindern zwar die Beschwerden, verstärken aber die Trockenheit. *Kortison* hat gefährliche Nebenwirkungen (Linsentrübung, Glaukom). Vasokonstriktiva rufen eine reaktive Hyperämie hervor.

> ❗ Das trockene Auge (Keratoconjunctivitis sicca) ist mit zunehmendem Alter ein sehr häufiges Beschwerdebild. Es ist außerdem häufig mit Erkrankungen des rheumatischen Formenkreises assoziiert. Als Therapie werden Tränenersatzmittel gegeben. Kortisonhaltige oder vasokonstriktive Augentropfen sind verboten.

In Kürze

Anatomische und physiologische Grundlagen

- Für die Befeuchtung der Oberfläche des Augapfels und für die Transparenz der Hornhaut ist eine kontinuierliche Tränenproduktion von größter Wichtigkeit.
- Meibom-Drüsen und Becherzellen liefern die Fett- und Schleimstoffe des Tränenfilms.
- Die Tränenproduktion wird durch den Schirmer-Test, die Benetzungsfähigkeit durch die Aufreißzeit des Tränenfilms gemessen.
- Epiphora (Tränenträufeln) kommt bei Tränenwegsverschlüssen und Fehlstellungen der Tränenpünktchen vor.

Erkrankungen der Tränenorgane

- Das trockene Auge (Keratoconjunctivitis sicca) ist mit zunehmendem Alter eine sehr häufige Störung. Es ist oft mit Erkrankungen des rheumatischen Formenkreises assoziiert. Die Behandlung erfolgt mit Tränenersatzmitteln.
- Die Tränenwegstenose des Neugeborenen ist durch eine Schleimhautmembran des Tränensackausgangs bedingt und kann durch Überdruckspülung oder Sondieren dauerhaft beseitigt werden.
- Von den Entzündungen der ableitenden Tränenwege ist die akute und chronische Entzündung des Tränensackes (Dakryozystitis) häufig, eine Entzündung der Tränenkanälchen (Canaliculitis) dagegen selten. Ein Verschluss des Tränensackes nach Dakryozystitis erfordert eine Dakryozystorhinostomie (Toti-Operation), bei der ein neuer Abflussweg in die Nasenhöhle geschaffen wird.
- Tumoren des Tränensacks sind meist eingewachsene Adenokarzinome aus dem Nasenraum.
- Eine akute Entzündung der Tränendrüse (Dakryoadenitis) kommt bei Mumps und anderen Viruserkrankungen vor. Chronische Entzündungen sind den Tumoren (häufig Mischtumore, Lymphome) der Tränendrüse sehr ähnlich.

Bindehaut

6.1	Anatomische und funktionelle Grundlagen	– 82

6.2 Untersuchung – 82
6.2.1 Inspektion – 82
6.2.2 Ektropionieren – 82
6.2.3 Abstrich der Bindehaut – 83
6.2.4 Tränenwegsspülung – 84

6.3 Verletzungen der Bindehaut – 84
6.3.1 Fremdkörperverletzungen – 84
6.3.2 Risswunden – 84
6.3.3 Verätzungen – 84

6.4 Entzündung der Bindehaut (Konjunktivitis) – 85
6.4.1 Leitsymptome – 85
6.4.2 Weitere Symptome und Befunde – 85
6.4.3 Nicht-infektiöse Konjunktivitis – 86
6.4.4 Infektiöse Konjunktivitis – 88

6.5 Degenerationen und Altersveränderungen der Bindehaut – 95
6.5.1 Lidspaltenfleck (Pinguecula) – 95
6.5.2 Pterygium (Flügelfell) – 95
6.5.3 Narbenpterygium – 96
6.5.4 Xerosis conjunctivae – 96
6.5.5 Kalkinfarkte – 96
6.5.6 Hyposphagma – 96

6.6 Tumoren der Bindehaut – 96
6.6.1 Gutartige Tumoren – 96
6.6.2 Bösartige Tumoren – 98

6.7 Bindehautablagerungen und -verfärbungen – 100
6.7.1 Bindehautablagerungen – 100
6.7.2 Ikterus – 100

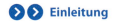 **Einleitung**

Die Bindehaut ermöglicht das nahezu reibungsfreie Gleiten des Augapfels bei Blickwendungen und wirkt als Lymphknoten des Auges. Sie wird durch Umklappen der Lider (**Ektropionieren**) untersucht. Dieses sollte jeder Mediziner beherrschen, um bei Fremdkörpern auf der Bindehaut oder Verätzung Erste Hilfe leisten zu können.

Bindehautverletzungen können ein Hinweis auf eine perforierende Bulbusverletzung sein. Eine **Bindehautentzündung (Konjunktivitis)** kann allergisch oder durch eine Autoimmunerkrankung (nicht-infektiös) oder durch Bakterien, Viren, Pilze oder Parasiten bedingt sein (infektiös). Bei Neugeborenen wird sie häufig durch Chlamydien oder Herpes-simplex-Viren hervorgerufen. Eine Neugeborenenkonjunktivitis durch Gonokokken ist selten, aber äußerst gefährlich, da sie zu Erblindung führen kann. Der für den Erwachsenen gefährlichste Konjunktivitis-Erreger ist Pseudomonas aeruginosa.

Wichtige **degenerative Bindehautveränderungen** sind die der Lidspaltenfleck (Pinguecula), da er sehr häufig ist, und das Flügelfell (Pterygium), bei dem die Bindehaut auf die Hornhaut vorwächst und das bei starker Ausprägung entfernt werden muss.

Unter den **Bindehauttumoren** ist das (seltene) maligne Melanom am gefährlichsten.

6.1 Anatomische und funktionelle Grundlagen

Die Bindehaut ist eine durchsichtige Schleimhautschicht, die aus einem mehrschichtigen Zylinderepithel und Bindegewebe besteht.

In das Zylinderepithel sind zahlreiche **Becherzellen** eingestreut, deren Schleim die Haftung des Tränenfilms auf der Hornhautoberfläche bewirkt. Daneben gibt es akzessorische Tränendrüsen (**Krause-Drüsen**), die die Bindehautoberfläche befeuchten. Die feuchte, glatte Bindehautoberfläche und der Tränenfilm ermöglichen das nahezu reibungsfreie Gleiten des Augapfels bei Blickwendungen.

Im subepithelialen Bindegewebe entstehen in den ersten Lebensjahren Lymphozytenansammlungen, die Bindehaut wirkt also auch als **Lymphknoten des Auges**. Zellen der Bindehaut geben bakterizide Substanzen, Immunglobuline, Interferone und Prostaglandine auf die Bindehautoberfläche ab. Das Zusammenwirken von Lidern, Tränen und Bindehaut stellt eine einzigartige Verteidigung gegen äußere Einwirkungen dar.

Nach oben und unten bildet die Bindehaut eine sackartige Ausstülpung (**Fornix conjunctivae**, ◘ Abb. 4.1) und geht dort in die fest mit dem Tarsus verwachsene Bindehaut der Lidinnenseite über (**Conjunctiva tarsi**). Daher spricht man auch vom Bindehautsack. Während der Fetalentwicklung ist der Bindehautsack eine abgeschlossene Höhle, die sich durch das Zusammenwachsen von zwei Ektodermwülsten, den späteren Lidern, bildet. Erst in den letzten Schwangerschaftswochen öffnet sich die Lidspalte.

Der Sulcus subtarsalis, der auf der Rückfläche des oberen Tarsus knapp hinter der Lidkante liegt, ist eine häufige Lokalisation von Fremdkörpern (s. u.).

Am Limbus corneae ist die Bindehaut fest mit dem Bulbus verwachsen. Dort befindet sich auch die Grenze zwischen Bindehautepithel und Hornhautepithel.

Nasal im Lidspaltenbereich liegt eine halbmondförmige Falte (**Plica semilunaris**), die der Nickhaut mancher Tiere entspricht. Die sich im nasalen Lidwinkel anschließende **Karunkel** ähnelt der Haut, sie enthält Talgdrüsen und Haare.

6.2 Untersuchung

6.2.1 Inspektion

Die intakte Bindehaut ist transparent und glänzend. An dem sich auf der Bindehautoberfläche spiegelnden Reflex einer Lichtquelle kann man erkennen, ob eine Läsion vorliegt. Eine Blutung (**Hyposphagma**) kann harmlos, aber auch Zeichen eines zu hohen Blutdrucks oder einer perforierenden Verletzung sein.

6.2.2 Ektropionieren

Auch der Nicht-Augenarzt muss das Umklappen der Lider beherrschen, um Fremdkörper entfernen und bei einer Kalkverätzung im Rahmen der Ersten Hilfe den Bindehautsack reinigen zu können. Fremdkörper können sich besonders leicht unter dem Oberlid festsetzen, häufig im Sulcus subtarsalis nahe der Lidkante.

Ektropionieren des Unterlides

Die Innenfläche des Unterlides kann man leicht sichtbar machen: Man lässt den Patienten nach oben blicken, setzt einen Tupfer möglichst nahe an die Lidkante und zieht das Unterlid nach unten (◘ Abb. 6.1).

Ektropionieren des Oberlides

Das **einfache Umklappen** des Oberlides erfordert einige Übung: Der Patient muss nach unten blicken,

6.2 · Untersuchung

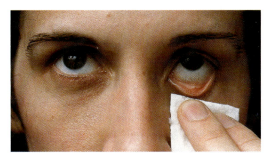

◘ **Abb. 6.1.** Ektropionieren des Unterlides

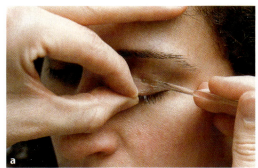

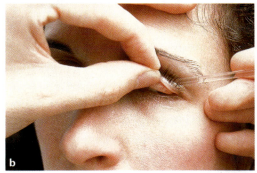

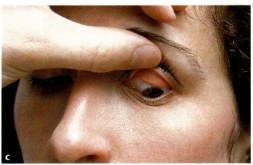

◘ **Abb. 6.2.** Ektropionieren des Oberlides. Der Patient blickt nach unten. **a** Mit der einen (linken) Hand fasst man die Wimpern und zieht das Oberlid nach unten. **b** Mit einem Glasstab oder mit der Fingerkuppe der anderen (rechten) Hand wird der Tarsus an seinem Oberrand umgeklappt. **c** Man hält das umgeklappte Oberlid mit der (linken) Hand an der Wimpernreihe

damit der Levatormuskel entspannt ist. Er darf nicht das andere Auge zukneifen, damit auch der Orbikularismuskel entspannt ist. Mit der einen (linken) Hand fasst man die Wimpern und zieht die Oberlidkante nach unten und etwas nach vorne (◘ Abb. 6.2 a). Gleichzeitig drückt man mit der anderen (rechten) Hand mittels eines Glasstabs oder mit der Fingerkuppe den Oberrand des Tarsus nach hinten und unten, so dass der Tarsus umklappt (◘ Abb. 6.2 b). Dann hält man das umgeklappte Oberlid mit der (linken) Hand an der Wimpernreihe fest (◘ Abb. 6.2 c) und kann mit der (rechten) Hand z. B. einen Fremdkörper abwischen. Der Patient hat am wenigsten Beschwerden und das Lid bleibt in seiner Position, wenn er während der Untersuchung dauernd nach unten blickt.

Die **obere Umschlagfalte** kann man nur sichtbar machen, wenn man das Oberlid mittels eines **Desmarres-Lidhakens** doppelt umwendet (**doppeltes Ektropionieren**, ◘ Abb. 6.3). Dies ist Sache des Facharztes. Fremdkörper gelangen zwar selten in die obere Umschlagfalte (zuweilen schlecht angepasste weiche Kontaktlinsen), nach Kalkverätzungen muss aber stets der gesamte Bindehautsack sichtbar gemacht und auch die obere Umschlagfalte sorgfältig gereinigt werden. Das doppelte Ektropionieren kann sehr schwierig sein, wenn infolge der Verätzung ein Lidkrampf besteht. Man muss dann zunächst durch Tropfanästhesie die Schmerzen beseitigen.

❗ Das Ektropionieren des Oberlides muss jeder Mediziner beherrschen, um bei Verätzungen der Bindehaut und bei Fremdkörpern auf der Bindehaut rasch Hilfe leisten zu können.

6.2.3 Abstrich der Bindehaut

Erregerabstrich

Mit einem sterilen Watteträger wird am ektropionierten Unterlid eine Probe genommen und je nach Verdachtsdiagnose auf Bakterien, Chlamydien, Pilze, Viren oder Akanthamöben untersucht. Bei der bakteriologischen Untersuchung sollte immer ein Antibiogramm angefertigt werden. Chlamydien werden mit dem Immunfluoreszenztest nachgewiesen. Pilze lassen sich meist im Direktausstrich auf einem Objektträger färben und erkennen. Der Virusnachweis ist heute mit der Polymerase-Kettenreaktion (PCR) sehr spezifisch möglich (Herpes-simplex- und Varizella-Zoster-Viren, Adenoviren).

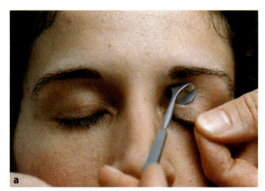

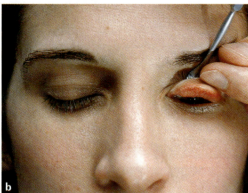

Abb. 6.3. Doppeltes Ektropionieren des Oberlides. **a** Das Lid wird zunächst durch einfaches Ektropionieren auf den Desmarres-Lidhaken aufgeladen. **b** Wenn der Lidhaken nach oben umgeschlagen wird, lässt sich die obere Umschlagfalte betrachten. Der Untersuchte muss dauernd stark nach unten blicken, um die Lidmuskulatur (M. levator palpebrae sup., M. orbicularis oculi) zu entspannen, da sonst das doppelte Ektropionieren sehr schmerzhaft ist. Meist ist eine Tropfanästhesie erforderlich

Zellausstrich

Mit der Metallöse schabt man Epithelzellen ab und streicht sie auf einem Objektträger aus, der dann nach Giemsa und Gram gefärbt wird. So kann man vorhandene Bakterien klassifizieren und aus dem Zellbild wichtige Hinweise auf die Ätiologie der Entzündung erhalten: Dominieren **Lymphozyten**, so ist dies ein Hinweis auf eine **Virusinfektion**, herrschen **Granulozyten** vor, kann man von einer **bakteriellen Entzündung** ausgehen. Ein **Mischbild** aus Lymphozyten und Granulozyten kommt bei **Chlamydieninfektionen** vor. Hierbei finden sich bei Säuglingen und Kleinkindern fast immer, bei Erwachsenen seltener auch »**Einschlusskörperchen**« in befallenen Epithelzellen. **Eosinophile Granulozyten** sind ein starker Hinweis auf eine **allergische Entzündung**. Auch Pilzhyphen sind im Zellausstrich zu erkennen.

6.2.4 Tränenwegsspülung

Eine Konjunktivitis kann durch eine subklinische Dakryozystitis oder allein durch einen Tränenwegsverschluss (▶ Kap. 5.3) unterhalten werden. Deshalb ist bei schwerer bakterieller Konjunktivitis mit Hornhautbeteiligung aus diagnostischen Gründen zum Ausschluss einer Tränenwegstenose eine Spülung der Tränenwege (▶ Kap. 5.2.2) obligatorisch.

6.3 Verletzungen der Bindehaut

6.3.1 Fremdkörperverletzungen

Kleine Fremdkörper setzen sich meist im Sulcus subtarsalis fest. Sie verursachen heftige Beschwerden: Fremdkörpergefühl bei jedem Lidschlag, Tränen und Blepharospasmus. Auf der Hornhautoberfläche sieht man mit der Spaltlampe die beim Lidschlag durch den Fremdkörper verursachten Kratzer.

Man muss bei Verletzungen durch kleine Fremdkörper immer daran denken, dass auch eine **perforierende Verletzung** des Augapfels vorliegen könnte. Ein solcher Verdacht liegt insbesondere dann nahe, wenn die Verletzung beim Arbeiten mit **Hammer und Meißel** zustande kam.

> Bei jeder kleinen Bindehautverletzung mit Verdacht auf perforierende Verletzung muss die Pupille erweitert und der Augenhintergrund nach einem Fremdkörper abgesucht werden. Außerdem Röntgenaufnahme oder CT (metallische Fremdkörper) und ggf. Ultraschalluntersuchung!

6.3.2 Risswunden

Kleine Risswunden der Bindehaut müssen nicht immer genäht werden. Größere Risswunden dagegen muss man nähen, um eine Infektion des freiliegenden epibulbären Bindegewebes (**Tenon-Kapsel**) zu verhindern. In der Regel verabreicht man eine desinfizierende Salbe und legt für 1–2 Tage einen Verband an. Auch bei kleineren Verletzungen der Bindehaut muss man den **Tetanusschutz überprüfen** und ggf. auffrischen!

6.3.3 Verätzungen

Verätzungen entstehen besonders häufig durch Kalk, Abflussreiniger u. a. Laugen und Säuren (Autobatterie).

6.4 · Entzündung der Bindehaut (Konjunktivitis)

Basische Stoffe sind gefährlicher als saure, da sie im Gegensatz zu den meisten Säuren in die Tiefe des Auges vordringen können. Da insbesondere die Hornhaut gefährdet ist, sind die Verätzungen in Kap. 7 besprochen. Das Schicksal des Auges hängt wesentlich von der Ersten Hilfe ab, die meist durch den Nicht-Augenarzt geleistet werden muss.

6.4 Entzündung der Bindehaut (Konjunktivitis)

6.4.1 Leitsymptome

Das »rote Auge«

Das typische Zeichen einer Konjunktivitis ist das »rote Auge«. Es kommt durch vermehrte Füllung der Bindehautgefäße zustande (**konjunktivale Injektion**, ◘ Abb. 6.4a).

Wichtig ist, eine konjunktivale von einer **ziliaren Injektion** unterscheiden zu lernen: Bei der konjunktivalen Injektion lassen sich die hellroten Bindehautgefäße leicht auf der Skleraoberfläche verschieben. An der ziliaren Injektion sind die skleralen Gefäße beteiligt, weshalb sich die entzündeten Gefäße nicht verschieben lassen. Die ziliare Injektion zeigt sich am deutlichsten in Limbusnähe (◘ Abb. 6.4b). Die Färbung der Gefäße ist bläulich rot und verwaschener als bei konjunktivaler Injektion. Die ziliare Injektion ist Zeichen einer Entzündung von Regenbogenhaut (**Iritis**) oder/und Ziliarkörper (**Zyklitis**) (► Kap. 11).

Konjunktivale und ziliare Injektion können auch gemeinsam auftreten (**gemischte Injektion**, ◘ Abb. 6.4c). Eine gemischte Injektion kommt außer bei Konjunktivitis auch bei akutem Winkelblock und Sekundärglaukom sowie bei Iridozyklitis vor (► Kap. 17).

Die Kombination und der Ausprägungsgrad dieser Befunde geben meist wesentliche Hinweise auf die Ätiologie der Konjunktivitis.

Sekretion

Bei bakterieller Konjunktivitis tritt häufig eine Sekretion auf. Das Exsudat kann **wässrig, schleimig oder eitrig** sein.

Chemosis

Als Chemosis bezeichnet man die Schwellung der Bindehaut. Sie kann sehr unterschiedlich ausgeprägt sein und so monströse Ausmaße annehmen, dass die Lider nicht mehr geschlossen werden können und die Bindehaut aus der Lidspalte hervorquillt. Sie kommt insbesondere bei allergischer Genese vor.

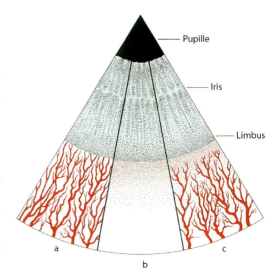

◘ **Abb. 6.4.** Schema der konjunktivalen und ziliaren Injektion. **a** Konjunktivale Injektion, **b** ziliare Injektion, **c** gemischte (konjunktivale und ziliare) Injektion

Follikel

Follikel sind Lymphozytenansammlungen in der Bindehaut. Sie sind besonders gut an der tarsalen Bindehaut zu sehen (Unterlid ektropionieren!). Follikel sind durch ein **glasiges Zentrum auf der Kuppe der Vorwölbung** gekennzeichnet (◘ Abb. 6.8). Follikel kommen typischerweise **bei Virus- und Chlamydienkonjunktivitis** vor, können aber auch reaktiv bei chronischem Gebrauch von (z. B. Pilocarpin-)Augentropfen entstehen.

Papillen

Papillen sind polygonale, abgeplattete Vorwölbungen der Bindehaut – bei starker Ausprägung »**Pflastersteine**« genannt (◘ Abb. 6.5) –, die **im Zentrum ein feines Gefäßbäumchen** aufweisen. Sie sind **typisch für allergische Konjunktivitis**. Typische Beispiele sind die Conjunctivitis vernalis und die reaktiven Veränderungen bei Kontaktlinsenträgern (s. u.).

> ⚠ Eine Einordnung der Bindehautentzündungen ist durch das Vorliegen von Follikeln (Viren, Chlamydien) bzw. Papillen (allergische Genese) möglich.

6.4.2 Weitere Symptome und Befunde

Lichtscheu und **Tränenträufeln** sind in sehr wechselndem Ausmaß vorhanden. Wenn das Hornhautepithel beteiligt ist (**Keratokonjunktivitis**), findet man regelmäßig einen **krampfhaften Lidschluss** und eine **vermehrte Blendung**. Die subjektive Belästigung durch eine Bindehautentzündung hängt nicht nur von der sichtbaren Stärke der Entzündung, sondern auch von der individuellen Disposition und der psychischen Ausgangslage ab. Man hüte sich davor, vorschnell eine Psychopathie zu vermuten, wenn ein Patient bei geringem objektivem Befund erhebliche Beschwerden äußert.

Wichtig ist zu beachten, ob die Konjunktivitis **einseitig oder beidseitig** besteht (bzw. begonnen hat). Einseitige Formen (Herpes-simplex-Konjunktivitis, Keratoconjunctivitis epidemica, schwere bakterielle Konjunktivitis) sind häufig gefährlicher als beidseitige.

6.4.3 Nicht-infektiöse Konjunktivitis

Unspezifische Konjunktivitis (Conjunctivitis simplex)
Ursachen
- **Tränenmangel**. Dies ist die häufigste Ursache der **Conjunctivitis sicca** (▶ Kap. 5.5).
- **äußere Reize**, z. B. Rauch (Wirtshausbesuch), Staub, Hitze, Kälte, Wind (Autofenster), ultraviolettes Licht (Schweißen, Höhensonne, Gebirge),
- **Stellungsanomalien** der Lider oder Wimpern verursachen durch mechanische Reizung der Bindehaut ebenfalls eine unspezifische Konjunktivitis.
- **unkorrigierte Refraktionsfehler** und **Störungen des binokularen Sehens**, insbesondere unkorrigierte Hyperopie (▶ Kap. 19), Heterophorie (▶ Kap. 21) sowie falsche Zylinderachse, falsch zentrierte Brillengläser oder schlechte Zentrierung des Nahteils von Gleitsichtgläsern (▶ Kap. 19),
- **Überanstrengung**, z. B. Schlafmangel oder übermäßig lange Naharbeit,
- lange Zeit getragene, verunreinigte oder beschädigte **Kontaktlinsen**.

Symptome
Im Vordergrund stehen **Fremdkörpergefühl** und plötzlich einschießendes **Tränen**.

Therapie
Die Vielzahl der im Handel befindlichen (lokalen) Mittel gegen die unspezifische Konjunktivitis zeigt die Schwierigkeit der Behandlung an.
- **Tränenersatzmittel** können insbesondere die **wässrige Phase des Tränenfilms** ersetzen. Diese Therapie ist jedoch besonders dann oft nicht ausreichend, wenn die **Haftung des Tränenfilms auf der Hornhaut und Bindehaut gestört** ist (verkürzte Aufreißzeit des Tränenfilms). Dies ist bei Verlust der Becherzellen der Bindehaut der Fall (z. B. nach Verätzungen, Viruskonjunktivitis, Stevens-Johnson- und Lyell-Syndrom). Hier können Hyaluronsäure-haltige oder Lipid-haltige Augentropfen getropft werden.
- **Adstringierende und vasokonstriktive Präparate** (Naphazolin, Tetryzolin, Phenylephrin, Adrenalin) sind **nur vorübergehend** bei jüngeren Patienten erlaubt, denn bei lang dauernder Anwendung kommt es nach anfänglicher Gefäßverengung rasch zu einer reaktiven Hyperämie (**rotes Auge**), so dass immer öfter getropft werden muss.
- Neuerdings werden Ciclosporin-haltige Augentropfen bei schweren Sicca-Symptomen mit Erfolg eingesetzt (Restasis®).

Kortisonhaltige Augentropfen sind bei der unspezifischen Konjunktivitis **kontraindiziert**. Sie verstärken die Trockenheit des Auges, machen seine Oberfläche anfällig für eine bakterielle Infektion (**Hornhautulkus**) und können ein **Glaukom** und eine **Katarakt** verursachen.

Allergische Konjunktivitis
Die Bindehaut kann auf allergische Reize schnell mit einer ausgeprägten Chemosis reagieren. Durch das Ödem erscheint die Bindehaut glasig. Diese allergische Reaktion wird häufig durch **Medikamente** (lokale oder systemische Anwendung), **Kosmetika**, bei allergischer Disposition nicht selten auch durch **Tierhaare** (z. B. Katzenhaare) ausgelöst.

Heuschnupfenkonjunktivitis
Ursache
Ursache der Heuschnupfenkonjunktivitis ist eine **Allergie gegen Pollen** und andere pflanzliche Allergene. Sie tritt zur Zeit der Blüte von Gräsern und anderen Pflanzen auf und ist typischerweise mit einer **Rhinitis kombiniert**.

Symptome, Befunde
Die Patienten sind durch heftiges **Tränen und Niesen**, **Chemosis** und **Fremdkörpergefühl** beeinträchtigt.

Therapie
Wenn möglich, sollten die Patienten **desensibilisiert** werden. Mit adstringierenden Augentropfen (Tetryzolin, Naphazolin), notfalls auch oberflächlich wirksamen Kortikosteroidtropfen (Fluorometholon) kann man

dem Patienten kurzfristig Erleichterung verschaffen. Langfristig gibt man **cromoglicinsäurehaltige Augentropfen, Lodoxamid oder Olopatadin** (am besten ohne Konservierungsmittel). Sie verhindern die Mastzelldegranulation.

Conjunctivitis vernalis (Frühjahrskatarrh)

Definition, Ursache
Die Conjunctivitis vernalis ist eine beidseitige Konjunktivitis, die vorwiegend **bei Knaben** und **männlichen Jugendlichen** isoliert auftritt oder zusammen mit einer generalisierten Atopie (z. B. Asthma) vorkommt und typischerweise im Frühjahr exazerbiert. Es handelt sich um eine allergische Erkrankung, bei der eine IgE-vermittelte Immunreaktion eine Rolle spielt.

Symptome, Befunde
Nach dem klinischen Bild unterscheidet man folgende Formen:
- **Tarsale und konjunktivale Form**: Beim Ektropionieren findet man auf der tarsalen Bindehaut des Oberlides pflastersteinähnliche Wucherungen (Papillen, ▶ oben) (◘ Abb. 6.5a). Das Lid ist dadurch verdickt und hängt etwas herab (Pseudoptosis).
- **Limbäre Form**: Hierbei steht die Schwellung der bulbären Bindehaut im Vordergrund. Am Limbus findet man kranzförmig angeordnete Knötchen mit Auflagerungen von Eosinophilen (Trantas-Flecken). Außerdem entsteht manchmal eine dem Arcus lipoides (Greisenbogen) ähnliche Trübung am oberen Limbus.
- **Hornhautbeteiligung:** Große Hornhauterosionen, auf denen Schleim fest haftet (◘ Abb. 6.5b), werden als »**Vernalis-Plaques**« bezeichnet. Hierdurch können Hornhautnarben entstehen.

Im Bindehautabstrich findet man reichlich eosinophile Granulozyten.

Therapie
Bei allen drei Formen werden kurzfristig **Kortikosteroid-Augentropfen** verabreicht. Die Schleimbildung kann mit **Acetylcystein-Gel** vermindert werden. Gleichzeitig verabreicht man **Cromoglicinsäure-Augentropfen, Lodoxamid** (Alomide®) oder **Olopatadin** (Opatanol®). Die Tropfen müssen auch im Intervall als Prophylaxe angewendet werden. Dadurch treten Rezidive seltener auf, und man braucht weniger Kortikosteroid-Augentropfen.

Riesenpapillenkonjunktivitis. Eine allergische Reaktion der Bindehaut mit pflastersteinartigen Riesen-

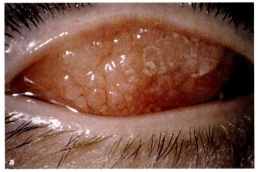
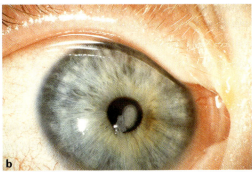

◘ **Abb. 6.5.** Conjunctivitis vernalis. **a** Pflastersteinartige Wucherungen unter dem Oberlid. **b** Vernalis-Plaque der Hornhaut

papillen tritt zuweilen bei **Trägern weicher Kontaktlinsen** auf.

Atopische Konjunktivitis und (Kerato-)Conjunctivitis eccematosa und phlyctaenulosa

Definition, Ursache
Diese Konjunktivitis entsteht bei atopischen Kindern wahrscheinlich auf dem Boden einer **Allergie gegen Bakterientoxine** und wird durch schlechte Ernährung und mangelhafte Sauberkeit gefördert.

Symptome, Befunde
Die Bindehaut entwickelt Knötchen (Phlyktänen), die auf die Hornhaut überwachsen und dort Narben hinterlassen. Während der akuten Phase sind die Patienten stark geblendet und leiden unter Tränenfluss.

Bei einer Conjunctivitis phlyctaenulosa muss man immer eine Tuberkulose ausschließen: Eine Form der Erkrankung, die (**Kerato-)Conjunctivitis scrophulosa**, ist durch eine allergische Reaktion auf Bakterientoxine bedingt. Sie trat in den ersten Jahrzehnten des 20. Jahrhunderts häufig bei Kindern auf. Heute sieht man zuweilen noch ältere Patienten mit Narbenzuständen der Hornhaut nach einer solchen Konjunktivitis (► Kap. 7).

Therapie
Im akuten Stadium verabreicht man lokal Antibiotika und Kortikosteroide, im Narbenstadium ist eine Keratoplastik (► Kap. 7) möglich, wenn keinerlei Entzündungszeichen mehr bestehen.

Obere limbäre Keratokonjunktivitis

Definition, Ursachen, Symptome und Befunde
Chronische, vorwiegend bei Frauen mit Schilddrüsenerkrankungen auftretende Entzündung des oberen Limbus mit Chemosis. Es besteht ein ausgeprägtes Fremdkörpergefühl.

Therapie
Behandlung der Schilddrüsenerkrankung, oberflächenpflegende Lokaltherapie (untertags Tränenersatzmitteln und nachts Salben), in schweren Fällen Kauterisation oder Exzision der Bindehaut.

Okulomukokutane Syndrome
Bei **Stevens-Johnson-Syndrom** (**Erythema exsudativum multiforme**) entwickelt sich eine toxisch-hyperergische membranöse Konjunktivitis, die zu Blasenbildung und Verwachsung der Bindehautblätter (**Symblepharon**) führt. Da dem Syndrom eine lebensgefährliche allergische Reaktion auf Medikamente (meist Antibiotika) zugrunde liegt, darf man nur pflegende Salben (Bepanthen®-Augensalbe), selten kortikosteroidhaltige Salben geben. Um eine Verwachsung der Bindehautblätter zu vermeiden, muss man den Bindehautsack mehrmals täglich mit einem Glasspatel ausstreichen.

Auch das **Lyell-Syndrom** (**toxische epidermale Nekrolyse**) geht mit dem Bild einer allergischen membranösen Konjunktivitis einher, bei dem Hautblasen wie nach Verbrennung auftreten.

Beim **okulären vernarbenden Bindehaut-Pemphigoid** handelt es sich um eine schwere fortschreitende Autoimmunerkrankung der Bindehaut älterer Menschen, bevorzugt Frauen. Sie wird zuweilen auch durch lokale Medikamente (insbesondere Glaukommedikamente) ausgelöst.

Der Bindehautsack schrumpft und es entsteht ein **Symblepharon**. Die Bindehaut wächst über den Limbus auf die Hornhaut über. Schließlich ist die ganze Hornhaut durch einen Pannus bedeckt und die Lider sind auf der Augapfeloberfläche festgewachsen. Die Bindehaut-

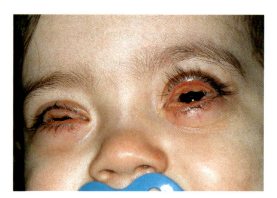

Abb. 6.6. Conjunctivitis lignosa

biopsie zeigt an die Basalmembran der Bindehaut angelagerte Immunglobuline und Komplement.

Augentropfen und deren Konservierungsstoffe verstärken das Fortschreiten, operative Eingriffe, etwa um den Bindehautsack wiederherzustellen, können dieselbe Wirkung haben. Bei medikamentös bedingtem okulären Pemphigoid muss das schädigende Medikament unbedingt abgesetzt werden. Man sollte Tränenersatzmittel ohne Konservierungsstoffe oder blande Augensalben verordnen und ggf. systemisch mit Cyclophosphamid oder Dapson behandeln.

> Beim okulären Pemphigoid müssen Augenmedikamente vermieden werden, weil die Inhaltsstoffe und Konservierungsstoffe den Krankheitsprozess fördern können.

Conjunctivitis lignosa
In der Kindheit auftretende, seltene, pseudomembranöse beidseitige Konjunktivitis der tarsalen Bindehaut (Abb. 6.6) unklarer Ätiologie. Ein Fibrinogenmangel wird als Ursache diskutiert. Die Pseudomembranen haben eine nahezu holzartige Konsistenz. Als Therapie wird Ciclosporin A in Form von Augentropfen empfohlen.

6.4.4 Infektiöse Konjunktivitis

Ophthalmia neonatorum (Neugeborenenkonjunktivitis)
Ursache
Die gefährlichsten Erreger sind Gonokokken und Pseudomonas aeruginosa (► »Bakterielle Konjunktivitis«). Häufig sind auch Infektionen mit Chlamydien oder mit Herpes-simplex-Viren (► »Viruskonjunktivitis«). Die Erreger werden beim Geburtsvorgang übertragen, indem

6.4 · Entzündung der Bindehaut (Konjunktivitis)

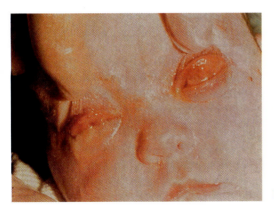

Abb. 6.7. Gonoblennorrhö. Hochentzündliche Lidschwellung beim Neugeborenen. Aus der Lidspalte quillt Eiter

sie im engen Geburtskanal in die Augenlider eingepresst werden.

Symptome, Befunde

Für die **Gonoblennorrhö** ist eine besonders starke Eiteransammlung typisch (»Blennorrhö« = starke Schleimabsonderung, ◘ Abb. 6.7). Die Lider der Neugeborenen sind stark geschwollen und der Eiter kann beim Öffnen der Lider unter Druck herausspritzen. Deshalb muss der Arzt bei der Untersuchung eine Schutzbrille tragen, da er sonst selbst infiziert wird. Die Gonoblennorrhö ist insbesondere deshalb gefährlich, weil sie ein Hornhautulkus hervorruft, das die Hornhaut schnell perforieren und so zu einem Verlust des Auges führen kann. Die Diagnose erfolgt durch den Nachweis der Gonokokken (Diplokokken) im Ausstrichpräparat.

Die **Chlamydienblennorrhö** ist in Mitteleuropa eine häufige, durch die Besiedelung der Geburtswege mit Chlamydia trachomatis ausgelöste Konjunktivitis des Neugeborenen. Diese Infektion verläuft oft mukopurulent, aber weit weniger foudroyant als die Gonoblennorrhö. Die Chlamydieninfektion wird meist erst nach mehreren Tagen manifest. Sie wird oft nicht diagnostiziert, weil Chlamydien auf Bakteriennährböden nicht gezüchtet werden können. Die Chlamydienblennorrhö wird beim Neugeborenen durch den Bindehautabstrich nachgewiesen. Typischerweise finden sich in den abgeschabten Bindehautepithelzellen intrazelluläre »Einschlusskörperchen«, die im Giemsa-Präparat als basophile granuläre Kappen den Zellkernen aufsitzen. Der Schnell-Nachweis von Chlamydien ist auch mit einem Immunfluoreszenztest möglich.

> ❗ Die eitrige Konjunktivitis des Neugeborenen ist heute nur noch sehr selten auf eine Gonoblennorrhö zurückzuführen, dagegen wird heute häufig eine Chlamydienblennorrhö übersehen. Sie bedarf daher fachärztlicher Untersuchung und Behandlung.

Differenzialdiagnose

Ein wichtiges differenzialdiagnostisches Indiz ist der Beginn der Erkrankung (▶ Tabelle 6.1).

Therapie, Prophylaxe

Die Behandlung der **Gonoblennorrhö** erfolgt mit Penicillin-G-Lösung (100 000 E/ml), die in den ersten Stunden jede Minute getropft werden muss.

Die **Chlamydienblennorrhö** wird mit Erythromycin-Augentropfen (keine Tetrazykline bei Säuglingen!) behandelt. Bei der Mutter des Säuglings muss eine systemische Behandlung mit Erythromycin erfolgen.

Die Behandlung der **Herpes-simplex-Neugeborenenkonjunktivitis** erfolgt wie beim Erwachsenen mit Aciclovir-Augensalbe.

> ❗ Bei Chlamydienblennorrhö muss die Mutter immer systemisch mitbehandelt werden.

Die **Credé-Prophylaxe** (Eintropfen von 1 %iger Silbernitrat ($AgNO_3$)-Lösung) verhindert Infektionen insbe-

◘ Tabelle 6.1. Differenzialdiagnose der Neugeborenenkonjunktivitis

Erkrankung	Erstmaliges Auftreten von Symptomen
Bindehautreizung durch Silbernitratlösung (Credé-Prophylaxe)	nach Stunden
Infektion mit Gonokokken	1.–3. Lebenstag
Staphylokokken, Streptococcus pneumoniae, Haemophilus influenzae, Pseudomonas aeruginosa	4.–5. Lebenstag
Herpes-simplex-Viren	5.–7. Lebenstag
Chlamydien	5.–14. Lebenstag

sondere durch Gonokokken, aber auch andere Bakterien, nicht dagegen eine Chlamydien- oder Herpesinfektion. Die Credé-Prophylaxe wird auch heute noch dringend angeraten, und sie hat vielen Kindern in den letzten 100 Jahren das Augenlicht gerettet. Die 1 %ige Silbernitratlösung verursacht selbst eine Bindehautreizung, die aber nach 1–2 Tagen spontan abklingt. Deshalb wird in manchen Kliniken zur Credé-Prophylaxe auch Erythromycin verwendet, das gegen die häufig vorkommenden Chlamydien, weniger aber gegen andere Bakterien wirkt.

> Die Credé-Prophylaxe darf auch heute nicht unterlassen werden. Wenn die Eltern eine Prophylaxe mit Silbernitrat ablehnen, sollte zumindest eine Prophylaxe mit Erythromycin-Augentropfen erfolgen.

Bakterielle Konjunktivitiden
Ursachen, Symptome und Befunde

Der nach Gram gefärbte Direktausstrich auf einem Objektträger ergibt bereits eine vorläufige Diagnose des Erregers. Bei einer akuten eitrigen Konjunktivitis muss zusätzlich sofort ein Bindehautabstrich auf ein Nährmedium verimpft werden, auf dem sich grampositive und gramnegative Keime nachweisen lassen (für aerobe Keime Blutagar, für Neisserien und Haemophilus Schokoladeagar). Bei Verdacht auf anaerobe Keime müssen Spezialnährböden verwendet werden (z. B. Thioglycolatbrühe).

Grampositive Erreger
Häufige grampositive Erreger einer Konjunktivitis sind **Staphylokokken** (z. B. Staph. aureus) und **Streptokokken**, insbesondere **Pneumokokken**. Zu den Befunden Tabelle 6.2. Die Erreger sind im Bindehautausstrich bei Gram-Färbung erkennbar. Oft findet sich dort auch Staph. epidermidis als physiologische Bindehautflora. Er kann bei Operationen in das Auge eindringen. Da er oft gegen die üblichen lokalen Antibiotika resistent ist, kann die Infektion im Augeninneren gefährlich sein. Für Pneumokokken sind Hämorrhagien der Bindehaut typisch.

Die membranöse **diphtherische Konjunktivitis** bei Kindern ist heute sehr selten geworden. Man findet typischerweise schmierige, fest auf der Bindehaut haftende Membranen, bei deren Entfernen es blutet. Es entstehen eine Nekrose mit schrumpfender Narbe und ein Symblepharon.

Bei **Tuberkulose** findet sich eine **granulomatöse Konjunktivitis**. Differenzialdiagnostisch muss man an eine **Sarkoidose** denken und eine diagnostische **Bindehautbiopsie** durchführen (hohe Treffsicherheit).

Gramnegative Erreger
Unter ihnen ist der häufige Keim **Pseudomonas aeruginosa** besonders wichtig. Er ruft eine foudroyant verlaufende Konjunktivitis hervor, die schnell zur Keratitis führt oder primär als Hornhautulkus beginnt (▶ Kap. 7). Typisches Zeichen ist grünlich gelber, zäh haftender Schleim. Die Keratitis kann innerhalb von Stunden bis wenigen Tagen zur Hornhautperforation führen. Pseudomonas findet sich in den Aufbewahrungsflüssigkeiten für Kontaktlinsen, in Kosmetika oder in angebrochenen Augentropffläschchen.

Durch **Haemophilus influenzae, Haemophilus lacunatus** (Morax-Axenfeld) bzw. **Haemophilus aegypticus** (Koch-Weeks) hervorgerufene **chronische Konjunktividen** sind relativ häufig. Übersicht Tabelle 6.2.

Die durch Pasteurella tularensis bedingte **Tularämie** ist bei uns eine sehr seltene Ursache der Konjunktivitis. Sie wird wegen der Meldepflicht erwähnt.

Therapie
Bereits bevor das Antibiogramm vorliegt, muss mit hochwirksamen lokalen Antibiotika (Tabelle 6.2), bei Verdacht auf Pseudomonas aeruginosa mit einer Kombination aus Gentamicin- und Polymyxin-B-Augentropfen behandelt werden, anschließend muss mit den ausgetesteten Antibiotika weiterbehandelt werden.

> Bei bakterieller Konjunktivitis müssen umgehend ein Erregerabstrich und ein Antibiogramm angefertigt werden und sofort mit einer antibiotischen Augentropfentherapie begonnen werden.

Chlamydienkonjunktivitis
Chlamydia trachomatis ist der Erreger zweier Formen von Konjunktivitis: In Ländern mit guten hygienischen Bedingungen, wie z. B. Mitteleuropa, rufen die Serotypen D – K die Chlamydienkonjunktivitis des Erwachsenen (»**Einschlusskörperchenkonjunktivitis**«), in Ländern mit schlechten hygienischen Bedingungen rufen die Serotypen A–C das oft im Kindesalter beginnende **Trachom** (»**ägyptische Körnerkrankheit**«) hervor.

Ursachen, Epidemiologie

Die **Einschlusskörperchenkonjunktivitis** des Erwachsenen ist eine okulogenitale Infektion: Die Erreger werden meist beim Geschlechtsverkehr übertragen und gelangen über die Hände ins Auge. Eine Infektion in Schwimmbädern (»Schwimmbadkonjunktivitis«) ist selten. Man schätzt 3 Millionen Neuerkrankungen pro Jahr weltweit.

6.4 · Entzündung der Bindehaut (Konjunktivitis)

Tabelle 6.2. Differenzialdiagnose und Therapie bakterieller Konjunktivitiden

Ursache	Befund	Therapie
Grampositive Bakterien		
Staphylokokken		
— Staph. epidermidis (zählt zur physiologischen Flora)	meist unauffällig	meist keine Therapie
— Staph. aureus	ausgeprägte schleimige Sekretion	Gentamicin-AT [a] Vancomycin als Augentropfen
Streptokokken		
— Strept. pyogenes	Blepharitis ulcerosa	Erythromycin-AT [a] Ciprofloxacin-AT [a] Ofloxacin-AT [a] Norfloxacin-AT [a]
— Strept. pneumoniae (Pneumokokken)	Hämorrhagien einseitiger Beginn	Penicillin als Augentropfen
Corynebacterium diphtheriae	schmierige, fest auf der Bindehaut haftende Membranen, bei deren Entfernen es blutet	Penicillin als Augentropfen, Tetrazyklin-AT [a] Diphterie-Antioxin i.v.
Gramnegative Bakterien		
Pseudomonas aeruginosa	zäh haftender, gelblich grüner Schleim Hornhautulkus	Gentamicin-AT [a] Polymyxin-B-AT [a]
Haemophilus		
— Haemophilus influenzae	seröse oder mukopurulente Sekretion	Gentamycin-AT [a], Polymyxin B-AT [a], Chloramphemicol-AT [a]
— Haemophilus lacunatus (Morax-Axenfeld)	seröse Sekretion livide Verfärbung der Lidhaut ulzerierende Lidränder	Zinksulfat-AT [a] Gentamicin-AT [a]
— Haemophilus aegypticus (Koch-Weeks)	eitrig-hämorrhagische Sekretion Membranen	Tetrazyklin-AT [a] Chloramphenicol-AT [a]
Proteus mirabilis	Hornhautulkus	Gentamicin-AT [a] Penicillin-AT [a]
Gonokokken	eitrig-verklebte Lider bei Neugeborenen	Penicillin als Augentropfen
Chlamydien	große Follikel insbesondere auf der Conjunctiva tarsi des Oberlides	Tetrazyklin-AT [a] Erythromycin-AT [a]

[a] AT = Augentropfen.

Das **Trachom** gibt es in Europa nur noch ausnahmsweise (hier ist es **meldepflichtig**!). In Indien, Afrika und den Entwicklungsländern des südlichen Mittelmeers ist es jedoch nach wie vor eine der **häufigsten Ursachen der Blindheit**: Ca. 4% der dortigen Bevölkerung sind betroffen. Chlamydia trachomatis wird durch Fliegen und Insekten, die sich in den inneren Lidwinkel setzen, übertragen und löst bei mangelernährten, geschwächten Kindern und Erwachsenen eine Entzündung aus. Mangelnde Hygiene spielt eine entscheidende Rolle. In den Bevölkerungsgruppen tropischer Länder, die durch eine ausreichende Wasserversorgung unter guten hygienischen Bedingungen leben, kommt das Trachom praktisch nicht mehr vor (z. B. bei der jüngeren Bevölkerung Saudi-Arabiens). Im Narbenstadium ist die Krankheit kaum noch ansteckend. Eine dauernde Immunität entsteht nicht.

Symptome, Befunde

Bei der **Einschlusskörperchenkonjunktivitis** finden sich typischerweise große Follikel unter dem Oberlid (Abb. 6.8), so dass das Lid durch die Schwellung etwas herabhängt (Pseudoptosis). Auch die Conjunctiva tarsi des Unterlides ist oft dicht von Follikeln besetzt. An der

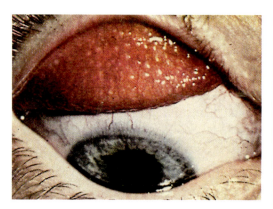

Abb. 6.8. Große, unter dem Tarsus des Oberlides gelegene Follikel bei Chlamydienkonjunktivitis. Auch das Trachom beginnt mit einer derartigen follikulären Konjunktivitis

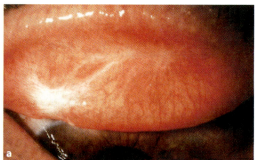

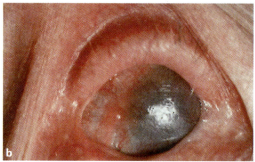

Abb. 6.9. Trachom. **a** Narben in der Conjunctiva tarsi des Oberlides. **b** Vernarbung des Oberlides bei Trachom mit Metaplasie der Bindehaut und der Hornhautoberfläche

limbären Bindehaut entstehen kleine Granulome und feine Gefäße sprossen am oberen Hornhautrand in die äußeren Schichten der Hornhaut ein (Pannusbildung).

Beim Erwachsenen sind Einschlusskörperchen in abgeschabten und nach Giemsa gefärbten Epithelzellen nicht so regelmäßig nachzuweisen wie bei Säuglingen, so dass Immunfluoreszenz-Tests angewendet werden müssen (sind kommerziell erhältlich).

Im Anfangsstadium des **Trachoms** besteht eine unspezifische seröse Konjunktivitis. Bald bilden sich große, unter dem Tarsus des Oberlides gelegene Follikel (Abb. 6.8), die ein sulziges Aussehen haben, sich massiv vergrößern und schließlich aufplatzen. Auf diese Weise entleert sich infektiöses Sekret nach außen. Nach dem Aufplatzen der Follikel entstehen Narben (Abb. 6.9a). Der Tarsus des Oberlides schrumpft, und die Wimpernreihe wird nach innen gezogen (**Entropium cicatriceum**). Die Entzündung betrifft die Lidbindehaut und die Übergangsfalte, aber nicht die bulbäre Bindehaut. Die Karunkel und die Plica semilunaris sind oft deutlich geschwollen. Vom oberen Hornhautrand aus wächst eine sulzige, mit Follikeln durchsetzte Trübung über die obere Hornhaut, der »Pannus von oben«. Durch das Entropium scheuern die Wimpern auf der Hornhaut (Trichiasis) und erzeugen ein Hornhautulkus. Das trostlose Endstadium eines schweren Trachoms ist eine porzellanartige Hornhautnarbe, die aus metaplasiertem Bindehaut- und Hornhautepithel mit wenigen Gefäßen besteht (Abb. 6.9b). Sie entsteht durch Austrocknung der Augapfeloberfläche und rezidivierende Erosionen.

Therapie

Die **Einschlusskörperchenkonjunktivitis** wird bei Erwachsenen mit Tetrazyklin-Augentropfen oder Erythromycin-Augensalbe über 3–5 Wochen und wegen des okulogenitalen Übertragungsweges auch mit systemischen Tetrazyklinen behandelt (Geschlechtspartner mitbehandeln!). Der Verlauf ist meist langwieriger als bei einer durch andere Bakterien verursachten Konjunktivitis.

In tropischen Ländern mit endemischem **Trachom** müssen alle Betroffenen im follikulären Stadium über Monate mit Tetrazyklin-Salbe und 1-mal jährlich mit Azithromycin behandelt werden. Im Narbenstadium muss ein chirurgischer Eingriff erfolgen, um das Entropium und die Trichiasis zu beseitigen. Eine Keratoplastik hat im Endstadium eines schweren Trachoms kaum noch Erfolgsaussichten.

In tropischen Ländern kann man des Trachoms jedoch nur Herr werden, wenn die Infrastruktur verbessert und eine ausreichende Wasserversorgung geschaffen wird (z. B. Brunnen bohren!), und die hygienischen Bedingungen verbessert werden (1× täglich das Gesicht waschen).

> Bei Chlamydienkonjunktivitis des Erwachsenen muss der Geschlechtspartner immer systemisch mitbehandelt werden.

Viruskonjunktivitis

Keratoconjunctivitis epidemica

Definition, Ursache
Die Keratoconjunctivitis epidemica ist eine hoch kontagiöse Bindehautentzündung, die durch Adenoviren hervorgerufen wird. Am häufigsten wird sie durch das **Adenovirus Typ 8** oder **Typ 19** ausgelöst.

Symptome, Befunde
Die Erkrankung hat einen zunächst unspezifischen Verlauf: Sie **beginnt** fast immer unspezifisch **an einem Auge** und ist im Anfangsstadium deshalb meist nicht von anderen Konjunktividen abzugrenzen: Schnell setzt eine erhebliche Schwellung und Rötung der Bindehaut, besonders der Plica semilunaris und der Karunkel ein (◘ Abb. 6.10). Sehr häufig sind die ipsilateralen präaurikulären und submandibulären Lymphknoten geschwollen und es besteht ein allgemeiner Infekt. Lymphknotenschwellungen sind ein zusätzliches Verdachtsmoment für eine Keratoconjunctivitis epidemica. Zunächst überwiegt wässriges, später schleimig-membranöses Sekret, teilweise finden sich auch Bindehauthämorrhagien (◘ Abb. 6.10) und Bindehautstränge. Es bestehen Juckreiz und starkes Fremdkörpergefühl. Nach etwa 4–8 Tagen wird auch das andere Auge befallen (◘ Abb. 6.10). Nach etwa 2 Wochen klingt die Entzündung allmählich ab. Der Patient ist noch ca. 14 Tage nach Beginn der Erkrankung am 2. Auge infektiös. Dann wird das Virus durch immunologische Vorgänge eliminiert. Eine dauerhafte Immunität entsteht nicht.

Im **Heilungsstadium** bilden sich in der Hornhaut zunächst feine epitheliale und subepitheliale Infiltrate (**Keratitis punctata**), die sich allmählich zu runden, über die ganze Hornhaut verstreuten »münzenförmigen« Infiltraten im oberflächlichen Hornhautstroma umwandeln (◘ Abb. 6.11). Ab diesem Zeitpunkt besteht keine Infektiosität mehr. Diese **Nummuli** sind für eine abgelaufene Keratoconjunctivitis epidemica charakteristisch. Der Patient ist durch die Lichtstreuung der Nummuli stark geblendet, auch können die Nummuli die Sehschärfe stark beeinträchtigen. Oft dauert es Wochen, Monate oder länger, bis sie sich vollständig zurückgebildet haben.

> ❗ Außerhalb von Epidemiezeiten wird die Keratoconjunctivitis epidemica zu selten, in Epidemiezeiten zu häufig diagnostiziert, da ihr Beginn uncharakteristisch ist. Bei starkem Verdacht sollte heute ein PCR-Nachweis der Adenoviren erfolgen und der Patient zu strengsten Hygienemaßnahmen aufgefordert werden, bis der Verdacht ausgeräumt ist oder die Entzündung abgeklungen ist.

Therapie
Eine spezifische Behandlung ist nicht möglich. In der Regel sollte man keine Kortikosteroidtropfen verabreichen, weil sie die immunologische Elimination des Virus dämpfen und so den Krankheitsverlauf verlängern. Außerdem verstärken sie die durch den Virusbefall der Lidrand- und Bindehautdrüsen ohnehin bestehende Trockenheit der Bindehaut. Nur bei sehr starken Beschwerden kann wenige Tage lang ein Kortikosteroidpräparat getropft werden. Kortikosteroide können die Nummuli beseitigen, nach ihrem Absetzen treten die Nummuli aber in vollem Umfange wieder auf und bleiben länger bestehen, weil man durch Steroide die Spontanheilung verzögert.

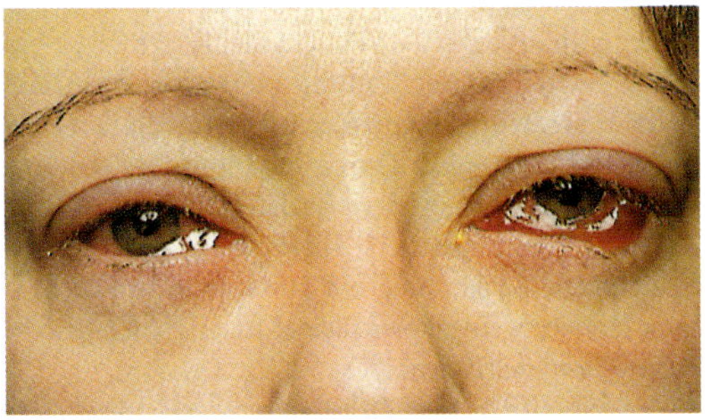

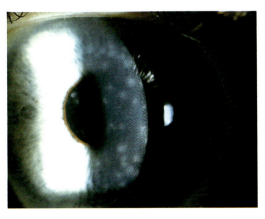

◘ **Abb. 6.10.** Conjunctivitis epidemica. Glasige Schwellung und Rötung der Bindehaut, besonders der Plica semilunaris und der Karunkel

◘ **Abb. 6.11.** Keratoconjunctivitis epidemica. Nummuli der Hornhaut in der Abheilungsphase der Entzündung

Prophylaxe

Die Viren werden vom Auge auf die Hand übertragen, wenn sich der Patient wegen der stark juckenden Konjunktivitis am Auge reibt, und durch Händeschütteln, gemeinsame Waschlappen und Handtücher von Mensch zu Mensch übertragen. Meist erfolgt die Weitergabe der Infektion schon in der Zeit, in der das klinische Bild noch unklar ist. Der Betroffene muss besondere Hygienevorkehrungen einhalten, um nicht andere Personen zu infizieren: Er soll das Händeschütteln vermeiden. Häufige Händedesinfektion (z.B. mit Sterillium Virugard®) ist erforderlich. In der augenärztlichen Praxis bzw. Klinik muss besonders sorgfältige Händedesinfektion eingehalten werden und die benutzten Geräte müssen nach der Untersuchung eines Patienten mit Keratoconjunctivitis epidemica mit wirksamen Oberflächen-Desinfektionsmitteln gesäubert werden. Man lässt Patienten mit einer Keratoconjunctivitis epidemica möglichst nicht im allgemeinen Wartezimmer warten und behandelt nur mit eigens für diesen Patienten verschriebenen Medikamenten. Bei infektiösen Patienten sollte der Augeninnendruck nicht gemessen werden, um jegliches Infektionsrisiko zu vermeiden. Druckmesskörperchen sind auch außerhalb von Epidemiezeiten grundsätzlich mit Pantasept®-Lösung zu desinfizieren, die gegen Adenoviren wirkt. Exponierte Personen (z.B. Praxis- oder Krankenhauspersonal) können eine Infektion vermeiden, wenn die hygienischen Maßnahmen sorgfältig eingehalten werden. Die Erkrankung ist neuerdings meldepflichtig.

> ❗ Eine sorgfältige Händedesinfektion verhindert die Übertragung der hoch infektiösen Keratoconjunctivitis epidemica. Untersuchungsgeräte müssen nach Kontakt mit dem Patienten desinfiziert werden. Augendruckmessungen sind bei infektiösen Patienten zu vermeiden, um das Risiko der Infektionsübertragung so gering wie möglich zu halten.

Pharyngokonjunktivales Fieber. Es handelt sich um eine Konjunktivitis, die durch Adenovirus Typ 3, 4 oder 7 ausgelöst wird. Neben allgemeinen Infektzeichen und Pharyngitis bestehen eine follikuläre Konjunktivitis mit wässriger Sekretion sowie eine Keratitis punctata. Diese heilen unter symptomatischen Maßnahmen (kalte Kompressen, Tränenersatzmittel) spontan ab.

Herpes-simplex-Konjunktivitis. Eine Blepharokonjunktivitis tritt im Rahmen einer Primärinfektion bei Kindern auf. Es finden sich flüssigkeitsgefüllte Bläschen am Lid sowie eine Rötung und Schwellung der Bindehaut (◘ Abb. 7.19). Die Behandlung erfolgt mit Aciclovir-Augensalbe und systemischer Aciclovir- oder Valaciclovir-Gabe.

Ein endogenes Herpes-Rezidiv dagegen betrifft vorwiegend die Hornhaut (▶ Kap. 7).

Weitere virusbedingte Konjunktivitiden. Bei Masern, Windpocken und Röteln kommt häufig eine Konjunktivitis vor. Die **akute hämorrhagische Konjunktivitis** kommt vorwiegend in orientalischen Ländern vor und ist durch Enterovirus 70 bedingt. **Mollusca contagiosa** der Lider (▶ Kap. 4, ◘ Abb. 4.4) sondern Viren ab und verursachen dadurch zuweilen eine begleitende Konjunktivitis.

Mykotische Konjunktivitis

Meist geht eine mykotische Konjunktivitis von einer mykotischen Entzündung des Tränenkanälchens (▶ Kap. 5) aus. Mykosen sind selten an der Konjunktiva, dagegen häufig an der Hornhaut (▶ Kap. 7) anzutreffen und dürfen **nicht** mit Kortikosteroidtropfen, sondern müssen lokal und systemisch mit Antimykotika behandelt werden.

Parasitäre Konjunktivitis

In Afrika sind parasitäre Augenerkrankungen häufig (▶ Kap. 25).

Am weitesten verbreitet ist die **Onchozerkose** (Flusskrankheit, Erreger: Onchocerca volvulus). Sie ist eine der häufigsten Erblindungsursachen in Endemiegebieten. Im tropischen Afrika und in Mittel- und Südamerika sind etwa 20–40 Mio. Menschen daran erkrankt, von denen 40 % durch Konjunktivitis, Keratitis, Iridozyklitis, Uveitis und Netzhautnarben erblinden. Die Übertragung erfolgt durch den Stich der Simuliumfliege. Seit einigen Jahren gibt es ein wirksames Medikament (Ivermectin), das Mikrofilarien so langsam abtötet, dass keine Schockerkrankung durch zerfallende Würmer entsteht. Die Patienten müssen über Jahre halbjährlich mit einer Einzeldosis Ivermectin behandelt werden. Neuerdings wird auch eine Therapie mit Doxycyclin diskutiert, da die Filarien in Symbiose mit einem Bakterium der Gattung Wolbachia leben und sich nur vermehren können, wenn sie mit diesem Bakterium infiziert sind. Durch antibiotische Therapie kann man also möglicherweise den Generationszyklus der Filarien unterbrechen. Allerdings ist eine langfristige tägliche Behandlung mit Doxycyclin in Entwicklungsländern weniger praktikabel als eine halbjährliche Behandlung mit Ivermectin.

In Westafrika ist die Erkrankung mit Larven der **Filaria Loa** endemisch. Die Erreger sind unter der Bindehaut auch mit bloßem Auge sichtbar, ziehen sich aber bei der Untersuchung an der Spaltlampe schnell in tiefere Schichten zurück. Wenn man schnell handelt, kann man den Wurm unter der Bindehaut chirurgisch entfernen und dadurch die lokale Entzündung beseitigen (vgl. ◘ Abb. 25.4).

Die **Conjunctivitis nodosa** entsteht durch Raupenhaare. Sie ist selten, aber sehr gefährlich. Meist gelangen die Raupenhaare in das Auge, wenn sich Kinder gegenseitig mit den Raupen bewerfen. Die Raupenhaare enthalten Widerhaken, so dass sie sich immer tiefer in das Bindehautgewebe vorarbeiten. Dort rufen sie ein Granulom hervor. Die Raupenhaare können sogar ins Augeninnere eindringen und dann eine schwere Entzündung bis zur Erblindung verursachen.

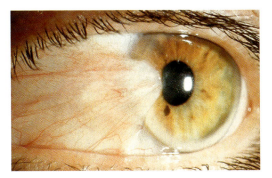

◘ **Abb. 6.12.** Pterygium des linken Auges

6.5 Degenerationen und Altersveränderungen der Bindehaut

6.5.1 Lidspaltenfleck (Pinguecula)

Definition, Ursache

Es handelt sich um eine gutartige, dreieckige gelbliche Veränderung der Bindehaut am Limbus, Sie liegt im Lidspaltenbereich bei 3 und 9 Uhr, vorwiegend bei älteren Menschen. Die etwas prominenten gelblichen Einlagerungen in der Bindehaut stellen histologisch eine **hyaline Degeneration** subkonjunktivalen Bindegewebes dar. Vor allem sind Menschen betroffen, die sich viel im Freien aufhalten und daher stark lichtexponiert (z. B. Seeleute) oder zusätzlich staubexponiert sind (z. B. Landwirte).

Symptome, Befunde

Der Patient hat die Symptome des trockenen Auges (▶ Kap. 5.5). Ansonsten sind die Beschwerden durch die ästhetischen Veränderungen bedingt.

Therapie

Normalerweise ist keine Behandlung erforderlich. Die Patienten wollen aus ästhetischen Gründen oft eine Entfernung der Pinguecula, wenn sie sehr auffällig ist. Bei sehr prominenter Pinguecula sollte der Bezirk chirurgisch exzidiert werden. Dann muss auch eine histologische Untersuchung erfolgen, um ein Bindehautkarzinom sicher auszuschließen.

6.5.2 Pterygium (Flügelfell)

Definition, Ursache

Es handelt sich um eine meist nasal gelegene, dreieckige Bindehautduplikatur, die auf die Hornhaut vorwächst. Die Spitze des Dreiecks wird als Pterygiumkopf, die Basis als Pterygiumkörper bezeichnet. Die Pathogenese ist nicht vollständig geklärt. Ätiologisch spielen Licht, trockenes Klima und Staubexposition eine Rolle. Besonders häufig kommt das Pterygium in den südöstlichen Mittelmeerländern vor.

Symptome, Befunde

Pathologische Bindehaut wächst mit zahlreichen Gefäßen von nasal her auf die Hornhaut vor. Vor dem Pterygiumkopf besteht eine graue Trübungszone der Hornhautoberfläche (◘ Abb. 6.12). Anfangs ist das Pterygium asymptomatisch. Später kann es durch Zug an der Hornhaut einen Astigmatismus und bei Erreichen des Hornhautzentrums eine Visusminderung hervorrufen.

Therapie

Man muss das Pterygium operativ entfernen, wenn es fortschreitet und das Hornhautzentrum gefährdet oder wenn es einen stärkeren Astigmatismus verursacht. Auch ästhetische Störungen durch die Rötung und trockenes Auge oder Beschwerden durch die buckelige Oberfläche können eine Entfernung notwendig machen. Bei der Operation wird die erkrankte Bindehaut über der Hornhaut und über der Sklera sorgfältig entfernt, die Hornhaut oberflächlich mit einem Diamantschleifer oder Excimer-Laser geglättet und der Bindehautdefekt über der Sklera mit einem freien Transplantat von gesunder Bindehaut gedeckt. Vor allem bei Personen aus südöstlichen Mittelmeerländern sind Rezidive häufig. In besonderen Fällen kommt eine oberflächliche Bestrahlung mit beta-Strahlen oder die lokale Applikation von Mitomycin 0,02 % (Betupfen mit Schwämmchen, Nachspülen) in Frage. Neuerdings wird eine autologe Transplantation von Limbusstammzellen versucht, um die Barrierefunktion am Limbus wiederherzustellen. Mit VEGF-Antikörpern (Bevacizumab) als Augentropfen lässt sich zusätzlich ein Wiedereinsprossen der Gefäße unterdrücken.

> ⚠ Bei der Entfernung von Pterygien muss man bedenken, dass jedes Rezidiv später schlechter zu behandeln ist. Deshalb muss nicht jedes kleine Pterygium entfernt werden.

6.5.3 Narbenpterygium

Im Gegensatz zum Pterygium besteht beim Narbenpterygium eine flächige **Verwachsung** der narbig veränderten Bindehaut mit der Hornhaut. Ursachen sind Verletzungen, Verätzungen und Verbrennungen. Das Narbenpterygium ist in der Regel nicht progredient.

6.5.4 Xerosis conjunctivae

Definition, Ursache
Bei **Vitamin-A-Mangel** trocknen die oberflächlichen Bindehautzellen im Lidspaltenbereich aus und verhornen. Dies ist eine Vorstufe der Keratomalazie (▶ Kap. 25). In Europa ist die Xerosis conjunctivae wegen der ausgewogenen Ernährungsbedingungen sehr selten, in den Entwicklungsländern jedoch eine häufige Ursache der Erblindung.

Symptome, Befunde
Auf der Bindehaut des Lidspaltenbereiches, also bei 3 und 9 Uhr, sieht man dreieckige weißliche Bezirke aus metaplasiertem Bindehautepithel, das von schaumigem Sekret überlagert ist (**Bitot-Flecken**) (◘ Abb. 25.5). Durch den Vitamin-A-Mangel besteht meist gleichzeitig eine Nachtblindheit.

Therapie
Nach lokaler und systemischer Substitution von Vitamin A verschwinden beide Veränderungen.

6.5.5 Kalkinfarkte

Es handelt sich um eine Verkalkung von akzessorischen Bindehautdrüsen bei älteren Menschen. Die verkalkten Drüsen scheuern auf der Hornhaut und verursachen so Fremdkörpergefühl. Beim Ektropionieren der Lider sieht man weiße Pünktchen in der Bindehaut, die in Tropfanästhesie mit einem Messerchen entfernt werden müssen.

6.5.6 Hyposphagma

Definition, Ursache
Es handelt sich um eine meist spontane **subkonjunktivale Blutung** bei älteren Menschen. Sie tritt bei Be-

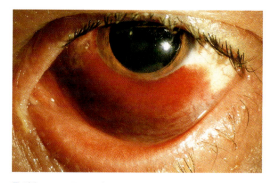

◘ Abb. 6.13. Hyposphagma

handlung mit Antikoagulantien etwas häufiger auf. Eine Hypertonie kann ursächlich beteiligt sein.

Symptome, Befunde
Manchmal geht das Hyposphagma mit einem Fremdkörpergefühl einher. Die große, auffällige Blutung ist dunkelrot (◘ Abb. 6.13) und beunruhigt den Patienten.

Differenzialdiagnose
Von einem Hyposphagma lassen sich keine Schlüsse auf Blutungen an anderen Körperstellen (z. B. Hirnblutung) ableiten. Darauf sollte man den Patienten ausdrücklich hinweisen, um ihn zu beruhigen. Man muss eine **Verletzung der Bindehaut** und bei stark herabgesetzten Augeninnendruck nach Trauma eine **Bulbusperforation** ausschließen.

Eine **hämorrhagische Konjunktivitis** kommt bei Infektion der Bindehaut mit Pneumokokken vor (▶ Kap. 6.4.4).

Therapie
Eine Behandlung des spontanen Hyposphagmas ist unnötig, da die Blutung ohne Behandlung innerhalb von 1–2 Wochen resorbiert wird.

6.6 Tumoren der Bindehaut

6.6.1 Gutartige Tumoren

Limbusdermoid
Definition, Ursache
Es handelt sich um ein Choristom, d.h. versprengtes Gewebe, das am Limbus vorkommt und aus dermalen sowie epithelialen Gewebeanteilen besteht. Dermoide können deshalb kleine Haare und kleinere Hautanhangsgebilde enthalten. Sie kommen isoliert oder als Teilsymptom des **Goldenhar-Syndroms** vor (zusätzlich bestehen Ohrmuschelmissbildungen).

6.6 · Tumoren der Bindehaut

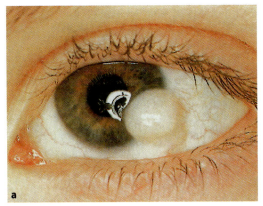

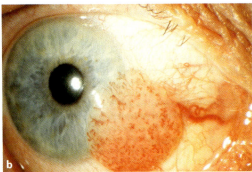

Abb. 6.14. Gutartige Bindehauttumoren. **a** Limbusdermoid bei Goldenhar-Syndrom, **b** breitbasiges Bindehautpapillom

Symptome, Befunde
Das Limbusdermoid sitzt als runder, vorgewölbter, derber weißlicher Tumor teils der Konjunktiva und Sklera, teils der Hornhaut auf (■ Abb. 6.14a). Da das Limbusdermoid sehr auffällig ist, wird der Augenarzt häufig gebeten, eine chirurgische Exzision vorzunehmen.

Therapie
Die Exzision darf beim Limbusdermoid nur oberflächlich erfolgen, da man sonst leicht in das Augeninnere perforieren kann.

Lipodermoid
Weiche, verschiebliche, glasig erscheinende Vorwölbung im temporal oberen Bindehaut-Fornix. Eine (Teil-)Entfernung ist nur erforderlich, wenn der Tumor aus der Lidspalte prolabiert oder der Patient durch die Vorwölbung gestört ist. Eine radikale Entfernung ist nicht ratsam, da die Ausführungsgänge der Tränendrüse verletzt werden können oder die Bulbus-Motilität durch Vernarbung leiden kann.

Bindehautpapillom
Definition, Ursache
Es handelt sich um eine durch Papillomaviren bedingte papillomatöse Wucherung der Bindehaut.

Symptome, Befunde
Das Bindehautpapillom sitzt als lappige, rosarote, bäumchenartige Wucherung mit einem schmalen oder breiteren Stiel der Bulbus- oder Tarsusbindehaut auf (■ Abb. 6.14b). Es stört den Patienten, weil es aus der Lidspalte prolabieren kann. Es entartet nicht maligne. Das Bindehautpapillom kann einem Bindehautkarzinom ähnlich sehen.

Therapie
Das Bindehautpapillom muss vollständig entfernt werden, da es leicht zu Rezidiven kommt. Die histologische Untersuchung ist erforderlich, um die Diagnose zu sichern. Ein **Bindehautpolyp** (»**pyogenes Granulom**«) nach Fremdkörperverletzung kann ähnlich aussehen.

> ⚠ Bei Bindehautpapillomen können »Abklatschmetastasen« vorkommen, deshalb ist die genaue Inspektion des gesamten Bindehautsacks mit Ektropionieren besonders wichtig.

Bindehauthämangiom
Dies ist ein kavernöses kleines Blutschwämmchen, das oft spontan verschwindet, andernfalls problemlos exzidiert werden kann.

Bindehautnävus
Definition, Ursache
Gutartiger, umschriebener Tumor des basalen Bindehautepithels, der aus Melanozyten hervorgeht. Der Einfluss von UV-Strahlung wird diskutiert. Eine maligne Entartung ist selten, aber möglich. Nävi wachsen bevorzugt in Zeiten hormoneller Umstellung (Pubertät, Schwangerschaft, bei Einnahme von Kontrazeptiva).

Symptome, Befunde
Charakteristisch sind die mäßige bis starke **Pigmentierung** und das Vorkommen von **kleinen Bindehautzysten**. Bindehautnävi sitzen meist der bulbären Bindehaut auf. Pigmentierte Veränderungen der tarsalen Bindehaut, des Fornix conjunctivae und der Lidkanten sind daher malignitätsverdächtig. Zur Dokumentation ist eine Photographie ratsam, so dass man bei der Kontrolluntersuchung leicht feststellen kann, ob ein Wachstum vorliegt oder nicht. Die bloße Beschreibung in Worten, eine Zeichnung oder das eigene optische Gedächtnis sind keine zuverlässige Dokumentation!

Therapie

Bei kosmetischer Beeinträchtigung oder unklarer Diagnose sollte man Bindehautnävi im Gesunden entfernen, histologisch untersuchen und den Defekt durch ein freies Bindehauttransplantat schließen.

Kongenitale Melanose

Gutartige Pigmentierung der Episklera (des auf der Sklera liegenden lockeren Bindegewebes). Im Gegensatz zur primär erworbenen Melanose der Bindehaut ist die Veränderung auf der Sklera nicht verschieblich, wenn man die Bindehaut mit der Pinzette bewegt. Sie wird als isolierte Anomalie aufgefasst und ist manchmal mit Hautpigmentierungen kombiniert (okulodermale Melanose, Nävus Ota).

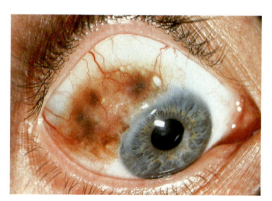

Abb. 6.15. Primäre erworbene Melanose der Bindehaut mit Übergang in ein Bindehautmelanom

6.6.2 Bösartige Tumoren

Primär erworbene Melanose der Bindehaut (Melanosis conjunctivae)
Definition, Ursache

Die primär erworbene Melanose (Primary Acquired Melanosis = PAM) ist eine Proliferation atypischer Melanozyten der Bindehaut. Sie muss bei Weißen als ein potentiell maligner Tumor angesehen werden, da sie in ein Bindehautmelanom übergehen kann, insbesondere wenn Zellatypien bestehen (große Melanozyten mit prominenten Nucleoli). Bei Farbigen ist sie harmlos.

Symptome, Befunde

Die primär erworbene Melanose ist durch locker gestreute, teilweise zu kleinen Flächen verdichtete, selten erhabene, pigmentierte Areale der Bindehaut charakterisiert. Diese Areale sind auf der Bindehaut verschieblich. Die fleckförmige, oft wechselnd starke Pigmentierung der Konjunktiva (Abb. 6.15) tritt bei Erwachsenen auf und ist bei Mitteleuropäern **immer** ein bedrohliches Zeichen. Sie kann auch den Limbus überschreiten und in das Hornhautepithel einwachsen. Sie kommt nicht nur auf der bulbären Bindehaut, sondern auch im Fornix, auf der tarsalen Bindehaut und in der Schleimhaut der Tränenkanälchen vor und kann die Lidkante erreichen oder überschreiten.

Therapie

Zunächst muss man die Bindehautveränderung in kurzen Abständen beobachten und photographisch dokumentieren. In der Regel werden eine Exzision der am meisten auf Malignität verdächtigen Areale und eine Kryotherapie der benachbarten wechselnden Pigmentierungen vorgenommen. Die histologische Aufarbeitung gibt Hinweise auf die Dignität der Veränderung. Die Prognose wird durch den histologischen Typ bestimmt: Ohne Zellatypien ist die Prognose gut, wenn Zellatypien vorliegen, beträgt die Wahrscheinlichkeit einer späteren Entartung 30–90%. Allerdings können Zellatypien im Laufe der Jahre neu entstehen, so dass regelmäßige Verlaufskontrollen notwendig sind.

Bindehautmelanom
Definition, Ursache

Ein malignes Melanom der Bindehaut ist ein von atypischen Melanozyten ausgehender Tumor. Meist geht er aus einer primär erworbenen Bindehautmelanose hervor (60–75%) oder entsteht de novo (15–25%), seltener geht er aus Bindehautnävi hervor (15–25%). Die Metastasierung erfolgt zunächst in die retroaurikulären und submandibulären Lymphknoten. Das Bindehautmelanom ist ein am Auge relativ seltener Tumor, der nur 2% der malignen Augentumoren ausmacht.

Symptome, Befunde

Verdächtig auf ein malignes Melanom der Bindehaut sind pigmentierte Knoten (Abb. 6.16), auf die zuweilen große Gefäße zuziehen. Auch unpigmentierte Melanome kommen vor.

Therapie

Die Problematik der Therapie besteht in der Schwierigkeit, die Tumoren radikal zu entfernen. Bindehautmelanome rezidivieren deshalb häufig. Rezidive sind oft wenig pigmentiert und können nicht immer von Narben unterschieden werden. Bei mehrfachen Rezidiven wird der Augapfel immobil, weil große Teile der Bindehaut entfernt werden müssen und der Fornix conjunctivae vernarbt. Kommt es zu einem Überwachsen auf die Lider, was in fortgeschrittenen Fällen nicht selten ist, dann muss die Augenhöhle bis auf den Knochen ausgeräumt werden (Exenteratio orbitae), um den

6.6 · Tumoren der Bindehaut

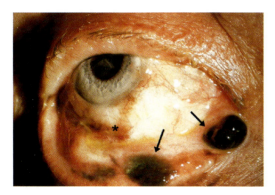

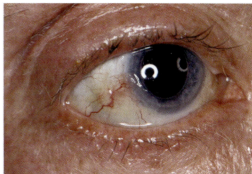

◘ **Abb. 6.16.** Malignes Melanom der Bindehaut [erst bei Ektropionieren des Unterlids sichtbar (→)] sowie primäre erworbene Melanose der bulbären Bindehaut = Präkanzerose (*)

◘ **Abb. 6.17.** Bindehautkarzinom. Auffälliges Gefäßbild deutet auf Malignität hin

Tumor vollständig zu entfernen. Ein Onkologe sollte in jedem Fall hinzugezogen werden.

> ❗ Das maligne Melanom der Bindehaut entsteht bei Weißen häufig aus einer erworbenen Melanose der Bindehaut. Obwohl die Letalität (20–30%) geringer ist als die des Hautmelanoms, rezidiviert es aber häufig und muss so vollständig wie möglich lokal exzidiert werden. Nach Organmetastasierung ist die Prognose schlecht. Sehr wichtig ist die genaue Inspektion aller Bindehautanteile durch Ektropionieren (▶ Fallbeispiel!)

Fallbeispiel

Eine 84-jährige Patientin stellt sich mit einem äußerlich kaum in Erscheinung tretenden kleinen schwarzen Knoten am inneren Lidwinkel des rechten Auges vor, den sie seit einigen Wochen bemerkt hat. Beim Ektropionieren des Unterlides (◘ Abb. 6.16) sieht man jedoch mehrere ausgedehnte schwärzliche Knoten und flache dunkle Bezirke der bulbären und tarsalen Bindehaut, die zunächst äußerlich nicht zu erkennen waren. Es handelt sich um ein fortgeschrittenes malignes Melanom der Bindehaut.

Die Knoten und die stärker pigmentierten Areale wurden lokal exzidiert, an den weniger pigmentierten Stellen wurden kleine Probebiopsien entnommen (histologisch: erworbene Melanose mit Atypien) und mit 3facher Kryoapplikation (»Freeze and thaw«-Technik) behandelt. Die regionären Lymphknoten waren frei.

Eine genaue photographische Dokumentation des prä- und postoperativen Zustandes erleichtert die Verlaufskontrollen, wobei verdächtige Stellen biopsiert und mit Kryotherapie behandelt werden.

Konjunktivale intraepitheliale Neoplasie (CIN)

Es handelt sich um ein Carcinoma in situ, das in ein Plattenepithelkarzinom (Bindehautkarzinom) übergehen kann.

Bindehautkarzinom

Definition, Ursache

Seltener Tumor, der vom Plattenepithel der Konjunktiva ausgeht und sich bei älteren Menschen aus einer intraepithelialen Neoplasie entwickeln kann. UV-B-Strahlen spielen pathogenetisch eine Rolle, denn der Tumor ist bei Weißen, die in Äquatornähe leben, häufiger (Australien).

Symptome, Befunde

Bindehautkarzinome sind unregelmäßig begrenzte, weißliche, flach erhabene Tumoren, die bevorzugt in Limbusnähe auf der Conjunctiva bulbi in den Bereichen der Lidspalte vorkommen (◘ Abb. 6.17). Sie sind meist verschieblich, haben große zuführende Gefäße, sehen ansonsten uncharakteristisch aus oder können eine papillomatöse Oberfläche haben. Im Verdachtsfall sollten sie entfernt werden, um durch die histologische Untersuchung die Diagnose zu sichern oder eine maligne Veränderung auszuschließen.

Therapie

Tiefgreifende, lamelläre Abtragung von Bindehaut und Sklera mit ausreichendem Abstand im Gesunden und nötigenfalls eine plastische Deckung des Defektes. Evtl. Bestrahlung, Nachbehandlung mit Mitomycin C-Augentropfen.

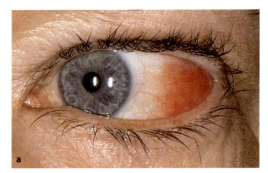

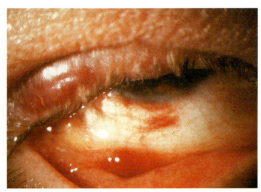

◘ **Abb. 6.19.** Kaposi-Sarkom der Bindehaut bei Aids

❗ Das Bindehautlymphom wird oft nicht ausreichend beachtet, da es anfangs einer follikulären Konjunktivitis ähnlich ist.

Kaposi-Sarkom

Bei AIDS kommen Kaposi-Sarkome an der Bindehaut und an den Lidern (◘ Abb. 4.17) vor. Sie bestehen aus spindelförmigen Zellen und atypischen Endothelzellen und imponieren als blaurötliche Knötchen (◘ Abb. 6.19). Therapeutische Möglichkeiten neben der systemischen HAART-Behandlung sind Immuntherapie, intraläsionale Chemotherapie, chirurgische Exzision, Kryotherapie oder Bestrahlung.

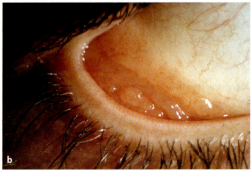

◘ **Abb. 6.18. a** Bindehautlymphom. **b** Bindehautlymphom bei herabgezogenem Unterlid. Glasige follikuläre Wucherungen in der unteren Umschlagsfalte der Bindehaut

Bindehautlymphom

Definition, Ursache

Es handelt sich um die Manifestation eines malignen (Non-Hodgkin-) Lymphoms der MALT-Gruppe (Mucosa associated lymphoid tissue) oder einer reaktiven lymphatischen Hyperplasie. Isolierte Bindehautlymphome haben meist einen niedrigen Malignitätsgrad, eine Systembeteiligung kann sich aber auch erst später entwickeln (dann schlechtere Prognose).

Symptome, Befunde

Das Bindehautlymphom ist lachsfarben und hat eine glasige, fischlaichartige, oft follikuläre Konsistenz (◘ Abb. 6.18a). Es ist häufig in der unteren Umschlagfalte lokalisiert und wölbt das Unterlid vor (◘ Abb. 6.18b). Die histologische Untersuchung nach Exzision ergibt den Typ und den Malignitätsgrad des Tumors. Eine internistische Untersuchung zur Abklärung systemischer Manifestationen ist immer erforderlich.

Therapie

Diagnostische Exzision, ggf. Bestrahlung und zytostatische Behandlung. Bei älteren Patienten ist man wegen der langsamen Progredienz in der Behandlung zurückhaltender als bei jungen Patienten.

6.7 Bindehautablagerungen und -verfärbungen

6.7.1 Bindehautablagerungen

Bei chronischer Anwendung silberhaltiger Augentropfen treten braunschwarze Ablagerungen in der Bindehaut auf (**Argyrose**). Bei Glaukomtherapie mit adrenalinhaltigen Augentropfen (heute nur noch selten in Gebrauch) treten punktförmige schwarze Ablagerungen auf (**Adrenochrom**). Bei Alkaptonurie haben ca. 70 % der Patienten bräunliche Ablagerungen in Konjunktiva, Sklera und am Limbus (**Ochronose**). Alte **metallische Bindehautfremdkörper** können eine Verfärbung durch Eisenbestandteile hervorrufen.

6.7.2 Ikterus

Bei Erkrankungen mit Erhöhung des Bilirubins (Neugeborenenikterus, Hepatitis, Gallengangsverschluss) färben sich Bindehaut und Sklera gelb.

6.7 · Bindehautablagerungen und -verfärbungen

In Kürze

Anatomische und funktionelle Grundlagen. Die Bindehaut umkleidet den Bulbus vom Hornhautrand bis zum Äquator und setzt sich dann auf die Innenseite der Lider fort. Sie ist eine verschiebliche Schleimhautschicht, die es dem Augapfel ermöglicht, sich bei Blickwendungen nahezu reibungsfrei zu bewegen. Sie enthält Becherzellen und akzessorische Tränendrüsen, die für die Befeuchtung der Hornhautoberfläche von großer Bedeutung sind.

Untersuchung. Die tarsale Bindehaut untersucht man durch Ektropionieren. Dies muss auch der Nicht-Augenarzt beherrschen, um Fremdkörper entfernen und bei einer Kalkverätzung im Rahmen der Ersten Hilfe den Bindehautsack reinigen und spülen zu können. Bindehautverletzungen sind immer auf eine Bulbusperforation verdächtig, insbesondere dann, wenn der Patient zuvor mit Hammer und Meißel gearbeitet hat.

Entzündung der Bindehaut (Konjunktivitis). Die **unspezifische Konjunktivitis** entsteht am häufigsten durch ein trockenes Auge. Auch Refraktionsfehler oder Stellungsanomalien der Lider können zu einer Konjunktivitis führen.

Heuschnupfenkonjunktivitis, atopische Konjunktivitis und **Conjunctivitis vernalis** sind allergische Bindehautentzündungen. Sie sind durch Proliferationen der tarsalen Bindehaut (Papillen) charakterisiert. Im Frühjahr und Sommer müssen diese Patienten prophylaktisch mit Lodoxamin- oder Olopatadin-Augentropfen behandelt werden.

Bei **Stevens-Johnson-Syndrom** und bei **Lyell-Syndrom** entsteht eine toxisch-hyperergische Konjunktivitis mit Verwachsung der Bindehautblätter (Symblepharon).

Das **okuläre Pemphigoid** ist eine autoimmunologische Bindehautentzündung, bei der sich ein Symblepharon entwickelt.

Die Bindehautentzündung der Neugeborenen **(Ophthalmia neonatorum)** ist aufgrund der Credé-Prophylaxe heute nur noch selten durch Gonokokken, dagegen häufig durch Chlamydien, Pseudomonas aeruginosa und Herpes-simplex-Viren ausgelöst.

Die gefährlichste **Bindehautinfektion des Erwachsenen** entsteht durch Pseudomonas aeruginosa.

Die **Einschlusskörperchenkonjunktivitis** des Erwachsenen ist eine okulogenitale Infektion mit Chlamydia trachomatis und wird häufig durch Geschlechtsverkehr übertragen. Sie muss lokal und systemisch mit Tetrazyklinen behandelt werden. In tropischen Ländern entsteht durch Chlamydien-Infektion ein **Trachom.**

Die **Keratoconjunctivitis epidemica** ist eine hoch infektiöse, sehr unangenehme virale Bindehautentzündung, die in der Regel spontan ausheilt, im Heilungsstadium und danach aber münzenförmige Hornhauttrübungen (Nummuli) aufweisen kann, die starke Blendungsbeschwerden hervorrufen.

Pinguecula und **Pterygium** sind degenerative Bindehautveränderungen, die durch Licht- und Staubexposition gefördert werden.

Unter den **Bindehauttumoren** ist das maligne Melanom am gefährlichsten. Es entsteht in der Regel aus einer primären erworbenen Melanosis conjunctivae, nur selten aus einem Bindehautnävus.

Hornhaut

7.1	**Anatomie, Physiologie und Pathophysiologie**	**– 105**
7.1.1	Aufbau, Maße und Innervation der Hornhaut – 105	
7.1.2	Ernährung und Regeneration der Hornhaut – 106	
7.1.3	Funktion von Hornhaut und Tränenfilm – 106	
7.1.4	Funktionsstörungen der Hornhaut – 106	

7.2　Anwendung von Medikamenten durch die Hornhaut　– 107
7.2.1　Lokalanästhetika　– 107
7.2.2　Antibiotika und Virustatika　– 107
7.2.3　Kortikoidhaltige Augentropfen und systemische Glukokortikoide　– 107

7.3　Verwendung von Kontaktlinsen　– 107

7.4　Untersuchung　– 107
7.4.1　Inspektion der Hornhautoberfläche ohne Spaltlampe　– 107
7.4.2　Untersuchung der Hornhautoberfläche mit der Spaltlampe　– 108
7.4.3　Prüfung der Hornhautsensibilität　– 108
7.4.4　Untersuchung der Hornhautwölbung　– 108
7.4.5　Anfärbung der Hornhautoberfläche　– 108
7.4.6　Endothelmikroskopie　– 108
7.4.7　Messung der Hornhautdicke (Pachymetrie), konfokale Mikroskopie　– 109

7.5　Notfälle: Verätzungen, Verbrennungen und Verletzungen der Hornhaut　– 110
7.5.1　Verätzungen　– 110
7.5.2　Verbrennungen　– 113
7.5.3　Verletzungen　– 113

7.6　Entzündungen (Keratitiden)　– 116
7.6.1　Nicht erregerbedingte Keratitis　– 116
7.6.2　Erregerbedingte Keratitis　– 118

7.7　Wölbungs- und Größenanomalien der Hornhaut　– 126
7.7.1　Keratokonus　– 126
7.7.2　Keratoglobus　– 128
7.7.3　Makrokornea (Megalokornea)　– 128
7.7.4　Mikrokornea　– 128

7.8 Hornhautdegenerationen, Hornhautdystrophien – 129

7.8.1 Hornhautdegenerationen – 129
7.8.2 Hornhautdystrophien – 129

7.9 Hornhauttransplantation (Keratoplastik) – 131

7.9.1 Perforierende Keratoplastik – 131
7.9.2 Lamelläre Keratoplastik – 132

7.10 Operationen an der Hornhaut zur Refraktionsänderung (refraktive Chirurgie) – 132

7.10.1 Photorefraktive Keratektomie (PRK) – 132
7.10.2 Laser-in-situ-Keratomileusis (LASIK) – 133
7.10.3 Astigmatismuskorrektur – 134
7.10.4 Radiäre Keratotomie – 134
7.10.5 Phototherapeutische Keratektomie (PTK) – 134
7.10.6 Refraktive Intraokularlinsen – 134

Einleitung

Die Hornhaut ist als optische Struktur des Auges (»Frontlinse«) für das Sehen von herausragender Bedeutung. In diesem Kapitel werden die verschiedenen Hornhauterkrankungen dargestellt. Verletzungen, Entzündungen, angeborene und erworbene Hornhautveränderungen spielen in der Augenheilkunde eine besondere Rolle. Die Hornhaut kann transplantiert werden, um Sehfähigkeit wiederherzustellen Durch »refraktive« Eingriffe wird die Brechkraft der Hornhaut so verändert, dass Fehlsichtigkeiten, insbesondere Myopie und Astigmatismus, ausgeglichen werden können.

7.1 Anatomie, Physiologie und Pathophysiologie

Die Hornhaut ist in die Sklera eingelassen wie ein Uhrglas in die Uhr. Sie ist stärker gewölbt als die Sklera und transparent. Der Unterschied zwischen den Brechungsindizes von Luft (1,0) und Hornhaut (1,33) bewirkt zusammen mit der Wölbung der Hornhaut deren hohe Brechkraft von 43 dpt. Damit trägt die Hornhaut am stärksten von allen Strukturen des Auges zu dessen Brechkraft bei. Ihre regelmäßige Oberfläche und ihre Transparenz sind deshalb für die scharfe Abbildung von Gegenständen auf der Netzhaut von größter Bedeutung.

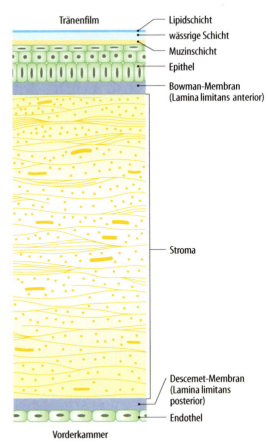

Abb. 7.1. Anatomie der Hornhaut

7.1.1 Aufbau, Maße und Innervation der Hornhaut

Aufbau

Der Aufbau der Hornhaut ist in ◘ Abb. 7.1 dargestellt. In der Reihenfolge von außen nach innen finden sich
- ein **mehrschichtiges, nicht verhornendes Plattenepithel**. Seine basalen Zellen sitzen über eine Basalmembran der **Bowman-Membran,** einer verdickten, festen Membran aus kollagenem Bindegewebe (**Lamina limitans anterior**) auf, in der sie fest verankert sind. Das Hornhautepithel entstammt dem Ektoderm.
- das **Hornhautstroma** aus kollagenem Bindegewebe. Wegen der regelmäßigen Schichtung der Kollagenfibrillen spricht man auch von **Hornhautlamellen**. Das Hornhautstroma enthält keine Blutgefäße, die Hornhaut nimmt daher immunbiologisch eine Sonderstellung ein: Bei einer Hornhauttransplantation ist das Abstoßungsrisiko geringer als bei anderen Organen, auch wenn kein körpereigenes oder gewebetypisiertes Hornhautmaterial verwendet wird. Das Hornhautstroma entstammt dem Mesoderm.
- die **Descemet-Membran (Lamina limitans posterior)**, eine besonders widerstandsfähige, aus elastischen Fasern aufgebaute Schicht, auf der das einschichtige **Hornhautendothel** sitzt. Die Interzellularspalten zwischen den Endothelzellen sind durch Zonulae occludentes verschlossen. Das Endothel leitet sich von der Neuralleiste ab.

Hornhautdicke und Hornhautdurchmesser

Im Zentrum ist die Hornhaut 0,55 mm dick, in der Peripherie 0,70 mm. Der Hornhautdurchmesser des Erwachsenen beträgt 11,5 mm (10–13 mm). Bei einem Durchmesser unter 10 mm spricht man von **Mikrokornea**, über 13 mm von **Makrokornea (Megalokornea)**. Bei Neugeborenen beträgt der Hornhautdurchmesser 9,5 mm, ist also nur 2 mm kleiner als beim Erwachsenen. Diese Maße sind wichtig, um die Vergrößerung der Hornhaut und des Auges bei Neugeborenen und Säuglingen mit angeborenem Glaukom zu erkennen (▶ Kap. 17).

Innervation

Da die Hornhaut eine wichtige optische Struktur ist, hat die Natur sie mit besonderen Schutzvorrichtungen ausgestattet. Hierzu gehört nicht nur der mechanische Schutz durch die Lider bei Lidschluss, sondern auch die ausgeprägte **sensible Innervation**. Zahlreiche frei endigende Nervenfasern aus dem 1. Trigeminusast durchziehen die Hornhaut. Jede Verletzung der Hornhaut (Erosio, Fremdkörper, Schädigung des Epithels durch UV-Strahlen, Schnittwunde) oder Entzündung führt daher zu Schmerzen und krampfhaftem Lidschluss, außerdem zu Tränenfluss.

> ❗ Augenschmerzen, krampfhafter Lidschluss und Tränenfluss weisen auf eine Hornhautschädigung hin.

7.1.2 Ernährung und Regeneration der Hornhaut

Ernährung

Die gesunde Hornhaut enthält keine Blutgefäße, sondern wird von außen durch den Tränenfilm und den Sauerstoffgehalt der Luft, von der Seite durch das Randschlingennetz der Bindehautgefäße und von innen durch das Kammerwasser ernährt.

Regeneration

Das **Epithel** regeneriert nach einer Schädigung meist innerhalb von einigen Stunden bis Tagen problemlos. Die **Basalzellen** des Epithels bauen das mehrschichtige Epithel sehr schnell wieder auf. Sind die Basalzellen jedoch verletzt, dann erfolgt die Regeneration langsamer vom Limbus her, wo die **Stammzellen** als »Reservoir« angesiedelt sind. Die Zerstörung der Stammzellen (z. B. nach Verätzung) führt zu gravierenden Heilungsstörungen mit Überwachsen von Bindehaut auf die Hornhaut.

Defekte des **Endothels** hingegen können nur durch Ausbreitung benachbarter, intakter Endothelzellen geschlossen werden, was mit Zellvergrößerung und Funktionseinschränkung einhergeht. Die Dichte des Endothels beträgt normalerweise 2500 Zellen/mm^2.

7.1.3 Funktion von Hornhaut und Tränenfilm

Das **Epithel** der Hornhaut dient als Barriere gegen das Eindringen von Bakterien und Fremdstoffen.

Das **Endothel** hat eine Pump- und Abdichtungsfunktion: Beim aktiven Transport von Natrium-, Kalium- und Hydrogenkarbonat-Ionen aus dem Endothel in die Vorderkammer wird Wasser aus dem Hornhautstroma entfernt. Die Zonulae occludentes schützen das Hornhautstroma vor dem Eindringen von Wasser.

Das **Hornhautstroma** ist aufgrund der engen und parallelen Anordnung der Kollagenfibrillen, des Fehlens von Blutgefäßen im Stroma und seines relativ dehydrierten Zustands (Wassergehalt 78%) transparent. Diese Transparenz ist für die scharfe Abbildung von Gegenständen auf der Netzhaut von größter Bedeutung.

Die Transparenz zu erhalten, ist auch Aufgabe des **Tränenfilms**: Er glättet die Hornhautoberfläche. Der Tränenfilm setzt sich (von außen nach innen) aus einer Lipidschicht (Herkunft: Meibom-Drüsen), einer wässrigen Schicht (Herkunft: Tränendrüse) und einer Muzinschicht (Herkunft: Becherzellen der Bindehaut) zusammen (◘ Abb. 7.1). Die Lipidschicht verhindert die schnelle Verdunstung der wässrigen Schicht, setzt die Oberflächenspannung herab und verbessert dadurch die Benetzung der Hornhautoberfläche. Die Muzinschicht bewirkt, dass die wässrige Schicht auf der Epitheloberfläche haftet. Ohne Tränen ist die Oberfläche des Epithels rauh und der Patient sieht unscharf.

Außerdem dient der Tränenfilm der Abwehr von Bakterien: Er enthält das bakterizide Enzym Lysozym.

Störungen des Tränenfilmes sind die Ursache vieler Hornhauterkrankungen.

7.1.4 Funktionsstörungen der Hornhaut

Sinkt die Dichte der Endothelzellen durch Erkrankung oder Verletzung (durch Unfall oder Operation) der Hornhaut auf weniger als 700 Zellen/mm^2, dann reicht die Pumpfunktion der verbleibenden Endothelzellen nicht mehr aus (**Endothelinsuffizienz**). Durch Wassereinlagerung kommt es zur Quellung des Hornhautstromas oder -epithels und die Hornhaut wird trübe. Daher muss man nach Verletzungen, nach Kataraktoperationen oder bei einer Hornhauttransplantation sehr präzise arbeiten (Operationsmikroskop!). Sind durch eine Hornhauterkrankung große Teile des Hornhautstromas eingeschmolzen, bleibt oft nur die widerstandsfähige Descemet-Membran erhalten und verhindert das Abfließen des Kammerwassers aus der Vorderkammer.

7.2 Anwendung von Medikamenten durch die Hornhaut

Um das Hornhautepithel passieren und in das Augeninnere eindringen zu können, müssen Augentropfen sowohl hydrophile als auch lipophile Eigenschaften besitzen. Hier werden die Grundlagen der Anwendung von Augentropfen sowie typische Nebenwirkungen bei unsachgemäßem Gebrauch zusammengefasst.

7.2.1 Lokalanästhetika

Hornhautverletzungen und -entzündungen sind äußerst schmerzhaft und rufen deshalb einen krampfhaften Lidschluss hervor. Will der Augenarzt ein solches Auge untersuchen und behandeln, muss er zunächst den Schmerz beseitigen. Dies gelingt mit Lokalanästhetika in Form von Augentropfen, da sie die Hornhautoberfläche durchdringen und die Hornhautnerven betäuben. Sie wirken schnell, sind gut verträglich und schädigen das Epithel bei seltener Anwendung nicht (▶ Kap. 26).

Bei zu häufigem Gebrauch lockern Lokalanästhetika die Zellverbindungen des Hornhautepithels und erleichtern dadurch das Eindringen von Keimen. Sie dürfen daher **nie zu Händen des Patienten verordnet** werden. Manche Patienten besorgen sich Lokalanästhetika, um die Beschwerden harmloser Augenerkrankungen, z. B. bei trockenem Auge, zu lindern. Die Dauer der Linderung wird aber immer kürzer, so dass die Tropfen häufiger genommen werden und es zu einer kumulativen Schädigung des Hornhautepithels bis hin zur Abschilferung des Hornhautepithels (Erosio) kommt, die dann nicht bemerkt wird. In schweren Fällen entsteht ein Hornhautulkus (eine die Bowman-Membran überschreitende Läsion), das bei Perforation zu einem Verlust des Augenlichtes führen kann.

❗ Lokalanästhetika nie zu Händen des Patienten verordnen!

7.2.2 Antibiotika und Virustatika

Verschiedene Antibiotika und Virustatika dringen unterschiedlich tief in die Hornhaut ein und können das Hornhautepithel schädigen. Ihre häufige Anwendung – bei einer bakteriellen bzw. viralen Hornhautentzündung – muss daher immer unter Aufsicht des Augenarztes erfolgen.

7.2.3 Kortikoidhaltige Augentropfen und systemische Glukokortikoide

Kortikoidhaltige Augentropfen dämpfen Entzündungsreaktionen, schwächen aber auch die zellulären Abwehrmechanismen auf der Hornhautoberfläche und können so zur Schädigung durch Keime (Bakterien, Viren, Pilze) führen, wenn man sie zu häufig appliziert. Sie dringen aber auch ins Augeninnere ein und können (bei Kurzsichtigen sehr schnell) ein Glaukom und langfristig eine Linsentrübung hervorrufen. Diese Nebenwirkungen der Glukokortikoide können auch bei systemischer Anwendung auftreten (häufiger Katarakt als Glaukom). Deshalb sollte jeder behandelnde Arzt die Nebenwirkungen der Glukokortikoide am Auge kennen.

7.3 Verwendung von Kontaktlinsen

Kontaktlinsen können die Sauerstoffzufuhr der Hornhautoberfläche behindern. Weiche Kontaktlinsen sind größer als formstabile Kontaktlinsen und bedecken daher den Hornhautrand. Durch die reduzierte Sauerstoffversorgung sprossen unter weichen Kontaktlinsen deshalb nicht selten Gefäße aus dem Randschlingennetz in die Hornhautoberfläche ein. Dann darf eine weiche Kontaktlinse nicht weiter getragen werden. Bei Verkrümmung der Hornhaut (Astigmatismus) passen sich weiche Kontaktlinsen der Verkrümmung an und sind daher zum Ausgleich eines Astigmatismus ungeeignet. Außerdem ist die Infektionsgefahr der Hornhaut bei weichen Kontaktlinsen größer als bei formstabilen Kontaktlinsen.

7.4 Untersuchung

7.4.1 Inspektion der Hornhautoberfläche ohne Spaltlampe

Unregelmäßigkeiten der Hornhautoberfläche (z. B. eine Erosio) lassen sich auch ohne Spaltlampe sehr gut erkennen: Man lässt das Spiegelbild einer großen, konturierten Fenster- oder Lichterfläche (◘ Abb. 2.9) über die Hornhautoberfläche wandern, indem man den Patienten Blickbewegungen ausführen lässt, und beobachtet, ob das Spiegelbild in einem bestimmten Hornhautbereich verzerrt ist. **Trübungen** der Hornhaut fallen besonders deutlich auf, wenn man bei erweiterter Pupille und koaxialer Beleuchtung, d. h. durch den Augenspiegel hindurch, aus ca. 20 cm Entfernung das vom Fundus rückfallende Rotlicht betrachtet. Trübungszonen streuen das rückfallende Licht zur Seite und erscheinen deshalb als dunkle Flecken. Die Tiefenlokalisation muss allerdings mit der Spaltlampe erfolgen.

7.4.2 Untersuchung der Hornhaut mit der Spaltlampe

Mit dem Spaltlampenmikroskop (▶ Kap. 3.3) lassen sich die Oberfläche und tiefere Schichten der Hornhaut bei etwa 10- bis 16facher Vergrößerung untersuchen. Eine bis zu 40fache Vergrößerung ist möglich. Die Untersuchung mit **spaltförmiger Beleuchtung** ermöglicht einen optischen Schnitt durch die Hornhaut (daher der Name Spaltlampe). Neuerdings kann man mit **konfokaler Mikroskopie** das Stroma der Hornhaut zusätzlich flächig untersuchen und dabei einzelne Stromazellen beurteilen.

7.4.3 Prüfung der Hornhautsensibilität

Zur **orientierenden Prüfung** berührt man die Hornhaut (an beiden Augen zum Seitenvergleich!) mit einem fein ausgezogenen, feuchten Wattebausch – am besten im Zentrum, denn dort ist sie am empfindlichsten – und beobachtet, ob der Blinzelreflex ausgelöst wird. Der Patient soll hierbei in die Ferne sehen, weil sonst der Blinzelreflex bereits durch die Annäherung des Wattebauschs ausgelöst wird.

Eine **genaue Prüfung** der Hornhautsensibilität ist mit dem Aesthesiometer möglich, das aus genau abgestuften Reizhaaren besteht und somit eine genaue »Dosierung« des Reizes erlaubt. Hiermit lassen sich auch kleinere Abweichungen von der normalen Hornhautsensibilität feststellen.

Die Hornhautsensibilität ist insbesondere bei Herpes-Infektionen der Hornhaut und bei Trigeminusläsionen, z. B. bei Kleinhirn-Brückenwinkel-Tumoren, herabgesetzt.

7.4.4 Untersuchung der Hornhautwölbung

Untersuchung mittels Placido-Scheibe

Die Regelmäßigkeit der Hornhautoberfläche lässt sich mit der Placido-Scheibe (◘ Abb. 19.8) beurteilen: Auf eine Seite der Scheibe sind konzentrische schwarze und weiße Ringe aufgemalt. Der Untersucher hält diese Seite der Scheibe nah ans Auge des Patienten und blickt durch ein zentrales Loch, um die Reflexe der Ringe auf der Hornhaut zu betrachten. Ist die Krümmung (= Wölbung) der Hornhaut ungleichmäßig (regulärer oder irregulärer Astigmatismus), dann werden die Ringe der Placido-Scheibe verzerrt reflektiert (◘ Abb. 7.2 a).

Untersuchung mittels computergesteuerter Hornhauttopographie-Systeme

Computergesteuerte Hornhauttopographie-Systeme erzeugen ein Reflexbild der gesamten Hornhautoberfläche und berechnen daraus die Brechungswerte der einzelnen Hornhautbezirke. Diese werden durch unterschiedliche Farben dargestellt (◘ Abb. 7.2 b). So lässt sich insbesondere ein Astigmatismus (◘ Abb. 7.2 a) oder eine andersartige unregelmäßige Verteilung der Hornhautkrümmung ortsgerecht darstellen. Dies ist für die Indikationsstellung und Nachsorge bei refraktiven Eingriffen erforderlich (▶ Kap. 7.10).

7.4.5 Anfärbung der Hornhautoberfläche

Fluoreszein. Epitheldefekte (Erosiones) kann man sehr gut daran erkennen, dass sie sich mit Farbstofflösungen anfärben. Am besten eignet sich eine 0,15%ige **Fluoreszeinlösung**. Sie wird als Augentropfen auf den Tränenfilm aufgebracht und verteilt sich beim Blinzeln. An Stellen mit Epitheldefekten färbt sich die Oberfläche an (◘ Abb. 7.11b), während der Farbstoff an normal epithelisierten Stellen schnell durch die Lider weggewischt wird. Auf diese Weise kann man auch ohne Mikroskop, z. B. bei Kindern, wenn sie sich schlecht untersuchen lassen, Epitheldefekte feststellen.

Bengalrosa färbt Veränderungen der Epithelzellen jeglicher Ursache (z. B. bei trockenem Auge, Sicca-Syndrom) an, nicht nur eine Erosio.

> ❗ Epitheldefekte lassen sich makroskopisch mit Fluoreszein, Epithelveränderungen jeglicher Art mit Bengalrosa darstellen.

7.4.6 Endothelmikroskopie

Bei starker Vergrößerung kann man das Hornhautendothel »im Spiegelbezirk« am **Spaltlampenmikroskop** sichtbar machen. Wenn der Einfallswinkel des Spaltlampenlichtes von der einen Seite genauso groß ist wie

7.4 · Untersuchung

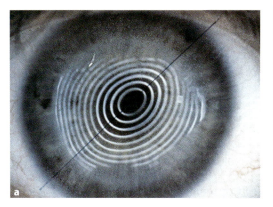

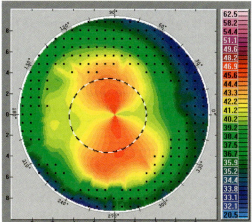

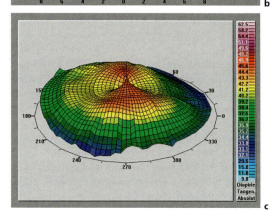

Abb. 7.2a–c. **a** Spiegelbild einer Placido-Scheibe auf einer ungleichmäßig gekrümmten Hornhautoberfläche. Die regelmäßig ovale Verformung des Spiegelbildes ist für einen regulären Astigmatismus charakteristisch, der durch eine Brille korrigiert werden kann. Die schräge Linie zeigt die Lage der Astigmatismus-Achse. **b** Farbkodierte Darstellung der Hornhautverkrümmung (computergesteuertes Hornhaut-Topographiesystem). Die sanduhrförmige rote Fläche zeigt die Zone höherer Brechkraft, senkrecht dazu verläuft der Meridian schwächerer Brechkraft (Achse des Minus-Brillenglaszylinders). **c** Dreidimensionale topographische Darstellung der Brechungsverhältnisse

der Beobachtungswinkel des Mikroskops von der anderen Seite, wird der Endothelreflex sichtbar und bei entsprechender Vergrößerung lassen sich die Zellgrenzen des Endothels gut erkennen.

Mit einem **Endothelmikroskop** kann man das Hornhautendothel photographieren und die Zelldichte bestimmen (Abb. 7.3 und 7.30). Moderne Geräte können die Zellgrenzen erkennen und so die Endothelzellen automatisch zählen.

7.4.7 Messung der Hornhautdicke (Pachymetrie), konfokale Mikroskopie

Die **Hornhautdicke** wird heute mit speziellen Ultraschallgeräten bestimmt, um für refraktive Eingriffe (▶ Kap. 7.10) genaue Informationen über die mögliche Abtragungsdicke zu haben. Eine Pachymetrie ist auch auf optischem Weg möglich.

Die **konfokale Hornhautmikroskopie** erlaubt die Beurteilung der Keratozyten, Hornhautnerven und

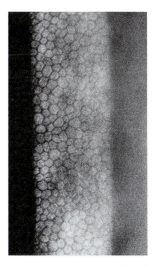

Abb. 7.3. Hornhautendothel. Mittels Endothelmikroskopie können die Endothelzellen des lebenden Auges dargestellt, photographiert und ihre Größe und Zahl/mm^2 bestimmt werden

Detail-Untersuchung von Hornhautnarben sowie zuweilen den Nachweis von Akanthamöben-Zysten (▶ Kap. 7.6.2 und Fallbeispiel).

7.5 Notfälle: Verätzungen, Verbrennungen und Verletzungen der Hornhaut

7.5.1 Verätzungen

Verätzungen der Hornhaut gehören zu den gefährlichsten Notfällen in der Augenheilkunde, da sie zu Erblindung führen können. Laugenverätzungen sind noch gefährlicher als Säureverätzungen, da Laugen im Gegensatz zu den meisten Säuren in die Tiefe des Auges vordringen können.

Ursache
Laugenverätzungen kommen meistens bei Malerarbeiten vor, bedingt durch ungelöschten oder gelöschten Kalk, außerdem entstehen sie im Baugewerbe, wenn an Mischmaschinen (Verputz) ein unter Druck stehender Schlauch abplatzt. Im Haushalt sind Abflussreiniger (»Abflussfrei«), Putzmittel und andere Chemikalien die Ursache, früher auch Tintenstiftminen.

Säureverätzungen kommen in der metallverarbeitenden Industrie und bei unsachgemäßem Umgang mit Autobatterien (falsche Polung der Starterkabel), aber auch im Haushalt (z. B. Essigsäure) vor. Ätzende Wirkungen haben auch organische Substanzen (z. B. Schlamm, Pflanzensaft des Wolfsmilchkrautes).

Pathogenese
Lauge ruft durch Verseifung der Lipide der Hornhaut eine Kolliquationsnekrose hervor. Durch Hydrolyse der Proteine und Proteoglykane in der Hornhaut zerstört sie die Keratozyten (Zellen des Hornhautstromas) und bahnt sich den Weg in die Tiefe. Nach Penetration durch die Hornhaut steigt der pH des Kammerwassers an und löst hierdurch Linsentrübung, Iritis und evtl. ein Sekundärglaukom aus. Die Nekrose kann auch die Bindehaut einbeziehen und die Stammzellen des Hornhautepithels am Limbus zerstören. Aus intakten Bindehautgefäßen wandern Leukozyten in großer Zahl aus und sondern lytische Fermente ab (entzündliche Reaktion).

Säure erzeugt eine Koagulationsnekrose, die bei leicht- bis mittelgradigen Säureverätzungen eine Barriere bildet und das weitere Eindringen der Säure hemmt. Mittelgradige Säureverätzungen sind deswegen weniger gefährlich als Laugenverätzungen desselben Grades.

Symptome, Befunde und Prognose
Eine Verätzung erzeugt **starke Schmerzen, Lidkrampf und Tränenträufeln**. Da sie zu Erblindung führen kann, muss am Unfallort sofort nach Klärung von Unfallhergang, -ursache und Symptomatik mit der Notfalltherapie begonnen werden (s. u.). Die Befunderhebung erfolgt erst in der Augenklinik bzw. Augenarztpraxis. Je nach Schwere der Verätzung sind die Befunde unterschiedlich:

- **Leichte Verätzungen** führen zu einer Ablösung lediglich des zentralen Hornhautepithels (Erosio), das Epithel am Limbus bleibt erhalten (◘ Abb. 7.4). Durch Anfärbung mit Fluoreszein lässt sich das Ausmaß des Hornhautdefekts nachweisen. Die Bindehaut ist bei leichten Verätzungen stark hyperämisch, das Auge also gerötet.
Das Hornhautepithel regeneriert sich, ausgehend von den Stammzellen am Limbus. Die Grenze zwischen dem Bindehautepithel und dem Hornhautepithel bleibt somit bestehen. Solange die Bowman-Membran nicht verletzt ist, entsteht keine Hornhautnarbe.
- **Schwere Verätzungen** schädigen außer dem Hornhautepithel auch das Epithel der Bindehaut (nachweisbar durch Fluoreszein, s. o.). Die Durchblutung der Gefäße am Limbus wird unterbrochen. Die Bindehaut ist weiß und gequollen, unter der Bindehaut entwickelt sich ein Ödem (Chemosis). Gerade im Anfangsstadium kann der Unerfahrene die Schwere der Verätzung verkennen, weil das Auge durch den Verschluss der Bindehautgefäße nicht gerötet ist und keine starken Schmerzen bestehen. Je stärker das Auge gerötet ist, desto besser ist die Prognose! In der Heilungsphase überschreitet das Bindehautepithel die natürliche Grenze am Limbus, wächst auf die Hornhaut über, bis schließlich die gesamte Hornhaut überwachsen ist (Binde-

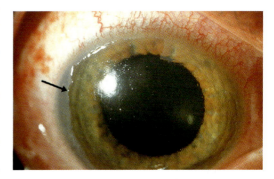

◘ **Abb. 7.4.** Leichte Kalkverätzung. Große zentrale Erosio. Das Epithel der Hornhaut ist am Limbus erhalten und ödematös (→)

7.5 · Notfälle: Verätzungen, Verbrennungen und Verletzungen der Hornhaut

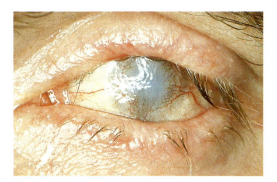

Abb. 7.5. Symblepharon nach Verätzung

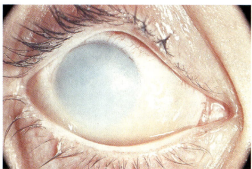

Abb. 7.6. Schwerste Kalkverätzung des gesamten Augenvorderabschnitts (»gekochtes Fischauge«)

hautpannus). Dadurch wird die Hornhaut trüb und das Sehvermögen bis auf Wahrnehmung von Lichtschein herabgesetzt. Zusätzlich verwachsen die Bindehautblätter von Augapfel und Lid: Es bildet sich ein **Symblepharon** (Abb. 7.5). Mit dem Bindehautepithel wachsen Gefäße in die Hornhaut ein, proteolytische Enzyme verursachen Ulzerationen und Einschmelzungen des Hornhautstromas, rezidivierende Erosionen begünstigen wiederum das Vorwachsen von Gefäßen. Je nachdem, wie tief bei einer Laugenverätzung die Lauge in das Auge vorgedrungen ist, können sich Sekundärschäden entwickeln (▶ u.).

— **Schwerste Verätzungen** des gesamten vorderen Augenabschnitts zeigen bereits zu Beginn eine dichte, weiße Trübung des Hornhautstromas und der umgebenden Bindehaut. Die nekrotisch geschrumpfte Bindehaut und die weiße Hornhaut bieten das Bild eines »**gekochten Fischauges**« (Abb. 7.6). Bei einer derartig schweren Verätzung (meistens durch Lauge) sind auch die tieferen Strukturen des Auges (Kammerwinkel, Iris, Linse, Gefäße der Sklera) zerstört, es kommt zu **Linsentrübung** und **Sekundärglaukom**. Ob sich diese schweren Sekundärschäden entwickeln, hängt entscheidend davon ab, wie schnell die Erste Hilfe einsetzt: Geschieht dies nicht in den ersten Minuten nach dem Unfall, dann können die Sekundärschäden zur vollständigen **Erblindung** führen, die sich oft auch durch Hornhauttransplantation nicht mehr heilen lässt. Trotz wesentlich verbesserter Behandlungsmethoden (▶ u.) ist die Prognose schwerer Laugenverätzungen nach wie vor ungünstig. Etwa die Hälfte der schwer verätzten Augen erblinden (Sehschärfe ≤0,02). Besonders tragisch sind beidseitige schwere Verätzungen (Abb. 7.7).

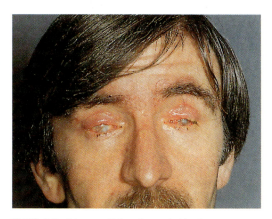

Abb. 7.7. Schwerste Kalkverätzung beider Augen

❗ Laugenverätzungen haben eine schlechtere Prognose als Säureverätzungen. Die Lauge dringt ins Augeninnere ein und schädigt auch Kammerwinkel, Iris und Linse. Einen ungünstigen Verlauf muss man erwarten, wenn durch die Verätzung das Hornhautepithel am Limbus zerstört ist, weil dann Bindehaut und Gefäße in die Hornhaut einsprossen.

Therapie
Erste Hilfe am Unfallort
Wegen der Erblindungsgefahr muss die Therapie sofort nach dem Unfall beginnen. Die ersten Minuten sind für die Prognose entscheidend!
— Rigoroses **Aufhalten der Lider** durch eine Hilfsperson, **Eintropfen von Lokalanästhetika**, falls vorhanden, um den reflektorischen Lidkrampf zu beseitigen.
— **Spülen mit Wasser oder Pufferlösung, bei Laugenverätzung** auch mit kohlensäurehaltigen Ge-

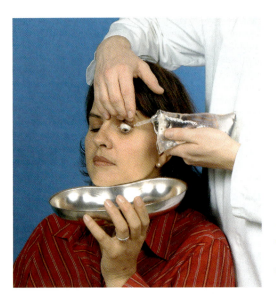

Abb. 7.8. Ausspülen des Auges bei Verätzung. An dem Spülbeutel aus Plastik, der eine Pufferlösung enthält, kann man die Richtung und Stärke des Spülstrahls mit einer Hand regeln und hat die andere Hand frei, um die Lider offen zu halten

tränken (Sprudel, Bier) **in großen Mengen** zur Neutralisation der Säure oder Lauge (◯ Abb. 7.8). **Keine Milch** verwenden (Milch ist lipophil und öffnet die Epithelbarriere!).
- **Bei Laugenverätzungen mechanisches Entfernen von Kalkpartikeln** mit feuchtem Watteträger (Q-Tip). Kalkpartikel haften stark an der Oberfläche und müssen unter Ektropionieren entfernt werden: Darstellen und Inspektion der Umschlagsfalte, des sog. Fornix conjunctivae (auf der Ober- und Unterlidseite sowie auf der temporalen und nasalen Seite), dabei **doppeltes Ektropionieren** des Oberlides mit dem Lidhalter (falls verfügbar). Erneutes kräftiges Spülen.

Weitere Notfallversorgung
- **Sofortiger Transport in die Augenklinik oder zu einem Facharzt.** Wenn möglich, sollte auch während des Transports gespült werden.
- **In der Augenklinik bzw. Augenarztpraxis**
  - **Lokalanästhesie, erneutes intensives Spülen** und **doppeltes Ektropionieren** zur Entfernung von Kalkpartikeln. Zur genauen Inspektion ist das Operationsmikroskop oder die Spaltlampe hilfreich. Danach stündlich 10 Minuten lang **spülen.** Als Spüllösung wird Ringer-Laktat oder BSS (balanced salt solution) empfohlen.
  - **10%ige Vitamin-C-Augentropfen** 10-mal verabreichen (alle 15 Minuten), um freie Radikale zu neutralisieren,
  - **antibiotische Augentropfen** alle 2 Stunden verabreichen (Infektionsprophylaxe).
  - **Kortikosteroide** sind trotz des Epitheldefekts in diesem Ausnahmefall erforderlich, um die entzündliche Reaktion zu bremsen. Subkonjunktivale Injektion von z. B. 4 mg Dexamethason.
  - **Atropin**-Augentropfen 1 % **oder Scopolamin-Augentropfen** 0,25 % 2-mal täglich zur Ruhigstellung der Pupille und des Ziliarmuskels.

Weitere Therapie
- systemische Gabe von **Vitamin C**: 1000–2000 mg oral;
- systemische Gabe von **Kortikosteroiden**: 50–200 mg Prednisolon,
- evtl. zusätzlich **nichtsteroidale Antiphlogistika**: Indometacin oder Diclofenac 2-mal täglich 100 mg.
- **Peritomie** (Einschneiden der Bindehaut) bei starker Chemosis, um das alkalische Ödem abzulassen.

Langfristige Behandlung der schweren Laugenverätzung
- Wenn die Schäden in den tieferen Schichten des vorderen Augenabschnitts nicht sehr ausgeprägt sind, kann eine **Keratoplastik** versucht werden. Wegen der starken Gefäßeinsprossung ist allerdings die Gefahr einer Abstoßungsreaktion sehr groß. Deshalb muss in solchen Fällen nach der Keratoplastik lange immunsuppressiv behandelt werden (Ciclosporin A). Das auf der Spenderhornhaut vorhandene Epithel wird in der Regel durch Epithel des Empfängers ersetzt.
- Zum Ersatz der zerstörten Stammzellen des Hornhautepithels wird eine **homologe oder**, falls möglich, **autologe** (vom anderen Auge stammendes Transplantat) **Limbus-Stammzelltransplantation** durchgeführt.
- Um das Überwachsen von Gefäßen über den Limbus zu vermeiden, kann die limbusnahe Bindehaut zirkulär entfernt werden.
- Durch den Verlust der Becherzellen der Bindehaut entsteht eine Störung des Tränenfilms, die durch **Tränenersatzmittel** und oberflächenpflegende Stoffe (z. B. Hyaluronsäure-haltige Augentropfen) behandelt werden muss. Als Becherzell-Ersatz kann man eine **Transplantation von Nasenschleimhaut** in den Bindehautsack versuchen.
- In vereinzelten Fällen kann eine sog. Keratoprothese in die trübe Hornhaut eingesetzt werden: Hierbei

wird ein optisch wirkender Kunststoffzylinder als neue »Hornhautlinse« in einer aus einem eigenen Zahn gefertigten Muffe in die Hornhaut eingenäht (»Odontokeratoprothese«).

7.5.2 Verbrennungen

Ursache
Verbrennungen entstehen durch heiße Fettspritzer, heißes flüssiges Metall, kochendes Wasser, manchmal auch durch Blitzschlag oder Hochspannungsstromunfall. In Kriegszeiten sind Phosphorverbrennungen (Brandbomben) häufig.

Befunde
Verbrennungen betreffen in der Regel nur das Epithel oder das oberflächliche Stroma, so dass meist keine oder keine wesentlichen Narben entstehen. In schweren Fällen kommt es zur Koagulation und Schrumpfung von Hornhautkollagen, zur Schrumpfung der Bindehaut, zu Becherzellverlust, Symblepharon und Trichiasis (Schleifen der Wimpern), so dass die Hornhaut dann zusätzlich auch sekundär geschädigt werden kann.

Therapie
Bei leichten Verbrennungen antibiotische Salben zur Infektionsprophylaxe und pflegende Salben zur Reepithelisierung. Bei schweren Verbrennungen steht die Korrektur von sekundären Lid- und Bindehautschäden und die Hornhauttransplantation an.

7.5.3 Verletzungen

Oberflächliche Verletzungen
Ursache
Bei Schleifarbeiten entstehen häufig kleine glühende Metallsplitter, die ins Auge fliegen und in die Oberfläche der Hornhaut einbrennen.

Symptome, Befunde
Wenige Stunden nach dem Ereignis verspürt der Patient einen zunehmenden **Schmerz**, da die umgebenden Hornhautnerven durch Verrostung des Fremdkörpers gereizt werden. Das **Auge** ist **gerötet**, der Fremdkörper von einem **Rosthof** umgeben.

Therapie
Nach **Tropfanästhesie** wird der Fremdkörper mit einer feinen Fremdkörpernadel (»Hohlmeißel«, ◘ Abb. 2.2), die man von der Seite an das Auge heranführt, aus der

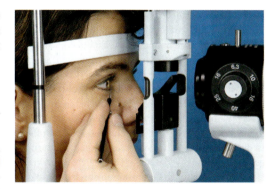

◘ **Abb. 7.9.** Entfernen eines Hornhautfremdkörpers. Der Patient hat den Kopf an der Kinnstütze fest angelegt, und die Hornhaut ist mit einem Tropfanästhetikum betäubt. Der Arzt blickt durch das Spaltlampenmikroskop. Er stützt die Hand, mit der er die kleine Fremdkörpernadel führt, am Kopf des Patienten ab, damit dieser sich nicht durch eine unvorsichtige Kopfbewegung an dem Instrument verletzen kann

Hornhaut **herausgehebelt**. Die Hand des Arztes stützt sich dabei am Kopf des Patienten ab (◘ Abb. 7.9), damit die Fremdkörpernadel nicht durch eine unvorhergesehene Bewegung ins Auge gestoßen werden kann. In der Regel ist es zusätzlich notwendig, den Rosthof des Fremdkörpers mit einem kleinen Kronenbohrer auszufräsen, damit keine optisch störende Rostnarbe entsteht. Danach trägt man eine **desinfizierende Salbe** auf und verordnet einen **Augenverband** für 1–2 Tage. Am Folgetag muss die Wunde auf Infektionszeichen (Hornhautinfiltrat) untersucht und die Entstehung eines Hornhautulkus ausgeschlossen werden.

Fremdkörper, die am Limbus oder in der Bindehaut eingebrannt sind, kann man in der Regel mit einem feuchten Watteträger (Q-Tip) von der anästhesierten Bindehaut entfernen.

Penetrierende und perforierende Verletzungen
Definition, Ursache
Es handelt sich um schwere Verletzungen, die mit Durchbohrung der Hornhaut, evtl. auch der Sklera, Iris und Linse, oder zusätzlich mit Verletzung der Netzhaut einhergehen. Man spricht von einer **penetrierenden Verletzung**, wenn der Fremdkörper, z. B. ein Eisensplitter, in das Auge eingedrungen und intraokular verblieben ist, und von einer **perforierenden Verletzung**, wenn der eingedrungene Fremdkörper auch die Hinterwand des Auges durchschlagen hat. In beiden Fällen wird die Hornhaut perforiert und das Auge kann erblinden. Man unterscheidet zwischen kleinen und großen perforierenden Verletzungen. **Kleine perforierende Verletzungen** werden z. B. durch Eisensplitter verur-

sacht. **Große perforierende Verletzungen** traten vor Einführung der Anschnallpflicht häufig als sog. Windschutzscheibenverletzungen bei leichten bis mittelschweren Verkehrsunfällen (Auffahrunfällen) auf, da der Kopf des nach vorne geschleuderten Insassen die Windschutzscheibe durchschlug. Dabei bohrte sich die untere Bruchkante der Windschutzscheibe ins Auge. Häufig kam es außerdem zu schweren Lid- und Stirnhöhlenverletzungen. Seit Einführung der Gurtpflicht ist die Häufigkeit solcher Verletzungen auf 1/20 zurückgegangen. Airbag-Verletzungen entstehen, wenn in der Hand gehaltene spitze Gegenstände durch die explosionsartige Aufblähung des Airbags ins Auge geschleudert werden. Im häuslichen Bereich überwiegen Unfälle mit scharfen Metallgegenständen. Auch Brillenglasverletzungen kommen vor. Bei Kindern entstehen solche Verletzungen oft durch Hantieren mit Messer oder Schere.

Für penetrierende bzw. perforierende Eisensplitter ist die Angabe typisch, dass mit Hammer und Meißel gearbeitet oder mit einem Hammer auf Metallteile oder Stein geschlagen wurde. Hierbei springt ein kleines Metallteilchen vom Meißelkopf oder von der Hammerfläche ab und dringt mit hoher Geschwindigkeit in das Auge ein.

Symptome, Befunde

Bei **penetrierenden oder kleinen perforierenden Verletzungen** empfindet der Patient einen Schlag gegen das Auge. Wenn Iris, Linse und Netzhaut verletzt wurden, berichtet er von einer plötzlichen, ausgeprägten Sehverschlechterung, meistens bedingt durch eine **Vorderkammerblutung, Linsentrübung** und **Glaskörperblutung**. Die Hornhautperforationswunde kann aber so klein sein, dass keine Sehstörung entsteht, insbesondere wenn es nicht aus der Iris blutet und die Linse intakt bleibt. Die Hornhautwunde dichtet meist durch Quellung des Hornhautstromas von selbst ab und das Auge verliert kein Kammerwasser. Die Hornhautwunde ist dann oft nur mit dem Spaltlampenmikroskop zu sehen. In diesem Fall kann die Verletzung unbemerkt bleiben und eine Siderose der Netzhaut entstehen (▶ Kap. 13). Wenn sich jemand beim Hantieren mit Hammer und Meißel am Auge verletzt, ist deshalb immer eine **Röntgenaufnahme oder ein Computertomogramm erforderlich,** um einen Splitter nachzuweisen oder auszuschließen. Dies ist wichtig, da Eisensplitter Keime in das Auge einschleppen können, die eine bakterielle Entzündung des Augeninnern (Endophthalmitis) hervorrufen. Eine Endophthalmitis ist bei landwirtschaftlichen Unfällen häufiger als bei Industrieunfällen. Bei zu später Behandlung kann dies einen Verlust des Auges bedeuten.

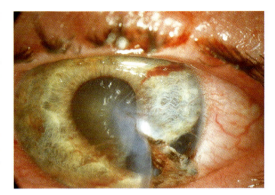

Abb. 7.10. Penetrierende Augenverletzung mit großer Hornhautschnittwunde und Irisprolaps

Große Verletzungen sind in der Regel leichter zu erkennen, weil die Hornhautwunde klafft, die Iris vorgefallen ist (Abb. 7.10) und die Vorderkammer durch Auslaufen von Kammerwasser aufgehoben ist. Darüber hinaus ist meist die Vorderkammer mit Blut gefüllt, die Pupille verzogen und die Linse getrübt. Der Augapfel ist weich.

Therapie

- **Penetrierende Verletzungen:** Kleine, nicht auf den Augenhintergrund aufgeschlagene Metallfremdkörper aus Eisen hat man früher mit dem Handmagneten mittels eines Pars-plana-Einschnitts (4 mm hinter dem Limbus) durch die Sklera entfernt. Heute wird in der Regel eine Glaskörperoperation (Vitrektomie, ▶ Kap. 14) ausgeführt, bei der der Fremdkörper mit der Glaskörperpinzette oder dem Endo-Magneten entfernt werden kann. Bei Blutung im Auge, bei Aufschlag des Metallsplitters auf die Netzhaut oder nach Eindringen eines nicht magnetisierbaren Splitters in das Auge muss der Splitter ohnehin mittels Vitrektomie entfernt werden.
- **Große perforierende Verletzungen** werden unter dem Mikroskop versorgt, möglichst von einem in der Chirugie des Augenvorder- und -hinterabschnitts erfahrenen Operateur, weil oft auch eine Verletzung mehrerer Augenabschnitte vorliegt. Klaffende, oft zerfetzte Hornhautwunden sind nur schwer wasserdicht zu nähen. Durch die Nähte und den späteren Narbenzug entsteht ein irregulärer Astigmatismus, der zusammen mit den meist zentral gelegenen Hornhautnarben die Sehschärfe stark beeinträchtigen kann. Dann ist später eine Hornhauttransplantation (Keratoplastik) erforderlich. Den irregulären Astigmatismus kann man nur durch eine formstabile Kontaktlinse ausgleichen.

Erosio corneae

Akute Erosio corneae

Definition, Ursache
Eine Abschilferung des Hornhautepithels nennt man **Erosio**. Ursachen sind meist mechanische Einwirkungen, z. B. durch einen zurückschnellenden Zweig, durch die scharfen Fingernägel eines Säuglings bei der Mutter, die das Kind auf dem Arm hält, oder durch ungeschicktes Hantieren bei Kontaktlinsenträgern, außerdem bei Verätzungen.

Symptome, Befunde
Die Erosio ist besonders **schmerzhaft**, weil durch sie die Endigungen der Hornhautnerven, die ja bis an die Basalzellen des Epithels heranreichen, freigelegt und gereizt werden. Eine Erosio ruft **starkes Tränen, Lidkrampf und Augenrötung** hervor. Diese Beschwerden sind ähnlich wie bei einem Hornhautfremdkörper oder einer Hornhautentzündung. Eine Erosio ist oft mit bloßem Auge nicht sichtbar, weil sie keine Trübung hervorruft. Die Größe der Erosio ist durch Anfärben mit Fluoreszein feststellbar (◘ Abb. 7.11).

Therapie
Da die schützende Epithelbarriere fehlt, besteht die Gefahr einer Hornhautinfektion. Deshalb trägt man **desinfizierende oder antibiotische Salben** auf. Da Lid- und Augenbewegung die Heilung verzögern, indem sie das nachwachsende Epithel wieder abstreifen, fördert ein fester **Augenverband**, bei dem das Lid geschlossen bleibt, die Abheilung. Er muss so fest sitzen, dass der Patient unter dem Verband nicht blinzeln kann. Bei einer großen Erosio oder schlechter Heilungstendenz legt man am besten einen **Binoculus** (Verband beider Augen) an und verordnet Bettruhe. Eine unkomplizierte Erosio mittlerer Größe ist bereits nach 1–2 Tagen zugeheilt.

Rezidivierende Erosio corneae

Definition, Ursache und Pathogenese
Charakteristikum der rezidivierenden Erosio ist ihr wiederholtes spontanes Auftreten. Die **idiopathische rezidivierende Erosio**, die familiär auftreten kann, wird zu den epithelialen Hornhautdystrophien (▶ Kap. 7.8.2) gezählt. Auch **nach einer traumatischen Erosio** kann es zu einem Rezidiv kommen: Es tritt oft Monate oder Jahre später an der ursprünglichen Verletzungsstelle auf. Eine weitere Ursache einer rezidivierenden Erosio sind **Entzündungen der Hornhaut** (z. B. Herpes-Keratitis). Die rezidivierende Erosio entsteht dabei durch eine Störung der Verankerung der Basalzellen auf der Bowman-Membran (metaherpetische Keratitis).

Symptome, Befunde
Ein Rezidiv tritt typischerweise morgens auf, da sich nachts bei geschlossenem Auge eine Verklebung zwischen Lid und Hornhautepithel bildet. Beim ersten Öffnen der Lider reißt das Epithel wegen der Verankerungsstörung der Basalzellen auf. Der Patient spürt einen stechenden Schmerz und hat das Gefühl, einen Fremdkörper im Auge zu haben.

Therapie
Die rezidivierende Erosio erfordert eine intensive Oberflächenpflege mit **Tränenersatzmitteln und Augensalbe**. Eine weiche Kontaktlinse (**Verbandslinse**) kann angepasst werden, um die Verklebung zwischen Lid und krankem Epithel zu verhindern.
  Nach Abheilung der Erosio muss weiterhin eine Prophylaxe mit Tränenersatzmitteln und Salben erfolgen. Kommt es trotzdem wieder zu einem Rezidiv, dann muss das pathologische Epithel abgeschabt werden (**Abrasio** des Epithels). Die Haftung der Basalzellen kann durch mikroskopisch feine Stichelung der Oberfläche mit einer Nadel oder mit einem Nd:YAG-Laser

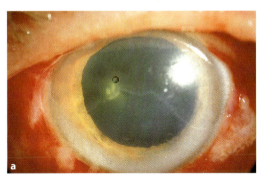
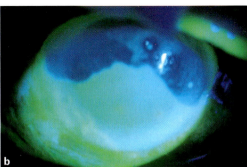

◘ **Abb. 7.11.** Erosio corneae: **a** Nativbild, **b** durch Fluoreszein grün angefärbt. Beleuchtung mit Blaufilter. Die Erosio überschreitet in diesem Fall den Limbus und betrifft auch die Bindehaut und die Limbus-Stammzellen (Zustand nach Verätzung)

verbessert werden. Als Alternative wird heute die Bowman-Membran mit dem **Excimer-Laser** aufgeraut, um eine bessere Haftung des Epithels zu erreichen (▶ Kap. 27).

Keratitis photoelectrica
Definition, Ursache
Bei der Keratitis photoelectrica kommt es, ausgelöst durch **UV-Strahlen**, zu einer Lockerung der Epithelhaftung und kleinsten Erosionen, die äußerst schmerzhaft sind. Sie tritt beim Schweißen auf, wenn keine UV-absorbierende Schutzbrille getragen wird, und bei ungeschütztem Aufenthalt in den Bergen und im Schnee (sog. Schneeblindheit bei Skifahrern, Hochgebirgs- oder Gletscherwanderern), da Schnee das UV-Licht von unten nahezu 100%ig reflektiert, während Grasbewuchs UV-Licht absorbiert.

Symptome, Befunde
Bei der Keratitis photoelectrica treten die Beschwerden typischerweise nach einer zeitlichen Latenz von 3–8 Stunden auf. Der Patient kommt also meist nachts mit **unerträglichen Schmerzen an beiden Augen, Tränen, Augenrötung und Lidkrampf** notfallmäßig zum Augenarzt.

Therapie und Prophylaxe
Man verabreicht **einmalig Lokalanästhetika** (nicht zu Händen des Patienten!), verabreicht eine **desinfizierende Augensalbe**, legt einen **Binoculus** (Verband beider Augen) an und verordnet Bettruhe sowie evtl. Schmerztabletten. Der Patient muss wissen, dass die Schmerzen nach Abklingen der Lokalanästhetika in etwa 30 Minuten wiederkehren. Man darf ihm jedoch kein Lokalanästhetikum aushändigen, da er es wegen der Schmerzen immer häufiger anwenden und das Zuheilen der Epitheldefekte dadurch verhindern würde. Bei richtiger Behandlung mit Salbe und Verband heilt eine Keratitis photoelectrica innerhalb von 24 Stunden ohne Narben ab.

Vorbeugend muss beim Schweißen eine Schutzbrille und im Hochgebirge im Schnee unbedingt eine hochabsorbierende Sonnenbrille getragen werden.

7.6 Entzündungen (Keratitiden)

Eine Keratitis kann alle Schichten der Hornhaut betreffen. Epithel, oberflächliche oder tiefe Stromabereiche und Endothel können isoliert oder in Kombination betroffen sein.

Allgemeine Befunde
Bei Entzündung des Epithels findet sich typischerweise eine **Epitheltrübung**, bei Entzündung des Stromas ein **weißliches Hornhautinfiltrat** und bei Entzündung des Endothels (**Endotheliitis**) eine **scheibenförmige Quellung** der Hornhaut, die durch eine Störung der Pumpenfunktion des Endothels bedingt ist. Bei Substanzdefekten des Stromas (z. B. bei rheumatischem Ulkus) kann die Hornhaut relativ klar bleiben.

7.6.1 Nicht erregerbedingte Keratitis

Keratitis superficialis punctata bei trockenem Auge
Definition, Ursache
Bei der Keratitis superficialis punctata handelt es sich um eine Aufrauung der Hornhautoberfläche, die durch eine **gestörte Benetzung** zustande kommt. Ursachen sind Tränenmangel und eine fehlerhafte Zusammensetzung des Tränenfilms durch Störungen der Muzin- oder Lipidphase. Tränenmangel kommt bei älteren Menschen vor. Er ist die häufigste Ursache einer Keratokonjunktivitis (Keratoconjunctivitis sicca, trockenes Auge, ▶ Kap. 5). Eine Keratoconjunctivitis sicca ist außerdem mit Sjögren-Syndrom und anderen Erkrankungen des rheumatischen Formenkreises assoziiert. Eine ungenügende Benetzung der Hornhaut wird auch bei Einnahme von Präparaten mit hohem Östrogengehalt beobachtet. Zentralheizungen tragen aufgrund der Absenkung der relativen Luftfeuchtigkeit erheblich zur großen Häufigkeit der »Siccabeschwerden« bei. Bei nächtlichem Autofahren können die Beschwerden erheblich anwachsen, da nachts die Tränenproduktion physiologischerweise herabgesetzt ist und zusätzlich dem Fahrer die Belüftung der Windschutzscheibe ins Gesicht bläst, was das Austrocknen der Hornhautoberfläche verstärkt.

Symptome, Befunde
Die Patienten klagen über erhebliches **Fremdkörpergefühl, rote** und **trockene Augen**, teilweise aber sogar über **Tränenfluss** (kurzzeitig überschießende Stimulation der wässrigen Sekretion der Tränendrüse). Der **Schirmer-Test** (▶ Kap. 5) gibt den wichtigsten diagnostischen Hinweis auf Tränenmangel. Beim **Anfärben der Epitheloberfläche** mit Bengalrosa oder Fluoreszein zeigt sich eine diffuse, meist im Lidspaltenbereich verstärkte Stippung des Epithels als Ausdruck der gestörten Oberfläche. Echte Erosionen sind meist nicht vorhanden. Die Fluoreszeinanfärbung des Tränenfilms dient auch dazu, die reduzierte Benetzungszeit des Tränenfilms zu erkennen. Nach Einbringen eines Trop-

fens Fluoreszeins und nach 1–2 Lidschlägen fordert man den Patienten auf, die Augen offen zu halten und den Lidschlag zu unterdrücken. Am Spaltlampenmikroskop sieht man dann unter Beleuchtung mit dem Blaufilter, wie der zunächst homogene, gelbgrün angefärbte Tränenfilm plötzlich aufbricht (Aufbrechzeit = Break-up-time, BUT). Die **Aufbrechzeit** beträgt normalerweise >10 Sekunden, bei fehlerhafter Zusammensetzung der Tränen aber <5 Sekunden.

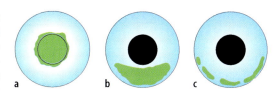

Abb. 7.12. Schematische Zeichnung von Hornhautinfiltrationen bei nicht erregerbedingten Keratitiden. **a** Bei Keratitis neuroparalytica ist das Zentrum der Hornhaut betroffen. **b** Bei Lagophthalmus Trübung im unteren Hornhautdrittel. **c** Durch Autoimmunprozesse bedingte Randinfiltrate nahe dem Limbus

Therapie

Die Benetzungsstörung kann nicht geheilt, sondern muss durch ständige Gabe von **Tränenersatzmitteln** gebessert werden. Diese enthalten Stoffe, die die Oberflächenspannung herabsetzen und die Benetzungszeit der Hornhaut verlängern (z. B. Methylzellulose, Hyaluronsäure). Sie müssen relativ häufig getropft werden, mindestens 3-mal täglich, in schweren Fällen jedoch stündlich und häufiger. Zur Nacht verordnet man eine pflegende Augensalbe (z.B. Dexpanthenol). Antibiotika sind überflüssig, Glukokortikoide dürfen auf keinen Fall verordnet werden, da der Patient sie wegen der kurzzeitigen Linderung zu häufig anwendet und bei langfristiger Anwendung eine Linsentrübung (Katarakt) oder eine Erhöhung des Augeninnendrucks (Glaukom) auftreten kann. Außerdem werden die Becherzellen der Bindehaut durch langfristige Glukokortikoideinwirkung reduziert, und es fehlt dann das für die Haftung des Tränenfilms entscheidende Muzin. Um die Restmenge der Tränen für die Befeuchtung auszunutzen, kann man die Tränenpünktchen mit dem Kanter oder durch Kunststoffstöpsel (»Punctum plugs«) verschließen (▶ auch Kap. 5.5).

Thygeson-Keratopathie

Es handelt sich um eine rezidivierende, sehr schmerzhafte bilaterale Keratitis punctata unklarer Ätiologie. Die Hornhaut zeigt sternförmige punktuelle Epithelaufbrüche, die über die zentrale Hornhaut verteilt sind. Das Auge ist charakteristischerweise nicht gerötet. Mit kortikoidhaltigen Augentropfen können die Läsionen und Beschwerden erheblich gebessert werden.

Keratitis neuroparalytica

Definition, Ursache

Als Keratitis neuroparalytica bezeichnet man ein Hornhautulkus (d.h. eine die Bowman-Membran überschreitende Hornhautläsion), das durch den Sensibilitätsverlust der Hornhaut **bei Ausfall des 1. Trigeminusastes** bedingt ist. Ursachen sind die Operation oder Bestrahlung eines Akustikusneurinoms (häufig) sowie Läsionen des Trigeminus anderer Ursache, z.B. Herpes simplex oder zoster. Durch den Ausfall des 1. Trigeminusastes werden der reflektorische Lidschluss und die Frequenz des spontanen Lidschlags herabgesetzt, so dass die Hornhaut leichter austrocknet. Darüber hinaus gelangen wegen der Degeneration der Nervenfasern wahrscheinlich keine trophischen Faktoren mehr zu den Basalzellen des Epithels, wodurch die Epithelregeneration herabgesetzt wird.

Symptome, Befunde

Die Beschwerden sind gering, da die Hornhaut anästhetisch ist. Das **Auge** ist **rot**. Es entwickelt sich ein tiefer Substanzdefekt der zentralen Hornhaut (◘ Abb. 7.12a), in der Regel mit wenig Infiltration und Trübung. Die Hornhaut kann bis zur Perforation einschmelzen.

Therapie

Zu Beginn sind eine regelmäßige zusätzliche Befeuchtung mit **Tränenersatzmitteln** und **pflegenden Salben** sowie evtl. ein **künstlicher Verschluss der Tränenpünktchen** durch Kunststoffstöpsel erforderlich. Notfalls kann die Hornhaut durch vorübergehenden Verschluss der Lider mit 1–2 U-Nähten (für ca. 2–3 Wochen) oder durch Aufnähung von Amnion-Membran zur Abheilung gebracht werden. Bei Hornhautperforation ist eine Hornhauttransplantation (Keratoplastik) erforderlich, deren Einheilungschancen allerdings durch die trophischen Störungen schlechter sind.

Keratitis e lagophthalmo

Bei **Fazialisparese** kann das Lid durch Lähmung des M. orbicularis oculi nicht geschlossen werden. Die Hornhaut trocknet aus und es kommt zu einer oberflächlichen Erosion der Hornhaut bis hin zum Hornhautulkus. Es findet sich eine Hornhauttrübung, bedingt durch ein Infiltrat im unteren Hornhautdrittel (◘ Abb. 7.12b). Man behandelt mit pflegenden Salben sowie chirurgischer Korrektur der Lidstellung (laterale Tarsalzungenplastik, Tarsorraphie, Implantation eines

Gold- oder Titangewichtes zur Verbesserung des Lidschlusses ▶ Kap. 4.4.2).

Rheumatisches Hornhautulkus
Es handelt sich im ein beschwerdearmes, bis zur Perforation fortschreitendes, zentral oder peripher gelegenes Hornhautulkus, das nur geringe entzündliche Zeichen aufweist und bei Erkrankungen des rheumatischen Formenkreises, insbesondere bei rheumatoider Arthritis vorkommt. Die Behandlung ist schwierig, auch nach Keratoplastik kann es zu einem Rezidiv kommen. Auch die Behandlung mit Immunsuppressiva (z. B. Ciclosporin A-Augentropfen oder systemisch) ist versucht worden.

Erkrankungen der peripheren Hornhaut und des Limbus
Das **Ulcus Mooren** ist eine autoimmunologisch bedingte, schmerzhafte Ulzeration des Hornhautrandes (◘ Abb. 7.12c) mit aufgeworfenem zentralen Ulkusrand.

Die **obere limbäre Keratopathie** kommt vorwiegend bei Frauen mit Schilddrüsenerkrankungen vor und besteht in einer sektorförmigen Entzündung des oberen Hornhautrandes mit benachbarter konjunktivaler Rötung, die erhebliche Beschwerden hervorruft.

Die **Randfurchenkeratitis** verläuft relativ benigne. Sie entsteht bei disponierten Patienten durch hyperergische Reaktion auf Bakterientoxine der normalen Bindehautflora. Sie wird mit lokalen Antibiotika und lokalen Steroiden behandelt.

Bei einer **Hornhaut»delle«** am Limbus handelt es sich um eine Befeuchtungsstörung, die durch Veränderungen der Lidkante hervorgerufen wird (schlechte »Scheibenwischerfunktion«).

7.6.2 Erregerbedingte Keratitis

Bakterielle Keratitis
Ursache und Pathogenese
Die Ursachen der bakteriellen Keratitis sind je nach Alter des Patienten unterschiedlich: Bei jungen Patienten sind verschmutzte oder zu lange getragene **Kontaktlinsen** eine häufige Ursache: Auf (weichen) Kontaktlinsen siedeln sich gegen die Desinfektionszusätze der Aufbewahrungsflüssigkeit resistente Keime an. Jüngere Patienten mit einem Hornhautulkus muss man daher sofort fragen, ob sie Kontaktlinsen tragen. In höherem Lebensalter tritt eine bakterielle Keratitis bei **Abwehrschwäche**, insbesondere bei schlecht eingestelltem **Diabetes mellitus** oder **bei chronischem Alkoholismus** auf. Unabhängig vom Alter sind ein **Tränenwegsverschluss** und eine **akute Dakryozystitis** häufige Ursachen der bakteriellen Keratitis, die oft übersehen werden. Eine bakterielle Keratitis entsteht auch durch **Verletzung der Hornhaut** mit verschmutzten Gegenständen (Landwirtschaft).

Durch ein **intaktes** Hornhautepithel können Bakterien – mit Ausnahme von Gonokokken und Diphtheriebakterien – nicht in die Hornhaut eindringen. **Kleine oberflächliche Epitheldefekte** jedoch erlauben das Eindringen hochvirulenter Bakterien. Leukozyten wandern in die Hornhaut ein und es kommt zu einer eitrigen entzündlichen Reaktion, die sich über die Bowman-Membran hinaus erstreckt: Es entsteht ein bakterielles Hornhautulkus (**bakterielles Ulcus corneae**). Die leukozytären Enzyme im Eiter bewirken eine weitere Öffnung der Eintrittspforte. Das im Tränenfilm enthaltene Lysozym ist nicht mehr in der Lage, die Bakterien abzutöten.

Die bakterielle Keratitis wird **am häufigsten** ausgelöst **durch Staphylokokken** (Staphylococcus aureus) **und Pneumokokken**, seltener durch Moraxella lacunata, Escherichia coli, Serratia marcescens (bei diesem Krankenhauskeim besteht Meldepflicht!) und Treponema pallidum. Letzterer ist der Erreger der Keratitis parenchymatosa, die bei der Lues connata tarda zusammen mit Innenohrschwerhörigkeit, einer tonnenförmigen Verformung der Zähne und einer Sattelnase (Hutchinson-Trias) auftritt. Besonders **gefährliche Erreger** sind:
- **Proteus mirabilis:** Dieser Keim bewirkt ein foudroyantes Hornhautulkus, die Infektion ist jedoch seltener als die mit Pseudomonas.
- **Pseudomonas aeruginosa** (Pyocyaneus): Bei einer Infektion mit diesem Erreger kann die Hornhaut durch die Leukozytenenzyme binnen Stunden einschmelzen. Dann entsteht auch eine Infektion im Augeninneren, also eine Endophthalmitis mit Iris- und Glaskörperbeteiligung (auf **Hypopyon** achten).

Um Risiken zu vermeiden, sollten Patienten mit einer bakteriellen Keratitis auf Station nicht mit Patienten zusammen liegen, die operiert werden oder frisch operiert sind.

Symptome, Befunde
Die bakterielle Keratitis ist immer mit einer Konjunktivitis vergesellschaftet (▶ Kap. 6, ◘ Tabelle 6.1). Es bestehen **Lichtscheu**, **Schmerzen** und **Lidkrampf**. Die **Bindehaut** ist **hochrot**. In der Hornhaut erkennt man mit der Spaltlampe oder bereits mit bloßem Auge ein **Infiltrat**. Zunächst findet man im Hornhautzentrum eine graue Läsion mit wallartig aufgeworfenem, dichtem

7.6 · Entzündungen (Keratitiden)

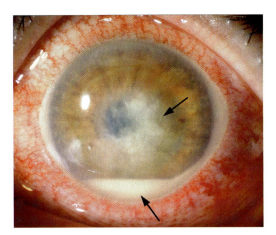

Abb. 7.13. Ulcus corneae serpens (oberer Pfeil). Eiteransammlung in der Vorderkammer (Hypopyon; unterer Pfeil)

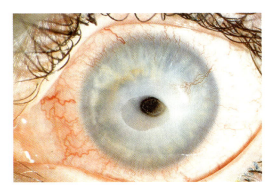

Abb. 7.14. Descemetozele in einem herpetischen Hornhautulkus. Die verdünnte Stelle mit angelagerter Iris ist als ein dunkler Fleck in der Hornhautmitte sichtbar

Rand (Leukozytenring). Die Erreger breiten sich dann ringförmig in der Hornhaut aus (**Ringulkus**). Zusätzlich entsteht fast immer eine Eiteransammlung in der Vorderkammer, die nach unten absinkt und ein gelb-weißes Sediment mit Spiegel bildet (**Hypopyon**, Abb. 7.13).

Die **gefährlichste Verlaufsform des Hornhautulkus** ist das **Ulcus serpens** (»kriechendes« Ulkus, Abb. 7.13). Es ist deshalb so gefährlich, weil es sehr schnell fortschreiten und zu einer Perforation der Hornhaut mit Verlust des Auges führen kann. Je nach Erreger läuft dieser Prozess innerhalb von Stunden oder in wenigen Tagen ab. Wenn die Hornhaut lediglich bis zur Descemet-Membran einschmilzt, kann diese sich vorwölben (**Descemetozele**, Abb. 7.14). Wenn auch diese relativ derbe Membran einschmilzt **(perforiertes Ulkus)**, fließt das Kammerwasser plötzlich ab und die

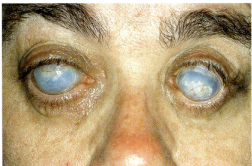

Abb. 7.15. Hornhautstaphylom beidseits

Iris fällt in die Öffnung vor (**Irisprolaps**). Dann entsteht nach Abheilung das **Leucoma adhaerens**, eine weiße Hornhautnarbe, an die die Iris angewachsen ist (griech. leukós = weiß, lat. adhaerens = angewachsen). Die Iris kann aber bei einer heftigen Entzündung auch ohne Perforation der Hornhaut an der Hornhautrückfläche verkleben (vordere Synechie) oder durch Verklebung im Kammerwinkel zu einem Glaukom führen. Bei kongenitalem Glaukom entstehen durch erhöhten Augendruck Hornhautnarben und ein **Hornhautstaphylom**, eine umschriebene Vorwölbung der Hornhaut (griech. staphylé = Weinbeere). Später sprossen oberflächliche Bindehautgefäße in das entzündliche Infiltrat ein und hinterlassen eine weiße, verkalkte, vaskularisierte Narbe (Abb. 7.15).

Bei der **Keratitis parenchymatosa** (meist im Rahmen einer Lues connata) finden sich zunächst Infiltrate in den tieferen Schichten der Hornhaut. Später sprossen tiefe Gefäße vom Limbus her in diese Hornhautschichten ein. Sie wachsen besenreiserförmig gegen das Zentrum hin vor, ohne miteinander zu anastomosieren (Abb. 7.16b, B). Nach Rückbildung der Infiltrate werden diese Gefäße nicht mehr durchblutet. Dann sieht man als typisches Zeichen tief gelegene »ghost vessels«.

> Ein bakterielles Hornhautulkus stellt wegen der Gefahr der Hornhautperforation mit Verlust des Auges eine **Notfallsituation** dar!

Diagnostik

Die **Anamnese** (vorausgegangene Verletzung, Kontaktlinsenträger, allgemeine Infektion, Resistenzminderung durch konsumierende Erkrankung, Diabetes mellitus oder chronischen Alkoholabusus) muss, auch aus versicherungsrechtlichen Gründen, immer erfragt und im Krankenblatt vermerkt werden.

So schnell wie möglich müssen dann folgende diagnostische Maßnahmen durchgeführt werden:

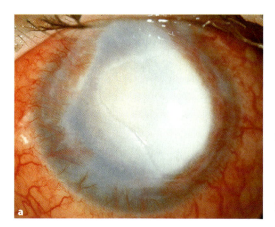

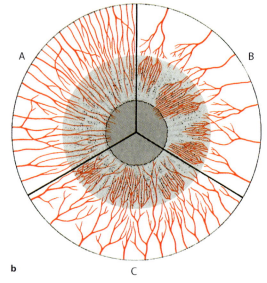

Abb. 7.16. Einsprossen von Gefäßen in ein Hornhautulkus. **a** Nativbild: Man erkennt eine große Erosio und das Einsprossen oberflächlicher Gefäße nahezu in der gesamten Zirkumferenz. **b** Schematische Darstellung der oberflächlichen und tiefen Vaskularisation. *A* Oberflächliche Bindehautgefäße wuchern auf die Hornhaut. *B* Tiefe Vaskularisation. Die Bindehautgefäße enden normal am Limbus. Die tiefen Gefäße wachsen aus intraskleralen Gefäßen aus und kommen erst am Limbus zum Vorschein. *C* Kombination von oberflächlicher und tiefer Vaskularisation

— **Abstrich.** Die Gramfärbung eines Direktabstrichs auf einem Objektträger erlaubt oft schon eine Klassifizierung des Keimes und erleichtert die Auswahl des wahrscheinlich wirksamsten Antibiotikums.
— **Bakterienkultur.** Bei einem Hornhautulkus muss gleichzeitig sofort ein Hornhautabstrich aus dem Ulkuskrater mit einem Wattetäger oder einem Metallspatel abgenommen und auf ein Kulturmedium verimpft werden. Wichtig ist es, Kulturmedien nicht nur für aerobe, sondern auch für anaerobe Keime zu beimpfen. Außerdem sollte immer ein Pilznährmedium beimpft werden. Die Bebrütung und Diagnostik sowie die Resistenzbestimmung müssen mit besonderer Dringlichkeit, auch am Wochenende, in einem Mikrobiologischen Institut erfolgen.
— **Antibiogramm.** Grundsätzlich muss die Resistenz der Keime geprüft werden, damit sobald wie möglich die wirksamsten Antibiotika als Augentropfen gegeben werden können.

Differenzialdiagnose

Keratitis durch Pilze, Protozoen (Akanthamöben) oder Viren (Ulkus durch Rezidiv einer Herpeskeratitis, meist Herpes simplex).

Therapie

Antibiotika. Die höchste Antibiotikakonzentrationen in einem bakteriellen Hornhautulkus erreicht man durch **lokale Therapie** in Form von **Augentropfen**, nicht durch systemische Therapie. Bereits bevor der Keim und das Ergebnis der Resistenzprüfung bekannt sind, muss sofort mit mindestens zwei hochwirksamen Antibiotika-Augentropfen behandelt werden. Hierzu gehören Gentamicin, Polymyxin B, Norfloxacin und Chloramphenicol. Die Präparate sind gegen grampositive und gramnegative Keime wirksam, und die Wahrscheinlichkeit der Resistenzentwicklung ist gering. Die Augentropfen werden in den ersten 3 Stunden alle 10 Minuten, dann stündlich rund um die Uhr verabreicht. Man kann auch hochkonzentrierte Augentropfen aus Injektionslösung verfügbarer Antibiotika herstellen (»fortified drops«) und diese anfangs halbstündlich tropfen. Antibiotische Salben erreichen nicht so hohe Konzentrationen im Gewebe wie Augentropfen und sind daher nicht indiziert.

Sobald der Erreger und das Ergebnis der Resistenzprüfung bekannt sind, muss das höchstwirksame spezifische Antibiotikum verwendet werden.

Systemische Antibiotika sind nur notwendig, wenn zusätzlich zum Hornhautulkus eine **intraokulare Entzündung** vermutet wird.

Zykloplegie. Bei **intraokularem Reizzustand**, insbesondere bei **Hypopyon**, muss die Pupille mit Atropin-Augentropfen ruhiggestellt werden (Atropin 1% 3-mal tgl.).

Kortikosteroide sind bei bakteriellem Hornhautulkus streng verboten, mit einer Ausnahme: Bei Pseudomonas-Ulkus beginnt man nach 2–3 Tagen unter strenger Kontrolle zusätzlich zu den antibiotischen

Augentropfen mit 1–3 Tropfen eines potenten Steroids (Dexamethason 0,1 % oder Prednisolon 1 %), um die Leukozytenmigration und die Freisetzung von proteolytischen Leukozytenenzymen zu verhindern, die zu einer Einschmelzung der Hornhaut führen können. Eine solche Behandlung darf nur unter mehrmaliger täglicher Kontrolle am Spaltlampenmikroskop erfolgen.

Operation. Bei schnell einschmelzendem oder perforiertem Hornhautulkus kann eine akute Hornhauttransplantation (**Keratoplastik à chaud**) notwendig werden. Hierdurch wird das gesamte Erregerreservoir entfernt und die als Folge des Ulkus entstehende Hornhautnarbe durch klare Hornhaut ersetzt. Bei den heutigen Operationstechniken ist so eine schnellere Rehabilitation möglich als bei konservativer Behandlung. Droht jedoch keine Perforation, dann wird man in der Regel keine Keratoplastik vornehmen. Bei Heilungsdefekten wird neuerdings **Amnionmembran** aufgenäht, um die Epithelisierung zu beschleunigen.

Wenn ein Hornhautulkus durch einen Verschluss des **Tränensacks** bedingt ist, muss sofort eine Dakryozystorhinostomie nach Toti (▶ Kap. 5.3.2) erfolgen, da der infizierte Tränensack ein Erregerreservoir darstellt.

Protozoenkeratitis: Akanthamöben-Keratitis
Ursache
Akanthamöben kommen ubiquitär, u. a. auch im Trinkwasser vor und finden sich auch in verschmutzten Kontaktlinsenbehältnissen. Sie dringen durch mikroskopische Läsionen der Hornhautoberfläche ein (Bagatellverletzungen, auch bei Abwehrschwäche oder Kontaktlinsenträgern).

Symptome, Befunde
Die Akanthamöben-Keratitis ist charakterisiert durch ein oft wochenlang therapieresistentes, **hochgradig schmerzhaftes Hornhautulkus**, das bei klassischer Ausprägung ringförmig ist. Ein Hypopyon (Eiteransammlung in der Vorderkammer) kann vorkommen. Die Akanthamöben-Keratitis wurde früher häufig nicht erkannt. Die Diagnose ist schwierig, da die Amöben im Hornhautstroma liegen und durch einen Ulkusabstrich in der Regel nicht nachgewiesen werden können. Bei **konfokaler Mikroskopie** (▶ Kap. 7.4.2) kann man die Amöbenzysten in klaren Hornhautbereichen darstellen und die typische Infiltration der Hornhautnerven erkennen. Molekularbiologische Methoden zum Nachweis der Akanthamöben-Keratitis werden entwickelt. Akanthamöben können auch in einer **Escherichia-coli-Kultur** nachgewiesen werden, da sie typische Spuren in ihr hinterlassen. Im Zweifelsfall ist eine chirurgische **Biopsie** zum fluoreszenzmikroskopischen Nachweis der Trophozoiten oder Zysten der Akanthamöben notwendig (◘ Abb. 7.17).

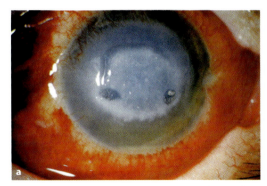
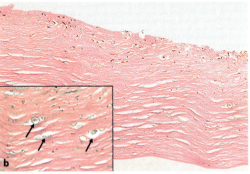

◘ **Abb. 7.17.** **a** Ringulkus bei Akanthamöben-Keratitis. Die dunklen Stellen im Ulkusrand bei 4 und 8 Uhr sind Biopsiestellen zum histologischen Nachweis der Akanthamöben. **b** Zysten der Akanthamöben in der Hornhaut im histologischen Präparat einer therapeutisch durchgeführten Keratoplastik. Links unten Ausschnitt bei höherer Vergrößerung. Amöben (→)

Therapie
Die **medikamentöse Therapie** wird meist mit einer Dreier-Kombination folgender Augentropfen durchgeführt:
- Kationische Antiseptika, z. B. Polyhexamethylen-Biguanid (PHMB), inhibieren Membranfunktionen der Akanthamöben,
- Aminoglykoside, z. B. Gentamicin, hemmen die Proteinsynthese,
- Propamidin (Brolene®) hemmt die DNA-Synthese.

Diese Tropfen werden anfangs halbstündlich bis stündlich, später 3- bis 5-mal täglich gegeben und müssen über viele Wochen angewendet werden. Alternativ kann ein Imidazol (z. B. Fluconazol) verabreicht werden. Es destabilisiert die Zellwand der Akanthamöben.

Häufig ist eine **chirurgische Therapie**, nämlich eine Hornhauttransplantation erforderlich. Hierbei werden die Akanthamöben, die sich anfangs im Hornhautzentrum aufhalten, vollständig mitentfernt und die optische Funktion der Hornhaut wird wiederhergestellt. Man darf mit der Keratoplastik keinesfalls zu lange warten, da die Akanthamöben sonst in die Hornhautperipherie wandern und von dort aus das Transplantat wieder infizieren können.

> **Fallbeispiel**
> Ein 57-jähriger Patient litt seit 3 Monaten am rechten Auge unter einer therapierefraktären Keratitis mit ringförmigem Ulkusrand und zentraler Einschmelzung des oberflächlichen Hornhautstromas. Die Entzündung wurde bereits mit verschiedenen antibiotischen und antimykotischen Augentropfen sowie mit Aciclovir-Augensalbe behandelt. Die Bakterien-Abstriche ergaben physiologische Hautkeime (S. epidermidis). Die PCR auf Herpes-simplex- und Varizella-Zoster-Virus war negativ. Abschabungen aus dem Ulkusgrund ergaben keinen Pilznachweis. Die Sehschärfe wurde zunehmend schlechter (jetzt 0,1), es bestand eine therapierefraktäre Schmerzhaftigkeit. Aus dem Verlauf und dem klinischen Bild wurde die Diagnose einer Akanthamöben-Keratitis gestellt und eine kurative Keratoplastik durchgeführt. Die histologische Aufarbeitung der exzidierten Hornhaut bestätigte die Diagnose durch Nachweis der typischen Amöbenzysten. Im späteren Verlauf kam es zu einem Rezidiv im Transplantat durch Einwandern peripher gelegener, bei der Keratoplastik nicht mitentfernter Erreger. Mit einer intensiven Dreierkombination aus PHMB-, Gentamicin- und Propamidin-Augentropfen konnte das Rezidiv beherrscht werden, so dass schließlich eine Sehschärfe von 0,6 resultierte.

Pilzkeratitis
Ursache
Eine Pilzinfektion der Hornhaut ist sehr viel seltener als eine bakterielle Infektion. Als Ursache kommen bei jungen Patienten infizierte Kontaktlinsen und bei älteren Patienten konsumierende Erkrankungen, schlecht eingestellter Diabetes mellitus und Alkoholismus in Frage. Auch eine Infektion der Tränenwege kann der Ausgangspunkt der Pilzkeratitis sein. Der häufigste Erreger ist **Candida albicans**, aber es kommen selten auch die gefährlichen Schimmelpilze (Aspergillus) vor.

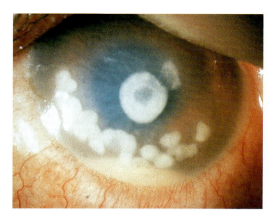

Abb. 7.18. Pilzkeratitis mit typischen Satelliten und zeltförmigem Hypopyon

Symptome, Befunde
Die Entzündung verläuft wesentlich langsamer als eine bakterielle Hornhautentzündung. Das Auge ist gerötet. In der Hornhaut finden sich weiße Infiltrate, nicht selten in Form von **Satelliten**: Um ein größeres Infiltrat sind mehrere kleinere Infiltrate angeordnet. Frühzeitig entsteht ein zeltförmig nach oben gezogenes **Hypopyon** (○ Abb. 7.18). Die Befunde können aber auch einem bakteriellen Ulkus ähnlich sehen. Die Diagnose sichert man durch mikroskopische Untersuchung im Austrichpräparat und durch die Pilzkultur im Nährmedium.

Therapie
Lokale Gabe von **Nystatin**, **Natamycin**, **Amphotericin B** oder **Voriconazol**. Diese Antimykotika können von der Apotheke als Augentropfen zubereitet werden. Natamycin steht als Augensalbe zur Verfügung. Amphotericin-B-Lösung ist toxisch und muß 1:10 verdünnt werden. Auch Voriconazol kann im verdünnter Lösung lokal und auch systemisch angewendet werden. Eine systemische Therapie ist nicht erforderlich, es sei denn, es liegt zusätzlich eine intraokulare Infektion (z. B. an der Netzhaut bei immungeschwächten Patienten) vor.

Antibiotika und Steroide sind **kontraindiziert**, da sie die Pilzausbreitung fördern.

Viruskeratitis
Die häufigsten Erreger einer Viruskeratitis sind Herpes-simplex-Viren, Varizella-Zoster-Viren und Adenoviren. Seltenere Erreger sind Zytomegalie-Viren, Masernviren (insbesondere in den Tropen) und Rötelnviren.

Herpes-simplex-Keratitis

Definition, Ursache und Pathogenese

Bei der Herpes-simplex-Keratitis handelt es sich um das **endogene Rezidiv einer früher abgelaufenen Herpesinfektion im Trigeminusbereich**. Die primäre Infektion verläuft meist symptomarm als Konjunktivitis oder Blepharitis, die in wenigen Tagen ausheilt (▶ Kap. 4.3.2 und ▶ Kap. 6.4.4). Hierbei sind am Lidrand kleine Bläschen zu sehen (◘ Abb. 7.19). Dieser primäre Infektionsweg führt zu einer Infektion des 1. Trigeminusastes und zu einer Infektion des Ganglion trigeminale (Gasseri). Dort bleiben die Viren nach Ausheilen der primären Infektion latent vorhanden und können durch äußere Reize (UV-Bestrahlung, Stress, Menstruation, Allgemeininfekte) aktiviert werden. Die Viren gelangen dann durch Axoplasmatransport über den 1. Ast des Trigeminus in die Hornhaut und werden an den Nervenendigungen freigesetzt. Dort infizieren sie die Epithelzellen bzw. in fortgeschrittenen Fällen auch das Hornhautstroma oder werden in das Augeninnere weitergeleitet und befallen dann auch die Iris und das Hornhautendothel (endogenes Virusrezidiv).

Da Herpes-simplex-Viren (HSV) im Ganglion trigeminale (Gasseri) persistieren, kann die Herpeserkrankung der Hornhaut nicht endgültig geheilt werden.

Eine Herpeskeratitis ist nicht so infektiös, dass der Patient nach den Regeln einer Infektionsstation abgesondert werden muss. Eine Übertragung der Viren ist auch deswegen selten, weil die meisten Personen, die mit dem Patienten in Kontakt kommen, bereits einen Herpesantikörpertiter besitzen. Bei Kindern ohne Herpestiter kann der Viruskontakt aber zu einer primären Herpesinfektion führen. Daher ist in jedem Fall peinlich genaue Hygiene angezeigt, insbesondere eine sorgfältige Händedesinfektion des medizinischen Personals.

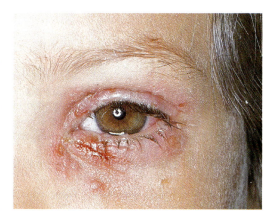

◘ **Abb. 7.19.** Primäre Herpes-simplex-Infektion mit wässrigen Bläschen und Rötung am Lidrand

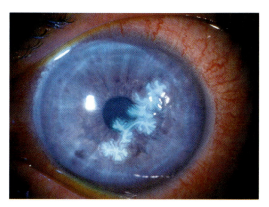

◘ **Abb. 7.20.** Keratitis dendritica durch Herpes-simplex-Viren. Astförmig verzweigte Epithelläsionen, die sich mit Fluoreszein anfärben lassen

Klassifikation

Die Herpeskeratitis kann in drei Formen (einer oberflächlichen und zwei tiefen) vorkommen, nämlich als
- **Keratitis dendritica.** Hier ist das Hornhautepithel befallen.
- **Keratitis interstitialis herpetica.** Hier ist das Hornhautstroma betroffen.
- **Endotheliitis oder Keratitis disciformis.** Hier ist das Hornhautendothel betroffen.

Symptome, Befunde

- **Keratitis dendritica.** Die Keratitis dendritica hat ihren Namen von der astförmig verzweigten Form der Läsion, die sich im Hornhautepithel bildet (◘ Abb. 7.20). Charakteristisch sind »**Knospen**« an den Spitzen dieser Astfiguren, die durch nekrotische und blasenförmig geschwollene Epithelzellen entstehen. Die Dendritica-Figur lässt sich besonders gut mit Fluoreszein darstellen und ist dann auch ohne Spaltlampe sichtbar (die Anfärbung ist insbesondere bei Kindern wichtig, die sich nicht an der Spaltlampe untersuchen lassen, da bei ihnen die Gefahr besteht, eine Herpeskeratitis zu übersehen). In schweren Fällen und bei Rezidiven kann man typischerweise eine **herabgesetzte Hornhautsensibilität** nachweisen (Untersuchung mit ausgezogenem Wattetupfer; ▶ Kap. 7.4.3). Der Patient hat ein ausgeprägtes **Fremdkörpergefühl** und **Schmerzen**. Das **Auge** ist **gerötet**. Die Entzündung ist fast immer **einseitig**.

Bei weiteren Rezidiven treten häufig herpetische Entzündungen des Hornhautstromas und des Hornhautendothels hinzu, können aber auch unabhängig als eigenständige Erkrankungsform vorkommen.

- **Keratitis herpetica interstitialis.** Sie ist gekennzeichnet durch ein helles Stroma-Infiltrat mit diffus auslaufenden Grenzen. Dies unterscheidet sie von Herpesnarben oder metaherpetischen Störungen (▶ Differenzialdiagnose), die schärfer begrenzt sind.
- **Herpetische Endotheliitis.** Sie entsteht durch die Infektion mit Herpes-simplex-Viren (HSV), wenn diese in das Kammerwasser ausgeschüttet werden. Die infizierten Endothelzellen schwellen an und können ihre Funktion, nämlich die Entwässerung der Hornhaut, nicht mehr aufrechterhalten. Deshalb quellen Stroma und Hornhautepithel und es entsteht eine scheibenförmige Hornhauttrübung (◘ Abb. 7.21, daher der Name **Keratitis disciformis**). Die Rückfläche der Hornhaut zeigt immer Immunpräzipitate, die durch Herpes-Antigene an den Endothelzellen entstehen. Bei einer herpetischen Endotheliitis wird das Hornhautendothel zerstört. Eine Regeneration des Hornhautendothels ist nicht möglich.

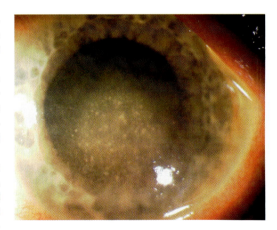

◘ **Abb. 7.21.** Keratitis disciformis (herpetische Endotheliitis) mit typischer scheibenförmiger Hornhautquellung und Endothelpräzipitaten

Nach wiederholten Herpes-Rezidiven entsteht eine großflächige vaskularisierte Hornhautnarbe (◘ Abb. 7.22).

Auch andere Abschnitte des Auges können befallen sein, insbesondere die Uvea (Herpes-Uveitis) und die Retina (Herpes-Retinitis = akutes retinales Nekrosesyndrom).

Diagnostik

Herpesinfektionen der Hornhaut können Wochen bis Monate andauern, wenn keine adäquate Therapie erfolgt. Deshalb ist es äußerst wichtig, die Diagnose rechtzeitig zu stellen. Die **Spaltlampenuntersuchung** (bzw. bei Keratitis dendritica immer auch **Anfärbung der Hornhaut mit Fluoreszein**) ist diagnostisch entscheidend. Die Bestimmung des Anti-HSV-Antikörpertiters im Serum ist dagegen diagnostisch wenig hilfreich, weil ein hoher Prozentsatz der Bevölkerung mit HSV durchseucht ist, ohne dass eine Herpeskeratitis entsteht. Auch die Bestimmung von Titerbewegungen oder der IgM-Anti-HSV-Antikörper ist diagnostisch unnötig. Der diagnostische Virusnachweis erfolgt heute am besten durch PCR von Oberflächenabstrich oder Kammerwasserpunktion.

Differenzialdiagnose

- **Schlussleisten nach Hornhauterosio** können als verzweigte Figur Ähnlichkeiten mit einer Keratitis

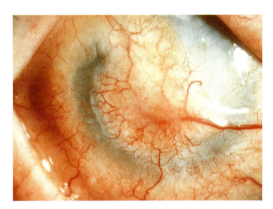

◘ **Abb. 7.22.** Großflächige vaskularisierte Narbe nach rezidivierender Herpeskeratitis

dendritica herpetica aufweisen. Schlussleisten entstehen, wenn das Epithel während der Abheilung einer Erosio von peripher nach zentral vorwächst und sich an den Berührungsstellen etwas vorwölbt. Schlussleisten fehlt jedoch das typische Zeichen der »Knospung«, das für die Dendritica-Figur typisch ist. Die herabgesetzte Hornhautsensibilität ist nicht immer differenzialdiagnostisch einsetzbar, weil auch rezidivierende Erosiones eine herabgesetzte Hornhautsensibilität aufweisen können. Am besten können Herpes-simplex-Viren heute durch die Polymerase-Kettenreaktion (PCR) nachgewiesen werden.
- **Metaherpetische Keratitis.** Durch die Herpeskeratitis entstehen trophische Störungen der Hornhaut, insbesondere Störungen der Epithelhaftung auf der Bowman-Membran. Solche Epithelstörungen

führen zu Epithelaufbrüchen und können einer interstitiellen oder einer Mischung aus epithelialer und stromaler Keratitis herpetica ähnlich sehen. Eine metaherpetische Keratitis wird durch Oberflächenpflege (Tränenersatzmittel, pflegende Augensalben ohne Antibiotika, weiche Verbandslinse) behandelt. Wenn eine eindeutige Abgrenzung zu einer viralen Herpeskeratitis nicht möglich ist, muss zusätzlich mit Aciclovir-Salbe behandelt werden. Der Heilungsverlauf einer metaherpetischen Keratitis ist meist langwierig und beschwerdereich. Zuweilen ist dann eine Keratoplastik erforderlich.

Therapie

- **Keratitis dendritica.** Die Behandlung der (oberflächlichen) Keratitis dendritica unterscheidet sich von der Behandlung der anderen (tiefen) Herpesformen: Man verabreicht ein hochwirksames **Virustatikum** (Aciclovir-Augensalbe 5-mal tgl. oder Trifluorthymidin-Augentropfen 5-mal tgl.). **Trifluorthymidin** wird in das virale Genom eingebaut und behindert die Replikation der Viren. Früher hat man das erkrankte Epithel abgeschabt (Abrasio), um den Heilungsverlauf zu beschleunigen. Dies ist heute nur noch bei unkooperativen Patienten (kleinen Kindern, geistig Behinderten) notwendig, die nicht ordnungsgemäß medikamentös behandelt werden können.
  Aciclovir wird als Augensalbe verabreicht und wirkt sowohl bei oberflächlichen als auch bei tiefen Formen der Herpeskeratitis. Es gibt jedoch gegen Aciclovir resistente Herpesstämme, während gegen Trifluorthymidin keine Resistenz entstehen kann.
  Kortikoidhaltige Augentropfen sind bei Keratitis dendritica **kontraindiziert**, weil sie die Ausbreitung der Viren fördern und gleichzeitig auch die Regeneration des Epithels behindern. Dadurch könnte schnell ein großes herpetisches Geschwür (**Keratitis geographica**) entstehen.
- **Stromale Herpeskeratitis und Endotheliitis.** Bei tiefer stromaler Herpeskeratitis muss immer **Aciclovir** verabreicht werden, denn nur dieses dringt in das Hornhautstroma und in die Vorderkammer ein. Bei massivem Befall und bei Mitbeteiligung von Iris, Vorderkammer und Trabekelwerk (Trabekulitis, Sekundärglaukom) muss Aciclovir (oder Valaciclovir) auch **systemisch** verabreicht werden (Dosierung: 5–10 mg/kg Körpergewicht 3-mal tgl. als Infusion für einige Tage, dann als Tabletten für 2–4 Wochen).
  Glukokortikoid-Augentropfen sind – insbesondere bei Endotheliitis – erforderlich, um den immunologisch bedingten Angriff auf die Endothelzellen zu verhindern. Sie dürfen nur bei geschlossenem Hornhautepithel gegeben werden, d. h. eine Keratitis dendritica darf nicht vorhanden sein oder muss abgeheilt sein, und nur unter Beibehaltung lokaler und ggf. systemischer virustatischer Therapie.

Narben der Hornhaut durch Herpes-simplex-Keratitis können, wenn die Sehschärfe erheblich herabgesetzt ist, im entzündungsfreien Intervall durch eine **Keratoplastik** versorgt werden. Dies ist insbesondere dann notwendig, wenn Epithelheilungsstörungen (metaherpetische Keratitis) erhebliche Beschwerden hervorrufen.

Auch die transplantierte Hornhaut kann nach einiger Zeit wieder an einer Herpeskeratitis erkranken, obwohl die Hornhautnerven bei der perforierenden Keratoplastik durchschnitten werden und deshalb die Viren nur bis zum Rand des Transplantates wandern können. Rezidive bei Keratoplastik sind deshalb zunächst am Rand des Transplantatscheibchens zu erwarten. Auch eine Endotheliitis des Transplantates kann – durch Virusbefall des Kammerwassers – auftreten. Nach Keratoplastik ist ein Herpesrezidiv besonders gefährlich, weil die Endothelzellen des Transplantates zusätzlich durch eine Abstoßungsreaktion geschädigt werden können. Deshalb muss perioperativ eine Abschirmung mit Virustatika erfolgen.

Zosterkeratitis

Definition, Ursache

Die Zosterkeratitis ist eine schwerwiegende Begleiterkrankung des Zoster ophthalmicus, der Zostererkrankung des 1. Trigeminusastes. Beim Zoster handelt es sich um das endogene neuronale **Rezidiv einer Windpockenerkrankung** (Varizella-Zoster-Virus). Von Zoster sind häufig Patienten betroffen, die an Allgemeinerkrankungen leiden oder immungeschwächt sind. Die Erkrankung tritt aber auch ohne auslösende Allgemeinerkrankung auf.

❗ Kinder, die noch keine Varizellen hatten, sollte man von Zoster-Kranken fernhalten!

Symptome, Befunde

Die Beschwerden des Patienten sind vorwiegend durch den Befall der Haut geprägt, so dass er die Miterkrankung des Auges fälschlicherweise nicht als schwerwiegend empfindet.

Der Zoster ophthalmicus ist praktisch immer eine **einseitige** Erkrankung. Bei Auftreten von Entzündungsbläschen auf der Haut der Nasenspitze (Hutchin-

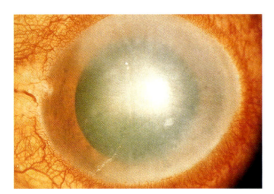

Abb. 7.23. Zosterkeratitis mit Trübung der tiefen Hornhautschichten

son-Zeichen) muss man einen Befall des Augeninneren vermuten. Dann ist nämlich der N. nasociliaris befallen, der auch das Augeninnere versorgt.

Die Zoster-Keratitis kann nicht nur oberflächlich, sondern auch tief lokalisiert sein und dann einer tiefen Herpes-simplex-Keratitis (»Endotheliitis«) ähnlich sein (Abb. 7.23).

Oberflächliche Zosterkeratitis. Bei epithelialem Befall kommt es zu **disseminierten punkt- und fleckförmigen Epithelläsionen**. Eine unbehandelte oberflächliche Zosterkeratitis führt manchmal zu Hornhautnarben in der Bowman Membran.

Tiefe Zosterkeratitis. Im Gegensatz zu dem manchmal meist relativ harmlosen Verlauf der oberflächlichen Zosterkeratitis verlaufen die tiefen Formen ausgesprochen chronisch und sind schwierig zu behandeln. Es kommt zu einer **Endotheliitis** mit Hornhauttrübung, einer **Trabekulitis** mit Sekundärglaukom, einer **Iridozyklitis**, aber auch zu Sehnervenentzündung und Läsionen der Augenmuskelnerven. Die **Sensibilität der Hornhaut** ist **herabgesetzt**.

Therapie

Aciclovir ist – im Gegensatz zu Trifluorthymidin – ebenfalls gegen Varizella-Zoster-Virus wirksam. Wegen des Hautbefalls empfiehlt sich fast immer eine kombinierte systemische und lokale Aciclovir- oder Valaciclovirtherapie (systemische Dosierung: 5–10 mg/kg 3-mal tgl. i.v. oder 5× 200–400 mg als Tabletten, lokal: 5-mal tgl. Aciclovir-Augensalbe). Die Aciclovirtherapie sollte mindestens mehrere Wochen dauern, da es sonst sehr häufig zu einem Rezidiv kommt. Zum Schutz vor den Folgen der Endotheliitis sind **Kortikosteroide** (Dexamethason-Augentropfen 0,1 %, Prednisolon 1 % Augentropfen) indiziert. Zusätzlich muss **bei intraokularem Befall** die Pupille durch **Mydriatika** ruhiggestellt werden.

Epidemische Keratokonjunktivitis

Es handelt sich um eine hochinfektiöse Bindehaut- und Hornhautentzündung durch Adenoviren vom Typ 8 oder 19. Sie wird durch Kontakt übertragen werden, u. a. auch bei Augenuntersuchungen, und **beginnt** meist **einseitig**. Das Krankheitsbild ist in Kap. 6.4.4 beschrieben.

> ⚠️ Einseitige oder einseitig beginnende Hornhaut- und Bindehautentzündungen sind gefährlicher als beidseitige. Es besteht dann immer der Verdacht auf eine Virusentzündung (Herpeskeratitis oder Keratoconjunctivitis epidemica).

Hornhautentzündung des Neugeborenen (Neugeborenenblennorrhö)

Die Neugeborenenblennorrhö ist in Kap. 6.4.4 besprochen. Sie ist durch die Credé-Prophylaxe in Europa weitgehend ausgerottet.

7.7 Wölbungs- und Größenanomalien der Hornhaut

7.7.1 Keratokonus

Definition, Ursache

Als Keratokonus bezeichnet man eine **kegelförmige Vorwölbung der Hornhautmitte mit Verdünnung der Hornhaut und Trübung des Hornhautparenchyms** (Abb. 7.24). Diese anlagebedingte Veränderung beginnt familiär gehäuft zwischen dem 15. und 30. Lebensjahr und ist progredient. Als Ursache wird eine Schwäche des Hornhautkollagens vermutet. Ein Teil der Patienten mit Keratokonus weist eine allergische

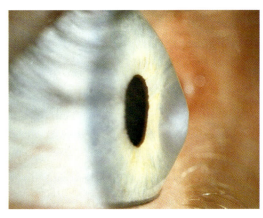

Abb. 7.24. Keratokonus. In der seitlichen Ansicht ist die kegelförmige Vorwölbung der Hornhaut deutlich zu erkennen

7.7 · Wölbungs- und Größenanomalien der Hornhaut

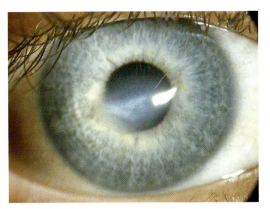

Abb. 7.25. Akuter Keratokonus mit zentralem Hornhautödem

Disposition (z. B. Neurodermitis) auf. Der Keratokonus kommt häufig bei Down-Syndrom (Trisomie 21), außerdem auch bei Ehlers- Danlos-, Marfan- und Turner-Syndrom vor.

Symptome, Befunde

Durch die unregelmäßige Vorwölbung der Hornhautmitte (nicht selten auch unterhalb der Hornhautmitte) entsteht ein **irregulärer myoper Astigmatismus**, der sich nicht durch eine Brille korrigieren lässt. Der Keratokonus schreitet **schubweise** fort. An der Spaltlampe erkennt man die **zentrale Verdünnung des Hornhautstromes** sowie feine Streifen (Vogt-Linien). Wenn dabei Endothel und Descemet-Membran einreißen, kommt es zu einer plötzlichen zentralen Hornhauttrübung, weil Wasser in das Hornhautstroma eindringt (**akuter Keratokonus**, Abb. 7.25). Die Symptome sind plötzliche Sehverschlechterung, starke Schmerzen, Tränenfluss und Lichtscheu.

Der Keratokonus wird diagnostiziert
- durch Blick auf die Hornhautkuppe des Patienten von oben, während man die Oberlider des Patienten etwas anhebt und er nach unten blickt (ähnlich wie in Abb. 2.3): Die spitzkegelige Kontur der Hornhautoberfläche ist an der Verformung der Lidkante zu erkennen.
- durch das verzerrte Reflexbild einer **Placido-Scheibe** (Abb. 7.26a). Der Befund kann mit einer ähnlichen Methode auch photographiert oder mit Hilfe eines **Hornhauttopographie-Systems** (▶ Kap. 7.4.4) rechnerisch ausgewertet werden (Abb. 7.26b und c).
- durch die Verzerrung der beiden Reflexbilder eines **Ophthalmometers** (Abb. 19.9), das besonders gut zur Diagnose eines beginnenden Keratokonus geeignet ist.

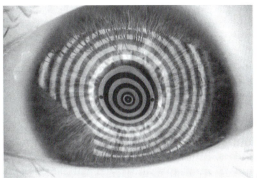

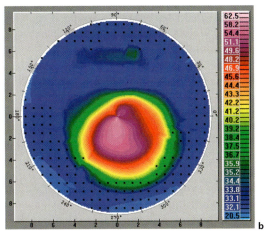

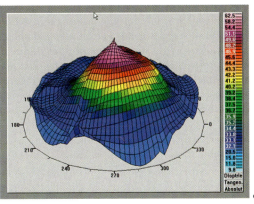

Abb. 7.26. Keratokonus. **a** Das Reflexbild der Ringe auf der Hornhaut (entsprechend einer Placido-Scheibe) zeigt die unregelmäßige Verformung der Hornhaut. **b** Die farbkodierte Topographie der Hornhautoberfläche lässt die kegelförmige »Aufsteilung« der Keratokonusspitze erkennen (bis ca. 60 dpt Brechkraft). **c** Dreidimensionale topographische Darstellung der Brechungsverhältnisse

- durch das scherenförmige Bild bei der Strich-Skiaskopie.

Therapie
Anfangs ist es möglich, den Brechungsfehler durch **formstabile Kontaktlinsen** mit individuell angepasster Krümmung der Innenfläche auszugleichen. Dies gelingt nur, solange die Kontaktlinse noch durch den Tränenfilm (Adhäsionskräfte) auf der Keratokonusspitze gehalten wird, später fällt die Kontaktlinse immer wieder heraus. Dann ist eine **Keratoplastik** notwendig. Sie hat bei Keratokonus eine günstige Einheilungschance, da die Hornhaut nicht vaskularisiert ist und nur selten eine Immunreaktion entsteht (**Ausnahme:** wenn der Patient mit Keratokonus gleichzeitig an einer Neurodermitis leidet). Neuerdings wird bei beginnendem Keratokonus eine **Kollagenvernetzung** mit Erfolg angewandt. Hierbei wird Riboflavin auf die Hornhaut getropft und mit kurzwelligem blauen Licht bestrahlt. Durch diese Stabilisierung wird ein Fortschreiten des Keratokonus aufgehalten.

Bei akutem Keratokonus muss man nicht sofort operieren, sondern kann die Narbenbildung abwarten und führt eine Keratoplastik besser im Intervall durch.

7.7.2 Keratoglobus

Definition, Ursache
Hierbei handelt es sich um eine angeborene **kugelförmige Hornhautvorwölbung**, die **bis zum Hornhautrand** reicht. Sie geht mit **Verdünnung der gesamten Hornhaut** einher. Der Keratoglobus entwickelt sich meist primär, kann aber auch aus einem Keratokonus entstehen. Als Ursache wird wie bei Keratokonus eine Schwäche des Hornhautkollagens vermutet.

Symptome, Befunde
Die kugelförmige Vorwölbung der Hornhaut lässt sich leicht an der Spaltlampe erkennen. Der verdünnte Hornhautbezirk reicht näher als beim Keratokonus an den Hornhautrand heran. Wie beim Keratokonus lässt sich die irreguläre Hornhautwölbung mit der Placido-Scheibe feststellen.

Differenzialdiagnose
Vom Keratoglobus müssen die Makrokornea und die Hydrophthalmie (▶ Kap. 7.7.3 und ▶ Kap. 17.3.3) abgegrenzt werden. Die Hornhaut ist dabei zwar vergrößert, aber nicht vorgewölbt.

Therapie
Auch bei Keratoglobus ist eine Korrektur des Brechungsfehlers durch eine Brille nicht möglich, weil die Hornhautoberfläche irregulär gewölbt ist. Eine Kontaktlinsenversorgung ist nur mit großen, bis auf die Sklera reichenden harten Linsen möglich, da die Vorwölbung bis zum Limbus reicht. Bei Keratoglobus ist auch die **Keratoplastik** problematisch, weil die Verankerung des Transplantates in der verdünnten peripheren Hornhaut des Patienten schwierig ist. Das Transplantat muss sehr groß sein. Die Gefahr einer immunologischen Abstoßungsreaktion ist erhöht, weil der Transplantatrand nahe an den gefäßhaltigen Limbus heranreicht. Deshalb ist manchmal eine lamelläre Keratoplastik (▶ Kap. 7.9.2) vorzuziehen. Bei Fällen, in denen eine konventionelle formstabile Kontaktlinse nicht mehr möglich ist, hilft häufig eine individuell angepasste sklerale Haftschale.

7.7.3 Makrokornea (Megalokornea)

Von einer Makrokornea spricht man, wenn der Hornhautdurchmesser beim Erwachsenen größer als 13 mm, beim Säugling größer als 11–12 mm ist. Es handelt sich um eine anlagebedingte Anomalie mit **normaler Hornhautdicke** und **regelmäßiger Wölbung** (letztere lässt sich mittels Placido-Scheibe feststellen) ohne Vergrößerung des Augapfels.

Die **Differenzialdiagnose** zur **Hydrophthalmie** (angeborenes Glaukom, Buphthalmus, ▶ Kap. 17.3.3) ist schwierig. Die Makrokornea unterscheidet sich vom angeborenen Glaukom durch die **normale Bulbuslänge bei vergrößerter Hornhaut** und durch das **Fehlen von Descemet-Rissen**, die für die Hydrophthalmie typisch sind (Haab-Leisten oder -Bändertrübungen). Da das angeborene Glaukom gefährlich ist, muss man Kinder mit Makrokornea sehr genau bezüglich eines Glaukoms untersuchen.

7.7.4 Mikrokornea

Bei einem Hornhautdurchmesser unter 10 mm spricht man von **Mikrokornea**. Diese anlagebedingte Anomalie geht meist mit Weitsichtigkeit einher und kann in höherem Alter zu Winkelbockglaukom prädisponieren.

7.8 Hornhautdegenerationen, Hornhautdystrophien

7.8.1 Hornhautdegenerationen

Arcus lipoides (Arcus senilis, Gerontoxon, Greisenbogen)

Es handelt sich um eine **ringförmige Ablagerung von Lipoiden** nahe dem Limbus, die vorwiegend bei älteren Personen vorkommt. Dieser Ring ist immer durch ein schmales, klares Zwischenstück vom Hornhautrand abgesetzt (Abb. 7.27a). Der Arcus lipoides macht keine Beschwerden und wird meist zufällig bei einer aus anderen Gründen durchgeführten Augenuntersuchung gefunden. Bei Arcus lipoides vor dem 50. Lebensjahr muss nach einer Fettstoffwechselstörung gesucht werden, da er dann mit einem erhöhten Herzinfarktrisiko einhergeht.

Kayser-Fleischer-Ring

Der braun-grünliche Kayser-Fleischer-Ring liegt ebenfalls nahe dem Limbus und ist durch **Kupfereinlagerung bei M. Wilson** (hepato-lentikuläre Degeneration) bedingt (Abb. 7.27b).

Bandförmige Hornhautdegeneration

Die bandförmige Hornhautdegeneration tritt häufig bei Patienten auf, die an einer **juvenilen Polyarthritis** mit chronischer Uveitis oder Uveitis anderer Ursache leiden oder bei Augen, die durch andere Augenkrankheiten erblindet sind. Es findet sich eine querverlaufende Trübungszone (Abb. 7.28), in die sich allmählich Kalk einlagert. Die Trübung kann durch Herauslösen des Kalks mit Na-EDTA oder mit dem Excimer-Laser (phototherapeutische Keratektomie (PTK), ► Kap. 7.10.5) weitgehend beseitigt werden, wenn es darum geht, das Sehvermögen des Auges zu verbessern.

Terrien-Degeneration

Die Terrien-Degeneration des Hornhautrandes besteht in einer extremen Verdünnung des Limbus und der peripheren Hornhaut, zeigt aber keine Ulzeration und ist von einem Bindehautpannus überwachsen. Sie läuft nicht entzündlich ab. Männer sind häufiger betroffen als Frauen.

7.8.2 Hornhautdystrophien

Hornhautdystrophien sind **hereditäre Störungen des Hornhautstoffwechsels**, die mit **Hornhauttrübungen** unterschiedlicher Verteilung und Dichte einhergehen

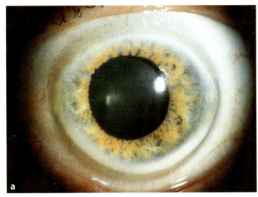
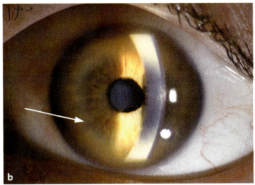

Abb. 7.27. **a** Arcus lipoides. Man beachte die freie Zone am Limbus. **b** Kayser-Fleischer-Ring. Im Bereich der Spaltbeleuchtung erkennt man die bräunliche Kupfereinlagerung in die Oberfläche der Hornhautperipherie. Der bräunliche Ring ist in der linken Hornhauthälfte gut zu erkennen (→)

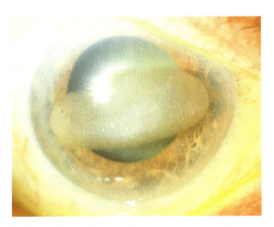

Abb. 7.28. Bandförmige Hornhautdegeneration. Häufig reicht die Trübung auch bis zum Limbus

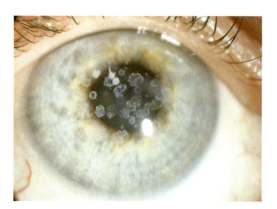

Abb. 7.29. Bröckelige Hornhautdystrophie

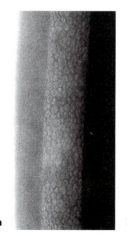
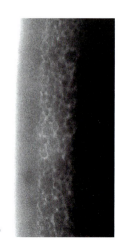

a b

Abb. 7.30. Endothelzellmikroskopie. **a** Normaler Befund, **b** vergrößertes und polymorphes Endothelmuster bei Endotheldystrophie (Cornea guttata)

und dadurch die Sehschärfe herabsetzen. Sie können das Hornhautepithel, das Hornhautstroma und das Hornhautendothel betreffen. Am häufigsten finden sich die Trübungen im Hornhautstroma.

Epitheliale Hornhautdystrophien

Hierzu gehören die **rezidivierende familiäre Erosio** (▶ Kap. 7.5.3) sowie die »**Landkartendystrophie**« (**Map-Dot-Fingerprint-Dystrophie**), die beide durch eine Epithelhaftungsstörung bedingt sind. Die rezidivierende Erosio kann durch Excimer-Laser-Chirurgie (PTK, ▶ Kap. 7.10.5) behandelt werden.

Eine **Cornea verticillata** ist eine bräunliche wirbelförmige Epitheldystrophie, die bei **M. Fabry** vorkommt. Gleichartige Veränderungen findet man medikamentenbedingt bei Einnahme von **Chloroquin** (Malariaprophylaxe) und **Amiodarone** (Cordarex, Antiarrhythmikum).

Stromale Hornhautdystrophien

Nach der Form der Trübungen unterscheidet man **bröckelige** (◨ Abb. 7.29), **kristalline** und **gittrige Hornhautdystrophien**. Viele dieser Hornhautdystrophien sind dominant vererbt und kommen in jeder vorangegangenen Generation vor. Die Trübungen gehen z. T. vom Epithel aus und wandern in die Tiefe. Sie nehmen mit den Jahren zu und beeinträchtigen meist erst ab dem 2. Lebensjahrzehnt die Sehschärfe. Gefäße sprossen nicht ein. Deshalb hat eine Keratoplastik eine gute Einheilungschance. Allerdings wächst das Empfängerepithel auf die transplantierte Hornhaut auf und kann dadurch auch im Transplantat ein Rezidiv hervorrufen. Auf die zahlreichen verschiedenen Formen erblicher Hornhautdystrophien wird hier nicht eingegangen.

Fuchs-Endotheldystrophie

Es handelt sich um eine Erkrankung des höheren Lebensalters, bei der die Endothelzellen zugrunde gehen, so dass die Hornhaut nicht mehr entwässert werden kann. Dadurch kommt es zu einer Hornhautquellung und blasenförmigen Abhebung des Hornhautepithels (**Keratitis bullosa**). Man kann die Veränderung des Endothels an der Spaltlampe oder im Endothelmikroskop bereits vor der Dekompensation der Hornhaut erkennen (**Cornea guttata**, ◨ Abb. 7.30b). Wenn eine Cornea guttata vor einer Kataraktoperation besteht, kann es nach der Operation zu einer Dekompensation der Hornhaut kommen (irreversible Quellung der Hornhaut). Nimmt die Sehschärfe durch die Hornhautquellung ab und entstehen durch die Epithelblasen und -aufbrüche Beschwerden, dann muss eine **perforierende Keratoplastik** durchgeführt werden.

Keratomalazie

Sie entsteht bei **Vitamin-A-Mangel** (durch Unterernährung und Durchfallerkrankungen) und ist in den Entwicklungsländern noch eine häufige Erblindungsursache (engl. »nutritional blindness«). Durch den Vitamin-A-Mangel kommt es außerdem zu einer Xerosis conjunctivae (▶ Kap. 6.5.4 und ▶ Kap. 25.2.4) und zu einer Nachtblindheit. Eine Vorbeugung oder Therapie ist durch Vitamin-A-Substitution während der Schwangerschaft, in der Stillperiode und durch systemische und lokale Behandlung der Kinder möglich.

7.9 Hornhauttransplantation (Keratoplastik)

Bei der Hornhauttransplantation wird die trübe oder irregulär gewölbte Hornhaut des Patienten durch eine homologe Spenderhornhaut ersetzt (◘ Abb. 7.31).

7.9.1 Perforierende Keratoplastik

Allgemeines
Die Hornhauttransplantation wird heute in der Regel als **perforierende Keratoplastik**, also in ganzer Dicke ausgeführt. Voraussetzung ist, dass die anderen Funktionen des Auges des Empfängers, insbesondere die Netzhautfunktion, der Augeninnendruck und die Tränenproduktion, normal sind.

Hornhautspende, Hornhautkultur
Man gewinnt die zu transplantierende Hornhaut von einem Organspender. Dabei ist wichtig, dass das **Endothel der Spenderhornhaut vital** ist. Hornhäute jüngerer Spender sind günstiger, weil im Alter ein Verlust von Endothelzellen eintritt. Das Intervall zwischen Tod des Spenders und Hornhautentnahme sollte nicht mehr als 12–18 Stunden betragen. Über diesen Zeitraum bleiben die Endothelzellen lebensfähig. In entsprechenden Nähr- oder Kulturmedien lässt sich die Überlebenszeit der Hornhaut auf Tage bis einige Wochen verlängern (»Hornhautbank«). Ist das Endothel der Spenderhornhaut nicht intakt, dann trübt die verpflanzte Hornhaut ein. Der Spender wird heute auf das Vorliegen bestimmter Viruserkrankungen (HIV, Hepatitis B, C) überprüft, bevor die Hornhaut transplantiert wird.

Spendebereitschaft
Es ist wichtig, die Bevölkerung auf die Notwendigkeit der Hornhautspende aufmerksam zu machen, da diese weniger im Bewusstsein der Bevölkerung verankert ist als die Organspende von Niere, Leber und Herz (im Spenderausweis vermerken!). Die Hornhauttransplantation ist eine der häufigsten Transplantationen in der Medizin. Die Bevölkerung muss von den Ärzten, von Transplantationszentren und den Medien zur Hornhautspende aufgerufen und motiviert werden, z. B. mit dem Hinweis, dass auch nach dem Tod mit der Hornhautspende anderen Menschen wieder zum Sehen verholfen werden kann.

Transplantatabstoßung und ihre Prophylaxe
Die Einheilung von überpflanzter Hornhaut hängt von der Immunabwehr gegen das »homologe« Transplantat ab. Ist die erkrankte Hornhaut gefäßfrei, dann ist die Wahrscheinlichkeit einer Abstoßungsreaktion nicht sehr hoch, weil immunkompetente Zellen die Spenderhornhaut schlecht erreichen können. Sind dagegen Gefäße in die Hornhaut eingewachsen (z. B. nach Herpeskeratitis oder Verätzung), dann ist die Wahrscheinlichkeit einer Abstoßungsreaktion (◘ Abb. 7.32) groß. Eine Abstoßungsreaktion kann unterdrückt werden, wenn man das Immunsystem durch **Ciclosporin A** (Sandimmun®) oder **Mycophenolatmofetil** (Cell Cept®) moduliert. Auf diese Weise ist es in den letzten Jahren gelungen, auch bei stark vaskularisierter Hornhaut erfolgreiche Keratoplastiken auszuführen. Die Gefahr einer Immunreaktion kann man auch vermindern, indem man eine Spenderhornhaut mit gleichem oder nahezu gleichem Gewebetyp (**HLA-Typisierung**) verwendet. Hierbei kommt es insbesondere auf den B-Locus und wahrscheinlich auch auf den

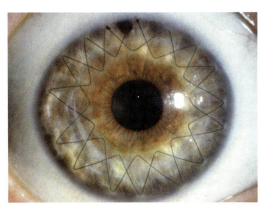

◘ **Abb. 7.31.** Keratoplastik. Die Spenderhornhaut ist mit zwei 30 μm dicken schwarzen Nylonfäden eingenäht

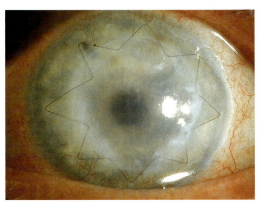

◘ **Abb. 7.32.** Abstoßungsreaktion (Immunreaktion) nach Keratoplastik

DR-Locus an. Jedoch kann nicht die Histokompatibilität aller Untergruppen geprüft werden, so dass auch bei vollständiger Übereinstimmung der geprüften HLA-Antigene (Matching) noch ein gewisses Risiko einer Immunreaktion besteht. Der Patient muss wissen, dass die Probleme der Keratoplastik nicht allein durch technische Fertigkeiten des Operateurs gemeistert werden können, sondern dass insbesondere die Nachbehandlung und die Nachkontrollen zur Vermeidung von Immunreaktionen für den Erfolg entscheidend sind, die Sorgfaltspflicht also auch beim Patienten selbst liegt. Jede vermeintliche Bindehautentzündung oder jedes Fremdkörpergefühl nach Keratoplastik muss unter dem Verdacht einer Immunreaktion sofort, d. h. innerhalb 1 Tages, von einem erfahrenen Augenarzt beurteilt werden, denn er erkennt die Immunreaktion an der Spaltlampe mittels Endothelmikroskopie im Spiegelbezirk (◘ Abb. 7.3) frühzeitig an einer Schwellung der Endothelzellen und an Präzipitaten auf der Hornhautrückfläche.

Technik der Keratoplastik

Am Spenderauge wird die Hornhaut mit einem umgebenden Sklerastreifen von etwa 5 mm Breite entnommen und in ein Nährmedium (Hyaluronsäure, Chondroitinsulfat, Antibiotikum) eingelegt. Bei der Operation wird dann das Hornhautscheibchen in dem erforderlichen Durchmesser (zwischen 6,5 und 8 mm) mit einem Trepan herausgeschnitten. Hierzu werden motorgetriebene Trepane, handgeführte Trepane oder der Excimerlaser, mit dem man die glattesten Schnitträder erzeugt, verwendet. Am Patienten wird die erkrankte Hornhaut in gleicher Größe ausgeschnitten und die Spenderhornhaut mit einem sehr dünnen Faden (10/0 Nylon, 30 µm Dicke) eingenäht. Man kann Einzelknopfnähte, eine einzelne fortlaufende Naht oder eine doppelte Naht in Kreuzstichtechnik verwenden (◘ Abb. 7.31).

Die Fäden werden frühestens 12 Monate nach der Operation vollständig entfernt. Die Wundheilung dauert so lange, weil das Hornhautstroma bradytroph ist und nur wenige Keratozyten vorhanden sind, die den Schnittrand mit Kollagen durchbauen können.

7.9.2 Lamelläre Keratoplastik

Eine lamelläre Keratoplastik der **vorderen Hornhautschicht**, d.h. die Übertragung ohne Descemet-Membran und Endothel, kann nur dann erfolgreich sein, wenn das Endothel des Empfängers intakt ist. Heute gibt es nur wenige Indikationen für diese Operation, sie ist u. a. bei Keratokonus oder bei oberflächlich gelegenen Narben zu erwägen. Diese Operation ist technisch schwieriger als eine perforierende Keratoplastik. An der Grenzfläche zwischen Spender- und Empfängerlamelle können Narben entstehen. Durch die Technologie, durch die man bei der LASIK (▶ Kap. 7.10.2) lamelläre Hornhautschnitte erzeugt, ergeben sich auch für die lamelläre Keratoplastik neue Möglichkeiten.

Neuerdings wird auch eine **hintere lamelläre Keratoplastik** ausgeführt. Hierbei wird das erkrankte Endothel zusammen mit der Descemet-Membran kreisförmig entfernt und die dünne innere Scheibe eines Transplantates mit Endothel, Descemet und dünner Stromalamelle durch einen kleinen Hornhautschnitt auf die Innenseite der Empfängerhornhaut aufgebracht. Durch Luftfüllung der Vorderkammer wird das Scheibchen angedrückt und haftet nach kurzer Zeit dauerhaft am Empfängerstroma.

7.10 Operationen an der Hornhaut zur Refraktionsänderung (refraktive Chirurgie)

Diese neuen Verfahren der Korrektur von Fehlsichtigkeit besitzen besondere Attraktion bei Patienten, die keine Brille tragen wollen. Die bisherige technische Entwicklung der refraktiven Chirurgie ist auf manchen Gebieten (LASIK, PRK) bereits sehr ausgereift, so dass sie innerhalb der wissenschaftlich überprüften Indikationsbereiche durchaus empfohlen werden kann. In den USA werden bereits mehr refraktive Eingriffe als Kataraktoperationen ausgeführt. Da es sich bei refraktiven Eingriffen nicht um die Behandlung einer Erkrankung im eigentlichen Sinne handelt, werden die Kosten in der Regel von den Krankenkassen nicht erstattet. Man muss jedoch bedenken, dass nicht jedes dieser modernen Verfahren ohne Risiken ist und dass der Ausgleich einer einfachen, geringen Kurzsichtigkeit nicht ohne weiteres rechtfertigt, die Hornhaut durch Einschnitte oder durch Abtragen von Gewebe zu verändern, wenn der Refraktionsfehler auch durch eine Brille oder ohne weiteres auch durch eine Kontaktlinse ausgeglichen werden kann. Außerdem braucht der so behandelte Kurzsichtige im späteren Leben wegen Presbyopie (▶ Kap. 20) eine Lesebrille, während ein gering bis mittelgradig Myoper auch im höheren Alter ohne Brille lesen kann.

7.10.1 Photorefraktive Keratektomie (PRK)

Hierbei wird mit einem speziellen Laser (Excimer-Laser, der im UV-Bereich bei 192 nm arbeitet) die

7.10 · Operationen an der Hornhaut zur Refraktionsänderung (refraktive Chirurgie)

oberflächliche Hornhaut zentral abgeflacht, so dass die Brechkraft der Hornhaut danach geringer ist als ursprünglich (◘ Abb. 7.33). Auf diese Weise lässt sich eine Kurzsichtigkeit mittleren Grades (2–6 dpt) korrigieren und auch ein Astigmatismus ausgleichen. Die Gewebeabtragung erfolgt sehr exakt in Mikrometerschritten mittels eines »Flying Spot Lasers«.

Bei dieser Methode reicht die abgetragene Schicht bis in die Bowman-Membran und das Hornhautstroma hinein, so dass zarte Narben entstehen können (Blendung, Kontrastminderung). Um diese Narbenbildung zu vermeiden, ist eine vorübergehende lokale Kortikosteroidbehandlung notwendig, die wiederum bei Kurzsichtigkeit leicht Augendrucksteigerung hervorrufen kann. Die Epithelheilung erfordert eine therapeutische Kontaktlinse, um die Schmerzen zu reduzieren.

Die **Indikation** zu dieser Operation ist gegeben, wenn bei **Kurzsichtigkeit mittleren Grades** (2–6 dpt) oder **Astigmatismus** eine Brille oder Kontaktlinsen nicht vertragen werden.

Zur Korrektur einer Hyperopie ist die PRK weniger geeignet, da hierbei eine verstärkte Wölbung in die Hornhautoberfläche eingeschliffen werden muss. Verfahren, die den zentralen Hornhautradius steiler werden lassen, indem die periphere Hornhaut thermisch koaguliert wird (Thermokeratoplastik), sind nicht zu empfehlen.

7.10.2 Laser-in-situ-Keratomileusis (LASIK)

Dieses Verfahren (◘ Abb. 7.34) wird zzt. bevorzugt für **Myopien zwischen 2 und 8 dpt, für Astigmatismus bis 4 dpt und für Hyperopie bis 4 dpt** eingesetzt. Mit einem mechanischen Präzisionsmesser wird eine runde vordere Stromalamelle von 150 µm Dicke (»flap«) eingeschnitten und zurückgeklappt. Dann wird mit dem Excimer-Laser im verbliebenen Stroma so viel Gewebe abgetragen, dass die erwünschte Abflachung der Hornhaut und die Refraktionsänderung zustande kommen. Danach wird die vordere Stromalamelle wieder an ihren ursprünglichen Ort zurückgeklappt. Durch Kapillarkräfte und den nach innen gerichteten Flüssigkeitssog verrutscht der »Flap« nicht mehr.

Der Vorteil dieser Methode ist, dass Narben sehr viel seltener als bei der PRK entstehen. Diese Methode wird heute von den meisten refraktiven Chirurgen bevorzugt, weil der Patient außerdem sehr schnell beschwerdefrei ist und die volle Sehschärfe innerhalb weniger Tage erreicht wird. Durch das chirurgische Vorgehen ist aber das Risiko von Schnittfehlern, Infektion und Epitheleinwachsung nicht auszuschließen. Weitere Einzelheiten ► Kap. 27.4.5.

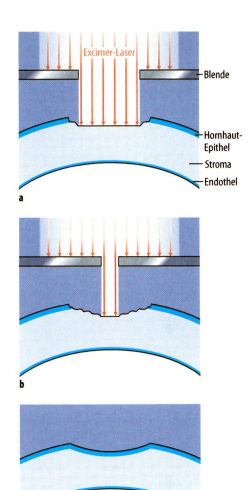

◘ **Abb. 7.33. Photorefraktive Keratektomie (PRK).** Nach Abschaben des Hornhautepithels wird durch Excimer-Laser-Pulse die oberflächliche Schicht (Bowman-Membran und vorderstes Stroma) schrittweise abgetragen (**a, b**). Das Prinzip wird hier mit einer Blende gezeigt, wodurch im Zentrum mehr abgetragen wird als am Rand. Heute verwendet man einen »Flying-spot-Laser«, der vom Computer so gesteuert wird, dass ein vorausberechnetes, entsprechendes Abtragungsprofil zustande kommt. Ein solcher Flying-spot-Laser kann auch individuelle Abtragungsmuster erzeugen, bei denen individuelle Unregelmäßigkeiten der Hornhautoberfläche (»Topographie-gesteuert«) oder der Aberration (»aberrationsgesteuert«) berücksichtigt werden. Auf diese Weise wird der Hornhautoberfläche eine neue Oberflächenwölbung »aufgeschliffen« und die Brechkraft der Hornhaut abgeschwächt. Über die Abtragungszone wächst neues Epithel (**c**). In der Schemazeichnung ist die neue Wölbung zur besseren Darstellung übertrieben dargestellt

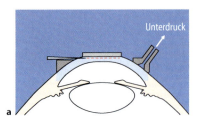
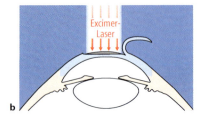
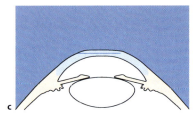

Abb. 7.34. Laser-in-situ-Keratomileusis (LASIK).
a Oberflächenparalleles Einschneiden einer Hornhautlamelle.
b Intrastromales Abtragen eines Lentikels (linsenförmigen Stromaanteils) zur Refraktionsänderung mit dem Excimer-Laser. **c** Zurücklegen der oberflächlichen Stromalamelle, die nach Antrocknen nicht mehr verschieblich ist und fest haftet. Jetzt hat die brechende Hornhautoberfläche eine neue Wölbung, so dass hierdurch eine Myopie, Astigmatismus und ggf. Hyperopie korrigiert werden können

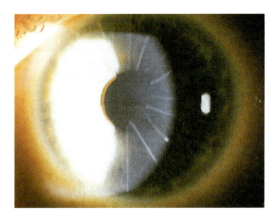

Abb. 7.35. Radiäre Keratotomie. Durch tiefe radiäre Einschnitte wird die zentrale Wölbung der Hornhaut abgeflacht, so dass eine Kurzsichtigkeit beseitigt werden kann. Diese Methode ist inzwischen verlassen worden. Nachteile: wechselnde Refraktion, Blendung, Schwächung der Hornhautfestigkeit

wird heute aber nicht mehr empfohlen. Sie ist hier aufgeführt, weil manche Patienten nach dieser Methode operiert sind und den Augenarzt aufsuchen. **Nachteilig** bei dieser Methode ist, dass die Hornhaut sehr tief eingeschnitten werden muss, so dass Mikroperforationen oder – nach geringgradiger Bulbusprellung – Rupturen auftreten können. Außerdem schwankt die Hornhautwölbung während des Tages, so dass tageszeitliche Refraktionsänderungen vorkommen. Durch die Narben, die nahe an das Hornhautzentrum heranreichen, sind die Patienten abends bei weiter Pupille zuweilen stark blendungsempfindlich. Die radiäre Keratomie wurde inzwischen zugunsten der photorefraktiven Keratektomie oder der Lasik verlassen.

7.10.3 Astigmatismuskorrektur

Ein mit einem Refraktionsfehler kombinierter Astigmatismus wird in der Regel mit dem Excimerlaser behandelt. Bei starkem Astigmatismus, z. B. nach Keratoplastik, kann man durch periphere Einschnitte der Hornhaut (bogenförmige oder T-Inzisionen) entsprechend der Zylinderachse die fehlerhafte Wölbung ausgleichen.

7.10.4 Radiäre Keratotomie

Radiäre Einschnitte (8–16 an der Zahl) in die periphere Hornhaut bis in eine Tiefe von 80–90 % der Hornhautdicke flachen die Hornhautwölbung im Zentrum so weit ab, dass hierdurch eine Kurzsichtigkeit korrigiert werden kann (Abb. 7.35). Diese Operationstechnik

7.10.5 Phototherapeutische Keratektomie (PTK)

Es handelt sich um ein therapeutisches Verfahren bei **Hornhauttrübungen**. Im Prinzip funktioniert der Eingriff wie die PRK (Abb. 7.34). Die trübe Hornhautoberfläche wird mit dem Excimer-Laser allerdings so abgetragen, dass **keine** Refraktionsänderung erfolgt. Dieses Verfahren ist bei **rezidivierender Erosio**, bei **oberflächlichen Hornhautnarben** und bei **manchen Hornhautdystrophien** angezeigt.

7.10.6 Refraktive Intraokularlinsen

▶ Kap. 19.3.3 – 19.3.6

In Kürze

Anatomie, Physiologie und Pathophysiologie. Die Hornhaut ist ein wichtiger Teil des optischen Systems des Auges. Wegen der hohen Brechkraft der Hornhaut stört jede Unregelmäßigkeit der Hornhautoberfläche das Sehvermögen erheblich.

Notfall: Verätzungen, Verbrennungen und Verletzungen der Hornhaut. Verätzungen der Hornhaut durch Laugen und Säuren sind äußerst schwere Verletzungen, bei denen die Prognose entscheidend von der Primärversorgung am Unfallort abhängt. Jeder Arzt muss die Erste Hilfe bei Hornhautverätzung beherrschen.

Eine oberflächliche Verletzung des Hornhautepithels (Erosio corneae) ist sehr schmerzhaft und lässt sich mit Fluoreszein gut sichtbar machen. Sie heilt meist in wenigen Tagen folgenlos ab.

Perforierende Hornhautverletzungen gefährden das Sehvermögen und können tiefere Augenabschnitte (Iris, Linse, Glaskörper, Netzhaut) mitbetreffen. Auch bei kleinen perforierenden Verletzungen muss immer ein intraokularer Metallfremdkörper durch eine Röntgenaufnahme oder CT ausgeschlossen werden. Der Verdacht besteht insbesondere, wenn der Unfall bei der Arbeit mit Hammer und Meißel geschah.

Entzündungen (Keratitiden). Bakterielle Entzündungen der Hornhaut mit pathogenen und resistenten Keimen (Pseudomonas aeruginosa, Staphylococcus aureus, Proteus) sind häufiger bei Diabetikern und Alkoholikern, kommen aber auch bei Kontaktlinsenträgern (insbesondere bei weichen Kontaktlinsen) vor. Eine Erregertestung und Resistenzbestimmung ist immer erforderlich. Die Behandlung erfolgt mit antibiotischen Augentropfen, da man so die höchsten Wirkstoffkonzentrationen in der Hornhaut erreicht.

Die Herpes-simplex-Keratitis tritt zunächst als oberflächliche Entzündung (Keratitis dendritica), bei späteren Rezidiven häufig zusätzlich als Entzündung des Hornhautstromas und des Hornhautendothels auf. Eine wirksame Behandlung ist mit den Virustatika Trifluorthymidin und Aciclovir möglich.

Die Zoster-Keratitis kann ebenfalls mit Aciclovir behandelt werden.

Die Amöbenkeratitis zeichnet sich durch starke Schmerzen aus. Typisch ist ein Ring-Ulkus. Die Diagnose wird häufig verkannt, weil sich die Amöben schlecht nachweisen lassen.

Wölbungs- und Größenanomalien der Hornhaut. Bei Keratokonus handelt es sich um eine anlagebedingte Störung der Hornhautwölbung, bei der nur anfangs eine Korrektur durch eine Kontaktlinse möglich ist, in fortgeschrittenen Fällen muss eine Hornhauttransplantation erfolgen.

Hornhauttransplantation (Keratoplastik). Narben der Hornhaut, ein fortgeschrittener Keratokonus und Hornhautdystrophien können mittels Keratoplastik behandelt werden. Hierbei wird aus der erkrankten Hornhaut ein Hornhautscheibchen von 7–8 mm Durchmesser ausgeschnitten und durch ein gleich großes, gesundes Hornhautscheibchen eines Organspenders ersetzt.

Operationen an der Hornhaut zur Refraktionsänderung (refraktive Chirurgie). Refraktive Eingriffe dienen der Korrektur der Fehlsichtigkeit und sind insbesondere bei Myopie (Kurzsichtigkeit) und Astigmatismus erfolgreich anzuwenden. Sie sind weniger bei Hyperopie und nicht bei Presbyopie (Alterssichtigkeit) indiziert. Bevorzugtes Verfahren ist die LASIK-Methode.

Lederhaut (Sklera)

8.1 Anatomische und funktionelle Grundlagen – 138

8.2 Untersuchung der Sklera – 138

8.3 Allgemeine Veränderungen der Sklera – 138
8.3.1 Farbveränderungen – 138
8.3.2 Atrophie, Staphylom und degenerative Veränderungen – 138

8.4 Entzündungen der Sklera – 139
8.4.1 Ursachen und Einteilung – 139
8.4.2 Episkleritis – 139
8.4.3 Skleritis – 140

8.5 Verletzungen der Sklera – 141

Einleitung

Erkrankungen der Sklera sind relativ selten. Eine hohe Myopie führt zu einer Verdünnung der Sklera des verformten Augapfels. Ein Staphylom (Ausbuchtung durch Verdünnung) kommt vorwiegend nach Entzündungen vor.

Differentialdiagnostisch schwierig ist die Abgrenzung der verschiedenen Entzündungsformen der Sklera. Die oberflächlich gelegene Episkleritis ist meist harmlos, die tiefer gelegene Skleritis dagegen häufig durch schwere Allgemeinerkrankungen verursacht.

Verletzungen der Sklera entstehen durch Unfälle mit perforierenden Splittern (Hammer, Meißel), durch grobe Instrumente (Schere, Messer) sowie bei nicht angeschnallten Autofahrern als Windschutzscheibenverletzungen. Eine Ruptur der Sklera durch ein stumpfes Trauma ist ebenfalls möglich.

8.1 Anatomische und funktionelle Grundlagen

Die Sklera ist eine weiße, undurchsichtige Gewebsschicht, die sehr derb ist (daher »Lederhaut«) und zusammen mit der Hornhaut die äußere Hülle des Auges bildet. Sie besteht aus nahezu zellfreiem Bindegewebe und enthält nur wenige Gefäße und Nerven. Die Sklera ist zwar ähnlich aufgebaut wie die Hornhaut, ist aber wegen des etwas höheren Wassergehaltes und der anderen Anordnung der Kollagenfasern undurchsichtig. Die Sklera ist normalerweise ca. 1 mm dick, bei stark kurzsichtigen Augen allerdings wesentlich dünner und dann oft nicht gleichmäßig rund. Sie bildet am hinteren Pol des Auges eine siebförmige Platte, die **Lamina cribrosa**, durch die die Optikusfasern vom Augeninnern in die Orbita durchtreten. Die Sklera geht am Rande des Sehnervs in die Durahülle über.

Zwischen Bindehaut und Sklera liegt eine Schicht lockeren Bindegewebes, die Episklera. Sie enthält den episkleralen Venenplexus (▶ u.) und hängt durch Bindegewebszüge mit der Tenon-Kapsel zusammen.

In der Äquatorgegend ziehen die dicken Vortexvenen schräg durch die Sklera. Sie führen das Blut der Aderhaut aus dem Augeninnern in die Orbitavenen ab. Vorne grenzt die Sklera an die Kornea, die wie ein Uhrglas in die Sklera eingelassen ist. In der Tiefe des korneoskleralen Übergangs liegt der ringförmige Schlemm-Kanal, in den das Kammerwasser aus der Vorderkammer durch das Trabeculum corneosclerale gelangt. Von dort fließt es durch etwa 20 Abflusskanälchen in den intraskleralen und episkleralen Venenplexus ab.

8.2 Untersuchung der Sklera

Veränderungen der Sklerafärbung lassen sich am besten mit **bloßem Auge** bei Tageslicht erkennen. Die Oberfläche der Sklera lässt sich gut mit der **Spaltlampe** untersuchen. Bei einer Entzündung der tieferen Sklerschichten kann man, um sie mit der Spaltlampe besser beurteilen zu können, die hyperämischen oberflächlichen Bindehautgefäße mit einem abgeflachten Glasspatel komprimieren oder durch einen Tropfen Phenylephrin 10% zur Kontraktion bringen. Formänderungen, Verdickung der Sklera und an die Sklera grenzende Tumore im vorderen Augenabschnitt lassen sich mit dem Ultraschallbiomikroskop, einem hochfrequenten Ultraschallgerät, nachweisen. Im hinteren Augenabschnitt sind Formänderungen der Sklera am besten mit dem Ultraschall-B-Bild zu erkennen. Durch Diaphanoskopie lassen sich verdünnte Areale indirekt sichtbar machen.

8.3 Allgemeine Veränderungen der Sklera

8.3.1 Farbveränderungen

Eine **Rötung** der Sklera findet sich bei konjunktivaler und bei ziliarer Injektion. Die Unterscheidung erfolgt durch Druck mit dem Glasspatel, durch den man die Gefäße an der Spaltlampe beobachtet: Oberflächliche Gefäße lassen sich durch Druck mit dem Glasspatel ausdrücken und werden unsichtbar, tiefe Gefäße bleiben sichtbar (◘ Abb. 6.4).

Eine **Blaufärbung** der Skleren kommt physiologischerweise bei Säuglingen, außerdem (von Geburt an) bei Osteogenesis imperfecta (mit Knochenbrüchigkeit und Otosklerose) infolge einer autosomal-dominant vererbten Degeneration des Mesenchyms sowie bei Atrophie der Sklera (▶ u.) vor.

Sonstige Verfärbungen betreffen Bindehaut und Sklera gemeinsam und sind in Kap. 6.7 beschrieben.

8.3.2 Atrophie, Staphylom und degenerative Veränderungen

Die **Skleraatrophie** ist häufig Folge einer Entzündung. Die Aderhaut schimmert hierbei bläulich durch.

Eine Atrophie nach Entzündung oder eine Verdünnung der Sklera infolge der Bulbusdehnung bei hoher Myopie können zu einer umschriebenen Vorwölbung der Sklera führen, einem **Sklerastaphylom (Sklerektasie**, ◘ Abb. 8.1).

8.4 · Allgemeine Veränderungen der Sklera

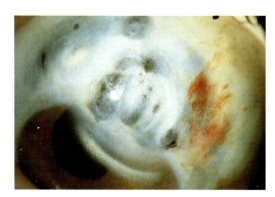

Abb. 8.1. Sklerastaphylom. Die pigmentierte Aderhaut schimmert durch die atrophische Sklera durch und erinnert an eine blaue Weinbeere (griech. Staphylé)

Bei älteren Menschen bilden sich zuweilen dreieckige hyaline **Degenerations- oder Verkalkungszonen im Lidspaltenbereich** vor den Ansätzen der horizontalen Augenmuskeln. Sie sind nicht behandlungsbedürftig.

8.4 Entzündungen der Sklera

8.4.1 Ursachen und Einteilung

Ursachen
Entzündungen der Sklera sind fast immer auf eine lokale oder generalisierte **Immunerkrankung** zurückzuführen, bakterielle oder virale Entzündungen sind selten. Während bei der **Episkleritis** nur ausnahmsweise eine Allgemeinerkrankung vorliegt, werden etwa die Hälfte aller schwer verlaufenden **Skleritiden** durch autoimmunologische, z. B. rheumatische, Allgemeinerkrankungen hervorgerufen. Hier kommen besonders in Betracht:

- rheumatoide Arthritis,
- Polymyositis,
- Dermatomyositis,
- Morbus Bechterew,
- Vaskulitis (Panarteriitis nodosa),
- Wegener-Granulomatose,
- systemischer Lupus erythematodes.

Daneben kann die Skleritis auch durch Immunprozesse, die bei erregerbedingten Infektionen ablaufen (z. B. Tuberkulose, Lues, Borreliose, Morbus Reiter), ausgelöst werden. Außerdem können Zoster ophthalmicus, Polychondritis, M. Crohn oder Gicht Ursache der Skleritis sein.

Einteilung
Folgende Einteilung erleichtert die Übersicht über die Formen der Skleraentzündung:
- nach der **Lokalisation**:
    - **Vordere Skleritis**. Entzündungen der Sklera betreffen häufiger den vorderen Abschnitt der Sklera. Er kann durch Inspektion und mit der Spaltlampe untersucht werden.
    - **Hintere Skleritis**. Eine Entzündung im hinteren Skleraabschnitt kann nur indirekt (anhand von Schmerzen und Verdickung der Sklera im Ultraschall) erkannt werden.
- nach der **Tiefenausdehnung**: Eine oberflächliche Entzündung betrifft die Episklera (**Episkleritis**), eine tiefe die Sklera (**Skleritis**) (Abb. 8.2).

8.4.2 Episkleritis

Definition, Ursache
Die Episkleritis ist eine Entzündung der Episklera. In der Regel kann keine zugrunde liegende Allgemeinerkrankung gefunden werden.

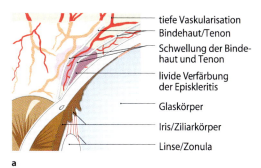
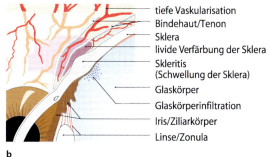

Abb. 8.2. Episkleritis und Skleritis. **a** Episkleritis: das direkt der Sklera aufliegende Gewebe ist entzündet. **b** Skleritis: die tiefen Schichten der Sklera sind entzündet und geschwollen. Es besteht eine Glaskörperinfiltration

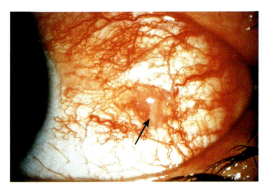

◘ Abb. 8.3. Episkleritisches Knötchen (→)

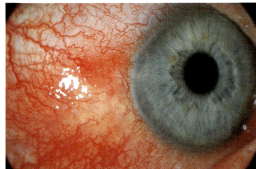

◘ Abb. 8.4. Diffuse Skleritis des vorderen Augenabschnittes

Symptome, Befunde

Die Episkleritis kann nodulär oder diffus sein. Kennzeichen der **nodulären Episkleritis** ist ein oft linsengroßes, verschiebliches rotes Knötchen (◘ Abb. 8.3), das druckschmerzhaft ist, mit sektorförmiger Rötung der Sklera. Die **diffuse Episkleritis** kann ähnlich wie eine Bindehautentzündung aussehen, an der Spaltlampe kann man aber die Tiefenausdehnung der Entzündung erkennen.

Differentialdiagnose

Von der **Bindehautentzündung** unterscheidet sich die Episkleritis durch die lokalisierte Infiltration und den Druckschmerz.

Therapie

Die Episkleritis geht meist spontan zurück. Die Symptome können kurzfristig mit Steroid-Augentropfen oder lokalen nichtsteroidalen Antiphlogistika gelindert werden.

8.4.3 Skleritis

Definition, Ursache

Bei der Entzündung der Sklera liegen in 50 % der Fälle Allgemeinerkrankungen des rheumatischen Formenkreises vor (s. o.).

Symptome, Befunde

Die Skleritis kann einseitig oder beidseitig auftreten und ist lokal begrenzt (nodulär) oder diffus. Meist ist die Sklera des vorderen Augenabschnitts betroffen. Typisch ist, dass bei Rezidiven nicht immer dasselbe Auge betroffen ist. Entzündungen der Sklera sind bereits spontan äußerst schmerzhaft, weil die entzündeten Skleralamellen stark anschwellen, sich aber wegen der derben Bindegewebshülle nur wenig ausdehnen können. Die Patienten sind durch den bohrenden Schmerz so stark beeinträchtigt, dass sie nachts nicht mehr schlafen können. Bei der Untersuchung sieht man eine bläulich livide Verfärbung und Schwellung der Sklera, die ein Segment oder den ganzen Vorderabschnitt der Sklera umfasst (◘ Abb. 8.4). Auch eine Kombination aus Skleritis und Keratitis kann vorkommen. Bei Skleritis ist ein Sekundärglaukom häufig (Kontrolle des Augeninnendrucks!).

Bei der **nekrotisierenden Skleritis** schmelzen die Skleralamellen allmählich ein und die blaue Aderhaut wölbt sich vor (Sklerastaphylom). Ein ungünstiges Zeichen sind avaskuläre Bezirke im entzündeten Sklerabereich. Bei dieser Form liegt häufig eine gravierende Allgemeinerkrankung vor. Die Prognose dieser schweren Skleritis ist sehr ernst.

Die **Scleromalacia perforans** stellt eine schmerzlose Verlaufsform bei Frauen mit rheumatoider Arthritis dar, bei der die Sklera ohne starke Entzündung einschmilzt und selten sogar perforieren kann.

Die **Skleritis posterior** ist schwer zu diagnostizieren, weil sie den hinteren Bulbus betrifft und deshalb nicht sichtbar ist. Sie geht zuweilen mit einer Aderhautschwellung, Papillenschwellung oder Netzhautfältelung einher, die man ophthalmoskopisch erkennen kann. Kombinationen aus Skleritis und Uveitis sind bei Befall des hinteren Augenabschnitts häufig. Im Ultraschall-B-Bild oder im Kernspintomogramm kann man die verdickte Sklera nachweisen. Immunologische Erkrankungen (Lupus erythematodes, Wegener-Granulomatose, Polychondritis) sind hierbei häufig zu finden.

> ❗ Die Skleritis ist häufig durch Allgemeinerkrankungen mit autoimmunologischer Ursache oder durch eine Vaskulitis hervorgerufen und muss in Zusammenarbeit mit dem Rheumatologen abgeklärt werden. Die Episkleritis ist dagegen meist harmlos.

Differentialdiagnose

Eine **okuläre Myositis** zeigt typischerweise eine lokale Rötung an den Ansätzen der geraden Augenmuskeln, aber keine Entzündung der anderen Regionen.

Eine hintere Skleritis lässt sich nicht immer leicht vom **Pseudotumor orbitae** (Orbitazellulitis) abgrenzen, der ebenfalls gut auf systemische Steroidbehandlung anspricht, aber in der Regel mit einem Exophthalmus einhergeht. Daneben muss man bei entzündlichem Exophthalmus an eine **Orbitaphlegmone** oder an eine akute einseitige Form der **endokrinen Orbitopathie** denken.

Therapie

Bei der **diffusen Skleritis** werden systemisch Steroide und nichtsteroidale Antiphlogistika (z. B. Indometacin) z. T. in hohen Dosen gegeben, bei schwereren Verlaufsformen müssen ggf. auch Immunsuppressiva oder Zytostatika (Methotrexat, Azathioprin, Ciclosporin A, Cyclophosphamid) eingesetzt werden. Die nekrotisierende Skleritis muss auch deshalb systemisch mit Immunsuppressiva behandelt werden, weil sie Teil einer generalisierten Vaskulitis ist. Bei entzündungsbedingter Perforation der Sklera muss lyophilisierte Sklera oder Fascia lata aufgenäht werden. Die **nekrotisierende** und die **hintere Skleritis** sind schwer zu behandeln, ihr Verlauf ist langwierig. Ein erheblicher Anteil der Augen mit schwerer nekrotisierender Skleritis erblindet.

Fallbeispiel

Eine 67-jährige Patientin kommt mit einem geröteten linken Auge zum Augenarzt. Sie klagt über starke spontane, »einschießende« Schmerzen am Auge, aber auch bei Berührung des Lides, wenn das Auge geschlossen ist. Man sieht eine livide bläulich-rote Verfärbung im temporal oberen Quadranten der Sklera. Die Rötung lässt sich durch den Glasspatel nicht »wegdrücken«. Auf Befragen berichtet die Patientin, dass sie bereits zweimal ähnliche Beschwerden am anderen Auge gehabt habe. Bei der allgemeinen Untersuchung zeigt sich eine Ulnardeviation der Fingergelenke beider Seiten sowie eine schmerzhafte Schwellung des rechten Ellenbogengelenks. Die BSG ist 40/75 n.W. Es handelt sich also um eine Skleritis bei rheumatoider Arthritis.

8.5 Verletzungen der Sklera

Am häufigsten sind perforierende Verletzungen mit **Metallsplittern**, wie sie z. B. bei der Arbeit mit Hammer und Meißel entstehen. Bei Kindern kommen nicht selten schwere Bulbusperforationen beim Spielen mit **Schere** oder **Messer** vor. Durch stumpfe Tennisball- und Squashballtraumen, durch andere schwere stumpfe Traumen, in der Landwirtschaft z. B. den Stoß eines Kuhhorns kann die Sklera aufplatzen (meist knapp hinter dem Limbus = **Bulbusruptur**). Bulbusverletzungen durch die **Splitter der Windschutzscheibe** treten praktisch nur auf, wenn Autofahrer nicht angeschnallt sind. Seit Einführung der Gurtpflicht ist ihre Häufigkeit drastisch zurückgegangen, trotzdem erblindet mancher Leichtsinnige auch heute noch an einer Windschutzscheibenverletzung. Diese sehr schweren Verletzungen müssen in der Augenklinik mikrochirurgisch versorgt werden. Trotz verbesserter Operationsmethoden, insbesondere der Vitrektomie (Kap. 14), lassen sich manche dieser Augen infolge Blutung, Netzhautablösung oder Infektion nicht mehr retten.

> ❗ Kleine perforierende Skleraverletzungen können durch einen Metallsplitter hervorgerufen sein und bedeuten Erblindungsgefahr. Abklärung durch Röntgenaufnahme oder CT!

In Kürze

Anatomische und funktionelle Grundlagen. Die Lederhaut bildet zusammen mit der Hornhaut die derbe Hülle des Augapfels.

Entzündungen der Sklera. Entzündungen sind die häufigsten Erkrankungen der Sklera. Die **Episkleritis** heilt oft spontan. Bei der schwerer verlaufenden **Skleritis** werden als Ursache nicht selten rheumatische und andere Autoimmunerkrankungen gefunden. Die nekrotisierende Skleritis ist schwer zu behandeln, ihr Verlauf ist langwierig und ungünstig.

Verletzungen der Sklera. Verletzungen der Sklera sind äußerst gefährlich und führen nicht selten zur Erblindung, weil hierbei oft auch Aderhaut und Netzhaut mitbetroffen sind. Windschutzscheibenverletzungen können durch Anschnallen mit dem Sicherheitsgurt verhindert werden.

Linse

9.1 Anatomische und funktionelle Grundlagen – 144
9.1.1 Anatomie und Embryologie – 144
9.1.2 Physiologie – 145

9.2 Untersuchung – 146
9.2.1 Untersuchung der Linse im regredienten Licht – 146
9.2.2 Untersuchung der Linse an der Spaltlampe – 146
9.2.3 Untersuchung der Sehschärfe – 148
9.2.4 Ultraschalluntersuchung – 148

9.3 Erkrankungen der Linse – 148
9.3.1 Linsentrübung (Katarakt, grauer Star) – 148
9.3.2 Form- und Lageveränderungen der Linse – 161

❯❯ Einleitung

Die Linse ist ein Teil des optischen Apparats des Auges. Aufgrund ihrer Eigenelastizität kann sie ihre Wölbung und somit ihre Brechkraft verändern, so dass das Auge Gegenstände in Nähe und Ferne scharf abbilden kann (**Akkommodation**). Sie gliedert sich in Kern, Rinde und Kapsel. Im Laufe des Lebens vergrößert und verhärtet sich der Kern, so dass die Elastizität der Linse und damit ihre Akkommodationsfähigkeit abnimmt. Daher wird man ab ca. 40 Jahren alterssichtig (**presbyop**).

Die häufigste Erkrankung der Linse ist die Linsentrübung (**Katarakt, grauer Star**). Die Katarakt wird nach unterschiedlichen Kriterien eingeteilt: nach den Umständen, unter denen sie auftritt (z. B. altersbedingt, traumatisch, stoffwechselbedingt), nach der Lokalisation und nach dem Entwicklungsstadium der Trübungen. Die Katarakt ist nur operativ zu behandeln: Die trübe Linse wird entfernt und durch eine Kunstlinse ersetzt. Kontaktlinse oder Starbrille sind heute nur noch in Ausnahmefällen erforderlich. **Formveränderungen** sowie **Lageveränderungen** der Linse kommen bei Erkrankungen oder nach Verletzungen vor.

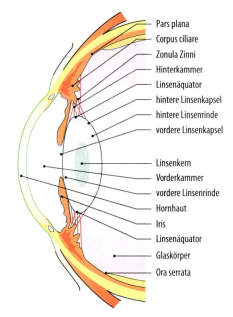

Abb. 9.1. Schema von Linse und Augenvorderabschnitt im Alter von 50 Jahren

9.1 Anatomische und funktionelle Grundlagen

9.1.1 Anatomie und Embryologie

Anatomie

Die Linse wird durch eine **Kapsel** umhüllt, die nur 5–20 µm dick und transparent ist. Der Inhalt besteht aus Linsenproteinen, die man nach dem optischen Spaltlampenbild in **Rinde** und **Kern** unterteilt. Die Linse enthält weder Gefäße noch Nerven. Ihr Durchmesser beträgt ca. 8–10 mm, ihre Dicke 2–5 mm (beide Maße sind altersabhängig, s. u.). Sie ist bikonvex, wobei die Krümmung hinten stärker als vorne ist. Die Linse ist mit ihrem Aufhängeband, der **Zonula Zinni (Zonulafasern)**, am Ziliarkörper befestigt (◘ Abb. 9.1 und 9.2). Die Zonulafasern kommen von der vorderen und hinteren Linsenkapsel und strahlen in Buchten der Pars plicata des Ziliarkörpers ein.

Rinde und Kern der Linse bestehen aus **Linsenfasern**, die vom einschichtigen **Linsenepithel** gebildet werden. Dieses befindet sich an der Innenseite der vorderen Linsenkapsel und des Linsenäquators. Das Linsenepithel am Äquator bildet zeitlebens Linsenfasern. Diese legen sich schalenförmig um die schon bestehenden Fasern herum, die durch Wasserabgabe mit der Zeit dünner werden und den (dichteren und härteren)

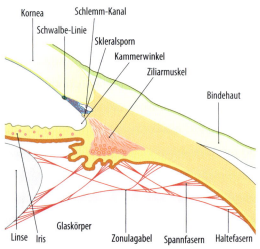

Abb. 9.2. Schematische Darstellung der Zonula Zinni, Vorder- und Hinterkammer

Linsenkern bilden. Da die Linse schon seit der Embryonalzeit von der dichten Kapsel umgeben ist, ist eine Erneuerung von einmal gebildeten Linsenfasern nicht möglich; stattdessen ist zeitlebens eine **Faserverdichtung** festzustellen. Das Wachstum und die Verhärtung des Kerns sind die Ursache des **physiologischen Alterungsprozesses der Linse:** Bei Kindern ist noch die gesamte Linse weich, man kann sie bei einer Trübung absaugen (▶ u.), was nach dem 25. Lebensjahr nicht

9.1 · Anatomische und funktionelle Grundlagen

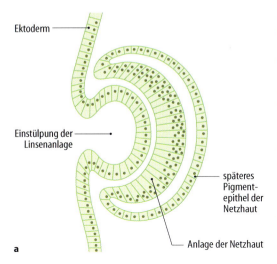

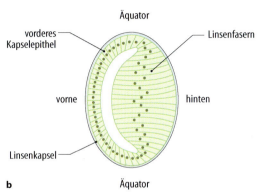

Abb. 9.3. Embryologie der Linse. **a** Entwicklung der Linse aus einer Ektoderm-Einstülpung. **b** Wachstum der Linse in der Embryonalphase

mehr gelingt. Durch das Wachstum und die Verhärtung des Kerns nimmt die Elastizität der Linse und damit die Akkommodation mit der Zeit ab.

Durch den ständigen Zuwachs von Linsenfasern verfünffacht sich das Gewicht der Linse im Laufe des Lebens.

Die Wachstumsrichtung der Linsenfasern führt zu »Nahtstellen« an den Enden der »ausgewachsenen« Linsenfasern. Diese »**Linsennähte**« sind bei der jugendlichen, klaren Linse an der Spaltlampe erkennbar und haben im vorderen Linsenbereich die Form eines umgekehrten »Mercedes-Sterns«, im hinteren Linsenbereich die Form eines aufrechten »Mercedes-Sterns«.

Embryologie

Die Linse entwickelt sich aus dem Ektoderm oberhalb des neuroektodermalen Augenbechers. Schon im 1. Fetalmonat stülpt sich eine blasenförmige Abschnürung des Ektoderms in den Becher der Augenblase ein (Abb. 9.3a). Eine vorwachsende Mesodermschicht, die Anlage des Irisvorderblattes und der Hornhaut, trennt die Linsenblase vom Ektoderm. Das Linsenbläschen ist von einschichtigem Epithel ausgekleidet. Zellen des hinteren Linsenepithels wandeln sich in Linsenfasern um, die am Ende der Embryonalphase das Innere der ehemaligen Blase ausfüllen (Abb. 9.3b). Die Basalmembran des Linsenepithels bildet sich zur Linsenkapsel um. Im Erwachsenenalter enthalten nur noch die Vorderfläche der Linse und der Linsenäquator auf der Innenseite Epithel.

9.1.2 Physiologie

Funktion der Linse

Die Linse ist **Teil des dioptrischen Apparates** des Auges. Durch Änderung der Linsenwölbung kann die Brechkraft so verändert werden, dass das Auge Gegenstände in Nähe und Ferne scharf abbilden kann (**Akkommodation**): Zum Sehen in der Nähe kontrahiert sich der Ziliarkörper, die Zonulafasern erschlaffen und die Wölbung – und mit ihr die Brechkraft – der Linse nimmt aufgrund ihrer Eigenelastizität zu. Zum Sehen in der Ferne erschlafft der Ziliarkörper, so dass die Zonulafasern dann gespannt sind; die Linse wird flacher. Der Brechungsindex der Linse beträgt ca. 1,4. Durch beginnende Linsentrübung kann der Brechungsindex aber erheblich zunehmen (»Myopisierung« der Linse bei beginnender Kernkatarakt).

Zusammensetzung der Linse

Die Linse besteht im Wesentlichen aus Proteinen (60 %) – vorwiegend aus den sehr stabilen **Kristallinen** (α, β, γ) – und Wasser. Die Kristalline werden zeitlebens ergänzt, jedoch nicht ausgetauscht. Aufgrund ihrer dichten Struktur tragen sie zur Transparenz der Linse bei. Insbesondere das hochmolekulare αB-Kristallin verleiht der Linse Stabilität gegenüber Denaturierung. Auch das β-Kristallin fungiert als »Stressprotein«, d. h. es toleriert oxidativen und osmotischen Stress und trägt dazu bei, dass die Linse bis ins Alter transparent bleibt. Zum Ausgleich der oxidativen Wirkung insbesondere des kurzwelligen Lichtes auf die Linsenproteine besitzt die Linse **anti-oxidative Mechanismen.** Hierbei spielt der hohe Ascorbinsäuregehalt der Linse eine Rolle, ebenso die Enzyme Superoxid-Dismutase, Katalase und Glutathion-Peroxidase.

Der **Wassergehalt** der Linse trägt zu ihrer Transparenz bei. Er nimmt im Zuge des physiologischen Alterungsprozesses der Linse ab, so dass die Linse an Transparenz verliert.

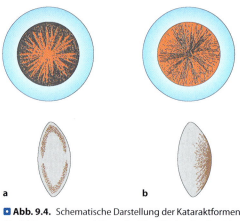

◘ **Abb. 9.4.** Schematische Darstellung der Kataraktformen (Ansicht von vorne und Querschnitt). **a** Rindenstar, **b** subkapsuläre hintere Rindentrübung (hintere Schalentrübung), **c** Kernstar, **d** Schichtstar mit Reiterchen

Die Abnahme des Wassergehalts und das Wachstum des Linsenkerns führen dazu, dass die Elastizität der Linse schwindet. Mit 40–45 Jahren ist sie so stark gesunken, dass normale Druckschrift in einem Abstand vom Auge von 35–40 cm nicht mehr mühelos gelesen werden kann (**Presbyopie**, ▶ Kap. 20). Mit 70 Jahren ist das Akkommodationsvermögen völlig erloschen, die Linse ist starr und besteht vorwiegend aus dem Kern und der Kapsel.

Ernährung und Stoffwechsel der Linse

Die Ernährung der Linse erfolgt durch das Kammerwasser.

Wegen der negativen Ladung der Kristalline enthält die Linse eine hohe Zahl an Kationen, wobei die Kationenpumpe des Linsenepithels Kalium in die Linse transportiert und Natrium in das Kammerwasser abgibt. Die Kalziumkonzentration der Linse wird durch aktiven Transport sehr niedrig gehalten. Störungen dieser Funktion oder der Zusammensetzung des Kammerwassers können zu Linsentrübungen führen.

9.2 Untersuchung

Die Linse untersucht man am besten bei erweiterter Pupille sowohl im »**regredienten Licht**« durch den Augenspiegel als auch mit dem **Spaltlampenmikroskop**. In diffusem Licht sieht die Linse eines alten Menschen oft grau aus (**Altersreflex**), obwohl bei genauerer Untersuchung keine lokalisierten Trübungen erkennbar sind.

9.2.1 Untersuchung der Linse im regredienten Licht

Wenn der Untersucher aus etwa 50 cm Entfernung durch den Augenspiegel auf das Auge blickt, leuchtet die erweiterte Pupille durch das von der Aderhaut zurückfallende (regrediente) Licht rot auf. Bei **optisch störenden Trübungen** sieht man im regredienten Licht in der Pupille schwarze Flecken, weil dort das zurückfallende Rotlicht zur Seite gestreut wird und nicht das Auge des Untersuchers erreicht (◘ Abb. 9.4).

9.2.2 Untersuchung der Linse an der Spaltlampe

An der Spaltlampe lassen sich, am besten bei schmalem Lichtbündel, **Details einer Linsentrübung** erkennen, insbesondere auch, in welcher Schicht die Trübung liegt ◘ Abb. 9.5a bis 9.5d). Dagegen ist das Ausmaß der Sehstörung durch die Linsentrübung an der Spaltlampe nicht immer zu ermessen. **Linsen- und Irisschlottern** sind an der Spaltlampe gut nachweisbar, weil bei Lageveränderungen die Zonulafasern locker sind oder die Iris durch die nach hinten verlagerte Linse kein Widerlager besitzt.

> ❗ Linsentrübungen erkennt man am besten im regredienten Licht, ihre Lokalisation am besten an der Spaltlampe.

9.2 · Untersuchung

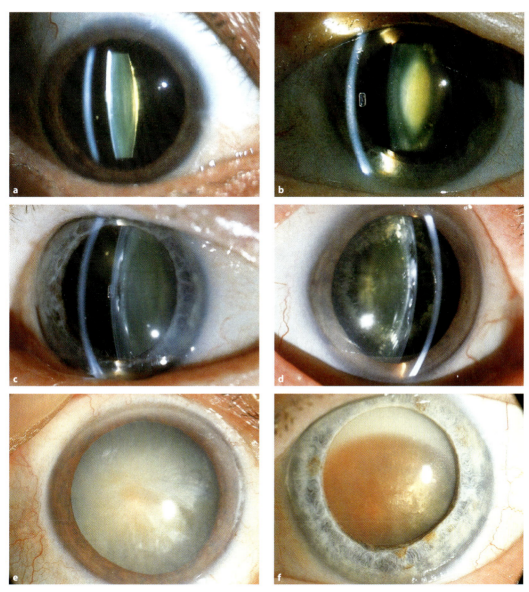

Abb. 9.5. Linsentrübung. **a** Subkapsuläre hintere Rindentrübung, hier durch örtliche Kortisonbehandlung verursacht. Das Spaltlampenlicht kommt von links. Das Lichtbüschel der Spaltlampe ist zuerst (links) auf der Hornhaut abgebildet, dann (Mitte) auf der vorderen Linsenkapsel, zuletzt (rechts) auf der schalenförmigen, gelblich-braunen Trübung vor der hinteren Kapsel. **b** Kernstar. Das Spaltlampenlicht kommt von links. Das Lichtbüschel ist links zuerst auf der Hornhaut abgebildet. Die Linsenrinde ist fast klar, der Kern dicht braun getrübt. **c** Beginnender Altersstar, Cataracta incipiens. Durch den schmalen Beleuchtungsspalt lässt sich die beginnende Linsentrübung mit Inhomogenitäten der vorderen Rinde (Speichen) erkennen. **d** Fortgeschrittener Altersstar, Cataracta provecta. Durch den schmalen Beleuchtungsspalt, der hier von rechts kommt, kann man erkennen, wie tief die peripheren und zentralen Trübungen liegen. **e** Reifer Altersstar, Cataracta matura. **f** Überreifer Altersstar, Cataracta hypermatura mit verflüssigter Rinde (weißliches Areal oben) und abgesunkenem Kern (bräunliches Areal unten). ◘ Abb. 9.6

9.2.3 Untersuchung der Sehschärfe

Bei **Linsentrübung** (**Katarakt**) ist die Sehschärfe reduziert. Anfangs (▶ u.) kann sie noch 0,6–0,7 betragen, in Spätstadien aber auch so stark reduziert sein, dass der Patient nur noch Lichtschein wahrnimmt.

Man prüft die Sehschärfe mit dem **Sehzeichenprojektor** oder mit **Visustafeln**. Manchmal stellt man so noch eine relativ gute Sehschärfe (z. B. 0,6–0,8) fest, obwohl der Patient über eine deutliche Abnahme des Sehvermögens klagt. Hält man in einer solchen Situation jedoch die Sehprobentafel vor ein helles Fenster, prüft die Sehschärfe also bei »**Gegenlicht**«, stellt man oft eine drastische Herabsetzung der Sehschärfe (z. B. 0,2) fest. Die stärkere Lichtstreuung (»Blendung«) stört den Patienten oft sehr viel stärker als die Abnahme der Sehschärfe. Häufig ist die Sehschärfe bei beginnender Linsentrübung in der Nähe stärker beeinträchtigt als in der Ferne. Aufgrund der Naheinstellungsmiosis (▶ Kap. 10.2.1) fallen die Lichtstrahlen nämlich nur durch das stärker getrübte Zentrum der Linse, während die klarere Peripherie der Linse durch die enge Pupille ausgeblendet wird. Die etwas weitere Pupille bei Blick in die Ferne erlaubt dagegen noch gutes Sehen.

Mit dem **Retinometer** (▶ Kap. 3.2.1) lässt sich das Auflösungsvermögen der Fovea (»retinale Sehschärfe«) trotz Linsentrübung feststellen und dadurch abschätzen, wieviel Sehverbesserung durch eine Kataraktoperation erreicht werden kann.

9.2.4 Ultraschalluntersuchung

Bei einer ausgeprägten Linsentrübung, die den Einblick in den Fundus unmöglich macht, ist eine Ultraschalluntersuchung indiziert, um eine Erkrankung der hinter der Linse gelegenen Augenabschnitte auszuschließen (insbesondere Netzhautablösung, ▶ Kap. 13.3.1 oder Aderhautmelanom, ▶ Kap. 12.3.2).

9.3 Erkrankungen der Linse

9.3.1 Linsentrübung (Katarakt, grauer Star)

Terminologie und Einteilung der Katarakt

Terminologie
Das griechische Wort Katarakt ist ein Maskulinum und bedeutet Wasserfall: **der** Nilkatarakt. Im medizinischen Sprachgebrauch wurde die latinisierte weibliche Form – **die** Katarakt – als Bezeichnung für Linsentrübungen eingeführt, weil man früher glaubte, die graue Farbe, die man in der Pupille eines Menschen mit totaler Linsentrübung erkennt, sei eine geronnene Flüssigkeit, die sich hinter der Pupille nach unten ergießt, ein geronnener »Wasserfall«. Das Wort »Star« hat mit dem Vogel nichts zu tun, sondern hängt mit dem »starren« Blick bei vollständiger Erblindung zusammen.

Der Laie befürchtet manchmal bei der Diagnose »grauer Star (Katarakt)« Erblindung. Es ist deshalb besser, bei den häufigen belanglosen Trübungen der Linsenperipherie und bei noch wenig störenden Alterstrübungen nicht von grauem Star (Katarakt) zu sprechen. »Linsentrübung« sagt die Wahrheit, ohne den Patienten unnötig zu erschrecken. Von grauem Star (Katarakt) sollte man erst sprechen, wenn eine Operation angezeigt ist, und sogleich hinzufügen, dass sie heutzutage in den allermeisten Fällen unproblematisch ist.

Einteilung
Nach der **Ätiologie**, unter denen die Linsentrübung auftritt, unterscheidet man:
- **Grauer Altersstar (Cataracta senilis).** Dies ist mit einem Anteil von 90 % aller Katarakte die häufigste Kataraktform.
- Katarakt **bei Allgemeinerkrankungen.** Die häufigste Grunderkrankung ist der Diabetes mellitus.
- Katarakt **bei Augenerkrankungen (Cataracta complicata)**,
- Katarakt **nach intraokularen Operationen**,
- Katarakt **durch Verletzungen (Cataracta traumatica)**,
- **physikalisch bedingte** Katarakt,
- Katarakt **durch Medikamente und bei Vergiftungen**,
- **kongenitale und konnatale Katarakt**.

Nach der **Lokalisation der Trübung** unterscheidet man:
- **Rindenstar (Cataracta corticalis).** Die Hälfte aller Altersstare beginnt in der Linsenrinde als graue radiäre Keile, Speichen oder Wasserspalten (◘ Abb. 9.4a und 9.5c) und schreitet im Laufe von 1–10 Jahren langsam fort. Der Patient ist insbesondere geblendet und sieht verschwommen.
- **Subkapsuläre hintere Rindentrübung (Cataracta subcapsularis posterior, hintere Schalentrübung).** Beim Altersstar ist die subkapsuläre hintere Rindentrübung die zweithäufigste Form (◘ Abb. 9.4b und 9.5a), die direkt der Hinterkapsel aufsitzt und im Gegensatz zum Rindenstar rasch fortschreitet. Sehstörungen entstehen früh, besonders beim Sehen in der Nähe (wegen der Naheinstellungs-

9.3 · Erkrankungen der Linse

miosis). Bei weiter Pupille (im Dämmerlicht und in der Ferne) ist der Patient manchmal weniger beeinträchtigt. Diese Trübungsform ist auch für systemische Kortisonbehandlung und chronischen Alkoholismus typisch.
- **Kernstar (Cataracta nuclearis**, ◘ Abb. 9.4c und 9.5b). Der bräunliche Kernstar kommt etwas häufiger bei Myopie vor und verursacht zusätzlich zur bestehenden Achsenmyopie eine Brechungsmyopie: Durch den höheren Brechungsindex des braunen Linsenkerns nimmt die Gesamtbrechkraft des Auges zu. War der Patient vorher dagegen emmetrop und presbyop, so wird er bei beginnendem Kernstar jetzt kurzsichtig und kann manchmal wieder ohne Brille lesen, dafür aber in der Ferne schlechter sehen. Diese Trübungsform schreitet besonders langsam fort.
- **Schichtstar (Cataracta zonularis**, ◘ Abb. 9.4d und 9.8). Die Trübung liegt in einer einzigen Schicht von Linsenfasern. Zuweilen ist sie äquatorial angeordnet und wird dann als »Reiterchen« bezeichnet (◘ Abb. 9.4d). Diese Kataraktform ist dann meist vererbt.
- **Kranzstar (Cataracta coronaria**, ◘ Abb. 9.9). Hierbei finden sich kranzförmige Trübungen am Linsenäquator. Wegen der bläulichen Farbe wird diese bei vererbter Katarakt auftretende Form auch **Cataracta coerulea** genannt.

Die **Einteilung nach dem Entwicklungsstadium** der Linsentrübung kommt vor allem beim grauen Altersstar zum Tragen. Man unterscheidet:
- **Cataracta incipiens:** geringe Linsentrübung, noch keine Operationsindikation (◘ Abb. 9.5c),
- **Cataracta provecta:** fortgeschrittene Linsentrübung, meist Operationsindikation gegeben (◘ Abb. 9.5d),
- **Cataracta immatura** oder **praematura:** Der Untersucher erkennt beim Augenspiegeln im durchfallenden Licht trotz Linsentrübung noch den roten Schein des von der Aderhaut zurückfallenden Lichtes und schemenhaft die Netzhautgefäße. Operationsindikation gegeben.
- **Cataracta matura** (»reifer« Altersstar, ◘ Abb. 9.5e): völlig getrübte Linse, kein roter Fundusreflex mehr erkennbar. Operationsindikation.
- **Cataracta hypermatura** (»überreifer Altersstar«, ◘ Abb. 9.5f und 9.6): Der braune, getrübte, dichte Kern ist in der verflüssigten Linse abgesackt, was nur bei lange bestehender maturer Katarakt vorkommt.
- **Cataracta intumescens:** Durch Wasseraufnahme vergrößert sich die Linse rasch. Operationsindikation dringlich (Gefahr des phakolytischen Glaukoms durch Austritt von Linseneiweiß durch die Kapsel).

Grauer Altersstar (Cataracta senilis)
Definition, Ursache
Grauen Altersstar nennt man eine Linsentrübung, die das Sehen des Patienten in einer für das tägliche Leben hinderlichen Weise herabsetzt. Diese Definition berücksichtigt die unterschiedlichen Anforderungen an das Sehen, die in verschiedenen Berufen oder in unterschiedlichem Lebensalter bestehen.

Die Kataraktentwicklung in hohem Lebensalter kann als physiologischer Alterungsprozess angesehen werden. Eine genetische Disposition ist wahrscheinlich, die Pathogenese im Einzelnen aber noch nicht geklärt. **Risikofaktoren** sind:
- **UV-Licht.** Wahrscheinlich spielt die toxische Wirkung kurzwelligen Lichts bei der Denaturierung der Linsenproteine eine Rolle.
- **Ernährungsfaktoren.** Insbesondere in Indien ist epidemiologisch nachgewiesen, dass Unterernährung und Malabsorption aufgrund von Durchfallserkrankungen die Inzidenz des grauen Altersstars fördern.
- **Hohe Myopie.** Bei stark kurzsichtigen Patienten tritt eine das Sehvermögen beeinträchtigende Linsentrübung in früherem Lebensalter auf.

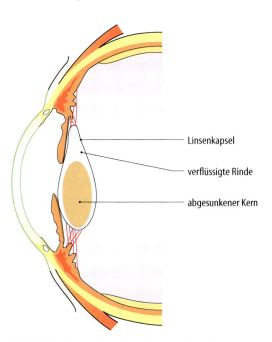

◘ **Abb. 9.6.** Schematische Darstellung des überreifen Altersstars (◘ Abb. 9.5 f)

- **Rauchen** und **Alkoholismus.** Beide wirken möglicherweise über nutritive Faktoren fördernd auf die Linsentrübung. Dies ist durch epidemiologische Studien belegt.
- **Diabetes mellitus** führt wahrscheinlich aufgrund des veränderten Glukosestoffwechsels der Linse zu einem grauen Altersstar.
- **Kortikosteroide.**

Epidemiologie
Weltweit wird die Zahl der Erblindungen (hierbei Definition der Sehschärfe ≤ 0,05 – WHO-Klassifikation) auf ca. 40–50 Mio. geschätzt, davon entstehen ca 20 Mio. durch Katarakt. Die Inzidenz dieser Form der »vermeidbaren Blindheit« (engl. »avoidable blindness«) soll durch das Programm »Vision 2020« der Weltgesundheitsorganisation bis zum Jahr 2020 soweit wie möglich gesenkt werden. Jedoch ist gleichzeitig mit einer Zunahme der Inzidenz des grauen Altersstars zu rechnen, da weltweit der Anteil der älteren Bevölkerung zunimmt und dadurch ein größerer Teil der Bevölkerung ein Alter erreicht, in dem eine Katarakt vorkommt. In Indien ist die Katarakt häufiger als in Europa und tritt wenigstens 1 Lebensjahrzehnt früher auf. Die Zahl der wegen Katarakt in Europa und USA durchgeführten Operationen beträgt **jährlich** ca. 6000–7000 pro Million Einwohner. Das bedeutet, dass bei der in den Industrienationen bestehenden Lebenserwartung jeder 3. bis 4. Mensch sich im Laufe seines Lebens an einem oder beiden Augen einer Kataraktoperation unterziehen wird.

Symptome
Symptome bei Linsentrübung sind:
- **Verschwommensehen, Blendung.** Wenn die Sehschärfe auf weniger als die Hälfte herabgesetzt ist, reicht das Auflösungsvermögen des Auges für viele Tätigkeiten des Lebens (auch Autofahren, ► Kap. 28) nicht mehr aus. Die durch die Linsentrübung diffuse Lichtbrechung wirkt wie eine schmutzige Windschutzscheibe nachts bei Gegenverkehr: Die unregelmäßige Streuung des Lichtes bewirkt, dass der Patient geblendet wird. Er setzt einen Hut mit Krempe auf, um das von oben einfallende Licht, das besonders stört, zu eliminieren und trägt zusätzlich eine Sonnenbrille.
- **Reduziertes Sehvermögen bei geringem Kontrast, Grauschleier.** Auch wenn kontrastreiche Sehzeichen noch gelesen werden können, ist das Sehen bei geringem Kontrast sehr erschwert (z. B. das Erkennen von Gesichtern, das Sehen in der Dämmerung, bei Dunst oder Dunkelheit). Der Patient empfindet die Welt »wie durch einen Nebel«.
- **Farbenwahrnehmung.** Die Linsentrübung führt zu einer **Farbabschwächung**, die der Patient erst allmählich bemerkt. Die trübe, gelb gefärbte Linse filtert insbesondere den blauen Anteil des Lichtes stärker heraus. Kunstmaler mit fortgeschrittener Katarakt malen in dumpfen, weniger kontrastreichen Farben (► z. B. Kunstwerke von William Turner, der nachgewiesenermaßen eine Katarakt hatte). Umgekehrt empfindet der Patient die Farben nach Operation als besonders »grell« und »blaustichig« (er schildert es so, als seien »die Fensterläden frisch gestrichen«, »die Vorhänge frisch gewaschen« oder »die Nordsee so blau geworden«), weil die gestörte Farbenwahrnehmung, die sich langsam entwickelt hatte, plötzlich beseitigt ist.
- **Sehstörungen beim Lesen.** Durch die Naheinstellungsmiosis (► Kap. 10.1) wird nur der zentrale, meist stärker getrübte Anteil der Linse zur Abbildung benutzt. Deshalb klagen Kataraktpatienten häufiger über Sehstörungen beim Lesen.
- **Monokulare Diplopie.** Bei Kerntrübung oder speichenförmigen Linsentrübungen (► u.) können durch die unterschiedlichen Brechungsindices der trüben Linsenbezirke zwei Brennpunkte entstehen, was zur monokularen Diplopie führt.

> ❗ Die Sehstörung bei Katarakt beurteilt man nicht nur durch Visusprüfung mit optimalem Kontrast, sondern auch unter Bedingungen der Gegenlichtblendung und durch Prüfung der Nahsehschärfe und der Lesefähigkeit.

Therapie
Operation, ► S. 153 ff, ◘ Abb. 9.13.

Katarakt bei Allgemeinerkrankungen
- **Cataracta diabetica.** Der Diabetes mellitus ist die häufigste zu Katarakt führende Grunderkrankung. Bei Typ I-**Diabetikern** können subkapsuläre, schneeflockenförmige Trübungen entstehen, auch radiäre Trübungen und Cataracta intumescens (selten). Bei Typ II-**Diabetikern** ist der graue Altersstar häufiger als bei gesunden Gleichaltrigen.
- **Dialyse-Katarakt.** Aufgrund der durch Dialyse bedingten metabolischen Veränderungen kann es zur beschleunigten Ausbildung einer Katarakt kommen.
- **Cataracta tetanica.** Bei Kalziummangel findet man zahlreiche subkapsuläre, punktförmige Trübungen. Typisch sind die allgemeinen Krankheitszeichen der Tetanie: Chvostek-Phänomen (gesteigerte mechanische Erregbarkeit des Fazialisstammes bei Beklopfen), Erb-Zeichen (gesteigerte galvanische

Erregbarkeit motorischer Nerven) und Trousseau-Zeichen (Pfötchenstellung der Hand bei Kompression des Oberarms). Die Diagnose wird durch Bestimmung eines verminderten Kalziumspiegels im Blut gesichert.
- Die seltene **Cataracta myotonica** ist durch punktförmige, farbige und weiße Trübungen in der mittleren Rinde, später vor allem subkapsulär in der hinteren Rinde gekennzeichnet. Sie kommt bei der Myotonia dystrophica (Curschmann-Steinert) vor, nicht jedoch bei Myotonia congenita Thomsen oder der progressiven Muskeldystrophie Erb.
- Die **Cataracta dermatogenes**, eine subkapsuläre, weißliche Rindentrübung, entsteht bei chronischer Neurodermitis im Alter von 30–40 Jahren, bei der seltenen Sklero-Poikilodermie (Werner) im Alter von 20–30 Jahren und bei dem seltenen Rothmund-Syndrom in den ersten Lebenswochen oder -monaten.
- **Galaktosämie**-Katarakt (▶ kongenitale Katarakt).

Fallbeispiel

Ein 54-jähriger Mann sucht den Augenarzt auf, weil er ab und zu in der Ferne unscharf, dafür aber in der Nähe scharf sieht, während er in den letzten Jahren immer in der Ferne scharf sah und für die Nähe eine Lesebrille brauchte (Presbyopie bei Emmetropie). Außer dieser Symptomatik sei das Sehen aber normal, kein Grauschleier, kein kompletter Ausfall.

Die Störung beträfe beide Augen in gleicher Weise. Die geschilderte Störung ist zum Zeitpunkt der Vorstellung beim Augenarzt vorhanden. Die Untersuchung des Augenvorder- und Augenhinterabschnitts ergibt einen regelrechten Befund. Die Refraktion beträgt beidseits – 1,5 dpt sph. Auf Befragen verneint der Patient Allgemeinerkrankungen, erwähnt aber beiläufig eine Polyurie. Der Augenarzt vermutet einen bisher nicht bekannten, neu aufgetretenen Diabetes mellitus Typ II mit stark schwankenden Blutzuckerwerten (daher die Refraktionsschwankungen). Die internistische Untersuchung bestätigt die Annahme. Es erfolgt eine Diabetes-Einstellung mit oralen Antidiabetika, wodurch die Refraktionsschwankungen verschwinden. Jährliche augenärztliche Untersuchungen zum Ausschluss einer diabetischen Retinopathie werden angeraten (▶ Kap. 13).

Katarakt bei Augenerkrankungen (Cataracta complicata)

Bei folgenden chronischen Augenerkrankungen kann als Komplikation eine (häufig subkapsuläre hintere Rinden-) Trübung der Linse entstehen:

- Bei Fuchs-Uveitis-Syndrom (**Heterochromie-Zyklitis**) (▶ Kap. 11.3.1) kommt eine sekundäre Katarakt, fast immer einseitig, vor; die Operationsprognose ist trotz der Entzündung gut (▶ Kap. 11).
- bei **chronischer Iridozyklitis** (▶ Kap. 11.3.1),
- bei **Retinopathia pigmentosa** (▶ Kap. 13.8.1),
- bei **Glaukom:** Nach einem **Glaukomanfall** entstehen weißliche Trübungen des vorderen Linsenepithels (**Glaukomflecken**), die wie verschüttete Milch aussehen (▶ Kap. 17); beim **absoluten Glaukom** entsteht ebenfalls eine Linsentrübung.
- bei lange bestehender **Netzhautablösung**.

Katarakt nach intraokularen Operationen

- Nach der heute häufigen **Vitrektomie** (Entfernung des Glaskörpers, ▶ Kap. 13 und 14) entsteht meist allmählich eine Katarakt, insbesondere wenn das Auge zur Wiederanlage der Netzhaut mit Gas oder Silikonöl gefüllt werden musste.
- Nach **Glaukomoperation.** Hierbei wird das Kammerwasser zur Senkung des Augeninnendrucks durch einen neuen Abfluss abgeleitet und durch die Iridektomie ein Kurzschluss zwischen hinterer und vorderer Augenkammer hergestellt. Wahrscheinlich wird die Linse in dieser Situation etwas schlechter von Kammerwasser umspült. Die Katarakt entwickelt sich dabei langsam über Jahre.

Katarakt durch Verletzungen (Cataracta traumatica)

- Nach einer **Prellung** können rosettenförmige Trübungen unter der vorderen oder hinteren Kapsel (**Kontusionsstar**, ◘ Abb. 9.7) entstehen. Die Trübung wandert im Laufe der Jahre in tiefere Schichten. Ihre Tiefenlokalisation ist für Gutachten wichtig. Bei älteren Menschen kann die Trübung vom Altersstar kaum zu unterscheiden sein.
- Bei penetrierenden oder perforierenden Verletzungen kommt es zur **Perforation der Linsenkapsel**, so dass Kammerwasser in die Linse eindringt und das Linseneiweiß quillt.
- **Cataracta siderotica.** Bleibt ein **Eisensplitter** im Auge, entstehen durch Rost bedingte, braune Linsentrübungen.
- **Chalcosis lentis.** Ein **Kupfersplitter** verursacht eine schwere Entzündung des gesamten Auges mit Abszess im Glaskörper und eine grün-golden schimmernde Kapseltrübung, deren Form an eine Sonnenblume erinnert. Diese Kataraktform ist inzwischen durch Arbeitssicherheits-Maßnahmen sehr selten geworden.

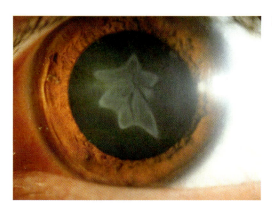

☐ **Abb. 9.7.** Kontusionsstar der hinteren Rinde

Physikalisch bedingte Katarakt
- **Strahlenstar.** Er tritt 1–2 Jahre nach einmaliger oder fraktionierter Bestrahlung der Linse mit mehr als 6 Gy (1 Gy = 1 Joule/kg = 100 rad) auf, bei Jugendlichen auch früher. Bei Röntgen- oder Radiumbestrahlung im Kopfbereich muss deshalb die Linse mit Bleiglasprothesen sorgfältig geschützt werden. Die gleichen, am hinteren Linsenpol schalenförmig beginnenden Trübungen traten nach dem Atombombenabwurf von Hiroshima auf.
- **Glasbläserstar (Feuerstar).** Als Folge der Infrarotstrahlung entstand früher bei Arbeitern an Hochöfen und bei Glasbläsern eine Trübung am hinteren Linsenpol und die vordere Kapsellamelle löste sich ab. Diese Berufskrankheit ist durch das Tragen von Schutzbrillen heute sehr selten geworden.
- **Cataracta electrica.** Diese subkapsuläre Rindentrübung entsteht nach Starkstromverletzung oder Blitzschlag, wenn der Stromverlauf durch das Auge geht.

Katarakt durch Medikamente und bei Vergiftungen
- Ab einer Behandlungsdauer von ca. 1 Jahr führt eine **lokale oder systemische Therapie mit Kortikosteroiden** zu einem **Kortisonstar** (häufig bei Asthmapatienten), meist in Form einer subkapsulären hinteren Rindentrübung. Häufig muss dann eine Kataraktoperation erfolgen.
- **Parasympathomimetika** und andere Glaukommedikamente können bei langjähriger Applikation (Glaukomtherapie) das Fortschreiten einer Linsentrübung beschleunigen.
- **Vergiftungen** mit Ergotamin, Dinitrophenol oder Dinitrokresol können eine Katarakt verursachen, im Tierversuch auch Naphthalin, Dimethylsulfoxid (DMSO) und Thallium.

⚠ Bei sekundärer Kataraktbildung ist das Risiko der Operation manchmal höher als bei Alterskatarakt. Dies muss bei der Beratung des Patienten und bei der individuellen Operationsplanung bedacht werden.

Angeborene Katarakt
Eine bei Geburt vorhandene Katarakt ist entweder durch exogene Faktoren ausgelöst oder vererbt.

Erworbene konnatale Katarakt
Ursachen
Ursache ist eine in der frühen Embryonalphase aufgetretene transplazentare Infektion oder eine Stoffwechselerkrankung.

Folgende **Virusinfekte** können eine konnatale Katarakt auslösen, wenn sie in den ersten 3 Schwangerschaftsmonaten auftreten:
- **Röteln.** Hierbei treten weitere Missbildungen (z. B. offener Ductus Botalli) und Symptome (Innenohrschwerhörigkeit) auf. Heute sollten alle Frauen im gebärfähigen Alter gegen Röteln geimpft sein.
- **Mumps** (selten)

Galaktosämiestar. Diese **stoffwechselbedingte Katarakt** tritt bei Galaktosämie in den ersten Lebenstagen oder -wochen auf und zeigt eine tiefe hintere Rindentrübung. Bei rechtzeitiger Diagnose und galaktosefreier Diät kann sie reversibel sein.

Symptome, Befunde
Bei der Vorsorgeuntersuchung fällt die meist weiß getrübte Linse auf (Leukokorie = weiße Pupille). Meist sind beide Augen betroffen.

Therapie
▶ »Therapie der Katarakt«, S. 160.

Kongenitale Katarakt
Ursachen
Eine **isolierte kongenitale Katarakt** tritt häufig sporadisch auf oder wird autosomal-rezessiv, -dominant oder X-chromosomal vererbt. Bei Erwachsenen sieht man zuweilen Linsentrübungen, die den embryonalen Linsenkern betreffen und deshalb in der Embryonalzeit entstanden sind, den Patienten aber bisher nicht gestört haben.

Syndrombedingte Katarakte sind häufig. Oft sind sie mit anderen Augenmissbildungen kombiniert. Katarakt, Mikrophthalmus und Kolobom der Uvea kommen bei **Trisomie 13 oder 15** vor. Diese Kinder sterben meist vor dem 6. Lebensmonat. Das **Lowe-, Alport-** und das **Hallermann-Streiff-Syndrom** weisen ebenfalls eine sich frühzeitig entwickelnde Katarakt auf.

9.3 · Erkrankungen der Linse

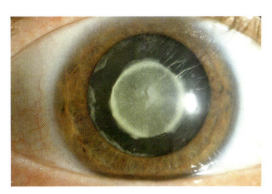

◘ **Abb. 9.8.** Cataracta zonularis (Trübung des embryonalen Kerns)

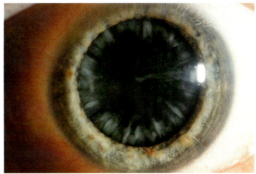

◘ **Abb. 9.9.** Cataracta coronaria (kranzförmige Trübungen)

Bei **Down-Syndrom** (Trisomie 21) entsteht eine Katarakt oft erst im Alter von 10 Jahren. Auch bei **M. Fabry** kommt eine Katarakt vor. Kinder mit grauem Star müssen daher vom Kinderarzt untersucht werden, um ein Syndrom auszuschließen bzw. nachzuweisen.

Eine Katarakt kommt auch bei **Persistenz des primären Glaskörpers** (▶ Kap. 14) vor.

Symptome, Befunde

Die Linsentrübung kann sehr unterschiedlich ausgeprägt sein. **Periphere Linsentrübungen** sind häufig und behindern das Sehen kaum. Auch ein **Schichtstar (Cataracta zonularis**, ◘ Abb. 9.4d und ◘ Abb. 9.8) oder **Kranzstar (Cataracta coronaria** oder **coerulea**, ◘ Abb. 9.9) kommen vor.

Bei einseitiger Katarakt ist das Auge oft verkleinert (Mikrophthalmus).

Kongenitale Katarakte schreiten nicht oder oft nur langsam fort. Einseitige frühkindliche Katarakte führen jedoch immer zu einer Amblyopie, wenn sie nicht rechtzeitig operiert werden.

Therapie

Die Operation der kindlichen Katarakt erfordert spezielle Techniken (modifizierte Vitrektomietechniken) und wird i. d. Regel an spezialisierten Zentren durchgeführt (▶ S. 160f).

Therapie der Katarakt (Kataraktoperation)

Bei Katarakt gibt es **kein** bewiesenermaßen wirksames Medikament. Der Patient ist zwar zunächst getröstet, wenn man ihm »Antikataraktika« (Augentropfen, die gegen Linsentrübung wirken sollen) verschreibt, verliert dann aber das Vertrauen zum Arzt, wenn er bemerkt, dass das Medikament nicht hilft. Spontane Besserungen des Sehvermögens sind auch ohne Medikamente möglich, wenn z. B. bei einem Kernstar durch Zunahme der Refraktionsmyopie das Sehvermögen in der Nähe etwas besser wird oder eine Hypermetropie kompensiert wird. Statt also Medikamente zu verschreiben, sagt man dem Patienten besser gleich die Wahrheit, nämlich, dass er sich operieren lassen sollte, sobald ihn die Linsentrübung beim Lesen stört oder er bei seiner gewohnten Tätigkeit behindert ist.

Operationsindikationen bei Erwachsenen. Die Entscheidung, ob man dem **erwachsenen Kataraktpatienten** zur Operation raten soll, hängt im Wesentlichen von drei Fragen ab, die zunächst zu klären sind:
1. **Ist der Patient durch die Katarakt wesentlich behindert** oder kommt er trotz etwas reduzierter Sehschärfe noch gut zurecht?
   Um dies zu klären, fragt man,
   – ob der Patient mit einer Brille **noch Zeitungsdruck lesen** kann,
   – ob er durch helles Licht oder Gegenlicht **stark geblendet** wird,
   – ob das **Sehen bei Nacht deutlich herabgesetzt** ist,
   – ob er **beruflich bzw. im häuslichen Leben** durch das schlechtere Sehen **gestört ist**,
   – ob die Linsentrübung ihn **beim Autofahren behindert**.

   Beträgt die korrigierte Sehschärfe bei der Visusprüfung 0,6 oder weniger oder behindert die Linsentrübung den Patienten auch bei größerer Sehschärfe im Beruf oder im täglichen Leben, wird man zur Operation raten.
2. Kann man **nach einer Kataraktoperation mit gutem Sehvermögen rechnen?**
   – Besteht eine **Amblyopie** des zu operierenden Auges? Eine Amblyopie ist unwahrscheinlich, wenn der Patient mit diesem Auge vor Auftre-

ten der Linsentrübung gut sehen konnte und nicht schielte.
- Bestehen **Netzhautveränderungen**, insbesondere eine Makuladegeneration? Zum Ausschluss einer Makuladegeneration, Netzhautablösung oder eines Tumors muss man den Augenhintergrund genau untersuchen bzw. bei mangelndem Funduseinblick eine Ultraschalluntersuchung durchführen.
- Besteht ein **fortgeschrittenes Glaukom?** Dies lässt sich durch Ophthalmoskopie der Papille, Messung des Augeninnendrucks, ggf. Perimetrie, Beurteilung der Vorderkammer mit der Spaltlampe und Kammerwinkeluntersuchung beantworten. Trotz Glaukoms ist meist die Makulafunktion erhalten und die Kataraktoperation nützlich.
- Eine **Prognose hinsichtlich des postoperativen Sehvermögens** lassen folgende Befunde zu: Ein gutes Resultat bei Prüfung der Sehschärfe mit dem **Retinometer** (▶ Kap. 3.2.1) lässt eine postoperative Sehschärfe erwarten, die zum Lesen ausreichen wird. Bei sehr trüber Linse spricht das **Erkennen der Lichteinfallsrichtung** und der **Aderfigur der Netzhaut** (▶ Kap. 3.2.1) für eine postoperative Zunahme der Sehschärfe, das Nicht-Erkennen spricht für eine gestörte Netzhautfunktion.

Eine **Operation auch ohne Sehgewinn** können folgende Situationen erforderlich machen: Eine rasch zunehmende Linsenschwellung (**Cataracta intumescens**) könnte zu einer spontanen Ruptur der Kapsel führen, dadurch ein »phakolytisches Glaukom« hervorrufen, oder durch Einengen der Vorderkammer ein Winkelblockglaukom auslösen. Bei **hypermaturer Katarakt** kann Linseneiweiß durch die Kapsel treten und eine Entzündung (Phakoanaphylaxie) verursachen.

3. Wie hoch ist das **individuelle Operationsrisiko?**
   - Das Gewicht des Restrisikos ist höher, wenn am einzigen Auge operiert werden muss (ist das andere Auge erblindet – warum?).
   - Bei Pseudoexfoliation ist die Zonula instabil und kann einreißen.
   - Besteht ein erhöhtes allgemeines Operationsrisiko?

Beide Augen werden nicht gleichzeitig operiert, auch wenn beide Linsen operationswürdig sind. Mit der Operation des 2. Auges wartet man, bis das erstoperierte Auge reizfrei geworden ist, damit die (seltenen) Komplikationen (▶ u.) nicht an beiden Augen gleichzeitig auftreten. Durch die modernen Entwicklungen der Opera-

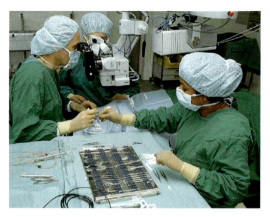

Abb. 9.10. Mikrochirurgie des Auges. Die meisten Augenoperationen werden unter dem Mikroskop ausgeführt. Operateur (links) und Assistent (Mitte) beobachten binokular durch zwei identische Mikroskope dasselbe Operationsfeld. Die Operationsschwester (rechts) reicht die Mikroinstrumente an. Das Mikroskop ist mit Fotoapparat und Videokamera zur Dokumentation ausgerüstet

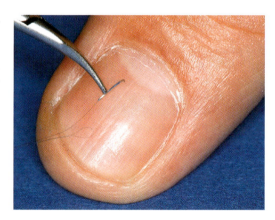

Abb. 9.11. Nadel und 30 μm dünner Nylonfaden für die Naht der Hornhaut und Lederhaut, hier zur Veranschaulichung der Feinheit mikrochirurgischer Instrumente zusammen mit dem Zeigefingernagel des Operateurs dargestellt

tionstechnik gelingt die Operation der einfachen Katarakt bei rund 99 % der Eingriffe ohne ernste Komplikationen. Man operiert unter dem Mikroskop (Abb. 9.10) mit mikrochirurgischen Instrumenten und muss heute nur noch ausnahmsweise mit Nylonfäden von 30 μm Durchmesser oder feinsten resorbierbaren Fäden die Wunde nähen (Abb. 9.11 und 9.16). Einzelheiten der Operationstechnik werden unten geschildert.

Möglichkeiten des postoperativen Refraktionsausgleichs. Bei **Erwachsenen** bestehen folgende Möglichkeiten, die Linsenlosigkeit (**Aphakie**) zu korrigieren:

1. **Kunstlinse (Intraokularlinse):** In der Regel wird eine **Hinterkammerlinse** in den Kapselsack eingesetzt, also dorthin, wo die trübe Linse sich befand. Diese stützt sich mit ihrer »Haptik« (elastische Bügel oder elastische Plattenhaptik) innen im Äquator des Kapselsackes ab. Eine **Vorderkammerlinse** wird vor die Iris eingesetzt, wenn der Kapselsack bei der Operation nicht erhalten werden kann oder vorher durch eine Verletzung zerstört ist. Die Vorderkammerlinse stützt sich mit besonders elastischen Bügeln im Kammerwinkel ab. Sie kann aber trotzdem Gewebeveränderungen im Kammerwinkel hervorrufen und das Hornhautendothel schädigen. Postoperative Komplikationen sind häufiger als bei Hinterkammerlinsen. **Irisgestützte Linsen** verankern sich in der Iris (»Irisklauen-Linse«). Sie werden von manchen Operateuren als Refraktionsausgleich bei linsenhaltigen Augen eingesetzt, wenn eine hohe Myopie nicht durch Kontaktlinse, Brille oder andere refraktive Verfahren ausgeglichen werden kann (▶ Kap. 19.3.3 bis 19.3.6). Die Langzeitverträglichkeit dieser Linsen ist noch nicht über Jahrzehnte getestet, bisher aber gut. Kunstlinsen bestehen aus unterschiedlichen Materialien:
   - **PMMA (Polymethylmetacrylat = Plexiglas)** ist chemisch so inert, dass es keine toxischen Produkte abgibt, über Jahrzehnte auch nicht von Kammerwasser aufgelöst wird und im Auge zeitlebens klar bleibt. Diese Linsen sind starr.
   - **Silikonkautschuk** (faltbar).
   - **Acryl-Kopolymere** sind Materialien, aus denen **faltbare Linsen** hergestellt werden.

   Berechnung der Kunstlinsenstärke. Die eingepflanzte Kunstlinse muss die Brechkraft der entfernten Linse ersetzen. Um die Stärke der Kunstlinse berechnen zu können, misst man die Länge des Augapfels mit einem Ultraschallgerät (wie beim Echolot) oder optisch mit Laserinterferenz (IOL-Master®). Zweitens bestimmt man mittels einer optischen Reflexmethode die Hornhautradien. Aus diesen Parametern lassen sich unter bestimmten Annahmen die Gesamtbrechkraft des Auges und damit die erforderliche Kunstlinsenstärke errechnen: Mit Hilfe des Brechungsindex der Kunstlinse und einer plausiblen Annahme der Position der Kunstlinse im Auge (je nach Linsentyp) kann man die Linsenstärke dann auf ca. ½ dpt genau vorausberechnen. Für die Auswahl der zu implantierenden Linse muss die Refraktion (bzw. die Achsenlänge) des anderen Auges berücksichtigt werden, da eine Refraktionsdifferenz zwischen beiden Augen von über 3–4 dpt wegen der ungleichen Abbildungsgröße eines Gegenstandes auf der Netzhaut (**Aniseikonie**) nur selten vertragen wird: Die verschieden großen Bilder beider Augen können nicht fusioniert werden. Die angestrebte Refraktion richtet sich auch etwas nach der präoperativen Refraktion des Auges. Einen früher stark Kurzsichtigen macht man wieder mittelgradig kurzsichtig (–2 bis –3 dpt), weil er dann wie gewohnt ohne Brille lesen kann.

   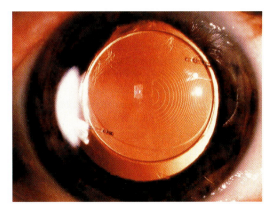

   ◘ **Abb. 9.12.** Multifokale Intraokularlinse, die scharfes Sehen in Ferne und Nähe erlaubt, allerdings ein kontrastschwächeres Bild ergibt. Die hier gezeigte Linse erzeugt durch Diffraktion (konzentrische Stufen) zwei verschiedene Brennweiten

   Die Kunstlinse kann ihre Wölbung nicht verändern; eine Akkommodation ist deshalb nicht möglich. Der Operierte braucht also in jedem Fall entweder für die Nähe oder für die Ferne eine Brille. Ausreichend »akkommodierende« Linsen sind noch nicht verfügbar. Es gibt aber multifokale Intraokularlinsen, die zwei oder mehrere Brennweiten (diffraktive Linsen, ◘ Abb. 9.12) haben und deshalb in Ferne und Nähe scharf abbilden. Diese haben allerdings den Nachteil, dass die Kontrastwahrnehmung verschlechtert wird.

2. **Starbrille.** Sie ist nur noch ausnahmsweise erforderlich, nämlich wenn keine Kunstlinse eingepflanzt werden kann (nach intrakapsulärer Kataraktoperation, s. u.) und gleichzeitig keine Kontaktlinse vertragen wird. Man verordnet ein **starkes Plusglas**. Ein früher Emmetroper braucht nach der intrakapsulären Kataraktoperation ein »Starglas« einer Stärke von ca. +11 bis +12 dpt für die Ferne und von ca. +15 dpt für die Nähe. Mit Starbrille sind alle Gegenstände um 25 % größer und erscheinen deshalb näher. Der Operierte muss deshalb anfangs besonders beim Treppensteigen sehr

vorsichtig sein. An die veränderte Entfernungseinschätzung können sich alte Menschen nur schwer gewöhnen. Heute wird bei dieser Situation fast immer eine Sekundärimplantation einer intraokularen Kunstlinse vorgenommen.
3. **Kontaktlinse.** Bei einseitiger Linsenlosigkeit und gutem Sehvermögen des anderen Auges kann man kein Starglas verordnen, da eine starke Bildgrößendifferenz (Aniseikonie) auftreten würde. Eine einseitige Linsenlosigkeit lässt sich aber durch eine Kontaktlinse korrigieren, da dann eine wesentlich geringe Aniseikonie besteht.
4. Bei **fehlender Linsenkapsel** nach Kataraktoperation wird heute meist eine Vorderkammerlinse oder Irisklauenlinse eingepflanzt, oder eine Hinterkammerlinse durch Ziliarkörper und Sklera hindurch festgenäht (»transsklerale Fixation«).

Technik Kataraktoperation bei Erwachsenen

Der **graue Altersstar** ist die häufigste Augenerkrankung, die operiert werden muss. Darüber hinaus ist die Kataraktoperation die häufigste Operation in der Medizin überhaupt. Pro Jahr werden in Deutschland über 500 000 Kataraktoperationen durchgeführt.

Da ältere Menschen betroffen sind, muss neben der Linsentrübung auch die allgemeine Gesundheitssituation berücksichtigt werden.

Historisches. Die Kataraktoperation ist eine der ältesten Operationen. In römischer Zeit und in der arabischen Medizin wurde die trübe Linse mit einer Nadel, die durch den Ziliarkörper ins Augeninnere eingestochen wurde, in den Glaskörperraum nach unten gedrückt (**»Starstich«, Linsenreklination**). Dadurch wurde die Pupille wieder frei. Jedoch kam es aufgrund von Infektionen oder Entzündungsreaktionen durch das freiwerdende Linseneiweiß im Augeninneren zu schwerwiegenden Komplikationen bis hin zur Erblindung. So wurde bei Johann Sebastian Bach eine solche missglückte Operation an beiden Augen durchgeführt, von der er sich nicht mehr erholte und starb.

Erst nach 1750 wurde die **Linse aus dem Auge entfernt** und dadurch die Erfolgsquote und die Sicherheit wesentlich erhöht (Daviel, Frankreich).

Moderne Kataraktoperation. In den letzten Jahrzehnten wurden bei der Kataraktoperation umwälzende Fortschritte erzielt, insbesondere durch die Einführung des Operationsmikroskops, die Einpflanzung künstlicher Linsen und die Einführung der Phakoemulsifikationstechnik, die sehr kleine Operationsschnitte erlaubt.

Anästhesie bei Kataraktoperation. Die meisten Kataraktoperationen werden in **Lokalanästhesie** durchgeführt. Bei der **Tropfanästhesie** wird die Augenoberfläche durch starke Tropfanästhetika (Tetracain) betäubt. Dies ist für Kataraktoperation in vielen Fällen ausreichend, wenn der Patient kooperativ ist und die Augenbewegungen unterdrückt.

Bei der **Retrobulbäranästhesie** (= Leitungsanästhesie der motorischen und sensiblen Nerven im Muskeltrichter) wird das Auge durch eine Injektion von Lokalanästhetikum in den Retrobulbärraum betäubt Ebenso wirksam ist die **Parabulbäranästhesie**, bei der eine etwas größere Menge des Lokalanästhetikums **neben** das Auge (außerhalb des Muskeltrichters) gespritzt wird, so dass Nerven und Gefäße nicht verletzt werden können. Der gesamte Augapfel ist dann schmerzfrei und bewegungslos, so dass der Operateur ungehindert arbeiten kann. Der Patient ist wach, spürt jedoch keine Berührung und keinen Schmerz.

In bestimmten Situationen (sehr ängstlicher Patient, einziges Auge, großer Augapfel bei hoher Myopie oder Mikrophthalmus, endokrine Orbitopathie) wird eine **Allgemeinnarkose** vorgezogen.

Operationstechniken bei Erwachsenen. Folgende Techniken werden heute beim Erwachsenen ausgeführt:

- **extrakapsuläre Kataraktextraktion** (ECCE). »Extrakapsulär« bedeutet, dass die hintere Kapsel (»Hinterkapsel«) erhalten bleibt. Hierbei wird der trübe Linseninhalt aus dem Kapselsack entfernt, und zwar entweder durch ultraschallgetriebene Linsenkernverflüssigung (»Phakoemulsifikation«) oder durch Expression des Kerns mit nachfolgendem Absaugen der Rinde. Diese Technik erlaubt es, eine Kunstlinse im Kapselsack zu verankern (»Hinterkammerlinse«).
  - **Phakoemulsifikation,** d. h. ECCE mit ultraschallgetriebener Linsenkernverflüssigung (Abb. 9.13). Dies ist die von den meisten Operateuren bevorzugte Technik. Durch die klare Hornhaut eröffnet man die Vorderkammer an der Korneoskleralgrenze (Übergang zwischen Hornhaut und Sklera), meist mit einem sog. **kornealen Tunnelschnitt**, der nur 3 mm breit ist und sich am Ende der Operation ohne Naht ventilartig verschließt (Abb. 9.13a). Zunächst wird die vordere Linsenkapsel eröffnet, indem ein kreisrundes Stück der Kapsel mit der Kanüle oder einer Mikropinzette entfernt wird (»**Kapsulorhexis**«, Abb. 9.13b). Anschließend wird der Linsenkern (griech. phakos = Linse) mit dem Ultraschallgerät zer-

9.3 · Erkrankungen der Linse

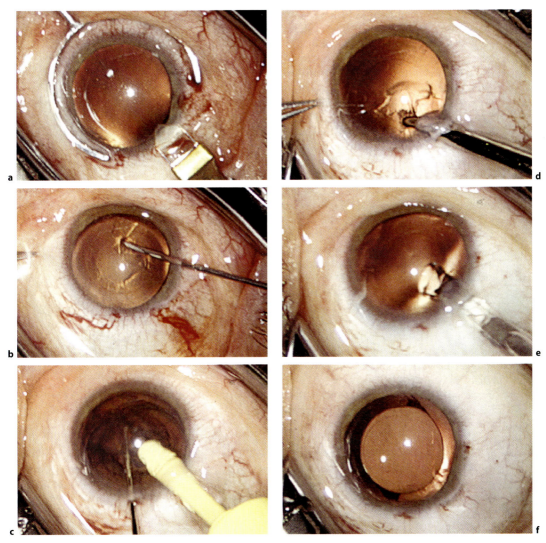

Abb. 9.13. Phakoemulsifikation (Clear-Cornea-Technik). **a** Eröffnung des Auges mit einer Diamantlanze auf der temporalen Seite. **b** Kapsulorhexis: Hierbei wird die vordere Kapsel der Linse zirkulär eröffnet (im Foto zu 2/3 erfolgt). **c** Zerbrechen des Kernes mit dem »Chopper« (metallisches Instrument mit hakenförmiger Spitze) und Linsenkern-Verflüssigung mit dem »Phakoemulsifikations-Gerät« (gelbe Manschette und zentrales Tltanrohr, das an der Spitze hervorschaut). Hierbei wird der Kern der Linse durch Ultraschallenergie zerkleinert und gleichzeitig abgesaugt. **d** Absaugen der restlichen Linsenrinde mit dem Saug-Spül-Gerät. **e** Implantation der faltbaren Kunstlinse mit einem »Injektor«, aus dessen Spitze die noch gerollte Kunstlinse hervorschaut. **f** gut zentrierte Kunstlinse, der Rand der Kapsulorhexis ist teilweise sichtbar und überdeckt den Rand der Kunstlinse

kleinert (»emulsifiziert«) und abgesaugt (**Phakoemulsifikation**). Der Kopf dieses Gerätes besteht aus einem feinen Titanrohr, das mit Ultraschallfrequenz in Längsrichtung schwingt und auf diese Weise den Kern Stück für Stück wie ein Rundhobel abträgt. Gleichzeitig werden die Kernbruchstücke durch das Rohr abgesaugt, während Flüssigkeit über die Manschette (gelb in Abb. 9.13c) zufließt. Die Zerkleinerung harter Kerne gelingt besser, wenn man den Kern während der Phakoemulsifikation zunächst in 2–4 getrennte Teile zerlegt (»Chopper-Technik«) und diese Teile dann gesondert aufarbeitet, wobei man die Bruchstücke mit der anderen Hand über einen kleinen Spatel im Auge dem Phakoemulsifikationsgerät zuführt. Schließlich bleibt nur noch eine dünne Rindenschicht im Kapselsack zurück. Diese wird mit einem Saugspülgerät (Irrigation-Aspiration) abgesaugt (◘ Abb. 9.13d) und die ca. 5–10 μm dicke, transparente Hinterkapsel bleibt zurück. Diese Hinterkapsel muss bei der Operation erhalten werden, damit man eine **Hinterkammerlinse** an die Stelle der entfernten Linse in den Kapselsack einsetzen kann (◘ Abb. 9.13e und f, ◘ Abb. 9.15). Die Hinterkammerlinse besteht aus einem zentralen optischen Teil und zwei elastischen Schlingen (»Bügeln«) oder mehr plattenförmigen Haptiken, die sich im Kapselsack abstützen und dadurch den optischen Teil zentriert halten. **Faltbare Hinterkammerlinsen** können in gerolltem Zustand durch eine sehr kleine Öffnung (2,4–3,5 mm) in das Auge injiziert werden (◘ Abb. 9.13e) und entfalten sich im Auge (◘ Abb. 9.13f). Der kleinere Schnitt führt zu einem stabileren Wundverschluss, das Ausmaß des induzierten Astigmatismus (▶ Kap. 19) ist geringer. Heute wird der Schnitt oft von der temporalen Seite durch den klaren Teil der Hornhaut am Limbus durchgeführt (»**Clearcornea-Technik**«). Diese Schnittführung ergibt die schnellste Heilung und den geringsten Astigmatismus. Sie muss nicht genäht werden.

– **ECCE mit Expression des Kerns.** Hierbei wird der Linsenkern nicht wie bei Phakoemulsifikation zerkleinert, sondern als Ganzes aus dem Auge herausgespült oder durch leichte Massage nach außen »exprimiert«. Hierfür ist ein größerer Schnitt (6–9 mm) notwendig (◘ Abb. 9.14). Eine Expression des Kerns kommt vor allem bei sehr harten, völlig getrübten Linsen zur Anwendung. Bei der Phakoemulsifikation solcher Linsen wäre sonst sehr viel Ultraschallenergie erforderlich, die das empfindliche Hornhautendothel schädigen könnte. Nach der Expression des Kerns wird die Linsenrinde wie bei der Phakoemulsifikation abgesaugt und eine Hinterkammerlinse (◘ Abb. 9.15) eingesetzt. Je nach Art der Schnittführung kann die Wunde ohne Naht verbleiben (»**No-stitch-Technik**«) oder durch eine Naht verschlossen werden (◘ Abb. 9.16). In Entwicklungsländern (z. B. Indien, Afrika) wird die extrakapsuläre Operation aus Kostengründen bevorzugt, außerdem kommen die Patienten oft erst sehr spät zur Operation, so dass der Linsenkern

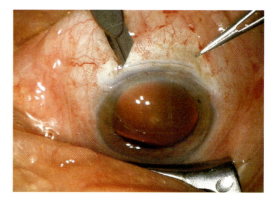

◘ **Abb. 9.14.** Schnittführung bei ECCE mit Expression des Kerns. Mit einem kleinen Messerchen schneidet man am Limbus ein und eröffnet die Vorderkammer. Die Bindehaut wurde zuvor am Limbus abgetrennt und nach hinten geschoben

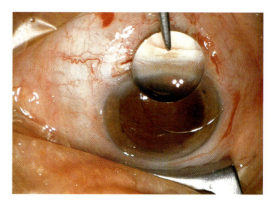

◘ **Abb. 9.15.** Einpflanzung einer Kunstlinse nach ECCE. Eine Hinterkammerlinse aus Kunststoff, die hier aus didaktischen Gründen vor dem Auge gezeigt ist, wird in den stehengebliebenen Kapselsack eingepflanzt. Die Kunstlinse verbleibt zeitlebens im Auge

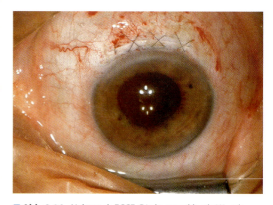

◘ **Abb. 9.16.** Naht nach ECCE. Die korneosklerale Wunde wird durch eine fortlaufende Kreuzstichnaht mit einem 30 μm dicken Nylonfaden dicht verschlossen

9.3 · Erkrankungen der Linse

für eine Phakoemulsifikation nicht mehr geeignet ist.
- **intrakapsuläre Kataraktextraktion** (ICCE). Die Linse wird im Ganzen entfernt (»intrakapsulär« = in der Kapsel), indem man sie mit einer **Kältesonde** anfriert und aus dem Auge herauszieht (**Kryoextraktion**). Dieses Verfahren war gebräuchlich, als noch keine Kunstlinse, sondern eine Starbrille zur Korrektur der fehlenden natürlichen Linse verwendet wurde (bis Ende der 70er-Jahre). Heute wird es nur noch in besonderen Situationen angewandt, wenn die Zonulafasern zu locker oder abgerissen sind (z. B. bei subluxierter Linse). Die Korrektur der Linsenlosigkeit erfolgt meist durch Kontaktlinsen, irisfixierte Vorderkammerlinse oder transskleral fixierte Hinterkammerlinse. Die Vorderkammerlinse wird mit einem speziellen Klemmmechanismus am Iris-Stroma verankert (»Irisklauenlinse«). Eine Hinterkammerlinse kann nicht in üblicher Weise eingepflanzt werden, da die notwendigen Verankerungsstrukturen, nämlich Linsenkapsel und Zonula, bei dieser Operation mit entfernt werden. Dann kann man eine Hinterkammerlinse durch die Sklera hindurch in die Hinterkammer »einnähen«. Die operationstechnische Ausrüstung für die intrakapsuläre Kataraktoperation ist wesentlich billiger, und es kann kein Nachstar (▶ u.) entstehen, so dass dieses Verfahren manchmal noch in Entwicklungsländern angewendet wird, wo sehr viele Menschen operiert werden müssen und die finanziellen Mittel für andere Operationstechniken und die Beschaffung von Intraokularlinsen nicht ausreichen.

Komplikationen
Ruptur der Hinterkapsel. Bei einer kleinen Ruptur der Hinterkapsel kann in der Regel noch eine Hinterkammerlinse eingepflanzt werden. Wichtig ist es, den Glaskörper mit einem Vitrektomiegerät zu entfernen, wenn er in die Vorderkammer vorfällt. Sonst besteht die Gefahr einer sekundären Netzhautablösung durch den chronischen Glaskörperzug. Ist eine Verankerung der Kunstlinse in der Hinterkapsel nicht mehr möglich, kann eine Hinterkammerlinse an ihren Bügeln durch die Sklera und den Ziliarkörper hindurch eingenäht oder eine Vorderkammerlinse verwendet werden (▶ o. unter ICCE). Die Gefahr der Ruptur von Kapsel oder Zonula ist bei der **Pseudoexfoliation** wegen der Ablagerung des pathologischen feinfibrillären Materials auf Zonula und Linse sowie bei Diabetikern, nach Trauma sowie nach anderen Augenoperationen größer.

Endophthalmitis. Sie kommt bei 0,05–0,2 % der Kataraktoperationen oder anderen intraokularen Operationen vor und gilt als die gefährlichste Komplikation. Bakterien gelangen ins Augeninnere und führen zu einer Entzündung (eitriger Vorderkammer- und Glaskörperabszess), die mit Verlust des Auges oder erheblicher Seheinbuße einhergehen kann. Fast immer stammen diese Bakterien aus dem Bindehautsack des Patienten, eine Infektion durch Bakterien an unsauberen Instrumenten oder durch Krankenhauskeime ist sehr selten. Besonders gefährdet sind Patienten mit schwerem Diabetes mellitus oder Neurodermitis, weil sie häufiger resistente pathogene Keime auf der Haut oder im Bindehautsack beherbergen. Der Bindehautsack wird deshalb bei jeder intraokularen Operation sehr sorgfältig mit Jodpolyvidon-Lösung gespült und die umgebende Haut ebenso desinfiziert. Manche Operateure behandeln vorher zusätzlich 1 Tag mit antibiotischen Augentropfen und geben der intraokularen Spüllösung zur Sicherheit intraokular verträgliche Antibiotika zu.

Chancen, das Sehen bei Endophthalmitis zu erhalten, bestehen nur bei sofortiger Vitrektomie mit intraokularer Antibiotikagabe (▶ Kap. 14).

Spätfolgen: Nachstar
Definition, Ursache
Als Nachstar bezeichnet man Trübungen der Hinterkapsel nach Kataraktoperation. Sie entstehen entweder durch Fibrosierung der Hinterkapsel (**fibrotischer Nachstar**) oder durch Regeneration von Linsenepithel aus zurückgebliebenen Epithelzellen des Kapseläquators (**regeneratorischer Nachstar**).

Epidemiologie
Nach ECCE kann Nachstar bei 20–30 % der Operationen entstehen, bei jugendlichen Patienten häufiger. Nach ICCE entsteht kein Nachstar, weil die Kapsel vollständig entfernt worden ist.

Symptome, Befunde
Der Patient sieht Monate bis Jahre nach der Kataraktoperation wieder etwas schlechter. Den regeneratorischen Nachstar sieht man im regredienten Licht an der Spaltlampe am besten. Er bedeckt als »Froschlaich« die Vorderfläche der Hinterkapsel. Bei fibrotischem Nachstar ist die Hinterkapsel weißlich-grau verdichtet. Spezielles Linsendesign (»scharfe Kante«) und hydrophobes Acrylmaterial reduzieren die Nachstarrate.

Therapie
Man durchtrennt den zentralen Teil der Hinterkapsel mit dem Neodymium(Nd): YAG-Laser (◘ Abb. 9.17; ▶ Kap. 27). Regeneratorischer Nachstar (»Froschlaich«)

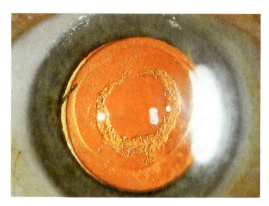

Abb. 9.17. Nachstar nach ECCE. Der zentrale Teil der Kapsel wurde mit dem Nd:YAG-Laser durchtrennt, durch die zentrale Kapsellücke ist wieder gutes Sehen möglich. Bei erweiterter Pupille sieht man am Rand der Kapsellücke einen Ring von regeneratorischem Nachstarmaterial

kann auch abgesaugt werden, wenn die Hinterkapsel erhalten werden soll. Die Linsenbügel sind einige Zeit nach der Operation so fest im Kapselsack eingewachsen, dass die Kunstlinse nach Eröffnung der Hinterkapsel nicht mehr luxieren kann.

Ambulante versus stationäre Kataraktoperation

Heute wird die einfache Kataraktoperation häufig **ambulant** durchgeführt. Das bedeutet, dass der Patient morgens zur Operation in die Klinik kommt und einige Stunden nach der Operation unter Begleitung wieder nach Hause gehen kann. Die Voruntersuchungen (Berechnung der Stärke der Kunstlinse etc.) und Nachkontrollen erfolgen durch den Operateur oder den zuweisenden niedergelassenen Augenarzt.

Wird die Operation **stationär** durchgeführt, weil die Ausgangssituation komplizierter, der Patient in schlechterem Allgemeinzustand oder die häusliche Situation ungünstig ist (lange Anfahrtswege, keine Betreuungsperson der meist älteren Patienten), dann beträgt der Klinikaufenthalt meist nur 3 Tage. Wird an größeren Kliniken operiert, dann besteht der Vorteil, allgemeine Komplikationen sofort und ohne Zeitverzögerung behandeln zu können.

Kataraktoperation bei Säuglingen und Kleinkindern

Für **Säuglinge und im Kindesalter** gelten besondere Überlegungen:

Die **beidseitige dichte Katarakt bei Neugeborenen** muss früh operiert werden, um eine bleibende Sehschwäche (**Amblyopie**) beider Augen zu verhindern. Wenn die Katarakt dagegen nur gering und an beiden Seiten gleich ausgeprägt ist, ist die Operation nicht ganz so dringlich. In dieser Situation entwickelt sich selten eine Amblyopie, da keines der beiden Augen stärker als das andere benachteiligt ist.

Bei **einseitiger kongenitaler Katarakt** des Säuglings oder Kleinkindes ist die Gefahr einer Amblyopie auf dem betroffenen Auge noch viel größer. Die Korrektur der einseitigen Linsenlosigkeit ist jedoch mit erheblichem Aufwand verbunden (▶ o.). Mit den Eltern des Kindes müssen folgende Fragen geklärt bzw. ausführlich besprochen werden:

- Sind **sonstige Augenveränderungen** vorhanden, **die postoperativ keine Sehleistung erwarten lassen** (Mikrophthalmus, persistierender hyperplastischer primärer Glaskörper), oder handelt es sich um eine isolierte Linsentrübung? Liegt ein persistierender hyperplastischer primärer Glaskörper vor, müssen die Linse und der anhaftende primäre Glaskörper entfernt werden, damit die Schrumpfung nicht den Ziliarkörper von der Unterlage abzieht und zur Hypotonie des Auges führt.
- Werden die Eltern soviel **Verständnis** und Beharrlichkeit aufbringen, die Kontaktlinsenversorgung konsequent durchzuführen, wenn das Kind noch so klein ist, dass keine Intraokularlinse eingepflanzt werden kann? Hier muss auch die Implantation einer Kunstlinse vor Vollendung des 2. Lebensjahres diskutiert werden.
- Ist gewährleistet, dass nach der Operation das Sehvermögen des mit Kontaktlinse versehenen Auges durch zeitweilige **Okklusion** des gesunden Auges trainiert wird, obwohl sich das Kind dagegen wehren wird?
- Werden in den ersten Jahren nach der Operation die nötigen häufigen **orthoptischen Nachuntersuchungen** zur Vermeidung einer Amblyopie akzeptiert?
- Werden die **Narkoseuntersuchungen** akzeptiert, die zur Anpassung der Kontaktlinsenstärke an die sich ändernde Refraktion des Auges des Säuglings oder Kleinkindes manchmal nötig sind?

Vor einer Kataraktoperation bei Kindern ist stets eine Untersuchung durch den Kinderarzt nötig, um allgemeinmedizinische Ursachen der Katarakt (z. B. Syndrome, Galaktosämie) auszuschließen.

> ❗ Eine einseitige dichte Katarakt bei Neugeborenen verhindert die Sehschärfenentwicklung dieses Auges und muss deshalb so früh wie möglich operiert werden.

Bei **Kindern** ist die Korrektur der Linsenlosigkeit besonders schwierig, da sich die Brechkraft des Auges

9.3 · Erkrankungen der Linse

während seines Wachstums innerhalb kurzer Zeit stark verändert.
- Bei Kindern unter 2 Jahren wird eine Kontaktlinsenkorrektur angestrebt, weil der Augapfel in diesem Lebensalter noch so stark wächst, dass eine Vorausberechnung der Linsenbrechkraft nicht ausreichend genau möglich ist. Zur Anpassung der Kontaktlinsenstärke an die sich ändernde Refraktion des Auges ist bei Säuglingen und Kleinkindern eine Refraktionsbestimmung in Narkose erforderlich. Manche Operateure pflanzen aber auch unter 2-jährigen Kindern Kunstlinsen ein, manchmal sogar zwei Linsen, von denen die vordere später wieder entfernt wird.
- Bei Kindern nach vollendetem 2. Lebensjahr werden heute meist Intraokularlinsen implantiert, wobei auch bei ihnen die Wachstumskurve bei der Berechnung der Brechkraft der Intraokularlinse (▶ o.) berücksichtigt werden muss.

Operationstechnik bei Säuglingen und Kleinkindern. Bei ihnen werden die Linse und der vordere Glaskörper mit einem Vitrektomiegerät (▶ Kap. 14) ganz herausgeschnitten (**Lentektomie**). Dabei bleibt ein peripherer Kapselring stehen, so dass gleich oder später eine Kunstlinse eingepflanzt werden kann. Wird die Kunstlinse gleich bei der Operation eingesetzt, dann ist eine Implantation in den Kapselreifen möglich. Bei sekundärer Linsenimplantation, also wenn vor dem 2. Lebensjahr operiert wurde und die Kunstlinse zu einem späteren Zeitpunkt eingepflanzt werden muss, sind die Kapselblätter bereits verklebt und die Linsenbügel werden in den »Sulcus ciliaris« der Hinterkammer zwischen Linsenkapsel und Irisrückfläche implantiert (◘ Abb. 1.2). Diese moderne Lentektomietechnik ist weniger langwierig und risikoärmer als die früher übliche **Diszision** (Zerschneiden der Kapsel und späteres mehrfaches Absaugen des gequollenen, weichen Linseninhalts), bei der häufig im späteren Leben ein Sekundärglaukom oder eine Netzhautablösung auftrat. Die heute übliche Lentektomie kann über einen Pars-plana-Zugang (wie bei der Vitrektomie) oder über einen Limbuszugang erfolgen. Ein Nachstar (▶ u.) kann nicht entstehen.

Kataraktoperation bei Jugendlichen

Operationstechnik bei Jugendlichen. Bei Jugendlichen bis etwa 25 Jahren ist noch kein harter Linsenkern vorhanden. Man entfernt den Linseninhalt mit einem **Saug-Spül-System** ohne Phakoemulsifikation. Es bildet sich häufig ein Nachstar (▶ o.).

9.3.2 Form- und Lageveränderungen der Linse

Diese Veränderungen kommen selten vor.

Formveränderungen der Linse
Linsenkolobom. Bei Störungen der Linsenentwicklung kommt es zu einer Einkerbung des Linsenäquators, am häufigsten nasal unten, meist kombiniert mit anderen Kolobomformen des Auges (Iriskolobom, Aderhautkolobom). Außerdem kann bei einseitiger Ausprägung eine Amblyopie entstehen. Wenn die Linse eintrübt, kann eine Kataraktoperation durchgeführt werden. Der Operateur muss aber wissen, dass oft auch die Zonulafasern im Kolobombereich fehlen und deshalb die Verankerung der Linse locker sein kann.

Lentikonus. Es handelt sich um eine Vorwölbung des vorderen (Lentikonus anterior) oder hinteren Linsenpols (Lentikonus posterior), wobei in diesem Bezirk meist eine Linsentrübung besteht. Durch die schlechten optischen Eigenschaften ist die Sehschärfe herabgesetzt. Eine Operation hilft nicht immer, da bei einseitiger Ausprägung eine Amblyopie bestehen kann.

Mikro(-sphäro)phakie. Bei Mikro(sphäro)phakie ist der Linsendurchmesser vermindert, die Linsendicke aber erhöht (Kugellinse). Dies führt zu Brechungsmyopie. Die Linse kann subluxieren (s. u.) und sich in die Pupille einklemmen, dann entsteht ein akutes sekundäres Winkelblockglaukom. Eine Mikro(sphäro)phakie kommt bei **Weill-Marchesani-Syndrom** (▶ u.) vor. Wenn die Linse in die Pupille luxiert und ein akutes Winkelblockglaukom hervorruft, muss sie entfernt werden.

Lageveränderungen der Linse (Ectopia lentis)
Definition, Ursachen
Bei der **Subluxation der Linse (Subluxatio lentis)** ist der Aufhängeapparat der Linse, die Zonula, gelockert oder teilweise zerstört, so dass die Linse nach hinten bzw. nach vorne verlagert oder zu einer Seite dezentriert ist. Die Subluxation ist häufig erworben.
    Bei der **Luxation der Linse (Luxatio lentis)** ist die Zonula zerstört und die Linse komplett aus ihrer normalen Position verlagert.
    Ursachen der **erworbenen Subluxation oder Luxation** sind
- **Prellung.** Bei einer Prellung des Augapfels kann die Zonula einreißen und die Linse teilweise oder vollständig in den Glaskörper oder die Vorderkammer luxieren (◘ Abb. 9.18b u. 9.19).

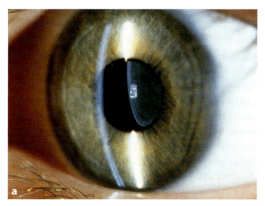

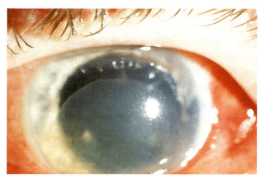

◘ **Abb. 9.19.** Luxation der Linse in die Vorderkammer nach Trauma. Sekundärglaukom durch Verlegung des Abflusses

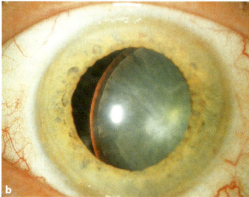

◘ **Abb. 9.18.** Subluxation der Linse. **a** Bei Marfan-Syndrom ist die Linse nach oben verlagert. An der Spaltlampe erkennt man den unteren Linsenäquator am Rand der Pupille. **b** Traumatische Subluxation der Linse. Der Linsenäquator ist im linken Teil der Pupille sichtbar

— **Perforierende Verletzung.** Im Rahmen schwerer, offener Augenverletzungen kann die Linse durch die geborstene Sklera hindurch unter die Bindehaut luxieren oder sogar vollständig aus dem Auge herausgepresst werden.

Ursachen der **angeborenen (erblichen) Subluxation** sind (in der Reihenfolge abnehmender Häufigkeit)
— **Marfan-Syndrom.** Außer der Subluxation der Linse (typischerweise nach oben, ◘ Abb. 9.18a) bestehen Arachnodaktylie (Spinnenfingrigkeit), Überstreckbarkeit der Fingergelenke, Verkrümmung der Wirbelsäule, Trichterbrust, oft auch ein Herzfehler.
— **Homozystinurie.** Außer der Subluxation der Linse (typischerweise nach unten) finden sich ein Körperbau ähnlich dem bei Marfan-Syndrom, Skelettdeformitäten, Osteoporose und Thromboseneigung.
— **Weill-Marchesani-Syndrom.** Bei diesem seltenen Krankheitsbild finden sich kurze Gliedmaßen und Finger, Kleinwuchs, eine Subluxation der Linse und Mikro(späro)phakie (▶ o.).

Bei »**Pseudoexfoliation**«, bei der feinfibrilläres Protein auf der Linsenoberfläche, dem Ziliarkörper und der Zonula abgelagert wird, ist der Zonulaapparat geschwächt. Die Linse kann deshalb subluxieren oder sie kann bei der Kataraktoperation aus ihrer Verankerung reißen (▶ auch »Pseudoexfoliationsglaukom«, ▶ Kap. 17).

Symptome, Befunde

Bei der **Subluxation** wird der Linsenrand in der Pupille sichtbar (◘ Abb. 9.18b). Dadurch hat der Patient **monokulare Doppelbilder:** Eine Abbildung auf der Netzhaut entsteht durch die Linse, die andere durch den linsenfreien Teil der Pupille.

Beim **Marfan-Syndrom** sind beide Linsen nach nasal oben verlagert (◘ Abb. 9.18a), bei der **Homozystinurie** beide Linsen meist nach nasal unten. Bei **Weill-Marchesani-Syndrom** sind die Linsen klein, stark gewölbt (Mikro(späro)phakie) und nach unten verlagert.

Bei einer **Luxation** kommt es zu **Visusminderung** durch Änderung der Gesamtrefraktion des Auges. Klemmt sich die Linse infolge der Luxation in der Pupille ein oder luxiert sie in die Vorderkammer (◘ Abb. 9.19), wird der Abfluss des Kammerwassers behindert. Rasch entsteht ein sehr hoher Augeninnendruck (**akutes sekundäres Winkelblockglaukom**).

Bei Subluxation und bei Luxation der Linse nach hinten sieht man an der Spaltlampe bei **kleinen Blickbewegungen Irisschlottern (Iridodonesis) und Linsenschlottern (Lentodonesis),** weil die Zonula locker ist und die Iris durch die verlagerte Linse kein Widerlager besitzt.

9.3 · Erkrankungen der Linse

Differenzialdiagnose
Kommt es ohne Trauma oder sonst erkennbaren Grund zu einer Refraktionsänderung, insbesondere plötzlichem Auftreten von Kurzsichtigkeit, dann liegt möglicherweise ein akut entgleister, noch nicht diagnostizierter Diabetes mellitus vor.

Therapie
Bei störenden monokularen Doppelbildern muss die subluxierte Linse entfernt werden. Dies geschieht bei kongenitalen Formen der Subluxation heute mit Hilfe der **Lentektomie** (▶ o.), bei der auch der vordere Glaskörper entfernt wird (▶ Kap. 14). Eine extrakapsuläre Operation mit Kunstlinsenimplantation ist meist nicht möglich (Dezentrierung der Kunstlinse durch Zonuladefekte). Eine intrakapsuläre Kryoextraktion ist bei kongenitaler Linsensubluxation mit Risiken behaftet, weil bei den meist jungen Patienten die noch vorhandenen Zonulafasern sehr fest sitzen und beim Herausziehen der Linse mit dem Kryostift durch Zug an der peripheren Netzhaut Löcher entstehen können (erhöhte Gefahr der Netzhautablösung). Bei traumatischer Linsensubluxation kann man die Linse intrakapsulär entfernen und eine irisgestützte oder transskleral fixierte Kunstlinse implantieren.

> **In Kürze**
>
> **Anatomische und funktionelle Grundlagen.**
> Die Linse entwickelt sich aus dem Ektoderm, was ihre Beteiligung an Hautkrankheiten verständlich macht. Sie hat keine Nerven oder Blutgefäße. Sie ist kristallklar, so dass einfallende Lichtstrahlen auf die Fovea centralis fokussiert werden können. Ihre Brechkraft beträgt bei Blick in die Ferne etwa 19 dpt.
> Während des Lebens verhärtet sich der Kern der anfangs ganz weichen Linse. Ihre Verformbarkeit nimmt dadurch ab. Deshalb wird man mit 40–45 Jahren alterssichtig (presbyop): Die Akkommodationsfähigkeit der Linse reicht nicht mehr aus, um die übliche Druckschrift in 35–40 cm Abstand mühelos lesen zu können.
>
> **Katarakt.** Die häufigste Kataraktform ist der graue Altersstar. Er tritt am häufigsten als Rindenstar auf, dessen auffälligste Symptome herabgesetzte Sehschärfe und Blendung sind und der langsam zunimmt. Die hintere subkapsuläre Rindentrübung, die zweithäufigste Form des Altersstars, nimmt dagegen rasch zu und führt wegen der Naheinstellungsmiosis besonders früh zu Störungen beim Lesen. Die dritthäufigste Trübungsform des Alters ist der Kernstar, der besonders bei Myopie vorkommt. Seltener ist die Katarakt durch Allgemein- oder Augenerkrankungen, Medikamente (Kortison!) oder Trauma bedingt oder als angeborene Katarakt erworben, sporadisch oder vererbt.
>
> **Kataraktoperation.** Medikamente können die Linsentrübungen nicht bessern oder aufhalten, die Therapie der Katarakt ist operativ.
> Bei der Operation des Erwachsenen wird heute der harte Linsenkern durch Phakoemulsifikation zerkleinert und abgesaugt (Phakoemulsifikation) und die trübe Linse durch eine Hinterkammerlinse aus Kunststoff ersetzt. Faltbare Linsen erlauben es, bei der Operation mit einem sehr kleinen Schnitt und ohne Naht auszukommen.
> Eine Katarakt bei Neugeborenen verhindert die zerebrale Entwicklung der Sehschärfe und muss deshalb so früh wie möglich operiert werden, insbesondere wenn sie einseitig ausgeprägt oder beidseitig sehr dicht ist.

Pupille

10.1	**Anatomische und funktionelle Grundlagen**	– 166

10.2 Untersuchung der Pupillenreaktion – 167
10.2.1 Untersuchung des efferenten Schenkels der Pupillenbahn – 167
10.2.2 Untersuchung des afferenten Schenkels der Pupillenbahn – 167

10.3 Krankheitsbilder – 169
10.3.1 Krankheitsbilder mit Störungen des afferenten Schenkels der Pupillenbahn – 169
10.3.2 Krankheitsbilder mit Störungen des efferenten Schenkels der Pupillenbahn – 169

10.4 Physiologische, diagnostische und therapeutische Mydriasis – 172
10.4.1 Physiologische Mydriasis – 172
10.4.2 Diagnostische Mydriasis – 172
10.4.3 Therapeutische Mydriasis – 172

Einleitung

Die Prüfung der Pupillenreaktion ist Teil jeder augenärztlichen Untersuchung. Die Grundlagen müssen auch von Allgemeinmedizinern oder Ärzten anderer Fachdisziplinen beherrscht werden. Im folgenden Kapitel werden zunächst die Technik und Bedeutung des Wechselbelichtungstests dargestellt. Die Krankheitsbilder, die mit einer efferenten oder afferenten Pupillenstörung einhergehen, haben sowohl in der Ophthalmologie als auch in den neurologischen Fächern Bedeutung.

10.1 Anatomische und funktionelle Grundlagen

Als Pupille bezeichnet man die zentrale Öffnung der Iris. Durch die Weite der Pupille wird der Lichteinfall auf die Netzhaut geregelt. Hierdurch ist eine **schnelle Anpassung** an unterschiedliche Helligkeiten möglich. Die Adaptation der Netzhautempfindlichkeit ist dagegen wesentlich träger. Wir sind im täglichen Leben auf die schnelle Anpassung der Pupillenweite an unterschiedliche Lichtverhältnisse angewiesen, z. B. wenn wir als Autofahrer einen Tunnel durchqueren. Die Pupille wirkt wie die Blende eines Photoapparates, bei enger Pupille nimmt also auch die **Tiefenschärfe** zu.

Die Pupillenreaktion auf Licht ist ein gutes Beispiel für einen **Regelkreis**: Eine Änderung der Beleuchtungsstärke der Netzhaut (Störgröße) bewirkt über die zentralen Schaltstellen (Regler) eine Änderung der Pupillenweite (Stellglied), wodurch die Beleuchtungsstärke der Netzhaut (Regelgröße) reguliert wird.

Für die klinische Prüfung der Pupillenreaktion ist es wichtig, den anatomischen Verlauf der Pupillenbahn zu kennen. Sie gliedert sich in einen afferenten Schenkel, den sensorischen Teil des Regelkreises, und einen efferenten Schenkel, den motorischen Teil des Regelkreises (◘ Abb. 10.1).

Die **afferente Pupillenbahn** entspricht zunächst dem Verlauf der Sehbahn: Sie folgt dem Sehnerv und dem Tractus opticus, zweigt dann zur Area praetectalis ab und erhält Anschluss an die Westphal-Edinger-Kerne **beider** Seiten, d.h. der Lichtimpuls wird von der Area praetectalis nicht nur zum ipsilateralen, sondern auch zum kontralateralen Westphal-Edinger-Kern geleitet. Einige Fasern verlassen den Sehnerv erst in der Sehstrahlung und in der Hirnrinde, um zur Area praetectalis und den Westphal-Edinger-Kernen zu gelangen.

Die **efferente Pupillenbahn** beginnt in den Westphal-Edinger-Kernen: Von dort verläuft das motorische

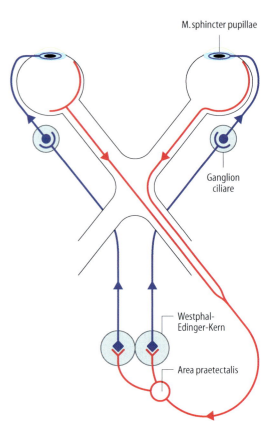

◘ **Abb. 10.1.** Verlauf der Pupillenbahn: **rot:** afferenter Schenkel, rechte Netzhauthälften; **blau:** efferenter Schenkel

Signal für die Kontraktion des M. sphincter pupillae in präganglionären parasympathischen Nervenfasern, die im N. oculomotorius in die Augenhöhle und zum Ganglion ciliare laufen. Von dort ziehen postganglionäre parasympathische Fasern mit den Ziliarnerven zum M. sphincter pupillae.

Bei der Akkommodation konvergieren die Augenachsen und die Pupille verengt sich (Miosis). Daher bezeichnet man die Kombination aus Akkommodation, Konvergenz und Miosis als **Naheinstellungsreaktion**. Die parasympathischen Fasern, die den M. ciliaris innervieren und die Akkommodation vermitteln, verlaufen ebenfalls im N. oculomotorius. Die Miosis der Naheinstellungsreaktion erhöht die Tiefenschärfe und verbessert so das Sehen im Nahbereich. Die Naheinstellungsreaktion der Pupille ist nicht zwingend an die Konvergenz oder die Akkommodation gebunden, sie ist deshalb auch bei Einäugigen oder bei Alterssichtigkeit auslösbar.

Der sympathisch innervierte **M. dilatator pupillae** ist **nicht an der Lichtreaktion beteiligt**, seine Mus-

10.2 · Untersuchung der Pupillenreaktion

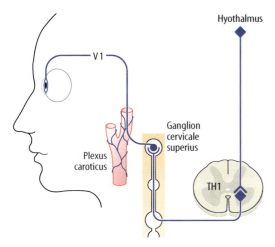

Abb. 10.2. Verlauf der sympathischen Pupillenbahn. 1. (präganglionäres) Neuron: zentrale Sympathikusbahn vom Hypothalamus zum Centrum ciliospinale; 2. (präganglionäres) Neuron: von dort zum Ganglion cervicale superius; 3. (postganglionäres) Neuron: von dort zum M. dilatator pupillae

kelspannung bestimmt jedoch die Ausgangsweite der Pupille. Bei starkem Sympathikotonus ist die Pupille weit (Erschrecken), bei geringem (z. B. bei Müdigkeit, Schlaf, Drogenkonsum) dagegen eng. Die sympathische Innervation des M. dilatator pupillae besteht aus drei Neuronen: Das 1. (präganglionäre) Neuron ist die zentrale Sympathikusbahn, die vom Hypothalamus zum Centrum ciliospinale verläuft. Dort wird auf das 2. präganglionäre Neuron umgeschaltet, das über den sympathischen Grenzstrang zum Ganglion cervicale superius verläuft. Von dort zieht das 3. Neuron (postganglionäre Fasern) mit dem sympathischen Geflecht der A. carotis interna in die Schädelhöhle und dort mit dem N. ophthalmicus (1. Ast des N. trigeminus) zum M. dilatator pupillae (◘ Abb. 10.2).

10.2 Untersuchung der Pupillenreaktion

Afferenter und efferenter Schenkel der Pupillenbahn müssen getrennt untersucht werden. Man sollte immer **zuerst den efferenten, dann den afferenten Schenkel untersuchen**, denn nur bei Kenntnis des Zustands des efferenten Schenkels lässt sich eine afferente Störung richtig beurteilen.

10.2.1 Untersuchung des efferenten Schenkels der Pupillenbahn

Über den efferenten Schenkel der Pupillenbahn geben die Pupillenweite, die Lichtreaktion und die Naheinstellungsreaktion Auskunft.

Untersuchung der Pupillenweite

Zunächst betrachtet man bei mittlerer Raumbeleuchtung die Pupillenweite **beider** Augen. Eine ungleiche Pupillenweite nennt man **Anisokorie**. Ganz geringe Unterschiede der Pupillenweite (<0,5 mm) sind fast immer harmlos und werden als **physiologische Anisokorie** bezeichnet. Diese entsteht durch Differenzen des Innervationstonus der Westphal-Edinger-Kerne. Darüber hinaus gehende Unterschiede der Pupillenweite sind Zeichen einer **Störung des efferenten Schenkels**. Hierbei ist aber noch nicht klar, ob die weitere oder die engere Pupille pathologisch ist. Um dies herauszufinden, untersucht man die Lichtreaktion.

Untersuchung der Lichtreaktion

Der Untersucher verdeckt mit seinen Händen **beide** Augen des Patienten und gibt nach ca. 3 Sekunden, wenn sich beide Pupillen im Dunkeln erweitert haben, den Blick auf eine helle Wand frei. Die Pupille des erkrankten Auges verengt sich weniger als die des gesunden. Wenn beide Pupillen trotz gutem Visus sich nur geringfügig verengen, so muss eine beidseitige Störung des efferenten Schenkels vorliegen.

> ❗ Eine Differenz der Pupillenweite (Anisokorie) ist Zeichen einer Störung des efferenten (motorischen) Schenkels der Pupillenbahn. Bei der Lichtreaktion ist die Reaktionsamplitude der Pupille des erkrankten Auges geringer als die der Pupille des gesunden Auges.

Untersuchung der Naheinstellungsreaktion

Die Naheinstellungsreaktion untersucht man, indem man den Patienten bittet, in die Ferne zu blicken und anschließend seinen Zeigefinger oder besser einen Lesetext anzusehen, den man zügig bis in den Nahsehbereich der Augen (10–15 cm) heranführt.

10.2.2 Untersuchung des afferenten Schenkels der Pupillenbahn

Bei Störungen des afferenten Schenkels der Pupillenbahn eines Auges sind beide Pupillen gleich weit (**isokor**). Dies trifft auch zu, wenn ein Auge blind ist.

Die afferente Pupillenbahn prüft man am besten durch einen Vergleich der direkten Lichtreaktion mit der konsensuellen Lichtreaktion. »Konsensuell« bedeutet, dass bei Belichtung eines Auges auch am anderen Auge eine Pupillenverengung erfolgt.

❗ Bei Blindheit eines Auges sind beide Pupillen gleich weit.

Wechselbelichtungstest (Swinging-flashlight-Test)

Der empfindlichste Test zur Prüfung des afferenten Schenkels der Pupillenbahn ist der Wechselbelichtungstest. Er weist auch geringfügige Läsionen der Sehbahn (Netzhaut, Sehnerv, Chiasma) nach.

In einem abgedunkelten Raum beleuchtet man mit einer homogenen, starken Lichtquelle (z. B. dem Augenspiegel) die Pupille eines Auges von unten (◘ Abb. 10.3) und schwenkt nach 2 Sekunden im gleichen Winkel zur anderen Seite hinüber. Der Patient blickt in die Ferne, damit eine Naheinstellungsmiosis vermieden wird. Diesen Beleuchtungswechsel zwischen beiden Augen wiederholt man mehrmals im gleichen Rhythmus. Man **beobachtet** dabei aber jeweils **nur das beleuchtete Auge**. Die Beleuchtung sollte von unten aus einem Winkel von ca. 60° erfolgen, damit die Netzhaut im Wesentlichen durch **Streulicht** gereizt wird (»sekundäre Lichtquelle«, ◘ Abb. 10.4). Würde man die Augen von vorne beleuchten, fiele das Licht durch geringe Abweichungen des Einfallswinkels einmal auf die pupillomotorisch sehr wirksame Makula, das andere Mal vielleicht etwas daneben, so dass eine Differenz der afferenten Leitung vorgetäuscht würde.

Die Durchführung des Wechselbelichtungstests sollte man an Gesunden üben, um die feinen Fluktuationen der normalen Pupillomotorik kennenzulernen.

Bei intaktem afferentem Schenkel der Pupillenbahn beider Seiten sieht man nach Hinüberschwenken zur anderen Seite außer einer kurzen initialen Kontraktion eine gleichbleibende Pupillenweite, da aufgrund der intakten konsensuellen Lichtreaktion durch Beleuchten des ersten Auges bereits **beide** Pupillen eng sind.

Bei Störung eines afferenten Schenkels der Pupillenbahn sieht man bei Beleuchtung der pathologischen Seite eine **Erweiterung** der Pupillen. Hierbei wird nämlich wegen der gestörten Afferenz nur ein kleineres Signal an die beiden pupillomotorischen Westphal-Edinger-Kerne weitergeleitet. Beim Zurückwechseln zur gesunden Seite beobachtet man dann wieder eine Pupillenverengung.

Man kann das Ausmaß des afferenten Defizits quantifizieren, indem man vor die gesunde Seite Grau-

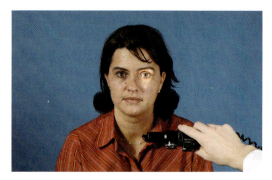

◘ **Abb. 10.3.** Wechselbelichtungstest zur Prüfung der afferenten Pupillenbahn. Man beleuchtet abwechselnd das eine und das andere Auge mit einer homogenen Lichtquelle schräg von unten und vergleicht, ob hierbei die neu beleuchtete Pupille eng bleibt (normal) oder sich erweitert (Störung des afferenten Schenkels der Pupillenbahn)

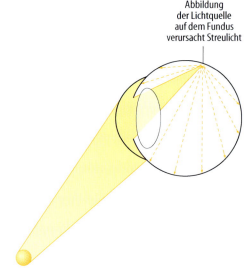

◘ **Abb. 10.4.** Prinzip des Streulichts (»sekundäre Lichtquelle«) beim Wechselbelichtungstest. Die periphere Netzhaut streut das Licht so, dass die Beleuchtung der pupillomotorisch überwiegend wirksamen Makula nicht von kleinen Änderungen des Einfallswinkels abhängt

filter unterschiedlicher Absorption hält, bis der Wechselbelichtungstest keine Seitendifferenz der Pupillenreaktion mehr anzeigt. Die Absorption des vorgehaltenen Graufilters ist dann ein Maß für die Störung der Afferenz der anderen Seite.

Der Wechselbelichtungstest ist besonders hilfreich, wenn eine einseitige Sehstörung objektiv beurteilt werden soll, bei der am Augenhintergrund kein krankhafter Befund festzustellen ist. Liegt z. B. eine akute Retrobulbärneuritis vor (bei der die Sehnervenpapille ophthalmoskopisch unauffällig ist), dann findet man mit dem Wechselbelichtungstest immer eine deutliche Störung des afferenten Schenkels der Pupillenbahn. Wird dagegen eine einseitige Sehstörung oder einseitige Erblindung simuliert, dann ist die Pupillenreaktion beim Wechselbelichtungstest normal.

> Mit dem Wechselbelichtungstest lassen sich einseitige Schäden der Netzhaut und des Sehnerven objektivieren.

Untersuchung der Afferenz bei bestehender efferenter Störung

Wenn auf einem Auge mit einer afferenten Störung zusätzlich eine efferente Störung besteht, ist der Wechselbelichtungstest in der geschilderten Form nicht möglich, da dieser voraussetzt, dass beide efferenten Schenkel intakt sind. Dann benötigt man für die afferente Pupillenprüfung die **indirekte** (**konsensuelle**) **Lichtreaktion**. Man beleuchtet das Auge mit der efferenten Störung und beobachtet die Pupille der anderen Seite. Liegt an dem efferent gestörten Auge keine afferente Störung vor, dann ist die Pupille des efferent intakten Auges gleich eng, egal ob man das efferent gesunde oder das efferent gestörte Auge belichtet. Liegt dagegen eine zusätzliche afferente Störung vor, dann ist die Pupillenreaktion des efferent intakten Auges bei Belichtung des afferent gestörten Auges herabgesetzt. Man beobachtet also nur die Pupillenreaktion des Auges mit intakter Efferenz.

10.3 Krankheitsbilder

10.3.1 Krankheitsbilder mit Störungen des afferenten Schenkels der Pupillenbahn

Einer Störung des afferenten Schenkels der Pupillenbahn können folgende Krankheitsbilder zugrunde liegen:
- großflächige Netzhautschäden, ausgeprägte Makuladegeneration (▶ Kap. 13);
- fortgeschrittene glaukomatöse Papillenatrophie (▶ Kap. 17);
- Durchblutungsstörungen, z. B. vordere ischämische Optikusneuropathie (▶ Kap. 15), Abriss des Sehnervs;
- Verletzungen des Sehnervs;
- Tumoren mit Kompression des Sehnervs oder des Chiasmas:
  - Hypophysentumoren,
  - Keilbeinflügelmeningiom (▶ Kap. 15);
- Entzündung des Sehnervs:
  - Papillitis,
  - Retrobulbärneuritis (▶ Kap. 15).

10.3.2 Krankheitsbilder mit Störungen des efferenten Schenkels der Pupillenbahn

Die Störung kann die parasympathische Innervation der Pupille (des M. sphincter pupillae) oder die sympathische Innervation (des M. dilatator pupillae) betreffen. Geringe Unterschiede der Pupillenweite (<0,5 mm) sind physiologisch, ansonsten ist eine Seitendifferenz der Pupillenweite (Anisokorie) immer als pathologisch zu werten.

Störungen der parasympathischen Innervation

Pupillotonie

Definition, Ursache

Die Pupillotonie ist eine harmlose Störung der Pupillomotorik, die durch Störung der Efferenz einer Seite gekennzeichnet ist. Sie ist die **häufigste parasympathische Innervationsstörung** der Pupille. Sie entsteht durch Degeneration und Fehlregeneration der parasympathischen Pupillenfasern. Dies kann Folge einer Entzündung des Ganglion ciliare sein, meist lässt sich aber keine Ursache finden.

Beim **Adie-Syndrom** liegt eine Pupillotonie vor und Achillessehnen- oder Patellarsehnenreflex fehlen.

Symptome, Befunde

Die Pupillotonie fällt fast immer durch eine Anisokorie auf (◘ Abb. 10.5), macht aber subjektiv keine Beschwerden. Die Pupille des erkrankten Auges ist bei heller Umgebung meist weiter, im abgedunkelten Raum dagegen zuweilen enger als die des gesunden Auges. Dies entsteht, weil sich die Pupille des gesunden Auges bei Dunkelheit besser erweitern kann. Am erkrankten Auge ist die **Lichtreaktion verlangsamt**, die **Wiedererweiterung** bei Dunkelheit ist **verzögert** (tonisch) und von geringerem Ausmaß. Die Naheinstellungsreaktion ist am erkrankten Auge zwar ebenfalls verlangsamt, oft wird die Pupille aber sehr eng. Diese **überschießende Naheinstellungsmiosis** entsteht wahrscheinlich durch eine Fehlinnervation, wobei parasympathische Fasern, die eigentlich zum Ziliarmuskel gehören und der Akkommodation dienen sollten, in den M. sphincter pupillae eingewachsen sind. Deshalb können auch Akkommodation und Desakkommodation gestört sein

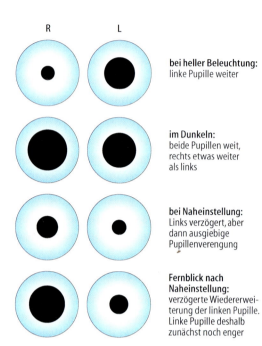

◘ **Abb. 10.5.** Pupillenweite bei linksseitiger Pupillotonie. Messung der Pupillenweite mit Millimeterstab. Nähere Erklärungen ► Text (Schemazeichnung nach photographischen Aufnahmen)

und tonisch verlaufen. Wenn der Patient gelesen hat, braucht er einige Sekunden, bevor er in der Ferne wieder scharf sieht.

Pharmakologische Testung

Wegen der partiellen Denervierung besteht eine Überempfindlichkeit auf Parasympathomimetika. Während eine normale Pupille auf 0,25%iges Pilocarpin kaum reagiert, verengt sich die tonische Pupille stark. Zum Seitenvergleich beide Augen tropfen!

Differentialdiagnose

Reflektorische Pupillenstarre (► u.).

Therapie

Nicht erforderlich.

Okulomotoriusparese

Ursachen, Symptome und Befunde

Eine **Kompression des III. Hirnnervs** durch einen Tumor, ein Aneurysma oder ein Hirnödem führt neben **Schielstellung** nach außen und **Ptosis** auch zu einer **weiten Pupille**, die durch Läsion der im N. oculomotorius verlaufenden parasympathischen pupillomoto-

rischen Fasern bedingt ist. Die direkte und die konsensuelle **Lichtreaktion** sowie die **Naheinstellungsmiosis** fehlen auf der erkrankten Seite. Nicht bei jeder Okulomotoriusparese ist die Pupille gestört (z. B. seltener bei Durchblutungsstörung des III. Hirnnervs infolge Diabetes mellitus). Ist **nur die Pupille** ohne Beteiligung der äußeren Augenmuskeln betroffen, spricht man von »**innerer Okulomotoriusparese**« und andererseits sinngemäß von »äußerer Okulomotoriusparese«, wenn nur die äußeren Augenmuskeln, nicht aber die Pupille betroffen ist.

Pharmakologische Testung

Die Denervierung lässt sich pharmakologisch beweisen, wenn man 0,25%iges Pilocarpin tropft und die Pupille sich daraufhin stärker verengt. Ist die Pupille dagegen durch Atropin oder andere Mydriatika evtl. unabsichtlich erweitert worden, dann hat Pilocarpin keinen oder nur einen sehr geringen Effekt.

> ❶ Eine Lähmung des N. oculomotorius muss man unbedingt erkennen, da ein Hirntumor oder eine Aneurysmablutung die Ursache sein kann! Nicht immer sind alle Symptome (weite Pupille, Schielstellung, Ptosis) vollständig ausgeprägt.

Therapie

Die Therapie richtet sich nach der Ursache.

Fallbeispiel

Eine 42-jährige Patientin wird wegen weiter Pupille des rechten Auges notfallmäßig in die Neurochirurgische Klinik eingewiesen, nachdem sie sich rechts am Kopf gestoßen hatte und jetzt über Kopfschmerzen klagt. Das Computertomogramm ist völlig normal, weitere neurologische Zeichen bestehen nicht. Deshalb wird sie zur weiteren Abklärung der Augenklinik zugewiesen. Der ophthalmologische Befund und die Augenmotilität sind vollkommen regelrecht, eine äußere Okulomotoriusparese besteht nicht. Die Anamnese ergibt zunächst keinen weiteren Hinweis auf die Genese der Pupillenstörung. Zur weiteren Abklärung wird deshalb niedrig konzentriertes Pilokarpin (0,25 %) getropft. Die Pupille bleibt weit!

Es kann sich also nicht um eine Denervierung wie bei innerer Okulomotoriusparese handeln, bei der aufgrund der Denervierungs-Hypersensitivität die Pupille sehr eng werden müsste. Es muss also ein Parasympatholytikum getropft worden sein, das die Rezeptoren blockiert. Auf näheres Befragen diesbezüglich erinnert sich die Patientin jetzt, dass sie nach dem Trauma ein Fremdkörpergefühl im rechten Auge verspürt habe ▼

10.3 · Krankheitsbilder

> und deshalb die Augentropfen eines ihrer Kinder getropft habe. Dieses Kind wurde wegen Strabismus am nicht schielenden Auge zur Amblyopieprophylaxe mit Atropin behandelt (sog. Penalisation, ▶ Kap. 21), wobei der Mutter nicht bewusst war, dass es sich um pupillenerweiternde Tropfen handelte.

Reflektorische Pupillenstarre. Früher war die reflektorische Pupillenstarre (Argyll-Robertson-Phänomen; Argyll ist der Vorname von Dr. Robertson!) häufig durch Tabes dorsalis (Lues IV) bedingt, die heute selten ist. Diese Pupillenstörung kann außerdem bei Diabetes mellitus, multipler Sklerose oder Lyme-Borreliose auftreten. Sie wird durch eine Läsion supranukleärer Fasern erklärt, die normalerweise die Westphal-Edinger-Kerne hemmen. Charakteristisch ist eine **enge Pupille** mit **überschießender, prompter Naheinstellungsmiosis**. Die Therapie richtet sich nach der Grundkrankheit.

Zustand nach Iristrauma oder Iritis. Eine **Verletzung (Einriss) des Sphincter pupillae** infolge eines stumpfen Traumas des Augapfels (z.B. durch einen Tennisball) kann zu einer starren, weiten Pupille führen (◘ Abb. 11.9). Nach **Entzündungen** (Iritis, Iridozyklitis) ist die Iris oft mit der Linse verklebt (hintere Synechien) und reagiert deshalb nicht auf Licht (◘ Abb. 11.2b).

Störung der sympathischen Innervation: Horner-Syndrom

Definition, Ursache
Es handelt sich um eine Störung der sympathischen Innervation des Dilatator pupillae, weshalb die Pupille pathologisch eng ist. Dem Horner-Syndrom liegt meist eine Läsion des 2. oder 3. Neurons der sympathischen Pupillenbahn zugrunde, Störungen des 1. Neurons gibt es nur in Kombination mit Hirnstammsymptomen (vaskuläre, entzündliche oder tumoröse Hirnstammläsionen, Syringomyelie). Ursachen einer Läsion des 2. Neurons (»präganglionär«) sind Halsverletzungen (◘ Abb. 10.6), Struma und der sog. Pancoast-Tumor. Ursachen einer Läsion des 3. Neurons sind ein Aneurysma der A. carotis int., »Cluster Headache« (neuralgische Migraine) sowie Tumoren im Sinus cavernosus oder im Nasopharynx. Häufig lässt sich auch keine Ursache finden. Das **kindliche Horner-Syndrom** ist entweder kongenital (harmlos) oder erworben, dann liegt oft ein Neuroblastom zugrunde.

Symptome, Befunde
Hauptzeichen des Horner-Syndroms sind eine **Miosis** und eine mäßige **Ptosis** (◘ Abb. 10.6). Die Miosis entsteht durch Lähmung des M. dilatator pupillae, die

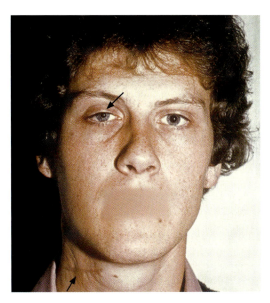

◘ **Abb. 10.6.** Horner-Syndrom. Die rechte Pupille des Patienten ist die pathologische. Man beachte die Verletzung (Narbe) auf der rechten Halsseite (Schädigung des 2. Neurons durch Verletzung)

Ptosis entsteht durch Ausfall des sympathisch innervierten Müller-Lidmuskels (M. tarsalis). Meist steht auch das Unterlid etwas höher, denn auch im Unterlid befinden sich einige vom Sympathikus innervierte Muskelfasern. Durch den Höherstand des Unterlides hat man fälschlich den Eindruck, es bestünde ein Enophthalmus (**Pseudoenophthalmus**).

Eine Läsion des 1. sympathischen Neurons geht nahezu immer mit einer Hirnstamm- oder Halsmarksymptomatik einher. Bei einer Läsion des 2. Neurons kommt es zu Störungen der Schweißsekretion (Anhidrose des Gesichts und des Arms).

Beim angeborenen Horner-Syndrom ist die Iris der betroffenen Seite heller (Heterochromie), weil die Irispigmentierung bei sympathischer Denervierung ausbleibt.

Pharmakologische Testung zur Lokalisation der Schädigung
Durch Applikation von **Pholedrin** lässt sich ermitteln, ob das 2. oder 3. sympathische Neuron geschädigt ist: Diese Substanz setzt an den sympathischen Nervenendigungen der Iris Noradrenalin frei (indirektes Sympathomimetikum) und erweitert deshalb normalerweise die Pupille.
- Bei einer Läsion des **3. Neurons** fehlen die präsynaptischen Strukturen, daher kann Pholedrin kein Noradrenalin freisetzen: Die Pupille bleibt eng.

— Bei einer Läsion des **2. Neurons** dagegen bewirkt Pholedrin eine Pupillenerweiterung, weil das 3. Neuron intakt ist.

Man muss Pholedrin immer in beide Augen tropfen, um die Pupille des gesunden Auges als Vergleich zu haben.

Der **Cocaintest** ist weniger spezifisch. Cocain hemmt die Wiederaufnahme des Noradrenalins durch die präsynaptische Struktur. Bei Horner-Syndrom bleibt die betroffene Pupille eng, die gesunde Pupille erweitert sich. Man kann allerdings nicht zwischen einer Schädigung des 2. und 3. Neurons unterscheiden.

10.4 Physiologische, diagnostische und therapeutische Mydriasis

10.4.1 Physiologische Mydriasis

Eine Mydriasis kommt physiologischerweise bei seelischer Erregung (Schreck, Lust) oder Schmerz vor und ist durch **Adrenalinausschüttung** (Erhöhung des Tonus des M. dilatator pupillae) bedingt.

10.4.2 Diagnostische Mydriasis

Vor der Applikation eines diagnostischen Mydriatikums muss man den Patienten stets fragen, ob er mit dem Auto oder Motorrad unterwegs ist, da er mit erweiterter Pupille **nicht fahrtüchtig** ist. Nötigenfalls muss man ihn bitten, zu einem anderen Termin mit einem öffentlichen Verkehrsmittel oder als Beifahrer wiederzukommen.

Zwei Substanzgruppen bewirken eine Mydriasis: **Parasympatholytika** und **Sympathomimetika**.

Parasympatholytika. Tropicamid ist das Standardpräparat zur diagnostischen Pupillenerweiterung. Tropicamid wirkt nur wenige Stunden (nach ca. 2–3 Stunden ist die störende Mydriasis abgeklungen) und verursacht nur eine ebenso kurze Akkommodationsparese (Handelspräparate ▶ Kap. 26). Weite Pupillen galten früher als Zeichen seelischer Erregbarkeit und Schönheit, deshalb erweiterten manche Frauen ihre Pupillen künstlich mit einem pflanzlichen Extrakt aus **Atropa belladonna**. Dessen Wirkstoff, das Parasympatholytikum **Atropin**, ist wegen seiner langen Wirkungsdauer nicht als diagnostisches Mydriatikum geeignet.

Sympathomimetika. Will man die Pupille erweitern, ohne eine Akkommodationsstörung zu verursachen, verabreicht man ein **Sympathomimetikum** (**Phenylephrin** 5–10%, Handelspräparate ▶ Kap. 26). Wegen der Kreislaufwirkung durch systemische Resorption darf man nicht zu oft tropfen. **Cocain**, ein indirektes Sympathomimetikum, ist wegen der Suchtgefahr und einer möglichen Epithelschädigung der Hornhaut zur Pupillenerweiterung nicht mehr gebräuchlich. Die Pupillenerweiterung nach Sympathomimetika kann durch Dapiprazol, ein alpha-1-Sympatholytikum (Benglau®) kurzfristig wieder aufgehoben werden.

Kombination. Zur **Untersuchung der peripheren Netzhaut** muss die Pupille stark erweitert werden. Hierfür kann man **Tropicamid und Phenylephrin** gemeinsam tropfen, da beide einen unterschiedlichen Angriffspunkt haben.

10.4.3 Therapeutische Mydriasis

Für eine therapeutische Mydriasis, die bei Iridozyklitis zur Prophylaxe hinterer Synechien indiziert ist, müssen länger wirksame **Parasympatholytika** verwendet werden. **Homatropin 1%** wirkt am gesunden Auge 1 Tag, **Scopolamin 0,25%** etwa 4–6 Tage, **Atropin 1%** bis zu 2 Wochen. Diese Medikamente wirken am entzündeten Auge viel kürzer als am gesunden Auge, so dass man bei Iridozyklitis Atropin manchmal 3- bis 5-mal täglich anwenden muss. Alle genannten Mydriatika werden als wässrige oder ölige Lösungen in den Bindehautsack getropft.

> — Scopolamin und Atropin können bei Kindern und alten Menschen Verwirrtheitszustände auslösen.
> — Mydriatika darf man erst verabreichen, nachdem man sich durch seitliche Beleuchtung (◘ Abb. 2.10) vergewissert hat, dass die Vorderkammer peripher nicht abgeflacht ist, oder nachdem man sich durch Gonioskopie überzeugt hat, dass der Kammerwinkel weit ist. Bei engem Kammerwinkel können alle Mydriatika einen *Glaukomanfall* bewirken, auch wenn früher keine Zeichen auf Glaukom hingewiesen haben.
> — Vor einer diagnostischen Mydriasis muss man den Patienten darauf hinweisen, dass er mit erweiterter Pupille nicht fahrtüchtig ist.
> — Bei intrakranieller Drucksteigerung, bei bewusstlosen Patienten oder bei Schädelverletzungen sollte man keine Mydriatika geben, um die neurologische Diagnostik nicht zu behindern.

In Kürze

Untersuchung der Pupillenreaktion. Zuerst untersucht man den efferenten, dann den afferenten Schenkel der Pupillenbahn.
- Die Störung des **efferenten** (motorischen) Schenkels der Pupillenbahn erkennt man daran, dass die Pupillen bei einseitigem Befall unterschiedlich weit sind (**Anisokorie**) und dass die Reaktionsamplitude der betroffenen Pupille vermindert ist.
- Den **afferenten** (sensorischen) Schenkel der Pupillenbahn prüft man durch den **Wechselbelichtungstest**.

Krankheitsbilder mit Störungen des afferenten Schenkels der Pupillenbahn. Eine Störung des afferenten Schenkels der Pupillenbahn weist auf eine Läsion der Sehbahn (Tumor, Retrobulbärneuritis, Optikusatrophie) oder auf eine ausgedehnte Schädigung der Netzhaut hin.

Krankheitsbilder mit Störungen des efferenten Schenkels der Pupillenbahn
- Eine (efferente) Pupillenlähmung im Rahmen der **Okulomotoriusparese** muss man unbedingt erkennen, da ein Hirntumor oder eine Aneurysmablutung die Ursache sein kann.
- Eine **Augapfelprellung** verursacht häufig einen Einriss des M. sphincter pupillae und dadurch eine efferente Pupillenstörung.
- Auch nach Applikation von **pupillenerweiternden Augentropfen** (Atropin, Scopolamin) ist die Pupille durch Lähmung des M. sphincter pupillae reaktionslos und weit.
- Die **Pupillotonie** ist eine häufige, harmlose Störung der parasympathischen Pupilleninnervation. Sie wird durch eine Fehlinnervation des M. sphincter pupillae hervorgerufen.
- Beim **Horner-Syndrom** ist die sympathische Innervation gestört. Auf der betroffenen Seite ist deshalb die Pupille eng, und das Oberlid hängt durch Lähmung des Müller-Muskels etwas herab.

Diagnostische und therapeutische Mydriasis. Vor einer diagnostischen Erweiterung der Pupille muss man beachten, dass bei engem Kammerwinkel durch Pupillenerweiterung ein Glaukomanfall ausgelöst werden kann.

Iris und Ziliarkörper

11.1 Anatomische und funktionelle Grundlagen – 176
11.1.1 Iris – 176
11.1.2 Ziliarkörper – 177

11.2 Untersuchung von Iris und Ziliarkörper – 177
11.2.1 Untersuchung der Iris und der Vorderkammer – 177
11.2.2 Untersuchung des Ziliarkörpers – 178

11.3 Entzündungen der Iris und des Ziliarkörpers – 178
11.3.1 Iridozyklitis – 178
11.3.2 Intermediäre Uveitis (Pars planitis) – 183

11.4 Rubeosis iridis – 184

11.5 Verletzungen der Iris und des Ziliarkörpers – 184
11.5.1 Stumpfes Trauma – 184
11.5.2 Fremdkörperverletzungen – 185
11.5.3 Sympathische Ophthalmie – 185
11.5.4 Irisvorfall bei perforierender Verletzung – 185

11.6 Tumoren der Iris und des Ziliarkörpers – 185
11.6.1 Irismelanom – 185
11.6.2 Ziliarkörpermelanom – 186
11.6.3 Weitere Tumoren von Iris und Ziliarkörper – 187

11.7 Fehlbildungen der Iris – 188

❯❯ Einleitung

Unter den Erkrankungen der Iris und des Ziliarkörpers sind Entzündungen und Tumoren die wichtigsten.

Eine Entzündung der Iris (Iritis) ist häufig mit einer Entzündung des Ziliarkörpers (Zyklitis) kombiniert: Iridozyklitis. Folgen der Entzündung sind Verklebungen (Synechien) der Iris mit der Linse oder dem Kammerwinkel, Katarakt und Sekundärglaukom. Die Iridozyklitis ist manchmal ein Teilsymptom einer Allgemeinerkrankung, wie z. B. juvenile rheumatoide Arthritis und ankylosierende Spondylarthritis (M. Bechterew), oder es findet sich keine Ursache. Therapieprinzipien sind Mydriasis zur Ruhigstellung der Pupille und des Ziliarkörpers und zur Prophylaxe von Synechien sowie Entzündungshemmung durch Steroide.

Der häufigste Tumor von Iris bzw. Ziliarkörper ist das maligne Melanom.

11.1 Anatomische und funktionelle Grundlagen

Die Iris (Regenbogenhaut, ◻ Abb. 1.1 und 1.2) und das Corpus ciliare (Ziliar- oder Strahlenkörper, ◻ Abb. 1.2) bilden zusammen mit der Chorioidea (Aderhaut, ◻ Abb. 1.1 und ▶ Kap. 12) die Uvea (Gefäßhaut, Tunica vasculosa), eine pigmentierte, gefäßreiche Schicht zwischen Sklera und Retina. Wegen ihres Pigmentgehaltes erinnert sie an eine dunkle Weinbeere (Uvea). Ihre drei sehr unterschiedlichen Komponenten gehören entwicklungsgeschichtlich und anatomisch zusammen, erfüllen aber unterschiedliche Funktionen.

11.1.1 Iris

Die Iris ist die Blende des optischen Systems. Sie steuert den Lichteinfall durch die Pupille, die zentrale Öffnung in der Iris, und grenzt die Vorderkammer von der Hinterkammer ab (◻ Abb. 1.1).

Die Iris besteht aus zwei Schichten (Blättern):
- Vorne liegt das bindegewebige **Irisstroma** mit eingestreuten Melanozyten (Chromatophoren) und Blutgefäßen.
- Hinten liegt das **Pigmentblatt**. Es lässt sich histologisch in zwei Zell-Lagen unterteilen, die entwicklungsgeschichtlich zur Netzhaut gehören und damit neuroektodermalen Ursprungs sind.
    - Die hintere Zell-Lage ist das **Pigmentepithel**, das die Iris undurchsichtig macht und damit als Blende fungiert. Es ist am Rand der Pupille als **Pupillarsaum** (◻ Abb. 11.1) sichtbar. Außerhalb des Pupillarsaums ist es nur sichtbar, wenn das Stroma atrophisch ist, z. B. nach Glaukomanfall oder bei Irisatrophie. Wenn das Pigment fehlt, wie bei Albinismus, sieht die Iris rötlich aus, weil das vom Fundus rot reflektierte Licht hindurchscheint. Die Betroffenen sind vermehrt geblendet.
    - Die Fortsätze der vorderen Zell-Lage des Pigmentblatts bilden den **M. dilatator pupillae**, der sympathisch innerviert wird und die Pupille erweitert (▶ Kap. 10).

Die Basis der Iris (**Iriswurzel**) entspringt der Vorderfläche des Ziliarkörpers. Sie enthält den Circulus arteriosus iridis major, der aus den Aa. ciliares posteriores longae, Ästen der A. ophthalmica, gespeist wird und zuweilen gonioskopisch sichtbar ist. Die ringförmige **Iriskrause** (◻ Abb. 11.1), die durch den Circulus arteriosus iridis minor (Zufluss ebenfalls aus den Aa. ciliares posteriores longae) gebildet wird, unterteilt die Iris in einen äußeren, mit der Basis am Ziliarkörper ansetzenden Ziliarteil und einen inneren Pupillarteil. Der Ziliarteil besteht aus radiär gestellten Trabekeln, in denen radiär angeordnete Blutgefäße verlaufen, die aus dem Circulus arteriosus iridis major stammen. Zwischen den Trabekeln liegen Buchten (**Lakunen, Krypten**). Im zentralen Pupillarteil liegt der parasympathisch innervierte ringförmige **M. sphincter pupillae**, der die Pupille verengt (▶ Kap. 10).

Die **Farbe der Iris** hängt von der Menge des Pigments im Stroma, d. h. von der Zahl der Chromatophoren ab. Bei blauer Iris ist sehr wenig Pigment im Stroma, bei dunkler Iris ist viel Pigment vorhanden. Die Pigmentierung bildet sich in den ersten Lebensmonaten, manchmal erst in den ersten Jahren vollständig

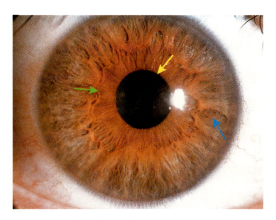

◻ **Abb. 11.1.** Normale Oberfläche der Iris. Man beachte Lakunen (Krypten) (*blauer Pfeil*), und Iriskrause (*grüner Pfeil*) und Pupillarsaum (*gelber Pfeil*)

aus. Neugeborene haben daher eine blaue Iris. Kleine Irisnävi findet man bei etwa 60 % der Augen. Bei einer Entzündung der Iris sieht eine sonst graue oder blaue Iris durch die vermehrte Füllung der Blutgefäße des Irisstromas grünlich aus.

11.1.2 Ziliarkörper

Der Ziliarkörper besteht aus zwei Anteilen, der vorne gelegenen Pars plicata und der hinten gelegenen Pars plana.

Die **Pars plicata** (◘ Abb. 1.2) besteht aus dem zur Sklera hin gelegenen Ziliarmuskel und ca. 70 an die Hinterkammer grenzenden Ziliarfortsätzen. Der **Ziliarmuskel** ist ein glatter Muskel, der meridional und ringförmig verlaufende Muskelfasern enthält und wie der M. sphincter pupillae parasympathisch innerviert wird. Sensible Fasern aus dem Ziliarmuskel verlaufen im N. trigeminus nach zentral. Die meridional verlaufenden Muskelfasern, auch als **Brücke-Muskel** bezeichnet, verlaufen entlang der Innenfläche der Sklera, setzen am Skleralsporn an und gehen nach dorsal hin in die vordersten Teile der Aderhaut über. Durch ihre Kontraktion wird das Trabekelwerk angespannt und so der Abfluss des Kammerwassers verbessert (Senkung des Augeninnendrucks). Nach innen zu liegt der ringförmige zirkulär-radiär verlaufende Teil des Ziliarmuskels, der **Müller-Muskel**, dessen Kontraktion die Akkommodation der Linse bewirkt (▶ Kap. 20). Der vordere Anteil des Ziliarmuskels wird als **Ziliarkörperband** bezeichnet, das gonioskopisch im Kammerwinkel sichtbar ist. Die **Ziliarfortsätze** (◘ Abb. 1.2) bestehen aus einem zweischichtigen Ziliarepithel, das das Kammerwasser produziert, und einem bindegewebigen Stroma mit zahlreichen Blutgefäßen. Zwischen den Ziliarfortsätzen entspringen die Zonulafasern, der Halteapparat der Linse.

Die **Pars plana** (◘ Abb. 1.1) grenzt nach hinten an die Ora serrata der Netzhaut und ist gefäßarm. Durch die Pars plana ist ein operativer Zugang in den Glaskörperraum ohne die Gefahr einer Netzhautablösung möglich (▶ Kap. 14).

11.2 Untersuchung von Iris und Ziliarkörper

11.2.1 Untersuchung der Iris und der Vorderkammer

Untersuchungsgang. Als ersten Schritt beurteilt man durch **Inspektion**

- die **Lage der Pupillen.** Eine Verziehung der Pupille ist ein Hinweis auf eine Verletzung oder eine Verklebung mit der Linse.
- die **Weite der Pupillen.** Erweiterung und Entrundung kommen bei neurologischen Störungen, Tumor der Iris oder nach Entzündung (▶ u.) vor.
- die **Reaktion der Pupillen** (▶ Kap. 10),
- die **Lage der Iris in der Vorderkammer:** Bei seitlicher Beleuchtung (◘ Abb. 2.10) erkennt man, ob die Vorderkammer durch Vorwölbung der Iris abgeflacht ist (bei Seclusio pupillae (▶ u.), Hyperopie, Nanophthalmus: Gefahr des Glaukomanfalls) oder ob die Vorderkammer vertieft ist (bei Myopie, Aphakie).

Anschließend beurteilt man an der **Spaltlampe**

- **ob Schlotterbewegungen** bei Augenbewegungen vorliegen (**Iridodonesis**). Diese treten auf, wenn die Linse fehlt oder subluxiert ist, insbesondere nach Traumen oder bei Fehlbildungen.
- **Farbe und Zeichnung der Iris.** Eine grüne Verfärbung einer vorher graublauen Iris (mit dem anderen Auge vergleichen!) weist ebenso wie eine verwaschene Zeichnung auf eine Entzündung hin. Eine Farbdifferenz der Augen (**Heterochromie**) ist evtl. durch eine angeborene Störung des Sympathikus bedingt oder geht mit entzündlichen Veränderungen einher (▶ Kap. 11.3.1).
- die **Irisgefäße.** Sie verlaufen radiär in den Iristrabekeln und können nur bei hoher Vergrößerung an der Spaltlampe erkannt werden. Neugebildete Gefäße durch Ischämie der Netzhaut (Rubeosis iridis, ◘ Abb. 11.6, ▶ Kap. 13) verlaufen dagegen netzförmig und unregelmäßig.
- die **Vorderkammer.** Sie ist normalerweise optisch leer. Bei Entzündungen ist die Blut-Kammerwasser-Schranke, die durch das Endothel der Irisgefäße gebildet wird, gestört, so dass Eiweiß und Entzündungszellen in die Vorderkammer gelangen.
    - **Eiweiß** erkennt man an dem »**Lichtweg**«, der sich in der Vorderkammer bei schmal eingestelltem Spalt durch Streuung des Spaltlampenlichtes am Eiweiß bildet (**Tyndall-Effekt**), ähnlich wie in der Kirche ein Sonnenstrahl die Staubteilchen aufleuchten lässt.
    - **Zellen** stellen sich bei schmal eingestelltem Spalt bei hoher Vergrößerung als leuchtende feinste Partikel dar.
    - **Präzipitate** an der Hornhautrückfläche sind Eiweiß- oder Zellablagerungen und sind für die meisten Entzündungen der vorderen Uvea typisch.

Die **Kammerwinkeluntersuchung** (**Gonioskopie**, ▶ Kap. 17.2.5) gibt Aufschluss über das Ziliarkörperband, die Iriswurzel und den Kammerwinkel (Kammerbucht).

Mittels **Fluoreszenzangiographie** lässt sich der exakte Verlauf von Gefäßen in der Iris darstellen.

Irisdiagnostik. Die Irisdiagnostiker teilen die Iris wie ein Zifferblatt in Felder, die sie bestimmten Organen und deren Krankheiten zuordnen. Wiederholt wurde belegt, dass die Irisdiagnostik keine wissenschaftliche Grundlage hat.

11.2.2 Untersuchung des Ziliarkörpers

Aufschluss über Erkrankungen des Ziliarkörpers geben
- die **Anamnese.** Tiefe bohrende Augenschmerzen weisen auf eine Entzündung des Ziliarkörpers hin, da sich viele sensible Fasern im Ziliarmuskel befinden (▶ o.). Insbesondere Schmerzen beim Lesen (Akkommodation) und bei Helligkeit (Pupillenverengung) sind typisch.
- die **Inspektion.** Ein indirektes Zeichen einer Ziliarkörperentzündung ist die »**gemischte Injektion**«, die als tiefe, bläulich durchschimmernde Gefäßerweiterung der tiefen Skleraschicht hinter dem Limbus von außen erkennbar ist (besser makroskopisch bei natürlichem Licht als an der Spaltlampe).
- die **Gonioskopie**, allerdings nur über den vordersten Abschnitt des Ziliarkörpers.
- die **Ultraschallbiomikroskopie.** Hierbei wird das vordere Augensegment mittels eines hochauflösenden Ultraschallgerätes im Schnittbild dargestellt. Man kann erkennen, ob der Ziliarkörper von der Sklera abgehoben ist (bei Entzündungen) oder wie die Konfiguration der peripheren Iris ist (konvex, flach, konkav) und ob Iris und Linse verklebt sind. Außerdem lassen sich hiermit Tumoren und Zysten von Ziliarkörper und Iris erkennen.
- die **diasklerale Durchleuchtung (Diaphanoskopie)**. Hierbei wird der Augapfel mit einer starken Lichtquelle etwa in der Höhe des Äquators durch die Sklera ausgeleuchtet. Der Bulbus leuchtet dann rot auf. Der Ziliarkörper hebt sich dunkel ab. Tumoren des Ziliarkörpers können in ihrer Lokalisation und Ausdehnung sehr genau dargestellt werden (insbesondere wichtig für die Operationsplanung bei Melanomresektion), ▶ Kap. 3.4.4.

11.3 Entzündungen der Iris und des Ziliarkörpers

Einteilung der Uveitis. Die Entzündung der Uvea lässt sich einteilen **nach der Lokalisation**:
- **Vordere Uveitis**. Sie betrifft entweder die Iris (**Iritis**) oder den Ziliarkörper (**Zyklitis**), häufiger jedoch sind beide Strukturen zusammen betroffen (**Iridozyklitis**).
- **Intermediäre Uveitis** (**Pars planitis**). Entzündung der Pars plana des Ziliarkörpers mit Entzündung des mittleren Glaskörpers (Infiltrate) und der Pars plicata des Ziliarkörpers.
- **Hintere Uveitis** (**Chorioiditis**, ▶ Kap. 12). Hier ist meist auch die Netzhaut beteiligt (Chorioretinitis).
- **Panuveitis** (▶ Kap. 12). Die Entzündung der gesamten Uvea hat eine schlechte Prognose.

nach **Ein- oder Beidseitigkeit**,
nach der **Entzündungsform**:
- granulomatös,
- fibrinös,
- unspezifisch.

Am häufigsten kommt die vordere Uveitis in Form der (einseitigen und fibrinösen) Iridozyklitis vor.

11.3.1 Iridozyklitis

Ätiologie

Häufig ist die Iridozyklitis immunologisch bedingt, d. h. tritt als **Begleitkrankheit** auf. Deshalb ist der Patient stets dem Internisten bzw. dem Kinderarzt vorzustellen. Auch eine Erkrankung im HNO-Bereich soll ausgeschlossen werden. Die Bedeutung eines »Herdinfektes« hat sich jedoch nicht bestätigt.

Rheumatische und immunologische Erkrankungen.
- **beim Kind:** juvenile idiopathische Oligoarthritis, die Entzündung eines oder weniger Gelenke, die mit einem »blassen Auge« und früher Kataraktentwicklung einhergeht.
- **beim Erwachsenen:**
  - ankylosierende Spondylarthritis (M. Bechterew),
  - entzündliche Darmerkrankungen (M. Crohn, Colitis ulcerosa),
  - Sarkoidose,
  - M. Behçet,
  - M. Reiter,
  - rezidivierende Polychondritis,
  - interstitielle Nephritis.

11.3 · Entzündungen der Iris und des Ziliarkörpers

Systemische Infektionen.
- Bakterielle Infektionserkrankungen:
  - Borreliose,
  - Syphilis,
  - Tuberkulose und Lepra,
  - Weil-Hepatitis (Leptospirose).
- Herpes-simplex-Virusinfektion.

Autoimmunerkrankungen. Die Iridozyklitis kann auch eine Reaktion auf augeneigene Antigene sein, also eine Augenerkrankung begleiten, z. B. bei Phakolyse: Bei hypermaturer Katarakt wird Linseneiweiß frei, das antigen wirkt. Außerdem entsteht eine autoantigene Uveitis bei **sympathischer Ophthalmie** nach perforierender Verletzung des anderen Auges.

Trauma und Operation. Eine Iridozyklitis tritt auf bei
- schlecht sitzenden intraokularen Kunstlinsen, die an der Iris scheuern,
- als Endophthalmitis nach intraokularen Operationen oder penetrierender Verletzung mit bakterieller Infektion der Vorderkammer (► Kap. 12).

Idiopathische Iridozyklitis. Bei der unspezifischen vorderen Uveitis und der Fuchs-Uveitis-Syndrom (Heterochromie-Zyklitis) ist keine Ursache bekannt.

Symptome und Befunde

Im Folgenden sind die Komponenten des klinischen Bildes aufgelistet, die allen Formen der Iridozyklitis gemeinsam sind.

Symptome der Iridozyklitis sind:
- Lichtscheu;
- Tränenträufeln;
- tiefe bohrende Augenschmerzen, oft pulsierend, die bei dem Versuch der Akkommodation (z. B. beim Lesen) zunehmen;
- Sehstörung durch Eiweißaustritt in das Kammerwasser und in den vorderen Glaskörper.

Befunde bei Iridozyklitis sind:
- **ziliare Injektion** in der Umgebung des Hornhautrandes (◘ Abb. 6.4);
- »**Reizmiosis**«: enge Pupille, träge Pupillenreaktion;
- **Farbänderung und verwaschene Struktur der Iris**,
- **Präzipitate** (Eiweißablagerungen) auf der Hornhautrückfläche, oft der Schwere nach angeordnet, so dass die großen unten liegen (◘ Abb. 11.2a);
- **Tyndall**-Effekt, Lichtweg durch Eiweiß im Kammerwasser (► Kap. 11.2.1);

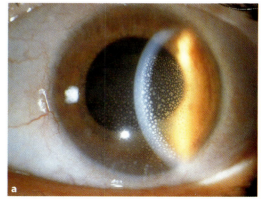
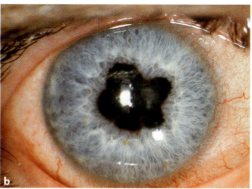

◘ **Abb. 11.2.** Folgen der Iritis. **a** Weißgraue Präzipitate auf der Hornhautrückfläche. Die größeren befinden sich in der unteren Peripherie der Hornhaut. Die Pupille ist durch Atropin erweitert, um die Bildung von hinteren Synechien möglichst zu verhindern. **b** »Kleeblattpupille« durch Synechien zwischen Iris und Linse nach Iritis

- **hintere Synechien.** Diese Verklebungen der Iris mit der Linse (◘ Abb. 11.2b, 11.3 und 11.4a) entstehen durch Fibrinaustritt, wodurch die Pupille entrundet wird;
- **Napfkucheniris (Iris bombée).** So nennt man die napfkuchenähnliche Vorwölbung der Iris durch den Kammerwasserdruck infolge ringförmiger hinterer Synechien (◘ Abb. 11.4b). Der Kammerwinkel wird eingeengt, Verklebungen (Goniosynechien) können entstehen. Dann kommt es zu einem plötzlichen Anstieg des Augeninnendrucks (Glaukomanfall bei Sekundärglaukom, ► u.).
- entzündliche **Pseudoptosis**. Das Oberlid hängt herab.
- **Linsentrübung** (Cataracta complicata),
- **Veränderungen des Augeninnendrucks.** Bei Iridozyklitis ist der Augeninnendruck anfangs meist **erniedrigt** durch vermehrten uveoskleralen Abfluss infolge der Entzündung. Dagegen ist er stark

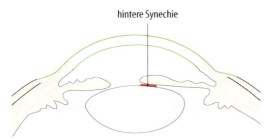

Abb. 11.3. Hintere Synechie der Iris (rechts). Links hat sich die Iris infolge Atropinwirkung von der Linse zurückgezogen, die Synechie ist gesprengt

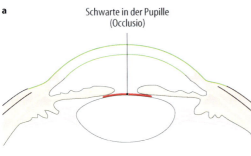

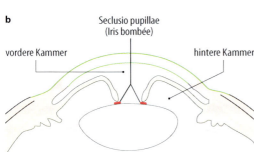

Abb. 11.4. Occlusio (**a**) und Seclusio pupillae (**b**). Das Fibrin kann sich als Exsudat in der Pupille ablagern, wobei man von einer Occlusio pupillae spricht, wenn es dort eine Schwarte bildet (**a**); von einer Seclusio pupillae (mit Napfkucheniris) spricht man, wenn der Pupillarsaum überall an der Linsenvorderfläche angewachsen ist (**b**).

erhöht bei Sekundärglaukom durch Napfkucheniris, bei Heterochromie-Zyklitis und Herpes-Iridozyklitis.

– **Hypopyon.** Nach penetrierender oder **perforierender Verletzung** kann eine exogene bakterielle Entzündung mit Iritis entstehen, die zu einer Ansammlung von Eiter in der Vorderkammer (Hypopyon) führt. Eine **Hypopyoniritis** ist Teilsymptom der Augenbeteiligung bei **M. Behçet**. Bei septischen Prozessen und Endokarditis (metastatische Iritis) kann ebenfalls eine Iritis mit Hypopyon entstehen. Selten können Lymphozyten bei einem Non-Hodgkin Lymphom ein »Pseudo-Hypopyon« bilden.

Wichtige Formen

Iridozyklitis im Kindesalter

Ursache
Eine Iridozyklitis tritt oft bei juveniler rheumatoider Arthritis auf.

Symptome, Befunde
Bei **Mädchen** mit Oligoarthritis wird die Uveitis oft erst spät erkannt, da das Auge nicht gerötet ist. Erstsymptom ist oft die Sehverschlechterung durch die sekundäre Linsentrübung. Hintere Synechien sind häufig. Dabei sind nur ein einziges oder wenige Gelenke entzündet. Die antinukleären Antikörper (ANA) sind positiv.

Bei **Jungen** überwiegt die fibrinöse Iridozyklitis mit rotem Auge und HLA-B27-Seropositivität. Mehrere Gelenke sind entzündet. Später tritt bei beiden Formen eine bandförmige Hornhautdegeneration auf.

Therapie
Lokale und evtl. systemische Therapie mit Kortikosteroiden, Pupillenweitstellung mit Scopolamin 0,25 % oder Atropin 1 % (▶ u., »Allgemeine Behandlungsprinzipien«).

> Bei juveniler rheumatoider Arthritis muss grundsätzlich eine Augenuntersuchung erfolgen, um eine chronische asymptomatische Uveitis mit hinterer Synechierung der Iris nicht zu übersehen.

Iridozyklitis bei ankylosierender Spondylarthritis (M. Bechterew)

Ursache
Die ankylosierende Spondylarthritis tritt meist im 20.–40. Lebensjahr auf. Die Iritis ist oft Erstmanifestation der Krankheit, die zu einer fortschreitenden Versteifung und Kyphose der Wirbelsäule führt. Männer sind häufiger betroffen.

Symptome, Befunde
Typisch für diese Iridozyklitis sind:
– eine in der Regel starke Rötung des Auges,
– schwere Sehstörung und Schmerzen,
– Fibrin in der Vorderkammer,
– hintere Synechien.

Bei 90% der Patienten ist HLA-B27 positiv. Eine Bestätigung der Diagnose des M. Bechterew ist wichtig, damit der Patient bei den ersten Zeichen eines Iridozyklitis-Rezidivs sofort den Augenarzt aufsucht.

Therapie
- Weitstellung der Pupille mit Atropin und Phenylephrin, evtl. als Tropfserie, um hintere Synechien zu sprengen,
- $^1/_2$-stündliche oder stündliche Applikation von Kortikosteroidtropfen (Dexamethason oder Prednisolon),
- Subkonjunktivale Kortikosteroidspritzen (4 mg Dexamethason),
- ggf. auch systemische Applikation von Kortikosteroiden.

Iridozyklitis bei entzündlichen Darmerkrankungen. Bei M. Crohn und Colitis ulcerosa kann eine unspezifische vordere oder eine intermediäre Uveitis (▶ u.) auftreten.

Iridozyklitis bei Sarkoidose. Bei Sarkoidose besteht häufig eine unspezifische vordere Uveitis, zuweilen auch eine fokale Chorioretinitis (▶ Kap. 12). Außerdem finden sich Granulome der Bindehaut. Sie bestehen aus epitheloiden Histiozyten und Riesenzellen (keine zentrale Nekrose), die von Lymphozyten umgeben sind. Oft bestehen eine Keratoconjunctivitis sicca und eine venöse Vaskulitis der Retina. Das **Heerfordt-Syndrom** ist eine Sonderform der Sarkoidose: Es findet sich eine beidseitige Uveitis in Kombination mit Parotitis und Fazialisparese. Die **Therapie** erfolgt durch lokale und systemische Steroide.

Iridozyklitis bei M. Behçet

Ursache
Der M. Behçet ist eine immunokklusive Vaskulitis, die vorwiegend junge Erwachsene betrifft.

Symptome, Befunde
Es besteht eine chronisch rezidivierende Iridozyklitis, oft als **Hypopyoniritis**. Weitere Befunde sind:
- okklusive retinale Vaskulitis (häufig),
- Stomatitis aphthosa,
- genitale Ulzerationen,
- hyperergische Hautveränderungen: Dermographismus, Stich-Test: knotenförmige Hautreaktion nach intradermaler Injektion,
- HLA-B51 ist in 50–60% positiv.

Therapie
Grundtherapie sind systemische Steroide, Ciclosporin A bei akuter Exazerbation, ggf. Plasma-Austausch.

Iridozyklitis bei M. Reiter. Der M. Reiter weist wie der M. Bechterew häufig eine HLA-B27-positive Spondylarthritis mit Iridozyklitis auf, die mit **Urethritis**, oralen und genitalen Schleimhautulzerationen und **Konjunktivitis** vergesellschaftet ist. Die Erkrankung tritt vorwiegend bei jungen Männern auf. In bis zu 70% der Fälle sind Chlamydien nachweisbar. Therapeutisch sind lokale Steroide, Pupillenruhigstellung mit Atropin-Augentropfen sowie eine systemische Behandlung mit Steroiden und Tetrazyklinen bei Chlamydieninfektion erforderlich.

Herpes-simplex und Herpes-zoster Iridozyklitis

Ursache
Rezidiv einer latent vorhandenen Herpes-simplex-Virus (HSV)- oder Zoster(VZV)-Infektion des Ganglion trigeminale.

Symptome, Befunde
Typische Befunde bei dieser Iridozyklitis sind:
- Präzipitate auf dem Hornhautendothel (vorwiegend bei HSV).
- Lichtweg und Zellen in der Vorderkammer, selten Irisblutungen.
- fleckigförmige, regionale Atrophie des Iris-Pigmentepithels (neuroektodermale Herkunft; Herpesviren befallen bevorzugt neuronale Strukturen!). Die Iris leuchtet an diesen Stellen im regredienten Licht rot auf.
- Akutes Sekundärglaukom: Durch Entzündung des Trabekelwerks im Kammerwinkel wird der Abfluss des Kammerwassers gestört.
- Im Kammerwasserpunktat lassen sich bei unklarem klinischen Befund die Viren mittels Polymerasekettenreaktion nachweisen.
- Fast immer ist die Herpes-Iritis mit einer Entzündung des Hornhautendothels (»Endotheliitis«) vergesellschaftet (▶ Kap. 7.6.2), die man im Spiegelbezirk mit der Spaltlampe erkennen kann.

Differentialdiagnose
Bei Herpes-Iridozyklitis ist der Augeninnendruck hoch, bei den sonstigen Formen der Iridozyklitis dagegen vermindert oder normal. Hintere Synechien sind bei der Herpes-Iridozyklitis selten. **Heterochromie-Zyklitits Fuchs** ▶ u.; das **Posner-Schlossman-Syndrom** (Glaukomatozyklitische Krise) zeigt einzelne Prä-

zipitate und geringen Lichtweg, häufig erhebliche Augendrucksteigerungen.

Therapie
Systemische und lokale Behandlung mit Aciclovir, Kortikosteroidtropfen (um den Immunangriff auf virusbefallene Endothelzellen zu dämpfen), Pupillenweitstellung mit Atropin-Augentropfen (▶ u.).

Unspezifische vordere Uveitis
Ursache
Wahrscheinlich liegen autoimmunologische Prozesse zugrunde. Allgemeinerkrankungen finden sich nur selten.

Symptome, Befunde
Typische Befunde bei dieser Iridozyklitis sind:
- »gemischte« oder ziliare Injektion
- ein- oder beidseitig immer wieder rezidivierende Iridozyklitisschübe mit mäßig ausgeprägtem Reizzustand des Auges,
- Präzipitate der Hornhautrückfläche,
- häufig hintere Synechien (zwischen Irisrückfläche und Linse),
- Linsentrübung,
- später bandförmige Hornhautdegeneration.

Therapie
Lokale, ggf. auch systemische Kortikosteroidbehandlung, Pupillenweitstellung mit Atropin und Phenylephrin (▶ u.). Nach Jahren heilt diese Iridozyklitisform oft spontan aus.

> ⚠ Bei der lokalen Steroidtherapie der vorderen Uveitis sind insbesondere die Nebenwirkungen Katarakt und Glaukom zu beachten.

Fuchs-Uveitis-Syndrom (Heterochromie-Zyklitis)

Ursache
Möglicherweise liegt der (Irido-)Zyklitis bei Heterochromie eine Störung der sympathischen Innervation zugrunde.

Symptome, Befunde
Typische Symptome und Befunde sind:
- nur ein Auge betroffen,
- Auge nur gering gerötet,
- relativ geringe Beschwerden,
- Iris heller als am anderen Auge (◘ Abb. 11.5),
- gleichmäßig verteilte weißliche Präzipitate auf der Hornhautrückfläche,

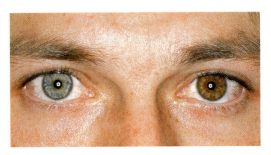

◘ **Abb. 11.5.** Heterochromie: Das rechte Auge des Patienten hat eine helle Irisfarbe, das linke Auge zeigt eine normale Irispigmentierung. Die Heterochromie-Zyklitis (Fuchs-Uveitis-Syndrom) betrifft immer das hellere Auge

- Tyndall-Effekt (»Lichtweg«) positiv (Eiweiß in der Vorderkammer), wenige Zellen, kein Fibrin in der Vorderkammer,
- keine hinteren Synechien,
- frühzeitige Entstehung einer sekundären Katarakt,
- Sekundärglaukom.

Therapie
In der akuten symptomatischen Phase Kortikosteroid-Augentropfen zur Entzündungshemmung (nur kurzfristig wegen Komplikationen), Weitstellung der Pupille (▶ u.). Langfristige Applikation von Kortikosteroid-Augentropfen vermeiden, da diese die Komplikationen (Katarakt, Glaukom) fördern. Trotz der Entzündung ist die Prognose der Kataraktoperation gut. Im Intervall evtl. Gabe nichtsteroidaler Antiphlogistika.

> ⚠ Bei Fuchs-Uveitis-Syndrom (Heterochromie-Zyklitis) sollte bei fehlendem Reizzustand trotz der weißlichen Hornhautpräzipitate nicht langfristig mit Kortikosteroid-Augentropfen behandelt werden, da die Nebenwirkungen der Therapie die krankheitstypischen Komplikationen (Katarakt, Glaukom) beschleunigen können.

Diagnostisches Vorgehen bei Verdacht auf Allgemeinerkrankungen
- Genaue Anamnese!
- HLA-B27-Serologie, bei Verdacht auf M. Bechterew: CT oder MRT der Iliosakralgelenke,
- Röntgen-Thorax zum Ausschluss von Tuberkulose und Sarkoidose,
- Serologische Untersuchungen zum Ausschluss von Borreliose und Lues,
- Ausschluss entzündlicher Darmerkrankungen,
- Ausschluss von M. Behçet,
- bei Kindern: Bestimmung von ANA, HLA B27.

Differentialdiagnose

- **Hyphäma.** Eine spontane Blutung in die Vorderkammer ist relativ selten. Sie kommt bei juvenilem Xanthogranulom der Iris, bei Neovaskularisationsglaukom durch Neubildung von Gefäßen, aber auch nach einer Verletzung oder nach Operation vor.
- **Glaukomanfall.** Der akute Winkelblock hat mit der Iritis einige Zeichen gemeinsam: die ziliare Injektion, Tränen, Lichtscheu, Sehverschlechterung. Bei akutem Winkelblock ist die Vorderkammer aber flach, die Pupille mittelweit bis weit und zuweilen entrundet, die Hornhaut ödematös-matt. Eindeutig ist der palpatorische Befund: Im **Glaukomanfall** fühlt sich das **Auge steinhart** an, **bei Iritis** ist das **Auge weich**. Die Pupillenweite kann den Anfänger täuschen, wenn bereits eine Behandlung eingeleitet wurde, denn bei Iritis erweitert man die typischerweise enge Pupille medikamentös, bei einem Glaukomanfall verengt man die in der Regel lichtstarre mittelweite Pupille medikamentös.
- Rubeosis iridis (▶ Kap. 11.4).

Zusammenfassung der allgemeinen Behandlungsprinzipien bei Iridozyklitis

Die Behandlung ist Sache des Facharztes. Die Grundzüge sind:

- **Mydriasis**: Vor der Applikation von Mydriatika muss man sich stets vergewissern, dass die Vorderkammer nicht abgeflacht und der Kammerwinkel nicht eng ist.
Man appliziert
    - ein **Parasympatholytikum** zur Ruhigstellung und Erweiterung der Pupille und zur Ruhigstellung des Ziliarmuskels. Die Ruhigstellung dieses stark sensibel innervierten Muskels beseitigt die Schmerzen. Die Gabe von Parasympatholytika dient außerdem dazu, schon vorhandene Synechien zu lösen und die Bildung neuer Synechien (die bei enger Pupille entstehen) zu verhindern. Während 1%ige **Atropin**-Augentropfen am gesunden Auge etwa 2 Wochen lang wirken, muss man sie bei ausgeprägter Iritis mehrmals täglich verabreichen, weil die Wirkung im entzündeten Auge viel schwächer ist. Bei Allergie gegen Atropin verabreicht man Scopolamin 0,25%.
    - zusätzlich **Sympathomimetika** (**Phenylephrin**-Augentropfen), um durch Kontraktion des M. dilatator pupillae die Erweiterung der Pupille zu verstärken und eventuell vorhandene Synechien zwischen Iris und Linse zu lösen.
- **Kortikosteroide**
    - als Augentropfen, in schwereren Fällen zusätzlich ggf. 4 mg Dexamethason subkonjunktival,
    - in schwersten Fällen systemisch und in hoher Dosierung (maximal 4 Wochen).
- Bei Versagen der systemischen Steroidtherapie ist eine **immunsuppressive Therapie** angezeigt.
- In leichten Fällen verabreicht man **nichtsteroidale Antiphlogistika** (▶ Kap. 26).
- Bei sicherer mikrobieller Ätiologie sind **Antibiotika** bzw. **Chemotherapeutika** erforderlich.
- Bei chronischer Iridozyklitis können auch unspezifische Maßnahmen den Verlauf bessern: Bei sehr langwierigem Verlauf hat man früher eine **Klimakur** verordnet.

11.3.2 Intermediäre Uveitis (Pars planitis)

Definition, Ursache

Die intermediäre Uveitis ist eine Entzündung der Pars plana und der Pars plicata des Ziliarkörpers mit Entzündung des mittleren Glaskörpers. Sie betrifft typischerweise junge Erwachsene. Die Ursache bleibt meist ungeklärt. Möglicherweise handelt es sich um eine Vaskulitis peripherer Gefäße. Manche Patienten entwickeln später eine Sarkoidose oder Multiple Sklerose.

Symptome, Befunde

Die intermediäre Uveitis tritt ein- oder beidseitig auf. Es bestehen **keine Schmerzen**. Die **Sehstörung** ist durch die Glaskörpertrübung bedingt.

Das Auge ist relativ blass. Der vordere Augenabschnitt ist fast immer entweder reizfrei oder es besteht nur ein geringer Reizzustand. Im Glaskörper erkennt man weißliche Ablagerungen über der Pars plana und der äußersten Netzhautperipherie (»**Schneebälle**«, »**Schneewehen**«). Der übrige Glaskörper ist meist mehr oder weniger dicht mit weißlichen Schlieren infiltriert. Im Glaskörper befinden sich außerdem Zellen. Typischerweise kommt es bei der intermediären Uveitis zu einer **Papillenschwellung** und zu einem **zystoiden Makulaödem**.

Als Folge der intermediären Uveitis können sich eine bandförmige Keratopathie, eine Katarakt (hintere Schalentrübung) und ein Sekundärglaukom entwickeln.

Die Entzündung verläuft über Jahre und heilt nicht selten spontan aus.

Therapie

In schweren Fällen verabreicht man **Kortikosteroide** subkonjunktival oder systemisch, gegebenenfalls ist eine **Vitrektomie** (▶ Kap. 14) oder selten eine **Kryoverödung** der peripheren Netzhaut indiziert. Stets sollte eine internistische und neurologische Untersuchung veranlasst werden, um eine Sarkoidose oder Multiple Sklerose nicht zu übersehen.

11.4 Rubeosis iridis

Die Rubeosis iridis ist ein Symptom anderer Augen- oder Allgemeinerkrankungen. Sie entsteht durch chronischen Sauerstoffmangel der Netzhaut: Bei Zentralvenenverschluss, diabetischer Retinopathie oder anders ausgelöster Ischämie der Netzhaut werden vasoproliferative Faktoren, insbesondere VEGF (vasoendothelial growth factor) gebildet. Da diese Faktoren mit dem Kammerwasser in den Vorderabschnitt des Auges transportiert werden, bilden sich auch dort neue Blutgefäße in Form einer fibrovaskulären Membran, insbesondere an den Strukturen, die besonders stark von Kammerwasser umspült werden: Iris (◘ Abb. 11.6) und Kammerwinkel. Dies führt zu Vorderkammerblutungen und zu Sekundärglaukom (◘ Abb. 11.7; ▶ Kap. 17). Die Therapie richtet sich nach der Grundkrankheit. Neuerdings stehen Antikörper oder Oligonukleotide zur Verfügung, die VEGF »abfangen« und dadurch der Neovaskularisation entgegenwirken (Macugen®, Lucentis®, Avastin®).

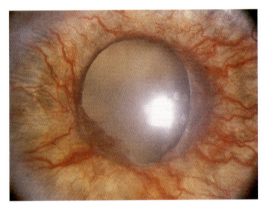

◘ **Abb. 11.6.** Rubeosis iridis

11.5 Verletzungen der Iris und des Ziliarkörpers

11.5.1 Stumpfes Trauma

Nach einer Prellung des Auges kann der Pupillarteil der Iris an mehreren Stellen einreißen (**Sphinkterrisse**) (◘ Abb. 11.9). Die Pupille zeigt dann feine dreieckige Einkerbungen. Meist tritt gleichzeitig eine Blutung in die Vorderkammer auf (**Hyphäma**).

Nach einer Prellung kann auch eine Lähmung des M. sphincter pupillae, also eine Pupillenstarre in Pupillenerweiterung (**traumatische Mydriasis**) eintreten, zuweilen kann auch der Ziliarmuskel gelähmt sein (**Akkommodationsparese**).

Das Abreißen der Irisbasis vom Ziliarkörper bei einem stumpfen Bulbustrauma nennt man **Iridodialyse** (◘ Abb. 11.8, Nr. 5). Die Pupille ist dann entrundet, und an der Stelle des Irisabrisses sieht man nahe am Limbus eine schwarze schlitzförmige Lücke. Wenn man mit dem Augenspiegel oder mit der Spaltlampe koaxial in das Auge leuchtet, fällt aus diesem Spalt rotes Licht wie aus der Pupille zurück. Der Patient hat also dann zwei Pupillen und klagt infolgedessen über eine monokulare Diplopie (Doppeltsehen mit einem Auge), es sei denn, die Lücke ist in der oberen Hälfte und wird durch das Oberlid abgedeckt. Bei sehr schweren Prellungen kann die Iris ganz von ihrem Ansatz am Ziliarkörper abgerissen werden oder bei Bulbusruptur vollständig aus dem Auge herausgepresst werden (**traumatische Aniridie**).

> ⚠ Wenn nach stumpfem Bulbustrauma außer der sichtbaren Irisverletzung auch ein sehr niedriger Augendruck und eine Unterblutung der Bindehaut bestehen, muss man eine Bulbusruptur vermuten und eine operative Revision der Skleraoberfläche vornehmen.

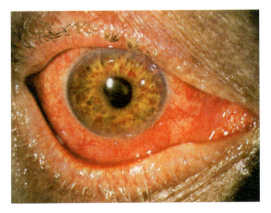

◘ **Abb. 11.7.** Neovaskuläres Sekundärglaukom: Maximal gestaute episklerale Gefäße, hauchig getrübte Hornhaut, flache Vorderkammer, unregelmäßig entrundete Pupille, stark erweiterte, neugebildete Gefäße auf der Iris

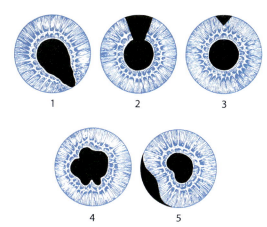

Abb. 11.8. Verschiedene Arten der Entrundung der Pupille. 1 Konnatales Kolobom. 2 Sektorielle (»totale«) Iridektomie (operativ). 3 Periphere Iridektomie (operativ). 4 Hintere Synechien nach Iritis (»Kleeblattpupille«, ■ Abb. 11.2b). 5 Iridodialyse (D-förmige Pupille) nach stumpfem Trauma

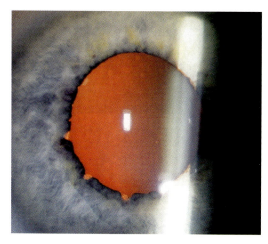

Abb. 11.9. Sphinkterrisse. Bei stumpfem Bulbustrauma wird der Musculus sphincter pupillae durch die Verformung des Augapfels stark gedehnt und reißt am Pupillarsaum mehrfach ein

11.5.2 Fremdkörperverletzungen

Verbleibt nach einer Fremdkörperverletzung ein metallhaltiger Fremdkörper im Auge, dann werden Metallionen in den Glaskörper abgegeben. Eisenionen verfärben die Iris – oft auch Linse und Netzhaut – bräunlich (Verrostung der Iris, **Siderosis bulbi, Siderose**). Kupferionen rufen einen Glaskörperabszess und dadurch eine Netzhautablösung hervor und verfärben die Iris grüngrau (Verkupferung der Iris, **Chalcosis bulbi, Chalkose**). Wegen der Gefahr des Glaskörperabszesses müssen Metallfremdkörper frühzeitig durch Vitrektomie entfernt werden.

11.5.3 Sympathische Ophthalmie
(► Kap. 12)

11.5.4 Irisvorfall bei perforierender Verletzung (► Kap. 7)

11.6 Tumoren der Iris und des Ziliarkörpers

Das **maligne Melanom**, ein von atypischen Melanozyten ausgehender Tumor, ist der wichtigste bösartige Tumor der Uvea. Es kann sich an Iris, Ziliarkörper und Aderhaut (► Kap. 12) manifestieren.

11.6.1 Irismelanom

Das maligne Melanom ist in der Iris seltener als in der Aderhaut und wird wegen der guten Sichtbarkeit fast immer relativ früh entdeckt. Deshalb ist die Prognose bezüglich der Lebenserwartung besser als beim Aderhaut- oder Ziliarkörpermelanom.

Symptome, Befunde
Das Irismelanom zeigt sich meist als **dunkler Knoten**, der häufig an der Irisbasis lokalisiert ist und durch Schrumpfung des benachbarten Irisgewebes die Pupille und das Pigmentblatt des Pupillarsaums verformt (Echtropium uveae) (■ Abb. 11.10). Die Pigmentierung kann ausgeprägt oder nur gering sein. Die Beweglichkeit der Pupille ist typischerweise eingeschränkt. Tumoreigene Gefäße können bluten und ein Hyphäma hervorrufen. Wenn Tumorzellen in das Trabekelwerk einwachsen oder eingeschwemmt werden, steigt der Augeninnendruck und es entsteht ein Sekundärglaukom.

Differentialdiagnose
Iriszysten des pigmentierten Hinterblattes sind nicht knotig, sondern wölben sich glatt vor. Durch Ultraschallbiomikroskopie kann man den Hohlraum der Zysten eindeutig von einem soliden Tumor unterscheiden. Bei unklaren Befunden kann man nicht ohne weiteres eine Probebiopsie entnehmen, weil durch die

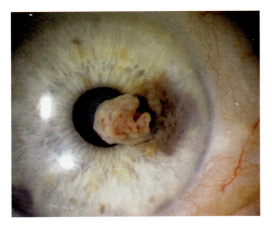

Abb. 11.10. Malignes Melanom der Iris mit Tumorausdehnung in die Pupille

Irislücke eine monokulare Diplopie entsteht. Durch eine genaue Photodokumentation und kurzfristige Kontrollen kann ein Wachstum ausgeschlossen oder belegt werden.

Therapie

Wenn der Tumor noch sehr klein ist, kann man ihn mittels **Sektoriridektomie** entfernen. Zeigt die gonioskopische Untersuchung, dass er bereits in den Kammerwinkel oder in den Ziliarkörper eingewachsen ist, kann man durch eine **Irido-Zyklektomie** das Auge oft noch retten. Bei dieser Operation wird von außen eine Lamelle der Sklera über dem Tumor präpariert und der Tumor dann »en bloc« (mit dem angrenzenden Ziliarkörper) entfernt. Da hierdurch eine Netzhautablösung entstehen kann, wird vor Exzision des Tumors eine Laser-Abriegelung der benachbarten Netzhaut vorgenommen. Eine Entfernung des Augapfels ist nur noch selten nötig.

11.6.2 Ziliarkörpermelanom

Wenn das Melanom primär vom Ziliarkörper ausgeht, wird der Tumor oft sehr spät erkannt, weil er zunächst von der Iris verdeckt wird.

Symptome, Befunde

Mit dem indirekten Ophthalmoskop sieht man eine **runde, dunkelbraune Vorwölbung**, die meist den Linsenäquator berührt und dort eine lokalisierte Linsentrübung hervorruft. Bei **Diaphanoskopie** (Durchleuchtung des Auges) zeigt sich eine **dunkle Abschattung** der sonst rötlich aufleuchtenden **Sklera** im Bereich des

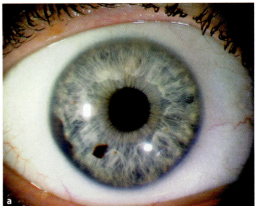

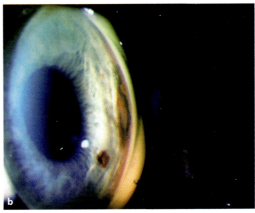

Abb. 11.11a, b. Ziliarkörpermelanom. **a** Der Tumor ist bis in die periphere Iris vorgewachsen und wird am Limbus sichtbar. **b** Im gonioskopischen Bild sieht man das Verwachsen des Tumors

Tumors. Zuweilen sieht man auf der Skleraoberfläche einen braunen Knoten, dann ist das Ziliarkörpermelanom bereits durch die Sklera durchgewachsen. Bei Gonioskopie kann man die Ausdehnung besser erkennen (Abb. 11.11a, b). Ultraschallbiomikroskopie und/oder Kernspintomographie sind wichtige zusätzliche diagnostische Instrumente.

Therapie

Irido-Zyklektomie als Blockexzision, wobei die Sklera an der Tumorbasis mit exzidiert wird. Bei sehr großen Tumoren kann das Auge nicht erhalten werden und muss enukleiert werden. Bei sehr kleinen Tumoren ist eine lokale Strahlentherapie mit Aufnähung eines Ruthenium-106-Strahlenträgers von außen möglich (▶ Aderhautmelanom, Kap. 12.3.2).

> ⚠ Bei neu aufgetretener umschriebener Braunfärbung der vorderen Skleraoberfläche muss unbedingt bei maximal weiter Pupille der periphere Fundus untersucht und eine Ultraschalluntersuchung durchgeführt werden, um ein Ziliarkörpermelanom auszuschließen, das oft lange unbemerkt bleibt.

11.6.3 Weitere Tumoren von Iris und Ziliarkörper

Irisnävus (Abb. 11.12). Irisnävi sind häufig und haben eine Prädilektion für helle Irides (weiße Rasse). Hauptproblem ist die differentialdiagnostische Abgrenzung vom Irismelanom. Tumorgefäße (Fluoreszein-Angiographie) fehlen. Die Ultraschallbiomikroskopie (hochauflösende Ultraschalluntersuchung) und optische Kohärenztomographie erlauben eine Messung und Verlaufskontrolle der Tumordicke. Eine Photodokumentation ist zur Verlaufskontrolle der Flächenausdehnung erforderlich. Probeexzisionen ohne dringenden Malignitätsverdacht verbieten sich, da eine optische Lücke (Diplopie) und eine Linsentrübung entstehen können.

Beim Irisnävus-Syndrom (Cogan-Reese-Syndrom) **iridocorneales endotheliales Syndrom (ICE)** handelt es sich nicht um eigentliche Nävi, sondern um kleine Irisknoten, die durch Überwachsen von Endothel und Basalmembran auf die Iris abgeschnürt werden (hierbei Sekundärglaukom, ▶ Kap. 17).

Bei der **Iris bicolor** handelt es sich nicht um einen Nävus, sondern um eine angeborene sektorielle Zone stärkerer Irispigmentierung: In einem Sektor ist die Iris blau, in dem anderen Sektor braun (vgl. Abb. 23.4).

Irisknötchen (Lisch-Knötchen) kommen bei der **Neurofibromatose von Recklinghausen** vor.

Irismetastasen. Sie sind unpigmentiert, weißlich oder fleischfarben. Die Metastasierung ist hämatogen. Häufige Primärtumoren sind Mammakarzinom, kleinzelliges Bronchialkarzinom und Lymphome (dabei auch Pseudohypopyon).

Fallbeispiel
Ein 58-jähriger Mann, der an einem generalisierten Non-Hodgkin-Lymphom leidet, stellt sich mit einer Sehverschlechterung am rechten Auge vor. Bei der Spaltlampenuntersuchung erkennt man eine Spiegelbildung am Boden der Vorderkammer, die einem Hypopyon von 2 mm Höhe entspricht. 8 Wochen zuvor war der Patient systemisch zytostatisch, daneben auch mit intravenösen Infusionen durch Subclavia-Katheter behandelt worden. Zunächst lautet die Verdachtsdiagnose »endogene Endophthalmitis« durch Infektion des Katheters. Das Auge ist aber weitgehend reizfrei. Deshalb wird eine diagnostische Vorderkammerpunktion durchgeführt. Die aspirierten Zellen sind jedoch keine Leukozyten, sondern Lymphozyten, die sich bei genauerer Untersuchung als monoklonale Zell-Linie erweisen. Es handelt sich also um eine »flüssige Metastase« des Non-Hodgkin-Lymphoms. Nach zytostatischer Therapie verschwindet das Pseudohypopyon innerhalb von 1 Woche.

Pigmentepithelzysten. Sie sind meist harmlos, können aber bei sehr umfangreicher Ausprägung durch Druck der Irisbasis nach vorne einen Winkelblock verursachen. Sie sind als Differentialdiagnose zum Irismelanom wichtig, lassen sich aber durch Diaphanoskopie und Ultraschallbiomikroskopie leicht abgrenzen. Therapie: Öffnung der Zysten in Mydriasis über das Gonioskop mit dem Argonlaser.

Juveniles Xanthogranulom. Manifestation überwiegend bei Säuglingen und Kleinkindern. Ätiologie unklar. Assoziation mit Neurofibromatose möglich. Das juvenile Xanthogranulom ist stark vaskularisiert und wird häufig durch eine Vorderkammerblutung auffällig.

Epithelinvasion in die Vorderkammer. Nach Verletzungen oder Operationen mit unzureichendem Wundverschluss kam es früher zuweilen zur Invasion von Epithelzellen der Bindehaut oder Hornhaut, die sich in der Vorderkammer zu einer runden Zyste ausbilden oder flächig auf Iris und Kammerwinkel aufwachsen. An der flächigen Epithelinvasion erblinden die Augen meist durch ein nicht behandelbares Sekundärglaukom. Zysten sollte man belassen (auf keinen Fall eröffnen!) oder, wenn erforderlich, en bloc exzidieren.

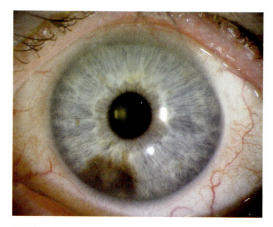

Abb. 11.12. Irisnävus. Für den benignen Charakter des Iris Naevus spricht die fehlende Pupillenverziehung. Dieser Befund muss jedoch langfristig fotografisch kontrolliert werden

11.7 Fehlbildungen der Iris

Kolobome. Kolobome der Iris sind die Folge eines inkompletten Schlusses der Augenbecherspalte. (▶ Abb. 11.8). Einzelheiten sind in Kap. 23 beschrieben.

Aniridie. Es handelt sich um eine dominant vererbte Fehlbildung, bei der die Iris beidseits vollständig fehlt und nur ein kleiner Stumpf gonioskopisch sichtbar ist. Die Assoziation mit einem Nierenkarzinom (Wilms-Tumor) ist häufig. Oft bestehen ein Nystagmus und eine Makulahypoplasie. Außerdem entstehen ein Sekundärglaukom und eine Katarakt. Gefäße wachsen über den oberen Limbus auf die Hornhaut.

Albinismus. Hierbei fehlt das Pigment des Pigmentepithels der Iris, die dadurch ihre Blendenfunktion verliert. Die Iris ist dann bei regredienter Beleuchtung durchsichtig und leuchtet rot auf (◘ Abb. 11.13). Die Patienten klagen über Blendung. Außerdem bestehen eine **Makulahypoplasie** sowie ein überproportionaler Anteil kreuzender Nervenfasern des N. opticus, was häufig mit **Schielen** und **Nystagmus** (Augenzittern) verbunden ist.

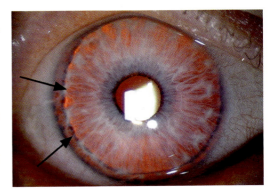

◘ **Abb. 11.13.** Durchleuchtbarkeit der Iris bei Albinismus. Das vom Fundus zurückfallende Rotlicht scheint durch das Irisstroma durch, da das Pigment der Irisrückfläche fehlt. Dadurch wird der Rand der Augenlinse sichtbar (→)

Beim **okulären Albinismus** ist nur das Auge, beim **okulokutanen Albinismus** sind zusätzlich Haare und Haut betroffen. Das Enzym Tyrosinase ist häufig vermindert.

In Kürze

Anatomische und funktionelle Grundlagen. Iris und Ziliarkörper bilden zusammen mit der Aderhaut (▶ Kap. 12) die Uvea.
Die Iris ist die Blende im optischen System, der Ziliarkörper dient der Akkommodation, sein Epithel bildet das Kammerwasser.

Entzündungen der Iris und des Ziliarkörpers. Die **vordere Uveitis (Iridozyklitis)** ist oft Begleitsymptom einer systemischen Erkrankung. Häufig sind rheumatische oder immunologische Erkrankungen wie ankylosierende Spondylarthritis (M. Bechterew), Sarkoidose, M. Behçet, M. Reiter, oder von Infektionen wie z. B. Borreliose, Lues, Tuberkulose oder Weil-Hepatitis.
Die Iridozyklitis ist auch Begleitsymptom von autoimmunologischen Reaktionen des Auges, z. B. durch Linseneiweiß bei hypermaturer Katarakt.
Nach penetrierenden Verletzungen kann eine Endophthalmitis oder eine sympathische Ophthalmie auftreten (▶ Kap. 12 und ▶ Kap. 14).
Die Ursache der unspezifischen vorderen Uveitis und des Fuchs-Uveitis-Syndroms (Heterochromie-Zyklitis) sind unbekannt.
Mögliche Folgen der Iridozyklitis sind hintere Synechien, Kammerwinkelsynechien, Katarakt und Sekundärglaukom.
Wichtigstes Unterscheidungsmerkmal zwischen Iridozyklitis und Glaukomanfall ist der Tastbefund:
Bei Glaukomanfall ist das Auge »steinhart«, bei der Iridozyklitis ist es eher weicher als normal.
Therapieprinzipien bei Iridozyklitis sind Mydriasis zur Ruhigstellung und Erweiterung der Pupille und Zykloplegie des Ziliarkörpers, zur Prophylaxe von Synechien und zur Entzündungshemmung. Bei leichter Entzündung nichtsteroidale Antiphlogistika, sonst Kortikosteroide lokal, ggf. systemisch.
Die **intermediäre Uveitis (Pars planitis)**, eine Entzündung des Ziliarkörpers und des mittleren Glaskörpers meist unbekannter Ursache, führt zu einer ausgeprägten Glaskörpertrübung mit Sehstörung, zu Papillenschwellung und einem Makulaödem. Schwere Fälle werden durch Kortikosteroide (subkonjunktival oder systemisch) behandelt, bei Versagen dieser Therapie ist eine zytostatische Therapie, seltener eine Vitrektomie oder Kryoverödung der peripheren Netzhaut indiziert.

Verletzungen der Iris und des Ziliarkörpers. Ein stumpfes Bulbustrauma kann zu Rissen, einer Lähmung des M. sphincter pupillae oder zum Abreißen der Irisbasis vom Ziliarkörper (Iridodialyse) führen.

Tumoren von Iris und Ziliarkörper. Der häufigste Tumor von Iris bzw. Ziliarkörper ist das Melanom. Das Irismelanom wird durch Iridektomie oder Irido-Zyklektomie, das Ziliarkörpermelanom durch Irido-Zyklektomie behandelt.

Aderhaut (Chorioidea)

12.1 Anatomie, Physiologie und Pathophysiologie – 190
12.1.1 Anatomie und Pathophysiologie – 190
12.1.2 Physiologie – 190

12.2 Untersuchung – 190
12.2.1 Diasklerale Durchleuchtung – 190
12.2.2 Ophthalmoskopie – 190
12.2.3 Fluoreszenzangiographie – 191
12.2.4 Bildgebende Verfahren – 191

12.3 Erkrankungen der Aderhaut – 191
12.3.1 Entzündungen – 191
12.3.2 Tumoren – 197
12.3.3 Degenerationen – 201
12.3.4 Missbildungen – 201

> > **Einleitung**

Die Aderhaut (Chorioidea) bildet den hinteren Anteil der Uvea (Gefäßhaut). Sie ernährt die ihr anliegenden Photorezeptoren der Netzhaut und hält die Temperatur des Auges konstant.

Isolierte Entzündungen der Aderhaut (hintere Uveitis) treten im Rahmen von Infektionen, Autoimmunerkrankungen oder aus ungeklärter Ursache auf.

Eine Entzündung der gesamten Uveitis (Panuveitis) tritt im Rahmen einer Infektion des Augeninneren (Endophthalmitis) oder einer autoimmunologisch bedingten Entzündung eines Auges nach Verletzung des anderen Auges (sympathische Ophthalmie) auf.

Der wichtigste bösartige Tumor des Augeninneren ist das Aderhautmelanom.

Degenerationen und Spaltbildungen der Aderhaut sind selten.

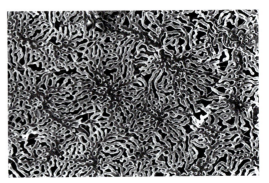

Abb. 12.1. Rasterelektronenmikroskopisches Bild der Choriokapillaris des Menschen (Prof. Dr. E. Lütjen-Drecoll, Erlangen)

12.1 Anatomie, Physiologie und Pathophysiologie

12.1.1 Anatomie und Pathophysiologie

Die Aderhaut (Chorioidea, ◘ Abb. 1.1) bildet mit der Regenbogenhaut (Iris) und dem Ziliarkörper (Corpus ciliare) die Gefäßhaut (Uvea). Die Aderhaut grenzt innen an das Pigmentepithel der Netzhaut und die Photorezeptoren, und außen an die Lederhaut.

Sie besteht aus Gefäßgeflechten und dazwischen liegendem lockeren Bindegewebe, das zahlreiche Melanozyten (Chromatophoren) enthält, und gliedert sich in mehrere Schichten:

- Die dem Pigmentepithel nächstgelegene Schicht der Aderhaut ist die **Bruch-Membran** (**Lamina elastica**) aus elastischen und Kollagen-Fasern.
- Nach außen hin folgt ein Geflecht aus fenestrierten Kapillaren mit zahlreichen Anastomosen, die **Choriokapillaris** (**Lamina chorioidocapillaris**) (◘ Abb. 12.1). Diese Kapillaren werden durch das retinale Pigmentepithel und die Bruch-Membran abgedichtet und beginnen bei Degeneration der Bruch-Membran und des Pigmentepithels im Alter (Makuladegeneration) zu proliferieren. Wegen der innigen Beziehung zwischen Aderhaut und Netzhaut ist die Netzhaut bei der Aderhautentzündung praktisch immer mitbeteiligt (Chorioretinitis).
- An die Choriokapillaris schließt sich außen die **Lamina vasculosa** an, die größere Gefäße, meist Venen, enthält.

Das Blut erreicht die Aderhaut durch die Aa. ciliares post. breves (◘ Abb. 1.4) und verlässt sie durch die 4–6 Vv. vorticosae, die Wirbelvenen (◘ Abb. 1.4 und 1.5).

Die Aderhaut besitzt keine sensiblen Nerven.

12.1.2 Physiologie

Die sehr gefäßreiche Aderhaut dient der Ernährung der Photorezeptoren (die zum Glaskörper hin gelegenen inneren Netzhautschichten werden durch Äste der A. centralis retinae ernährt). Der Blutstrom ist sehr hoch, die Sauerstoffausnutzung dagegen nur relativ gering, was auf die zweite Funktion der Aderhaut hinweist: Sie hält die Temperatur des Auges konstant, indem sie die Wärmeenergie abführt, die beim photochemischen Prozess entsteht.

12.2 Untersuchung

12.2.1 Disklerale Durchleuchtung

Die disklerale Durchleuchtung (▶ Kap. 3.4.5) dient (u. a.) der Diagnose und Differentialdiagnose des Aderhautmelanoms.

12.2.2 Ophthalmoskopie

Die Rotfärbung des Augenhintergrundes bei der Ophthalmoskopie rührt vom Durchscheinen des Blutes in den Aderhautgefäßen her. Meist lassen sich die Aderhautgefäße nicht abgrenzen, bei geringem Pigmentierungsgrad des Pigmentepithels (hohe Myopie, Albinismus) jedoch sind sie zuweilen erkennbar.

12.3 · Erkrankungen der Aderhaut

12.2.3 Fluoreszenzangiographie

Bei Defekten des Pigmentepithels oder pathologischen Aderhautgefäßen (»chorioidale Neovaskularisationen«, CNV) zeigt die Fluoreszenzangiographie mit 10%igem **Fluoreszein-Natrium** (▶ Kap. 3.4.4) einen Farbstoffaustritt aus den Aderhautgefäßen.

Indozyanin-Grün stellt die Aderhautgefäße aufgrund seiner Molekülgröße selektiver dar als Fluoreszein (▶ Kap. 3.4.4).

12.2.4 Bildgebende Verfahren

Sonographie
Eine Anschwellung der Aderhaut durch Ödem (»Aderhautamotio«) oder Blut (»subchorioidale Blutung«) sowie Tumoren der Aderhaut (Aderhautmelanom, Metastasen) lassen sich durch Sonographie (B-Bild) gut darstellen und unterscheiden.

Optische Kohärenztomographie (OCT)
Mit dieser Methode lassen sich Veränderungen von Netzhaut und Aderhaut im Schnittbild darstellen, sodass nicht immer ein Fluoreszenzangiogramm erforderlich ist (▶ Kap. 3.4.4).

Ergänzende Informationen liefern **Computer-** und **Kernspintomographie**.

12.3 Erkrankungen der Aderhaut

12.3.1 Entzündungen

Hintere Uveitis (Chorioiditis, Chorioretinitis)
Betrifft die Entzündung die Aderhaut allein, spricht man von Chorioiditis, ist auch die angrenzende Netzhaut betroffen (meistens), spricht man von einer Chorioretinitis.

Ursachen
Mögliche Ursachen der Chorioiditis bzw. Chorioretinitis sind:
- Infektion mit Erregern,
- immunologische Prozesse.

Hierbei sind die Ursachen oft nicht zu ermitteln. Die Sarkoidose manifestiert sich als lokale Hyperimmunantwort häufig als Chorioiditis. Sympathische Ophthalmie ▶ S. 196.

Eine hintere Uveitis wird durch folgende Erreger ausgelöst:

- Bakterien, z. B. Mycobacterium tuberculosis (Tuberkulose), Mycobacterium leprae, Treponema pallidum (Lues) und Borrelia burgdorferi (Borreliose, Lyme Disease),
- Viren, z. B. Röteln-, Masernvirus. Das Herpes-simplex-Virus und Varicella-Zoster-Virus befällt dagegen zunächst die Netzhaut (»akute retinale Nekrose«), ▶ Kap. 13,
- Pilze, z. B. Histoplasma capsulatum (Histoplasmose, »Presumed-Ocular-Histoplasmosis«-Syndrom, POHS),
- Protozoen und Parasiten, z. B. Toxoplasma gondii (Toxoplasmose), Cysticercus (Taenia solium), Toxocara canis und Onchocerca volvulus (Onchozerkose).

Symptome und allgemeine Befunde
Da die Aderhaut keine sensiblen Nerven enthält, treten **Schmerzen** nur dann auf, wenn die Erkrankung nach vorne auf den Ziliarkörper übergreift oder wenn der Augeninnendruck ansteigt.

Ob und wie stark **Sehstörungen** auftreten, hängt davon ab, an welcher Stelle des Augenhintergrundes sich der Entzündungsherd entwickelt. Selbst große Ausfälle in der Peripherie bleiben oft subjektiv symptomfrei und werden erst zufällig beim Augenspiegeln entdeckt. Ein winziger Herd in der Makula dagegen hat schwere Sehstörungen zur Folge. Bei Chorioretinitis finden sich bei genauer Untersuchung Entzündungszellen im Glaskörper, die eine Glaskörpertrübung verursachen. Diese führt häufig zu einer diffusen Sehverschlechterung.

Die hintere Uveitis ist in vielen Fällen herdförmig »disseminiert«, d. h. es finden sich Entzündungsherde am gesamten Augenhintergrund (**Chorioiditis bzw. Chorioretinitis disseminata**).

Bei einer **floriden Entzündung** stellen sich die Entzündungsherde ophthalmoskopisch als **weiß-gelblich** und **unscharf begrenzt** dar. Sie sind durch ein Ödem der Netzhaut und Aderhaut bedingt (◨ Abb. 12.2a). Meist sieht man außerdem Glaskörpertrübungen in der Gegend der Herde.

Durch die Entzündung werden auch die Zellen des retinalen Pigmentepithels teilweise zerstört. **Nach Abklingen der Entzündung** erscheinen sie daher als **scheckige Narbe**, in der das Aderhautgewebe zum Teil verschwunden ist, die weiße Sklera sichtbar wird und die **Ränder schwarz pigmentiert** sind (◨ Abb. 12.2b und 12.3).

Formen der erregerbedingten hinteren Uveitis
Toxoplasmose-Retinochorioiditis. Eine herdförmige Chorioretinitis ist meistens durch eine Toxoplas-

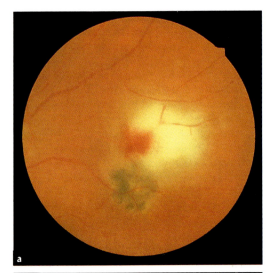

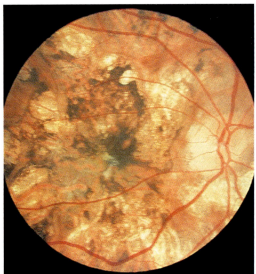

Abb. 12.3. Narben nach ausgedehnter schwerer Chorioretinitis, die zu einer Zerstörung der Photorezeptoren, aber z. T. auch der inneren Netzhautschichten geführt hat. Auffällige Pigmentierung der Narbenränder und Pigmentverklumpungen in der Ebene der Aderhaut

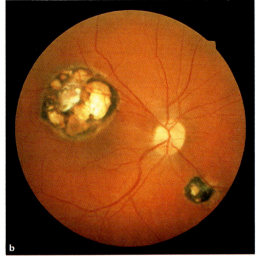

Abb. 12.2. Retinochorioiditis durch Toxoplasmose. **a** Akute Retinochorioiditis. Am Rande eines vernarbten Bezirkes hat sich ein frischer, flauschig-weißlicher Herd mit einer kleinen Blutung entwickelt. **b** Alte Toxoplasmosenarben. Eine große Narbe liegt in der Makula, eine kleinere periphere Narbe nasal unterhalb der Papille

mose verursacht. Da primär die Netzhaut betroffen ist, spricht man von einer Toxoplasmose-Retinochorioiditis (▶ Kap. 13). Nicht selten findet sich bei Toxoplasmose ein einzelner Entzündungsherd im Bereich der Makula (**Retinochorioiditis oder Chorioretinitis centralis**, ◘ Abb. 12.2b). Eine hochgradige Visusminderung ist die Folge. Ein Herd neben der Papille (**Retinochorioiditis oder Chorioretinitis juxtapapillaris Jensen**, ◘ Abb. 12.4a) hat den Ausfall eines Nervenfaserbündels zur Folge und verursacht einen entsprechenden Gesichtsfeldausfall (◘ Abb. 12.4b, ◘ Abb. 13. 33).

Uveitis bei Histoplasmose. Diese in Nordamerika häufige Pilzinfektion erzeugt zahlreiche kleine disseminierte Narben, wobei in Europa die Infektion durch Histoplasma capsulatum nicht belegt ist (»presumed ocular histoplasmosis syndrome«, POHS).

Uveitis bei Tuberkulose. Bei der Tuberkulose finden sich – heute nur noch selten – chorioiditische, gelblich-weiße Herde, meist im Rahmen einer Miliartuberkulose (◘ Abb. 12.5). Früher wurde die Tuberkulose als Hauptursache der Chorioiditis angesehen.

Uveitis bei Lues. Die **angeborene** (durch pränatale Infektion erworbene) **Lues** zeigt eine kleinfleckige Vernarbung des gesamten Fundus, bei der helle mit dunklen Herden abwechseln (»**Pfeffer-und-Salz**«-**Fundus**). Daneben bestehen Taubheit, interstitielle Keratitis und tonnenförmige Zähne (Hutchinson-Trias). Ähnliche Fundusveränderungen kommen vor, wenn eine pränatale Virusentzündung (Röteln, Masern) abgelaufen ist.

Bei der **Lues II** findet man manchmal disseminierte chorioiditische Herde. Häufig wird heutzutage die Ursache nicht sofort erkannt.

Uveitis bei Borreliose. Die heutzutage häufige Borreliose, die durch Zeckenstich übertragen wird, kann ganz verschiedene Entzündungen des Auges, so auch eine Chorioiditis verursachen. Deshalb sollten bei

12.3 · Erkrankungen der Aderhaut

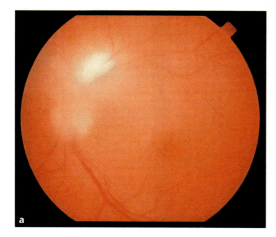

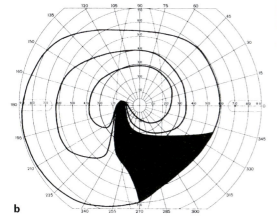

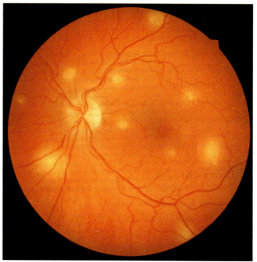

◘ **Abb. 12.5.** Disseminierte chorioiditische Herde bei akuter Miliartuberkulose

◘ **Abb. 12.4.** Retinochorioiditis juxtapapillaris. **a** Fundusbefund bei Retinochorioiditis juxtapapillaris bei florider Entzündung. **b** Gesichtsfeldausfall bei Retinochorioiditis juxtapapillaris. Bogenförmiger Gesichtsfeldausfall mit Durchbruch nach unten, Nervenfaserbündeldefekt ähnlich wie bei Glaukom

jeder Uveitis neben einer Toxoplasmose, Tuberkulose und Sarkoidose auch eine Lues und eine Borreliose durch serologische Tests ausgeschlossen werden.

❗ Die Lues wird heute häufig übersehen, sie muss deshalb immer in die differenzialdiagnostischen Überlegungen mit einbezogen werden. Sie hat ein sehr variables und vielfältiges klinisches Bild. Dasselbe gilt für die Borreliose, die ebenfalls sehr unterschiedliche okuläre Symptome (Konjunktivitis, Uveitis, Neuritis nervi optici) und Allgemeinsymptome (Arthritis, Meningoenzephalitis) hervorruft.

Uveitis bei Toxocara-canis-Infektion. Es handelt sich um eine perorale Aufnahme der Parasiten bei Kleinkindern. Das Toxocara-Granulom kann peripher oder zentral liegen und geht mit einer deutlichen Glaskörpertrübung bis zu schwerer Entzündungsreaktion einher. Die Diagnose ergibt sich aus dem klinischen Bild, der Bluteosinophilie und dem manchmal positiven Titer.

Uveitis bei Onchozerkose. Die Onchozerkose (»Flussblindheit«, weil die Simulium-Mücke, die den Parasiten Onchocerca volvulus überträgt, an Flüssen brütet) ist eine der häufigsten Erblindungsursachen in den tropischen Ländern Zentral- und Westafrikas. Die Onchozerkose verursacht außer einer Konjunktivitis, Keratitis und Iridozyklitis auch eine Chorioiditis, deren Narbenstadium ähnlich wie eine Retinopathia pigmentosa (▶ Kap. 13.8.1) aussieht.

Therapie der erregerbedingten hinteren Uveitis

Bei **Toxoplasmose** gibt man über 4 Wochen Clindamycin 300 mg 4 × tgl. (seltene Nebenwirkung: pseudomembranöse Kolitis) oder Pyrimethamin (1–2 × 25 mg tgl., dazu Folinsäure!) plus Sulfadiazin (4 × 1 g tgl.), jeweils in Kombination mit Kortison. Wenn der Herd peripher liegt, muss man nicht unbedingt antibiotisch behandeln, es sei denn, die Glaskörpertrübung stört die Sehschärfe.

Das Presumed Ocular Histoplasmosis Syndrom (**POHS**) muss meist nicht behandelt werden.

Tuberkulose, **Lues** und **Borreliose** werden als Allgemeininfektion nach internistisch-infektiologischen Regeln behandelt.

Die **Toxocara-Infektion** wird meist nur mit Kortison behandelt, da das gegen die Parasiten wirksame

Thiabendazol erhebliche systemische Nebenwirkungen haben kann.

Die **Onchozerkose** wird heute in Endemiegebieten durch die Gabe von Ivermectin 1–2 × jährlich (per os) (► Kap. 25.2.3) oder neuerdings mit Tetrazyklinen erfolgreich behandelt.

> ❗ Die Toxoplasmose-Retinochorioiditis hat ein so typisches Bild, dass die Diagnose und die Therapieindikation allein aus dem Fundusbefund gestellt werden können.

Fallbeispiel
Ein 63-jähriger Patient stellt sich wegen einer Sehverschlechterung beider Augen vor. Zunächst findet man ophthalmoskopisch eine Uveitis unklarer Genese, wobei am Fundus disseminierte flauschige Herde und eine mäßige Glaskörperinfiltration zu sehen sind. Allgemeinerkrankungen werden zunächst verneint. Die internistische Durchuntersuchung ergibt eine floride Miliartuberkulose, für die der Fundusbefund typisch ist (◘ Abb. 12.5). Es erfolgt eine Dreiertherapie der Tuberkulose, und der Fundusbefund bildet sich innerhalb von einigen Wochen zurück.

Formen der nicht erregerbedingten hinteren Uveitis

Der Uveitis bei Sarkoidose und M. Behçet liegen immunologische Prozesse zugrunde. Auch diese Formen der hinteren Uveitis sind herdförmig »disseminiert« oder weisen Zeichen einer Vaskulitis auf.

Uveitis bei Sarkoidose. Bei Sarkoidose entstehen flauschige kleine chorioidale Entzündungsherde, aber auch granulomatöse Entzündungen der Aderhaut und Entzündungen der Netzhautvenen mit perivaskulären Exsudaten (»Kerzenwachsexsudaten«).

> ❗ Die chorioretinitischen Herde bei Sarkoidose sind denen bei Miliartuberkulose sehr ähnlich.

Uveitis bei M. Behçet. Bei M. Behçet kann der Augenvorderabschnitt (Hypopyon-Iritis, ► Kap. 11.3.1) und der Augenhinterabschnitt betroffen sein. Am hinteren Augenabschnitt tritt eine okklusive **Vaskulitis** mit Gefäßeinscheidungen auf, die vorwiegend retinale und auch chorioidale Gefäße betrifft. Zu den Allgemeinsymptomen bei M. Behçet ► S. 181.

Weitere idiopathische hintere Uveitis-Formen. Die wichtigsten sind das Vogt-Koyanagi-Harada-Syndrom, das gehäuft bei der mongolischen Rasse, aber auch bei Europäern vorkommt, die akute posteriore multifokale plakoide Pigmentepitheliopathie (APMPPE) und die Chorioiditis serpiginosa.

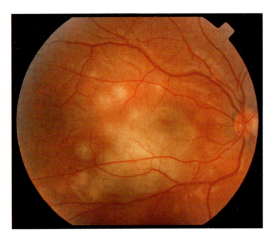

◘ **Abb. 12.6.** Akute posteriore multifokale plakoide Pigmentepitheliopathie (APMPPE)

Vogt-Koyanagi-Harada (VKH)-Syndrom. In Aderhaut und Pigmentepithel finden sich wolkige, leicht erhabene Herde. Häufig besteht auch eine hohe seröse Netzhautablösung. Nicht selten treten gleichzeitig Vitiligo und enzephalitische Symptome auf, wobei die Liquorzellzahl erhöht ist.

Akute posteriore multifokale plakoide Pigmentepitheliopathie (APMPPE). Es handelt sich um eine disseminierte, meist beide Augen betreffende Entzündung des Pigmentepithels oder/und der Choriokapillaris (◘ Abb. 12.6). Ist die Fovea befallen, besteht eine erhebliche Visusminderung. Die Erkrankung heilt in einigen Wochen aus und hinterlässt fleckige, pigmentierte Narben. Meist erholt sich auch die Sehschärfe wieder teilweise oder vollständig.

In die Gruppe der »**White-Dot-Syndrome**« (weiße entzündliche Herde am Fundus) gehören außer dem VKH-Syndrom und der APMPPE das »**Multiple-Evanescent-White-Dot-Syndrom**« (**MEWDS**), die »**Schrotschussretinopathie**« (**Birdshot-Retinopathie**) und die »**Multifokale Innere Chorioidopathie**« (**MIC**), bei denen jeweils innere Chorioidea, Pigmentepithel und Retina fokal entzündet sind, ohne dass eine genaue Ätiologie bekannt ist.

Chorioiditis serpiginosa. Diese Erkrankung befällt den hinteren Pol **beider Augen** und schreitet von der Papille ausgehend zungenförmig zum Netzhautzentrum fort (◘ Abb. 12.7). Alte Herde sind durch eine atrophische, depigmentierte Fläche mit unregelmäßigem, scharf abgegrenztem Rand gekennzeichnet (ähnlich der Darstellungsweise von Kontinenten in historischen Landkarten). Die frischen Herde sind grauweißlich und entstehen am Rand der alten Narbe. Der Erkrankungsprozess »**kriecht**« wie eine Schlange (da-

12.3 · Erkrankungen der Aderhaut

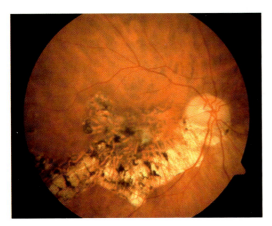

Abb. 12.7. Chorioiditis serpiginosa mit landkartenartiger Narbe und frischem, grau-weißlichem Herd im Makulabereich

her der Name) über das gesamte Netzhautzentrum und zerstört dadurch auch die zentrale Sehschärfe.

Therapie der nicht-erregerbedingten Uveitis

Die systemische Therapie der **Sarkoidose** mit oralen Steroiden hilft insbesondere gut bei disseminierten chorioidalen Herden. Bei vorderer Uveitis gibt man zusätzlich Kortison-Augentropfen. Bei **M. Behçet** wird zunächst mit systemischen Steroiden behandelt, in schweren Fällen mit Ciclosporin A, Azathioprin u. a. oder mit Plasmaaustausch.

Das **VKH-Syndrom** wird über mehrere Wochen mit systemischen Steroiden behandelt und hat eine gute Prognose.

Die **APMPPE** heilt meist ohne Therapie mit guter Prognose aus. Die therapeutische Wirkung von Steroiden ist nicht bewiesen.

Eine effektive Therapie der **Chorioiditis serpiginosa** ist nicht bekannt.

Panuveitis

Eine Entzündung der gesamten Uvea tritt auf bei
- **Endophthalmitis** (▶ u.) und Panophthalmie (Panophthalmitis), einer eitrigen Entzündung des gesamten Augapfels, die meist nach einer perforierenden Verletzung, selten nach Augenoperation auftritt,
- **sympathischer Ophthalmie** (▶ S. 196).
- **Borreliose:** Manchmal, aber nicht häufig, sind hierbei mehrere Abschnitte des Auges betroffen: Hinweise sind ein scheinbar grippaler Infekt und ein Erythema migrans an der Einstichstelle der Zecke. Die Diagnose wird serologisch gestellt.
- weiterhin bei Sarkoidose, Tuberkulose und M. Behçet (▶ o.)

Endophthalmitis
Definition, Ursachen

Unter Endophthalmitis versteht man eine intraokulare Entzündung des gesamten Augeninneren unter Einbeziehung des Glaskörpers. Die Augenhüllen (▶ Kap. 1) sind nicht betroffen. Nach der Pathogenese unterscheidet man eine endogene (metastatische) und eine exogene Endophthalmitis. Insbesondere die exogene bakterielle Endophthalmitis ist eine äußerst bedrohliche, foudroyant fortschreitende Augeninfektion, die nicht selten zur Erblindung oder zum Verlust des Auges führt.

Endogene (metastatische) Endophthalmitis. Sie entsteht durch **hämatogene Verschleppung** von Keimen, z. B. bei Allgemeininfektionen mit Staphylokokken oder Streptokokken, insbesondere bei Erkrankungen wie Pyelonephritis, Endokarditis, Furunkulose oder bei lang liegenden arteriellen und venösen Kathetern. Eine Candida-Endophthalmitis entsteht nach abdominaler Operation, bei i. v.-Dauerkatheter, während einer lang dauernden antibiotischen oder einer immunsuppressiven Therapie oder bei AIDS.

Exogene Endophthalmitis (▶ auch Kap. 11.5). Die Keime werden im Zuge einer **intraokularen Augenoperation** (meist pathogene Hautkeime des Patienten) oder bei einer **perforierenden Augenverletzung** eingeschleppt.

Symptome, Befunde

Die **bakterielle Endophthalmitis** (endogen oder exogen) äußert sich durch einen tiefen, dumpfen, kaum auf Analgetika ansprechenden Augenschmerz, reduzierten Allgemeinzustand, rotes Auge, Chemosis und eine akute Visusminderung. Die Entzündung schreitet im hinteren Augenabschnitt oft foudroyant fort, so dass es schnell zu einer Eiteransammlung im Glaskörperraum kommt (◘ Abb. 12.8).

Die **Candida-Endophthalmitis** zeigt weiße, der Netzhaut aufsitzende Infiltrate, die in den Glaskörper vorragen. Sie fällt durch die Sehverschlechterung infolge Glaskörpertrübung oder zentrale Lage des Pilz-Herdes auf.

Therapie

Bei **bakterieller Endophthalmitis** (endogen oder exogen) muss der infizierte Glaskörper notfallmäßig operativ entfernt und der Eiter aus Glaskörperraum und Vorderkammer herausgespült werden (Vitrektomie, ▶ Kap. 14.5). Bei dieser Operation wird Antibiotikalösung in speziell geeigneter Verdünnung (Vancomy-

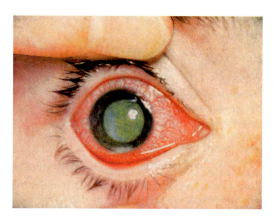

Abb. 12.8. Glaskörperabszess und Hypopyon bei metastatischer Endophthalmitis

cin, Ceftriaxon, Gentamicin) in das Augeninnere eingegeben. Während der Operation wird aus dem Glaskörper eine Probe für verschiedene bakteriologische Untersuchungen (aerobe und anaerobe Nährmedien, Direktausstrich mit Gramfärbung) entnommen und notfallmäßig untersucht. Trotzdem ist das Auge bei dieser Erkrankung zuweilen verloren, oder es bleibt eine schwere Sehstörung zurück.

Bei **Candida-Endophthalmitis** können Vitrektomie und Gabe von Amphotericin B in den Glaskörperraum das Auge retten.

> Bei Endophthalmitis muss der infizierte Glaskörper so schnell wie möglich durch eine Vitrektomie entfernt werden, um eine Schädigung der Netzhaut und der anderen intraokularen Strukturen zu verhindern.

Sympathische Ophthalmie

Definition, Ursachen

Es handelt sich um eine **beidseitige, granulomatöse Panuveitis** nach einer perforierenden Verletzung eines Auges (der Name kommt von sympathein = mitleiden). Sie tritt insbesondere auf, wenn Ziliarkörper und Iris verletzt wurden, sehr selten auch nach intraokularen Operationen.

Pathogenese

Bei chronischer Entzündung eines schwer verletzten Auges kommt es mit einer Latenz von einigen Wochen, selten auch noch nach vielen Monaten zu einer akuten Mitentzündung des anderen, bisher gesunden Auges. Pathogenetisch handelt es sich wahrscheinlich um eine **Autoimmunreaktion gegen uveales oder retinales Gewebe**, die vom verletzten Auge ausgeht. Während die uvealen und retinalen Zellen normalerweise intraokular der Immuntoleranz unterliegen (▶ Kap. 1.2.2 ACAID), werden sie vom Immunsystem außerhalb des Auges bei gleichzeitigem Vorhandensein einer Entzündung mit Eindringen von dendritischen Zellen als Fremdantigen interpretiert. Diese Immunreaktion richtet sich dann auch gegen uveales Gewebe des gesunden Auges.

Symptome, Befunde

Der Patient klagt über **Sehstörungen** und **dumpfe Schmerzen**. Die **Akkommodationsfähigkeit** ist **herabgesetzt** (ein bei jungen Patienten wichtiges Zeichen!). Typischerweise besteht anfangs eine **Papillitis** mit Papillenschwellung und ein erhöhter Augeninnendruck, später eine disseminierte **Chorioretinitis** mit weißgelblichen Infiltraten (Dalen-Fuchs-Knötchen), die sich leicht durch fokalen Farbstoffaustritt im Fluoreszenzangiogramm nachweisen lassen. Langfristig entstehen retinale Narben. Im Bereich der Makula verursachen sie eine schwere Sehstörung. Wurde das verletzte Auge entfernt (▶ u.), kann die Diagnose auch histologisch aus dem Entzündungsbild dieses Auges gestellt werden (nicht-nekrotisierende Infiltration der Chorioidea mit mononukleären und Epitheloid-Zellen).

Prophylaxe und Therapie

Als Prophylaxe sollte das verletzte Auge, wenn es blind ist, **frühzeitig** entfernt werden. Dadurch lässt sich die Entzündung am 2. Auge vermeiden. Hat die Entzündung bereits auf das 2. Auge übergegriffen, so muss sofort eine Therapie mit hochdosierten Steroiden und Immunsuppressiva erfolgen. Die Entfernung eines noch sehenden verletzten Auges zu diesem Zeitpunkt wird unter den heutigen therapeutischen Möglichkeiten kontrovers beurteilt, da die Mitentzündung des anderen Auges wahrscheinlich durch die Enukleation nicht aufgehalten werden kann und das verletzte Auge später das potentiell bessere Auge sein könnte.

> Eine sympathische Ophthalmie kann zu beidseitiger Erblindung führen. Bei schwerer Verletzung mit Erblindung eines Auges muss man bei einer Uveitis des anderen Auges unbedingt an eine sympathische Ophthalmie denken.
> Ein verletztes, chronisch entzündetes blindes Auge muss rechtzeitig entfernt werden, um eine Mitentzündung des anderen Auges zu vermeiden.

Prognose

Früher war die Prognose vor allem deshalb schlecht, weil Verletzungen mit Zerreißung von uvealem Gewebe ohne die heutigen mikrochirurgischen Techniken

12.3 · Erkrankungen der Aderhaut

nur schlecht versorgt werden konnten und insbesondere in Kriegszeiten schwerste Verletzungen der Augen auftraten. Heute kann man durch die modernen Immunsuppressiva und durch hochdosierte Steroidbehandlung die Situation oft beherrschen, wenn man früh an das (heute seltene) Krankheitsbild denkt und die Diagnose rechtzeitig stellt.

12.3.2 Tumoren

Aderhautmelanom
Definition, Ursachen
Das maligne Melanom der Aderhaut geht von den neuroektodermalen Melanozyten in der Aderhaut aus. Möglicherweise spielt ätiologisch eine übermäßige Lichtexposition (wie beim Hautmelanom) eine Rolle.

Epidemiologie
Das Aderhautmelanom ist der häufigste und wichtigste bösartige primäre Tumor des Augeninneren beim Erwachsenen (Inzidenz 1:2500). Es kommt bei Weißen bis zu 50-mal häufiger vor als bei Schwarzen. Ca. 30–50% der Patienten versterben später an den Metastasen (häufig Leber- oder Lungenmetastasen).

Symptome, Befunde
Das Aderhautmelanom macht zunächst keine Beschwerden, so dass der Tumor oft eine erhebliche Größe erreicht, bevor er entweder durch eine Routineuntersuchung beim Augenarzt auffällt oder der Patient eine Sehstörung bemerkt, nämlich dann, wenn das zentrale Sehen durch Vorwölbung des Tumors in die Sehachse oder durch eine Netzhautablösung gestört ist.

Das typische Aderhautmelanom erscheint ophthalmoskopisch als eine rundlich geformte, prominente, meist **pigmentierte Vorwölbung** am Augenhintergrund mit unregelmäßiger Oberfläche (○ Abb. 12.9, 12.10 und 12.11). Auf dem Tumor findet man häufig Ablagerungen von orangefarbenem Pigment (Lipofuszin). Typisch ist weiterhin eine **tumorferne, seröse Netzhautablösung** ohne Netzhautloch (○ Abb. 3.27b). Etwa 20% der Tumoren durchbrechen die Bruch-Membran, wobei dann ein Teil des Tumors innerhalb der Bruch-Membran unter Pigmentepithel und Netzhaut liegt (»Kragenknopf-Melanom«, ○ Abb. 12.10).

Diagnostik
Entscheidend für die Diagnose ist das **ophthalmoskopische Bild**. Sehr wichtig ist ferner die **Ultraschalluntersuchung**, durch die sich solides Gewebe von einer serösen Abhebung (Aderhautamotio), einem Nävus (Prominenz weniger als 2 mm) oder einer Blutung ab-

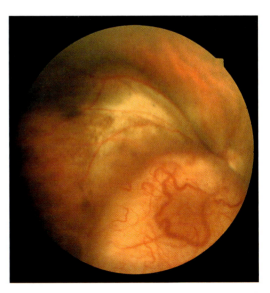

○ **Abb. 12.9.** Großes Aderhautmelanom, das bis an die Pupille heranreicht. Höckerige Oberfläche. Der im rechten unteren Bildteil gelegene gering pigmentierte und prominente Tumoranteil weist große Tumorgefäße an der Oberfläche auf. Wegen der Tumorgröße/-höhe muss das Auge enukleiert werden. Die Papille (am Bildrand bei 3 Uhr) ist z.T. vom Tumor überdeckt

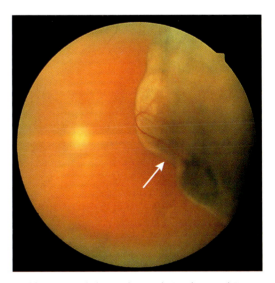

○ **Abb. 12.10.** Aderhautmelanom, die Netzhaut vordrängend. Durchbruch durch die Bruch-Membran (→ »Kragenknopf«). Wegen der Scharfstellung auf die Tumorkuppe ist die Papille nur unscharf zu sehen

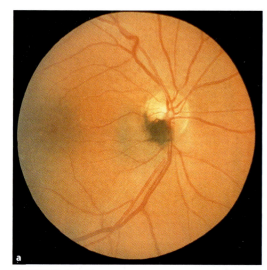

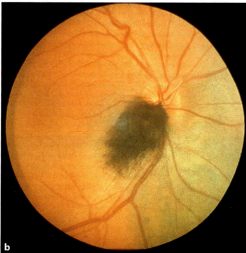

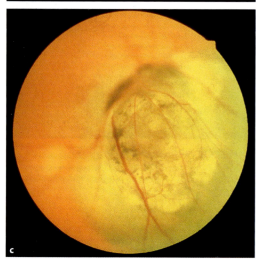

grenzen lässt. Mit Hilfe der **Fluoreszenzangiographie** (▶ Kap. 3.4.4) lässt sich ein tumoreigenes Gefäßsystem erkennen. Bei sehr kleinen Tumoren kann man durch wiederholte Photographie und Ultraschalluntersuchung zunächst den Befund dokumentieren und ein Wachstum rechtzeitig erkennen, wenn anfangs nicht klar ist, ob es sich um ein Melanom oder einen Nävus handelt. Die **diasklerale Durchleuchtung** (◘ Abb. 3.11) zeigt eine Abschattung im Bereich des Tumors, kann aber auch täuschen, da sich auch bei einer Blutung eine Verschattung zeigt und andererseits auch ein Aderhautmelanom wenig Pigment enthalten kann.

Für ein Aderhautmelanom sprechen:
- orangefarbenes Pigment auf der Tumoroberfläche,
- starke, z. T. höckerige Vorwölbung des Tumors,
- solides Gewebe unter der Vorwölbung bei der Ultraschalluntersuchung,
- seröse Netzhautablösung unten.

Gegen ein Aderhautmelanom sprechen:
- intensive schwarze Farbe (entgegen den Erwartungen!). Bei einer derartigen Pigmentierung handelt es sich meist um eine (nicht prominente!) Pigmentepithelhypertrophie (▶ u. und ◘ Abb. 12.12),
- geringe Prominenz (< 2 mm); wahrscheinlich liegt dann ein Aderhautnävus (▶ u.) vor.
- Fehlen von orangefarbenem Pigment auf der Tumoroberfläche,
- ausgedehnte Blutungen (dann handelt es sich häufig um eine Junius-Kuhnt-Makula-Degeneration, ▶ Kap. 13.7.1),
- Beidseitigkeit,
- entzündliche Infiltration des Glaskörpers. Eine Aussaat von Tumorzellen muss ausgeschlossen werden!

Allgemeine Basisuntersuchung. Zum Ausschluss von Metastasen sind indiziert: Röntgen-Thorax, Ultraschall der Bauchorgane, besonders der Leber, Untersuchung der Leberenzyme, bei Verdacht auf Metastasen CT und Kernspintomographie. Die überwiegende Zahl der Patienten hat zum Diagnosezeitpunkt keine Metastasen. »Staging« und Nachkontrollen wie beim Hautmelanom erforderlich.

◀ ◘ **Abb. 12.11.** Entwicklung eines an der Papille gelegenen Aderhautmelanoms. **a** Melanozytärer Tumor an der Papille. **b** Progression mit Verdacht auf Entartung 4 Jahre später. **c** Aderhautmelanom von der Papille ausgehend 7 Jahre später

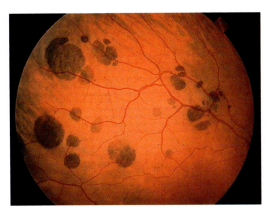

◘ **Abb. 12.12.** Multiple Pigmentepithelhypertrophien (»Bärentatzen«)

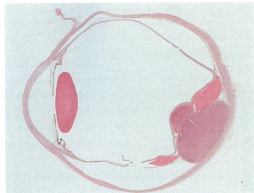

◘ **Abb. 12.13.** Querschnitt durch ein enukleiertes Auge mit Aderhautmelanom

Differenzialdiagnose

Nävus der Aderhaut: Die Photodokumentation zeigt kein fortschreitendes Wachstum. Meist finden sich Drusen auf der Oberfläche und eine Prominenz < 2 mm.

Eine **Pigmentepithelhypertrophie** ist eine auffällige, flache Pigmentverdichtung, die einzeln oder in Gruppen (dann als »Bärentatzen« bezeichnet) in der Fundusperipherie vorkommt (◘ Abb. 12.12) und meist harmlos ist. Sie kann aber auch mit familiärer Polyposis des Darms (Gardner-Syndrom, Entartungsrisiko!) vergesellschaftet sein.

Weitere Differentialdiagnosen des Aderhautmelanoms sind Aderhautmetastase (▶ u.), subchorioidale Blutung, senile feuchte Makuladegeneration (CNV ▶ Kap. 13), exsudative Aderhautamotio, Hämangiom der Aderhaut, rhegmatogene Netzhautablösung.

Therapie

Bei einer Prominenz von 2–3 mm sind eine wiederholte Verlaufskontrolle und exakte Dokumentation (Photo, Ultraschall, Angiographie) nötig. Erst bei nachgewiesenem Wachstum ist eine eingreifende Therapie anzuraten.

Bestrahlung. Bei einer Prominenz von 4–8 mm wird heute eine **lokale Bestrahlung** empfohlen. Man näht einen Strahlenträger ([106]Ruthenium, einen hochenergetischen Betastrahler, oder [125]Jod, einen niederenergetischen Gammastrahler) auf die Sklera und belässt ihn für eine genau vorausberechnete Zeit, die der erforderlichen Strahlendosis entspricht. Limitierender Faktor ist die Höhe des Tumors (die Applikation von Ruthenium-Strahlern ist nur bis zu einer Prominenz von ≤ 8 mm möglich). Die Prognose nach lokaler Strahlentherapie ist bei dieser Tumorgröße nicht schlechter als nach Entfernung des Augapfels. Eine **externe Bestrahlung** mit Protonen kann man bei größeren Tumoren erwägen, wenn es sich um das einzige Auge handelt oder wenn das andere Auge schwachsichtig ist. Die Protonenbestrahlung wird nur an wenigen Zentren ausgeführt und ihre lokalen Nebenwirkungen (Strahlenretinopathie, neovaskuläres Glaukom) sind nicht genau vorhersagbar. Bei flachen kleinen Tumoren ist eine **transpupillare Thermotherapie (TTT)** mit einem Infrarotlaser (Hyperthermie) möglich, bei grenzwertiger Tumorhöhe häufig in Kombination mit Strahlenträgeraufnähung von außen. Die **Photokoagulation** ist nur bei kleinen Tumoren geringer Höhe sinnvoll.

Lokale Resektion. Mittelgroße Tumoren bis maximal 16 mm Basisdurchmesser und besonders prominente Aderhautmelanome können bei günstiger Lage im Auge mit einem speziellen Operationsverfahren von außen reseziert werden. Eine transretinale **Resektion mittels Vitrektomie** von innen ist technisch möglich, es ist aber noch nicht geklärt, ob der Tumor dadurch nicht stärker streut.

Enukleation. Bei sehr ausgedehnten Tumoren muss das Auge entfernt werden (◘ Abb. 12.13). Dies muss schonend geschehen, um keine Tumorzellen in die Blutbahn zu befördern. Nur äußerst selten wächst der Tumor durch die Sklera in die Augenhöhle ein. In diesen Fällen muss man das angrenzende Gewebe der Orbita ausräumen und nachbestrahlen. Eine intraorbitale Ausbreitung kann man vor der Operation durch Computertomographie und Kernspintomographie nachweisen.

Prognose

Auswirkungen auf die Prognose haben der histologische Typ (spindelzellig, epitheloidzellig oder gemischtzellig)

und die Größe des Aderhautmelanoms: Die Prognose ist bei großen Melanomen, bei epitheloidzelligen oder gemischtzelligen Melanomen schlechter als bei kleinen und bei spindelzelligen Melanomen. Die Hälfte der Patienten mit gemischt- oder epitheloidzelligen Melanomen stirbt innerhalb von 5 Jahren nach der Enukleation an hämatogen entstandenen Metastasen. Noch nicht sicher geklärt ist die Frage, ob die Enukleation durch Tumorzellaussaat selbst zur Metastasierung beiträgt.

> ❗ Durch Spiegeln des zentralen und peripheren Fundus bei jeder augenärztlichen Routine-Untersuchung (z. B. Brillenverordnung) kann ein asymptomatisches Aderhautmelanom frühzeitig entdeckt werden.

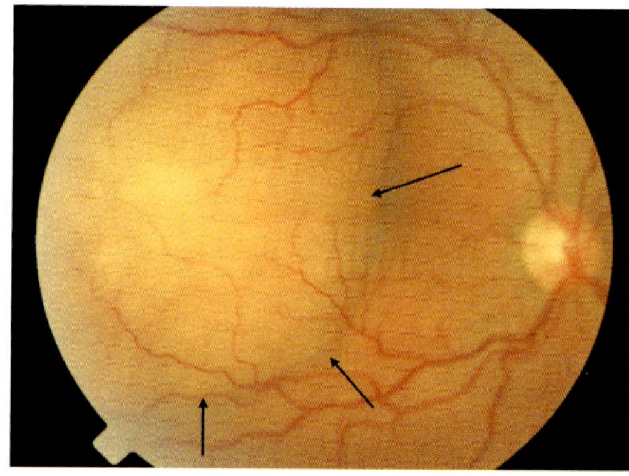

Weitere Aderhauttumoren

Aderhautnävus. Er ist durch geringe Prominenz (<2 mm), kleinen Basisdurchmesser und fehlendes Wachstum (Fotokontrollen) gekennzeichnet. Häufig finden sich auf der Oberfläche Drusen. Differentialdiagnose ▶ »Aderhautmelanom«.

Aderhautmetastasen

Epidemiologie und Ätiologie

Aderhautmetastasen sind relativ häufig. Bei Frauen ist das Mammakarzinom der häufigste Primärtumor, bei Männern das Bronchialkarzinom. Die Aderhaut ist die häufigste Lokalisation dieser Metastasen im Auge, andere Lokalisationen sind Ziliarkörper, Iris, N. opticus, Netzhaut und Orbita.

Symptome, Befunde

Der Patient klagt über eine Sehstörung, wenn die Metastase das Netzhautzentrum betrifft.

Typischerweise sieht man einen etwas gefleckten, meist gelblich-rötlichen, mäßig prominenten Tumor am Hinterabschnitt des Auges (◘ Abb. 12.14), häufig mit Begleitablatio ohne Netzhautloch. Manchmal wird der Primärtumor erst aufgrund der Aderhautmetastase gefunden.

Therapie

Eine externe Bestrahlung beseitigt fast immer die Metastase und erhält das Sehvermögen für die restliche Lebenszeit.

Aderhautosteom. Es handelt sich um ein Choristom (eine Wucherung versprengten Gewebes) der Aderhaut, das vor allem in Phasen hormoneller Umstellung Kalkspangen in der Aderhaut bildet (◘ Abb. 12.15) und dadurch zu einem Untergang der darüberliegenden Netzhaut führt. Das Aderhautosteom ist sehr selten

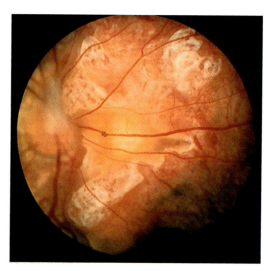

◘ **Abb. 12.14.** Aderhautmetastase. Prominenter, fleckiger Tumor, meist am hinteren Pol des Auges (Tumorgrenzen →)

◘ **Abb. 12.15.** Aderhautosteom. Prominente Kalkspangen mit Knochenbälkchen in der Aderhaut, die die darüber liegende Netzhaut zerstören

und kommt meist beidseitig vor. Die Diagnose wird durch Ultraschalluntersuchung (Reflektivität sehr hoch) und CT (zeigt Kalk) gestellt. Durch den progredienten Verlauf kann es zu einseitigem oder beidseitigem Visusverlust kommen. Frauen sind häufiger betroffen.

Aderhauthämangiom. Es handelt sich um einen flachen Gefäßtumor der Aderhaut, der idiopathisch oder in Zusammenhang mit dem Sturge-Weber-Syndrom vorkommt. Er wird durch Photokoagulation, transpupillare Thermotherapie oder Bestrahlung mit Ruthenium behandelt.

12.3 · Erkrankungen der Aderhaut

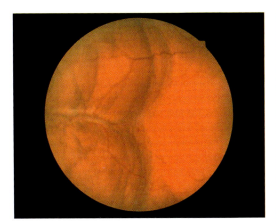

Abb. 12.16. Aderhautamotio. Über der bräunlichen, kissenartigen Vorwölbung der Aderhaut ist die Netzhaut anliegend, die kissenartige Einschnürung ist typisch

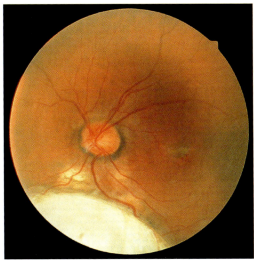

Abb. 12.17. Kolobom der Aderhaut

Aderhautamotio. Hierbei handelt es sich um eine Schwellung der Aderhautkapillaren und Abhebung der Aderhaut, die als hoch vorgewölbter, dunkler »Tumor« mit glatter Oberfläche erscheint (Abb. 12.16). Die Aderhautamotio kommt bei sehr niedrigem Augeninnendruck (z. B. nach Bulbusruptur oder Glaukomoperation) oder als Begleiterscheinung bei hinterer Skleritis vor (▶ Kap. 8.4.3). Die Aderhautamotio darf nicht mit einem Aderhautmelanom verwechselt werden.

12.3.3 Degenerationen

Drusen
Es handelt sich um **hyaline Einlagerungen** in der Basalmembran des Pigmentepithels. Diese sind beim älteren Menschen häufig und werden hier nur zur Differentialdiagnose erwähnt. Sie erscheinen als kleine helle Herdchen in der Makula und sind als Vorstufe der Makuladegeneration anzusehen (▶ Kap. 13.7.1).

Chorioideremie
Diese sehr seltene Erkrankung gehört in den Formenkreis der tapetochorioidalen Degenerationen. Sie tritt bei Männern in den mittleren Lebensjahren auf und wird X-chromosomal vererbt. Man sieht rundliche, weiß-gelbe Flecken, die größer werden und konfluieren. Das Pigment der Aderhaut verschwindet, die obliterierten Aderhautgefäße werden gegen die weiße Sklera sichtbar, die Choriokapillaris geht zugrunde. Die Erkrankung beginnt am hinteren Pol und erfasst schließlich die ganze Retina. Die Erkrankung ist progredient. Eine Therapie ist nicht möglich.

Atrophia gyrata
Es handelt sich um eine langsam progrediente tapetochorioidale Degeneration, die autosomal-rezessiv vererbt wird. In der mittleren Fundusperipherie entwickeln sich ringförmige Atrophiezonen der Aderhaut, die nach zentral fortschreiten. Durch Mangel an Ornithinketoaminotransferase ist der Ornithin-Spiegel erhöht. Eine Arginin-freie Diät kann möglicherweise das Fortschreiten aufhalten.

Degenerationen bei hoher Myopie
Bei hoher Myopie treten Aderhautveränderungen auf, die Narben nach Chorioiditis sehr ähnlich sehen. Es handelt sich jedoch um Degenerationen, die durch die Dehnung der Bulbuswand entstanden sind (Abb. 19.5).

12.3.4 Missbildungen

Ein **Kolobom** der Aderhaut liegt immer unterhalb der Papille. Man sieht eine ausgedehnte weiße Zone, oft mit pigmentierten Rändern, manchmal mit Ausbuchtung der Bulbuswand nach hinten (Abb. 12.17). Zuweilen ist gleichzeitig ein Iriskolobom vorhanden. Die Störung entsteht durch eine Fehlentwicklung beim Schluss der Augenbecherspalte, betrifft also primär die Netzhaut, so dass man besser von einem Netzhaut-Aderhaut-Kolobom spricht. In diesem Bezirk fehlen Netzhaut und Aderhaut vollständig.

In Kürze

Physiologie. Die Aderhaut (Chorioidea) ernährt die ihr anliegenden Photorezeptoren der Netzhaut und hält die Temperatur des Auges konstant.

Entzündungen. Eine herdförmige Chorioiditis ist häufig Folge einer Toxoplasmose (Retinochorioiditis). Schwere Sehstörungen entstehen bei Chorioiditis centralis, bogenförmige Gesichtsfeldausfälle bei Chorioiditis juxtapapillaris.

Das Vogt-Koyanagi-Harada-Syndrom, die akute posteriore multifokale plakoide Pigmentepitheliopathie und die serpiginöse Chorioiditis sind seltene Aderhautentzündungen unklarer Ätiologie.

Glücklicherweise selten ist die Panuveitis bei Endophthalmitis, die eine schlechte Prognose hat.

Tumoren. Maligne Melanome der Aderhaut sind die häufigsten primären Tumoren des Augeninneren beim Erwachsenen. Die Abgrenzung gegenüber Nävus oder Blutung gelingt meist eindeutig durch das klinische Bild, zusätzliche Informationen liefern Echographie und Fluoreszenzangiographie. Zur Kontrolle des Verlaufs ist die wiederholte Photodokumentation nützlich. Die Behandlung erfolgt bei kleineren Aderhautmelanomen mit Strahlenträgern, die von außen auf die Sklera genäht werden, bei größeren durch lokale Resektion oder durch die Enukleation des Auges.

Netzhaut

13.1 Anatomische und funktionelle Grundlagen – 205
13.1.1 Anatomie – 205
13.1.2 Funktion der Netzhaut – 205
13.1.3 Blutgefäßversorgung der Netzhaut – 208
13.1.4 Das ophthalmoskopische Bild – 208

13.2 Störungen des Farbensehens – 209
13.2.1 Angeborene Farbsinnstörungen – 209
13.2.2 Erworbene Farbsinnstörungen – 210

13.3 Degenerative Netzhauterkrankungen – 210
13.3.1 Netzhautablösung (Amotio oder Ablatio retinae) – 210
13.3.2 Retinoschisis (Netzhautspaltung) – 216

13.4 Gefäßerkrankungen der Netzhaut – 217
13.4.1 Diabetische Retinopathie – 217
13.4.2 Retinale Venenverschlüsse – 222
13.4.3 Retinale Arterienverschlüsse – 224
13.4.4 Andere Durchblutungsstörungen der Netzhaut – 226
13.4.5 Frühgeborenenretinopathie (Retinopathia praematurorum) – 229

13.5 Tumoren der Netzhaut – 232
13.5.1 Retinoblastom – 232
13.5.2 Phakomatosen – 235
13.5.3 Kombiniertes Retina-Pigmentepithel-Hamartom – 237

13.6 Entzündungen der Netzhaut und Netzhautgefäße – 237
13.6.1 Akute Netzhautnekrose – 237
13.6.2 Retinitis bei Aids – 238
13.6.3 Toxoplasmose-Retinochorioiditis – 238
13.6.4 Pilzretinitis – 239
13.6.5 Morbus Eales – 240
13.6.6 Retinale Vaskulitis – 240
13.6.7 Borreliose – 241
13.6.8 Sekundäre Retinitis bei allgemeinen Erkrankungen – 241

13.7 Makuladegenerationen – 241

13.7.1 Altersbezogene Makuladegeneration (AMD) – 242
13.7.2 Myopische Makulopathie – 246
13.7.3 Retinopathia centralis serosa – 246
13.7.4 Epiretinale Gliose – 247
13.7.5 Weitere erworbene Makulaerkrankungen – 248
13.7.6 Hereditäre Makuladegenerationen – 250

13.8 Hereditäre Netzhautdystrophien – 251

13.8.1 Retinopathia pigmentosa – 251
13.8.2 Kongenitale Amaurose (Leber) – 252
13.8.3 Andere Formen der Retinopathia pigmentosa – 252
13.8.4 Zapfendystrophie – 253

13.9 Verletzungen der Netzhaut – 253

13.9.1 Prellung des Auges (Contusio bulbi) – 253
13.9.2 Bulbusruptur – 254
13.9.3 Perforierende Augenverletzung – 254
13.9.4 Makulaverbrennung – 255
13.9.5 Retinopathia traumatica (Morbus Purtscher) – 255

Einleitung

Netzhauterkrankungen führen häufig zu gravierenden Sehstörungen. Die Fovea, die zentrale Stelle der Netzhaut, ist für die Sehschärfe (z. B. für das Lesen) verantwortlich, die periphere Netzhaut für das Gesichtsfeld (Orientierung im Raum). An der Netzhaut kommen angeborene und erworbene Krankheiten vor. Die wichtigsten erworbenen Erkrankungen, an denen man erblinden kann, sind Netzhautablösung (Amotio retinae), die altersbezogene Makuladegeneration, die diabetische Retinopathie und Verschlüsse der Netzhautarterien und Netzhautvenen. Bei Frühgeborenen muss sehr auf die Entwicklung einer Frühgeborenenretinopathie geachtet werden. Das Retinoblastom ist ein lebensbedrohlicher frühkindlicher vererbbarer maligner Netzhauttumor. Netzhautentzündungen können durch Parasiten, Pilze und Viren (CMV bei Aids) hervorgerufen werden und bedürfen einer sofortigen Behandlung. Hereditäre Makuladegenerationen und Netzhautdystrophien sind zwar selten, aber für das Leben der Betroffenen und wegen der Vererbbarkeit von Bedeutung. Verletzungen, die die Netzhaut mit einbeziehen, führen nicht selten zur Erblindung.

13.1 Anatomische und funktionelle Grundlagen

13.1.1 Anatomie

Die Netzhaut enthält die Sinneszellen und Neurone, die den Lichtreiz aufnehmen, weiterverarbeiten und die Sehinformation an die Sehzentren des Gehirns übermitteln. Die Netzhaut ist entwicklungsgeschichtlich und funktionell ein **vorgeschobener Gehirnteil.**

Embryologie

In der Embryonalphase wächst aus den Zellen des vorderen Medullarrohres die primäre Augenblase als paariges Organ hervor. Die distale Wand stülpt sich ein und bildet dadurch die sekundäre Augenblase (Abb. 23.1). Ihr Stiel wird zum Sehnerv, die innere (eingestülpte) Zelllage zur sensorischen Netzhaut und die äußere Zelllage zum retinalen Pigmentepithel. Der proximale Teil beider Epithelanlagen bildet das Hinterblatt der Iris und die beiden Zelllagen des Ziliarepithels. Der Pupillarsaum stellt entwicklungsgeschichtlich also den Augenbecherrand dar.

Histologie

Die Netzhaut besteht aus drei hintereinander geschalteten Neuronen, den **Rezeptoren**, den **Bipolarzellen** und den **Ganglienzellen** (Abb. 13.1 und 13.2). Weiterhin sind **Interneurone** (Horizontalzellen, amakrine Zellen) für die horizontale Informationsverarbeitung zuständig. Das einfallende Licht durchdringt alle Netzhautschichten, bis es die äußerste Schicht, das **Sinnesepithel** (Rezeptoren = 1. Neuron) erreicht. Die Rezeptorenschicht besteht in der Netzhautperipherie aus Stäbchen und Zapfen, in der Fovea centralis nur aus Zapfen (Abb. 13.3). Insgesamt enthält die Netzhaut ca. 7 Mio. Zapfen und 120 Mio. Stäbchen. Nach außen zur Aderhaut hin liegt das **Pigmentepithel,** das die abgestoßenen Scheibchen der Rezeptoren verarbeitet und das einfallende Licht nach hinten abschirmt. Die Zellkerne der Rezeptoren bilden die »**äußere Körnerschicht**«, so benannt nach dem Aussehen im histologischen Schnitt bei schwacher Vergrößerung. Das 2. Neuron entspricht den bipolaren Zellen, deren Zellkerne zusammen mit denen der Horizontalzellen und amakrinen Zellen die »**innere Körnerschicht**« bilden. Die äußeren Fortsätze der Bipolaren empfangen die Signale von den Rezeptoren und geben sie an die **Ganglienzellen** weiter. Das 3. Neuron wird von den Ganglienzellen (**histologisch: Ganglienzellschicht**) gebildet. Diese begrenzen mit ihren Axonen (**Nervenfaserschicht**) und der **Membrana limitans interna** die Netzhaut zum Glaskörper hin. Die 1,1 Mio. Axone aller Ganglienzellen treffen sich an der Papille und bilden von dort ab den Sehnerv. Sie sind in der Netzhaut nicht myelinisiert. Spezielle Gliazellen (**Müller-Stützzellen**), die senkrecht durch alle Schichten der Netzhaut reichen, verankern die Netzhaut und sind gleichzeitig wesentlich an der Ionenverteilung während des Erregungsprozesses der Netzhaut beteiligt.

Netzhautmitte. Das Zentrum der Netzhaut enthält ein gelbliches Pigment und heißt deshalb **Macula lutea = Gelber Fleck.** Der zentrale Bezirk ist gefäßfrei und grubenförmig eingesenkt (**Fovea centralis**). Die Grube selbst enthält nur Rezeptoren (Zapfen) und heißt **Foveola.**

13.1.2 Funktion der Netzhaut

Sehschärfe

Der Mensch hat im Gegensatz zu den meisten anderen Säugern eine hochspezialisierte Netzhautmitte und erreicht dadurch ein besonders hohes Auflösungsvermögen mit einer Sehschärfe von ca. 0,8 bis 1 Winkelminute (Kap. 3.2). Die **Foveola** ist eine Grube von ca. 0,2 mm Durchmesser, die nur dichtgepackte Zapfen enthält, während die nachgeschalteten Neurone zur Seite hin verlagert sind, damit das einfallende Licht

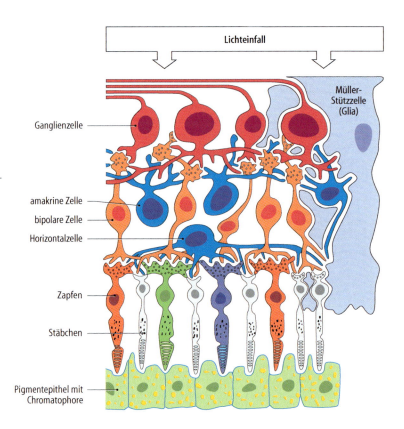

Abb. 13.1. Schematischer Schnitt durch die Netzhaut. Einfallendes Licht (Pfeile von oben) durchdringt die ganze Netzhaut, ehe es das Sinnesephithel erreicht. Eine Signalkonvergenz entsteht durch die Verbindung mehrerer bipolarer Zellen mit einer Ganglienzelle, mit Ausnahme in der Fovea centralis. Horizontal verlaufende Hemmungsvorgänge werden durch die amakrinen und Horizontal-Zellen bewirkt (aus Grüsser, Schmidt und Thews 1990)

nicht durch dazwischenliegende Zellen gestreut wird (am Wallreflex erkennbar, der durch die ringförmige Netzhautverdickung entsteht). Jeder foveale Zapfen ist mit nur einer bipolaren Zelle und einer Ganglienzelle verschaltet, um die höchstmögliche Sehschärfe zu erreichen, während in der Netzhautperipherie viele Rezeptoren auf eine Ganglienzelle konvergieren. Dadurch ist das Auflösungsvermögen (d. h. die Sehschärfe) in der Netzhautmitte wesentlich besser als in der Netzhautperipherie.

Farben- und Dämmerungssehen

Drei verschiedene Zapfentypen (Rot-, Grün-, Blauzapfen) vermitteln das trichromatische **Farbensehen**, sind aber gleichzeitig auch für das photopische Helligkeitssehen verantwortlich. Die Stäbchen sind dagegen nur bei **Dämmerungssehen** in Funktion und bei Helligkeit abgeschaltet. Sie können keine Farben wahrnehmen. Das auf der Netzhaut entworfene Bild wird durch die Rezeptoren und die nachgeschaltete neuronale Bildverarbeitung in verschiedene Signale zerlegt, die über spezialisierte Ganglienzellen an das Gehirn weitergeleitet werden (Helligkeitskodierung, Farbkodierung, Bewegungswahrnehmung etc.). In den Rezeptoren und Bipolarzellen ist die Information über die Potenzialhöhe kodiert, in den Ganglienzellen dagegen durch Aktionspotenziale (frequenzkodiert).

Peripheres Sehen

Das **periphere Sehen** dient der Orientierung (**Gesichtfeld**) und der **Bewegungswahrnehmung**. Es signalisiert Gefahren, z. B. ein Hindernis oder Bewegungen, ohne diese genau erkennen zu lassen. Reflektorisch blickt man dann dorthin (Fixation) und erkennt, worum es sich handelt. Bei einem Ausfall der Netzhautmitte (z. B. bei Makuladegeneration) sinkt die Sehschärfe auf 1/10 oder weniger. Man kann dann nicht mehr lesen, die Orientierung ist aber durch das intakte periphere Sehen noch möglich. Umgekehrt kann man sich bei Ausfall der Netzhautperipherie (z. B. bei Retinopathia pigmentosa) nicht mehr frei bewegen, weil man an jedem Hindernis anstößt, auch wenn die zentrale Sehschärfe gut und Lesen noch möglich ist.

Dunkeladaptation

Bei der Dunkeladaptation sind nur die Stäbchen der Netzhaut aktiv, der Empfindlichkeitsbereich der Zapfen ist unterschritten. In Dämmerung, also bei Leuchtdich-

13.1 · Anatomische und funktionelle Grundlagen

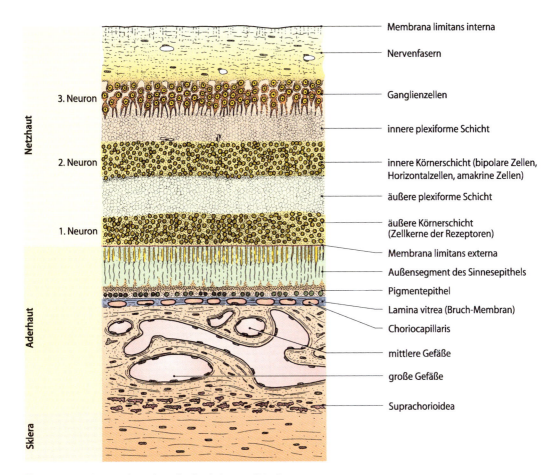

Abb. 13.2. Schematischer Schnitt durch Aderhaut und Netzhaut

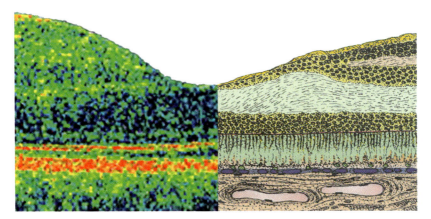

Abb. 13.3. Schnitt durch die Macula lutea. Auf der rechten Hälfte ist der histologische Schichtenaufbau der Netzhaut dargestellt, in der linken Hälfte ein Bild der Netzhaut, wie es durch das moderne Verfahren der optischen Kohärenztomographie am lebenden Auge gewonnen werden kann. Man sieht die Einsenkung der zentralen Netzhaut im Bereich der Fovea centralis und die Verlagerung der inneren Netzhautelemente (Ganglienzellen und innere Körnerschicht) zur Seite

ten unter 0,01 cd/m² besteht deshalb ein (physiologisches) Zentralskotom. Deshalb nimmt man bei sehr schwachem Licht einen Gegenstand besser wahr, wenn man an ihm vorbei blickt und ihn nicht zu fixieren versucht. Das kann man nachts im Wald gut beobachten, ebenso beim Aufsuchen eines lichtschwachen Sternes. Farben nimmt man nachts (bei vollständiger Dunkeladaptation) nicht mehr wahr (»Nachts sind alle Katzen grau.«). Wenn die Stäbchenfunktion ausfällt, z. B. bei Retinopathia pigmentosa, besteht eine Nachtblindheit.

13.1.3 Blutgefäßversorgung der Netzhaut

Die Netzhaut wird durch zwei völlig getrennte Blutgefäßsysteme versorgt, nämlich die A. centralis retinae für die inneren Anteile und die Aa. chorioideae für die äußeren Anteile der Netzhaut.

Zentralarterie. Die Blutversorgung der **inneren Netzhautschicht** bis einschließlich der inneren Körnerschicht erfolgt durch die **A. centralis retinae**, die aus der A. ophthalmica entspringt und mit dem Sehnerv in das Auge eintritt. Ihre Äste verlaufen und verzweigen sich in der Nervenfaserschicht. Die Netzhautarteriolen sind autoreguliert, d. h. ihr Gefäßdurchmesser und damit der Blutfluss wird den Erfordernissen direkt angepasst: Bei CO_2-Anhäufung, O_2-Mangel oder Anhäufung von sauren Metaboliten werden die Gefäße weitgestellt. Die Sauerstoffextraktion der Netzhautkapillaren ist sehr hoch. Die Netzhautarterien bilden ein Endgefäßsystem, das keine Kollateralen besitzt. Deshalb führen Verschlüsse immer zu einem Infarkt der angeschlossenen Versorgungsgebiete. Der Kapillardruck liegt über dem Augeninnendruck. Aus dem Versorgungsgebiet der Netzhautarteriolen entspringen die retinalen Venen, deren Hauptäste sich zum Stamm der V. centralis retinae vereinigen.

Aderhautarterien. Die **äußere Schicht** der Netzhaut, insbesondere die Rezeptoren werden durch die **Lamina choriocapillaris** der Aderhaut versorgt, die über die Ziliararterien gespeist wird. Die Aderhaut hat ein vielfach höheres Blutminutenvolumen als das Netzhautgefäßsystem, die Sauerstoffextraktion ist deshalb wesentlich geringer. Das hohe Blutminutenvolumen dient nicht nur zur Versorgung mit Sauerstoff, sondern auch dazu, die Temperatur der äußeren Netzhaut wegen der photochemischen Prozesse konstant zu halten. Die Aderhautgefäße kann man nur bei sehr pigmentarmem Fundus sehen, ansonsten sind sie durch das Pigmentepithel verdeckt.

13.1.4 Das ophthalmoskopische Bild

Die Netzhaut ist die einzige Stelle des Körpers, an der man Blutgefäße und Nervengewebe direkt **in vivo** beobachten kann. Seit Erfindung des Augenspiegels durch Hermann von Helmholtz Mitte des 19. Jahrhunderts hat dieses Bild Mediziner und Laien gleichermaßen fasziniert.

Augenhintergrund (Fundus)
Die Netzhaut ist durchsichtig. Man sieht im Wesentlichen nur die Blutsäule der **Netzhautgefäße,** das **Pigmentepithel** und die **Aderhautstrukturen**. Die Bündel der Nervenfasern erkennt man nur im rotfreien Licht (Grünfilter) des Augenspiegels. Die Netzhaut muss transparent sein, denn die Lichtstrahlen müssen die Netzhaut erst durchdringen, bevor sie die auf der Außenseite der Netzhaut lokalisierten Rezeptoren erreichen (Abb. 13.1). Die **Axone** der Ganglienzellen sind deshalb in der Netzhaut **nicht myelinisiert**. Daraus resultiert eine niedrige Leitungsgeschwindigkeit der Signale in der Netzhaut. Erst hinter dem Auge erhalten die Nervenfasern im Sehnerv eine Myelinscheide. Als Anomalie sieht man manchmal an der Papille schweifförmig nach temporal oben oder unten verlaufende myelinisierte Nervenfasern (Abb. 15.2).

Normaler Fundus
Das ophthalmoskopische Bild wird im Wesentlichen durch den Pigmentgehalt, das Lebensalter und die Refraktion beeinflusst.

Die **rote Farbe des Fundus** entsteht durch den Blutgehalt der Aderhaut, insbesondere ihrer anastomosenreichen Kapillarschicht, der **Choriokapillaris,** die durch das Pigmentepithel durchschimmert. Die größeren Aderhautgefäße werden durch das Pigmentepithel je nach **Pigmentierungsgrad** mehr oder weniger vollständig verdeckt (Abb. 13.4). Wenn das Pigmentepithel pigmentarm ist, die Chromatophoren der Aderhaut aber reichlich vorhanden sind, entsteht das Bild eines **Fundus tabulatus** (Abb. 13.5). Sind die Pigmentzellen der Aderhaut spärlich (hohe Myopie) oder fehlen sie ganz (Albinismus), so sieht man die großen Aderhautgefäße und dazwischen die weiße Sklera durchscheinen.

Altersbedingte Änderungen des Fundusbildes
Auch das **Lebensalter** beeinflusst das ophthalmoskopische Bild. Bei Säuglingen und Kleinkindern erscheint die Papille heller als bei Erwachsenen. Bei Jugendlichen ist der Fundus reflexreicher, über der Fovea »schwebt« der **Foveolareflex**. Der **Wallreflex** ist durch die ringförmige Verdickung um das Netzhautzentrum verursacht, wo sich die aus der Fovea wegverlagerten Ganglienzel-

Pathologische Fundusveränderungen

Die **Refraktion** beeinflusst das Fundusbild besonders bei der **Myopie**. Bei hoher Kurzsichtigkeit sind die Gefäße stärker gestreckt. Die Papille ist oft hochoval verformt und der Gefäßbaum an die nasale Seite der Papille verlagert. Der Sehnerv tritt dabei schräg in den Bulbus ein. In der temporal an die Papille angrenzenden Netzhaut fehlt oft das Pigmentepithel oder die Choriokapillaris (Conus myopicus). Bei **komplizierter Myopie** ist die Aderhaut zirkulär um die Papille atrophisch, sog. »Dehnungsherde« reichen bis in das Netzhautzentrum hinein (◘ Abb. 19.5) und der hintere Pol des Bulbus ist nach hinten ausgebuchtet (Staphylom). Bei der **Hypermetropie** kann die Papille unscharf begrenzt sein, so dass zunächst eine Stauungspapille ausgeschlossen werden muss (► Kap. 15.4.3). Im Gegensatz zur Stauungspapille sind aber keine peripapillären Blutungen vorhanden.

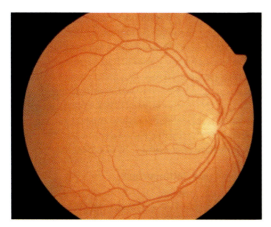

◘ **Abb. 13.4.** Normaler Augenhintergrund eines rechten Auges mit Papille, Netzhautarterien und Netzhautvenen. Das Pigmentepithel der Netzhaut ist gleichmäßig entwickelt, Einzelheiten der Aderhaut sind deshalb nicht sichtbar

13.2 Störungen des Farbensehens

13.2.1 Angeborene Farbsinnstörungen

Die angeborenen Farbsinnstörungen sind dem Betroffenen meist nicht bewusst. 8% der Männer und 0,4% der Frauen haben eine rezessiv-geschlechtsgebundene vererbte Form der Farbsinnanomalie. Diese Personen sind für viele Berufe ungeeignet, wie z. B. Maler, Chemiker, Berufe in der Mode- und Stoffbranche, Färber, Elektriker u. a. Weiterhin dürfen sie keine Lokomotiven, Schiffe, Flugzeuge, Straßenbahnen, Omnibusse, Taxis führen.

Dichromasie

Am häufigsten sind Dichromasien, und hierbei Störungen des Rot-Grün-Sinnes. Man unterscheidet zwei Ausprägungsgrade: **Protanopie** und **Deuteranopie**. Bei dem **Protanopen** ist das Spektrum am langwelligen Ende stark verkürzt, er ist rotblind. Der **Deuteranope** ist grünblind. Beide verwechseln Rot und Grün, d. h. sie sehen beide Farben nicht normal, da ihr Farbensystem nur aus zwei (statt drei) Komponenten besteht.

Eine **abgeschwächte** Form dieser Störung liegt bei der **Protanomalie** (Rotschwäche) und **Deuteranomalie** (Grünschwäche) vor. Solche Personen (anomale Trichromaten) verwechseln Rot und Grün unter ungünstigen Bedingungen, z. B. im Straßenverkehr bei großer Geschwindigkeit und diesiger Sicht.

Eine Gefahr im Verkehr entsteht aber weniger durch anomale Trichromate als vielmehr durch dichromate Personen, wobei die Protanopen wegen der ver-

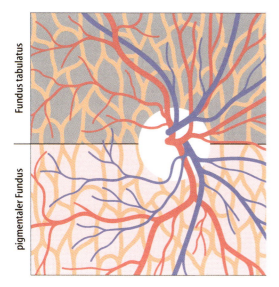

◘ **Abb. 13.5.** *Oben:* Fundus tabulatus, *unten:* pigmentarmer Fundus. In beiden Fällen ist das Pigmentepithel der Netzhaut pigmentarm, man sieht die Aderhaut. Bei Fundus tabulatus sind die Chromatophoren zwischen den Aderhautgefäßen sichtbar, bei pigmentarmem Fundus sieht man zwischen den Aderhautgefäßen die helle Sklera durchscheinen

len ansammeln. Bei älteren Personen sieht man zuweilen **Drusen**, eine Ablagerung von pathologischen Abbauprodukten auf der Basalmembran des Pigmentepithels. In der Fundusperipherie findet man im Alter nicht selten Netzhautdegenerationen, die Vorstufen zu Netzhautlöchern sein können und zur Netzhautablösung disponieren.

minderten Ansprechbarkeit für Rot ein rotes Signal eher übersehen können als die Deuteranopen.

Tritanopie, Tritanomalie
Sehr selten und von geringer praktischer Bedeutung ist die Störung des Blau-Gelb-Sinnes (**Tritanopie** = Blaugelbblindheit; **Tritanomalie** = Blaugelbschwäche).

Achromasie
Achromasie bedeutet **totale Farbenblindheit** (ungenau auch Monochromasie). Die Zapfenfunktion ist ausgefallen. Daraus ergeben sich die weiteren **Symptome**: normales Sehen bei Dämmerung, bei Tag herabgesetzte Sehschärfe auf 1/10 durch Zentralskotom, pendelndes Augenzittern (Pendel-Nystagmus), weil nicht fixiert werden kann, da die Zapfen funktionslos sind oder fehlen. Es besteht meist starke Blendung mit Lichtscheu. Der Erbgang ist rezessiv.

13.2.2 Erworbene Farbsinnstörungen

Erworbene Farbsinnstörungen kommen bei vielen Krankheiten der Netzhautmitte oder des Sehnervs vor. Bei **dominant vererbter Optikusatrophie** besteht meist eine Blau/Gelb-, seltener eine Rot/Grün-Störung. Bei **Optikuskompression** (Chiasmatumoren) ist die Farbwahrnehmung im gestörten Gesichtsfeldbereich stark abgeschwächt (»schmutzige Farben«). Makulaerkrankungen haben meist eine begleitende Farbsinnstörung, außerdem ist das Farbensehen bei der **Zapfendystrophie** (▶ Kap. 13.8.4) ausgefallen.

13.3 Degenerative Netzhauterkrankungen

13.3.1 Netzhautablösung (Amotio oder Ablatio retinae)

Definition
Bei der Netzhautablösung handelt es sich um die Abhebung der sensorischen Netzhaut vom Pigmentepithel, also einer Trennung der beiden neuroektodermalen Schichten in dem durch die embryonale Augenbechereinstülpung vorgeformten Spalt (▶ Kap. 13.1.1, Embryologie). Die Begriffe Amotio und Ablatio retinae werden synonym gebraucht.

Epidemiologie
Die Ablatio retinae ist eine relativ seltene, aber sehr bedeutende Erkrankung der Netzhaut, weil dadurch das Sehvermögen akut bedroht ist und die unbehandelte Netzhautablösung fast immer zur Erblindung führt. Die jährliche **Inzidenz** beträgt ca. 1:10000. Sie ist im Alter aufgrund der Degeneration von peripherer Netzhaut und Glaskörper wesentlich häufiger als bei jüngeren Personen. Bei **Myopie** von mehr als 6 Dioptrien ist ihre Inzidenz mindestens dreimal so hoch wie bei Emmetropie (Normalsichtigkeit). Bei etwa 15–20% der Patienten mit Netzhautablösung entsteht auch am anderen Auge eine Ablatio. Neben der Myopie gibt es auch eine **familiäre Disposition** zur Netzhautablösung.

Ätiologie und Pathogenese
Die häufigste primäre Ursache der Netzhautablösung sind degenerative Veränderungen der peripheren Netzhaut und des Glaskörpers, die zu Netzhauteinrissen führen. Da die Netzhaut nur vorn an der Ora serrata und hinten an der Papille mit der Unterlage fest verwachsen ist, kann durch ein Netzhautloch Flüssigkeit zwischen die Netzhaut und das darunterliegende Pigmentepithel eindringen. Normalerweise liegen die beiden Blätter des ehemaligen Augenbechers (▶ Kap. 1) nur lose aneinander. An den Stellen von Netzhautnarben (z. B. nach einer Chorioretinitis) sind Netzhaut und Pigmentepithel mit der Aderhaut sekundär verwachsen und können sich dann nicht mehr ablösen. Sekundäre Ursachen von Netzhautlöchern sind z. B. Verletzungen der Netzhaut bei perforierenden Verletzungen des Augapfels oder Schrumpfung der Netzhaut mit sekundärer Lochbildung bei diabetischer Retinopathie.

Formen der Ablatio retinae
Primäre (idiopathische, rhegmatogene) Ablatio retinae. Sie ist die häufigste Form der Netzhautablösung. Der **Netzhautriss** (»rhegmatogen«) entsteht insbesondere an der **peripheren Netzhaut**, wenn sich der Glaskörper im **Alter** oder bei **Myopie** infolge Verflüssigung und Umstrukturierung akut abhebt. Hierbei entsteht an den peripheren Anheftungsstellen ein mechanischer Zug, der zu dem Netzhauteinriss führt (**akute hintere Glaskörperabhebung**). Da der Glaskörper infolge der Schwerkraft nach unten absinkt, sind Netzhautrisse sehr viel häufiger in der oberen Netzhauthälfte lokalisiert als in der unteren. Die Anheftungsstellen des Glaskörpers an der peripheren Netzhaut sind bei disponierten Patienten oft schon vorher an den **äquatorialen Degenerationen** zu erkennen. Netzhautrisse können aber auch an vorher unauffälligen Netzhautstellen entstehen.

Riesenrissablatio. Eine Sonderform der rhegmatogenen Ablatio ist die Riesenrissablatio, bei der der Glaskörperzug nicht am peripheren, sondern am zentralen

Rissrand ansetzt. Es kommt dadurch zu Rissen, die sich über mehr als 1 Quadranten, oft sogar über mehr als die Hälfte der Zirkumferenz ausdehnen und eine schlechtere Prognose als die einfache rhegmatogene Ablatio haben. Immer ist auch das 2. Auge gefährdet.

Sekundäre Ablatio retinae, Traktionsablatio. Sie entsteht sekundär durch Schrumpfung von präretinalen und intraretinalen Membranen (▶ Kap. 14). Diese bilden sich vor allem bei **diabetischer Retinopathie**, nach **Netzhautvenenverschlüssen** und anderen Formen der Netzhautischämie, als späte Folge der **Frühgeborenenretinopathie**, nach **Entzündungen** sowie nach **erfolgloser Netzhautoperation**. Eine sekundäre Ablatio kann auch Folge der **Prellung** des Auges oder einer **perforierenden Verletzung** sein. Bei schweren Augapfelprellungen (Tennisball, Schneeball, Squashball) entsteht an der Kontusionsstelle eine Netzhautnekrose, aus der sich ein Netzhautloch bilden kann, oder es kommt zu einer akuten Glaskörperabhebung mit Rissbildung der Netzhaut. Durch einen so verzögert entstandenen Riss kann sich noch Jahre danach eine Netzhautablösung entwickeln.

Exsudative Netzhautablösung. Hierbei kommt es zu einer Störung der Gefäßschranke mit Flüssigkeitsansammlung im Spalt zwischen sensorischer Netzhaut und Pigmentepithel. Typischerweise kommt dies beim **Morbus Harada**, beim **Aderhautmelanom** oder **Aderhautmetastasen** vor (▶ Kap. 12.3.1 und ▶ Kap. 12.3.2).

Äquatoriale Degenerationen (»Gitterlinien«, »Schneckenspuren«) treten bei 7% der Bevölkerung auf, ohne dass daraus immer eine Netzhautablösung resultiert. Sie beinhalten insbesondere dann ein Risiko, wenn sie durch Glaskörperzug hervorgerufen werden. Aberrierende Zonulafasern können manchmal Ursache eines sehr peripher gelegenen Loches oder einer »Traktionsrosette« sein. Weniger gefährlich sind »zystoide Degenerationen« (Vorstufe der senilen Retinoschisis).

Symptome, Befunde

Subjektiv bemerkt der Patient **Lichtblitze** in der Peripherie des Gesichtsfeldes, die durch den Glaskörperzug und den Einriss der Netzhaut entstehen. Kurz danach nimmt er eine »**Schwarm von schwarzen Mücken**« oder »**Rußflocken**« wahr. Sie sind die Schatten von Glaskörperblutungen, die bei der Rissbildung der Netzhaut entstehen. Bei beiden typischen Ablatiosymptomen muss unbedingt die Netzhautperipherie **beider** (!) Augen bei maximal erweiterter Pupille sorgfältig untersucht werden. Oft zeigt das zweite Auge periphere Degenerationen oder kleine Netzhautlöcher, die mit dem Laser verschweißt werden müssen, um einer Netzhautablösung an dieser Stelle vorzubeugen. Im Gegensatz zu den harmlosen Glaskörpertrübungen der Mouches volantes (▶ Kap. 14.3.1), die halbdurchsichtige Schlieren im Glaskörper sind, erscheinen die Trübungen durch Blutung schwarz und treten plötzlich und zahlreich auf.

Wenn sich nach der Rissbildung die Netzhaut **ablöst,** bemerkt der Patient einen **Schatten** in der Peripherie, den er als einen von unten aufsteigenden Schatten (Ablatio oben, ◘ Abb. 13.6) oder als einen sich senkenden Vorhang (Ablatio unten) beschreibt. In diesem Bereich ist das Gesichtsfeld meist nicht vollständig aus-

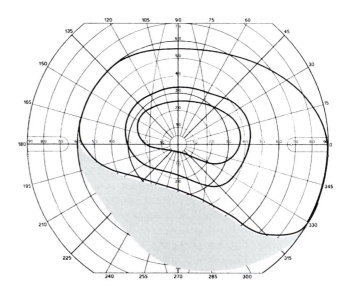

◘ **Abb. 13.6.** Unterer Gesichtsfeldausfall bei Netzhautablösung von oben

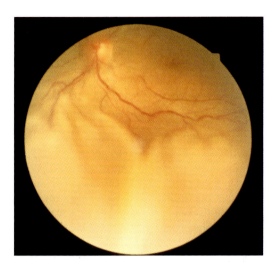

Abb. 13.7. Ablatio retinae: Die Netzhaut ist unten bis zu den großen Gefäßen abgehoben, die Netzhautgefäße verlaufen wellig und die Netzhautfalten schwappen bei Augenbewegungen

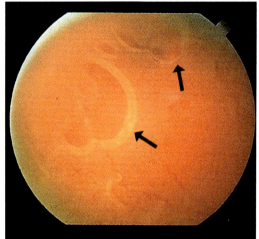

Abb. 13.8. Typische Hufeisenrisse der Netzhaut mit umgebender Ablatio retinae. Die Öffnung des Risses erscheint rot wegen der darunterliegenden Aderhaut. Die abgelöste Netzhaut in der Umgebung des Risses ist grau-gelblich. Die *Pfeile* zeigen auf den zentralen Rand der beiden Hufeisenrisse

gefallen. Wenn die Ablatio das Zentrum erfasst, fällt die Sehschärfe rasch ab. Oft suchen die Patienten erst dann den Augenarzt auf.

> Ein Patient, der über plötzliches, neu aufgetretenes »Blitzen« klagt, muss sofort augenärztlich untersucht werden, um ein eventuell entstandenes Netzhautforamen rechtzeitig zu erkennen, möglichst bevor sich die Netzhaut ablöst.

Diagnostik

Die Diagnose der Netzhautablösung kann am besten mit indirekter binokularer Ophthalmoskopie oder mit dem Kontaktglas gestellt werden (▶ Kap. 3.4). Bei **hoch** abgelöster Netzhaut sieht man **graue Falten,** die bei Augenbewegungen schwappen und in deren Tälern die Netzhautgefäße verschwinden. Bei **flacher** oder **umschriebener** Ablatio ist die Netzhaut meist noch transparent (◘ Abb. 13.7). Deshalb ist es wichtig, durch binokulare Untersuchung (indirekte binokulare Ophthalmoskopie) die Grenzen der Netzhautablösung genau zu dokumentieren (Zeichnung). Bei jeder Ablatio muss intensiv nach einem Netzhautriss gesucht werden. Nahezu alle idiopathischen Netzhautablösungen sind durch einen Netzhautriss verursacht (rhegmatogen), der bei der Operation verschlossen werden muss, um die Netzhaut wieder anzulegen. Die Risse haben meist die **Form eines Hufeisens** oder eines Haifischmauls, wobei die Konkavität des Risses immer gegen die Netzhautperipherie gerichtet ist. Dabei entsteht eine zungenförmige Netzhautlefze, der »**Deckel**«, an dessen Spitze meist noch äquatoriale Degenerationen und anheftender Glaskörper zu sehen sind (◘ Abb. 13.8). Seltener sind peripher gelegene **Rundlöcher**, die entweder durch Netzhautatrophie ohne Zug entstehen oder zustande kommen, indem der Netzhautdeckel durch Glaskörperzug vollständig herausgerissen wurde.

> Die genaue Lokalisation und die Erfassung aller Netzhautlöcher sind für die Operationsplanung und Operationstechnik von größter Bedeutung.

Lokalisieren der Netzhautrisse. Das erfolgt am besten mit der indirekten binokularen Ophthalmoskopie und mit dem Kontaktglas. Die **häufigste Lokalisation** der Netzhautrisse ist der **temporale obere Quadrant**, die zweithäufigste der nasale obere Quadrant. Unten gelegene Netzhautrisse sind wesentlich seltener. Dies ist verständlich, da der Glaskörper entsprechend der Schwerkraft bei der Abhebung nach unten absackt und somit der Glaskörperzug vor allem oben wirksam wird. Aus der Lokalisation der Ablatio kann man Hinweise auf die Lage des Netzhautrisses ableiten und gezielt danach suchen (◘ Abb. 13.9). Risse an der Ora serrata (»**Orariss**«) entstehen nach Prellung des Auges. Makulalöcher führen nur zu einer Ablatio, wenn ein alle Netzhautschichten durchgreifendes Loch, z. B. bei hoher Myopie, vorhanden ist. Nicht selten kommt nach einem Makulaödem ein sog. **Schichtloch der Makula** (◘ Abb. 13.44) vor, das nicht alle Schichten der Netz-

13.3 · Degenerative Netzhauterkrankungen

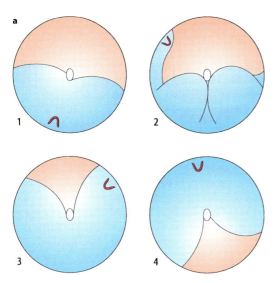
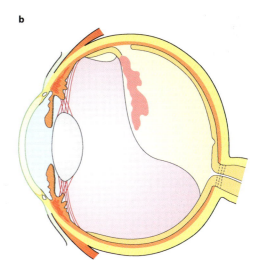

Abb. 13.9. Zusammenhang zwischen Form der Ablatio und Lage des Netzhautrisses. **a** Das Foramen ist immer in dem Quadranten zu suchen, in dem die Netzhautablösung höher gestiegen ist (*1, 3*), oft sogar am Rand der Ablatio (*2*). **b** Entstehung des Netzhautrisses: Durch Glaskörperzug (rosa) entsteht ein hufeisenförmiger Einriss der Netzhaut und eine Blutung (rot) aus dem eingerissenen Netzhautgefäß

haut durchdringt und deshalb nicht zu einer Ablatio führt (► Kap. 13.7.4).

Differenzialdiagnose

Eine **periphere Netzhautspaltung** bei älteren Personen (**senile Retinoschisis**, ► Kap. 13.3.2) kann einer Ablatio mit sehr dünner, atrophischer Netzhaut täuschend ähnlich sehen. Kombinationen aus Retinoschisis und rhegmatogener Ablatio kommen vor.

Gefäßtumoren der Netzhaut (Hippel-Lindau-Angiom) zeigen oft eine sekundäre exsudative Ablatio.

Der **Morbus Harada** der Netzhaut entwickelt typischerweise eine exsudative Ablatio **ohne Netzhautriss** (► Kap. 12).

Für das **Aderhautmelanom** ist die tumorferne, umschriebene **Begleitablatio** (► S. 197) ein wichtiges diagnostisches Zeichen (Abgrenzung gegenüber Aderhautnävus). Auch andere **Tumoren der Aderhaut** (Aderhautmetastasen, Aderhautosteom) entwickeln eine »Begleitablatio« und können dabei mit einer rhegmatogenen Ablatio verwechselt werden, wobei dann die eigentliche Ursache nicht übersehen werden darf.

Eine **Aderhautamotio** wird manchmal mit einer Netzhautablösung verwechselt, obwohl sich das Fundusbild eindeutig unterscheidet: Bei der Aderhautamotio ist auch das Pigmentepithel mit vorgewölbt, so dass eine hohe undurchsichtige dunkelbraune runde Prominenz besteht, die bei Augenbewegungen **nicht** schwappt.

Therapie

Eine medikamentöse Behandlung der Netzhautablösung gibt es nicht. Auch mit dem Laser kann entgegen einer weit verbreiteten Laienmeinung die **Netzhautablösung** nicht behandelt werden. Der Laser ist aber für die Abriegelung von Netzhautlöchern geeignet, wenn die umgebende Netzhaut noch anliegt.

Laserkoagulation des Netzhautloches bei anliegender Netzhaut. Bei anliegender Netzhaut kann ein Netzhautriss mit Laser (Argonlaser oder anderer im Grünbereich emittierender Laser) »abgeriegelt« werden. Hierbei wird eine zwei- oder dreireihige Kette von Lasernarben um das Loch angelegt (**Abb. 13.10**). Die Laserenergie wird ausschließlich vom Pigmentepithel und der Aderhaut absorbiert (Koagulation), nicht aber von der Netzhaut, denn diese ist auch für das Laserlicht durchsichtig. Liegt die Netzhaut dem Pigmentepithel an, dann wird sie in die Zone des Koagulationsbereichs mit einbezogen und vernarbt deshalb mit dem Pigmentepithel, nicht aber bei abgelöster Netzhaut. Deshalb lässt sich eine **abgelöste Netzhaut nicht mit dem Laser** »verschweißen«. Es dauert nach Laserkoagulation eines anliegenden Netzhautloches ca. 14 Tage, bis sich eine ausreichend feste Narbe ausgebildet hat, um eine spätere Netzhautablösung aufgrund des Loches zu verhindern. Die peripheren Narben führen nicht zu störenden Gesichtsfeldausfällen.

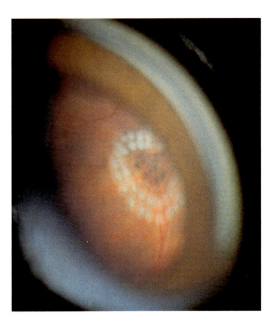

Abb. 13.10. Netzhautformen bei noch anliegender Netzhaut, mit frischen Laserkoagulationen abgeriegelt. Die frischen Herde sind weiß und unscharf begrenzt (Netzhautödem, sterile örtliche Entzündungen). Bei Vernarbung tritt gewöhnlich eine deutliche Pigmentierung auf. Die Laserkoagulation muss das Netzhautloch zirkulär umgeben (hier durch die Iris z. T. abgedeckt)

> ❗ Entgegen der Meinung des Laien kann nicht die Netzhautablösung, sondern nur ein noch anliegendes Netzhautloch mit dem Laser behandelt werden.

Laserbehandlung bei äquatorialen Degenerationen. Äquatoriale Degenerationen sind Vorstufen von Netzhautrissen. Sie müssen vor allem dann prophylaktisch mit dem Laser abgeriegelt werden, wenn bereits eine Netzhautablösung am selben oder am anderen Auge auftrat oder eine besondere Disposition zu Netzhautablösung besteht (hohe Myopie, Zustand nach (komplizierter) Kataraktoperation, sichtbarer Glaskörperzug, familiäre Belastung).

Häufig ist zu beobachten, dass an den Stellen keine Ablösung auftritt, an denen aufgrund einer Netzhaut- oder Aderhautentzündung eine feste Narbenbildung entstanden ist.

Operation bei unkomplizierter Netzhautablösung

Prinzipien der Ablatiochirurgie. Alle chirurgischen Verfahren beruhen auf drei Prinzipien:
- **Entlastung des Glaskörperzuges**,
- **Verschluss des Netzhautrisses** (der die Netzhaut wieder zur Anlage bringt),
- **Erzeugung einer künstlichen** Narbe (um eine spätere Wiederablösung zu verhindern).

Eindellende Operation. Die unkomplizierte idiopathische rhegmatogene Ablatio wird durch eine eindellende Operation behandelt. Hierbei wird eine runde oder ovale »Plombe« aus Silikonkautschuk von außen auf die Sklera an der Stelle aufgenäht, an der sich innen das Netzhautloch befindet. Durch raffende Nähte dellt diese Plombe die Augapfelwand ein und bringt dadurch Pigmentepithel und Aderhaut wieder mit der abgelösten Netzhaut in Kontakt. Gleichzeitig entlastet die Eindellung den Glaskörperzug (◘ Abb. 13.11a). Die richtige Lage der Plombeneindellung kann während des Eingriffes mit dem binokularen Ophthalmoskop kontrolliert werden. Am Ende der Operation wird die Bindehaut über der Plombe wieder geschlossen. Für einen einzelnen Netzhautriss ist eine **radiäre Plombe** (d. h. senkrecht zum Limbus verlaufend) günstig. Benachbarte Lochgruppen lassen sich dagegen besser durch eine **limbus-parallele Plombe** behandeln (◘ Abb. 13.11a). Bei Aphakie oder sehr weit verstreut liegenden Löchern wird zuweilen eine Umschnürung des Augapfels (**Cerclage**) erforderlich (◘ Abb. 13.11b). Hierbei ist es manchmal notwendig, **subretinale Flüssigkeit zu punktieren**, d. h. mit einer koagulierenden Nadel im Bereich der Netzhautablösung durch Sklera, Aderhaut und Pigmentepithel durchzustechen und subretinale Flüssigkeit nach außen abzulassen. Die eindellenden Plomben werden später nicht entfernt, auch wenn die Netzhaut anliegt und vernarbt ist, denn die Eindellung hat auch den Sinn, den am Rissrand ansetzenden Glaskörperzug dauerhaft zu entlasten. Bei sehr umschriebener Netzhautablösung kann auch ein kleiner mit Flüssigkeit aufdehnbarer Ballon zwischen Auge und knöcherner Orbita eingeführt werden, der die Bulbuswand bis zur Ausbildung einer festen Narbe eindellt und nach ca. 1 Woche wieder entfernt wird (**Ballonplombe**).

Bevor die Plombe zur Eindellung aufgenäht wird, erzeugt man bei der Operation mit einer **Kältesonde** (Kryoapplikation) von außen einen sterilen Entzündungsherd. Hierbei wird die Augapfelwand mit der Sonde eingedellt und unter ophthalmoskopischer Kontrolle bis zur kurzen Weißfärbung der Netzhaut durchgefroren (–70 bis –80°C). An der Rissstelle entsteht innerhalb von 10–14 Tagen eine feste Narbe zwischen der auf dem Plombenbuckel aufliegenden Netzhaut und dem Pigmentepithel/der Aderhaut, so dass der Netzhautriss an seinen Rändern fest haftet und auch in Zukunft abgedichtet ist (**Kryovernarbung**).

13.3 · Degenerative Netzhauterkrankungen

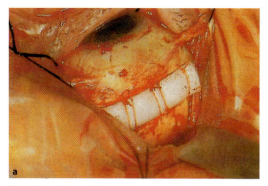

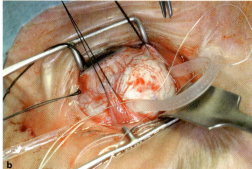

Abb. 13.11. Operation bei Netzhautablösung. **a** Operation der Netzhautablösung mit Silikonplombe. Die Haut ist mit einer Folie steril abgedeckt. Das Auge ist mit zwei schwarzen Faden an den geraden Augenmuskeln angeschlungen und kann so in die gewünschte Position gebracht werden. Die Sklera ist entsprechend dem temporal oben gelegenen Netzhautriss freigelegt. Dort wird die weiße Silikonplombe so aufgenäht, dass sie die Sklera und mit ihr die Aderhaut und das Pigmentepithel eindellt. Dadurch bekommt die Netzhaut im Rissbereich wieder mit der Unterlage Kontakt. Danach wird die Bindehaut wieder über der Plombe geschlossen. **b** Cerclage-Operation bei Netzhautablösung: Der Augapfel wird durch ein Band umgürtet, so dass über die gesamte Zirkumferenz eine Eindellung erfolgt, um die Netzhaut wieder anzulegen

Therapie bei Ablösung durch Löcher am hinteren Augenpol oder an der Papille. Netzhautablösungen durch Löcher am hinteren Pol kommen selten bei hoher Myopie vor und sind operativ sehr schwierig zu behandeln. Die eindellende Operation sowie Laser- oder Kryokoagulation kommen nicht infrage. Netzhautablösungen mit einem zentralen Loch können heute durch **Entfernen des Glaskörpers** (Vitrektomie, ▶ Kap. 14) und eine »**innere Tamponade**« durch Silikonöl oder mittels eines expandierenden Gases (Schwefelhexafluorid) in vielen Fällen erfolgreich behandelt werden. Nach der Operation muss der Patient den Blick nach unten halten, damit das Silikonöl oder die Gasblase die Netzhaut an den hinteren Pol des Auges andrückt. Das Gas wird innerhalb von 8–14 Tagen spontan resorbiert, das Silikonöl nach $1/4$ bis $1/2$ Jahr entfernt.

Bei einer Grubenpapille oder einem Kolobom der Papille (▶ Kap. 15.4.2) können Löcher entstehen, die nach den gleichen Prinzipien mit Vitrektomie und innerer Tamponade behandelt werden müssen.

Therapie bei komplizierten Netzhautablösungen. Komplizierte Netzhautablösungen mit epiretinalen Membranen und Glaskörpertraktion sowie die Riesenrissablatio sind mit einer eindellenden Operation allein nicht erfolgreich zu behandeln, sondern erfordern zusätzlich eine **Vitrektomie** und häufig eine innere Tamponade mit expandierenden Gasen oder Silikonöl (▶ Kap. 14).

Nachbehandlung. In den ersten Tagen nach der Operation soll der Patient noch **nicht lesen**, um die durch die Leserucke des Auges auftretenden Schleuderbewegungen des Glaskörpers zu vermeiden. Bettruhe ist nicht erforderlich. Wenn sich die Netzhaut nach der Operation innerhalb weniger Tage anlegt und eine feste Narbe entstanden ist, sind nach 2–3 Wochen **keine Einschränkungen der Lebensführung** mehr notwendig und man kann die meist besorgten Patienten dahingehend beruhigen.

Patienten mit **Gasfüllung** des Auges müssen eine der Lage des Loches entsprechende Lagerung einhalten, damit das nach oben steigende Gas an die entsprechende Stelle der Innenwand des Auges drückt. Diese Patienten dürfen **nicht mit dem Flugzeug fliegen**, da wegen des geringeren Luftdrucks im Flugzeug der Gasdruck im Auge dann relativ zu hoch ist und einen gefährlichen Augeninnendruckanstieg bis hin zum Arterienverschluss auslösen kann.

Prognose

Bei der unkomplizierten Netzhautablösung gelingt eine Wiederanlage der Netzhaut durch eindellende Operation in 85–95% der Fälle. Entscheidend ist die frühzeitige Überweisung zum Facharzt oder in die Klinik. Je umschriebener die Netzhautablösung ist und je früher die Netzhaut wieder angelegt wird, desto besser ist die Prognose. Das erreichbare Sehvermögen hängt auch davon ab, ob und wie lange die Makula abgehoben war. Da die Rezeptorenaußenglieder im Bereich der abgelösten Netzhaut degenerieren, dauert es nach Wiederanlage der Netzhaut oft Wochen oder Monate, bis die Rezeptoren wieder funktionsfähig werden. Nach Amotio mit längerer Makulaabhebung wird die endgültig erreichbare Sehschärfe erst nach ca. 1 Jahr erlangt.

Bei komplizierter Netzhautablösung mit Voroperationen oder bei Aphakie, bei Riesenrissablatio und bei sekundären Netzhautablösungen ist die Prognose ungünstiger. Durch Vitrektomie und innere Tamponade mit Gas oder Silikonöl lassen sich die Heilungschancen auch bei diesen Ausgangssituationen verbessern (▶ Kap. 14).

Gutachterfragen bei Netzhautablösung
Die auslösende Ursache des Netzhautrisses lässt sich oft nicht angeben. Dem menschlichen Kausalitätsbedürfnis entsprechend und durch Versicherungsschutz unterstützt, werden nicht selten Bagatellursachen angegeben, wie z. B. eine allgemeine Körpererschütterung oder schweres Heben. Derartige Ereignisse können **nicht** als Ursache einer Netzhautablösung gewertet werden.

Ein **stumpfes Trauma** des betroffenen Auges, insbesondere wenn ein **enger zeitlicher Zusammenhang** zwischen Verletzung und Netzhautablösung besteht, kommt dagegen als Ursache einer Netzhautablösung infrage. Zur gutachterlichen Beurteilung muss nach weiteren Residuen der stumpfen Verletzung gesucht (Einrisse des M. sphincter pupillae, Kammerwinkeleinrisse, alte Blutungsreste im unteren Glaskörper) und die Verletzungsanamnese (Sehverschlechterung nach der Verletzung, Bindehautunterblutung, Lidhämatom?) genau erhoben werden. Dabei ist insbesondere zu untersuchen, ob am anderen nicht verletzten Auge äquatoriale Degenerationen der peripheren Netzhaut zu finden sind oder nicht. Sind degenerative Veränderungen an der Netzhaut des unverletzten Auges zu finden, wäre das ein Hinweis auf eine verletzungsunabhängige Ursache der Netzhautablösung. Das sorgfältige Abwägen von Disposition und äußerer Ursache in jedem Einzelfall gehört zu den besonders schwierigen gutachterlichen Problemen.

13.3.2 Retinoschisis (Netzhautspaltung)

Altersabhängige Retinoschisis
Definition, Ursachen
Bei der altersbedingten Retinoschisis handelt es sich um eine Spaltung der Netzhaut in 2 Blätter im Bereich der inneren plexiformen Schicht. Sie geht oft aus zystoiden Degenerationen der peripheren Netzhaut hervor. Asymptomatische, umschriebene Vorstadien sind bei $^1/_4$ aller alten Menschen zu finden.

Befunde
Das innere Blatt wölbt sich in den Glaskörperraum vor und kann mit einer Netzhautablösung verwechselt werden. Häufig findet man die Retinoschisis an beiden Augen, und zwar meist in der temporal unteren Netzhautperipherie. **Löcher in der inneren Schicht** der gespaltenen Netzhaut kommen vor und sind nicht gefährlich. Im Bereich der Netzhautspaltung ist die Netzhaut funktionslos, da die neuronale Kette in der inneren plexiformen Schicht unterbrochen ist. Es besteht also ein korrespondierender Gesichtsfelddefekt. Eine Sehstörung der Netzhautmitte besteht aber normalerweise nicht.

Differenzialdiagnose
Die Retinoschisis unterscheidet sich von der Netzhautablösung durch die extrem dünne und durchsichtige Blase, die sich steil und scharf zur normalen Netzhaut hin abgrenzt und bei Augenbewegungen unbeweglich ist. Beidseitigkeit und Lokalisation in der temporal unteren Fundusperipherie sprechen sehr für eine Retinoschisis und gegen eine Netzhautablösung (häufiger temporal oben und einseitig).

Therapie
Die Retinoschisis muss normalerweise nicht operiert werden. Eine Abriegelung durch Laserkoagulation oder Kryokoagulation hilft nicht, die Netzhautspaltung zu verhindern. Kontrollen sind anzuraten, da eine Retinoschisis in seltenen Fällen fortschreitet und die Makula erreichen kann. Die Retinoschisis führt nur selten zur Netzhautablösung, nämlich dann, wenn sich zusätzlich zu Innenschichtlöchern auch in der äußeren Schicht Löcher entwickeln.

Juvenile X-chromosomale Retinoschisis
Die juvenile Retinoschisis ist eine X-chromosomal vererbte Erkrankung, die bilateral auftritt und bei Männern in der Jugend oder im frühen Erwachsenenalter

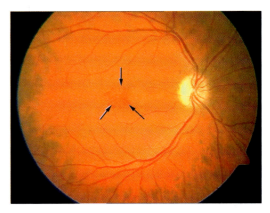

☐ **Abb. 13.12.** X-chromosomale juvenile Retinoschisis. Die Netzhautmitte ist in kleine zystische Hohlräume gespalten (→)

symptomatisch wird. Sie ist pathogenetisch als vitreoretinale Dystrophie aufzufassen (▶ Kap. 14). Das innere Blatt der Netzhautspaltung ist extrem dünn und besteht nur aus Nervenfaserschicht, Gefäßen und innerer Glaskörper-Grenzmembran.

Typisch ist eine radspeichenartige Makulopathie mit feinsten zystoiden Hohlräumen, die durch die Spaltung der Netzhaut im Zentrum entsteht (◘ Abb. 13.12). Deshalb kommt es später zu einem erheblichen Sehschärfeabfall. Eine peripher gelegene Schisis ist nicht obligat. Periphere Schisisblasen bilden aber später große konfluierende Löcher, so dass dann nur noch flottierende Gefäße zu sehen sind. Die b-Welle des Elektroretinogramms (▶ Kap. 3.10.1) ist typischerweise stark vermindert.

13.4 Gefäßerkrankungen der Netzhaut

13.4.1 Diabetische Retinopathie

Epidemiologie

Die diabetische Retinopathie ist in Europa und in Nordamerika die häufigste Erblindungsursache bei Menschen zwischen 20 und 65 Jahren (im erwerbsfähigen Alter). Mit der Zunahme des Lebensstandards und der Verlagerung der Ernährung auf fett- und kohlehydratreiche Kost nimmt auch die Zahl der Diabetiker zu. Das weltweite Problem der diabetischen Retinopathie wird in Zukunft gravierender, wenn durch die erhöhte Lebenserwartung und bessere Ernährung auch in den Entwicklungsländern die Zahl und die Schwere der Diabetes-Erkrankungen ansteigen. Die Häufigkeit der diabetischen Retinopathie hängt außer von der Stoffwechsellage auch sehr stark von der Erkrankungsdauer ab. Nach 20 Jahren Diabetesdauer finden sich bei bis zu 90% der Diabetiker Fundusveränderungen. Beim insulinabhängigen Typ-1-Diabetes, bei dem der Erkrankungsbeginn in der Jugend genau bekannt ist, beträgt das Intervall zwischen Diabetesbeginn und Auftreten der diabetischen Retinopathie immer mehr als 5 Jahre, in der Regel ca. 10–13 Jahre.

Andererseits ist die moderne Prophylaxe und Behandlung der diabetischen Retinopathie mit adäquat gestaffelten Kontrollen, Laserkoagulation und ggf. Vitrektomie eine der größten Errungenschaften der modernen Ophthalmologie. Wenn Fundusuntersuchungen bereits vor Entstehung einer diabetischen Retinopathie regelmäßig erfolgen und eine stadiengerechte Therapie erfolgt, ist die Wahrscheinlichkeit eines schweren Sehverlustes geringer als 5%!

Ätiologie, Pathogenese

Bei der diabetischen Retinopathie kommt es zu einer **Mikroangiopathie**, die vor allem die präkapillären Arteriolen, die Kapillaren und die Venolen betrifft. Perizytenverlust, Verdickung der Basalmembran und Verlust des Gefäßendothels führen zu einer frühzeitigen Gefäßsklerose mit Kapillarverschlüssen und Ischämie. Die wichtigste Folge der retinalen Hypoxie ist die proliferative diabetische Retinopathie. Die Gefäßneubildungen werden durch in der ischämischen Netzhaut gebildete angiogene Faktoren (vascular endothelial growth factor = VEGF) ausgelöst und sind als Versuch einer Revaskularisation der minderversorgten Netzhaut anzusehen. Die erhöhte Gefäßpermeabilität führt zu Netzhautödem und exsudativer Parenchymzerstörung. Die intrazelluläre Anhäufung von Sorbitol, gesteuert über die Aldosereduktase sowie die Aktivität des Wachstumshormons ist für die diabetische Zellschädigung von Bedeutung. Schwankungen der Blutzuckerkonzentration stören das Gleichgewicht und führen zur Apoptose von Gefäßendothelien.

Risikofaktoren. Hauptrisikofaktor für die Entstehung einer diabetischen Retinopathie ist die **schlechte Blutzuckerkontrolle**. Bei »intensivierter« Insulintherapie ist die Prognose bezüglich Entstehung und Fortschreiten einer diabetischen Retinopathie um ein vielfaches besser als bei »konventioneller« Insulintherapie. **Arterielle Hypertension** und **Rauchen** sind zusätzliche Risikofaktoren und verschlechtern den Verlauf einer diabetischen Retinopathie. In der **Pubertät** und während einer **Schwangerschaft** ist das Risiko der Entstehung oder Progression einer diabetischen Retinopathie erheblich erhöht.

Befunde

Formen der diabetischen Retinopathie. Es ist wichtig, die folgenden Formen zu erkennen, weil sie sich bezüglich Therapie und Prognose unterscheiden:

1. **Leichte nichtproliferative diabetische Retinopathie:** Die Netzhaut zeigt erste diabetische Veränderungen, die jedoch noch reversibel sein können und keine Gefäßproliferationen aufweisen. Diese Form verursacht meist noch keine Sehstörungen. Bei der **Ophthalmoskopie** erkennt man (◘ Abb. 13.13):
   - Mikroaneurysmen,
   - intraretinale Punkt- und Fleckblutungen,
   - beginnende Lipidablagerungen (»harte Exsudate«).

In der **Fluoreszenzangiographie** kann man Blutungen von Mikroaneurysmen unterscheiden.

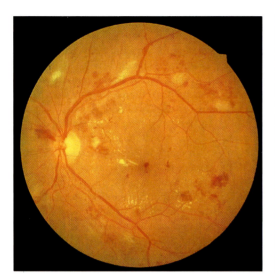

Abb. 13.13. Diabetische Retinopathie mit Mikroaneurysmen, Fleckblutungen und Lipidexsudaten

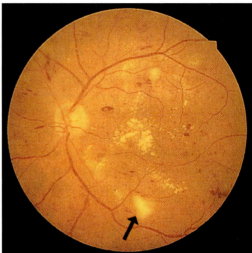

Abb. 13.14. Schwere nicht-proliferative diabetische Retinopathie: »Cotton-Wool«-Fleck (→), Lipidexsudate, intraretinale Mikroangiopathien und zahlreiche Blutungen, Netzhautödem

Hierbei zeigt sich, dass Mikroaneurysmen oft sehr viel zahlreicher sind, als man mit dem Augenspiegel erkennen kann.

2. **Schwere nichtproliferative Retinopathie**, die charakterisiert ist durch (Abb. 13.14):
   - multiple retinale Blutungen,
   - »Cotton wool«-Flecken (Axoplasmastau) als Zeichen retinaler Ischämie,
   - Segmentierungen, Verdickungen (»Perlschnurvenen«) und Schleifenbildungen der Venen,
   - avaskuläre Zonen und Kapillaruntergänge im Fluoreszenzangiogramm,
   - intraretinale mikrovaskuläre Anomalien (IRMA) als Vorstufen einer proliferativen diabetischen Retinopathie.

Zirka 50% der Fälle mit schwerer nichtproliferativer diabetischer Retinopathie schreiten innerhalb eines Jahres in eine proliferative Form fort.

3. **Diabetische Makulopathie**, das »klinisch signifikante Makulaödem« ist definiert durch:
   - Verdickung der Makula im Zentrum,
   - Lipidablagerungen (»harte Exsudate«) innerhalb einer Zone von 500 μm um das Zentrum,
   - Makulaödem von mehr als 1 Papillendurchmesser, wenn es in die zentrale Zone von 500 μm hineinreicht.

Das »klinisch signifikante Makulaödem« ist die häufigste Ursache einer gravierenden Sehverschlechterung bei nichtproliferativer diabetischer Retinopathie des Typ-2-Diabetes. Hierbei sind umschriebene konzentrische Lipidexsudate (»harte Exsudate«) häufig, die um pathologische Gefäße und Mikroaneurysmen herum angeordnet sind (»**Circinata-Atolle**«) (Abb. 13.15). Diese entstehen durch Flüssigkeitsaustritt mit nachfolgender Eindickung der Flüssigkeit. Liegen diese Lipidablagerungen in der Makula, dann kann eine Sehstörung hervorgerufen werden. Häufig können sich zusätzlich zystische Spalträume im Zentrum der Netzhaut ausbilden, die sich bei der Fluoreszenzangiographie durch die Farbstofffüllung nachweisen lassen oder mit der optischen Kohärenztomographie sichtbar gemacht werden können. Ischämische Areale zeigen im Fluoreszenzangiogramm Zonen von Kapillaruntergängen. Die Sehstörung wird im Wesentlichen durch die Netzhautischämie und das chronische Netzhautödem hervorgerufen.

4. **Proliferative diabetische Retinopathie.** Die proliferative diabetische Retinopathie ist beim jugendlichen Typ-1-Diabetes häufiger als beim Typ-2-Diabetes. Ursache der Gefäßneubildung ist die Netzhautischämie. Die Gefäßneubildungen treten bevorzugt an der Papille (**Neovascularization of the Disc = NVD**) und entlang der großen Gefäßbögen (**Neovascularization elsewhere = NVE**) auf (Abb. 13.16a–c). Diese Gefäße gehen von endothelialen Proliferationen der Venolen aus. Sie wachsen fächerförmig in die Netzhaut oder in den Glas-

13.4 · Gefäßerkrankungen der Netzhaut

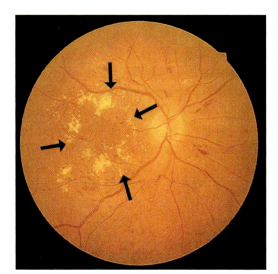

Abb. 13.15. Diabetische Makulopathie: »Circinata-Atoll« (→) mit Makulaödem

körper ein. Zusammen mit den Gefäßen wächst Bindegewebe vor, das sich kontrahieren kann (**fibrovaskuläre Membranen**). Die fibrovaskulären Membranen wachsen auf die teilweise abgehobene hintere Glaskörpergrenze vor und ziehen dann die Netzhaut im Bereich der großen Gefäßbögen von ihrer Unterlage ab (**Traktionsablatio**) (◉ Abb. 13.16b und 13.17 links). Eine proliferative diabetische Retinopathie kann lange Zeit asymptomatisch bleiben. Wegen des insuffizienten Wandaufbaus der proliferierten Gefäße kommt es plötzlich zur **Glaskörperblutung**, wobei dann eine dramatische Sehverschlechterung eintritt. Die proliferative diabetische Retinopathie entwickelt sich in Phasen hormoneller Umstellung (Pubertät, Schwangerschaft) schneller oder schreitet schneller fort.

Weiterer Verlauf der proliferativen diabetischen Retinopathie. Eine wiederholte Glaskörperblutung bildet sich meist nicht mehr zurück. Es kommt zu einer Schrumpfung der fibrovaskulären Membranen, die zur gefürchteten **Traktionsablatio** führen, die man wegen des fehlenden Funduseinblicks ophthalmoskopisch

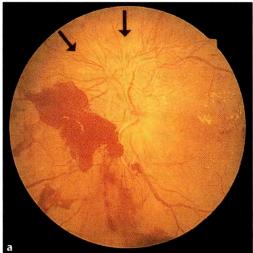

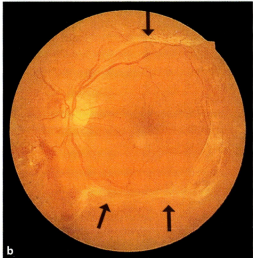

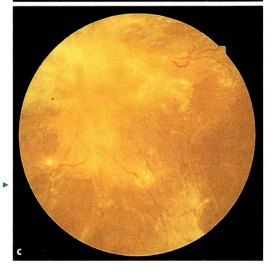

Abb. 13.16. Proliferative diabetische Retinopathie. Neugebildete Gefäße (→) mit präretinaler Blutung (**a**) und präretinale Bindegewebsstränge (→) (**b**) dringen in den Glaskörper ein. *Komplikationen:* Blutungen in den Glaskörper, Netzhautablösung (**c**) durch Schrumpfung der präretinalen Stränge (Traktionsablatio)

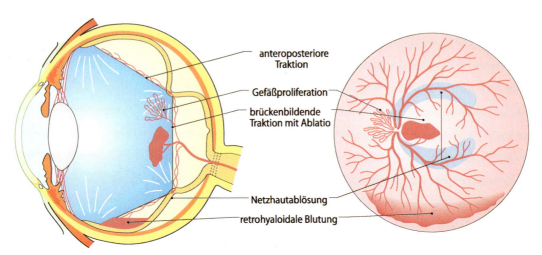

Abb. 13.17. Schema der Entstehung einer Traktionsablatio bei proliferativer diabetischer Retinopathie. Auf der Rückfläche des abgehobenen Glaskörpers wachsen die neugebildeten Gefäße vor. Der quere Zug führt zur Traktionsablatio, es entwickelt sich eine schrumpfende Traktionsmembran zwischen den großen Gefäßbögen und der Glaskörperbasis. Weiterhin kommt es zur Blutung in den Glaskörper

nicht erkennen kann (Ultraschalluntersuchung erforderlich). Dabei bildet sich oft eine tangentiale fibröse Platte zwischen den großen Gefäßbögen, wobei auf der Glaskörperrückfläche pathologische Gefäße vorwachsen. Eine Traktion bildet sich auch nach vorn zwischen den großen Gefäßbögen und der Glaskörperbasis (Abb. 13.17). Im weiteren Verlauf entstehen traktionsbedingte Netzhautforamina mit rhegmatogener Ablatio.

Komplikationen im Augenvorderabschnitt. Die vasoproliferativen Faktoren (VEGF) werden mit dem Kammerwasser in den vorderen Augenabschnitt transportiert, wodurch eine Neovaskularisation an der Iris (Rubeosis iridis) und im Kammerwinkel entsteht. Dadurch bildet sich ein **sekundäres neovaskuläres Glaukom** aus, an dem das Auge ebenfalls erblinden kann (▶ Kap. 17.4). Dieser Ablauf wird beschleunigt, wenn das Auge linsenlos ist und eine Vitrektomie erforderlich war.

Therapie

Eine gute Stoffwechselkontrolle und eine konsequente Einstellung einer Hypertonie sind Voraussetzung für die Behandlung der diabetischen Retinopathie. Es ist inzwischen belegt, dass die diabetische Retinopathie umso später auftritt, je besser die **Blutzuckereinstellung**, gemessen am **HbA1c-Wert**, ist.

Eine **medikamentöse Behandlung** der diabetischen Retinopathie **gibt es bisher nicht,** jedoch stehen Oligonukleotide sowie Antikörper gegen VEGF zur intravitrealen Injektion zur Verfügung (Avastin®, Macugen®, Lucentis®), die allerdings für diese Indikation noch nicht offiziell zugelassen sind (»off-label-use«). Aldose-Reduktase-Inhibitoren sind nicht ausreichend wirksam, um die diabetische Retinopathie aufzuhalten.

Laserkoagulation. Die Entwicklung der **Lichtkoagulation** durch den deutschen Ophthalmologen Meyer-Schwickerath in den 1950er-Jahren hat in der Behandlung der diabetischen Retinopathie den entscheidenden Fortschritt gebracht. Heute wird nach den gleichen Behandlungsprinzipien mit dem Argonlaser oder anderen Grün-Lasern koaguliert. Durch stadiengerechte Laserkoagulation kann man das Fortschreiten der diabetischen Retinopathie mit den schwerwiegenden Folgen der Glaskörperblutung und der Traktionsablatio in den meisten Fällen verhindern.

Panretinale Laserkoagulation. Bei der **proliferativen diabetischen Retinopathie** wird eine sog. **panretinale Laserkoagulation** in mehreren Sitzungen mit insgesamt 1000 bis 2000 Herden von je 300–500 µm Durchmesser ausgeführt. Hierbei wird die Netzhaut außerhalb der großen Gefäßbögen mit einem Gitter von Laserkoagulationsherden belegt. Das führt zu einer Rückbildung der Gefäßproliferationen (Abb. 13.18 und Abb. 27.1). Diese Behandlung bessert die Sauerstoffversorgung der Netzhaut in den entscheidenden zentralen Anteilen und unterdrückt damit die Bildung des VEGF. Die Netzhaut bleibt weitgehend funktionstüchtig, denn die Laserenergie verödet nur die äußere

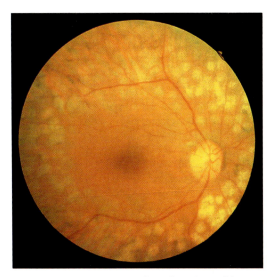

◘ **Abb. 13.18.** Panretinale Laserkoagulation bei proliferativer diabetischer Retinopathie

Netzhautschicht, d. h. die Rezeptoren im Koagulationsbereich. Dazwischen bleiben intakte Areale für das Sehen erhalten und die Nervenfaserschicht wird nicht zerstört.

Eine panretinale Laserkoagulation sollte schon begonnen werden, wenn eindeutige Zeichen einer **schweren nichtproliferativen diabetischen Retinopathie** bestehen und in der Fluoreszenzangiographie nichtperfundierte, ischämische Netzhautareale festzustellen sind. Diese avaskulären Areale werden dann bevorzugt koaguliert.

Nebenwirkungen der panretinalen Laserkoagulation. Wenn eine sehr ausgiebige Koagulation notwendig ist, entsteht eine konzentrische Gesichtsfeldeinschränkung, eine Farbsinnstörung und eine Herabsetzung der Dunkeladaptation. Bei sehr ausgiebiger Koagulation können Membranen auf die Makula aufwachsen (epiretinale Gliose).

Fokale Laserkoagulation. Bei »**klinisch signifikantem Makulaödem**« müssen Mikroaneurysmen und Stellen mit Flüssigkeitsaustritten umschrieben (»fokal«) koaguliert werden. Hierzu ist meist eine Fluoreszenzangiographie notwendig, um diese Leckstellen sichtbar zu machen. Die umgebenden Lipidexsudate (Circinata-Atolle) bilden sich nach der **fokalen Laserkoagulation** zurück, und die Sehschärfe kann sich sogar bessern. Zentral gelegene Areale kann man durch eine gitterförmige, vorsichtige Laserkoagulation (»**Grid-Koagulation**«) behandeln. Natürlich darf die Fovea nicht mit-

koaguliert werden, weil sonst daraus ein Zentralskotom resultiert. Bei zystoidem Makulaödem ist die panretinale Koagulation problematisch, denn es kann durch die Koagulation verstärkt werden.

Durch Injektion eines langwirksamen Kortikosteroids in den Glaskörper wird das diabetische Makulaödem günstig beeinflusst (intravitreale Triamcinolon-Gabe). VEGF-Inhibitoren sind ebenfalls wirksam.

Vitrektomie. Bei persistierender Glaskörperblutung, bei Traktionsablatio mit Membranbildung auf der Netzhautoberfläche muss eine **Vitrektomie** durchgeführt werden (► Kap. 14). Dabei werden das Blut und der Glaskörper herausgeschnitten, die Traktionsmembranen von der Netzhautoberfläche abgeschält und die Netzhaut bereits während der Operation durch **Endolaserkoagulation** behandelt, um weitere Blutungen und Proliferationen zu vermeiden. Oft muss die Netzhaut durch eine Gas- oder Silikonöltamponade auf die Unterlage gebracht werden (► Kap. 14).

Verlauf, Prognose

Verlauf und Prognose hängen sehr stark von der stadiengerechten Therapie ab. Eine rechtzeitig entdeckte und konsequent behandelte proliferative diabetische Retinopathie kann heute in den allermeisten Fällen durch Laserkoagulation und gegebenenfalls Vitrektomie stabilisiert werden, so dass ein Lesevisus (> 0,4) erhalten werden kann. Eine in das Stadium der Glaskörperblutung, Traktionsablatio und Vorderabschnittsneovaskularisation fortgeschrittene diabetische Retinopathie führt aber auch heute noch in manchen Fällen zur Erblindung.

Augenärztliche Kontrollen bei Diabetes mellitus

Auch heute noch werden viele Diabetiker nicht regelmäßig augenärztlich kontrolliert. Dadurch werden günstige Behandlungschancen versäumt. Der Patient und der behandelnde Allgemeinarzt müssen wissen, dass zwischen Auftreten von Gefäßproliferationen und einer Glaskörperblutung oft nur wenige Wochen oder Monate liegen und dass eine Glaskörperblutung die Aussicht wesentlich verschlechtert, das Sehvermögen zu erhalten. Nur durch eine rechtzeitige Laserkoagulation kann ein ungünstiger Verlauf verhindert werden.

Diabetes mellitus Typ 1. Jugendliche Diabetiker (Diabetes mellitus Typ 1) müssen ab 5 Jahre nach Diabetesbeginn jährlich und in der kritischen Zeit ab 10 Jahre nach Diabetesbeginn oder in Phasen hormoneller Umstellung (Pubertät, Schwangerschaft) $^{1}/_{4}$-jährlich augenärztlich untersucht werden.

Diabetes mellitus Typ 2. Bei Altersdiabetes (Diabetes mellitus Typ 2) sind ebenfalls Untersuchungen in regelmäßigen Intervallen (ohne Zeichen einer diabetischen Retinopathie jährlich, bei ausgeprägter nichtproliferativer diabetischer Retinopathie bis zu $1/4$-jährlich) erforderlich, um Behandlungschancen nicht zu versäumen, falls ein klinisch signifikantes Makulaödem oder eine proliferative Retinopathie entsteht.

> Durch gute Blutzuckereinstellung und Blutdruckeinstellung, konsequente und rechtzeitige Netzhautkontrollen sowie durch stadiengerechte Lasertherapie lassen sich heute die schweren Folgen der diabetischen Retinopathie mit Erblindung in den allermeisten Fällen verhindern.

13.4.2 Retinale Venenverschlüsse

Definition, Ursachen

Venenverschlüsse entstehen durch eine wahrscheinlich sklerotisch bedingte Obstruktion der Zentralvene (Zentralvenenverschluss) oder eines Venenastes (Venenastverschluss).

Die häufigste Ursache des Verschlusses ist eine lokale Wandveränderung, an der sich ein thrombotischer Verschluss ausbildet. Eine Einschnürung der Zentralvene tritt insbesondere am Durchtritt durch die **Lamina cribrosa** auf. Bei Zentralvenenverschlüssen älterer Menschen nimmt man an, dass auch eine arterielle Durchblutungsstörung pathogenetisch beteiligt ist. Typisch für den Venenastverschluss ist die Einschnürung durch die benachbarte Arterie an den **Kreuzungsstellen** der Gefäße. $2/3$ der Venenastverschlüsse betreffen die temporal obere Netzhautvene. **Hoher Blutdruck** und **erhöhter Augeninnendruck** (Offenwinkelglaukom, okuläre Hypertension) begünstigen das Auftreten von Venenverschlüssen. Veränderungen der Blutviskosität (z. B. Polyzythämie, erhöhter Hämatokritwert, erhöhter Antithrombin-III- und Fibrinogen-Spiegel) können ebenfalls einen Venenverschluss fördern.

Epidemiologie

Neben der diabetischen Retinopathie ist der Venenverschluss die wichtigste Gefäßerkrankung der Netzhaut. Ein Zentralvenenverschluss ist eine der häufigsten Erblindungsursachen des älteren Menschen. 90% der Betroffenen sind über 50 Jahre alt. Männer sind etwas häufiger befallen. Überwiegend wird nur ein Auge betroffen, nur 7% der Patienten entwickeln auch am anderen Auge innerhalb von 2 Jahren einen Zentralvenenverschluss.

Symptome

Beim Zentralvenenverschluss empfindet der Patient einen »Schleier vor dem Auge« mit mäßiger bis hochgradiger Sehstörung. Da meist das andere Auge eine gute Sehschärfe hat, bemerken relativ viele ältere Patienten das Ereignis nicht oder erst zu einem späteren Zeitpunkt. Manchmal wird der Patient erst durch das schmerzhafte Sekundärglaukom auf die Erkrankung aufmerksam (▶ Kap. 17.4).

Erkrankungsformen, Befunde

Zentralvenenverschluss. Bei der Ophthalmoskopie sieht man die Venen prall gefüllt und stark geschlängelt (◘ Abb. 13.19). Das Vollbild des Zentralvenenverschlusses zeigt streifige düsterrote Blutungen über den gesamten Fundus, die radiär um die Papille und bogenförmig um die Makula verlaufen. Papille und Makula sind ödematös geschwollen. Bei der **ischämischen Form** des Zentralvenenverschlusses entstehen »**Cotton-Wool«-Flecken** als Zeichen von Nervenfaserinfarkten. In der **Fluoreszenzangiographie** sieht man nichtperfundierte Netzhautareale und einen kräftigen Farbstoffaustritt aus den Venenwänden. **Bei Jugendlichen** kommt eine mildere Form vor: Die Venen sind verdickt und stark geschlängelt, man sieht aber nur wenige Blutungen. Ein Makulaödem ist selten. Diese Form nennt man **venöse Stase-Retinopathie.** Die Prognose ist dann besser. Venöse Durchblutungsstörungen bei jüngeren Personen lassen sich ätiologisch nicht immer klären, Nikotinabusus und die Einnahme höherer Ös-

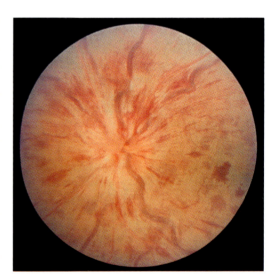

◘ **Abb. 13.19.** Zentralvenenverschluss: düsterrote, radiäre Blutungen, »Cotton-Wool«-Areale, Netzhaut- und Papillenödem

13.4 · Gefäßerkrankungen der Netzhaut

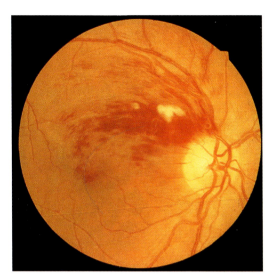

Abb. 13.20. Verschluss eines Venenastes mit Cotton-Wool-Fleck

trogendosen werden vermutet. Auch eine vaskulitische Ursache wird diskutiert (**Papillophlebitis**).

Hemizentralvenenverschluss. Es handelt sich um einen Verschluss der oberen oder der unteren Stammvene am Papillenrand. Streifige Blutungen sind dann entweder in der oberen oder der unteren Fundushälfte zu sehen.

Venenastverschluss. Hierbei ist nur ein Ast einer Netzhautvene betroffen. Der Verschluss tritt häufig an **Kreuzungsstellen** zwischen Arterien und Venen in der Netzhaut auf, wo es offensichtlich zu Turbulenzen der venösen Blutströmung kommt. Das erste Zeichen sind feine Blutungen an der Kreuzungsstelle. Distal davon ist die Vene gestaut und stark geschlängelt. Wenn sich das Venenlumen vollständig verschließt, entstehen Blutungen im Einzugsgebiet der Vene. Diese streifigen Blutungen liegen in der Nervenfaserschicht und sind entsprechend dem Nervenfaserverlauf ausgerichtet. Wenn durch die Ischämie ein Nervenfaserinfarkt entsteht, treten »Cotton-Wool«-Areale hinzu (**Abb. 13.20**).

Die Resorption der Blutungen bei Venenverschlüssen dauert oft viele Monate bis 1 Jahr. Der Verlauf des Sehvermögens hängt davon ab, ob ein **zystoides Makulaödem** und ein **Schichtloch der Makula** entstehen. Bei kleineren Verschlussarealen bilden sich netzartige venöse Kollateralen. Diese Kollateralen müssen bei einer Laserkoagulation geschont werden. Das Sehvermögen kann sich wieder normalisieren.

Differenzialdiagnose
Wegen des typischen Netzhautbildes mit streifigen Blutungen ist eine Verwechslung bei voll ausgeprägtem Venenverschluss nicht möglich. Wenn allerdings nur einzelne Fleckblutungen bestehen, kann das Bild mit einer diabetischen Retinopathie oder mit einer okulären Ischämie verwechselt werden.

Therapie
Ziel der Behandlung ist es, eine frühzeitige Reperfusion der Netzhautvenen und Netzhautkapillaren zu erreichen und Gefäßproliferationen zu vermeiden. Hierzu dienen die Herabsetzung der Blutviskosität, die Laserkoagulation und ggf. die Operation.

Isovolämische Hämodilution. Durch Absenkung des Hämatokrits auf 35–37% kann die Reperfusion beschleunigt und dadurch die Prognose des Sehvermögens gebessert werden. Die Perfusionsverhältnisse kurz nach dem Verschluss sind dafür entscheidend, ob ein zystoides Makulaödem entsteht.

Intravitreale Injektionen. Das häufig vorhandene zystoide Makulaödem kann durch intravitreale Steroidinjektion (Triamcinolon) günstig beeinflusst werden. Auch VEGF-Hemmer sind wirksam, insbesondere wenn Ischämiezeichen vorliegen.

Laserkoagulation. Die ischämische Form des Zentralvenenverschlusses muss mit einer **panretinalen Laserkoagulation** (Technik siehe diabetische Retinopathie) behandelt werden, sobald die Zwischenräume zwischen den Blutungen eine solche Behandlung erlauben (meist nach einigen Wochen). Auch bei einem Hemizentralvenenverschluss oder einem ausgedehnten Venenastverschluss ist eine Laserkoagulation im Ausbreitungsgebiet des Verschlusses nötig, wenn zahlreiche »Cotton-Wool«-Flecke vorhanden sind und die Fluoreszenzangiographie avaskuläre Areale zeigt. Umschriebene undichte Gefäßstellen müssen ebenfalls koaguliert werden, um harte Lipidexsudate im Makulabereich zu verhindern. Bei ausgedehnten Venenverschlüssen können Gefäßproliferationen und eine Glaskörperblutung entstehen, die durch eine rechtzeitige Laserkoagulation verhindert werden.

Ausschaltung von Risikofaktoren. Hoher Blutdruck und Diabetes mellitus sind prädisponierende Faktoren. Erhöhter Augeninnendruck muss bei Venenverschlüssen als Risikofaktor betrachtet und abgesenkt werden. Ein hoher Hämatokrit und Störungen der Blutviskosität spielen pathogenetisch eine Rolle.

Chirurgisches Vorgehen. Neuerdings wird beim **Zentralvenenverschluss** versucht, durch chirurgische Inzision in den Skleralring am nasalen Rand der Papille die Zentralvene zu entlasten. Dies führt bei einem Teil der Fälle zu einem signifikanten Visusausstieg, hinterlässt aber einen temporal gelegenen Gesichtsfelddefekt. Bei **Venenastverschluss** lässt sich durch chirurgische Entlastung der Adventitia an den Kreuzungsstellen eine Reperfusion, manchmal mit erheblicher Sehverbesserung, erreichen.

Prognose

Beim Zentralvenenverschluss wird die Prognose des Sehvermögens durch das Makulaödem und die Neovaskularisation bestimmt. Für die Prognose ist deshalb wichtig, ob es sich um eine »ischämische« Verlaufsform (Kapillaruntergänge, »Cotton-wool«-Flecke) oder eine »nichtischämische« Verlaufsform handelt. Ähnlich wie bei der diabetischen Retinopathie entsteht die Gefäßproliferation bei der ischämischen Form entweder intraretinal oder an der Papille. Zusätzlich tritt häufig eine Rubeosis (Gefäßneubildung) an der Iris und im Kammerwinkel auf, wodurch sich ein neovaskuläres Sekundärglaukom entwickelt, an dem viele dieser Patienten später vollständig erblinden. In einem Drittel der Fälle bessert sich das Sehvermögen wieder, besonders wenn keine Ischämiezeichen vorlagen.

13.4.3 Retinale Arterienverschlüsse

Definition, Ursachen

Es handelt sich um eine plötzliche schmerzlose Erblindung durch **Verschluss der Zentralarterie** der Netzhaut. Beim **Verschluss eines Arterienastes** kann das Sehvermögen teilweise erhalten bleiben.

Die Ursache ist häufig eine **Embolie**. Die Emboli stammen meist von Wandthromben der **Karotisbifurkation**. Außerdem kommt als Emboliequelle eine verkalkte Aortenklappe oder Wandthromben der Mitralklappe bei **Vorhofflimmern** infrage. Die Emboli können aus verkalktem atheromatösen Plaque-Material, aus Cholesterin oder aus Fibrin bestehen. Bakterielle Emboli können bei Patienten mit Endocarditis lenta auftreten. Auch lokale Wandveränderungen der Zentralarterie im Bereich der Lamina cribrosa werden als Ursache des Zentralarterienverschlusses diskutiert. Die Arteriitis temporalis (Riesenzellarteriitis, Morbus Horton) ist eine seltene, aber wichtige entzündliche Ursache des Zentralarterienverschlusses. Meist verursacht die Arteriitis temporalis jedoch eine anteriore ischämische Optikusneuropathie (AION, ▶ Kap. 15.5.4).

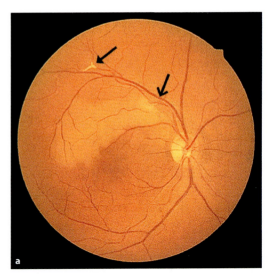
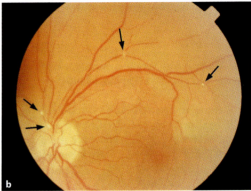

Abb. 13.21. Arterienastverschluss (A. temporalis). **a** Bogenförmiges Netzhautödem im Versorgungsgebiet des Arterienastes. Starke Verengung der betroffenen Arterie mit körnigem Zerfall der Blutsäule. Gabelförmiger Embolus am Abgang des betroffenen Arterienastes (→) und in der temporalen Netzhautperipherie (→). **b** Multiple Emboli in der Arteria temporalis superior (Vergabelungen; →). Unterbrechung der Blutsäule in der Peripherie der betroffenen Gefäße

Pathogenese

Bei **Verschluss einer Zentralarterie** entsteht ein **ischämischer Infarkt** der Netzhaut, da die Netzhautarterien Endarterien ohne Kollateralen sind. Bei einem kompletten Verschluss sind die Neurone der inneren Netzhaut innerhalb von 30 Sekunden funktionslos und innerhalb von 60–90 Minuten irreversibel geschädigt. Deshalb kommen therapeutische Maßnahmen in der Regel zu spät und sind ohne Erfolg. **Arterienastverschlüsse** (◘ Abb. 13.21) betreffen dagegen nur einen Teil der Netzhaut.

13.4 · Gefäßerkrankungen der Netzhaut

Epidemiologie

Ein Arterienverschluss der Netzhaut ist ein relativ seltenes Ereignis (1:10 000 ophthalmologische Patienten). Der Häufigkeitsgipfel liegt bei 60 Jahren. Männer sind doppelt so häufig betroffen wie Frauen.

Symptome

Der Patient bemerkt die **schmerzlose Erblindung eines Auges**, kann aber den Zeitpunkt des Ereignisses zuweilen gar nicht genau angeben. Wenn bei Arterienastverschlüssen die Äste, die zur Makula ziehen, ausgespart sind, bleibt die zentrale Sehschärfe erhalten. Selten wird die Makula und das papillomakuläre Nervenfaserbündel durch ein zilioretinales Gefäß, d. h. aus dem Kreislauf der Ziliararterien versorgt. Wenn das so versorgte Areal groß genug ist, kann auch bei einem Zentralarterienverschluss eine zentrale Sehinsel erhalten bleiben.

Befunde, Diagnostik

Die Sehstörung ist bei Zentralarterienverschluss meist so ausgeprägt, dass der Patient nur noch geringen Lichtschein von temporal wahrnimmt. Eine Sehschärfe am Sehzeichenprojektor oder mit der Sehprobentafel lässt sich meist nicht mehr erheben. Die Lichtreaktion der Pupille ist vollständig erloschen. Bei der Ophthalmoskopie findet der Arzt eine **grau-weiße Netzhaut** mit sehr engen Arterien, oft mit körnig zerfallener dunkler Blutsäule, und einem »**kirschroten Fleck« im Zentrum der Makula** (◘ Abb. 13.22). Die grau-weiße Farbe der Netzhaut entsteht durch das Ödem der Netzhaut, insbesondere der Nervenfaserschicht. Die Fovea erscheint rot, weil sie keine Ganglienzellen enthält und so dünn ist, dass die normal durchblutete Aderhaut durchschimmert. Zuweilen kann man den Embolus im Stamm der Zentralarterie oder bei Arterienastverschlüssen an den Aufgabelungen der Netzhautarterien ophthalmoskopisch erkennen (◘ Abb. 13.21). Nach einigen Wochen verschwindet das Netzhautödem, wenn die innere Netzhaut atrophiert und die Arterien wieder durchblutet sind. Man findet dann eine »vaskuläre« **Papillenatrophie** und relativ enge Netzhautarterien.

Differenzialdiagnose

Eine weiße Verfärbung der Netzhaut mit kirschrotem Fleck der Makula kommt bei Gangliosidosen (Tay-Sachs, Niemann-Pick) vor. Die Netzhaut ist weißlich gefärbt, weil die Ganglienzellen die Ganglioside speichern. Die Fovea ist ausgespart und erscheint rot, denn dort liegen keine Ganglienzellen.

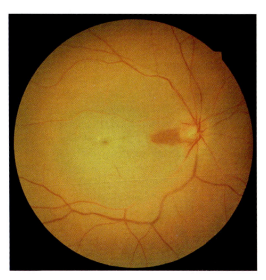

◘ **Abb. 13.22.** Verschluss der Zentralarterie: sehr dünne Arterien mit starken Kaliberschwankungen, Blutsäule z. T. körnig zerfallen. Ödem der zentralen Netzhaut, kirschroter Fleck der Makula, weil hier kein ödemfähiges Gewebe vorhanden ist. Durch eine kleine zilioretinale Arterie ist ein Bezirk in Papillennähe erhalten

Therapie

Auch unmittelbar nach der Diagnose durchgeführte Notfallmaßnahmen kommen praktisch immer zu spät. Die Ganglienzellen sind bereits nach 60–90 min irreversibel geschädigt, wenn die Arterie vollständig verschlossen ist. Man versucht meist vergeblich, durch **Bulbusmassage** die Emboli in die Gefäßperipherie zu befördern sowie durch Ablassen von Kammerwasser aus der Vorderkammer (**Parazentese**) und intravenöse Gabe von **Karboanhydrasehemmern** (▶ Kap. 17.3.1) den Augeninnendruck zu senken, um eine bessere Netzhautdurchblutung zu erreichen. Gefäßerweiternde Medikamente und Sauerstoff-Kohlendioxyd-Gemisch (Carbogen) sind nicht wirksam. Durch **Fibrinolyse oder Heparinisierung** ist in Einzelfällen eine Besserung des Sehvermögens beschrieben worden, die nicht immer von einer spontanen Besserung abgegrenzt werden kann. Die systemische Fibrinolyse muss wegen des hohen Allgemeinrisikos auf einer internistischen Intensivstation durchgeführt werden und kann nicht in der Augenklinik erfolgen. Neuerdings wird auch eine **selektive Fibrinolyse** versucht, indem ein Katheter über die A. carotis interna in die A. ophthalmica eingeführt wird und das Fibrinolytikum direkt in das betroffene Gefäßgebiet gespritzt wird. **Kontraindikationen** sind vorangegangene innere Blutungen, Schlaganfall in den letzten 2 Monaten, Hypertonie, höheres Lebensalter und schlechte kardiovaskuläre Situation sowie Tumorleiden und Magenulkus.

Ausschaltung von Risikofaktoren. Ein Zentralarterienverschluss ist immer Symptom einer allgemeinen **zerebrovaskulären Erkrankung** und muss Anlass für eine intensive Suche nach Emboliequellen sein (internistisch: Echokardiographie, allgemeine Herz-Kreislaufdiagnosik; neurologisch: Doppler-Sonographie der Halsarterien, evtl. neuroradiologische Abklärung). Vom Augenarzt muss immer eine Arteriitis temporalis ausgeschlossen werden (Tastbefund der A. temporalis, sehr hohe Blutsenkungsgeschwindigkeit bzw. CRP, Biopsie der Temporalarterie bei unklarer Situation), denn hierbei besteht die Gefahr einer Erblindung des anderen Auges, die durch hochdosierte Kortisongabe meist verhindert werden kann.

Prognose
Die Aussichten auf eine Besserung sind gering. Spontane Besserungen kommen vor, wenn der Verschluss nicht vollständig war.

> ⚠ Arterien- und Venenverschlüsse der Netzhaut sind nach wie vor häufig die Ursache einer schweren Sehstörung oder Erblindung.

Amaurosis fugax
Definition, Ursachen
Es handelt sich um eine Sekunden bis Minuten dauernde schmerzlose reversible Erblindung eines Auges mit spontaner Erholung des Sehens (fugax = »flüchtige« Erblindung).

Dem Geschehen liegt ein kurzzeitiger Verschluss der Zentralarterie durch kleine Emboli zugrunde, die aus Arterioskleroseplaques der Karotisgabel oder aus Vorhofthromben stammen und in die Netzhautarterien eingeschwemmt werden. Diese lösen sich so schnell auf, dass sich die Netzhautfunktion wieder erholen kann.

Symptome, Befunde
Die Amaurosis fugax ist einseitig und dauert nur Sekunden bis wenige Minuten. Ophthalmoskopisch sieht man relativ häufig kleine hell schimmernde Cholesterinemboli an den Aufzweigungen der Netzhautarterien, die sich zerteilen und in die Peripherie geschwemmt werden.

Diagnostik
Die Abklärung muss zusammen mit dem Neurologen, Internisten und Gefäßchirurgen erfolgen:
- Dopplersonographie der A. carotis zum Ausschluss ulzerierender Arterioskleroseplaques,
- Echokardiographie zum Ausschluss von Vorhofthromben des Herzens bei Vorhofflimmern,
- Abklärung anderer Herz-Kreislauferkrankungen und Blutgerinnungsstörungen.

Therapie
Die internistische Therapie besteht in der Thrombozytenaggregationshemmung. Gefäßchirurgisch erfolgt bei Notwendigkeit die Desobliteration der A. carotis.

Prognose
Die Amaurosis fugax kann Vorbote eines **Zentralarterienverschlusses** sein. Durch die gleiche embolische Quelle kommt es manchmal zur **TIA** (transitorisch ischämische Attacke) des Gehirns oder zum **Schlaganfall**.

13.4.4 Andere Durchblutungsstörungen der Netzhaut

Hypertensive Retinopathie
Definition, Ursachen
Chronisch oder akut erhöhter Blutdruck führt aufgrund von Arteriosklerose oder einem Vasospasmus der Netzhautgefäße zu Netzhautveränderungen und kann Ischämiezeichen der Netzhaut hervorrufen. Es kommt dabei zur Störung der Blut-Gefäßschranke und zu Blutungen und Exsudation in die Netzhaut. Diese akute hypertensive Retinopathie ist typisch für renale Hypertension (Nierenarterienstenose), Phäochromozytom, Präklampsie und Eklampsie.

Pathogenese
Bei arterieller Hypertension überlagern sich zwei Faktoren, die unterschiedliche Veränderungen an der Netzhaut hervorrufen:
- **Schweregrad der Hypertension.** Die hochgradige Blutdrucksteigerung führt vorwiegend zur Gefäßengstellung und zu Veränderungen des Netzhautparenchyms.
- **Dauer der Hypertension.** Eine lang dauernde Blutdrucksteigerung zeigt sich in einer Arteriosklerose der Netzhautgefäße.

Formen, Befunde
Arteriosklerose. Arteriosklerotische Zeichen an der Netzhaut können bei älteren Menschen auch ohne Blutdrucksteigerung vorhanden sein. Deshalb ist es schwierig, von arteriosklerotischen Gefäßveränderungen der Netzhaut bei alten Menschen auf eine arterielle Hypertension zu schließen.

13.4 · Gefäßerkrankungen der Netzhaut

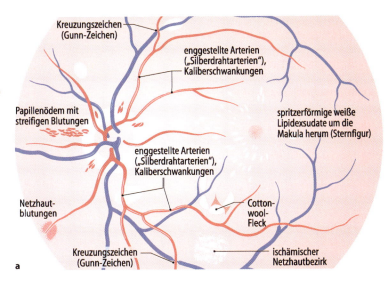

◘ **Abb. 13.23.** Hypertensive Retinopathie (»Retinopathia angiospastica«), Stadium 4. **a** Schematische Darstellung. **b** Fundusbild mit Papillenödem, streifigen Blutungen, zahlreichen »Cotton-Wool«-Flecken sowie verengten Arterien

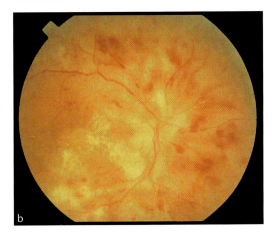

Retinopathia angiospastica. Diese Form der hypertensiven Retinopathie entsteht bei extremer Blutdruckerhöhung, vor allem bei jugendlichen Patienten (renale Hypertension, Phäochromozytom, Eklampsie). Sie ist charakterisiert durch Gefäßengstellung (**Stadium 1**), Kaliberschwankungen der Arteriolen (**Stadium 2**), Netzhautödem, »Cotton-wool«-Flecke, harte (Lipid-) Exsudation und Blutung in das Netzhautparenchym (**Stadium 3**) und zusätzliche Papillenschwellung (**Stadium 4**). Dabei kommt es durch Verschluss präkapillärer Arteriolen zu kleinen Infarkten in der Nervenfaserschicht, wodurch die »**Cotton-Wool**«-**Flecke** und **Blutungsaustritte** in der Nervenfaserschicht sowie die Papillenschwellung zu erklären sind. Durch Flüssigkeitseindickung kommt es zu **Lipidablagerungen** (harte Exsudate), die als Sternfigur um die Makula herum besonders auffällig sind (◘ Abb. 13.23).

Arteriosklerotische Retinopathie. Bei dieser Form herrschen folgende Gefäßveränderungen vor: verbreiterte Reflexstreifen der Arteriolen, sanduhrartige Verengung der Venen an den Kreuzungsstellen (**Gunn-Zeichen**) oder bogenförmiges Ausweichen der Venen (**Salus-Zeichen**). Die verbreiterten Reflexstreifen der Netzhautarteriolen nennt man »Kupferdrahtarterien« oder »Silberdrahtarterien«. Zuweilen sieht man auch bei der arteriosklerotischen Retinopathie Lipidablagerungen. Eine Stadieneinteilung der arteriosklerotischen Retinopathie ist wegen der unterschiedlichen Beziehung zur Blutdruckhöhe wenig aussagekräftig.

Eklamptische Retinopathie. Bei der Diagnose der Eklampsie in der Spätschwangerschaft kommt der hypertensiven Retinopathie besondere Bedeutung zu, da es sich um ein für Mutter und Kind gefährliches Krankheitsbild handelt. Im Vordergrund der Netzhautveränderungen stehen Exsudation, Netzhautödem, Lipidablagerungen und Papillenschwellung. Die Engstellung der Netzhautarterien gilt als ein Frühsymptom bei beginnender Eklampsie.

Therapie
Beseitigung und Behandlung der Ursache der Hypertonie bzw. medikamentöse Blutdrucksenkung bei essenzieller Hypertonie.

Komplikationen
Arterienverschlüsse der Netzhaut, Ausbildung von **Makroaneurysmen**.

> Die hypertensive Retinopathie ist nicht selten das erste Zeichen einer malignen Hypertonie bei Nierenarterienstenose, bei Phäochromozytom oder bei einer Eklampsie.

Okuläres Ischämiesyndrom

Definition, Ursachen

Chronische Minderperfusion des gesamten Auges aufgrund einer Stenose oder eines Verschlusses der A. carotis oder A. ophthalmica.

Befunde

Durch die chronische Ischämie der Netzhaut entwickelt sich eine proliferative Retinopathie und häufig ein Rubeosis iridis. In der mittleren Fundusperipherie sind typischerweise Fleckblutungen zu sehen.

Diagnostik

Nachweis durch Doppler- oder Duplexsonographie: Hochgradige Stenose der A. carotis interna und Minderperfusion der A. ophthalmica. Strömungsumkehr in der A. supraorbitalis und der A. angularis, die eine arterielle Anastomose zwischen A. carotis interna und A. carotis externa bilden. Das Blut fließt dann aus der A. carotis externa über die Orbita in das Stromgebiet der intrakraniellen A. carotis interna, normalerweise ist dies umgekehrt.

Therapie

Panretinale Laserkoagulation bei Rubeosis iridis und retinaler Gefäßproliferation. Eine gefäßchirurgische Desobliteration muss insbesondere durch andere zerebrovaskuläre Risiken indiziert sein, denn die Reperfusion kann am Auge die Neovaskularisation noch verstärken.

Morbus Coats (Retinitis exsudativa, retinale Teleangiektasien)

Definition

Die Retinitis exsudativa Coats ist eine idiopathische Erkrankung peripherer Netzhautgefäße mit Störung der Blut-Retina-Schranke und Ablagerung von Lipidexsudaten (◘ Abb. 13.24).

Ätiologie, Pathogenese

Es handelt sich um eine angeborene Erkrankung des Gefäßendothels. Dabei entstehen aneurysmatische Aussackungen der Gefäße (Teleangiektasien), Kapillaruntergänge und Flüssigkeitsaustritte in die Netzhaut mit voluminöser Ablagerung von Lipid-Exsudaten.

Epidemiologie

Die Erkrankung ist fast immer einseitig und betrifft vorwiegend männliche Jugendliche im 1. und 2. Lebensjahrzehnt.

Symptome, Befunde

Bei der Ophthalmoskopie sieht man aneurysmatische Aussackungen der peripheren Netzhautgefäße mit Vergröberung des Kapillarmusters. Oft sind großflächige Lipid-Exsudate vorhanden, die auf die Makula übergreifen können. Bei starker Ausprägung entsteht eine exsudative Ablatio. Häufig wird die Erkrankung erst durch den hellen Reflex der Pupille (Leukokorie) und den sekundären Strabismus entdeckt. Kinder bemerken die Erblindung eines Auges oft nicht.

Diagnose

Retinale Teleangiektasien und Kapilaruntergänge sieht man besonders deutlich in der **Fluoreszenzangiographie**. Bei typischem klinischem Bild ist die Diagnose aber bereits ophthalmoskopisch zu stellen (◘ Abb. 13.24).

Differenzialdiagnose

Die wichtigste Differenzialdiagnose beim Kleinkind ist das **Retinoblastom** (▶ Kap. 13.5.1). Es muss durch sorgfältigste Fundus- und Ultraschalluntersuchung sowie Computertomographie (Verkalkungen bei Retinoblastom) ausgeschlossen werden. Das ophtalmoskopische Bild des Morbus Coats kann wegen des hellen Fundusreflexes (Leukokorie) und der sekundären Ablatio auch einer **retrolentalen Fibroplasie** (Retinopathia prämaturorum, ▶ Kap. 13.4.5) und einem persistierenden hyperplastischen primären Glaskörper (**PHPV**) (▶ Kap. 14.3.5) sowie selten auch einer Toxo-

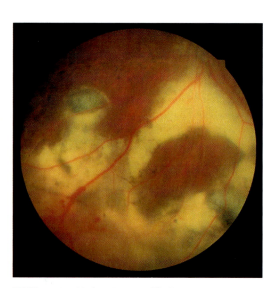

◘ **Abb. 13.24.** Morbus Coats: großflächige, prominente Lipidexsudate, exsudative Ablatio, Gefäßanomalien und Blutungen

cara canis Chorioretinitis (► Kap. 12.3.1) ähnlich sein. Eine pathogenetisch ähnliche Erkrankung ist die **idiopathische juxtafoveoläre Teleangiektasie**, die bei erwachsenen Männern einseitig oder häufiger beidseitig auftritt. Die Teleangiektasien können besonders gut fluoreszenzangiographisch diagnostiziert werden. Eine schwerere, meist einseitige Form bei Erwachsenen ist die **Lebersche Miliaraneurysmen-Retinopathie**.

Therapie
Die peripheren Gefäßveränderungen bei **Morbus Coats** müssen mit **Laserkoagulation oder Kryoapplikation** verödet werden. Bei frühem Therapiebeginn bilden sich die Exsudate zurück, und ein Teil des Sehvermögens kann erhalten werden. Bei jüngeren Kindern finden sich häufig fortgeschrittene Fälle, die eine schlechte Prognose haben.

Wenn durch die **idiopathische juxtafoveoläre Teleangiektasie** des Erwachsenen eine Sehstörung verursacht wird, müssen die Veränderungen durch fokale Laserkoagulation behandelt werden, sofern der Abstand zur Fovea nicht zu klein ist.

Sichelzellretinopathie
Definition
Die Sichelzellretinopathie ist eine genetisch bedingte Erkrankung, die das Hämoglobin betrifft, und zwar die Beta-Kette. Es kommt zu Gefäßverschlüssen und einer proliferativen Retinopathie.

Pathogenese und Befunde
Die verformten, starren Erythrozyten führen zu Verschlüssen der kleinen Netzhautgefäße und zur Ischämie der Netzhaut mit Entwicklung von pathologischen, fächerartigen **Gefäßneubildungen, Glaskörperblutungen** und **Traktionsablatio**, ähnlich wie bei Diabetes mellitus. Die Sichelzellretinopathie tritt besonders bei Schwarzen in Afrika und Amerika auf und ist in Europa sehr selten.

Therapie
Die Therapie besteht in einer fokalen oder panretinalen Laserkoagulation. Bei Glaskörperblutung ohne Funduseinblick oder bei einer Traktionsablatio wird eine Vitrektomie mit Endolaserkoagulation und Gas- oder Silikonöltamponade durchgeführt.

Retinale arterielle Makroaneurysmen
Definition
Es handelt sich um die aneurysmatische Erweiterung einer Retinaarteriole infolge einer arteriellen Hypertension.

Befunde
Ophthalmoskopisch sieht man einen rötlichen runden Netzhaut-»Tumor« mit umgebenden Blutungen und Lipid-Exsudaten. Im Fluoreszenzangiogramm erkennt man die schnelle Farbstofffüllung, wobei eine Teilthrombosierung häufig ist. Eine Glaskörperblutung ist zuweilen die Folge und verhindert den Funduseinblick und die Diagnose.

Differenzialdiagnose
Kapilläres Hämangiom bei der Hippel-Lindau-Erkrankung, juxtafoveoläre Teleangiektasien und Morbus Coats sowie venöse Makroaneurysmen nach Zentralvenenverschluss.

Therapie
Spontane Thrombosierung abwarten, wenn keine Exsudate bestehen. Andernfalls Laserkoagulationsgürtel um das Makroaneurysma.

13.4.5 Frühgeborenenretinopathie (Retinopathia praematurorum)

Definition
Die Frühgeborenenretinopathie (engl.: retinopathy of prematurity = ROP) ist eine Netzhauterkrankung mit Proliferation von Gefäßen in der unreifen Netzhaut von Frühgeborenen, insbesondere wenn sie aufgrund eines Atemnotsyndroms mit Sauerstoff beatmet werden müssen.

Ätiologie und Pathogenese
Unter der Einwirkung erhöhter **O_2-Spannung** im Blut (Sauerstoffbehandlung wegen Atemnotsyndrom) unterbleibt das Wachstum der Netzhautgefäße in Richtung Ora serrata. Durch Schwankungen des Sauerstoffpartialdrucks während Phasen hoher O_2-Spannung wird außerdem das Gefäßendothel geschädigt. Wenn die O_2-Beatmung aus vitalen Gründen nicht mehr erforderlich ist, wird die schlecht vaskularisierte periphere Netzhaut ischämisch. Die Astrozyten und Müller-Zellen der Netzhaut produzieren Wachstumsfaktoren, vorwiegend **VEGF** (vascular endothelial growth factor), wodurch das Wachstum neuer pathologischer Gefäße angeregt wird, die dann in den Glaskörper einsprossen (Vasoproliferation). Diese bluten, verziehen die Netzhaut durch Schrumpfung nach temporal und führen letztlich zur Traktionsablatio.

Risiken für die Ausbildung einer Frühgeborenenretinopathie. Je unreifer das Frühgeborene ist, desto höher ist das Risiko für eine Frühgeborenenretinopathie. Bei einer Schwangerschaftsdauer von weniger als

32 Wochen und einem Geburtsgewicht unter 1800 g besteht bei entsprechender Unreife auch ohne Sauerstoffbeatmung das Risiko einer Frühgeborenenretinopathie. Manchmal genügen auch kurze Perioden erhöhter Sauerstoffzufuhr, um eine Frühgeborenenretinopathie auszulösen. Extrem frühgeborene Kinder mit einem Geburtsgewicht von 500–800 g entwickeln zu 20% eine Frühgeborenenretinopathie und ¼ dieser Kinder erblindet. Reife Neugeborene, deren Netzhaut bis zur Ora serrata vaskularisiert ist, entwickeln keine Retinopathie, auch wenn sie mit Sauerstoff beatmet werden müssen.

Befunde und Stadieneinteilung

Beim unreifen Frühgeborenen erwecken eine fehlende Vaskularisation der temporalen Netzhautperipherie und eng gestellte Netzhautarterien den Verdacht auf eine Frühgeborenenretinopathie. Die Tab. 13.1 gibt eine Übersicht über die Stadieneinteilung der Frühgeborenenretinopathie.

Stadium 1: Eine **Demarkationslinie** trennt die vaskularisierte Zone von der avaskulären Zone. Die avaskuläre periphere Netzhautzone erscheint grau.

Stadium 2: Charakteristisch ist eine **prominente Leiste** in der Übergangszone. Diese kann bereits vaskularisiert sein (Abb. 13.25a,b).

Stadium 3: Pathologische Gefäße wachsen in den Glaskörper vor (vasoproliferative Phase). Diese können bluten.

Stadium 4: Durch Schrumpfung wird schließlich die Netzhaut von ihrer Oberfläche abgezogen (**Traktionsablatio**). Ohne Makulaabhebung spricht man vom **Stadium 4a** und mit Makulaabhebung vom **Stadium 4b**.

Stadium 5: In diesem Stadium besteht eine **totale Netzhautablösung** mit tunnelförmiger Netzhautschrumpfung. Es bildet sich dann eine fibröse Platte hinter der Linse, in der Gefäße und Bindegewebe mit der abgelösten Netzhaut verbacken sind (**retrolentale Fibroplasie**). Weiterhin erblinden diese Augen an einem Sekundärglaukom und einer Phthisis bulbi (Augapfelschrumpfung).

Plus-Disease. Damit bezeichnet man den Zustand, wenn eine pathologische Dilatation der Venen und Gefäßschlängelungen (Tortuositas) am hinteren Pol nachweisbar sind. **Glaskörpertrübung** sowie **Irishyperämie** und **Irisrigidität** können hinzukommen. Das deutet auf einen pathologisch erhöhten Blutfluss hin und verschlechtert die Prognose.

Vaskularisationsgrenze. Entscheidend für die Prognose ist auch, an welcher Stelle der Netzhautperipherie sich die Vaskularisationsgrenze befindet. Da die Gefäße

Tabelle 13.1. Stadieneinteilung der Frühgeborenenretinopathie (ROP)

Stadien		Plus-Disease
Stadium 1	Demarkationslinie	Iris-Gefäßerweiterung
Stadium 2	prominente Leiste, ggf. vaskularisiert	rigide Pupille
Stadium 3	Leiste und extraretinale Proliferationen	Glaskörpertrübung
Stadium 4	extraretinale Proliferationen und Ablatio retinae	Tortuositas der Netzhautgefäße
Stadium 5	totale Ablatio	Blutungen
Typ-1-ROP		
Zone-I-ROP	jedes Stadium, wenn »Plus disease« besteht	
Zone-I-ROP	Stadium 3 auch ohne »Plus disease«	
Zone-II-ROP	Stadium 2 oder 3 mit »Plus disease«	
Augen mit Typ-1-ROP sollten frühzeitig koaguliert werden.		
Typ-2-ROP		
Zone-I-ROP	Stadium 1 oder 2 ohne »Plus disease«	
Zone-II-ROP	Stadium 3 ohne »Plus disease«	
Bei einer Typ-2-ROP sollte engmaschig kontrolliert werden.		

13.4 · Gefäßerkrankungen der Netzhaut

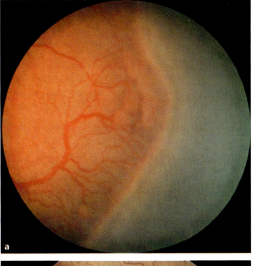

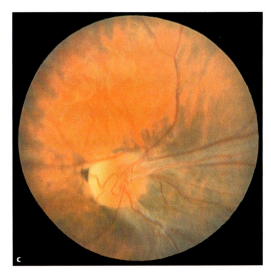

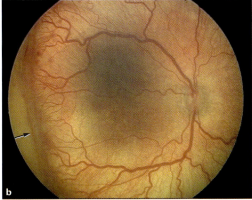

◘ **Abb. 13.25.** Frühgeborenenretinopathie. **a** *Rechts* avaskuläre Zone, *links* besenreiserartig vorwachsende Gefäße, dazwischen prominente Leiste (Stadium 2) (Foto Prof. Dr. F. Körner, Bern). **b** Temporale avaskuläre Zone mit prominenter Leiste (→) und einzelnen Blutungen bei Frühgeborenenretinopathie. Netzhautübersicht (Weitwinkelfunduskamera) (Foto Prof. Dr. N. Bornfeld, Essen). **c** Verziehung der Netzhautgefäße nach temporal bei abgelaufener Retinopathia praematurorum (Narbenstadium)

von der Papille kommend in die Peripherie wachsen, wird ein Kreis mit dem Radius von 2-facher Makulapapillendistanz als **Zone I,** ein Kreis mit dem Radius von Papille bis nasalen Ora serrata als **Zone II** und jenseits davon als **Zone III** bezeichnet.

Differenzialdiagnose

Sie ist durch die typische Geburtsanamnese meist einfach. Retinoblastom, persistierender hyperplastischer primärer Glaskörper, Morbus Coats und rhegmatogene Ablatio können wie eine Frühgeborenenretinopathie aussehen (Differenzialdiagnose der Leukokorie, ◘ Tab. 14.1).

Therapie

Als **Schwellenretinopathie** bezeichnete man bisher die Erkrankung im Stadium 3, wenn sich die Veränderungen in Zone I oder II über 5 zusammenhängende Uhrzeiten der Zirkumferenz oder 7 Uhrzeiten bei sektoriellem Befall ausdehnen und Plus-Zeichen bestehen. Dann ist eine **Laserkoagulation** der avaskulären Netzhaut peripher der Vaskularisationsgrenze erforderlich. Heute behandelt man nach neueren Studien die sog. Typ-1-ROP frühzeitig, während die Typ-2-ROP engmaschig kontrolliert wird (◘ Tab. 13.1). Bei der Laserkoagulation erfolgt die Behandlung mit einem an das indirekte Ophthalmoskop angeschlossenen transportablen Laser auf der Intensivstation der Kinderklinik. Das Stadium 4 hat eine schlechtere Prognose. Durch eine **Vitrektomie** kann in manchen Fällen die Netzhaut wieder angelegt werden. Im Stadium 5 ist das Auge praktisch blind und die Operation kann höchstens in Einzelfällen eine anatomische Wiederanlage der Netzhaut erreichen, eine Phthisis aber häufig nicht verhindern.

Prophylaxe

Kontrolle des O_2-Partialdruckes. Bei der Intensivbehandlung dieser Kinder muss besonders darauf geachtet werden, dass ein zu hoher O_2-Partialdruck im Blut vermieden wird. Weil die Lungenalveolen der unreifen Frühgeborenen noch zu wenig Antiatelektasefaktor produzieren, kann die Lungenbelüftung sehr stark schwanken und bei gleicher Beatmung können sehr unterschiedliche O_2-Partialdrucke im Blut entstehen. Heute ist es auf pädiatrischen Intensivstationen möglich, den O_2-Partialdruck im Blut nahezu kontinuierlich zu kontrollieren und die Beatmung daran anzupassen.

Funduskontrollen. Bei Risikofrühgeborenen muss ein dem Risikograd (Geburtsgewicht) angepasstes Schema der Funduskontrollen eingehalten werden, da nur bei Frühstadien die Chancen gut sind, das Sehvermögen durch die Behandlung zu erhalten. Die Kontrollen erfolgen in der Regel mit indirekter binokularer Ophthalmoskopie auf der pädiatrischen Intensivstation durch einen in dieser Untersuchungsmethode und Erkrankung erfahrenen Augenarzt.

Alle Frühgeborenen mit einem Gestationsalter unter 32 Wochen oder mit einem Geburtsgewicht unter 1500 g sowie Frühgeborene mit einem Gestationsalter zwischen 32–36 Wochen, wenn eine Sauerstofftherapie von mehr als 3 Tagen erfolgt, müssen in die augenärztliche Screening-Untersuchung eingeschlossen werden. Die Erstuntersuchung sollte in der 6. postnatalen Woche liegen, aber nicht vor einem postmenstruellen Alter von 31 Wochen. Die Stadien 1 und 2 ohne Plus-Zeichen werden in 14-tägigen Abständen kontrolliert. Das Stadium 3 muss in wöchentlichen Abständen, bei rasch progredientem Verlauf noch häufiger kontrolliert und ggf. behandelt werden. Wöchentliche Kontrollen sollten auch im Stadium 1 erfolgen, wenn sich die Demarkationslinie in der Zone I befindet (Typ-2-ROP).

Verlauf, Prognose

Beim Typ-2-ROP kommt es meist zur Rückbildung der Gefäßveränderungen. Im späteren Lebensalter sieht man zuweilen eine Verziehung der Gefäße und der Makula nach temporal (Abb. 13.25c). Dabei können noch im Erwachsenenalter sekundär Netzhautlöcher und eine Ablatio entstehen. Die Augen können eine hohe Myopie und wegen der Makulaverlagerung einen Pseudostrabismus entwickeln. Die verschiedenen Abstufungen der Typ-1-ROP müssen behandelt werden.

> ❗ Durch rechtzeitige Funduskontrollen bei Frühgeborenen können die Frühstadien der Retinopathia praematurorum rechtzeitig erfasst, nicht aber immer schwere Verläufe beherrscht werden.

13.5 Tumoren der Netzhaut

13.5.1 Retinoblastom

Definition
Das Retinoblastom ist ein genetisch bedingter maligner Netzhauttumor des Kindesalters, der aus unreifen Netzhautzellen hervorgeht und durch Vorwachsen in das Gehirn zum Tode führen kann.

Epidemiologie
Das Retinoblastom ist angeboren oder entsteht in frühester Kindheit und ist der **häufigste Augentumor im Kindesalter**. Die Häufigkeit beträgt 1:15000 bis 1:30000. Nach dem Aderhautmelanom ist es der zweithäufigste primäre Augentumor überhaupt. In 25–30% der Fälle werden beide Augen befallen, jedoch oft nicht gleichzeitig. An einem Auge kann mehr als ein Tumor entstehen. Das beidseitige Retinoblastom manifestiert sich in 90% vor dem 3. Lebensjahr. Das Retinoblastom kommt bei allen Rassen vor und ist bei beiden Geschlechtern gleich häufig.

Pathogenese
Vererbung. Ein Retinoblastom entwickelt sich, wenn bei beiden Allelen des sog. Retinoblastom-Gens eine Inaktivierung oder Deletion vorliegt. Es kann entweder durch **Keimzellmutation** oder durch Mutation von Retinazellen (**somatische Mutation**) entstehen. Bei Keimzellmutation muss zumindest ein Allel bereits vor der ersten Teilung defekt sein, also entweder von einem der Eltern übertragen oder vor der Befruchtung mutiert sein. Die Keimzellmutation wird autosomal dominant mit ca. 90% Penetranz vererbt, d. h. 45% der Nachkommen erkranken. Kommt mehr als ein Fall eines Retinoblastoms in einer Familie vor, dann muss es sich um eine **vererbte Keimzellmutation** handeln. Allerdings sind nur 7% der Retinoblastomfälle familiär. Die restlichen 93% sind sporadisch. Von den sporadischen Fällen sind $1/4$ **neue Keimzellmutationen**, können also dominant weitervererbt werden, und $3/4$ **somatische Mutationen**, bei denen kein Vererbungsrisiko besteht. Keimzellmutation und somatische Mutation kann man aufgrund des klinischen Befundes unterscheiden. Wenn ein Retinoblastom an beiden Augen oder an einem Auge an mehreren Stellen auftritt, muss man eine Keimzellmutation annehmen, denn es ist sehr unwahrscheinlich, dass an verschiedenen Netzhautorten gleichzeitig eine somatische Mutation entsteht. Umgekehrt ist aber nicht gänzlich auszuschließen, dass ein unilokulärer Befall trotzdem eine Keimzellmutation ist.

Keimzellmutation. Der Gendefekt liegt auf Chromosom 13 (Region q14), wobei zwei Mutationen im Retinoblastomgen auftreten müssen, damit eine maligne Zelllinie entsteht. Alle Retinazellen tragen dann den Gendefekt in sich und können zum Retinoblastom entarten. Deshalb treten Retinoblastome dann sehr oft an mehreren Stellen (**multilokulär**) auf, und zwar entweder an beiden Augen oder an einem Auge an mehreren Netzhautstellen. Da die Zirbeldrüse (Corpus pineale) entwicklungsgeschichtlich ein Sehorgan ist, kann auch dort ein Retinoblastom entstehen (»**trilaterales Retinoblastom**«).

Somatische Mutation. Hier entsteht die Mutation in einem Retinoblasten während der embryonalen Netzhautentwicklung. Deshalb ist bei der somatischen Mutation nur ein Auge an einer Netzhautstelle betroffen (**unilokuläres Retinoblastom**).

Genetische Beratung

Die genetische Beratung der Eltern mit einem Retinoblastom-Kind ist schwierig und sollte in Zusammenarbeit mit einer humangenetischen Beratungsstelle erfolgen. Der Augenarzt muss die für die Beratung erforderlichen Befunde so genau wie möglich erheben. Er muss auch die Eltern untersuchen. In seltenen Fällen kann sich ein Retinoblastom spontan zurückbilden. Findet man bei einem Elternteil eines Retinoblastom-Kindes eine symptomlose weiße Netzhautnarbe, dann muss von einem familiären Retinoblastom, d. h. einer Keimzellmutation ausgegangen werden.

Die **Erkrankungsrisiken** werden wie folgt eingeschätzt:
- Eltern mit unauffälliger Familienanamnese, deren 1. Kind ein unilokuläres Retinoblastom hat, müssen für ein weiteres Kind nur mit einem Erkrankungsrisiko von weniger als 3% rechnen, bei multilokulärem Befall mit 8%.
- Sind in einer Familie mehr als eine Person an Retinoblastom erkrankt, dann beträgt das Erkrankungsrisiko bei weiteren Kindern zwischen 40–50%.
- Ein einseitig (unilokulär) erkrankter Patient mit negativer Familienanamnese hat später nur 10–12% Risiko, die Krankheit an eigene Kinder weiterzugeben.
- Ein multilokulär Erkrankter (also mit Keimzellmutation) muss dagegen damit rechnen, dass er die Erkrankung an 40–50% seiner Nachkommenschaft weitergibt, selbst dann, wenn die Familienanamnese leer ist.

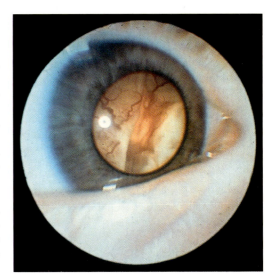

Abb. 13.26. Retinoblastom, das den ganzen Glaskörperraum ausfüllt. Die Pupille leuchtet weißlich auf (*Leukokorie*, »*amaurotisches Katzenauge*«)

Symptome, Befunde

Den Eltern fällt die Krankheit oft erst auf, wenn eine **Leukokorie** besteht (griech. leukós = weiß, koré = Pupille), d. h. die Pupille weiß aufleuchtet. Dann hat der Tumor meist schon einen großen Teil des Glaskörperraumes ausgefüllt. Früher sprach man von einem »amaurotischen Katzenauge« (Abb. 13.26), weil das Tapetum lucidum der Katze nachts das Licht reflektiert und die Pupille hell aufleuchtet. Häufig fällt der Tumor dadurch auf, dass **ein Auge schielt**, weil der Tumor in die Netzhautmitte eingewachsen ist. Deshalb muss man bei **Schielkindern** anlässlich der Erstuntersuchung immer auch den Fundus untersuchen, um ein Retinoblastom auszuschließen. Auch eine lang dauernde **Entzündung** eines Auges kann auf ein Retinoblastom hinweisen. In solchen fortgeschrittenen Fällen ist dann meist auch der Augeninnendruck erhöht.

Diagnostik

Das Retinoblastom erscheint bei der **Fundusuntersuchung** als **weißlicher, knolliger Tumor,** auf dem einige atypische Netzhautgefäße verlaufen (Abb. 13.27 und 13.28). Bei endophytischem Wachstum wölbt sich der Tumor in den Glaskörperraum vor und bricht schließlich durch, wobei Tumorkonglomerate frei im Glaskörper schweben können. Bei exophytischem Wachstum liegen die Knoten subretinal und führen zu einer exsudativen, meist totalen Netzhautablösung. Oft ist dann der Einblick durch Glaskörpertrübungen erschwert.

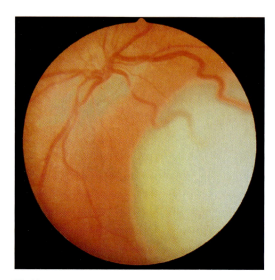

Abb. 13.27. Retinoblastom. Weißer prominenter Tumor (rechte Bildhälfte), der das Netzhautzentrum einschließt

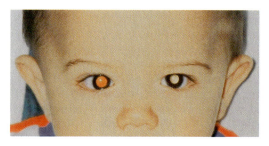

Abb. 13.28. »Leukokorie« (weißes Aufleuchten der Pupille) bei Retinoblastom

Das Retinoblastom weist typischerweise **Verkalkungsherde** auf, die mit **Ultraschalluntersuchung, Röntgenaufnahme** und **Computertomographie** erfasst werden können und die Diagnose in zweifelhaften Fällen ermöglichen. Die Computertomographie ist zusätzlich nützlich, um eine Ausbreitung des Tumors entlang des N. opticus oder in die Orbita nachzuweisen.

Differenzialdiagnose

Wenn Tumorzellen in den Glaskörper und sogar in die Vorderkammer ausgeschwemmt werden, kann ein Retinoblastom mit einer **Uveitis** verwechselt werden (Tumor-»Hypopyon«).

Ein Retinoblastom kann vorgetäuscht werden durch eine **Retinitis exsudativa** (Morbus Coats, ▶ Kap. 13.4.4) oder durch eine alte intraokulare Blutung nach **Kindesmisshandlung** (»**battered child**«), seltener durch eine **angeborene Netzhautablösung**, eine **retrolentale Fibroplasie** bei Frühgeborenenretinopathie, **Persistenz des primären Glaskörpers,** eine **retinale Dysplasie** oder ein **Astrozytom der Retina** (▶ Kap. 13.5.2). In den meisten dieser Fälle lässt sich die Diagnose eindeutig klären. Bei unklarer Diagnose sollte man erwägen, das blinde Auge zu entfernen und nicht das Risiko eingehen, ein Auge mit Retinoblastom zu belassen und somit das Leben des Kindes zu gefährden.

Therapie

Oft ist der Tumor bei Diagnosestellung an einem Auge so groß, dass das Auge entfernt werden muss. Bei der **Enukleation** muss eine möglichst lange Strecke des N. opticus (10–15 mm) reseziert werden, um Tumornester im Sehnerv mit zu entfernen. Die **Chemotherapie** wird neuerdings auch als primäre Therapieoption empfohlen (Etoposid, Carboplatin, Vincristin). Nach Chemoreduktion ist dann oft eine lokale Therapie (Strahlenträger, Kryotherapie) möglich. Kleine Tumoren, deren Ausdehnung nicht größer als 4 Papillendurchmesser ist, können primär durch einen von außen aufgenähten Strahlenträger behandelt werden, meist durch eine ^{106}**Ruthenium**- oder ^{125}**Jod-Plombe**. Peripher gelegene Knoten sind einer **Kryotherapie** zugänglich (Durchfrieren mit der Kältesonde bei –90 °C). Wenn beide Augen befallen sind, wurde bisher das Auge mit dem größeren Tumor entfernt und das andere durch **externe Bestrahlung** behandelt. Neuerdings werden auch **Protonen** zur Bestrahlung eingesetzt. Linsentrübungen und Strahlenschäden der Gefäße müssen dabei allerdings in Kauf genommen werden. Eine operative Entfernung des Netzhauttumors aus dem Auge kommt nicht infrage, weil das Risiko einer Metastasierung sehr hoch ist, wenn das Auge operativ eröffnet wird. Deshalb darf **keine Probebiopsie** zur Diagnosesicherung erfolgen, wenn ein Retinoblastom als Differenzialdiagnose infrage kommt.

Nachkontrollen. Man muss die Kinder 5 Jahre lang kontrollieren und auch die Netzhaut des 2. Auges sorgfältig absuchen. Das erfolgt in Narkose bei maximal erweiterter Pupille, also unter den günstigsten Beobachtungsbedingungen. Die Untersuchungsintervalle sind in den ersten 2 Jahren alle 3 Monate, später halbjährlich bis jährlich. Nur auf diese Weise kann bei Neuauftreten eines Tumors am anderen Auge die Therapie so früh einsetzen, dass das Sehvermögen am 2. Auge gerettet werden kann.

Prognose

Bei Einsatz der modernen Therapieoptionen beträgt die Letalitätsrate auch für bilaterale Retinoblastome nur ca. 5–8%. Wenn der Sehnerv mit betroffen ist, erhöht sich die Letalitätsrate allerdings erheblich. Die Prognose hängt neben der **Tumorgröße** auch vom **Differenzierungsgrad** des Tumors ab. Histologisch differenzierte Tumore (histologisch: Wintersteiner-Rosetten) haben eine bessere Prognose als undifferenzierte.

Bei primär geheilten Patienten mit genetisch bedingtem Retinoblastom entwickeln sich später in ca. 20% Zweittumore, entweder zusätzliche Retinoblastome, z. B. am anderen Auge oder an der Zirbeldrüse, oder vom Primärtumor unabhängig ein **Osteosarkom** bzw. Weichteilsarkom. Geheilte Retinoblastom-Patienten sollen deshalb klinisch überwacht, jedoch möglichst wenig geröngt werden.

> Bei jeder »Leukokorie« eines Neugeborenen oder Kleinkindes muss sofort eine genaue Fundusuntersuchung erfolgen, um ein Retinoblastom auszuschließen.

13.5.2 Phakomatosen

Unter Phakomatosen versteht man eine Gruppe kongenitaler, dominant vererbter Erkrankungen mit multiplen Tumoren und Zysten an verschiedenen Stellen des Körpers.

Der Name leitet sich von Phakos = Muttermal ab, da bei allen Phakomatosen **Muttermale** an der Haut oder Schleimhaut auftreten. Tumore kommen außer am Auge auch in der Haut und im Nervengewebe vor. Die dominante Vererbung erfolgt mit unterschiedlicher Penetranz.

Am Auge kommen vier Erkrankungen vor:
- **Astrozytom der Retina** (Morbus Bourneville-Pringle),
- **Angiomatosis retinae** (Hippel-Lindau-Krankheit, Abb. 13.29),
- **Neurofibromatose** (Morbus Recklinghausen),
- **Sturge-Weber-Syndrom.**

Astrozytom der Retina
Definition, Ursachen
Es handelt sich um einen vererbten Tumor des neuralen Stützgewebes (Hamartom), der isoliert oder bei tuberöser Hirnsklerose (**Morbus Bourneville-Pringle:** knotige Auftreibungen der Gyri, der Marksubstanz oder intraventrikulär) vorkommt.

Symptome, Befunde
Astrozytome der Netzhaut sind einzelne oder multiple (auch beidseitige) kleine weiße Tumore, die sich von der Netzhautoberfläche vorwölben und eine maulbeerartige Oberfläche haben. Im Gesicht findet man ein Adenoma sebaceum, am Stamm andere Hautveränderungen wie einem Eschenblatt ähnliche Flecken, Angiofibrome und subunguale Fibrome sowie im ZNS astrozytische Hamartome (Folge: Epilepsie, geistige Retardierung, Hydrozephalus).

Differenzialdiagnose
Retinale Astrozytome können bei Kindern mit einem Retinoblastom verwechselt werden, da sie auch verkalken können. Außerdem besteht eine Ähnlichkeit mit dem Toxocara-Granulom (Ausschluss durch Serologie).

Therapie
Keine Therapie von augenärztlicher Seite möglich, neurologische und dermatologische Abklärung.

Prognose
Meist keine Progression.

Angiomatosis retinae (Hippel-Lindau-Syndrom)
Definition
Bei dieser relativ häufigen, meist dominant vererbten Erkrankung besteht ein **kapilläres Hämangiom** der Retina.

Symptome, Befunde
Das Hippel-Lindau-Angiom wölbt sich als großer roter Knoten mit glatter Oberfläche an der Papille oder in der Netzhaut vor und weist ein großes zuführendes und ein abführendes Gefäß auf. Wegen des hohen Durchflusses ist auch das abführende Gefäß mit arterialisiertem Blut durchströmt. Häufig führt die Exsudation aus den Gefäßen zu weißen Lipidablagerungen in der benachbarten Netzhaut und dadurch zur Sehstörung.

Ähnliche Angiome können auch im Kleinhirn und in den inneren Organen bestehen. Eine genetische Beratung dieser Familien ist zu empfehlen.

Differenzialdiagnose
Das **razemöse Hämangiom der Netzhaut** weist monströse, stark geschlängelte Gefäße auf und kommt beim **Wyburn-Mason-Syndrom** zusammen mit gleichseitigen Mittelhirn- und Frontalhirn-Hämangiomen vor. **Kavernöse Hämangiome** der Retina liegen als ein Netz von traubenförmig verteilten, kleinen Aneurysmen in der inneren Netzhautschicht. Sie kommen einseitig vor und führen durch weiße Lipidexsudate zur Sehverschlechterung.

Therapie
Peripher gelegene Angiome kann man schrittweise durch Laserkoagulation oder mit Kälte veröden. Bei

◘ **Abb. 13.29.** Hippel-Lindau-Angiom der Netzhaut. **a** Fundusbild. **b** Fluoreszenzangiogramm: großer prominenter Gefäßknoten: Links oben vor Fluoreszein-Injektion, rechts oben 18 sec, links unten 2 min 52 sec, und rechts unten 11 min 8 sec nach Fluoreszein-Injektion. Schnelle Füllung und starke Exsudation des Angioms

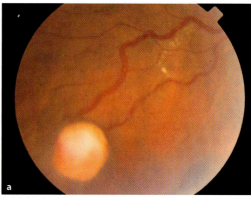

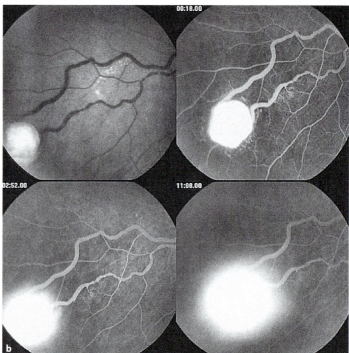

zentral gelegenen Angiomen ist das Risiko eines Visusverlustes durch die Behandlung zu groß und man lässt sie besser unbehandelt. Neuerdings wird auch eine Strahlenträgertherapie oder eine Protonenbestrahlung angewendet.

Prognose
Es kann bei Progredienz zur exsudativen Amotio kommen. Dann ist die Prognose schlecht. Bei peripherer Lage hat die Behandlung eine günstige Prognose. Nierenzysten, Hypernephrom und Phäochromozytom müssen beim Hippel-Lindau-Syndrom ausgeschlossen werden.

Sturge-Weber-Syndrom
Definition
Es handelt sich um ein Syndrom, das durch faziale Angiomatose im Trigeminusbereich, meningeale Hämangiomatose sowie ein **kavernöses Hämangiom der Aderhaut** charakterisiert ist.

Befunde
Hierbei besteht ein meist auffälliger **Naevus flammeus** des Gesichts in Kombination mit einem **Glaukom**, meist einseitig, außerdem Hämangiome des Gehirns und der Meningen. Es bestehen aber **keine primären Netzhautveränderungen**, jedoch **häufig Aderhaut-**

hämangiome (▶ Kap. 12.3.2). Zuweilen kommt es spontan oder nach Augenoperationen zu einer **exsudativen Amotio**.

Therapie
Das Aderhauthämangiom spricht relativ gut auf Bestrahlung an.

Neurofibromatose (Morbus Recklinghausen)
Die Neurofibromatose zeigt herdförmige Pigmentierungen der Haut (Café-au-lait-Flecken) und zahlreiche kleine Neurofibrome, z. B. an den Lidern, z. T. auch in der Orbita oder im Sehnerv (Gliome). Typisch sind auch braune Knötchen der Iris (Lisch-Knötchen, ▶ Kap. 11.6.3). Am Fundus kommen chorioidale Hamartome als dunkelbraune, flach erhabene Bezirke oder selten ein Hamartom der Retina und des retinalen Pigmentepithels vor.

13.5.3 Kombiniertes Retina-Pigmentepithel-Hamartom

Definition
Gutartiger kongenitaler sporadischer Netzhauttumor, der aus neuraler Retina, retinalem Pigmentepithel und gliösen Membranen besteht und bei jungen Menschen im Adoleszentenalter symptomatisch wird.

Befunde
Das kombinierte Retina-Pigmentepithel-Hamartom wird entweder durch eine Sehstörung oder als Zufallsbefund entdeckt. Man findet einen etwas prominenten Bezirk in der Nähe von Papille oder Makula, der durch eine grau gefärbte gliöse Masse charakterisiert ist. Netzhautgefäße sind in den Tumor eingeschlossen. Der Tumor führt zur Verziehung der großen Netzhautgefäße und der umgebenden Netzhaut (◘ Abb. 13.30).

Therapie
Eine Operation ist wegen der intraretinalen Ausbreitung nicht möglich.

Prognose
Diese Tumoren sind meist nicht progredient, sollten aber aus differenzialdiagnostischen Gründen (epiretinale Gliose, Ausschluss Aderhautmelanom, Astrozytom) fotografiert werden.

13.6 Entzündungen der Netzhaut und Netzhautgefäße

13.6.1 Akute Netzhautnekrose

Definition, Ursache
Bei der akuten Netzhautnekrose, auch als akute retinale Nekrose (ARN) bezeichnet, handelt es sich um eine foudroyant verlaufende Virusentzündung der Netzhaut (Retinitis), die sowohl bei immunkompetenten als auch immungeschwächten (Immunsuppression oder Aids) Patienten die Netzhaut beider Augen nacheinander befällt (◘ Abb. 13.31).

Die akute Netzhautnekrose wird wahrscheinlich häufig durch **Herpes-simplex-Viren oder Varizella-**

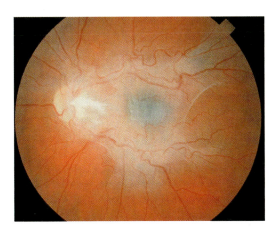

◘ **Abb. 13.30.** Kombiniertes Retina-Pigmentepithel-Hamartom. Weißlich-graue Masse, die das Zentrum der Netzhaut und die Papille einschließt

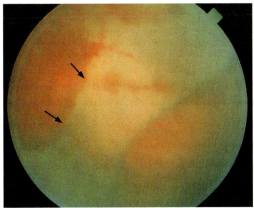

◘ **Abb. 13.31.** Akute retinale Nekrose (akute Netzhautnekrose). Man erkennt die grauen, zum Netzhautzentrum scharf abgegrenzten Nekrosezonen (→) mit »Steppenbrand«-ähnlichem Fortschreiten

Zoster-Viren hervorgerufen. Die Ursache für diese isolierte Herpesretinitis ist noch ungeklärt.

Befunde

Die ARN beginnt in der peripheren Netzhaut – zuweilen an verschiedene Stellen – und schreitet wie ein Steppenbrand gegen das Zentrum vor. Man sieht eine graubraune gewellte Grenzlinie und peripher davon nekrotische Netzhaut. In der nekrotischen Netzhaut kommt es zu gigantischen Netzhautlöchern. Der Glaskörper ist im weiteren Verlauf zunehmend von Entzündungszellen und Trübungen infiltriert. Durch die gleichzeitige Entzündung des Augenvorderabschnittes und die dabei entstehenden Hornhautpräzipitate kann man die Netzhaut manchmal schlecht beurteilen und die akute retinale Nekrose übersehen. Meistens wird auch das zweite Auge betroffen.

Therapie

Bei Verdacht auf eine ARN muss hochdosiert mit **Aciclovir** als Infusion und mit **Kortison** behandelt werden. Dadurch kann die Erkrankung manchmal unter Kontrolle gebracht und der Befall des zweiten Auges verhindert oder abgeschwächt werden. Bei Netzhautablösung versucht man mit Vitrektomie und Silikonöltamponade die Netzhaut wieder zur Anlage zu bringen.

Prognose

Nur bei frühzeitiger Diagnose und maximaler Therapie kann man die erkrankten Augen vor Erblindung retten.

> Das akute retinale Nekrosesyndrom ist eine Notfallsituation, da nur durch höchstdosierte antivirale Therapie der Befall des einen Auges begrenzt und manchmal das Auftreten am anderen Auge noch verhindert werden kann.

13.6.2 Retinitis bei Aids

HIV-Retinopathie

Die sog. HIV-Retinopathie ist eine diffuse Mikroangiopathie des Stadiums II und III durch Infektion der Endothelzellen oder Ablagerung von Immunkomplexen. Sie zeigt »**Cotton-Wool**«-**Flecken** und **Mikroaneurysmen**. Sowohl das Erkennen der HIV-Retinopathie als auch die Abgrenzung von der Zytomegalievirus-Retinitis ist für die allgemeinmedizinische Behandlung sehr wichtig.

Opportunistische Infektionen

Sie sind meist durch Viren bedingt und manifestieren sich bei der erworbenen Immunschwäche (Aids) oft an der Netzhaut.

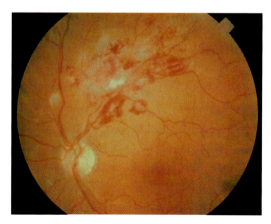

Abb. 13.32. Zytomegalieretinitis bei Aids: Netzhautblutungen und Cotton-Wool-Flecken

Zytomegalieretinitis. Sie wird durch Zytomegalie-Viren hervorgerufen und ist die häufigste Entzündung bei Aids. Charakteristisch ist ein Mischbild aus »**Cotton-Wool**«-**Flecken** und **Blutungen** mit ischämischen Nekrosen der Netzhaut (»Cotton cheese« – »ketch up«-Fundus; Abb. 13.32). Es ist wichtig, diese Erkrankung rechtzeitig zu erkennen, weil eine wirksame Therapie (Ganciclovir oder Foscarnet) möglich ist und man verhindern kann, dass der Patient an den Netzhautnekrosen und der Netzhautablösung erblindet. Eine Sonderform ist die »**Frosted branch angiitis**«, bei der eine massive Entzündung der Netzhautvenen besteht, deren perivaskuläres Ödem an Rauhreif auf Ästen erinnert. Die Diagnose der Zytomegalieretinitis ist auch für die Stadieneinteilung der Aids-Erkrankung und damit für die Allgemeintherapie von Bedeutung.

Akute retinale Nekrose (Retinitis durch Herpesviren) (▶ Kap. 13.6.1), **Toxoplasmose-Retinochorioiditis** (▶ Kap. 13.6.3) und **Pneumocystiscarinii-Infektion** der Netzhaut kommen bei Aids zuweilen vor.

> Die rechtzeitige Diagnose und Behandlung einer CMV-Retinitis kann den Aids-Patienten vor Erblindung bewahren und ihm meist die Lesefähigkeit erhalten.

13.6.3 Toxoplasmose-Retinochorioiditis

Definition, Ursachen

Die Toxoplasmose-Retinochorioiditis ist eine **fokale Entzündung** von Netz- und Aderhaut, die häufig das Netzhautzentrum oder die Umgebung der Papille erfasst und dann zu einer schweren Störung des Sehvermögens führt.

13.6 · Entzündungen der Netzhaut und Netzhautgefäße

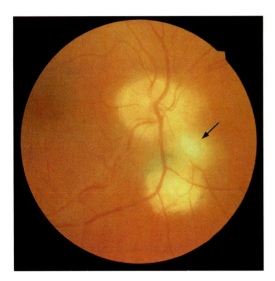

Abb. 13.33. Retinochorioiditis juxtapapillaris Jensen: Weißer flauschiger frischer Entzündungsherd (→) nahe der Papille, der einen schweifförmigen Gesichtsfelddefekt hinterlässt. Darunter ältere Toxoplasmosenarbe (**Abb. 12.2b**)

Der Erreger Toxoplasma gondii wird durch Katzen (Oozysten im Katzenkot) oder rohes Fleisch (Zysten) übertragen (orale Aufnahme). Bei der **angeborenen Form** erfolgt die Übertragung diaplazentar, wenn die Mutter in den ersten 3 Schwangerschaftsmonaten an Toxoplasmose erkrankt. Die Toxoplasmose-Retinochorioiditis kommt bei AIDS häufig als opportunistische Infektion vor, dann meist bilateral und schwer verlaufend.

Symptome, Befunde
Bei der **erworbenen Form** besteht ein akuter Entzündungsherd der Netzhaut und der Aderhaut, der das Sehvermögen bedroht, wenn er nahe dem Zentrum liegt. Der Entzündungsherd ist flauschig weiß und unscharf begrenzt. Der Glaskörper über der Entzündungsstelle ist mit Zellen infiltriert (**Abb. 12.2a**). Häufig ist der Entzündungsherd nahe an der Papille lokalisiert (**Retinochorioiditis juxtapapillaris Jensen**, **Abb. 13.33**). Dabei werden die bogenförmigen Nervenfasern geschädigt, und es kommt zu schweifförmigen Gesichtsfelddefekten (**Abb. 12.4b**). Rezidive liegen oft nahe den alten, pigmentierten Herden.

Bei der **angeborenen Form** findet man ophthalmoskopisch eine weiße, durch Pigmentierungen begrenzten Narbe der Makula, zuweilen auch in der mittleren Netzhautperipherie (**Abb. 12.2b**).

Diagnose
Die Diagnose erfolgt meist aufgrund des typischen klinischen Bildes. Bereits ein niedriger Toxoplasmosetiter wird als Hinweis gewertet. Sehr hohe Titer oder ein Titeranstieg sind kein zusätzlicher diagnostischer Hinweis.

Therapie
Als Therapie wird heute meist Clindamycin 4 × 300 mg tgl. über 4 Wochen und zusätzlich Kortison gegeben oder man verabreicht Pyrimethamin 1–2 × 25 mg tgl. mit Folinsäure plus Sulfadiazin (4 × 1 g tgl.) und Kortison. Man muss aber die Nebenwirkungen dieser Antibiotika bedenken (pseudomembranöse Kolitis bei Clindamycin und Thrombozytopenie/Leukopenie bei Pyrimethamin). Ein peripher gelegener Herd, der das zentrale Sehen nicht bedroht oder keinen gravierenden Gesichtsfeldausfall erwarten lässt, muss nicht immer behandelt werden.

Prognose
Der Verlauf ist meist günstig, solange die Makula nicht betroffen ist. Rezidive sind trotz Therapie möglich.

13.6.4 Pilzretinitis

Definition, Ursache
Es handelt sich um eine endogene metastatische Infektion der Netzhaut mit Pilzen. Bei Patienten mit konsumierenden Allgemeinerkrankungen, die antibiotisch behandelt und parenteral ernährt wurden, oder bei Drogenabhängigen, ist eine Allgemeininfektion mit Pilzen durch Dauerkatheter oder Injektionsnadeln möglich. Unter diesen Voraussetzungen kann es zu einer hämatogenen Aussaat in die Netzhaut kommen.

Befunde
Das typische ophthalmoskopische Bild zeigt flauschige, prominente Infiltrate auf der Netzhautoberfläche und eine darüberliegende Glaskörpertrübung und -infiltration (**Abb. 13.34**). In der Regel entwickelt sich früh eine progrediente Endophthalmitis.

Therapie
Vitrektomie mit intraokularer Instillation und systemischer Gabe von Antimykotika. ► Kap. 14.4.2.

Prognose
Bei verzögertem Therapiebeginn ist die Prognose ungünstig, allerdings ist der Verlauf weniger foudroyant als bei der bakteriellen Endophthalmitis.

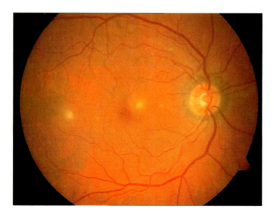

Abb. 13.34. Pilzretinitis der Netzhaut. Durch hämatogene Aussaat von Pilzen (meist Candida albicans) entstehen Pilzinfiltrate der Netzhaut, hier zentral in der Makula und temporal, als weiße Herde sichtbar

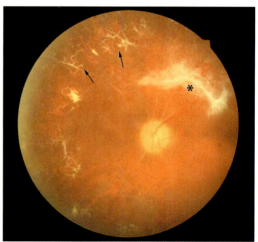

Abb. 13.35. Morbus Eales. Die typischen »Strickleitergefäße« (→) sind durch die weißliche Gefäßeinscheidung in der temporalen Fundusperipherie gut sichtbar, nasal oberhalb der Papille befinden sich die weißlichen Reste einer präretinalen Blutung (*)

13.6.5 Morbus Eales

Definition
Die Eales-Erkrankung ist eine primäre bilaterale retinale Vaskulitis unklarer Ätiologie, die mit Glaskörperblutungen einhergehen kann. Sie kommt vorwiegend bei jungen Männern vor.

Symptome, Befunde
Bei der Eales-Erkrankung bestehen in der Netzhautperipherie korkenzieherartig geschlängelte Shuntgefäße, so dass die Netzhautkapillaren nicht durchblutet werden und eine Netzhautischämie entsteht. Die Shuntgefäße verschließen sich durch zunehmende Verdickung der Gefäßwände. Die weiter zentral gelegenen Kapillarkanäle erweitern sich zu »**Strickleitergefäßen**« (Abb. 13.35). Danach entwickelt sich aufgrund der Ischämie eine periphere proliferative Retinopathie mit rezidivierenden **Glaskörperblutungen**.

Therapie
Die Eales-Erkrankung kann in den Anfangsstadien durch Fotokoagulation und bei Glaskörperblutung durch Vitrektomie behandelt werden.

13.6.6 Retinale Vaskulitis

Definition, Ursachen
Entzündungen der Netzhautgefäße betreffen häufig die Venen und sind meist sekundär durch andere Erkrankungen hervorgerufen. Man spricht dann von einer »**Periphlebitis retinae**«.

Sekundäre perivaskulitische Gefäßeinscheidungen der **Venen oder Arterien** kommen bei Vaskulitis immunologischer Ursache, Periarteriitis nodosa, Sarkoidose, Tuberkulose, Borreliose, Lues, multipler Sklerose, Behçet-Erkrankung (okklusive Vaskulitis), Wegener-Granulomatose und verschiedenen Formen der endogenen Uveitis vor (Abb. 13.36a).

Symptome, Befunde
Bei der Periphlebitis ist die Gefäßwandentzündung durch Begleitstreifen gekennzeichnet, die an abtropfendes Kerzenwachs erinnern (»**Kerzenwachsexsudate**«). Im Fluoreszenzangiogramm findet sich eine starke Exsudation aus den betroffenen Gefäßen (Abb. 13.36b). Der Patient ist durch die begleitenden Glaskörpertrübungen gestört. Gefäßverschlüsse, Netzhautblutungen und Gefäßproliferationen können bei allen Formen der retinalen Vaskulitis vorkommen.

Therapie
Die genannten Allgemeinerkrankungen müssen behandelt werden. Unter zusätzlichen Steroiden oder Immunsuppressiva klingen die meist immunologisch ausgelösten Gefäßentzündungen rasch ab. Bei Gefäßproliferationen ist häufig zusätzlich eine Laserkoagulation erforderlich.

Prognose
Die Prognose hängt von der Grundkrankheit ab, ist bezüglich der Vaskulitis aber meist gut.

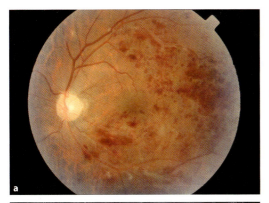

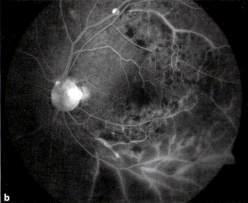

Abb. 13.36. Vaskulitis bei Sarkoidose der Netzhaut. **a** Fundusbild mit Blutungen in der Nervenfaserschicht. **b** Fluoreszenzangiogramm: Die Entzündung der Netzhautvenen und Arterien sind an dem Farbstoffaustritt des Fluoreszeins deutlich zu erkennen

13.6.7 Borreliose

Definition
Durch Borrelia burgdorferi hervorgerufene Erkrankung, die Entzündungen in verschiedenen Augenabschnitten hervorrufen kann. Die differenzialdiagnostische Einordnung ist manchmal schwierig. Die Erkrankung hat in den letzten Jahren zugenommen.

Befunde
Die Befunde am Augenhintergrund sind unterschiedlich. Vorkommen können: retinale Vaskulitis, Neuroretinitis, Papillitis oder Neuritis nervi optici. Daneben kommen Augenmuskellähmungen und Fazialisparese vor.

Therapie
Meist Cephalosporine der neuen Generation oder Tetrazykline.

Prognose
Bei frühzeitiger Behandlung gutes Ansprechen auf Cephalosporine. Bei Spätstadien ist die antibiotische Therapie weniger effektiv, da dann immunologische Prozesse vorherrschen.

> Die Borreliose kann vielfältige und sehr wechselnde Augensymptome hervorrufen. Man muss an diese Erkrankung immer denken, wenn sich Entzündungen der Netzhautgefäße, des Sehnervs und der Papille ätiologisch nicht sofort einordnen lassen.

13.6.8 Sekundäre Retinitis bei allgemeinen Erkrankungen

Bei den folgenden Erkrankungen ist eine Retinitis ein wesentliches Teilsymptom.

Sepsis. Bei Sepsis kommen Einschwemmungen bakterieller Emboli in die Netzhautgefäße vor und führen zu kleinen, disseminiert auftretenden Herden, deren weißes Zentrum von einem Blutungskranz umgeben ist (**Roth-Flecken**).

Lues connata. Bei der Lues connata sieht man am Fundus kleinfleckige Pigmentierungen (»Pfeffer-und-Salz-Fundus«) als Zeichen einer früher abgelaufenen Retinitis. Außerdem gehört hierzu die typische Trias: Taubheit, tonnenförmige Zähne und interstitielle Keratitis. Bei der **floriden Lues im Stadium II** kommen kleine weißliche retinitische Herdchen über den ganzen Fundus verstreut vor. Auch eine diffuse Retinochorioiditis ist möglich.

Strahlenretinopathie. Nach Bestrahlung (> 30 Gy) des Orbitabereiches kann nach 1–2 Jahren eine Strahlenretinopathie auftreten, die durch eine okklusive Vaskulitis und neovaskuläre Reaktion charakterisiert ist.

13.7 Makuladegenerationen

Makuladegenerationen sind Erkrankungen des Netzhautzentrums, die meist zu einer erheblichen und irreversiblen Störung der zentralen Sehschärfe führen. Sie können bei Disposition **erworben** oder genetisch **vererbt** sein.

Die **Macula lutea** (»gelber Fleck«) hat einen Durchmesser von ca. 5 mm und ist der zentrale Netzhautbezirk, in dem die Sehschärfe am besten ist. Ihre zentrale, gefäßfreie Einsenkung wird **Fovea centralis** genannt und misst im Durchmesser ca. 1,5 mm. Die **Foveola** (Durchmesser 0,2 mm) bildet den Grund der Netzhautgrube und enthält nur dichtgepackte Zapfen. Die anderen Neurone, einschließlich der Ganglienzellen, sind zur Seite verlagert. Mit dieser kleinen Stelle wird die höchste Sehschärfe erreicht. Die Foveola ist deshalb der kostbarste Bezirk unseres Auges (▶ Kap. 13.3).

13.7.1 Altersbezogene Makuladegeneration (AMD)

Definition, Ursachen

Bei der altersbezogenen Makuladegeneration wird das Netzhautzentrum durch Anhäufung von Stoffwechselprodukten zerstört.

Für die Entstehung einer altersbezogenen Makuladegeneration spielen wahrscheinlich genetische Faktoren ebenso eine Rolle wie Umwelteinflüsse. Möglicherweise fördert die Lichtbelastung die Entstehung einer AMD (phototoxischer Effekt).

Formen der AMD

Die altersbezogene Makuladegeneration kommt in zwei verschiedenen Formen vor, der sog. trockenen und der feuchten Makuladegeneration. Bei der **trockenen Form** steht die Atrophie des Pigmentepithels und der sensorischen Netzhaut im Vordergrund. Bei der **feuchten Form** kommt es zu einer subretinalen Exsudation aus der Choriokapillaris und einem Einwachsen pathologischer chorioidaler Gefäße unter die Netzhaut, die bluten können und danach eine fibrovaskuläre Membran hinterlassen.

Pathogenese

Die altersbezogene Makuladegeneration ist Folge einer kumulativen **Überlastung des retinalen Pigmentepithels** im Alter. Eine Pigmentepithelzelle muss täglich Tausende abgestoßener Scheibchen der Rezeptoraußenglieder abbauen. Wenn diese Stoffwechselleistung zusammenbricht, häufen sich Abbauprodukte in Form von **Drusen** an, die Pigmentepithelzellen gehen zugrunde und Lücken in der Bruch-Membran entstehen. Die Abdichtung der Choriokapillaris kann dann nicht mehr aufrechterhalten werden und Gefäße der Choriokapillaris wachsen ein.

Epidemiologie

Die altersbezogene Makuladegeneration ist die häufigste Erblindungsursache im Sinne des Gesetzes jenseits des 65. Lebensjahres. Fundusveränderungen im Sinne einer altersbezogenen Makuladegeneration treten bei ca. 30% der über 75-Jährigen auf, wobei nicht immer das Stadium der beidseitigen schweren Sehstörung erreicht wird. Der Ausprägungsgrad ist an beiden Augen oft unterschiedlich. Männer und Frauen sind gleich häufig betroffen.

Symptome

Der Patient bemerkt einen **grauen Schatten** im Zentrum, gerade dort, wo er hinblickt. Die Sehschärfe ist stark herabgesetzt, häufig unter die Grenze der Lesefähigkeit. Beim Ödem der zentralen Netzhaut bemerkt er eine Verzerrung der angeblickten Objekte (**Metamorphopsie**). Er kann diese Verzerrung am deutlichsten wahrnehmen, wenn er ein Netz von Gitterlinien fixiert (Prüfkarte nach Amsler). Oft wird das Sehvermögen plötzlich auf grobe Wahrnehmung von Umrissen herabgesetzt, nämlich wenn eine zentrale Blutung auftritt.

Befunde

Vorstadien. Häufig entwickeln sich zunächst **Pigmentverschiebungen** und **Drusen** (◘ Abb. 13.37) am hinteren Pol des Auges, ohne dass der Patient eine Sehstörung bemerkt. Pigmentverschiebungen entstehen durch Desintegration der Pigmentepithelschicht. Drusen sind gelblich-weiße, dichtgepackte kleine Herde von der Größe eines Gefäßdurchmessers, die zahlreich über das Zentrum der Netzhaut verteilt sind (◘ Abb. 13.37). Sie bilden sich aus Ansammlungen hyalinen Materials im Bereich der Bruch-Membran, wenn das Pigmentepithel die Stoffwechselprodukte der Rezeptorenaußenglieder nicht mehr verarbeiten kann.

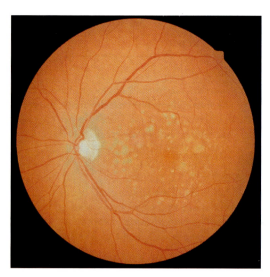

◘ **Abb. 13.37.** Drusenmakula: zahlreiche gelblich-weiße Ablagerungen im Netzhautzentrum als Vorstufe einer feuchten Makuladegeneration

13.7 · Makuladegenerationen

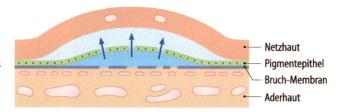

Abb. 13.38. Schema der Abläufe bei altersbezogener Makuladegeneration. Pigmentepithelabhebung: Eintritt von Flüssigkeit unter das Pigmentepithel und die sensorische Netzhaut bei Defekt der Bruch-Membran und des Pigmentepithels (Abb. 13.39)

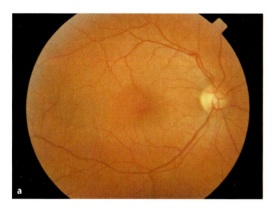

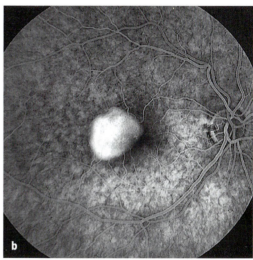

Abb. 13.39. Altersbezogene Makuladegeneration mit Pigmentepithelabhebung. **a** Fundusbild. Man erkennt eine zentrale rundliche Vorwölbung. **b** Fluoreszein-Angiographie. Füllung der Pigmentepithel-Blase mit Fluoreszein (Abb. 13.38)

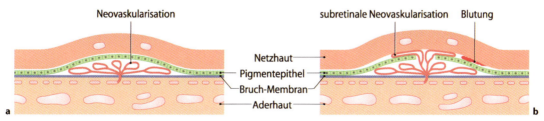

Abb. 13.40. Schema der subretinalen Neovaskularisation bei altersbezogener Makuladegeneration: Aus der Choriokapillaris wachsen Gefäßschlingen durch die Bruch-Membran unter das Pigmentepithel und unter die sensorische Netzhaut. **a** Gefäßneubildung unter dem Pigmentepithel (»**okkulte**« **CNV**). **b** Gefäßneubildung durch das Pigmentepithel durchgebrochen (»**klassische**« **CNV**)

Trockene Makuladegeneration. Zunächst sieht man Pigmentverschiebungen im Zentrum der Netzhaut. Das Endstadium der **trockenen Makuladegeneration** ist häufig eine **areoläre** oder **geografische chorioretinale Atrophie** im Zentrum der Netzhaut.

Feuchte Makuladegeneration. Bei ihr entsteht durch Eindringen von Flüssigkeit unter das Pigmentepithel und die Netzhaut ein **Ödem** (Abb. 13.38). Im Zentrum der Netzhaut sieht man dann eine grau-braune rund begrenzte Vorwölbung (**Pigmentepithelabhebung,** Abb. 13.39) oder eine **seröse Netzhautabhebung.** Durch Lücken im Pigmentepithel und in der Bruch-Membran wachsen Schlingen chorioidaler Gefäße ein (Abb. 13.40). Dann ist das Stadium der »feuchten« altersbezogenen Makuladegeneration mit **chorioidaler Neovaskularisation (CNV)** erreicht. Die Gefäßschlingen können wegen ihres schlechten Wandaufbaus bluten und die zentrale Netzhaut zerstören. Man sieht ophthalmoskopisch einen unregelmäßig be-

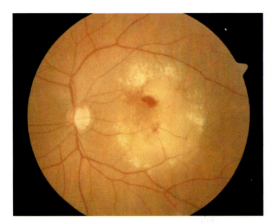

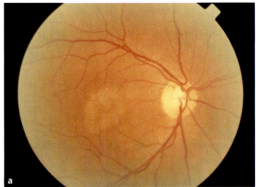

Abb. 13.41. Altersbezogene Makuladegeneration mit subretinaler Neovaskularisation. Blutung aus der Neovaskularisation. Zusätzlich Makulaödem, harte Exsudate

grenzten, vorgewölbten grau-grünen Bezirk, der einer subretinalen Neovaskularisation entspricht. Kleine spritzerartige oder größere Netzhautblutungen entwickeln sich oder sind oft schon vorhanden (◘ Abb. 13.41). Später bildet sich eine fibrovaskuläre Membran mit subretinaler Blutung von der Größe eines oder mehrerer Papillendurchmesser. Im Spätstadium sieht man eine weißliche fibröse Narbe, häufig auch mit kranzförmig angeordneten Lipidexsudationen (Junius-Kuhnt-Makulopathie). Nicht selten ist bereits dieses Stadium an einem Auge erreicht, wenn der Patient den Augenarzt das erste Mal aufsucht.

In der **Fluoreszenzangiographie** (▶ Kap. 3.4.4) kann man gut unterscheiden, ob die Flüssigkeit nur unter das Pigmentepithel (Pigmentepithelabhebung) oder auch unter die sensorische Netzhaut austritt (◘ Abb. 13.38 und 13.39). Die chorioidale Neovaskularisation kann unter dem Pigmentepithel liegen und ist dann schwieriger darzustellen (»**okkulte**« **CNV**). Bei der »**klassischen**« **CNV** wachsen die Gefäßschlingen durch das Pigmentepithel in den subretinalen Raum und lassen sich durch die Fluoreszenzangiographie eindeutig darstellen (◘ Abb. 13.42).

Therapie

Eine Therapie ist nur für bestimmte Stadien möglich, aber auch da nicht immer wirksam. Das Pigmentepithel ist im Zentrum diffus erkrankt und kann auch an anderen Stellen aufbrechen. Altersveränderungen lassen sich nicht umkehren.

Bei der feuchten Makuladegeneration, insbesondere bei Vorliegen von chorioidalen Neovaskularisationen (CNV) haben sich allerdings die Behandlungsmöglichkeiten seit Einführung der intravitrealen Injek-

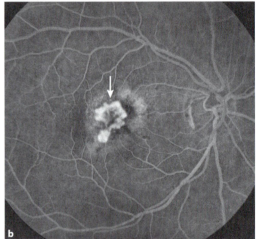

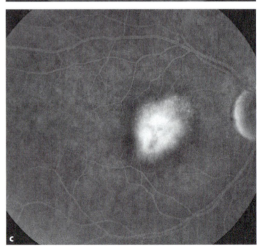

Abb. 13.42. Subretinale Neovaskularisation bei altersbezogener Makuladegeneration. **a** Fundusbild **b** Fluoreszenzangiogramm derselben subretinalen Neovaskularisation: Die Gefäßschlingen des durchgewachsenen Gefäßes sind in der Frühpase des Farbstoffeintritts (30 s nach Injektion) deutlich zu erkennen (→). **c** Massive Exsudation des Farbstoffs in der Spätphase (10 min nach Injektion)

tion von VEGF-Inhibitoren erheblich verbessert. Von den Behandlungsoptionen steht die Anti-VEGF-Therapie an erster Stelle, während die anderen hier genannten Verfahren seltener oder nur ausnahmsweise durchgeführt werden.

Intravitreale Injektion von VEGF-Inhibitoren. VEGF-Inhibitoren können die meisten Formen der choroidealen Neovaskularisation teilweise oder dauerhaft zur Rückbildung bringen und dadurch Sehvermögen erhalten oder sogar verbessern. Durch Injektion in den Glaskörper wird eine hohe Konzentration an der Netzhaut erreicht. Ranibizumab (Lucentis®) ist für die Behandlung der AMD zugelassen; Bevacizumab (Avastin®), ein ebenfalls wirksamer Anti-VEGF-Antikörper, ist nur im »off-label use« verwendbar. Auch Pegaptanib (Macugen®), ein Oligonukleotid, ist für die Behandlung der AMD zugelassen. Diese Substanzen müssen im Abstand von 4–6 Wochen insgesamt 3× gespritzt werden. Da es sich um einen intraokularen Eingriff handelt, muss die Injektion unter absolut sterilen Bedingungen im Operationssaal erfolgen. Wegen der hohen Inzidenz der AMD und der vielfach erforderlichen Injektionen sind die Kosten dieser Behandlung für das Gesundheitswesen hoch. Demgegenüber steht aber der hohe Wert der Erhaltung von Sehvermögen mit entsprechender Lebensqualität.

Photodynamische Therapie (PDT). Durch Anreicherung von Porphyrin-Farbstoffen (Verteporfin = Visudyne®) im Gefäßendothel und die anschließende Bestrahlung mit Laserlicht kann man eine klassische chorioidale Neovaskularisation (CNV) veröden. Diese Behandlung ist besonders geeignet, wenn die CNV unter der Fovea liegt. Bei der photodynamischen Therapie wird der Farbstoff Verteporfin intravenös über 10 min infundiert. Er wird in den Gefäßendothelien der CNV gespeichert. Durch Belichtung mit einem nichtthermischen Diodenlaser (689 nm = dunkelrot) wird die CNV verödet. Eine Wiederholung der Behandlung ist oft erforderlich. Die Rate einer schweren Sehverschlechterung wird durch diese Therapie etwa halbiert. Technische Einzelheiten der PDT und Vorsichtsmaßnahmen sind im ▶ Kap. 27.4.2 geschildert. PDT und intravitreale Injektionen werden manchmal kombiniert eingesetzt.

Laserkoagulation. In Fällen, in denen die chorioidale Neovaskularisation von der Fovea ausreichend weit entfernt ist (>200 μm) und noch nicht geblutet hat, kann man die Gefäßschlingen durch Laserkoagulation mit dem Argon-Grün-Laser veröden. Man muss den Patienten darüber aufklären, dass die Krankheit an anderer Stelle fortschreiten kann und dass die Koagulation in der Nähe des Zentrums ein deutliches Skotom hinterlässt. Andererseits kann man durch die Koagulation spätere massive Blutungen aus den pathologischen Gefäßen verhindern. Allerdings ist nur bei weniger als 15% der Patienten mit chorioidaler Neovaskularisation zum Zeitpunkt der Diagnose die Ausgangssituation für eine Laserkoagulation günstig. In allen anderen Fällen kommt die Laserkoagulation zu spät oder wegen der zentralen Lage nicht infrage. Rezidive wachsen oft in Richtung Zentrum.

Subretinale Chirurgie. Bei fortgeschrittenen subretinalen Neovaskularisationen, die für eine Anti-VEGF- oder photodynamische Therapie zu weit fortgeschritten sind, kann die chorioidale Neovaskularisation auch chirurgisch entfernt werden. Über eine Vitrektomie wird vom Glaskörper aus ein künstliches Netzhautloch (Retinotomie) angelegt und durch dieses die subretinale Neovaskularisationsmembran mit feinsten Instrumenten extrahiert. Da in diesen Fällen Pigmentepithel und sensorische Netzhaut bereits stark verändert sind, ist nur selten eine Verbesserung der Sehschärfe zu erreichen. Oft tritt aber eine Stabilisierung ein, d. h. die Sehschärfe verschlechtert sich nicht weiter und das zentrale Skotom wird nicht mehr größer. Das künstliche Netzhautloch muss durch Endolaserkoagulation und Gastamponade verschlossen werden (Vitrektomietechnik ▶ Kap. 14).

Netzhautrotation. Bei dieser chirurgischen Methode wird die gesamte Netzhaut an der Ora serrata abgetrennt, künstlich abgelöst und dann um ca. 30° rotiert, so dass die Makula auf eine Stelle intakten Pigmentepithels zu liegen kommt. Die hierdurch entstehende Verdrehung des Netzhautbildes muss durch eine Augenmuskeloperation wieder ausgeglichen werden. Der langfristige Nutzen dieser Methode ist noch nicht entgültig belegt.

Sonstige Therapieversuche. Früher wurde die altersbezogene Makuladegeneration als »Durchblutungsstörung« bezeichnet. Das trifft aber nicht zu. Deshalb sind durchblutungsfördernde Medikamente nutzlos. Neuerdings wurde nachgewiesen, dass eine bestimmte Kombination aus Nahrungsergänzungsstoffen (Lutein, Zink, Karotinoide) bei jahrelanger Einnahme die Entstehung der AMD in den Frühstadien etwas verzögert. Die manifeste CNV kann jedoch auf diese Weise nicht behandelt werden. Eine Interferon-Therapie oder eine Bestrahlung mit ionisierenden Strahlen haben sich als nicht wirksam erwiesen.

> ⚠ Die Behandlungsmöglichkeiten bei altersbezogener Makuladegeneration sind beschränkt. Oft kommen die betroffenen Patienten verständlicherweise mit großen Erwartungen, da die verfügbaren Behandlungsmethoden von den Medien übertrieben dargestellt werden.

Vergrößernde Sehhilfen. Besonders ältere Menschen trifft der Verlust der Lesefähigkeit hart. Ein gewisser Trost mag sein, dass sie nicht ganz blind werden, weil Gesichtsfeld und Orientierungsfähigkeit fast immer erhalten bleiben.

Vergrößernde Sehhilfen sind ein wichtiges Hilfsmittel. Für die Anpassung ist spezielle Erfahrung erforderlich (▶ Kap. 29.2).

Beleuchtete Leselupe, Lupenbrille, Bildschirmlesegerät oder **Videolupe** sind Hilfsmittel, die entsprechend der noch vorhandenen Sehschärfe dem Patienten demonstriert und empfohlen werden können. An manchen Universitätskliniken werden diese Patienten in einer speziellen Ambulanz (»**Low Vision Clinic**«) versorgt. Im Anfangsstadium kann man Bücher mit Großdruck oder Vergrößerungskopien empfehlen. Bei vollständigem Verlust der Lesefähigkeit sind **Hörkassetten** der Blindenhörbücherei (▶ Kap. 29.2) oder **Vorlesegeräte** möglich. Der Arzt muss den Patienten nicht nur technisch beraten oder seelisch betreuen, er muss ihn vor allem auch motivieren, trotz seiner Behinderung ein aktives Leben zu führen.

13.7.2 Myopische Makulopathie

Definition
Zentraler Defekt des retinalen Pigmentepithels und der Bruch-Membran infolge einer myopisch bedingten Degeneration mit nachfolgender chorioidaler Neovaskularisation der Netzhautmitte.

Befunde
Bei hohen Myopien finden sich chorioatrophische Narben (»Dehnungsherde«). Im Zentrum ensteht ein Defekt der Bruch-Membran (»Lacksprünge«) und des retinalen Pigmentepithels. Chorioidale Gefäßschlingen können einwachsen und bluten. Es entsteht eine zentrale pigmentierte Narbe (nach dem Beschreiber »Fuchs-Fleck« genannt) und ein hochgradiger Sehschärfeverlust (◘ Abb. 19.5 b).

Therapie
Bei extrafovealer Lage ist eine Laserkoagulation möglich, bei subfovealer Lage haben VEGF-Inhibitoren und die photodynamische Therapie (▶ Kap. 13.7.1 und ▶ Kap. 27.4.2) eine relativ gute Erfolgschance.

Prognose
Die Prognose ist günstiger als bei altersbezogener chorioidaler Neovaskularisation. Das zentrale Skotom ist kleiner und bleibt stabil. Eine Versorgung der meist jüngeren Patienten mit vergrößernden Sehhilfen gelingt besser.

13.7.3 Retinopathia centralis serosa

Definition, Ursachen
Es handelt sich um eine idiopathische seröse Netzhautabhebung durch einen Defekt im retinalen Pigmentepithel.

Die **Ätiologie** ist **unklar,** jedoch steht der Ausbruch oft im Zusammenhang mit physischen oder psychischen, häufig beruflichen Stresssituationen.

Pathogenese
Die Erkrankung entsteht durch einen Defekt im Pigmentepithel. Die fehlende Abdichtung zwischen Choriokapillaris und Netzhaut führt an dieser Stelle zu einer **serösen Netzhautabhebung** mit Makulaödem.

Symptome, Befunde
Die Erkrankung kommt vorwiegend bei Männern im jüngeren und mittleren Lebensalter vor (20.–50. Lebensjahr).

Der Patient bemerkt einen grauen Fleck im Zentrum (**relatives Skotom**), das optische Bild ist verzerrt (**Metamorphopsie**) und die Gegenstände erscheinen ihm kleiner (**Mikropsie**). Typisch sind weiterhin verschlechterte Farbwahrnehmung, Störung der Dunkeladaptation und verzögerte Wiedererholung nach Blendung durch helles Licht.

Das Sehvermögen ist nur mäßig herabgesetzt. Die Sehschärfe lässt sich mit einem Plusglas (+ 1,0) bessern. Diese **Hyperopisierung** kommt durch die Verkürzung der Brennweite des Auges aufgrund der Netzhautvorwölbung zustande. Bei der Ophthalmoskopie und in der optischen Kohärenztomographie sieht man eine Abhebung der zentralen Netzhaut und ein **subretinales Ödem** (◘ Abb. 13.43a). Mit der Fluoreszenzangiographie lässt sich ein Defekt im Pigmentepithel nachweisen, durch den Flüssigkeit sickert: **Quellpunkt** (◘ Abb. 13.43b). Aufgrund der Konvektionsströmung des Farbstoffs nach oben entsteht in der Spätphase des Fluoreszenzangiogramms eine typische pilzartige »Rauchfahne«.

13.7 · Makuladegenerationen

Abb. 13.43. Retinopathia centralis serosa. **a** Fundusphoto. **b** Fluoreszenzangiogramm. Nativbild vor Fluoreszein-Injektion (links oben). Man sieht den Quellpunkt als weißen, »hyperfluoreszenten« Punkt (27 s, rechts oben) und eine pilzförmige »Rauchfahne« nach oben (4 und 10 min nach Injektion des Farbstoffes, links unten und rechts unten). Es handelt sich um einen Defekt des Pigmentepithels, durch den Flüssigkeit aus der Choriokapillaris unter die Netzhaut tritt

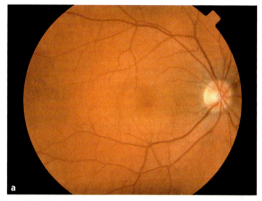

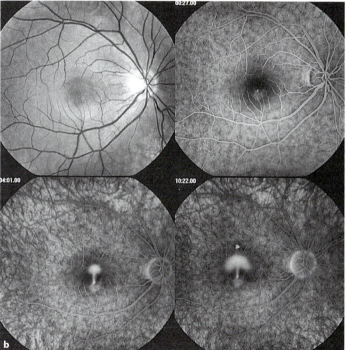

Therapie

Wenn sich die Sehschärfe spontan bessert, ist keine Therapie erforderlich. »Stress-Abbau« (z. B. ein Urlaub) sollte empfohlen werden. Kortison darf nicht gegeben werden, da es den »Stressfaktor« verstärkt. Bei Rezidiven ohne spontane Besserungstendenz wird der »Quellpunkt« durch Fluoreszenzangiographie lokalisiert und mit **Laserkoagulation** verschweißt. Man darf aber nur Stellen koagulieren, die ausreichend weit von der Fovea entfernt sind.

Prognose

Die Sehschärfe bessert sich in den meisten Fällen spontan. Eine Retinopathia centralis serosa kann allerdings bei häufigen Rezidiven in eine chorioidale Neovaskularisation übergehen.

13.7.4 Epiretinale Gliose

Definition, Ursachen

Es handelt sich um eine Erkrankung der Grenzschicht zwischen Netzhaut und Glaskörper, die idiopathisch vorkommt oder sekundär nach Glaskörperabhebung,

Bulbusprellung, Netzhautoperation oder Laserbehandlung sowie bei diabetischer Retinopathie auftritt.

Pathogenese
Durch Lücken der inneren Grenzmembran wachsen Gliazellen auf die Netzhautoberfläche auf.

Symptome, Befunde
Über der Makula sieht man einen hellen, glitzernden Reflex (»**Zellophan-Makulopathie**«). Im weiteren Verlauf schrumpft die Membran und führt zu einer Verziehung der zentralen Netzhaut, was besonders gut an der Verziehung der kleinen Makulagefäße zu erkennen ist (»**Macular pucker**«, ◘ Abb. 14.1). Der Patient sieht im Zentrum verbogen und verzerrt (»**Metamorphopsie**«). Schließlich entsteht ein **Makulaschichtloch**, so dass die zentrale Sehschärfe dann herabgesetzt ist (◘ Abb. 13.44). Im **Stadium 1** ist die Fovea verdickt, der Defekt betrifft aber noch nicht die ganze Netzhautdicke. Im **Stadium 2** besteht ein ausgestanzter Defekt der gesamten Netzhautdicke im Zentrum. Ein Deckelchen im darüber abgehobenen Glaskörper schwebt über dem Loch. Im **Stadium 3** sind die Ränder des Loches eingerollt, im **Stadium 4** ist die benachbarte Netzhaut abgehoben.

Therapie
Eine Behandlung ist durch **Vitrektomie** möglich. Hierbei wird die epiretinale Membran sowie die Membrana limitans interna der Netzhaut von der Oberfläche abgeschält und die Netzhaut durch vorübergehende Gastamponade (► Kap. 14) entfaltet. Das Makulaschichtloch verschließt sich dann zuweilen wieder und die Sehschärfe steigt etwas an. Für den Patienten ist vor allem die Besserung der störenden Metamorphopsie sehr hilfreich.

Prognose
Die Prognose ist besser, wenn das Makulaschichtloch noch klein ist und dessen Ränder noch nicht stark abgehoben sind (Stadium 2 oder 3). Man darf also bei progredientem Verlauf nicht zu lange warten.

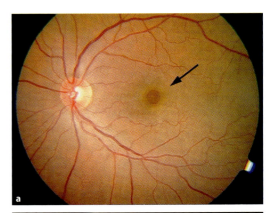
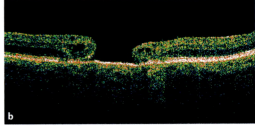
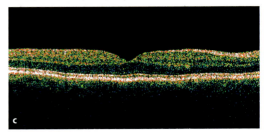

◘ **Abb. 13.44.** a Großes Makulaforamen. b Darstellung der Netzhautschichten mit der optischen Kohärenz-Tomographie (OCT). Hierbei wird der Augenhintergrund mit einem Laserstrahl abgetastet und die Reflektivität der Netzhautstrukturen ortsabhängig (wie im Schnittbild) dargestellt. Man erkennt den Defekt des Makula-Schichtlochs (Stadium 3) mit eingerollten Rändern. c Vergleich: OCT-Bild einer normalen Netzhautmitte (Fovea)

13.7.5 Weitere erworbene Makulaerkrankungen

Zystoides Makulaödem
Es handelt sich um eine Flüssigkeitsansammlung in zystischen Hohlräumen der äußeren Nervenfaserschicht und inneren Körnerschicht der Makula. Im Fluoreszenzangiogramm sieht man einen radiären Kranz von farbstoffgefüllten Hohlräumen. Im OCT (optische Kohärenztomographie) kann man die Zysten wie im histologischen Schnitt erkennen (◘ Abb. 13.45). Das zystoide Makulaödem ist ein Symptom bei verschiedenen Netzhauterkrankungen: Zentralvenenverschluss, Uveitis, Retinopathia pigmentosa und Teilsymptom des diabetischen Makulaödems. Als **Irvine-Gass-Syndrom** wird es bezeichnet, wenn sich das zystoide Makulaödem nach einer Kataraktoperation ausbildet. Bei ca. 2% der **intrakapsulären** Kataraktoperationen entwickelte sich früher ein irreversibles zystoides Makulaödem, heute ist es bei **extrakapsulärer** Kataraktoperation wesentlich seltener.

13.7 · Makuladegenerationen

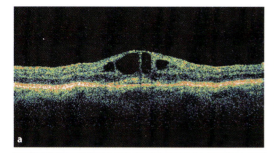

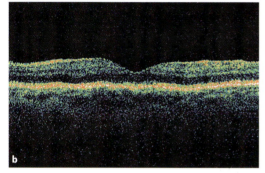

Abb. 13.45. Zystoides Makulaödem nach Kataraktoperation, dargestellt mit optischer Kohärenztomographie. **a** Große, zystische Hohlräume zwischen innerer Körnerschicht und Nervenfaserschicht. **b** Rückgang des Ödems nach Kortisonstoßtherapie

»Angioid streaks« (gefäßähnliche Streifen)

Bei Erkrankungen des elastischen Bindegewebes (Pseudoxanthoma elasticum – Grönblad-Strandberg-Syndrom, Ehlers-Danlos-Syndrom) und Morbus Paget ist auch das Auge betroffen. Dabei kommt es zu Rissen in der Bruch-Membran. Am Fundus sieht man rötliche Streifen, die in gleicher Richtung wie die großen Netzhautgefäße verlaufen und mit Gefäßen verwechselt werden können. Um die Papille sind diese Streifen zirkulär angeordnet (Abb. 13.46). Nicht selten kommt es in der Makula zu einer subretinalen Neovaskularisation mit Blutungen, so dass die zentrale Sehschärfe stark absinkt. Die Fluoreszenzangiographie lässt die gefäßähnlichen Streifen besser erkennen und dient besonders zum Ausschluss oder Nachweis einer chorioidalen Neovaskularisation. Theapeutisch kommt dann eine Laserkoagulation oder die photodynamische Therapie infrage, ggf. die intravitreale Injektion von VEGF-Hemmern.

Toxische Makulaerkrankungen durch Medikamente

Zur Malariaprophylaxe und bei primär chronischer Polyarthritis wird **Chloroquin** gegeben. Die Gefahr der

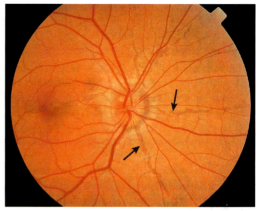

Abb. 13.46. Gefäßähnliche Streifen (»Angioid streaks«) zirkulär um die Papille und radiär verlaufend (→)

Retinopathie steigt mit der Höhe der Gesamtdosis, insbesondere wenn mehr als 300 g Gesamtdosis eingenommen wurden. Bei der augenärztlichen Kontrolle prüft man Visus, Farbensehen und Gesichtsfeld. Am Fundus sieht man im ausgeprägten Stadium ringförmige Pigmentverwerfungen. Das Bild erinnert an eine Schießscheibe (»Schießscheibenmakula«) oder an ein Ochsenauge (»bull's eye«). Im Endstadium bestehen **Pigmentverklumpungen** der Netzhautperipherie, Gefäßengstellung und Optikusatrophie wie bei der Retinopathia pigmentosa. Das Elektrookulogramm (EOG) ist relativ früh herabgesetzt.

Psychopharmaka (Chlorpromazin und Thioridazin) können bei hoher Gesamtdosis Pigmentverklumpungen hervorrufen.

Tamoxifen, ein nichtsteroidales Antiöstrogen zur Behandlung des Mammakarzinoms, kann durch ringförmige Pigmentepithelverschiebungen und zystoides Makulaödem eine Sehstörung hervorrufen. Auch hier besteht eine Dosisabhängigkeit.

Canthaxanthin war ein orales Bräunungsmittel, bei dem sich gelbliche Kristalle konzentrisch um die Makula ablagern. Der ophthalmoskopische Befund ist sehr auffällig, die Sehstörung aber gering.

Thioridazin (Melleril®) ist ein Neuroleptikum, das bei Einnahme höherer Dosen (800 mg/Tag) zu großflächiger Depigmentierung der Netzhaut führt, wobei Störungen der Sehschärfe, der Dunkeladaptation sowie ringförmige Gesichtsfelddefekte auftreten können.

13.7.6 Hereditäre Makuladegenerationen

Juvenile Makuladegeneration (Morbus Stargardt)

Die Erkrankung beginnt im 1. oder 2. Lebensjahrzehnt und wird meist autosomal-rezessiv vererbt. Bei der Ophthalmoskopie findet man zunächst geringe **Pigmentverschiebungen** in der Makula. Die Sehschärfe ist über längere Zeit nur mäßig herabgesetzt (0,5–0,2). Im späteren Verlauf bilden sich, allerdings nicht bei allen Patienten, kleine, oval oder bizarr geformte **gelbe Flecken** über den gesamten hinteren Pol beider Augen aus (»**Fundus flavimaculatus**«) und ausgeprägte Pigmentverwerfungen entstehen in der Netzhautmitte. Die Sehschärfe ist auch bei starker Ausprägung selten schlechter als 0,05. Im Fluoreszenzangiogramm sieht man die Abschattung der Aderhautfluoreszenz durch die Netzhautflecken und ein Durchscheinen der Aderhaut im Bereich der Pigmentverwerfungen am hinteren Pol. In manchen Fällen ist die Aderhaut bei der Fluoreszenzangiographie durch das Pigmentepithel vollständig abgedeckt und erscheint dunkel (»**dark choroid**«). Dieses Bild ist für die Diagnose beweisend. Vergrößernde Sehhilfen können bei den meist jüngeren Patienten Lesefähigkeit ermöglichen.

Vitelliforme Makuladegeneration (Morbus Best)

Diese Makuladegeneration wird autosomal-dominant mit unterschiedlicher Penetranz vererbt. Der ophthalmoskopische Befund ist sehr auffällig, die Sehstörung anfangs aber nur gering. Die vitelliforme Makuladegeneration hat in verschiedenen Erkrankungsstadien und bei den betroffenen Familienmitgliedern oft ein sehr unterschiedliches Erscheinungsbild. Zunächst ist bei den Merkmalsträgern der Fundus noch unauffällig. Im **vitelliformen Stadium** findet man im Zentrum der Netzhaut eine etwas prominente gelbe, etwa 1–3 Papillendurchmesser große Vorwölbung, die an einen **Eidotter** (»Spiegelei«) erinnert (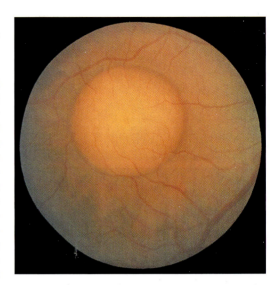 Abb. 13.47). Hierbei ist die Sehschärfe nicht oder nur gering herabgesetzt. Wenn der Zysteninhalt (vermutlich Lipofuszin) absackt, spricht man vom **Pseudohypopyon-Stadium** und wenn danach die Zyste rupturiert vom **vitelliruptivem Stadium** (»**Rührei**«). Ab diesen Stadien kommt es zur Sehverschlechterung. Schließlich entsteht eine zentrale, atrophische **Makulanarbe**. Die Erkrankung ist meist beidseitig, kann sowohl auf die Makula begrenzt als auch multilokulär vorkommen.

Die Diagnose wird durch die elektrophysiologische Untersuchung gesichert. In allen Stadien der Erkrankung, auch vor dem Auftreten von Fundusveränderungen, sowie bei nicht erkrankten Merkmalsträgern (inkomplette Penetranz!) ist das **Elektrookulogramm**

Abb. 13.47. Vitelliforme Makuladegeneration mit typischer Zyste (»Spiegelei«)

(EOG) **erloschen.** Das Elektroretinogramm (ERG) ist normal.

Schmetterlingsdystrophie

Meist dominant vererbte Musterdystrophie der Makula, bei der im Zentrum kleine radiär verlaufende gelbe Herde bestehen. Musterdystrophien werden mit einer Störung im Peripherin-Gen in Zusammenhang gebracht.

Sorsby-Makuladystrophie

Ophthalmoskopisch sieht sie der altersbezogenen Makuladegeneration sehr ähnlich. Es handelt sich um eine Störung des Metalloproteinase-Inhibitor-Gens (TIMP-3) auf Chromosom 22.

»White dot«-Makulopathien

Diese mit weißlichen Einlagerungen verbundenen entzündlichen Makulopathien gehen von der Aderhaut aus und sind im ► Kap. 12.3.1 (S. 194) besprochen.

Albinismus

Bei der **okulokutanen Form** fehlt die Melaninsynthese weitgehend. Die Patienten haben typischerweise helle Haut und weiße Haare. Am Auge finden sich eine **durchscheinende, blau-graue Iris** (fehlende Pigmentierung der Irisrückfläche) und ein pigmentloser Fundus mit **Makulahypoplasie.** Die Patienten sind hochgradig geblendet und die Sehschärfe ist wegen der Makulahypoplasie sehr stark herabgesetzt. Es besteht ein Pendelnystagmus. Der **okuläre Albinismus** ist X-chromosomal vererbt. Am Auge sind alle typischen Zeichen vorhanden, nicht jedoch an der Haut.

Bei Albinismus kreuzen im Chiasma mehr als 50% der Sehnervenfasern. Das kann durch das visuell evozierte Potenzial (► Kap. 3.10.3) nachgewiesen werden.

Speicherkrankheiten

Bei Speicherkrankheiten (Sphingolipoidosen: Tay-Sachs-Erkrankung, Niemann-Pick-Erkrankung) werden die Sphingolipoide in den Ganglienzellen der Netzhaut gespeichert. Bei der Fundusspiegelung erscheint die Netzhaut deshalb grau verfärbt und die Aderhaut leuchtet nur im Zentrum als »**kirschroter Fleck der Makula**« auffällig durch, weil die Netzhaut im Zentrum keine Ganglienzellen enthält (Zentralarterienverschluss ► Kap. 13.4.3, S. 224).

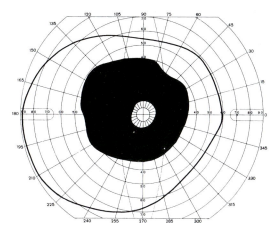

Abb. 13.48. Ringskotom bei beginnender Retinopathia pigmentosa

13.8 Hereditäre Netzhautdystrophien

13.8.1 Retinopathia pigmentosa

Definition

Es handelt sich um eine hereditäre, progrediente Dystrophie der Rezeptoren (vorwiegend der Stäbchen) und des retinalen Pigmentepithels, die mit Nachtblindheit, hochgradiger konzentrischer Gesichtsfeldeinschränkung und erheblicher Sehschärfeherabsetzung einhergeht.

Vererbung

Eine Vielzahl von Defekten im Rhodopsin-Gen wurde bei der Retinitis pigmentosa gefunden. Die Krankheit betrifft zuerst vor allem das Pigmentepithel und die Stäbchen des Sinnesepithels, dagegen erst sehr viel später die Zapfen. Sekundär kommt es zu einer Degeneration der anderen Netzhautschichten, auch der Ganglienzellen, und schließlich zur Optikusatrophie. Erkrankungsalter, Progression und Grad des Sehverlustes sind meist vom Vererbungsmodus abhängig. Die **autosomal-rezessive Form** betrifft etwa 40% der Fälle und verläuft schwer. Die **autosomal-dominante Form** ist seltener (ca. 20%) und verläuft gutartiger. Sie zeigt erst im späteren Lebensalter eine erhebliche Sehverschlechterung. Die sehr seltene **X-chromosomal-rezessive Form** (8%) verläuft ähnlich schwer wie die autosomal-rezessive Form. Konduktorinnen weisen nicht selten geringe Funduszeichen auf. Etwa ⅓ der Fälle kommt **sporadisch** vor.

Epidemiologie

Die Retinopathia pigmentosa ist mit einer Prävalenz von ca. 1:4000 die häufigste hereditäre Netzhautdystrophie.

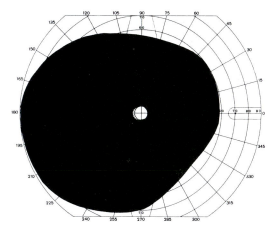

Abb. 13.49. Röhrengesichtsfeld im späten Stadium der Retinopathia pigmentosa. Obgleich die zentrale Sehschärfe noch sehr gut sein kann, ist der Patient praktisch blind. Er kann sich nicht orientieren, weil das Gesichtsfeld so stark eingeengt ist, als würde er durch ein Flintenrohr oder durch einen Tunnel blicken

Beide Augen werden gleichermaßen betroffen. Viele dieser Patienten sind im Sinne des Gesetzes blind.

Symptome

Der Patient bemerkt oft schon in der Kindheit schlechtes Sehen bei Dämmerung (Hemeralopie, **Nachtblindheit**). Im späteren Verlauf ist er durch das **konzentrisch eingeengte Gesichtsfeld** behindert (Abb. 13.48). Anfangs können die Patienten die Sehstörung erstaunlich gut kompensieren. Wenn nur noch ein röhrenförmiger zentraler Gesichtsfeldrest besteht, ist ein Zurechtfinden im Raum nicht mehr möglich (Abb. 13.49). Der Be-

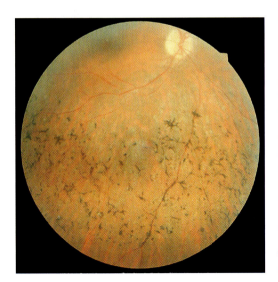

Abb. 13.50. Retinopathia pigmentosa, fortgeschrittenes Stadium. Pigmentierung der Netzhautperipherie in Form von »Knochenkörperchen«, wachsgelbe Atrophie der Papille (am oberen Rand des Bildes), fadenenge Netzhautarterien

troffene stolpert über jede Stufe und jeden Stuhl, auch wenn die zentrale Sehschärfe noch gut ist.

Befunde

Am Augenhintergrund erkennt man das Krankheitsbild an den **Pigmentverklumpungen** der mittleren und äußeren Netzhautperipherie, die treffend als »**Knochenkörperchen**« oder »**Knochenbälkchen**« beschrieben werden (Abb. 13.50). Die **Netzhautarterien sind sehr eng**, die **Papille** sieht **wachsgelb** aus und ist atrophisch. Die **Dunkeladaptationsstörung** kann mit dem Adaptometer nach Goldmann-Weekers (▶ Kap. 3.7, Abb. 3.22 und 3.23) nachgewiesen werden. Für die Diagnose im Frühstadium ist das **Elektroretinogramm** (ERG, ▶ Kap. 3.10.1) wegweisend, das bereits **erloschen** ist, wenn das klinische Bild noch nicht eindeutig einzuordnen ist. Häufig besteht eine Myopie.

Therapie

Eine kausale Therapie ist nicht möglich. In einer Studie wurde durch die Gabe von Vitamin-A (15 000 IE tgl.) eine geringfügige Verlangsamung des Verlaufs beobachtet. Bei sekundärer Katarakt kann den Patienten oft mit einer Kataraktoperation geholfen werden. Sonnenbrillen mit Kantenfiltern (orange Gläser) helfen gegen Blendung. Vergrößernde Sehhilfen sind wegen des Röhrengesichtsfeldes nur begrenzt hilfreich. Vor paramedizinischen »Therapie«-Versuchen (retrobulbäre Plazenta-Implantation, Retrobulbärinjektionen von Vasodilatantien, »Kuba-treatment« = hyperbarer Sauerstoff, Vasodilatantien, Retrobulbärimplantationen) muss ausdrücklich gewarnt werden. Derzeit wird versucht, ein gewisses Sehvermögen durch ein Retina-Implantat (Computer-Chip, bei dem ein Raster von Foto-Detektoren durch elektrische Signale die noch intakten Ganglienzellen stimuliert) wiederherzustellen.

Selbsthilfe-Gruppen. In manchen Ländern, so auch in Deutschland, gibt es eine Patientenvereinigung, die **Retinitis-pigmentosa-Gesellschaft,** die neueste wissenschaftliche Informationen bereithält und die Patienten von unsinnigen paramedizinischen Behandlungsversuchen abrät. Die Gesellschaft organisiert auch Hilfe im Kreis der Betroffenen.

Verlauf, Prognose

Im späteren Verlauf der Retinopathia pigmentosa entwickelt sich häufig eine trockene Makula-Degeneration, eine epiretinale Gliose oder ein zystoides Makulaödem. Die Linse entwickelt früh eine hintere schalenförmige Katarakt. Die Prognose und Progredienz sind je nach Vererbungstyp sehr unterschiedlich.

13.8.2 Kongenitale Amaurose (Leber)

Bei der Amaurosis congenita (Leber) besteht eine **atypische Retinopathia pigmentosa** seit Geburt oder entwickelt sich im 1. Lebensjahr. Wegen der frühen Erblindung entwickeln diese Kinder Nystagmus und Strabismus sowie psychomotorische Auffälligkeiten (Augenbohren = okulodigitales Phänomen, bei frühzeitiger Erblindung typisch).

13.8.3 Andere Formen der Retinopathia pigmentosa

Retinitis punctata albescens

Diese seltene Form ist durch **feine weiße Pünktchen am hinteren Pol** gekennzeichnet. Im späteren Verlauf entwickeln sich Knochenkörperchen der Fundusperipherie. Auch die anderen Zeichen der Retinopathia pigmentosa sind vorhanden (ERG erloschen, Nachtblindheit, enge Arterien).

Usher-Syndrom

Besonders tragisch sind Patienten mit Usher-Syndrom betroffen. Hierbei ist eine rasch progrediente rezessiv vererbte Retinopathia pigmentosa mit einer schnell fortschreitenden Innenohrschwerhörigkeit kombiniert. Die Patienten werden frühzeitig **blind und taub** und sind allein auf taktile Kommunikation mit ihrer Umwelt angewiesen.

Laurence-Moon-Biedl-Bardet-Syndrom
Es handelt sich um eine autosomal-rezessiv vererbte Erkrankung, bei der neben den typischen Symptomen: **kurzer gedrungener Körperbau, Polydaktylie, mentale Retardierung,** Nierenfunktionsstörung, Hypogenitalismus auch eine atypische **Retinopathia pigmentosa** mit schwerem Verlauf vorkommt. Die Lebenserwartung ist reduziert.

Kearns-Sayre-Syndrom
Es handelt sich um eine mitochondriale Myopathie mit **chronisch progressiver externer Ophthalmoplegie (CPEO), Ptosis, kardialer Reizleitungsstörung** und milder **Retinopathia pigmentosa** (▶ Kap. 22.4.3). Bei allen Patienten, die zunächst nur eine CPEO aufweisen, sollte eine genaue Fundusuntersuchung und Elektroretinographie sowie eine EKG-Ableitung gemacht werden, um eine Reizleitungsstörung des Herzens und eine Retinopathia pigmentosa auszuschließen oder nachzuweisen.

Kongenitale stationäre Nachtblindheit
Sie wird X-chromosomal vererbt und kann bei der Erstuntersuchung mit der X-chromosomalen Retinopathia pigmentosa verwechselt werden. Bei der kongenitalen stationären Nachtblindheit ist der Fundus normal, die Dunkeladaptation seit Geburt schwer gestört, das Sehen aber nur gering herabgesetzt und das Farbensehen normal.

Ogushi-Erkrankung
Bei dieser seltenen Erkrankung, die vorwiegend in Japan vorkommt, ändert der Fundus seine Pigmentierung entsprechend der Hell-Dunkel-Adaptation. Bei Dunkeladaptation ist der **Fundus** normal, **bei Helligkeit gelb gefärbt.** Es besteht eine Herabsetzung der b-Welle des ERG und eine Dunkeladaptationsstörung wie bei der Retinopathia pigmentosa. Als Ursache der Verfärbung nimmt man eine Pigmentzellschicht zwischen Rezeptorschicht und Pigmentepithel an. Es wurde eine Deletion des Arrestin-Gens auf Chromosom 2q nachgewiesen, das eine Rolle im Rhodopsin-Stoffwechsel spielt.

Retinopathia pigmentosa in Kombination mit neurologischen Erkrankungen
Zuweilen tritt eine Retinopathia pigmentosa zusammen mit zentralnervösen Erkrankungen auf (**Bassen-Kornzweig-Syndrom, Refsum-Syndrom**).

13.8.4 Zapfendystrophie

Definition, Ursache
Es handelt sich um einen mehr oder weniger selektiven Ausfall der Zapfen, während die Stäbchen erhalten sind. Diese Krankheit wird autosomal rezessiv oder dominant vererbt.

Symptome, Befunde
Die Symptome ergeben sich aus dem **Ausfall der Zapfenfunktionen**: erhöhte **Lichtempfindlicheit,** da die Hemmung der Stäbchen durch die Zapfen wegfällt, **gestörtes Farbensehen, Herabsetzung der zentralen Sehschärfe** und **Pendelnystagmus.** Am Fundus erkennt man eine ringförmig um die Fovea gelegene Pigmentepithelatrophie, die besonders deutlich im Fluoreszenzangiogramm auffällt und als »**Schießscheiben-Makula**« bezeichnet wird. Im Spätstadium kommen Knochenkörperchen der Netzhautperipherie, Optikusatrophie und Engstellung der Gefäße wie bei Retinopathia pigmentosa vor. Die Gesichtsfeldaußengrenzen sind nicht stark eingeschränkt, denn die Stäbchenfunktion bleibt lange intakt. Das skotopische ERG ist erhalten, das **photopische ERG** ist typisch vermindert.

Therapie
Wie bei der Retinopathia pigmentosa ist auch bei der Zapfendystrophie eine kausale Therapie nicht möglich.

Prognose
Die Prognose ist günstiger als bei der Retinopathia pigmentosa, da die Orientierung durch das periphere Gesichtsfeld weitgehend erhalten bleibt.

> ❗ Bei hereditären Netzhauterkrankungen sollte man den Betroffenen oder den Eltern des betroffenen Kindes die Beratung durch eine humangenetische Beratungsstelle empfehlen.

13.9 Verletzungen der Netzhaut

13.9.1 Prellung des Auges (Contusio bulbi)

Definition
Von Prellung des Auges spricht man, wenn ein stumpfes Trauma zu Kontusionszeichen des Augeninneren führt. Die Augapfelhülle ist dabei nicht aufgeplatzt, trotzdem können aber erhebliche, z. T. irreversible intraokulare Schäden entstehen.

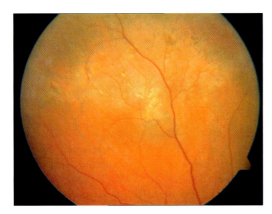

Abb. 13.51. Berlin-Ödem der peripheren Netzhaut nach stumpfem Bulbustrauma. Durch Prellung entsteht ein weißliches Ödem der Netzhaut (obere Bildhälfte)

Befunde

Eine Augapfelprellung kann zum **Netzhautödem** (Berlin-Ödem) und zur **Netzhautblutung** führen (Abb. 13.51). Wenn das Zentrum der Netzhaut betroffen ist, hinterlässt ein Kontusionsödem immer eine gravierende Sehstörung, meist durch eine Narbe und ein **Makulaschichtloch**. Bei peripherem Netzhautödem entwickeln sich im Narbengebiet manchmal **Netzhautlöcher** mit nachfolgender **Ablatio**. Im Vorderabschnitt können **Katarakt** und **Sekundärglaukom** durch Kammerwinkeleinrisse sowie eine **Pupillenlähmung** durch Einrisse des M. sphincter pupillae hinzukommen.

Bei schwerster Kontusion (Tennisball, Squashball, Schneeball, Orbitadurchschuss) entstehen Einrisse in der Bruch-Membran und **Aderhautrupturen** mit Blutung unter das Netzhautzentrum, so dass die Sehschärfe dauerhaft herabgesetzt bleibt (**Retinopathia sclopetaria**). Durch Aderhautrupturen kann es später zur Ausbildung einer chorioidalen Neovaskularisation kommen.

Therapie

Ruhigstellung mit Bettruhe und beidseitigem Augenverband, später nach Rückbildung der Netzhautveränderungen weiterhin Funduskontrollen und Augendruckmessung in größeren Intervallen.

13.9.2 Bulbusruptur

Bei schwersten stumpfen Augapfeltraumen kann der Bulbus aufplatzen. Dies erfolgt häufig Limbusparallel auf der Höhe des Ziliarkörpers. Neben Linsenverlust und Glaskörperblutung besteht oft eine Netzhautablösung, die sehr schnell zu einer proliferativen Vitreoretinopathie fortschreitet. Neben der Wundversorgung muss frühzeitig eine Vitrektomie, Netzhautoperation und Gas- oder Silikonöltamponade erfolgen. Eine Bulbusruptur führt häufig zur Erblindung des betroffenen Auges.

13.9.3 Perforierende Augenverletzung

Definition

Nach internationaler Übereinkunft spricht man heute von **penetrierender Verletzung,** wenn nur eine vordere Eintrittspforte besteht und von **perforierender Verletzung,** wenn zusätzlich auch die Hinterwand des Auges verletzt oder durchbohrt ist. Bei einer perforierenden Verletzung besteht demnach immer eine Netzhautbeteiligung. Die Folgen sind in der Regel besonders schwerwiegend. Penetrierende und perforierende Augenverletzung werden auch in den ▶ Kap. 14 und 24 besprochen.

Diagnostik

Wichtig ist eine genaue Erhebung und **Dokumentation** der Verletzungsanamnese, um im Rahmen rechtlicher Auseinandersetzungen ein präzises Gutachten erstellen zu können.

In den meisten Fällen kommt es bei größeren Verletzungen zur Blutung in die Vorderkammer und in den Glaskörperraum, so dass der Schweregrad der Verletzung evident ist. Bei kleinen Splittern, die ins Auge eindringen, kann sich die Wunde verschließen. Die Verletzung kann dann selbst bei Aufschlag auf die Netzhaut asymptomatisch sein. Die Lokalisation eines metallischen Fremdkörpers erfolgt **röntgenologisch** (Comberg-Lokalisation), insbesondere **computertomographisch** sowie **sonographisch**.

Therapie

Penetrierende Verletzungen **ohne intraokularen Fremdkörper** sind für den hinteren Augenabschnitt gefährlich, wenn die Verletzung mehr als 4 mm hinter den Limbus reicht und Aderhaut und Netzhaut mit betroffen sind. Häufig resultieren daraus eine Glaskörperblutung und eine Netzhautablösung, die immer eine Vitrektomie erfordern. Eingedrungene **intraokulare Fremdkörper** müssen heute mittels **Vitrektomie** entfernt werden. Ist die Netzhaut an der Verletzung beteiligt, dann besteht die große Gefahr einer proliferativen Vitreoretinopathie (PVR) mit Traktionsablatio (▶ Kap. 14.5.2). Eine antibiotische Abschirmung vor der Operation ist immer ratsam. Fremdkörper, die bei landwirtschaftlichen Tätigkeiten in das Auge eindringen, haben ein besonders hohes Infektionsrisiko, während Metallsplitter bei Hammer-Meißel-Verletzungen aufglühen und deshalb oft steril sind. Viele tiefe Augenverletzungen bei Verkehrsunfällen lassen sich durch das **Anschnallen** und den **Airbag** verhindern.

Folgen von Fremdkörperverletzungen

Schwere Augenverletzungen durch Fremdkörper sind besonders bei Kindern und Jugendlichen eine häufige Ursache der Erblindung eines Auges.

Siderosis (Verrostung). Durch Verbleiben von **Eisensplittern** im Auge über Jahre hinweg entsteht eine Netzhautdegeneration, die durch die toxische Wirkung der Eisenionen hervorgerufen wird. Zunächst entwickelt sich eine konzentrische **Gesichtsfeldeinschränkung** und eine **Nachtblindheit.** Das herabgesetzte **ERG** zeigt den beginnenden Schaden an und hat prognostische Bedeutung. Bleiben das ERG und die anderen Befunde normal, kann ein alter intraokularer Eisensplitter ausnahmsweise belassen werden, wenn seine Entfernung ein hohes operatives Risiko für das Auge bedeuten würde. Rostablagerung auf der Hornhautrückfläche, auf der Linse und auf Iris und Netzhaut zeigen an, dass sich der Eisensplitter auflöst und entfernt werden muss.

Chalkosis. So nennt man die Ablagerung von **Kupferionen** um die Fovea beim Verbleiben eines kupferhaltigen Fremdkörpers im Auge (früher häufig unbemerkt bei Spulenwicklern). Kupfersplitter sind besonders gefährlich, kommen aber heute nur noch selten vor.

13.9.4 Makulaverbrennung

Beim Betrachten einer **Sonnenfinsternis** mit ungenügend geschütztem Auge entsteht eine irreversible Narbe der Fovea. Die Sonnenstrahlen werden beim Fixieren der wiederauftauchenden Sonne direkt im Zentrum der Netzhaut scharf abgebildet und führen zu einem phototoxischen Effekt im Netzhautzentrum. **Sonnenbrille und berußtes Glas** sind **unzureichend.** Eine spezielle Brille ist erforderlich. **Laserunfälle** können ebenfalls zur Schädigung der Makula führen. Deshalb sind entsprechende Schutzbrillen vorgeschrieben.

13.9.5 Retinopathia traumatica (Morbus Purtscher)

Definition, Ursachen

Die Retinopathia traumatica ist eine nach Körpertraumen entstehende **beidseitige akute Netzhautischämie.** Sie kommt nach multiplen Frakturen, insbesondere nach Thoraxkompression vor. Als **Ursachen** werden eine Fettembolie und arterielle Spasmen vermutet.

Symptome, Befunde

Das **Fundusbild** weist »Cotton-Wool«-Flecke und intraretinale Blutungen als Zeichen fokaler Netzhautischämie auf (Abb. 24.4).

Therapie

Die Therapie besteht in der Verabreichung von hochdosierten systemischen Steroiden sowie Prostaglandinhemmern.

> ❗ Verletzungen mit Netzhautbeteiligung sind besonders schwerwiegend. Für die spätere gutachterliche Beurteilung ist eine genaue Dokumentation des Hergangs und des Befundes, ggf. mit Fotografie, ratsam.

> 👁 **Fallbeispiel**
> Ein 43-jähriger Mann (Vorstandsvorsitzender eines mittelgroßen Unternehmens) klagt über eine innerhalb weniger Tage aufgetretene Sehstörung des rechten Auges. Beim Zuhalten des linken Auges sei das Bild verzerrt, insgesamt verkleinert und unscharf. Durch Vorsetzen seiner Lesebrille (+ 1,0 dpt) könne er wieder ganz scharf sehen. Farben seien aber verwaschen. Er habe vor einigen Jahren bereits ähnliche, aber weniger ausgeprägte Symptome gehabt, die nach ca. 2 Wochen wieder vollständig verschwunden seien. Die Sehschärfe für die Ferne beträgt ohne Korrektur rechts 0,4, mit Zusatz von + 1,25 dpt sphärisch 1,0. Die Sehschärfe des linken Auges beträgt ohne Korrektur 1,25. Am rechten Fundus sieht man eine zentrale seröse Netzhautabhebung und geringe Pigmentverschiebungen der Fovea. Knapp unterhalb der Fovea erkennt man mit der 90-dpt-Lupe oder dem Kontaktglas eine punktförmige Aufhellung im Pigmentepithel. Die Fluoreszenzangiographie bestätigt den Verdacht auf eine Retinopathia centralis serosa. Zunächst wird der Patient ophthalmologisch nicht behandelt, sondern ihm angeraten, den beruflichen Stress abzubauen. Im weiteren Verlauf bildet sich die Störung innerhalb von 6 Wochen zurück und die Sehschärfe des rechten Auges steigt ohne Korrektur wieder auf 1,25.

In Kürze

Funktion der Netzhaut. Die Nervenzellen der Netzhaut (Retina) nehmen die Lichtsignale auf, verarbeiten sie und leiten sie durch den Sehnerv an das Gehirn.

Ablatio retinae und Netzhautrisse. Eine der wichtigsten Erkrankungen der Netzhaut ist die Netzhautablösung (Ablatio oder Amotio retinae). Sie entsteht durch einen Netzhautriss, durch den Glaskörperflüssigkeit zwischen Netzhaut und Pigmentepithel gelangt.

Die Netzhautrisse entstehen am häufigsten in der oberen Hälfte. Der Patient nimmt bei der Rissbildung Lichtblitze und schwarze Punkte wahr und sieht bei fortschreitender Ablösung der oberen Netzhaut eine »von unten aufsteigende Wand«. Die Ablatio muss operativ behandelt werden. Mit Laserkoagulation können nur Risse in anliegender Netzhaut abgeriegelt werden.

Diabetische Retinopathie. Die diabetische Retinopathie ist im erwerbsfähigen Alter die häufigste Erblindungsursache in den Industrienationen. Besonders gefährlich ist die proliferative diabetische Retinopathie, die häufig bei jugendlichen Typ-1-Diabetikern vorkommt. Glaskörperblutung und Traktionsablatio führen dabei oft zur Erblindung. Stadiengerechte Kontrollen und rechtzeitige Laserkoagulation können ein Fortschreiten der diabetischen Retinopathie verhindern. Bei Glaskörperblutung und Traktionsablatio ist oft eine Vitrektomie erforderlich.

Gefäßverschlüsse. Der **Zentralvenenverschluss** entsteht durch lokale Gefäßwandveränderungen beim älteren Menschen. Sekundäre Komplikationen können durch eine rechtzeitige Laserkoagulation aufgehalten werden. Der **Zentralarterienverschluss** ist dagegen häufig durch Emboli aus Wandthromben der Karotisgabel bedingt. Nur selten gelingt es, die Erblindung durch Fibrinolyse zu verhindern.

Hypertoniezeichen der Netzhaut. Bei akuter arterieller Hypertension (renale Hypertension, Eklampsie) entstehen in der Netzhaut Blutungen, »Cotton-wool«-Flecke, Lipidexsudate und Papillenschwellung als Zeichen von retinaler Ischämie und Gefäßwandstörung.

Retinopathia praematurorum. Die Frühgeborenenretinopathie entsteht durch Proliferation pathologischer Gefäße infolge Ischämie der unreifen Netzhaut. Bei der lebensnotwendigen Beatmung dieser Kinder führt eine wechselnd hohe Sauerstoffspannung zur Proliferation von unreifen Netzhautgefäßen. Die Folgen sind: Gefäßeinsprossung in den Glaskörper, Glaskörperblutung, Traktionsablatio und »retrolentale Fibroplasie«.

Retinoblastom. Das Retinoblastom ist ein bösartiger Netzhauttumor des Säuglings- und Kleinkindalters und führt unbehandelt zum Tode. Es tritt entweder sporadisch auf oder wird dominant vererbt. Die Basistherapie erfolgt mit Zytostatika. Bei beidseitigem Befall muss ggf. ein Auge entfernt und das andere zusätzlich bestrahlt werden.

Netzhautentzündungen. Die foudroyant verlaufende Netzhautentzündung bei **akuter Retinanekrose** ist wahrscheinlich durch Herpesviren verursacht. Sie muss mit Aciclovir und Kortison behandelt werden. Eine **Zytomegalie-Retinitis** kommt häufig bei Aids vor und kann mit Ganciclovir gebessert werden. Die **Toxoplasmose-Retinochorioiditis** verursacht Entzündungsherde, die bei zentraler Lage das Sehvermögen gefährden.

Makuladegenerationen. Die **altersbezogene Makuladegeneration** ist die häufigste Erblindungsursache des alten Menschen. Sie entsteht durch altersbedingte Degeneration des retinalen Pigmentepithels. Durch Blutung aus chorioidalen Neovaskularisationen wird hierbei die zentrale Sehschärfe stark beeinträchtigt. Bei **hoher Myopie** entstehen Risse der Bruch-Membran und ebenfalls chorioidale Neovaskularisationen. Die **juvenile Makuladegeneration** (Stargardt) und die **vitelliforme Makuladegeneration** (Best) sind hereditäre Erkrankungen der Netzhautmitte.

Retinopathia pigmentosa. Sie ist eine relativ häufige, meist hereditäre Netzhautdystrophie unklarer Ätiologie, bei der eine frühzeitige Stäbchendegeneration zur Nachtblindheit und zum Röhrengesichtsfeld führt. Trotz erhaltener zentraler Sehschärfe können sich diese Patienten wegen der Gesichtsfeldeinengung oft nicht mehr selbstständig orientieren. Die Krankheit wird durch die typischen Funduspigmentierungen, die Gesichtsfeldeinengung, die Nachtblindheit und das erloschene Elektroretinogramm diagnostiziert.

Netzhautverletzungen. Eine Bulbuskontusion kann zu einem zentralen Makulaschichtloch, peripheren Netzhautrissen mit Ablatio oder zu einer Bulbusberstung führen. **Perforierende Verletzungen** mit Beteiligung der Netzhaut gefährden den Bestand des Auges und müssen immer sofort mikrochirurgisch versorgt werden. Auch kleine Metallsplitter, die durch Verletzungen ins Augeninnere gelangen, sind durch Abgabe von Metallionen toxisch und müssen operativ entfernt werden.

Fallquiz Augenheilkunde

F. Grehn unter Mitarbeit von R. Guthoff, T. Guthoff, T. Klink und J. Patzelt

Liebe Leserin, lieber Leser,

passend zur neuen Approbationsordnung ist im Lehrbuch »Grehn – Augenheilkunde« ein Fallquiz mit 20 authentischen Fällen enthalten, wie Sie Ihnen im PJ oder während der ärztlichen Tätigkeit täglich begegnen können. Jeder Fall gliedert sich in 4 Schritte. Auf der **ersten Seite** finden Sie die **Anamnese** des Falles. Auf der **zweiten** und **dritten Seite** werden die primären und weiterführenden **diagnostischen Schritte** erklärt. Die Fallbeschreibung schließt auf der **vierten Seite** mit den Möglichkeiten zur **Therapie**. So können Sie den Ablauf, den Sie später in jeder Klinik oder Praxis im Schlaf beherrschen müssen, üben und Ihr Wissen anwenden und vertiefen. Nachfolgend 4 typische Seiten zur Orientierung:

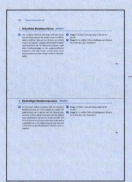 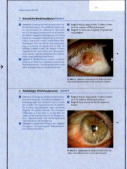 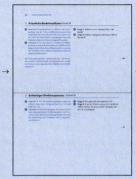 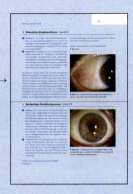

Schritt I:
- Erstkontakt mit dem Patienten, Anamnese.
- Welche Differenzialdiagnosen kommen in Frage, welche weiteren diagnostischen Schritte werden eingeleitet?

Schritt II:
- Antworten zu Differenzialdiagnosen und Maßnahmen.
- Darstellung erster diagnostischer Befunde und von Verdachtsdiagnosen.
- Welche weiterführende Diagnostik ist sinnvoll, wie lautet die endgültige Diagnose?

Schritt III:
- Antworten zur weiterführenden Diagnostik und Diagnosestellung.
- Darstellung der Diagnose.
- Welche Therapie ist jetzt angebracht?

Schritt IV:
- Antworten zur Therapie.
- Darstellung des weiteren Vorgehens und Abschluss des Falls.

Erklärung der Symbole:

- Frage
- Antwort
- Befunde und weitere Informationen zum Fall

Wir wünschen viel Spaß und Erfolg!
Ihr
Springer Lehrbuch-Team

1 Bräunliche Bindehautläsion Schritt I

Eine 42-jährige Patientin (Hausfrau) stellt sich mit einem Bindehautprozess am rechten Auge vor. Die Patientin berichtete, dass seit drei Monaten am rechten Auge in der lateralen Lidspalte eine bräunliche Prominenz entstanden ist. Die Allgemeinanamnese ergibt keine Vorerkrankungen, in der augenspezifischen Anamnese wird eine Erosio corneae durch einen Daumennagel am rechten Auge vor einem Jahr angegeben.

Frage 1: Welche Untersuchungen führen Sie durch?

Frage 2: An welche Differenzialdiagnosen denken Sie schon nach der Anamnese?

2 Beidseitiger Bindehautprozess Schritt I

Ein 54-jähriger Patient (Landwirt) stellt sich mit einem Bindehautprozess an beiden Augen im nasalen Lidspaltenbereich vor. Er gibt an, dass die Veränderungen langsam über mehrere Jahre entstanden seien. Am rechten Auge wurde bereits einmal eine Läsion operativ entfernt, die sich aber nach etwa einem Jahr wieder erneut ausgebildet hat. In der Allgemeinanamnese wird eine Tumorentfernung im Hodenbereich 20 Jahre zuvor angegeben.

Frage 1: Welche Untersuchungen führen Sie durch?

Frage 2: An welche Differenzialdiagnosen denken Sie schon nach der Anamnese?

1 Bräunliche Bindehautläsion Schritt II

Antwort 1: Erhebung des ophthalmologischen Status. Der ophthalmologische Status zeigt beidseits eine unkorrigierte Sehschärfe von 1,0. Die Augeninnendruckwerte sind reguliert. Im vorderen Augenabschnitt zeigt sich am rechten Auge in der temporalen Lidspalte ein im Durchmesser ca. 5 mm großer runder, verschieblicher Bindehauttumor mit einer kleinen Hyperpigmentierung und Rötung. Zu dieser Veränderung zieht ein auffällig kräftiges Gefäß. Die übrigen vorderen Augenabschnitte sind reizfrei und altersentsprechend; ebenso ergibt die funduskopische Untersuchung keinen pathologischen Befund.

Antwort 2: Bindehautnävus, primär erworbene Melanose der Bindehaut (Melanosis conjunctivae), Bindehautmelanom, Fremdkörpergranulom, nach außen durchgebrochenes Aderhautmelanom.

Frage 3: Welches diagnostische Verfahren könnte noch zur weiteren Abklärung beitragen?

Frage 4: Wie kann eine endgültige Diagnosesicherung erfolgen?

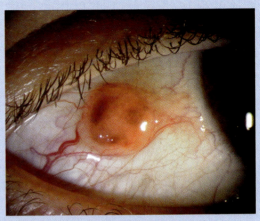

Abb. F.1. Spaltlampenmikroskopischer Befund der Bindehaut mit pigmentierter Läsion in der temporalen Lidspalte

2 Beidseitiger Bindehautprozess Schritt II

Antwort 1: Erhebung des ophthalmologischen Status. Die ophthalmologische Untersuchung ergibt eine Sehschärfe von 1,25 rechts und 1,0 links. Der Augeninnendruck ist reguliert. Die vorderen Augenabschnitte zeigen ein nasales Flügelfell (Pterygium) beidseits. Das Pterygium reicht rechts ca. 2 mm, links ca. 3,5 mm über den Limbus auf die Hornhaut hervor. Die übrigen vorderen Augenabschnitte sind altersentsprechend regelrecht, ebenso die Funduskopie.

Antwort 2: Lidspaltenfleck (Pinguecula), Flügelfell (Pterygium), Narbenpterygium, Bindehautpapillom, Bindehautkarzinom.

Frage 3: Welches diagnostische Verfahren könnte noch zur weiteren Abklärung beitragen?

Frage 4: Wann würden Sie das Pterygium entfernen?

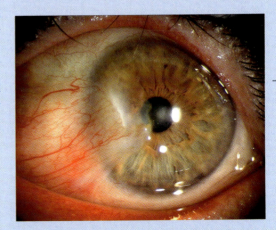

Abb. F2.1. Spaltlampenmikroskopischer Befund der Bindehaut mit auf die Hornhaut wachsendem Pterygium

1 Bräunliche Bindehautläsion Schritt III

Antwort 3: Sonographische Verfahren: Die Untersuchung mit der Ultraschallbiomikroskopie kann Aufschluss über eine sklerale Infiltration geben und mit Hilfe der Farb-Duplex-Sonographie kann eine Vaskularisation des Tumors dargestellt werden.

Antwort 4: Chirurgische Exzision des Bindehauttumors mit Sicherheitsabstand, da differenzialdiagnostisch neben einem Bindehautnävus auch an das Vorliegen eines malignen Bindehautmelanoms gedacht werden muss.

Die histopathologische Aufarbeitung des Tumorexzisats unserer Patientin ergibt ein konjunktivales malignes Melanom mit angrenzenden Anteilen eines Bindehautnävus.

Frage 5: Welche weitere Therapie führen Sie durch?

Frage 6: Welche Staginguntersuchungen führen Sie durch?

2 Beidseitiger Bindehautprozess Schritt III

Antwort 3: Die Hornhauttopographie ergibt am rechten Auge einen Astigmatismus von –1,0 und links von –4,0.

Antwort 4: Eine Entfernung des Pterygiums ist indiziert bei einer dokumentierten Größenzunahme mit Fortschreiten des Tumors in Richtung Pupille oder aber bei Ausbildung oder Zunahme eines Astigmatismus.

Frage 5: Wie gehen Sie therapeutisch vor?

Frage 6: Muss der Patient postoperativ nachkontrolliert werden? Wenn ja, welche Abstände würden Sie vorschlagen?

1 Bräunliche Bindehautläsion Schritt IV

Antwort 5: Es erfolgt eine Bindehautnachresektion, um den Sicherheitsabstand noch weiter zu vergrößern mit zusätzlicher Kryokoagulation (Vereisungsbehandlung) der Bindehaut und der Sklera im Exzisionsgebiet.

Antwort 6: Es erfolgte ein Tumorstaging mit Ultraschallsonographie des Abdomens, Kontrolle der Leberenzyme, Röntgenthorax und Ultraschallsonographie der Halslymphknoten. Die Staginguntersuchungen waren allesamt negativ, so dass hier von einem isolierten Prozess der Bindehaut ohne Metastasierung ausgegangen werden kann.

Im weiteren Verlauf wurde die Patientin dreimonatig klinisch kontrolliert. Wichtig ist hier die prä- und postoperative Photodokumentation des Befundes, um in den Nachsorgeuntersuchungen vergleichen zu können. Auf das Auftreten von Lokalrezidiven muss besonders geachtet werden, da diese oft gering pigmentiert sind und daher leicht zu übersehen sind. Die Ultraschallsonographie des Abdomens und der Halslymphknoten sowie die Laborkontrollen werden halbjährlich durchgeführt, die Röntgenthoraxaufnahme jährlich im Rahmen der Nachsorge. Die Patientin ist nach zwei Jahren rezidivfrei und ohne Beschwerden.

Weitere Informationen zum Krankheitsbild
▶ Kap. 6.6.2

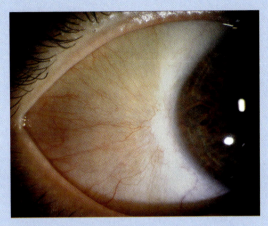

Abb. F1.2. Spaltlampenmikroskopischer Befund zwei Jahre postoperativ, kein Anzeichen für ein Rezidiv

2 Beidseitiger Bindehautprozess Schritt IV

Antwort 5: Die Therapie des Pterygiumrezidivs am linken Auge erfolgt mittels Pterygiumexzision und Deckung des Defektes mit einem freien autologen Bindehauttransplantat aus dem temporal oberen Bindehautquadranten des gleichen Auges. Im postoperativen Verlauf verschwindet der vorliegende Astigmatismus vollständig. Am rechten Auge hat sich kein weiteres Wachstum gezeigt, so dass hier bei fehlender Progredienz und fehlendem induzierten Astigmatismus kein chirurgisches Vorgehen notwendig ist.

Antwort 6: Im ersten Jahr postoperativ sind dreimonatige Nachkontrollen sinnvoll. Wenn sich dann kein Rezidiv oder keine Progression zeigt, können diese Intervalle auf 6 Monate ausgedehnt werden. Gerade bei Patienten aus dem Mittelmeerraum oder asiatischer Herkunft ist die Rezidivrate besonders hoch.

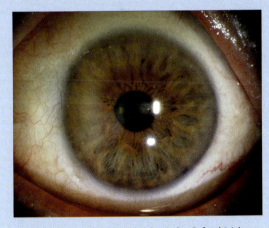

Abb. F2.2. Spaltlampenmikroskopischer Befund 1 Jahr postoperativ, kein Anzeichen für ein Rezidiv, der Astigmatismus ist vollständig zurückgegangen

Weitere Informationen zum Krankheitsbild
▶ Kap. 6.5.2

3 Beidseitige Hautknötchen der Lidkanten Schritt I

Ein 5-jähriges Mädchen stellt sich in Begleitung ihrer Eltern vor. Die Eltern berichten, dass seit etwa 3 Monaten immer wieder eine Rötung des rechten Auges auftritt. Des Weiteren seien ihnen kleine Knötchen im Bereich des Ober-/Unterlides und an der Lidkante aufgefallen. Die sonstige Augen- und Allgemeinanamnese ist unauffällig.

Frage 1: Welche Untersuchungen führen Sie durch?

Frage 2: An welche Differenzialdiagnosen denken Sie schon nach der Anamnese?

4 Schmerzlose Läsion im medialen Lidwinkel Schritt I

Ein 74-jähriger Patient (Ingenieur mit häufiger Auslandstätigkeit im Ruhestand) klagt über eine schmerzlose, gut verschiebliche, nicht abheilende Läsion im medialen Lidwinkel links. Der Patient gibt an, dass ihm diese Läsion bereits seit ca. 1½ Jahren auffalle. Es bildet sich immer wieder eine Kruste auf der Läsion. Es kommt jedoch nie zu einer kompletten Abheilung. In der Allgemeinanamnese gibt er eine koronare Herzkrankheit und eine Stent-Implantation an.

Frage 1: Welche Untersuchungen führen Sie durch?

Frage 2: An welche Differenzialdiagnosen denken Sie schon nach der Anamnese?

3 Beidseitige Hautknötchen der Lidkanten Schritt II

Antwort 1: Erhebung des ophthalmologischen Status, insbesondere Spaltlampenuntersuchung. Die augenärztliche Untersuchung ergibt beidseits eine Sehschärfe von 1,0. Im vorderen Augenabschnitt zeigen sich mehrere kleine Knötchen im Bereich des rechten Ober- und Unterlides dicht an der Lidkante. Am linken Auge finden sich nur zwei kleine Knötchen im Bereich der Unterlidhaut. Die Knötchen zeigen bei der spaltlampenmikroskopischen Untersuchung einen zentralen Krater mit kleinen hornartigen Perlen. Des Weiteren findet sich am rechten Auge eine verstärkte konjunktivale Injektion, ohne eitriges Sekret. Der übrige vordere und hintere Augenabschnitt ist regelrecht.

Antwort 2: Hyperkeratosen, virale Konjunktivitis, Gorlin-Goltz-Syndrom, Zoster ophthalmicus, Hordeolum, Mollusca contagiosa (Dellwarzen).

Frage 3: Welche Zusatzuntersuchung kann differenzialdiagnostisch weiterhelfen?

Frage 4: Welche Diagnose stellen Sie?

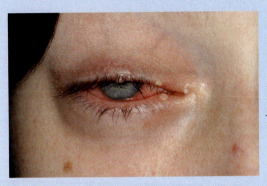

Abb. F3.1. Periorbitalregion rechts mit deutlicher Bindehautinjektion

4 Schmerzlose Läsion im medialen Lidwinkel Schritt II

Antwort 1: Erhebung des ophthalmologischen Status. Die ophthalmologische Anamnese ergibt keine Auffälligkeiten. Die Sehschärfe beträgt beidseits 0,8. Im medialen Lidwinkel findet sich eine ca. 2×2 cm große Läsion mit wallartigem Randsaum, vielen Teleangiektasien und zentraler Ulzeration. Am Fundus zeigen sich an beiden Augen verengte arterielle Gefäße. Der übrige vordere Augenabschnitt und der funduskopische Status sind unauffällig.

Antwort 2: Basaliom, Plattenepithelkarzinom (Spinaliom), Keratoakanthom.

Frage 3: Wie kann eine endgültige Diagnosesicherung erfolgen?

Frage 4: Bedürfen die funduskopisch festgestellten verengten arteriellen Gefäße einer weiteren Abklärung?

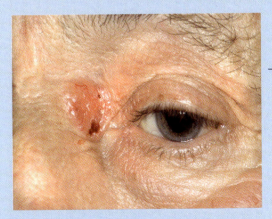

Abb. F4.1. Darstellung des medialen Lidwinkels links mit prominentem, ulzerierendem Tumor

3 Beidseitige Hautknötchen der Lidkanten Schritt III

Antwort 3: Ein Bindehautabstrich für eine PCR (Polymerasekettenreaktion) ermöglicht eine differenzialdiagnostische Abgrenzung zu isolierten entzündlichen Prozessen der Bindehaut.

Antwort 4: Die kleinen Tumoren der Lidkante werden als Mollusca contagiosa eingestuft. Am rechten Auge entsteht durch die Lage der Mollusken nahe der Lidkante eine Begleitkonjunktivitis, die durch das Virusmaterial, das sich aus dem zentralen Krater auch auf die Bindehautoberfläche entleert, ausgelöst wird.

Frage 5: Wie gehen Sie therapeutisch vor?

4 Schmerzlose Läsion im medialen Lidwinkel Schritt III

Antwort 3: Bei Verdacht auf Vorliegen eines nodulären Basalioms erfolgt die Tumorexzision zur histologischen Diagnosesicherung und gleichzeitigen Überprüfung auf vollständige Entfernung.

Antwort 4: Bei bekannter koronarer Herzkrankheit sollten regelmäßige Kontrollen des arteriellen Blutdrucks und der Nüchternblutfette erfolgen.

Frage 5: Wie gehen Sie therapeutisch vor?
Frage 6: Welche Nachuntersuchungsintervalle schlagen Sie vor?

3 Beidseitige Hautknötchen der Lidkanten Schritt IV

Antwort 5: Die Mollusca contagiosa werden mittels scharfen Löffels in Allgemeinanästhesie chirurgisch entfernt. Die Nachkontrolle ergab dann eine Abheilung der Läsionen und der Begleitkonjunktivitis. Wichtig für die Eltern ist auch der Hinweis der hohen Infektiosität. Oftmals treten die Dellwarzen gehäuft in Kindergärten auf.

Weitere Informationen zum Krankheitsbild
▶ Kap. 4.3.2

4 Schmerzlose Läsion im medialen Lidwinkel Schritt IV

Antwort 5: Es wird die Verdachtsdiagnose noduläres Basaliom des medialen Lidwinkels gestellt. Die operative Therapie erfolgt zweizeitig, zunächst wird eine Tumorexzision mit Sicherheitsabstand im medialen Lidwinkel durchgeführt. Nachdem histopathologisch die Verdachtsdiagnose bestätigt und eine In-sano-Resektion festgestellt wurde, erfolgte in einem zweiten Schritt die plastische Deckung mit einem Stirnlappen.

Antwort 6: Nach Abheilung erfolgt die regelmäßige dreimonatige klinische Kontrolle des Befundes, um ein eventuelles Tumorrezidiv rechtzeitig erkennen zu können.

Weitere Informationen zum Krankheitsbild
▶ Kap. 4.5.2

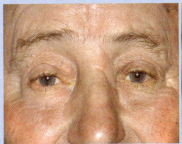
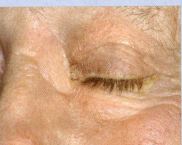

Abb. F4.2. Postoperativer Befund 3 Monate nach Stirnlappenplastik

5 Plötzlicher Visusverlust Schritt I

Eine 76-jährige Patientin kommt notfallmäßig in die Augenklinik, da sie seit 2 Stunden auf dem linken Auge nichts mehr sehe. Die Patientin klagt außerdem über seit Wochen bestehenden Kopfschmerz, sowie über eine Gewichtsabnahme in den letzen Monaten.

Frage 1: Welche Untersuchungen führen Sie durch?

Frage 2: An welche Differenzialdiagnosen denken Sie schon nach der Anamnese?

Frage 3: Welche weiterführenden Untersuchungen sollten durchgeführt werden?

6 Sehverschlechterung und dunkler Schleier Schritt I

Ein 30-jähriger Diabetiker mit seit dem 8. Lebensjahr bestehenden insulinpflichtigen Typ-1-Diabetes sucht seit mehreren Jahren erstmalig wieder seinen Augenarzt auf, da er eine plötzliche Sehverschlechterung des rechten Auges bemerkt habe. Insbesondere stören ihn sich bewegende Punkte und ein dunkler Schleier vor dem Auge. Schmerzen habe er nicht.

Frage 1: Was sind Ihre ersten Maßnahmen?

Frage 2: An welche Differenzialdiagnosen denken Sie schon nach der Anamnese?

Frage 3: Welche weiterführende Untersuchung muss jetzt durchgeführt werden und warum?

5 Plötzlicher Visusverlust Schritt II

Antwort 1: Die Visusprüfung ergibt eine Sehschärfe des rechten Auges von 0,8 des linken Auges von Lichtscheinwahrnehmung. Die Pupillentestung zeigt ein relatives afferentes Defizit des rechten Auges. Bei der Spaltlampenuntersuchung sind die vorderen Augenabschnitte mit Ausnahme einer leichten altersbedingten Linsentrübung regelrecht. Der Augenhintergrund des linken Auges ist blass, es zeigt sich eine ödematöse Papille mit strichförmigen Blutungen, die Arterien sind eng. Es bestehen sektorielle Gesichtsfeldausfälle der unteren Hälfte.

Antwort 2: Zentralvenenverschluss, Zentralarterienverschluss, Arterienastverschluss, anteriore ischämische Optikusneuropathie.

Antwort 3: Tasten der Pulse der A. temporalis, BSG, CRP, Karotis-Doppler-Sonographie, Herzechographie, Arterienbiopsie der A. temporalis. Die A. temporalis ist knotig verdickt ohne tastbaren Puls. Die BSG ist auf 80 mm/h erhöht, das CRP liegt bei 7,0, die Biopsie weist eine rundzellige Infiltration der Arterienwand mit Riesenzellen auf.

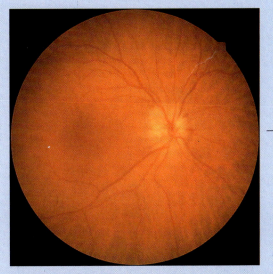

Abb. F5.1. Augenhintergrund bei plötzlichem Visusverlust

Frage 4: Welche Diagnose stellen Sie?

6 Sehverschlechterung und dunkler Schleier Schritt II

Antwort 1: Die Visusprüfung ergibt am rechten Auge Handbewegungen, am linken Auge eine Sehschärfe von 0,5. Bei der Untersuchung an der Spaltlampe erscheinen die vorderen Augenabschitte des rechten Auges zunächst regelrecht, aber es bestehen Gefäßneubildungen an der Iris (Rubeosis). Bei der Fundusuntersuchung in Mydriasis sind am rechten Auge keine Details erkennbar, es besteht eine Glaskörperblutung. Am linken Auge ist die Papille randscharf, es bestehen fächerförmige Gefäßneubildungen. Die Makula weist ein Ödem und Punktblutungen auf, die Fundusperipherie ausgedehnte Fleckblutungen und Cotton-Wool-Flecken.

Antwort 2: Netzhautforamen, Ablatio retinae, proliferative diabetische Retinopathie, Glaskörperblutung bei hinterer Glaskörperabhebung, Zustand nach Zentralvenenverschluss, Trauma.

Antwort 3: Ultraschalluntersuchung des rechten Auges zum Ausschluss einer Netzhautablösung. Man sieht feindisperse mittelreflektive Echos im Glaskörperraum, die Netzhaut liegt zirkulär an.

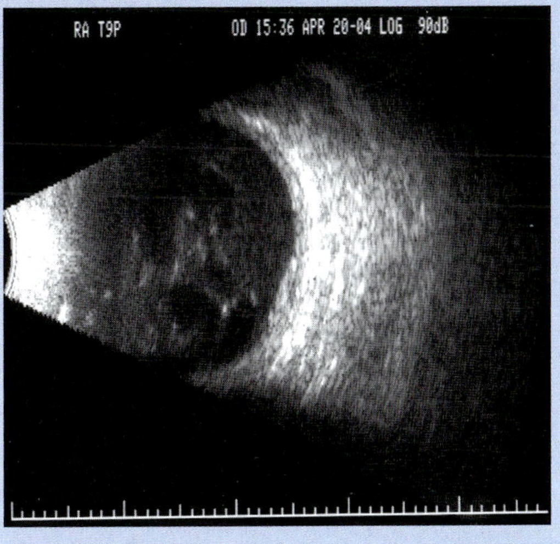

Abb. F6.1. Ultraschallbild des rechten Auges bei diabetischer Glaskörperblutung

Frage 4: Welche Diagnose stellen Sie?

5 Plötzlicher Visusverlust Schritt III

Antwort 4: Arteriitische ischämische Optikusneuropathie (Riesenzell-Arteriitis, M. Horton). Es handelt sich um einen Verschluss der hinteren kurzen Ziliararterien durch eine lokalisierte Entzündung. Da die Entzündung auch in intrazerebralen Gefäßen auftreten kann, stellt sie eine lebensbedrohliche Erkrankung dar. Anamnestisch bestehen neben temporal lokalisierten Kopfschmerzen sowie Kauschmerzen oft auch Schmerzen im Bereich der Schulter und der proximalen Muskeln (Polymyalgia rheumatica).

Frage 5: Wie gehen Sie therapeutisch vor?
Frage 6: Wie ist die Prognose für das Sehvermögen?

6 Sehverschlechterung und dunkler Schleier Schritt III

Antwort 4: Rechtes Auge: Glaskörperblutung bei proliferativer diabetischer Retinopathie. Linkes Auge: proliferative diabetische Retinopathie.

Frage 5: Wie gehen Sie therapeutisch vor?
Frage 6: Was sind die möglichen Komplikationen der diabetischen Retinopathie?

Nach 20-jähriger Diabetesdauer ist bei 90% der Diabetiker mit einer retinalen Mikroangiopathie zu rechnen. Man unterscheidet eine nicht-proliferative Retinopathie (Mikroaneurysmen, Punkt- und Fleckblutungen, harte Exsudate, Cotton-Wool-Flecken) gegenüber einer proliferativen Retinopathie (Neovaskularisationen der Papille, an anderer Stelle der Netzhaut und der Iris, Glaskörperblutung). Beide Formen können mit einer diabetischen Makulopathie (lokalisiertes, diffuses, zystoides oder ischämisches Makulaödem) einhergehen.

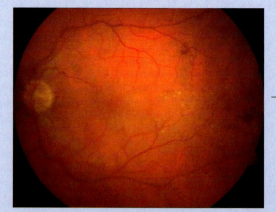

Abb. F6.2. Proliferative diabetische Retinopathie, Makulaödem mit harten Exsudaten und präretinalen Blutungen am linken Auge

5 Plötzlicher Visusverlust Schritt IV

Antwort 5: Sofortige Einleitung einer hochdosierten initial intravenösen, anschließend oralen Kortisontherapie bis 2 Wochen über die Normalisierung der BSG hinaus. Langsame Reduktion bis auf eine Erhaltungsdosis von 5–10 mg über Monate, evtl. lebenslänglich.

Antwort 6: Der eingetretene Visusverlust bessert sich meist auch unter Kortisontherapie nur wenig. Ohne Kortisontherapie ist der Befall des 2. Auges innerhalb weniger Stunden bis Wochen wahrscheinlich, nur selten kommt es zu einer Erblindung des 2. Auges trotz Kortisonbehandlung.

Weitere Informationen zum Krankheitsbild
▶ Kap. 15.5.4

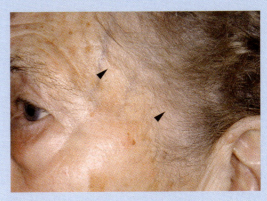

Abb. F5.2. Verdickte Temporalarterien (Pfeile) bei M. Horton

6 Sehverschlechterung und dunkler Schleier Schritt IV

Antwort 5: Bei einer Glaskörperblutung ohne Netzhautablösung kann über 4–6 Wochen die spontane Resorption der Blutung abgewartet werden. Dann ist die panretinale Lasertherapie mit ca. 1500–2000 Herden die Therapie der Wahl. Kommt es zu keiner ausreichenden Resorption oder besteht eine traktive Netzhautablösung, ist ein glaskörperchirurgischer Eingriff (Pars-plana-Vitrektomie) mit Entfernung des Blutes und Endolaserkoagulation erforderlich. Bezüglich des besseren linken Auges ist eine fokale Laserkoagulation im Bereich der Makula als Versuch der Visusverbesserung und eine anschließende panretinale Laserkoagulation zur Rückbildung der Neovaskularisationen notwendig.

Antwort 6: Es besteht die Gefahr eines schmerzhaften Sekundärglaukoms durch Verlegung des Kammerwinkels durch Gefäßneubildung, das oft schwer behandelbar ist, sowie der traktiven Netzhautablösung durch retinale Gefäßneubildungen mit Erblindungsgefahr.

Weitere Informationen zum Krankheitsbild
▶ Kap. 13.4.1 und 14.3.3

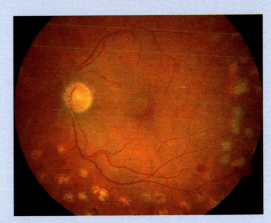

Abb. F6.3. Befundbesserung nach fokaler und panretinaler Laserkoagulation (zahlreiche gelblich-rundliche Narben)

7 Plötzliches Verzerrtsehen Schritt I

Eine 77-jährige Patientin bemerkte, dass sie mit ihrem besseren linken Auge die Fugen der Kacheln im Badezimmer verzerrt sieht. Außerdem könne sie Gesichter kaum noch erkennen, so dass sie nie wüsste, wer sie auf der Straße anspricht. Das rechte Auge sei schon seit langem schlecht.

Frage 1: Wie gehen Sie vor?
Frage 2: Welche Zusatzuntersuchung hilft Ihnen weiter?
Frage 3: Wie lautet Ihre Diagnose?

8 Plötzliche Sehverschlechterung mit Beeinträchtigung des Gesichtsfeldes Schritt I

Ein 40-jähriger Mann stellt sich mit Sehverschlechterung auf dem linken Auge vor. Vor zwei Tagen habe er Lichtblitze gesehen, vor einem Tag schwarze Flecken im Gesichtsfeld, die er wie einen Schwarm von Mücken oder Rußflocken beschreibt. Gestern Abend habe sich dann von oben her ein dunkler Vorhang in das Gesichtsfeld gesenkt. Heute Morgen habe er nur noch sehr verschwommen und dunkel gesehen und sei deshalb nun in die Klinik gegangen.

Frage 1: Welche Untersuchungen führen Sie durch?
Frage 2: An welche Differenzialdiagnosen denken Sie schon nach der Anamnese?
Frage 3: Welche weiterführenden Untersuchungen zur Abklärung der Differenzialdiagnosen wären denkbar?

7 Plötzliches Verzerrtsehen Schritt II

Antwort 1: Die Visusprüfung ergibt am rechten Auge Handbewegungen, am linken Auge eine Sehschärfe von 0,2. Bei der Untersuchung des rechten Auges mit dem Amslergitter werden die Linien im Zentrum verbogen wahrgenommen. Beim linken Auge wird in der Mitte des Gitters ein dunkler Fleck wahrgenommen. Bei der Fundusuntersuchung des rechten Auges in Mydriasis zeigt sich im Zentrum der Makula eine gräuliche Läsion mit kleinen subretinalen Blutungen. Die Makula des linken Auges weist eine große Narbe mit Blutungen auf.

Antwort 2: Fluoreszeinangiographische Untersuchung der Retina: Es zeigt sich am rechten Auge eine scharf begrenze hyperfluoreszente Läsion, die im Verlauf an Größe zunimmt.

Antwort 3: Rechtes Auge: klassische chorioidale Neovaskularisation (CNV) bei altersbedingter Makuladegeneration (AMD). Linkes Auge: vernarbte CNV bei AMD (Pseudotumor maculae Junius-Kuhnt).

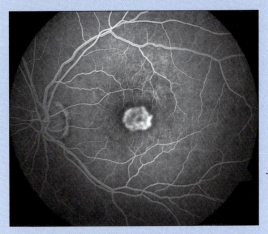

Abb. F7.1. Hyperfluoreszente, gut abgrenzbare CNV im Bereich der Makula

Frage 4: Welche Therapiemöglichkeiten gibt es?

8 Plötzliche Sehverschlechterung mit Beeinträchtigung des Gesichtsfeldes Schritt II

Antwort 1: Die Visusprüfung ergibt eine beidseitige Myopie von –5,0 dpt. Der Visus mit Korrektur beträgt rechts 1,25 und links 0,5. Prüfung der Pupillenreflexe: Die Pupillen sind isokor, die Lichtreaktion seitengleich, es findet sich kein relatives afferentes Pupillendefizit.

Antwort 2: Netzhautablösung, Glaskörperblutung, retinaler Venenverschluss, Makulablutung, anteriore ischämische Optikusneuropathie.

Antwort 3: Objektive Refraktionsmessung, Spaltlampenuntersuchung, Untersuchung des Fundus in medikamentöser Mydriasis. Bei der Spaltlampenuntersuchung finden sich beidseits regelrechte vordere Augenabschnitte (Bindehaut reizfrei, Hornhaut glatt und klar, Vorderkammer tief und optisch leer, Linse klar).

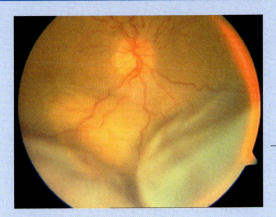

Abb. F8.1. Funduskopischer Befund

Frage 4: Welche (Verdachts-)Diagnose stellen Sie anhand des funduskopischen Befundes?

Frage 5: Sind noch weitere Untersuchungen notwendig? Wenn ja welche und warum?

7 Plötzliches Verzerrtsehen Schritt III

Antwort 4: Für das rechte Auge: photodynamische Therapie oder intravitreale Eingabe von VEGF-Inhibitoren. Für das linke Auge: keine Therapie mehr möglich bei lang bestehender vernarbter CNV.

Entscheidend für die Art der Therapie ist die Form der AMD (trocken oder feucht, d. h. mit CNV), Art der Läsion (klassisch, d. h. gut abgrenzbar, oder okkult), die Lage der Läsion (subfoveal, juxtafoveal oder extrafoveal) sowie die Dauer der Symptome. Bei der trockenen AMD besteht keine Therapiemöglichkeit. Der regelmäßige Gebrauch eines Amslergitters zur frühen Erkennung des Übergangs in eine feuchte Form wird empfohlen. Bei einer klassischen extrafovealen CNV ist die Induktion einer Narbenbildung durch direkte Laserkoagulation der Membran die Therapie der Wahl. Bei sub- und juxtafovealen CNV kommen photodynamische Therapie oder intravitreale VEGF-Hemmer (Ranibizumab, Bevacizumab oder Pegaptanib) in Betracht.

Frage 5: Wie ist die Visusprognose?
Frage 6: Wie kann man der Patientin weiterhin helfen?

8 Plötzliche Sehverschlechterung mit Beeinträchtigung des Gesichtsfeldes Schritt III

Antwort 4: Aufgrund des funduskopischen Bildes kann die Diagnose einer Netzhautablösung gestellt werden.

Antwort 5: Weitere Untersuchungen sind nicht notwendig, da die Diagnose einer Netzhautablösung funduskopisch gestellt wird. Bei mangelndem Einblick auf die Netzhaut muss zur Erhebung des Netzhautstatus eine Ultraschalluntersuchung durchgeführt werden.

Frage 6: Ist eine Operationsindikation gegeben? Warum?
Frage 7: Wie gehen Sie therapeutisch vor?

7 Plötzliches Verzerrtsehen Schritt IV

Antwort 5: Ziel der Therapie ist der Erhalt der Sehschärfe. In manchen Fällen kann eine Sehverbesserung erzielt werden. Zu Rezidiven kommt es trotz Therapie häufig. Meist sind mehrere Behandlungen notwendig. Die AMD ist die häufigste Erblindungsursache im höheren Lebensalter in den Industriestaaten.

Antwort 6: Anpassung von vergrößernden Sehhilfen, wie z. B. Lupen, Lupenbrillen, Fernrohrsysteme oder Bildschirmlesegeräte.

Vergrößernde Sehhilfen bei altersbedingter Makuladegeneration (Abb. 29.1, S. 460)

Weitere Informationen zum Krankheitsbild
▶ Kap. 13.7.1

8 Plötzliche Sehverschlechterung mit Beeinträchtigung des Gesichtsfeldes Schritt IV

Antwort 6: Eine Netzhautablösung stellt eine absolute Operationsindikation dar, da die Ablösung sonst immer weiter fortschreitet und zur Erblindung des Auges führt.

Antwort 7: Abhängig vom funduskopischen Befund: Eine umschriebene Netzhautablösung bei einem einzelnen Foramen kann durch das Aufnähen einer Plombe auf den Bulbus behandelt werden. Liegen mehrere Löcher vor, so wird ein Silikonband um den Bulbus gelegt (Cerclage). Eine Vitrektomie mit Gas- oder Silikonöleingabe in den Augapfel wird erforderlich, wenn Glaskörpertraktionen vorhanden sind und wenn die Netzhaut über einen sehr großen Bereich abgelöst ist.

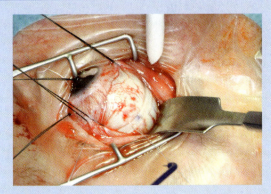

Abb. F8.2. Cerclage-Operation

Weitere Informationen zum Krankheitsbild
▶ Kap. 13.3.1

9 Fortschreitende Visusverschlechterung mit verzerrtem Sehen — Schritt I

Eine 86-jährige Frau beklagt eine schon seit einigen Jahren langsam fortschreitende Sehrverschlechterung auf beiden Augen. Seit 3 Wochen sei es auf dem rechten Auge noch einmal zu einer raschen Visusverschlechterung gekommen. Außerdem beklagt die Patientin ein verzerrtes Sehen auf dem betroffenen Auge. Schmerzen am Auge werden nicht angegeben. Der Visus beträgt rechts 0,1 und links 0,7 bei beidseits normalen Augeninnendruckwerten von 14 rechts und 16 links.

Frage 1: Welche Untersuchungen führen Sie durch?

Frage 2: An welche Differenzialdiagnosen denken Sie schon nach der Anamnese?

Frage 3: Welche weiterführenden Untersuchungen zur Abklärung der Differenzialdiagnosen wären denkbar?

10 Gerötetes Auge mit Bindehautsekretion — Schritt I

Eine 40-jährige Patientin stellt sich mit einem einseitig geröteten Auge vor. Sie klagt über Schmerzen und Fremdkörpergefühl im betroffenen Auge. Die Beschwerden bestehen seit 3 Tagen. Außerdem ist eine ausgeprägte Bindehautinjektion mit serösem Sekret zu beobachten. Das andere Auge ist reizfrei.

Frage 1: Welche Untersuchungen führen Sie durch?

Frage 2: An welche Differenzialdiagnosen denken Sie schon nach der Anamnese?

Frage 3: Welche weiterführenden Untersuchungen zur Abklärung der Differenzialdiagnosen wären denkbar?

9 Fortschreitende Visusverschlechterung mit verzerrtem Sehen Schritt II

Antwort 1: Untersuchung des Auges an der Spaltlampe, Funduskopie, Amslergitter.

Antwort 2: Katarakt, primäres Offenwinkelglaukom, diabetische Makulopathie, altersbedingte Makuladegeneration, intraokulare Tumoren.

Antwort 3: Fluoreszenzangiographie, optische Kohärenztomographie.

Frage 4: Welche (Verdachts-)Diagnose stellen Sie anhand des funduskopischen Befundes?

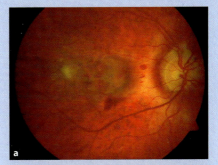

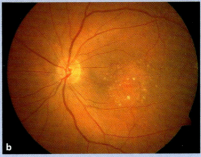

Abb. F9.1a,b. Funduskopischer Befund

10 Gerötetes Auge mit Bindehautsekretion Schritt II

Antwort 1: Testung der Hornhautsensibilität (mit einem ausgezogenen Wattestäbchen) und Spaltlampenuntersuchung mit Fluoreszeinfärbung. Die Hornhautsensibilität ist auf der betroffen Seite vermindert.

Antwort 2: Konjunktivitis, Keratitis (bakteriell, viral), Hornhauterosion, Skleritis, Uveitis.

Antwort 3: Anfertigen eines Abstriches für eine Virus-PCR, Bindehautabstrich auf Bakterien.

Frage 4: Welche (Verdachts-)Diagnose stellen Sie aufgrund der Fluoreszeinfärbung?

Frage 5: Sind noch weitere Untersuchungen zur Bestätigung der Diagnose notwendig?

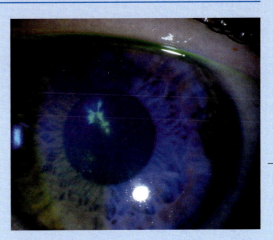

Abb. F10.1. Befund der Spaltlampenuntersuchung mit Fluoreszeinfärbung

9 Fortschreitende Visusverschlechterung mit verzerrtem Sehen Schritt III

Antwort 4: Aufgrund des funduskopischen Bildes kann die Diagnose chorioidalen Neovaskularisation (CNV) mit fleckförmigen Begleitblutungen rechts gestellt werden. Im linken Auge sieht man auf den Bereich der Makula begrenzte weiche Drusen, eine Veränderung, die pathognomonisch für die altersbedingte Makuladegeneration (AMD) ist. Da die Erkrankung beide Augen betrifft, kann die CNV rechts auf die AMD zurückgeführt werden.

Frage 5: Wie lautet Ihre endgültige Diagnose anhand des fluoreszenzangiographischen Befundes?
Frage 6: Wie gehen Sie therapeutisch vor?
Frage 7: Was können Sie der Patientin hinsichtlich der Prognose sagen?

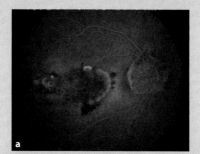
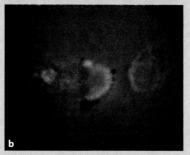

Abb. F9.2a,b. Fluoreszenzangiographie (FLA) des rechten Auges kurz nach der Injektion von Fluoreszein (**a**) und in einer späteren Phase der Angiographie (**b**)

10 Gerötetes Auge mit Bindehautsekretion Schritt III

Antwort 4: Aufgrund der typischen Form der mit Fluorszein angefärbten Läsion (Dendritica-Figur) kann die Diagnose einer epithelialen Herpeskeratitis gestellt werden.

Antwort 5: Es sollte ein Abstrichpräparat mit PCR auf Herpesviren entnommen werden, um die Diagnose virologisch zu sichern. Trotz des für Herpesviren typischen Befundes kommen auch Herpes-zoster-Viren, Akanthamöben und durch Augentropfen ausgelöste Keratopathien als Differenzialdiagnose in Betracht, wenn die Epithelläsion ein weniger typisches Bild aufweist.

Frage 6: Wie gehen Sie therapeutisch vor?
Frage 7: Welcher Verlauf der Erkrankung ist zu erwarten?
Frage 8: Wie kann die Rezidivrate gesenkt werden?

9 Fortschreitende Visusverschlechterung mit verzerrtem Sehen Schritt IV

Antwort 5: Die Diagnose einer CNV bestätigt sich. In der Fluoreszenzangiographie ist eine Anreicherung des Farbstoffes im Bereich der CNV zu sehen. Es kommt zu einer Extravasation des Farbstoffes in der späteren Phase der FLA.

Antwort 6: Die herkömmliche Therapie für die CNV im Bereich der Makula ist die photodynamische Therapie. Dabei wird ein photosensibilisierender Farbstoff intravenös appliziert, der sich in den Gefäßwänden anreichert. Durch Belichtung mit Laserlicht kommt es zu einer photochemischen Reaktion mit Verödung der entsprechenden Blutgefäße in diesem Bereich. Die Injektion von VEGF-Inhibitoren stellt eine neue, sehr effektive Möglichkeit der Behandlung einer CNV dar. Beide Verfahren können auch sequenziell angewendet werden.

Antwort 7: Noch vor wenigen Jahren war die Visusprognose bei einer CNV schlecht. Durch die photodynamische Therapie ließ sich der Visusverfall aufhalten bzw. verlangsamen, eine Verbesserung des Visus ist bei dieser Therapie jedoch nicht zu erwarten. Durch die Therapie mit VEGF-Inhibitoren besteht jetzt auch die Möglichkeit einer Verbesserung des Sehens.

Weitere Informationen zum Krankheitsbild
▶ Kap. 13.7.1

10 Gerötetes Auge mit Bindehautsekretion Schritt IV

Antwort 6: Bis zum Vorliegen des virologischen Resultats sollte bei Verdacht bereits mit antiviralen Substanzen lokal behandelt werden (Aciclovir-Augensalbe 5-mal/Tag). Die lokale Applikation eines Breitspektrumantibiotikums (z. B. Floxal-Augensalbe 3-mal/Tag) ist bei untypischen Fällen gerechtfertigt, bis das Vorliegen einer Herpesinfektion bestätigt ist.

Antwort 7: Die Größe der Läsion sollte bereits in den ersten Tagen abnehmen und nach 10 Tagen sollte die Läsion bis auf eine kleine Trübung verheilt sein. Da das Herpes-simplex-Virus latent im Ganglion trigeminale verbleibt, kommt es häufig zu Rezidiven. Der Patient muss Augenentzündungen auf dieser Seite deshalb unter dem Verdacht einer Herpes-Keratitis sofort vom Augenarzt abklären lassen.

Antwort 8: Solange es sich um eine rein epitheliale Herpes-simplex-Entzündung handelt, ist die jeweilige Behandlung mit Aciclovir-Augensalbe ausreichend. Durch die orale Gabe von Aciclovir (400 mg 2-mal/Tag für ein Jahr) lässt sich die Rezidivrate auf etwa 45% senken. Diese Prophylaxe wird hauptsächlich bei Patienten durchgeführt, die schon mehrere Rezidive einer tiefen Herpeskeratitis erlitten haben.

In diesem Fall wurde eine Therapie mit Aciclovir-Augensalbe durchgeführt, unter der das dendritische Ulkus abheilte.

Weitere Informationen zum Krankheitsbild
▶ Kap. 7.6.2

11 Sehverschlechterung nach Augapfelprellung Schritt I

Eine 75-jährige Patientin stellte sich mit Sehverschlechterung auf dem rechten Auge vor. Anamnestisch ist zu erheben, dass die Patientin wegen eines Pseudoexfoliationsglaukoms Augentropfen anwendet. Vor 3 Tagen sei ihr dabei das Tropffläschchen entglitten und sie habe sich beim Aufheben vom Boden mit dem rechten Auge an der Stuhllehne gestoßen. Seitdem habe sie eine Visusminderung bemerkt. Die Patientin ist am grauen Star operiert und hat beidseits eine im Kapselsack implantierte Kunstlinse.

Frage 1: Welche Untersuchungen führen Sie durch?

Frage 2: An welche Differenzialdiagnosen denken Sie schon nach der Anamnese?

Frage 3: Welche weiterführenden Untersuchungen zur Abklärung der Differenzialdiagnosen wären denkbar?

12 Tränendes Auge Schritt I

Ein 65-jähriger Mann stellt sich mit tränendem rechten Auge vor. Seit etwa einem Jahr liefen ständig Tränen aus dem Auge (Epiphora). Auch habe es wiederholt Episoden gegeben, in denen er gelblich-eitriges Sekret im geröteten und geschwollenen medialen Lidwinkel gehabt habe. Zur Zeit sei das Auge aber ganz entzündungsfrei, lediglich das Tränenlaufen störe ihn.

Frage 1: Welche Untersuchungen führen Sie durch?

Frage 2: An welche Differenzialdiagnosen denken Sie schon nach der Anamnese?

Frage 3: Welche weiterführenden Untersuchungen zur Abklärung der Differenzialdiagnosen wären denkbar?

11 Sehverschlechterung nach Augapfelprellung Schritt II

- **Antwort 1:** Bestimmung des Visus, Untersuchung an der Spaltlampe, Fundusuntersuchung.
- **Antwort 2:** Unter anderem traumatische Hornhauterosio, Contusio bulbi mit Vorderkammerreiz/Blutung, Irisbasiseinrissen, Linsenluxation, Netzhautödem, Netzhautrisse.
- **Antwort 3:** Fluoreszeinfärbung der Hornhaut, Untersuchung des Fundus in Mydriasis.
- **Frage 4:** Welche (Verdachts-)Diagnose stellen Sie?

12 Tränendes Auge Schritt II

- **Antwort 1:** Druck auf den Tränensack, um zu überprüfen, ob sich Sekret aus den Tränenwegen exprimieren lässt, weiterhin Tränenwegsspülung des oberen und unteren Tränenpünktchens mit Sondierung bis zum Tränensack.
- **Antwort 2:** Dakryozystitis, Canaliculusobstruktion, Dakryolithiasis, postsakkale Tränenwegstenose, Ektropium mit Eversio puncti lacrimalis.
- **Antwort 3:** Spaltlampenuntersuchung, um die Stellung der Tränenpünktchen zu beurteilen und ein Hornhautulkus auszuschließen, Dakroyzystographie, ggf. Tränenszintillographie.
  Die Spülung durch das untere Tränenpünktchen des rechten Auges ergibt einen Reflux über das obere Tränenpünktchen. Der Patient berichtet, dass die Spüllösung nicht im Rachen ankommt. Links sind die Tränenwege frei spülbar.
- **Frage 4:** Welche (Verdachts-)Diagnose stellen Sie?
- **Frage 5:** Sind noch weitere Untersuchungen notwendig? Wenn ja, welche und warum?

11 Sehverschlechterung nach Augapfelprellung Schritt III

Antwort 4: Aufgrund des Befundes an der Spaltlampe und der Anamnese kann die Diagnose der traumatischen Luxation der Hinterkammerlinse gestellt werden.

Frage 5: Sind weiterführende Untersuchungen erforderlich und wenn ja, welche und warum? Wenn nein, begründen Sie dies bitte ebenfalls.

Frage 6: Ist eine Operationsindikation gegeben? Warum?

Frage 7: Wie gehen Sie therapeutisch vor?

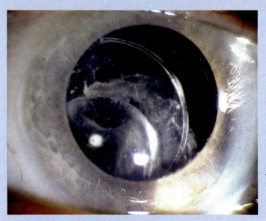

Abb. F11.1. Befund der Spaltenlampenuntersuchung

12 Tränendes Auge Schritt III

Antwort 4: Mit Hilfe der Tränenwegsspülung kann die Diagnose einer postsakkalen Tränenwegstenose gestellt werden.

Antwort 5: Eine Dakryozystographie kann zur genauen Lokalisation der Stenose oder zum Nachweis von Aktinomyces-Drusen im Canaliculus durchgeführt werden. Sie ist aber nicht unbedingt erforderlich, wenn die Sondierung einen eindeutigen Befund ergibt. Der Reflux aus dem oberen Tränenpünktchen beweist, dass beide Tränenkanälchen und der Eingang in den Tränensack offen sind. Eine Tränenszintillographie ist bei der Beurteilung vollständiger Blockaden sensitiver, jedoch ist die Untersuchung nur ausnahmsweise indiziert.

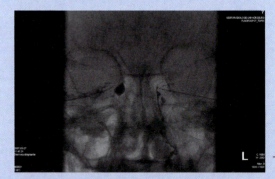

Abb. F12.1. Die Dakryozystographie bestätigt die Diagnose einer postsakkalen Tränenwegstenose rechts. Es findet sich eine komplette Stenosierung am Übergang des Tränensackes in den Tränennasengang. Die linke Seite ist durchgängig

Frage 6: Ist eine Operationsindikation gegeben? Warum?

Frage 7: Wie gehen Sie therapeutisch vor?

11 Sehverschlechterung nach Augapfelprellung Schritt IV

Antwort 5: Zunächst sind weitere Untersuchungen nicht notwendig. Nach dem offensichtlich stattgehabten stumpfen Trauma ist es wichtig, weitere Verletzungen des Auges durch das Trauma auszuschließen (▶ Differenzialdiagnosen).

Antwort 6: Die Kunstlinse ist nach temporal unten luxiert. Im oberen Bereich der Pupille sieht man den Kunststoffbügel der Linsenhaptik, mit dem sich die Linse normalerweise im Kapselsack abstützt. Der rupturierte Kapselsack und die abgerissene Zonula ist als das flauschige Material zwischen Kunstlinse und Haptikbügel erkennbar. Die Brüchigkeit der Zonula bei Pseudoexfoliation hat zur Destabilisierung der Linse beigetragen. Die Operationsindikation ist gegeben, da der Aufhängeapparat der Linse zerstört ist.

Antwort 7: Eine Reposition der Linse ist bei dieser Situation nicht möglich. Die luxierte Linse und der Kapselsack müssen entfernt werden. Eine neue Linse lässt sich mittels Sklerafixationsnähten oder durch Irisfixation verankern.

Weitere Informationen zum Krankheitsbild
▶ Kap. 9.3.2

12 Tränendes Auge Schritt IV

Antwort 6: Die Beschwerden des Patienten bestehen schon seit einem Jahr, so dass davon auszugehen ist, dass es durch die wiederholten Dacryozystitiden zu Verwachsungen am Ausgang des Tränensackes gekommen ist. Diese Stenosen lassen sich medikamentös nicht behandeln, so dass eine Operation erforderlich ist.

Antwort 7: Es muss ein neuer künstlicher Abfluss aus dem Tränensack in die Nase geschaffen werden. Hierbei wird der Tränensack eröffnet und über ein Knochenfenster in der Fossa lacrimalis an die Nasenhöhle angeschlossen (Dakryozystorhinostomie). Dies erfolgt chirurgisch üblicherweise von außen über eine Hautinzision am inneren Lidwinkel. Eine endoskopische Operation über die Nase ist bei sehr großem Tränensack möglich. Die Erfolgsrate ist bei der konventionellen Vorgehensweise von außen mit etwa 90% am größten. Manche Stenosen können mit einem Endoskop durch die Tränenkanälchen beseitigt werden.

In diesem Fall wurde eine konventionelle Dakryozystorhinostomie durchgeführt (Operation nach Toti).

Weitere Informationen zum Krankheitsbild
▶ Kap. 5.3.2

13 Plötzlicher Visusverlust auf einem Auge Schritt I

Ein 60-jähriger Mann stellt sich am Nachmittag in der Augenklinik vor. Er gibt an, morgens beim Erwachen auf dem linken Auge »gar nichts« mehr gesehen zu haben. Nachdem im Tagesverlauf keine Besserung eingetreten sei, habe er sich nun doch entschlosssen, einen Augenarzt aufzusuchen. Das Auge schmerzte nicht, er habe mit den Augen sonst noch nie Probleme gehabt. Allgemeine Erkrankungen verneint der Patient, er rauche jedoch seit etwa 30 Jahren 10–20 Zigaretten am Tag.

Frage 1: Welche Untersuchungen führen Sie durch?

Frage 2: An welche Differenzialdiagnosen denken Sie schon nach der Anamnese?

Frage 3: Welche weiterführenden Untersuchungen zur Abklärung der Differenzialdiagnosen wären denkbar?

14 Einseitiges nebeliges Sehen mit Kopfschmerzen Schritt I

Eine 78-jährige Frau sucht Sie notfallmäßig auf, weil sie seit dem Abend des Vortages rechtsseitig starke Beschwerden hat, die sie auf das rechte Auge bezieht. Sie gibt an, dass am Abend zuvor beim Fernsehen innerhalb einer halben Stunde das Sehen am rechten Auge neblig geworden sei und sie gleichzeitig heftige rechtsseitige Kopfschmerzen festgestellt habe. Sie habe sich dann nachts mit Schmerzmitteln beholfen, sei aber nicht beschwerdefrei geworden und hätte am Vormittag jetzt festgestellt, dass sie am rechten Auge wie durch eine Nebelwand sehen würde. Die Schmerzen hätten wieder zugenommen. Ansonsten seien die Augen gesund, es bestünde seit vielen Jahren eine Weitsichtigkeit, so dass sie nicht nur in der Nähe, sondern auch in der Ferne eine Brille tragen müsse.

Frage 1: Welche Untersuchungen führen Sie durch?

Frage 2: An welche Differenzialdiagnose denken Sie schon nach der Anamnese?

Frage 3: Welche weiterführenden Untersuchungen zur Abklärung der Differenzialdiagnose wären denkbar?

Fallquiz Augenheilkunde

13 Plötzlicher Visusverlust auf einem Auge Schritt II

Antwort 1: Bestimmung des Visus, Testung der Pupillenreflexe mit dem Wechselbelichtungs-Test, Spaltenlampenuntersuchung. Der Visus beträgt ohne Korrektur rechts 1,0, links Handbewegungen. Die Pupillen sind isokor. Beim Wechselbelichtungs-Test fällt ein relatives afferentes Pupillendefizit rechts auf. Die vorderen Augenabschnitte sind regelrecht, Augeninnendruck beidseits 12 mmHg.
Antwort 2: Optikusneuritis, Netzhautblutung, Glaskörperblutung, anteriore ischämische Optikusneuropathie, retinaler Venenverschluss, retinaler Arterienverschluss.
Antwort 3: Fundusuntersuchung in Mydriasis.

Frage 4: Welche (Verdachts-)Diagnose stellen Sie aufgrund des funduskopischen Befundes?
Frage 5: Sind noch weitere Untersuchungen notwendig? Wenn ja, welche und warum?

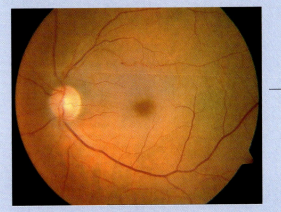

Abb. F13.1. Funduskopischer Befund

14 Einseitiges nebeliges Sehen mit Kopfschmerzen Schritt II

Antwort 1: Bestimmung des Visus, Messung des Augeninnendrucks, Spaltlampenuntersuchung, Pupillenreaktion. Der Visus beträgt mit Korrektur rechts 0,2 und links 0,9, der intraokulare Druck beträgt rechts 64 mmHg, links 14 mmHg. Die rechte Pupille reagiert auf Licht nur geringfügig und ist mittelweit, die linke Pupille reagiert normal. Der Kammerwinkeleingang ist an der Spaltlampe verschlossen.
Antwort 2: Akuter Winkelverschluss (Glaukomanfall), sekundäre Augendrucksteigerung, Sekundärglaukom, Venenverschluss der Netzhautgefäße, Bindehaut-/Hornhautentzündung.
Antwort 3: Spaltlampenuntersuchung mit Beurteilung von Bindehaut und Hornhaut, Augendruckmessung, Beurteilung des Kammerwinkels an der Spaltlampe, evtl. Gonioskopie, Fundusuntersuchung zum Ausschluss von Netzhautblutungen, Beurteilung der Pupillenbeweglichkeit an der Spaltlampe und im Wechselbelichtungstest. Das Epithel der Hornhaut ist getrübt, das Stroma leicht geknittert. Ein Funduseinblick ist nur schemenhaft möglich, die Blutungen der Netzhaut bestehen aber nicht.

Frage 4: Welche Verdachtsdiagnose stellen Sie?

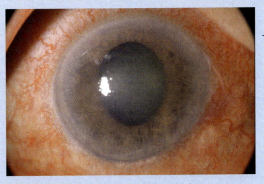

Abb. F14.1. Befund des Augenvorderabschnitts

13 Plötzlicher Visusverlust auf einem Auge Schritt III

Antwort 4: Aufgrund des funduskopischen Bildes kann die Diagnose eines Zentralarterienverschlusses gestellt werden. Aufgrund der Ischämie findet sich eine blasse Netzhaut mit ischämischem Ödem. Die arteriellen Gefäße sind enggestellt und zeigen eine segmentierte Blutsäule. Typisch ist der »kirschrote Makulafleck«.

Antwort 5: Untersuchungen wie Fluoreszenzangiographie, Gesichtsfelduntersuchung und optische Kohärenztomographie dienen der Dokumentation des Befundes und spielen bei diesem ausgeprägten Befund keine Rolle für die Diagnosefindung. Sie können im weiteren Verlauf durchgeführt werden, dürfen aber in der Akutphase nicht den sofortigen Beginn der Therapie verzögern.

Frage 6: Wie kommt der kirschrote Makulafleck zustande?

Frage 7: Wie gehen Sie therapeutisch vor?

14 Einseitiges nebeliges Sehen mit Kopfschmerzen Schritt III

Antwort 4: Bei einseitig extrem erhöhtem Augeninnendruck, verschlossenem Kammerwinkel, Hornhauttrübung und stark eingeschränkter Pupillenbeweglichkeit spricht der Befund im Zusammenhang mit dem plötzlichen Auftreten und den Schmerzen für einen akuten Winkelverschluss (Glaukomanfall).

Frage 5: Sind weiterführende Untersuchungen erforderlich und wenn ja, welche und warum? Wenn nein, begründen Sie dies bitte ebenfalls.

Frage 6: Wie gehen Sie therapeutisch vor?

13 Plötzlicher Visusverlust auf einem Auge   Schritt IV

Antwort 6: Die weißliche Farbe der Netzhaut entsteht durch ein Ödem der Nervenfaserschicht. Da an der Fovea die Nervenfasern zur Seite verlagert sind und die Netzhaut an dieser Stelle sehr dünn ist, sieht man die weiterhin normal durchblutete Aderhaut durchscheinen.

Antwort 7: Der Patient wird stationär aufgenommen. Da der Verschluss relativ frisch ist, muss versucht werden, die Durchblutung der Netzhaut unverzüglich wiederherzustellen: Feste Bulbusmassage, Senkung des Augeninnendruckes mit Diamox systemisch sowie lokal mit Augentropfen. Intravenöse Gabe von 5000 IE Heparin und Vollheparinisierung des Patienten. Die prinzipiell mögliche systemische Lysebehandlung wird aufgrund der hohen Risiken meist nicht durchgeführt. Eine chirurgische Augeninnendrucksenkung durch Ablassen von Kammerwasser wird manchmal erwogen. Im weiteren stationären Aufenthalt müssen thrombembolische Risikofaktoren ausfindig gemacht werden. Dazu gehört neben dem Ausschluss der entsprechenden internistischen Erkrankungen (arterieller Hypertonie, Hypercholesterinämie/Hypertriglyzeridämie, Diabetes mellitus, Arteriitis temporalis) die Suche nach Emboliequellen mittels Herzechographie und Doppler-Sonographie der A. carotis.

Weitere Informationen zum Krankheitsbild
▶ Kap. 13.4.3

14 Einseitiges nebeliges Sehen mit Kopfschmerzen   Schritt IV

Antwort 5: Weiterführende Untersuchungen sind im akuten Stadium nicht erforderlich, da alle Befunde eindeutig für einen »Glaukomanfall« sprechen.

Antwort 6: Die Patientin sollte stationär aufgenommen werden. Es muss eine medikamentöse Soforttherapie mit drucksenkenden Medikamenten (Azetazolamid 500 mg i.v., drucksenkende Augentropfen: Betablocker, α_2-Agonisten, Pilocarpin 2%) verabreicht werden und der Verlauf des Augeninnendrucks sowie die Öffnung des Kammerwinkels beobachtet werden. Kommt es nicht zu einer Öffnung des Kammerwinkels und zu einer Drucksenkung auf normale Werte, muss notfallmäßig eine Iridektomie (chirurgisch) oder Iridotomie (mit dem YAG-Laser) ausgeführt werden. Andernfalls kommt es zu Sekundärschäden an Iris, Linse und Sehnerv. Lässt sich der Druck jedoch medikamentös senken und weiterhin sicher nachweisen, dass der Kammerwinkel wieder offen ist (Spaltlampe und Gonioskopie), dann kann in der Regel eine Iridotomie mit dem YAG-Laser durchgeführt werden. Auch am anderen Augen muss wegen gleicher Disposition zum Glaukomanfall immer eine prophylaktische Iridotomie ausgeführt werden.

Weitere Informationen zum Krankheitsbild
▶ Kap. 17.3.2

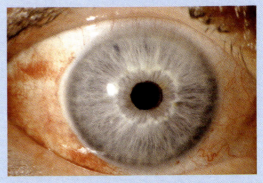

Abb. F14.2. Iridotomie mit dem YAG-Laser

15 Einseitige Augenentzündung Schritt I

In der Ambulanz der Augenklinik stellt sich eine 29-jährige Patientin wegen einer linksseitigen Augenentzündung vor. Sie berichtet, dass sie seit vorgestern Abend im linken Auge ein allmähliches Jucken und Fremdkörpergefühl sowie eine zunehmende Rötung mit Sekretabsonderung bemerkt habe. Die Beschwerden hätten jetzt stark zugenommen. Auf die Frage, ob andere Personen in ihrer Umgebung betroffen seien, gibt sie an, dass in der Familie ihres Freundes, in der sie sich vor einer Woche aufgehalten habe, seit einer Woche zwei Personen eine Augenentzündung hätten. Diese seien aber beidseitig betroffen. Der Visus beträgt mit eigener Brille rechts 1,25, links 0,7. Es lassen sich auf der linken Seite submandibuläre und präaurikuläre Lymphknoten tasten.

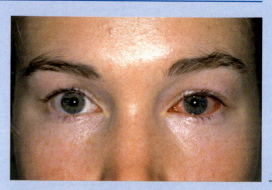

Abb. F15.1. Die Bindehaut des linken Auges zeigt eine glasige Schwellung mit deutlicher Hyperämie, das Oberlid ist etwas geschwollen, das Auge sondert wässriges Sekret ab, die Karunkel ist geschwollen

Frage 1: Welche Untersuchungen führen Sie durch?

Frage 2: An welche Differenzialdiagnosen denken Sie schon nach der Anamnese?

Frage 3: Welche weiterführenden Untersuchungen zur Abklärung der Differenzialdiagnose wären denkbar?

16 Einseitige Sehstörung mit Verschwommensehen und Schlieren Schritt I

In der Ambulanz der Augenklinik stellt sich ein 40-jähriger Mann vor, der darüber klagt, dass an seinem linken Auge seit 4–5 Tagen zunehmend Verschwommensehen aufgetreten sei. Insbesondere sehe er beim Blick auf eine weiße Wand grobe Schlieren, die vor dem Auge umherschwimmen. Mit dem betroffenen Auge könne er keine Zeitung mehr lesen. Das Auge sei nicht schmerzhaft, das andere Auge sei in der Sehfähigkeit normal.

Frage 1: Welche Untersuchungen führen Sie durch?

Frage 2: An welche Differenzialdiagnosen denken Sie schon nach der Anamnese?

Frage 3: Welche weiterführenden Untersuchungen zur Abklärung der Differenzialdiagnose wären denkbar?

15 Einseitige Augenentzündung Schritt II

Antwort 1: Spaltlampenuntersuchung von Bindehaut und Hornhaut, Bindehautabstrich auf Viren (PCR).

Antwort 2: Keratoconjunctivitis epidemica (Adenoviren), Herpeskeratitis (HSV), bakterielle Konjunktivitis, Chlamydienkonjunktivitis.

Antwort 3: Schnelltest auf Adenoviren, Virusabstrich für PCR auf Herpesviren und Adenoviren, Abstrich auf Bakterien und Chlamydien.

Frage 4: Welche Verdachtsdiagnose stellen Sie?

16 Einseitige Sehstörung mit Verschwommensehen und Schlieren Schritt II

Antwort 1: Bestimmung der Sehschärfe, Spaltlampenuntersuchung, Untersuchung des Glaskörpers und des Augenhintergrundes.
Der Visus beträgt bei Emmetropie ohne Korrektur 0,1. Die Spaltlampenuntersuchung zeigt am vorderen Augenabschnitt keine Veränderungen, bei enger Pupille ist ein Einblick auf den Fundus nur verschwommen möglich.

Antwort 2: Iridozyklitis, intermediäre Uveitis, Chorioretinitis, Glaskörperblutung.

Antwort 3: Untersuchung des Fundus in Mydriasis. Bei erweiterter Pupille sieht man eine erhebliche Glaskörpertrübung mit Schwaden sowie bei verwaschenem Funduseinblick einen hellen, leicht prominenten, unscharf begrenzten Netzhautbezirk am oberen Gefäßbogen, nasal befindet sich ein pigmentierter Narbenherd.

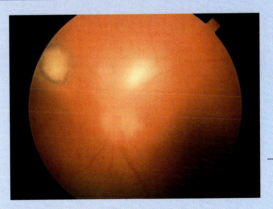

Abb. F16.1. Fundusbefund bei erweiterter Pupille

Frage 4: Welche Verdachtsdiagnose stellen Sie anhand des funduskopischen Befundes?

15 Einseitige Augenentzündung Schritt III

Antwort 4: Durch die Symptomatik und die Vorgeschichte mit Erkrankung anderer Personen in der Umgebung muss der Verdacht einer Keratoconjunctivitis epidemica gestellt werden. Durch die Abstriche können andere Erreger viraler oder bakterieller Natur ausgeschlossen werden.

Frage 5: Sind weiterführende Untersuchungen erforderlich, wenn ja welche und warum? Wenn nein, begründen dies bitte ebenfalls.

Frage 6: Wie gehen Sie therapeutisch vor?

16 Einseitige Sehstörung mit Verschwommensehen und Schlieren Schritt III

Antwort 4: Nach dem Fundusbild handelt es sich mit hoher Wahrscheinlichkeit um eine Toxoplasmose-Chorioretinitis. Hierfür sprechen die Lokalisation nahe dem Netzhautzentrum, die Form des Entzündungsherdes, sowie die starke entzündliche Glaskörperbeteiligung.

Frage 5: Sind weiterführende Untersuchungen erforderlich, wenn ja welche und warum? Wenn nein, begründen Sie dies bitte ebenfalls.

Frage 6: Wie gehen Sie therapeutisch vor?

15 Einseitige Augenentzündung Schritt IV

Antwort 5: Durch die Ergebnisse der Bindehautabstriche lässt sich die Ätiologie fast immer klären.

Antwort 6: Unter dem Verdacht einer Keratoconjunctivitis epidemica muss die Patientin instruiert werden, exakte Hygienemaßnahmen einzuhalten (Kontakt zu anderen Personen vermeiden, kein Händeschütteln, nicht ans Auge fassen, getrennte Handtücher, Krankschreibung, um Berufskollegen nicht zu infizieren). Sie muss darüber aufgeklärt werden, dass innerhalb von 4–7 Tagen auch das zweite Auge erkranken wird und dass es sich um eine hochinfektiöse Augenentzündung handelt, die meist vorübergehende Hornhauttrübungen (Nummuli) verursacht. Da die Krankheit innerhalb von 14 Tagen von selbst ausheilt und keine wirksame antivirale Therapie möglich ist, muss man sich auf symptomatische Therapie beschränken: befeuchtende Augentropfen (Tränenersatzmittel), bei starkem Fremdkörpergefühl Augengel oder Augensalbe. Nur ausnahmsweise sind Steroidaugentropfen für wenige Tage indiziert, wenn sehr starke Beschwerden auftreten.

Weitere Informationen zum Krankheitsbild
▶ Kap. 6.4.4

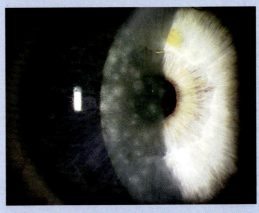

Abb. F15.2. Nummuläre Hornhauttrübung. Sind am zweiten befallenen Auge Nummuli vorhanden, dann ist die Entzündung nicht mehr ansteckend

16 Einseitige Sehstörung mit Verschwommensehen und Schlieren Schritt IV

Antwort 5: Differenzialdiagnostisch müssen eine Sarkoidose, eine Tuberkulose sowie eine Lues röntgenologisch und serologisch ausgeschlossen werden. Eine serologische Bestimmung des Toxoplasmosetiters ist meist nicht zielführend. Eine genaue Anamnese bezüglich Haustiere (Katzen) sollte erfolgen.

Antwort 6: Behandlung mit Sobelin (Clindamycin) 4 × 300 mg über 4 Wochen, wegen der makulanahen Lage zusätzlich Kortison beginnend mit 60 mg in absteigender Dosierung.

Weitere Informationen zum Krankheitsbild
▶ Kap. 12.3.1

17 Einseitige Visusverschlechterung mit stechendem Schmerz Schritt I

Eine 26-jährige Patientin stellt sich vor, da sie auf dem rechten Auge seit einigen Tagen zunehmend schlechter sieht. Sie gibt an, dass sie insbesondere bei Blickbewegungen einen tiefen stechenden Schmerz empfinde. Vor dem rechten Auge habe sie einen Schatten und könne deshalb mit diesem Auge allein keine Zeitung mehr lesen.

Frage 1: Welche Untersuchungen führen Sie durch?

Frage 2: An welche Differenzialdiagnosen denken Sie schon nach der Anamnese?

Frage 3: Welche weiterführenden Untersuchungen zur Abklärung der Differenzialdiagnosen wären denkbar?

18 Sehstörung mit Schleier und Blitzen ohne Verschlechterung der Sehschärfe
Schritt I

Ein 55-jähriger Patient sucht den Augenarzt auf, weil er seit zwei Tagen eine Sehstörung am rechten Auge bemerkt hat. Er ist −5 dpt kurzsichtig. Die Sehschärfe mit Brille sei zwar unverändert gut, er habe aber vor zwei Tagen akut einen kleinen dunklen Schleier bemerkt, der aber inzwischen schon wieder teilweise zurückgegangen sei. Auf Befragen gibt er an, dass ihm die Tage zuvor bei Dunkelheit Blitzen aufgefallen sei, insbesondere bei Augenbewegungen, dies habe er aber schon seit Monaten immer wieder in ähnlicher Weise bemerkt.

Frage 1: Welche Untersuchungen führen Sie durch?

Frage 2: An welche Differenzialdiagnose denken Sie schon nach der Anamnese?

Frage 3: Welche weiterführenden Untersuchungen zur Abklärung der Differenzialdiagnose wären denkbar?

17 Einseitige Visusverschlechterung mit stechendem Schmerz Schritt II

Antwort 1: Visusbestimmung beidseits, Testung der Pupillenreaktion, Untersuchung des Augenhintergrundes. Die Sehschärfe beträgt am rechten Auge 0,2, die Prüfung der Pupillenreaktionen zeigt im Wechselbelichtungstest eine deutliche afferente Störung am rechten Auge.

Antwort 2: Neuritis nervi optici (NNO), Papillitis, Uveitis, entzündliche Veränderungen der Netzhaut, Retinopathia centralis serosa, Gefäßverschluss der Netzhautgefäße.

Antwort 3: Genaue Fundusuntersuchung im Zentrum und in der Peripherie bei erweiterter Pupille, Gesichtsfelduntersuchung, ggf. optische Kohärenztomographie oder/und Fluoreszenzangiographie bei Verdacht auf Makulaveränderungen (fehlender Foveolareflex), visuell evozierte Potenziale, Kernspintomographie.

Frage 4: Welche Verdachtsdiagnose stellen Sie aufgrund des unauffälligen Augenhintergrundes?

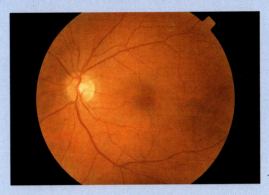

Abb. F17.1. Normaler funduskopischer Befund

18 Sehstörung mit Schleier und Blitzen ohne Verschlechterung der Sehschärfe Schritt II

Antwort 1: Bestimmung der Sehschärfe, Untersuchung des Vorderabschnitts, Pupillenerweiterung und Fundusuntersuchung. Der Visus beträgt 1,0, der vordere Augenabschnitt ist spaltlampenmikroskopisch normal.

Antwort 2: Akute Glaskörperabhebung, Blutung bei Netzhautriss sowie beginnende Ablatio retinae, evt. auch Uveitis mit Glaskörpertrübungen oder Sehnervenerkrankungen.

Antwort 3: Neben der Untersuchung der Netzhautperipherie mit der indirekten Ophthalmoskopie ist zur genauen Lochdiagnostik in vielen Fällen die Untersuchung mit dem Dreispiegelkontaktglas hilfreich.

Frage 4: Welche Verdachtsdiagnose stellen Sie anhand des funduskopischen Befundes?

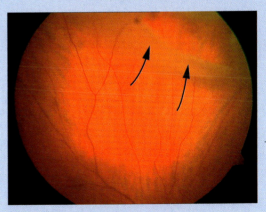

Abb. F18.1. Bei der Fundusuntersuchung zeigt sich ein großer Hufeisenriss der peripheren Netzhaut bei 12.30 Uhr. Mit dem Kontaktglas kann man zusätzlich ein Brückengefäß (ein den Netzhautriss überspannendes Gefäß) erkennen. Die Netzhaut ist an den Rändern des Risses und an der Basis des Risses abgehoben, die Netzhautablösung erstreckt sich aber nicht weiter nach zentral

17 Einseitige Visusverschlechterung mit stechendem Schmerz Schritt III

Antwort 4: Aufgrund des unauffälligen Fundusbefundes von Makula, Papille und mittlerer Peripherie ohne Entzündungszeichen des Glaskörpers wird die Verdachtsdiagnose Retrobulbärneuritis gestützt.

Frage 5: Sind noch weitere Untersuchungen zur Bestätigung der Diagnose notwendig?
Frage 6: Wie gehen Sie therapeutisch vor?
Frage 7: Welcher Verlauf der Erkrankung ist zu erwarten?
Frage 8: Wie kann die Rezidivrate gesenkt werden?

18 Sehstörung mit Schleier und Blitzen ohne Verschlechterung der Sehschärfe Schritt III

Antwort 4: Die Fundusuntersuchung ergibt bereits die endgültige Diagnose eines frischen Netzhautrisses mit umgebender Netzhautablösung.

Frage 5: Sind weiterführende Untersuchungen erforderlich und wenn ja, welche und warum? Wenn nein, begründen Sie dies bitte ebenfalls.
Frage 6: Wie gehen Sie therapeutisch vor?
Frage 7: Welcher Verlauf der Erkrankung ist zu erwarten?
Frage 8: Wie kann die Rezidivrate gesenkt werden?

17 Einseitige Visusverschlechterung mit stechendem Schmerz Schritt IV

Antwort 5: Durch die deutliche afferente Pupillenstörung im Wechselbelichtungstest lässt sich die Sehstörung objektivieren und die Verdachtsdiagnose Neuritis nervi optici stützen. Die Gesichtsfeldüberprüfung mit statischer Perimetrie ergibt ein relatives Zentralskotom. Die Ableitung der visuell evozierten kortikalen Potenziale auf Schachbrettmusterreiz ergibt eine deutliche Latenzverzögerung des rechten Auges, was zu einer Neuritis nervi optici passt. Die Kernspintomographie zeigt in diesem Fall keine weiteren Entmarkungsherde, so dass es sich um eine isolierte Neuritis nervi optici handelt.

Antwort 6: Zunächst sollte neben der neuroradiologischen Diagnostik auch eine klinische neurologische Untersuchung erfolgen und die Behandlungsstrategie interdisziplinär abgesprochen werden. Infrage kommen in diesem Fall eine Kortisonstoßtherapie sowie bei schwereren Verläufen eine immunmodulierende Therapie mit Beta-Interferon.

Antwort 7: Man muss der Patientin erklären, dass die Sehschärfe weiter abfallen kann, in der Regel sich aber bei einer isolierten Neuritis nervi optici meist vollständig erholt. Nur bei wiederholter Neuritis nervi optici wird eine partielle Optikusatrophie sichtbar.

Antwort 8: Bei einer isolierten Neuritis nervi optici ist eine Rezidivprophylaxe noch nicht erforderlich.

Weitere Informationen zum Krankheitsbild
▶ Kap. 15.5.3

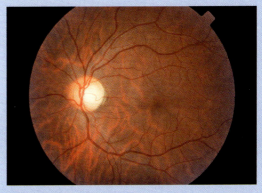

Abb. F17.2. Optikusatrophie nach Neuritis nervi optici

18 Sehstörung mit Schleier und Blitzen ohne Verschlechterung der Sehschärfe Schritt IV

Antwort 5: Weitere Untersuchungen sind nach diesem Befund nicht erforderlich.

Antwort 6: Wegen der den Riss umgebenden Netzhautablösung ist eine Laserkoagulation des Foramens nicht mehr möglich. Es muss an entsprechender Stelle eine radiäre Silikonschwamm-Plombe von außen auf die Sklera aufgenäht werden. Durch die Eindellung wird das Loch abgedichtet und der Glaskörperzug am Netzhautdeckel entlastet, so dass das Brückengefäß nicht mehr blutet und die Lochränder durch die bei der Operation durchgeführte durchgreifende Kryotherapie (Kälteverödung) vernarben können.

Antwort 7: Mit der eindellenden Netzhautoperation ist in über 90% mit einer Wiederanlage der Netzhaut zu rechnen.

Antwort 8: Da es sich bei der Rissbildung um eine degenerative Erkrankung mit Interaktion zwischen Glaskörper und Netzhaut handelt, ist eine Rissbildung an anderer Stelle der Netzhaut und am andern Auge möglich. Der Patient muss deshalb angehalten werden, regelmäßige augenärztliche Kontrollen durchführen zu lassen und bei Symptomen sofort einen Augenarzt aufzusuchen. Bei äquatorialen Netzhautdegenerationen muss eine prophylaktische Laserkoagulation dieser Areale erfolgen.

Weitere Informationen zum Krankheitsbild
▶ Kap. 13.3.1

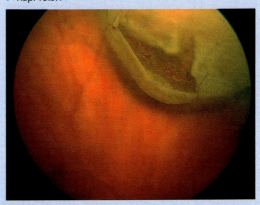

Abb. F18.2. Eindellende Netzhautoperation mit radiärer Silikonschwamm-Plombe des selben Auges

19 Sehstörung mit grauem Fleck Schritt I

Ein 48-jähriger Patient sucht den Augenarzt auf, weil er seit einigen Tagen am rechten Auge einen grauen Fleck wahrnimmt, der ihn beim Lesen behindert. Der Patient arbeitet als Abteilungsleiter für Aktienfonds bei einer Bank. Er ist beidseits 2 dpt. weitsichtig und trägt eine Bifokalbrille mit Nahaddition +1,5 dpt. Er berichtet, dass er mit dem rechten Auge in die Ferne sogar scharf sehen könne, wenn er durch den Nahteil seiner Brille schaue. Auffällig sei auch, dass Gegenstände, die er nur mit dem betroffenen Auge fixiere, etwas kleiner erscheinen.

Frage 1: Welche Untersuchungen führen Sie durch?

Frage 2: An welche Differenzialdiagnose denken Sie schon nach der Anamnese?

Frage 3: Welche weiterführenden Untersuchungen zur Abklärung der Differenzialdiagnose wären denkbar?

20 Einseitiges Verschwommensehen Schritt I

In Ihrer Ambulanz stellt sich eine 75-jährige Dame vor. Sie gibt an, seit etwa zwei Wochen auf dem rechten Auge verschwommen zu sehen. Wann genau der Visus abgefallen sei, kann sie nicht sagen, das Auge sei schmerzfrei. Die Anamnese ergibt eine arterielle Hypertonie sowie einen Typ-2-Diabetes. An den Augen liegen keine bekannten Erkrankungen vor; sie war bis auf eine Brillenverordnung noch nie beim Augearzt gewesen.

Frage 1: Welche Untersuchungen führen Sie durch?

Frage 2: An welche Differenzialdiagnosen denken Sie schon nach der Anamnese?

Frage 3: Welche weiterführenden Untersuchungen zur Abklärung der Differenzialdiagnosen wären denkbar?

Fallquiz Augenheilkunde

19 Sehstörung mit grauem Fleck   Schritt II

Anwort 1: Bestimmung der Sehschärfe, Prüfung der Pupillenreaktion, Spaltlampenuntersuchung, Fundusuntersuchung, insbesondere der Makula.

Antwort 2: Retinopathia centralis serosa, beginnende altersbezogene Makuladegeneration, Chorioretinitis der Netzhautmitte, entzündliche Veränderungen von Papille und/oder Sehnerv.

Antwort 3: Untersuchung der Netzhautmitte mit indirekter Ophthalmoskopielupe an der Spaltlampe oder Kontaktglasuntersuchung an der Spaltlampe, optische Kohärenztomographie, Fluoreszenzangiographie.

Frage 4: Welche Verdachtsdiagnose stellen Sie anhand des funduskopischen Befundes?

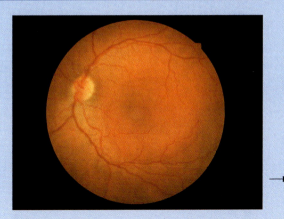

Abb. F19.1. Die Makula erscheint im Zentrum etwas verwaschen, der foveolare Fleck fehlt. Der Glaskörper ist nicht infiltriert, die Papille ist normal und weder geschwollen noch randunscharf.

20 Einseitiges Verschwommensehen   Schritt II

Antwort 1: Bestimmung des Visus, Überprüfen der Pupillenreflexe, Spaltlampenuntersuchung, Tonometrie, Fundusuntersuchung. Der Visus beträgt mit Korrektur rechts 0,9, links 0,2. Der intraokulare Druck beträgt rechts 15 und links 14 mmHg. Die Pupillen sind isokor, direkte und indirekte Lichtreaktionen sind beidseits intakt. Es findet sich kein relatives afferentes Pupillendefizit. Die vorderen Augenabschnitte zeigen beidseits eine beginnende Katarakt.

Antwort 2: Optikusneuritis, diabetische Netzhautblutung, Glaskörperblutung, anteriore ischämische Optikusneuropathie, retinaler Venenverschluss, retinaler Arterienverschluss.

Antwort 3: Untersuchung des Fundus in Mydriasis.

Frage 4: Welche (Verdachts-)Diagnose stellen Sie anhand des fundoskopischen Befundes?

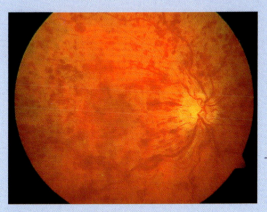

Abb. F20.1. Funduskopischer Befund

19 Sehstörung mit grauem Fleck   Schritt III

Antwort 4: Aufgrund der fehlenden entzündlichen Veränderungen, der vom Patienten berichteten Mikropsie (verkleinertes Bild), der Hyperopisierung des rechten Auges (scharfes Sehen durch den Nahteil der Brille) sowie dem ophthalmoskopischen Fundusbefund ist zu vermuten, dass es sich um eine Retinopathia centralis serosa handelt.

Frage 5: Sind weiterführende Untersuchungen erforderlich? Wenn ja, welche und warum? Wenn nein, begründen Sie dies bitte ebenfalls.

Frage 6: Wie gehen Sie therapeutisch vor?

20 Einseitiges Verschwommensehen   Schritt III

Antwort 4: Im funduskopischen Bild erscheint die Papille randunscharf und etwas prominent (im zweidimensionalen Foto nicht zu sehen). Es finden sich zahlreiche streifen- und fleckförmige Blutungen am gesamten Fundus, die in ihrer Ausrichtung dem Verlauf der Nervenfasern folgen. Es bestehen weiterhin auch Blutungen am Papillenrand. Die retinalen Gefäße verlaufen geschlängelt (Tortuositas vasorum), die Venen erscheinen gestaut. Dieses Bild spricht für einen Zentralvenenverschluss.

Frage 5: Sind weiterführende Untersuchungen erforderlich und wenn ja, welche und warum? Wenn nein, begründen Sie dies bitte ebenfalls.

Frage 6: Wie gehen Sie therapeutisch vor?

19 Sehstörung mit grauem Fleck Schritt IV

Antwort 5: Optische Kohärenztomographie und Fluoreszenzangiographie. Sie ergeben eine Abhebung der sensorischen Netzhaut im Zentrum.

Antwort 6: Die Retinopathia centralis serosa erfordert in diesem Stadium nicht unbedingt eine Therapie. Vermeidung von Stress, evtl. eine zwischengeschobene Urlaubsperiode sind bei dem Beruf des Patienten anzuraten. Eine Kortisontherapie darf nicht durchgeführt werden, da sie sich bei der Ätiologie der Erkrankung ungünstig auswirken kann. Eine Laserkoagulation des Defektes im Pigmentepithel ist nur erforderlich, wenn die seröse Abhebung nach mehreren Wochen nicht spontan zurückgeht oder wenn Rezidive auftreten.

Weitere Informationen zum Krankheitsbild
▶ Kap. 13.7.3

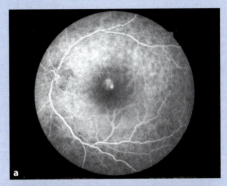
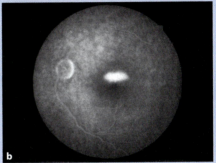

Abb. F19.2a,b. Die Fluoreszenzangiographie zeigt einen punktförmigen Farbstoffaustritt knapp neben der Fovea (**a**) und in den Spätphasen der Angiographie eine allmähliche diffuse Ausbreitung in den subretinalen Raum (**b**)

20 Einseitiges Verschwommensehen Schritt IV

Antwort 5: Zur Beurteilung eines eventuellen Makulaödems sollte noch eine optische Kohärenztomographie durchgeführt werden. Sie erlaubt eine genaue Quantifizierung des an sich auch schon funduskopisch (im dreidimensionalen Bild) sichtbaren Makulaödems. Eine Fluoreszenzangiografie ist bei diesem Befund noch nicht erforderlich.

Antwort 6: Die Patientin sollte stationär aufgenommen werden. Es erfolgt eine Abklärung der Risikofaktoren für thrombembolische Ereignisse: Hämatokrit, Blutsenkungsgeschwindigkeit, C-reaktives Protein, Blutzuckertagesprofil, 24-h-Blutdruckmessung, Blutfette und Cholesterin sowie Serumelektrophorese. Die anerkannte Behandlung bei Zentralvenenverschluss ist die isovolämische Hämodilution. Hierbei wird durch Aderlässe ein Hämatokritwert zwischen 33% und 37% angestrebt. Rheologika wie Trental® werden gegeben. Bei ausgeprägtem Makulaödem kann systemisch Kortison verabreicht werden, um eine schnellere Rückbildung des Ödems zu fördern. Operative Verfahren wie radiäre Optikusneurotomie (RION) oder die arteriovenöse Dissektion sind noch nicht ausreichend evaluiert. Bei persistierendem Makulaödem wird heute eine Injektion von Anti-VEGF Inhibitoren (Bevacicumab) oder Kortisonpräparaten (Triamcinolon) empfohlen. Bestehende Risikofaktoren sollten vom Internisten behandelt werden.

Weitere Informationen zum Krankheitsbild
▶ Kap. 13.4.2

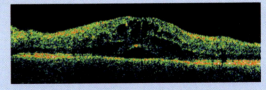

Abb. F20.2. Optische Kohärenztomographie

Glaskörper, Vitrektomie

14.1 Anatomische und funktionelle Grundlagen – 258

14.2 Untersuchung des Glaskörpers – 258
14.2.1 Optische Untersuchung – 258
14.2.2 Ultraschalluntersuchung – 258

14.3 Degenerative Veränderungen des Glaskörpers – 258
14.3.1 Glaskörpertrübungen – 258
14.3.2 Hintere Glaskörperabhebung – 259
14.3.3 Interaktionen zwischen Glaskörper und Netzhaut – 259
14.3.4 Pathologische Glaskörpertrübungen – 261
14.3.5 Pathologische Glaskörperveränderungen – 262

14.4 Entzündungen im Glaskörper – 263
14.4.1 Traumatische und postoperative Endophthalmitis – 263
14.4.2 Metastatische Endophthalmitis – 263

14.5 Vitrektomie – 264
14.5.1 Prinzip der Vitrektomie – 264
14.5.2 Indikationen zur Vitrektomie – 264
14.5.3 Technik der Vitrektomie – 265

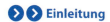 **Einleitung**

Der Glaskörper ist ein durchsichtiges Gel aus Hyaluronsäure, kollagenhaltigen Fibrillen und Wasser, das den Augapfel zwischen Linse und Netzhaut ausfüllt.

Pathologische Veränderungen des Glaskörpers stehen in den meisten Fällen in engem Zusammenhang mit Netzhauterkrankungen. Man spricht dann von **vitreoretinalen Erkrankungen**. Die meisten dieser Erkrankungen wurden bereits in Kap. 13 abgehandelt. In diesem Kapitel werden im Wesentlichen die vom Glaskörper ausgehenden Veränderungen und Erkrankungen besprochen. Außerdem wird die Technik der operativen Entfernung des Glaskörpers, die **Vitrektomie**, beschrieben, die heute bei vielen vitreoretinalen Erkrankungen durchgeführt wird und die Erfolgschancen wesentlich verbessert.

14.1 Anatomische und funktionelle Grundlagen

Der Glaskörper (Corpus vitreum) ist ein **Hydrogel**, das den größten Teil (65 %) des Augeninhaltes ausfüllt. Er grenzt nach vorne an die Linsenrückfläche, vorne seitlich an den Ziliarkörper und zur Seite und nach hinten an die Netzhaut. Der Glaskörper ist durchsichtig und besteht zu 98 % aus Wasser. Das Wasser ist allerdings im Glaskörper nicht frei gelöst, sondern an **Hyaluronsäure**, ein Mukopolysaccharid, gebunden. Das Glaskörpergerüst wird durch kollagenhaltige Fibrillen stabilisiert. Der Brechungsindex des Glaskörpers gleicht dem des Kammerwassers (1,33). Der Glaskörper wird in seiner Form durch eine transparente Grenzschicht (Membrana hyaloidea) stabilisiert, so dass er auch nach Entfernung der Linse meist an Ort und Stelle bleibt. Er hat eine ringförmige Anheftung an der Papille (Martegiani-Ring) sowie Anheftungen an der Ora serrata (**Glaskörperbasis**) und an peripheren Gefäßen. Diese Anheftungsstellen können eine pathologische Bedeutung erlangen, wenn sich der Glaskörper im Alter von der Netzhaut abhebt (Netzhautablösung, ▶ Kap. 13.3.1).

Manchmal enthält der Glaskörper in der Längsachse einen rudimentären Kanal (**Cloquet-Kanal**) zwischen Papille und Linsenrückfläche. Dieser entspricht der embryonalen A. hyaloidea.

14.2 Untersuchung des Glaskörpers

14.2.1 Optische Untersuchung

Der Glaskörper zeigt normalerweise nur geringe Inhomogenitäten. Den **vorderen Abschnitt** des Glaskörpers kann man an der Spaltlampe gut beurteilen. Den **hinteren Abschnitt** untersucht man am besten durch indirekte Ophthalmoskopie an der Spaltlampe mit der **90- bzw. 78-dpt.-Lupe**, oder über das **Kontaktglas**, wobei man die Anheftungen des Glaskörpers an der Netzhaut oder eine hintere Glaskörperabhebung gut erkennen kann. Durch den **Augenspiegel** aus 30 cm Entfernung erscheinen Glaskörpertrübungen als dunkle Schatten.

14.2.2 Ultraschalluntersuchung

Bei schlechtem oder fehlendem Einblick kann der Glaskörper mittels Ultraschall untersucht werden, wobei eine Netzhautablösung ausgeschlossen oder nachgewiesen werden kann sowie eine Glaskörperabhebung, Blutungen oder harmlose Trübungen erkennbar sind.

14.3 Degenerative Veränderungen des Glaskörpers

14.3.1 Glaskörpertrübungen

Im Alter sowie bei einer Myopie kommt es im Rahmen von degenerativen Veränderungen zur Verflüssigung des Glaskörpers mit Destruktion und Verdichtung des Glaskörpergerüstes.

Mouches volantes

Ein harmloses, für den Patienten aber sehr störendes Symptom sind Glaskörpertrübungen, die man gewöhnlich mit dem französischen Namen »**Mouches volantes**« (fliegende Mücken) bezeichnet. **Typischerweise schwimmen Glaskörpertrübungen bei Blickbewegungen etwas verzögert mit.** Diese Trübungen sind, wenn sie neu auftreten, häufig vor dem Zentrum der Netzhaut lokalisiert. Deshalb ist der Patient oft sehr beunruhigt. »Mouches volantes« fallen der betroffenen Person insbesondere **bei hellem Hintergrund** (weiße Wand, Sommerhimmel) und beim Lesen unangenehm auf, weil dann die Pupille eng ist und die Trübungen deshalb relativ scharf abgebildet werden. Der Patient beschreibt diese Gebilde als weitgehend durchsichtig und vergleicht sie je nach seiner Phantasie mit Mücken oder Tier- und Pflanzenformen. Löst sich die Anheftung des Glaskörpers um die Papille, dann ist vom Patienten oft ein ringförmiges Gebilde wahrzunehmen. Man kann dem Patienten sagen, dass Glaskörpertrübungen langfristig meistens absinken und deshalb nach einiger Zeit nicht mehr störend wahrgenommen werden. Eine Vitrektomie kommt nur in Ausnahmefällen infrage.

Differenzialdiagnose

Schwarze, plötzlich neu auftretende Trübungen, die als Schwarm schwarzer Punkte oder als Rußflocken wahrgenommen werden, deuten auf eine **Glaskörperblutung** hin, mit der Gefahr eines **Netzhautrisses**. Ein weiteres Symptom eines Netzhautrisses sind **Lichtblitze,** nach denen der Patient in diesem Fall befragt werden muss.

14.3.2 Hintere Glaskörperabhebung

Definition

Meist physiologisch verlaufende Trennung von flüssigen und gelartigen Glaskörperanteilen, die zu einer Abhebung des strukturierten Glaskörpers von der Netzhautoberfläche führen.

Pathogenese

Im Alter, bei hoher Myopie oft schon wesentlich früher, hebt sich der Glaskörper von der Netzhautoberfläche spontan ab. Wenn sich der Glaskörper akut durch äußere Einwirkung abhebt, z. B. bei einer Augapfelprellung, entsteht an den Anheftungsstellen des Glaskörpers an der peripheren Netzhaut bei Augenbewegungen ein gefährlicher Zug, der zu **Netzhauteinrissen** führen kann (**traumatische Glaskörperabhebung**).

Symptome, Befunde

Die spontane hintere Glaskörperabhebung erzeugt meist Glaskörpertrübungen mit Wahrnehmung von »Mouches volantes«. Die Schleuderbewegungen des Glaskörpers führen manchmal zu einer mechanischen Reizung der Netzhaut, so dass der Patient **Lichtblitze** wahrnimmt. Dieses bedrohliche Symptom **muss** jeder Arzt erkennen.

Therapie

Der Augenarzt muss bei symptomatischer Glaskörperabhebung mit dem Dreispiegelkontaktglas oder anderen Methoden (indirekte Ophthalmoskopie) die periphere Netzhaut nach Rissen absuchen, die man leicht mit dem Laser verschließen (»verschweißen«) kann, solange noch keine Netzhautablösung eingetreten ist (▶ Kap. 13.3.1, ◘ Abb. 13.10).

14.3.3 Interaktionen zwischen Glaskörper und Netzhaut

Glaskörperblutung, Netzhautriss und Netzhautablösung (▶ Kap. 13.3.1)

Pathogenese

Durch die typischen Anhaftungsstellen an der **peripheren** Netzhaut können Glaskörperblutungen entstehen, wenn sich der Glaskörper abhebt und dabei Gefäße einreißen (◘ Abb. 13.9b).

Symptome, Befunde

Im Gegensatz zu »Mouches volantes« bemerkt der Patient Glaskörperblutungen als **plötzlich** auftretende **dunkle Trübungen**, die er als »schwarze Flocken« oder »Rußregen« beschreibt. Stärkere Blutungen können eine plötzliche Erblindung verursachen und so undurchsichtig sein, dass der Untersucher keine Einzelheiten oder sogar kein rotes Funduslicht mehr erkennen kann.

> ❗ Bei einem plötzlich aufgetretenen »Schwarm von schwarzen Mücken« mit anschließender diffuser Einblutung des Glaskörpers muss man in erster Linie an einen *Netzhautriss* denken, bei dem häufig ein Gefäß mit einreißt und blutet. Hieraus kann sich eine Netzhautablösung entwickeln.

Weitere **Ursachen** für eine **Glaskörperblutung** sind:
- Gefäßproliferation bei diabetischer Retinopathie (▶ Kap. 13.4.1) oder Zentralvenenverschluss (▶ Kap. 13.4.2),
- Arteriosklerose, Makroaneurysma bei arterieller Hypertension (▶ Kap. 13.4.4)
- M. Eales (▶ Kap. 13.6.5)
- Terson-Syndrom (Fortleitung des Blutes entlang der Optikusscheiden in den Glaskörper nach Subarachnoidalblutung),
- Blutung aus einem Gefäßtumor der Netzhaut (Hippel-Lindau-Angiom, ▶ Kap. 13.5.2),
- perforierende Verletzung (▶ Kap. 24).

Diagnose

Bei einer Glaskörperblutung ist die fachärztliche Untersuchung **immer** dringend erforderlich, wobei die **Pupille medikamentös erweitert** werden muss, um **alle** Teile der Netzhaut genau untersuchen zu können. Ist der Einblick mit dem Ophthalmoskop nicht möglich, kann man mit einer **Ultraschalluntersuchung** durch den trüben Glaskörper hindurch eine Netzhautablösung feststellen. Andernfalls muss nach Aufklaren der Glaskörperblutung weiter intensiv nach den Ursachen gesucht werden.

Therapie

Bei erstmaliger Glaskörperblutung und sonographisch anliegender Netzhaut kann zunächst einige Tage abgewartet werden, ob sich der Einblick bessert und dann eine Diagnose möglich ist. Bei länger bestehender Glaskörperblutung wird eine Vitrektomie durchgeführt, die eine genaue Diagnose erlaubt und gleichzeitig der Entwicklung einer traktionsbedingten Netzhautablösung (z. B. bei proliferativer diabetischer Retinopathie) entgegen wirkt. Bei perforierender Verletzung mit Netzhautbeteiligung ist nahezu immer eine Vitrektomie erforderlich, um eine proliferative Vitreoretinopathie zu verhindern (► unter PVR, Kap. 14.5.2).

> ❗ Eine Glaskörperblutung ohne Einblick auf den Augenhintergrund ist grundsätzlich auf einen Netzhautriss bzw. eine Netzhautablösung verdächtig, solange nicht eine andere Ursache (z.B. diabetische Retinopathie) bewiesen ist.

Epiretinale Gliose

Epidemiologie, Ätiologie

Es handelt sich um eine Erkrankung des älteren Menschen (>50 Jahre), die in 20–30% der Fälle beidseitig vorkommt. Die epiretinale Gliose kann idiopathisch nach Glaskörperabhebung oder sekundär nach Netzhautoperation, Laserkoagulation der Netzhaut oder Bulbusprellung auftreten.

Pathogenese

Bei dieser Erkrankung ist die Grenzschicht zwischen Netzhaut und Glaskörper betroffen. Durch Lücken der inneren Grenzmembran wachsen Gliazellen auf die Netzhautoberfläche auf. Die Anheftung des Glaskörpers im Makulabereich spielt pathogenetisch eine entscheidende Rolle.

Symptome, Befunde

Über der Makula sieht man einen hellen, glitzernden Reflex (»**Zellophan-Makulopathie**«). Im weiteren Verlauf schrumpft die Membran und führt zu einer Verziehung der zentralen Netzhaut, erkennbar an der Verziehung der Makulagefäße (»**Macular pucker**«, ◘ Abb. 14.1). Der Patient sieht im Zentrum verbogen und verzerrt (»**Metamorphopsie**«). Durch Glaskörperzug im Zentrum entsteht ein **Makulaschichtloch**, so dass die zentrale Sehschärfe hierdurch gestört wird (◘ Abb. 13.44).

Therapie

Eine Behandlung ist nur durch **Vitrektomie** möglich (► Kap. 14.5). Hierbei wird die Membran von der Netzhaut abgezogen und die Netzhaut durch vorübergehende Gastamponade entfaltet.

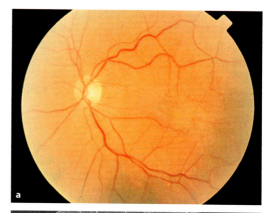
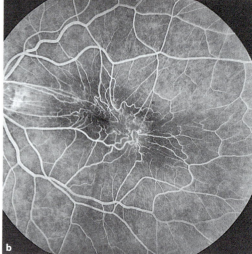

◘ **Abb. 14.1.** Epiretinale Gliose. Verziehung der zentralen Netzhautgefäße. Folge: Metamorphopsien, Makulaschichtloch. (**a**) Fundusphoto, (**b**) Im Fluoreszensangiogramm ist die Schlängelung und Verziehung der makularen Gefäße besonders deutlich zu sehen

> ❗ Bei Verzerrungen des Bildes (»Metamorphopsien«) kommt neben der epiretinalen Gliose vor allem eine chorioidale Neovaskularisation bei altersbezogener Makuladegeneration (► Kap. 13.7.1), ein zystoides Makulaödem oder bei jüngeren Menschen eine Retinopathia centralis serosa (► Kap. 13.7.3) infrage.

Proliferative Vitreoretinopathie (PVR)

Pathogenese

Bei **komplizierter Netzhautablösung** wandern Zellen des retinalen Pigmentepithels durch das Netzhautloch in den Glaskörper ein und formen sich zu kontraktilen Myofibroblasten um. Dieser Mechanismus führt zur

14.3 · Degenerative Veränderungen des Glaskörpers

Strang- und Membranbildung auf der Netzhaut und im Glaskörper. Die daraufhin einsetzende **Schrumpfung, Lochbildung und Ablösung der Netzhaut** wird als proliferative Vitreoretinopathie (PVR) bezeichnet.

Befunde

Die proliferative Vitreoretinopathie kann an verschiedenen Stellen lokalisiert sein und hat unterschiedliche Ausprägungsstufen. Anfangs findet man bei Netzhautablösung bei der Spaltlampenuntersuchung einen deutlichen »**Lichtweg« im Glaskörper** als Zeichen der Schrankenstörung sowie verklumpte **Pigmentkonglomerate** (◘ Abb. 13.44). Die Netzhaut ist steifer und »schwappt« nicht mehr bei Augenbewegungen wie eine frisch abgelöste Netzhaut. Die kontraktilen Membranen können sich im vorderen Glaskörper zwischen Netzhaut und Glaskörperbasis *(anteriore PVR)* oder zwischen den Netzhautfalten ausbilden und zu einer Netzhautverkürzung führen. Die **posteriore PVR** besteht aus einer Membranbildung auf der Netzhautoberfläche. Lokale Kontraktionszentren werden als »**Sternfalten**« bezeichnet. **Subretinale Proliferationen** bilden Stränge, auf denen die Netzhaut wie auf einer Wäscheleine aufgehängt ist. Schließlich entsteht eine totale **trichterförmige** Netzhautablösung *(»***Windenblüten**«*-Amotio)*.

Therapie

▶ Kap. 14.5.2.

Glaskörperkomplikation bei Kataraktoperation

Ätiologie, Pathogenese

Wenn bei der Kataraktoperation die Hinterkapsel der Linse nicht erhalten wird, können sich Glaskörperanteile in die Operationswunde einklemmen und zu einer Zugwirkung zwischen Glaskörper und Netzhaut führen. Dadurch bilden sich in der Netzhautperipherie **Netzhautlöcher**, die zu nachfolgender **Netzhautablösung** führen. Im Zentrum der Netzhaut entwickelt sich durch den chronischen Glaskörperzug dann häufig ein »zystoides Makulödem« (**Irvine-Gass-Syndrom**) (◘ Abb. 13.45).

Therapie

Entfernung der Glaskörperinkarzeration durch Vitrektomie oder bei kleineren Glaskörpersträngen im Pupillengebiet Durchtrennung mit dem Nd-YAG-Laser. Bei eingetretenem Irvine-Gass-Makulaödem ist oft eine systemische Steroidtherapie und die Gabe von Azetazolamid (Diamox®, ▶ Kap. 26), ggf. auch eine intravitreale Triamcinolon-Gabe wirksam.

14.3.4 Pathologische Glaskörpertrübungen

Asteroide Hyalose (Scintillatio albescens, Synchisis nivea)

Es handelt sich um sehr auffällige, meist rundliche gelblich-weiße Korpuskel, die häufig nur an einem Auge im Glaskörper vorkommen und Kalziumoxalat enthalten. Diese Partikel haften an den Glaskörperfasern und sinken deshalb nicht nach unten ab. Wahrscheinlich spielt pathogenetisch eine Glaskörperdegeneration eine Rolle (Diabetes mellitus, Netzhautdegenerationen). Bei der Untersuchung mit dem Augenspiegel sieht man dichtes, weißes oder gelbliches »**Schneegestöber**« im Glaskörperraum. Die asteroide Hyalose beeinträchtigt das Sehvermögen des Patienten jedoch meist nur wenig. Eine Behandlung ist in den allermeisten Fällen nicht erforderlich, nur selten ist eine Vitrektomie notwendig (◘ Abb. 14.2).

Synchisis scintillans

Die Synchisis scintillans ist sehr viel seltener. Es handelt sich um eine Einlagerung von cholesterinhaltigen goldbraunen Partikeln im Glaskörper, die z. B. als Folge von Glaskörperblutungen entstehen. Man sieht einen Schwarm stark reflektierender Korpuskel, die das Sehen nicht oder nur geringfügig beeinträchtigen, weil sie nach unten absinken, denn sie haften nicht an den Glaskörperfibrillen. Oft findet man keine Ursache der vermuteten Glaskörperblutung.

Amyloidhyalose

Es handelt sich um eine sehr seltene Erkrankung, die autosomal-dominant vererbt wird und bei der es zu beidseitiger Einlagerung von Amyloid kommt. Dieses lagert sich unter Aussparung des Cloquet-Kanals an die Glaskörperfasern an. Die Therapie besteht in einer Vitrektomie.

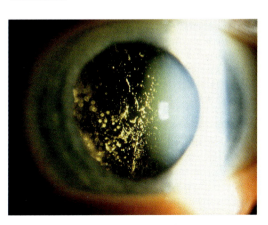

◘ **Abb. 14.2.** Asteroide Hyalose des Glaskörpers

Uveitis

Glaskörpertrübungen werden häufig durch eine Uveitis verursacht (▶ Kap. 12.3.1), die meist immunologisch bedingt ist.

14.3.5 Pathologische Glaskörperveränderungen

Reste der Arteria hyaloidea

Die Reste der A. hyaloidea können manchmal persistieren (**Cloquet-Kanal**). Man erkennt einen mehr oder weniger dichten weißlich-transparenten Strang, der von der Papille auf den hinteren Linsenpol zuläuft. Eine Behandlung ist nur erforderlich, wenn er im Zusammenhang mit einem persistierenden hyperplastischen primären Glaskörper auftritt.

Mittendorf-Fleck der Linse

Es handelt sich um eine an der Spaltlampe auffällige parazentrale Trübung der Hinterkapsel der Linse, die dem vorderen Ende des Cloquet-Kanals entspricht. Das Sehvermögen ist hierdurch nicht beeinträchtigt.

Persistierender hyperplastischer primärer Glaskörper (PHPV)
Definition, Ursache

Der persistierende hyperplastische primäre Vitreus (PHPV) ist eine Fehlbildung, bei der sich der embryonal angelegte Glaskörper nicht zurückgebildet hat und als Verdichtung oder weiße Schwarte hinter der Linse bestehen bleibt. Die Erkrankung ist fast immer einseitig.

Symptome, Befunde

Die Augen sind meist klein (**Mikrophthalmie**) und hochgradig sehgestört. Wegen des verdichteten Glaskörpers entsteht ein weißlicher Fundusreflex (weiße Pupille = »Leukokorie«). Die Linse trübt ein. Die Schrumpfung des vorderen Glaskörpers zieht die Zotten des Ziliarkörpers nach zentral (in der Pupille sichtbar) und führt zu einer Ziliarkörperabhebung (im Ultraschall nachweisbar) mit erniedrigtem Augeninnendruck und Schrumpfung des Auges.

Differenzialdiagnose

Am bedeutsamsten ist das **Retinoblastom**. Die Unterscheidung gelingt aufgrund des Mikrophthalmus (der bei Retinoblastom nicht vorkommt) sowie des Fehlens eines verkalkten Netzhauttumors bei der **Ultraschalluntersuchung** und der **Computertomographie bei PHPV**. Außerdem müssen die anderen Ursachen der »Leukokorie« ausgeschlossen werden (retrolentale Fibroplasie bei Frühgeborenenretinopathie, M. Coats, kongenitale Katarakt).

Therapie

Linse und der vorderer Glaskörper müssen entfernt werden (**Lentektomie und vordere Vitrektomie**), um eine Augapfelschrumpfung und den Verlust des Auges zu verhindern. Die Sehschärfe des betroffenen Auges bleibt aber weiterhin schlecht.

Vitreoretinale Dystrophien
X-chromosomal vererbte juvenile Retinoschisis
(▶ Kap. 13.3.2)
Definition, Ursache, Pathogenese

Es handelt sich um eine hereditäre Spaltung der Netzhaut, deren typisches Zeichen eine feine sternförmige Fältelung im Netzhautzentrum ist. Im Bereich der Nervenfaserschicht ist die Netzhaut gespalten. Die peripheren Veränderungen ähneln äquatorialen Degenerationen.

Aufgrund des Vererbungsmodus kommt sie nur bei Männern vor, und zwar bevorzugt im 2. und 3. Lebensjahrzehnt.

Symptome, Befunde

Typisches Makulabild mit »Radspeichen«. Das zentrale Sehvermögen ist zunächst noch relativ gut und sinkt dann plötzlich ab. Die Hälfte der Betroffenen weist auch eine periphere Schisis auf.

Therapie

Keine Behandlung möglich.

Morbus Wagner. Die dominant vererbte **Wagnersche vitreoretinale Degeneration** ist durch eine Glaskörperdestruktion gekennzeichnet, bei der dünne Stränge durch den Glaskörperraum laufen, prätinale Membranen bilden und so eine Netzhautablösung verursachen können. Zwischen den Strängen erscheint der Glaskörper »leer«.

Familiäre exsudative Vitreoretinopathie (FEVR). Es handelt sich um eine meist dominant vererbte Erkrankung der peripheren Netzhaut, bei der fächerförmige periphere Gefäßanomalien zu Blutungen, Exsudaten und fibrovaskulären Narben, teilweise mit Netzhautablösung führen. Die Erkrankung wird bei Kindern vor dem 10. Lebensjahr manifest und kann unbehandelt zur PVR-Ablatio und Erblindung führen. Die Behandlung besteht in einer frühzeitigen Laserkoagulation der peripheren Netzhautveränderungen. Die frühen Stadien sehen ähnlich wie äquatoriale Degenerationen aus.

14.4 Entzündungen im Glaskörper

14.4.1 Traumatische und postoperative Endophthalmitis

Definition, Ursache

Als Endophthalmitis bezeichnet man allgemein eine Entzündung des Augeninneren, die mehrere Augenabschnitte betrifft, immer jedoch den Glaskörperraum einschließt.

Die Endophthalmitis ist am häufigsten durch **Bakterien**, manchmal aber auch durch **Pilze**, sehr selten durch **Viren** bedingt. Bei **perforierenden Augenverletzungen** können Keime ins Augeninnere eingeschleppt werden. Eine Endophthalmitis kommt in einer Häufigkeit von 0,2–0,5‰ **nach Augenoperationen** trotz einwandfreier Operationssterilität vor, wobei die »physiologische« Keimflora aus dem Bindehautsack (z. B. Staphylococcus albus, aber auch **St. aureus** u. a.) im Augeninnern eine Entzündung auslösen kann (Glaskörper als »Nährboden«). Häufig ist am Beginn der vordere Glaskörper entzündet. Die Entzündung schreitet schnell nach hinten fort, wobei die Netzhaut früh betroffen ist und nekrotisch verändert wird. Andererseits kann aber auch eine Entzündung des Augenvorderabschnitts in den Glaskörperraum fortgeleitet werden (z. B. nach Kataraktoperation).

Propionibakterien sind anaerobe Keime, die zu einer weniger dramatischen Endophthalmitis führen. Zuweilen besteht über lange Zeit nur ein chronischer Reizzustand ohne Hypopyon. Die Kolonien sind manchmal als kleine weiße Pünktchen auf der Hinterkapsel sichtbar. Bei Kapsulotomie wegen Nachstars kann es dann viele Monate nach der Kataraktoperation plötzlich zur Endophthalmitis kommen.

Symptome, Befunde

Bei einer typischen postoperativen Endophthalmitis bemerkt der Patient eine akute Sehverschlechterung, die Sehschärfe ist innerhalb von Stunden auf Handbewegungen oder schlechter herabgesetzt. Der Patient hat einen tiefen, dumpfen, kaum auf Analgetika ansprechenden Augenschmerz und ist in seinem Allgemeinbefinden erheblich beeinträchtigt. An der Spaltlampe sieht man einen gelb-grünlichen Glaskörper hinter der Linse und kann den roten Fundusreflex nicht oder kaum mehr erkennen. In der Vorderkammer besteht häufig eine Eiteransammlung (Hypopyon).

Therapie

Eine Endophthalmitis ist eine **Notfallsituation**, denn dem Auge droht kurzfristig eine Erblindung. Man muss möglichst umgehend den entzündeten Glaskörper durch Vitrektomie entfernen. Hierbei wird Glaskörperflüssigkeit zur sofortigen mikrobiologischen Diagnostik entnommen. Bei der Operation werden Breitbandantibiotika in einer für das Augeninnere verträglichen Konzentration in den Glaskörperraum eingegeben (Vancomycin, Ceftriaxon, Gentamicin). Häufig muss in den nachfolgenden Tagen nochmals der Glaskörperraum gespült werden.

Prognose

Oft lässt sich das Auge zwar retten und muss nicht enukleiert werden, die Sehschärfe bleibt aber stark eingeschränkt. Nur bei einem Teil der Fälle kann ein brauchbares Sehvermögen erhalten werden. Hierbei spielt vor allem auch eine Rolle, wie virulent der beteiligte Keim ist.

> ❗ Nach jeder intraokularen Operation muss bei plötzlich auftretenden Beschwerden an eine postoperative Endophthalmitis gedacht werden und *sofort* eine augenärztliche Untersuchung erfolgen.

14.4.2 Metastatische Endophthalmitis

Definition, Ursache

Bei einer metastatischen Endophthalmitis wandern Bakterien oder Pilze, selten Viren oder Parasiten aus der Blutbahn in den Glaskörperraum.

Die individuelle Abwehrlage ist entscheidend. Bei abwehrgeschwächten Patienten (Zytostatikatherapie, Intensivbehandlung mit zentralen Venenkathetern, Drogenabusus, Aids) ist ein Übertritt von Bakterien in den Augeninnenraum, insbesondere aber auch von Pilzen (meist Candida albicans oder Aspergillus) häufig (**Pilzendophthalmitis**). Eine Endophthalmitis durch Viren kommt bei immunsupprimierten Patienten (nach Transplantationen, Aids), aber auch aus völliger Gesundheit heraus durch Herpes-simplex- und Herpeszoster-Viren, vor (**akute retinale Nekrose, ARN**) (▶ Kap. 13.6.1).

Symptome, Befunde

Die bakterielle Endophthalmitis zeigt ein ähnliches Bild wie die posttraumatische oder postoperative Endophthalmitis (◘ Abb. 14.3). Die Pilzendophthalmitis verläuft weniger dramatisch. Man sieht lokalisierte präretinale weiße Herde, die meist etwas gefiedert aussehen und der Netzhautoberfläche anhaften. Bei virusbedingter Endophthalmitis entsteht zunächst eine Retinitis (akute retinale Nekrose, ▶ Kap. 13.6.1), danach

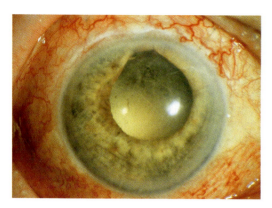

◨ Abb. 14.3. Metastatische Endophtalmitis

◨ **Tabelle 14.1.** Differentialdiagnose der weiß aufleuchtenden Pupille (Leukokorie)

PHPV (persistierender hyperplastischer primärer Glaskörper)	bei Geburt vorhanden einseitig häufig mit Katarakt fast immer Mikrophthalmus normale Geburt
Retinopathia praematurorum	frühe Säuglingsperiode beidseitig normale Bulbusgröße Frühgeburt, O_2-Behandlung
kongenitale Katarakt	frühe Säuglingsperiode einseitig oder beidseitig meist normale Bulbusgröße normale Geburt hereditär oder sporadisch
Retinoblastom	Säuglings- und Kleinkindesalter $1/4$ doppelseitig, $3/4$ einseitig normale Bulbusgröße normale Geburt dominant vererbt oder sporadisch
Retinitis exsudativa Coats	Kindesalter, meist männlich fast immer einseitig normale Bulbusgröße normale Geburt keine Vererbung

eine schnelle Eintrübung des Glaskörperraums und der vorderen Augenkammer.

Differenzialdiagnose

Leukokorie nennt man das weiße Aufleuchten der Pupille bei verschiedenen Erkrankungen, insbesondere bei Retinoblastom, Katarakt, PHPV und Morbus Coats (◨ Tabelle 14.1) (▶ Kap. 13.5.1).

Therapie

Bei bakterieller, viraler und mykotischer Endophthalmitis ist eine Vitrektomie dringend erforderlich. Außerdem sollten intraokular Antibiotika, Virustatika oder Antimykotika verabreicht werden.

> Bei abwehrgeschwächten Patienten, die über eine Sehverschlechterung klagen, muss immer an eine metastatische Endophthalmitis gedacht werden, insbesondere wenn zuvor eine parenterale Ernährung über einen Venenkatheter erfolgt ist.

14.5 Vitrektomie

14.5.1 Prinzip der Vitrektomie

Als Vitrektomie bezeichnet man die operative Entfernung des Glaskörpers. Geeignete Operationsinstrumente, die den gelartigen Glaskörper schneiden können, stehen erst seit wenigen Jahrzehnten zur Verfügung und werden ständig weiterentwickelt. Würde der Glaskörper lediglich abgesaugt, würden wegen der Anheftung an der Netzhaut schwerste Netzhautkomplikationen hervorgerufen. Die verschiedenen Techniken der Vitrektomie haben sich in den letzten Jahren rasant fortentwickelt, so dass früher unbehandelbare Netzhauterkrankungen jetzt operiert werden können. Bei der heute üblichen **Pars-plana-Vitrektomie** bleibt das Auge tonisiert, die Operations- und Beleuchtungsinstrumente werden durch Einschnitte in der Pars plana des Ziliarkörpers ca. 3,5–4 mm hinter dem Limbus eingeführt. Durch Infusion von physiologischer, balancierter Salzlösung (BSS) über einen dritten Zugang behält der Augapfel während der Operation seine normale Form. Diese Flüssigkeit wird dann innerhalb einiger Tage durch Kammerwasser ersetzt.

14.5.2 Indikationen zur Vitrektomie

Die Vitrektomie kann heute insbesondere bei folgenden vier Ausgangssituationen das Sehvermögen retten oder teilweise erhalten, bei denen früher nahezu unausweichlich eine Erblindung eintrat:
- fortgeschrittene diabetische Retinopathie,
- komplizierte Netzhautablösung mit Schrumpfung und Strangbildung,

- perforierende Verletzung mit Netzhautschrumpfung und Strangbildung,
- foudroyante bakterielle Endophthalmitis.

Diabetische Retinopathie

Bei einer diabetischen Retinopathie, insbesondere bei einem Typ-1-Diabetes, kommt es häufig zur Proliferation von Netzhautgefäßen, die zu einer Blutung in den Glaskörperraum führen (▶ Kap. 13.4.1). Wenn diese Blutungen nicht spontan resorbiert werden, müssen sie durch Vitrektomie entfernt werden, um das Sehvermögen wieder herzustellen. Bei unvollständiger Resorption entwickeln sich schrumpfende Membranen, die eine traktionsbedingte Netzhautablösung verursachen. Diese kann mit einer Plombenoperation nicht geheilt werden. Nur das Ausschneiden der Stränge und das Abschälen der Membranen ermöglicht es, die Netzhaut wieder auf ihre Unterlage zu bringen. Zuweilen muss die Netzhaut durch Silikonöl oder expandierende Gase, die in den Glaskörperraum injiziert werden, auf die Unterlage angedrückt werden.

Komplizierte Netzhautablösung, proliferative Vitreoretinopathie

Bei einer komplizierten Netzhautablösung, z. B. nach erfolglosen Voroperationen, wandern Zellen des retinalen Pigmentepithels durch das Netzhautloch in den Glaskörper ein und formen sich zu Myofibroblasten um. Diese proliferieren und können sich später kontrahieren, so dass quer verlaufende Stränge die Netzhaut von der Unterlage abziehen. Befinden sich solche Myofibroblasten auf der Netzhautoberfläche, im Netzhautgewebe oder unter der Netzhaut, so entwickelt sich eine Netzhautschrumpfung mit Netzhautablösung. Die Netzhaut wird dann zu kurz, um noch die Wölbung des Augapfels auszukleiden. Man nennt diese Form der Glaskörper-Netzhaut-Reaktion eine **proliferative Vitreoretinopathie (PVR)** und die dabei entstehende Netzhautablösung eine **PVR-Ablatio**. Früher sprach man von Windenblüten-Ablatio, weil die konzentrisch in den Glaskörperraum vorgewölbte weiß-rötliche Netzhaut an eine Windenblüte erinnert.

Perforierende Verletzungen mit intraokularem Fremdkörper

Bei perforierenden Verletzungen entsteht oft ein Blutstrang zwischen der Eintrittspforte der Verletzung und der Aufschlagstelle auf der Netzhaut, der sich später kontrahiert und durch Zug die Netzhaut von der Unterlage ablöst. Diese **Traktionsablatio** kann verhindert werden, wenn man rechtzeitig den Strang mittels Vitrektomie herausschneidet. Deshalb werden Metallsplitter, die in den Glaskörperraum eingedrungen und auf die Netzhaut aufgeschlagen sind, besser im Rahmen einer Vitrektomie entfernt und nur ausnahmsweise mit einem Magneten von außen, weil durch die Entfernung des Glaskörpers einer Netzhautablösung vorgebeugt werden kann.

Endophthalmitis

Bei der Endophthalmitis handelt es sich um eine Entzündung des Augeninneren, bei der Vorderkammer und Glaskörper betroffen sind. Häufig sind Bakterien, seltener Pilze die Ursache (▶ auch Kap. 14.4.1). Durch die Vitrektomie wird das Reservoir der Keime im Glaskörperraum ausgeräumt. Aus der infizierten Glaskörperflüssigkeit kann meist auch der Keim identifiziert und ein Antibiogramm für eine gezielte antibiotische Behandlung angelegt werden. Bei der Operation wird ein Antibiotikum mit breitem Wirkungsspektrum in entsprechender Verdünnung in den Glaskörperraum gegeben (Vancomycin, Ceftriaxon, Gentamicin). Bei einer bakteriellen Endophthalmitis ist eine antibiotische Behandlung ohne Vitrektomie **nicht** ausreichend.

Sonstige Indikationen zur Pars-plana-Vitrektomie

Glaskörpertrübungen bei **Entzündungen** (intermediäre Uveitis, Pars planitis) können durch Vitrektomie beseitigt werden. Bei **subretinaler Neovaskularisation** im Rahmen der altersbedingten Makuladegeneration kann über eine Vitrektomie und Retinotomie die subretinale vaskuläre Membran entfernt und das restliche Sehvermögen in manchen Fällen stabilisert werden (▶ Kap. 13.7.1). Bei der **idiopathischen epiretinalen Gliose** wächst eine Membran auf der Netzhautoberfläche über die Makula. Eine Vitrektomie mit Abschälen der Membran von der Netzhautoberfläche kann den Patienten von den sehr störenden Bildverzerrungen befreien und den Visus bessern. Weitere therapeutische Anwendungen der Vitrektomie sind in ▶ Kap. 13 beschrieben.

14.5.3 Technik der Vitrektomie

Vitrektomietechniken im vorderen Augenabschnitt

Mit der Technik der Vitrektomie können auch bestimmte Operationen des vorderen Augenabschnittes besser als mit der konventionellen Mikrochirurgie ausgeführt werden. Beim Säugling wird heute die trübe Linse bei **kongenitaler Katarakt** mit dem Vitrektomiegerät entfernt (**Lentektomie**), um eine Nachstarbildung zu vermeiden (▶ Kap. 9.3.1). **Glaskörper in der**

Vorderkammer nach Kataraktoperation, **Strangbildungen** nach Verletzungen und **Membranen** in der Pupille können besser mit dem Vitrektomiegerät im geschlossenen Auge als mit konventioneller Mikrochirurgie am offenen Auge entfernt werden.

Technik der Pars-plana-Vitrektomie

Zugang zum Glaskörperraum. Über der Pars plana des Ziliarkörpers (ca. 3,5–4 mm hinter dem Limbus) werden nach Öffnen der Bindehaut drei 0,9 mm breite »**Zugänge**« durch die Sklera ins Augeninnere hinter der Augenlinse angelegt. Die Perforation des Augapfels durch die Pars plana des Ziliarkörpers ist an dieser Stelle ungefährlich und führt nicht zur Netzhautablösung. Alle benötigten Instrumente haben 0,9 mm Durchmesser und können gegeneinander ausgetauscht werden. Neuerdings kommen auch kleinere Vitrektomie-Instrumente zum Einsatz (23-Gauge).

Prinzip der Operation. Das Operationsprinzip ist in ◘ Abbildung 14.4 zusammengefasst. Das **Vitrektomie-Schneidegerät** befindet sich rechts. Durch die mittlere Öffnung wird physiologische Salzlösung über eine spezielle, in die Sklera eingenähte **Infusionskanüle** zugeführt, so dass der Augeninnendruck auch dann konstant bleibt, wenn der Glaskörper ausgeschnitten und abgesaugt wird. Die 3. Öffnung (links) dient dazu, den **Lichtleiter** aufzunehmen.

Der Operateur kann über das **Operationsmikroskop** durch die Pupille die Instrumente im Augeninnern beobachten und extrem feine Manipulationen ausführen. Um den Augenhintergrund sehen zu können, ist eine besondere Adaptation des Operationsmikroskops erforderlich: Hierbei wird eine Lupe nach dem Prinzip der indirekten Ophthalmoskopie mit dem Operationsmikroskop verknüpft und das Bild durch eine Umkehroptik aufgerichtet. Der Operateur kann so seine Bewegungen optisch einwandfrei kontrollieren. Vergrößerungen zwischen 6- und 25fach sind möglich. Früher war eine auf die Hornhaut aufgesetzte plankonkave oder bikonkave Kontaktlinse üblich. Sie erlaubt nur eine geringere Übersicht.

Die **Beleuchtung** des Augeninnern erfolgt durch eine ebenfalls ins Auge eingeführte **Lichtleiter-Sonde**. Diese wird mit einer Hand des Operateurs so geführt, dass optimale endoskopische Beleuchtungsbedingungen geschaffen werden.

Das **Glaskörperschneidegerät** (»**Vitrektomiegerät**«) besteht aus einem Rohr aus Edelmetall, in das eine Saugöffnung integriert ist. Das Abschneiden des angesaugten Glaskörpers erfolgt entweder durch ein innen gelegenes Schneidrohr (◘ Abb. 14.5, links) oder durch die schneidende Vorderkante des Außenrohres,

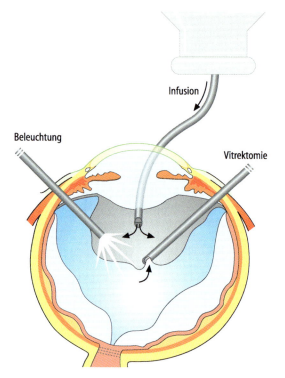

◘ **Abb. 14.4.** Vitrektomie, schematische Zeichnung. *Rechts* im Bild das Saug-Schneide-Gerät, *links* die Beleuchtung, in der *Mitte* die Infusionskanüle zum Konstanthalten des Augeninnendrucks und der Form des Auges während der Operation. Linse entfernt

in dem ein Stempel mit dem Ansaugloch oszilliert (◘ Abb. 14.5, rechts).

Operationsablauf. Der Operateur führt mit der rechten Hand das Saug-Schneide-Gerät und mit der linken Hand den Lichtleiter oder umgekehrt. Er steuert die Saugstärke und die Schnittgeschwindigkeit mit einem Fußschalter. Mit weiteren Spezialinstrumenten (**Häkchen, Mikropinzetten und Saugkanülen**, ◘ Abb. 14.6) können epiretinale Membranen abgezogen, Fremdkörper gefasst und extrahiert oder subretinale Flüssigkeit abgesaugt werden. Manchmal ist es notwendig, Glaskörperstränge mit einer feinen **Glaskörperschere** zu durchtrennen oder die Netzhaut selbst einzuschneiden (**Retinotomie**), um sie wieder auf die ernährende Unterlage auszubreiten. Epiretinale Membranen können mit einem Farbstoff (**Indozyaningrün**) besser sichtbar gemacht werden. Bei besonders schwierigen Situationen kann man während der Operation **Perfluordecalin** ins Auge einbringen, eine Flüssigkeit, die schwerer als Wasser ist und deshalb am liegenden Pa-

14.5 · Vitrektomie

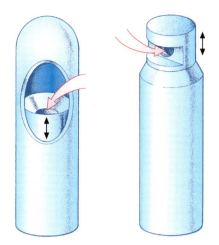

Abb. 14.5. Moderne Vitrektomie-Geräte. *Links:* Ocutom. Die schneidende Kante des inneren Saugrohrs wird durch den Motorantrieb vor- und zurückbewegt. *Rechts:* Klöti-Stripper: Das innere Saugrohr wird vor- und zurückbewegt, so dass angesaugter Glaskörper von der schneidenden Kante des äußeren Schaftes abgeschnitten wird

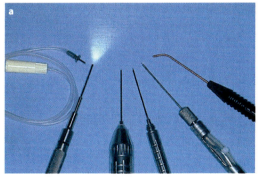

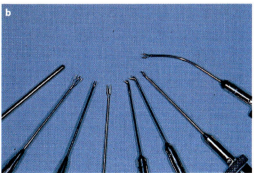

Abb. 14.6. Vitrektomie-Instrumente: (**a**) v.l.n.r.: Infusionskanüle (Abb. 14.4), Lichtleiter (Abb. 14.4), Vitrektom (Abb. 14.5), Endodiathermiesonde zur Blutstillung, Flötennadel zum Absaugen flüssigen Blutes, Endolasersonde zur intraoperativen Laserkoagulation. (**b**) Verschiedene Glaskörperscheren und Fremdkörperpinzetten

tienten während der Operation die Netzhaut entfaltet. Perfluordecalin wird am Ende der Operation gegen Flüssigkeit, Gas oder Silikonöl ausgetauscht.

Netzhauttamponade. Damit die Netzhaut nach diesen Maßnahmen auf der Unterfläche anliegend bleibt, muss sie in schwierigen Fällen durch eine **innere Tamponade** auf ihre Unterlage gedrückt werden.

Das kann durch ein Gemisch aus Luft und einem speziellen Gas *(***Schwefelhexafluorid** = **SF6***)* erfolgen. Dieses Gas wird verzögert aus dem Auge resorbiert, weil es durch Stickstoffaufnahme aus dem Blut gleichzeitig etwas expandiert. Man muss deshalb nach der Operation den Augeninnendruck in kurzen Abständen kontrollieren. Da das Gas im flüssigkeitsgefüllten Auge nach oben drängt, muss das Auge (also der Patient) so positioniert werden, wie es die Netzhautablösung erfordert. Die Körperhaltung (nach unten auf den Boden schauen, Bauchlage) kann für den Patienten sehr belastend sein und muss einige Tage eingehalten werden. Flugreisen (Rückflug nach ambulanter Augenoperation in den USA üblich) sind bei Gasfüllung des Auges verboten, da im Flugzeug der atmosphärische Druck herabgesetzt ist und der Gasdruck im Auge dann so hoch werden kann, dass ein Zentralarterienverschluss eintritt.

Manchmal ist auch eine längerfristige Tamponade mit durchsichtigem **Silikonöl** erforderlich. Durch den Kontakt mit der Linse entsteht immer eine Linsentrübung, die später operiert werden muss. Bei linsenlosen Augen kann die Hornhaut geschädigt werden. Deshalb entfernt man das Silikonöl meist nach $^1/_2$ bis 1 Jahr wieder, wenn die Netzhaut fest anliegt. Emulsifiziertes Silikonöl erzeugt ein Sekundärglaukom.

Intraoperative Laserkoagulation. Während der Operation kann durch eine der Öffnungen eine Sonde für **Laserkoagulation** eingeführt werden (»Endolaser-Koagulation«). Hierdurch können Netzhautlöcher sofort verschlossen werden. Insbesondere bei der proliferativen diabetischen Retinopathie ist eine Laserkoagulation bereits während der Operation notwendig (▶ Kap. 13.4.1), um den Gefäßproliferationen entgegenzuwirken und weitere Gefäßproliferationen zu verhindern. Zuweilen ist nämlich direkt postoperativ der Einblick auf den Augenhintergrund durch minimale aufgewirbelte Blutreste noch behindert, so dass in den Tagen nach der Operation nicht laserkoaguliert werden kann und es bei verspäteter Laserkoagulation zu Nachblutungen kommt.

Fallbeispiel

Bei einem 63-jährigen Patienten tritt nachmittags plötzlich eine Sehstörung des linken Auges auf, die ihn veranlasst, am nächsten Tag den Augenarzt aufzusuchen. Der Patient berichtet, dass er am linken Auge zunächst starke Lichtblitze (»wie Wetterleuchten«) und dann innerhalb von Minuten »schwarze Tropfen« wahrgenommen habe, die sich zu Schlieren verdichtet und schließlich sich zu einem diffusen Schleier vermischt hätten, so dass er vor dem Auge seine Finger nicht mehr sehen konnte. Bei der Untersuchung sieht man im vorderen Glaskörper Blutzellen, hat jedoch keinen Einblick auf den Fundus. Die Ultraschalluntersuchung bestätigt die Glaskörperblutung, es besteht jedoch keine Netzhautablösung. Der Patient wird unter dem Verdacht eines Netzhautrisses mit Glaskörperblutung stationär aufgenommen, um bei Bettruhe mit erhöhter Kopflage, Leseverbot und Ultraschallkontrolle das Absinken der Glaskörperblutung zu beschleunigen. Am dritten Tag sieht man bei der Ultraschalluntersuchung jedoch, dass sich bei 2 Uhr eine umschriebene Amotio entwickelt. Deshalb wird wegen des fehlenden Funduseinblicks eine Vitrektomie durchgeführt. Hierbei findet man ein großes Hufeisenforamen mit »Brückengefäß«, aus dem es bei der Rissbildung offensichtlich geblutet hat. An der Spitze des Netzhautdeckels besteht erheblicher Glaskörperzug, der bei der Vitrektomie entfernt wird. Außerdem wird eine radiäre »Plombe« von außen aufgenäht, um das Foramen abzudichten und durch Entlastung des Gefäßes einem Blutungsrezidiv vorzubeugen. Die Rissstelle wird außerdem durch Kryotherapie behandelt. Postoperativ liegt die Netzhaut bereits am 1. Tag an, die Sehschärfe hat sich auf 0,4 gebessert (Spuren von dispers verteiltem Blut im Glaskörperraum).

In Kürze

Anatomische Grundlagen. Der Glaskörper besteht zu 98% aus Wasser, das an Hyaluronsäure gebunden ist und nimmt den größten Teil (65% des Augeninhaltes) ein. Der Glaskörper grenzt sich durch die Glaskörpermembran (Membrana hyaloidea) von der Linse, dem Ziliarkörper und der Netzhaut ab.

Degenerative Veränderungen. Harmlose Glaskörpertrübungen durch Entmischung der Glaskörpersubstanz im Alter (»Mouches volantes«) können den Patienten erheblich stören, wenn sie vor dem Netzhautzentrum auftreten, müssen aber den Verdacht auf einen Netzhautriss oder eine durch Diabetes oder Venenverschluss ausgelöste Netzhautblutung wecken, wenn sie plötzlich als Schwarm schwarzer Punkte auftauchen.

Eine akute hintere Glaskörperabhebung kann zu Einrissen in der peripheren Netzhaut und zur Netzhautablösung führen. Dabei bemerkt der Patient Lichtblitze und schwarze Flocken durch Blutungen.

Die epiretinale Gliose führt zu einer zentralen Netzhautschrumpfung mit Verzerrtsehen.

Entzündung des Glaskörpers. Die Endophthalmitis ist eine meist bakteriell ausgelöste Entzündung des Glaskörperraumes, bei der die Erreger entweder von außen durch Verletzung oder von innen über die Blutbahn eindringen. Sie ist eine akute Notfallsituation und muss sofort durch Vitrektomie und intraokulare Antibiotika behandelt werden. Bei immungeschwächten Patienten (nach Transplantation, bei Aids) kommt häufig eine endogene Endophthalmitis durch Candida-Pilze oder Herpes-Viren vor.

Vitrektomie. Bei der Vitrektomie wird der Glaskörper am tonisierten Auge durch ein spezielles Saug-Schneide-Gerät entfernt, um Blutungen, Membranen und Stränge zu beseitigen, die eine Netzhautablösung hervorrufen. Durch dieses Verfahren hat sich die Prognose bei fortgeschrittener diabetischer Retinopathie, bei komplizierter Netzhautablösung mit proliferativer Vitreoretinopathie, bei perforierender Verletzung und bei Endophthalmitis erheblich verbessert.

Sehnerv

15.1 Anatomische und funktionelle Grundlagen – 270

15.2 Ophthalmoskopisches Bild der Papille – 270

15.3 Untersuchung – 271
15.3.1 Technik der Ophthalmoskopie der Sehnerven – 271
15.3.2 Funktionsprüfungen – 271

15.4 Normvarianten – 272
15.4.1 Altersabhängige Veränderungen und Gefäßpulsationen – 272
15.4.2 Markhaltige Nervenfasern, Konus, Kolobom – 272
15.4.3 Papillenrandunschärfe bei Hypermetropie (»Pseudoneuritis«) – 273
15.4.4 Drusenpapille – 273

15.5 Erkrankungen – 273
15.5.1 Differenzialdiagnose der Papillenschwellung – 273
15.5.2 Stauungspapille – 275
15.5.3 Entzündungen (Neuritis nervi optici) – 277
15.5.4 Anteriore ischämische Optikusneuropathie (AION), »Apoplexia papillae« – 279
15.5.5 Optikusatrophien – 280
15.5.6 Tumoren des Sehnervs – 283

Einleitung

Viele Erkrankungen des N. opticus können durch eine Untersuchung der Papille erkannt werden. In diesem Kapitel wird zunächst das normale ophthalmologische Bild der Papille beschrieben, das die Basis zum Verständnis der Veränderungen bildet. Dabei sind die »Normvarianten« von den pathologischen Veränderungen zu unterscheiden. Von Bedeutung sind insbesondere Stauungspapille, vaskuläre Optikusatrophie, Neuritis nervi optici und durch Tumoren bedingte Optikusatrophien, aber auch toxische und traumatische Optikusschädigungen, die erhebliche Sehstörungen bis zur Erblindung zur Folge haben können.

15.1 Anatomische und funktionelle Grundlagen

Der N. opticus ist eine **Gehirnbahn,** die zwei Zentren, die Netzhaut und das Corpus geniculatum laterale, miteinander verbindet. Der Sehnerv wird von etwa 1,1 Mio. Axonen der retinalen Ganglienzellen gebildet. Das **papillomakuläre Bündel** der Sehnervenfasern, das die Information von der Makula weiterleitet, besteht aus relativ dünnen Fasern und verläuft im Zentrum des Sehnervs. Der Sehnerv ist von einer Ausstülpung der Hirnhäute umgeben, deren **Subarachnoidalraum** Verbindung mit dem Liquorraum hat (»Optikusscheide«). Etwa 10–15 mm hinter dem Bulbus treten die **A. centralis retinae** und die **V. centralis retinae** in den Sehnerv ein und ziehen in seinem Zentrum nach vorn zur Papille. Der Sehnerv tritt an der Spitze der Orbita durch das Foramen opticum in das Schädelinnere ein. In diesem knöchernen Kanal läuft er in enger Nachbarschaft zu den Siebbeinzellen und der Keilbeinhöhle. In der Röntgenaufnahme nach Rhese oder im koronaren Schnitt des Computertomogramms stellt sich der **knöcherne Sehnervenkanal** als fast kreisrunde Öffnung dar. Man beurteilt Form und Weite im Seitenvergleich. Die Sehnervenfasern der nasalen Netzhauthälfte kreuzen im Chiasma opticum auf die kontralaterale Seite, so dass im Tractus opticus jeweils korrespondierende Fasern der gleichseitigen Netzhauthälfte verlaufen. Etwa 4–6 Wochen nach einer Schädigung des Sehnervs im knöchernen Kanal wird die Atrophie mit dem Ophthalmoskop an der Papille sichtbar.

15.2 Ophthalmoskopisches Bild der Papille

Begrenzung. Die Papille ist **scharf begrenzt**, obgleich Nervenfasern kontinuierlich über ihre Grenzen hinweg ziehen. Die Nervenfasern sind wegen der fehlenden Myelinscheiden durchsichtig. Der sichtbare Papillenrand wird durch das ausgesparte Loch im Pigmentepithel und in der Aderhaut gebildet. Nasal liegen die Fasern dichter, sie können hier einen leichten Wulst bilden, und die Grenzen erscheinen dann leicht verwaschen.

Farbe. Die **rosa** Farbe der Papille bei gewöhnlichem Ophthalmoskopierlicht entsteht durch die ernährenden Kapillaren. In der dichteren Faserschicht auf der nasalen Seite der Papille sind sie zahlreicher, temporal, wo die dünnere Schicht des papillomakulären Bündels verläuft, dagegen spärlicher. Die normale Papille ist deswegen temporal schärfer begrenzt und etwas heller rötlich als nasal. Bei **Atrophie** des Nervs wird durch Schwund von Nervenfasern und Kapillaren der Farbton **weiß**, bei **Schwellung** oder Entzündung der Papille erscheint die Papille **rot**, weil die Kapillaren und Venen gestaut sind. Die Stauung entsteht, wenn durch Schwellung des Papillengewebes der venöse Abfluss in der rigiden Skleraöffnung behindert wird. Zugleich erscheint die Papillenbegrenzung durch das Ödem unscharf.

Gefäßtrichter und physiologische Exkavation. Die Gefäße treten normalerweise im Zentrum der Papille ein. Die physiologische Exkavation liegt im Zentrum der Papille oder etwas nach temporal verschoben. Bei großem Papillendurchmesser füllen die Sehnervenfasern nicht die ganze Fläche der Papille aus, so dass ein mehr oder weniger großer Bezirk der Siebplatte (Lamina cribrosa) erkennbar ist. Das Nervenfaserpolster ist **i**nferior am dicksten, **s**uperior und **n**asal jeweils schmaler, und **t**emporal am schmalsten (ISNT-Regel). Diese **physiologische Exkavation ist queroval** und reicht nie bis zum Papillenrand!

Vorwölbung. Die Vorwölbung (Prominenz) der Papille ist für die Differenzialdiagnose wichtig. Man kann sie mit dem Augenspiegel in Dioptrien ausmessen.

Form. Die Form der Papille ist nicht rund, sondern meist ein senkrecht stehendes **Oval**. Stärkere Abweichungen findet man bei hoher Myopie und bei starkem Astigmatismus der brechenden Medien. Ausgeprägte Verbiegungen der Papille bei schrägem Eintritt des Sehnervs in den Augapfel werden als »**tilted disc**« bezeichnet und können eine mäßige Sehstörung verursachen.

Peripapilläre Nervenfasern. Die Axone der Ganglienzellen der Netzhaut konvergieren bogenförmig um die Makula und ansonsten radiär auf die Papille. Sie sind zu Bündeln zusammengefasst, die sich ophthalmoskopisch erkennen lassen.

15.3 Untersuchung

15.3.1 Technik der Ophthalmoskopie des Sehnerven

Die Untersuchung der Papille erfolgt am besten mit direkter Ophthalmoskopie oder indirekt mit der 78- oder 90-dpt-Lupe an der Spaltlampe (siehe ▶ Kap. 2.3.6 und 3.4.2). Bei der Untersuchung ist auf Randbegrenzung, Farbe, Gefäßverlauf, Exkavation und Nervenfaserzeichnung neben der Papille zu achten. Variationen der normalen Papillenform entstehen bei Myopie, Hypermetropie, Drusen der Papille und Kolobomen. Besonders wichtig ist es, eine Stauungspapille und deren Abgrenzung von lokalen Sehnervenerkrankungen rechtzeitig zu erkennen.

Ausmessung der Papillenprominenz. Man stellt die vorgewölbte Papillenkuppe scharf, indem man die Rekoss-Scheibe des direkten Ophthalmoskops solange in Richtung Plus dreht, bis die Kuppe der Papille gerade eben noch scharf ist (Ausschaltung der Akkommodation des Untersuchers). Dann stellt man in gleicher Weise das Netzhautniveau neben der Papille scharf ein. Die Differenz zwischen beiden Einstellungen ergibt die Prominenz der Papille in Dioptrien. Dabei entspricht 1 Dioptrie etwa 0,3 mm. Die normale Papille hat keine messbare Prominenz (< 1 dpt).

Beurteilung der peripapillären Nervenfasern. Bei dieser Untersuchung wird der Grünfilter des Ophthalmoskops eingeschaltet. Die Nervenfaserbündel sind neben der Papille auf der Netzhautoberfläche im rotfreien Licht (Grünfilter des direkten Ophthalmoskops) gut zu erkennen, insbesondere am oberen und unteren Pol. Das kurzwellige Licht wird stärker von der Oberfläche reflektiert und die silbrige Streifung der Nervenfasern tritt dadurch besser hervor. Man muss seinen Blick am Gesunden schulen. Mit einiger Übung lässt sich sehr genau beurteilen, welcher Bezirk der Sehnervenfasern geschädigt ist. Partielle Nervenfaserausfälle erkennt man als einen schweifförmigen stumpfen Sektor zwischen den stärker reflektierenden Nervenfasern (◘ Abb. 15.1).

15.3.2 Funktionsprüfungen

Visusprüfung

Entzündliche und kompressionsbedingte Sehnervenerkrankungen sind durch Herabsetzung der zentralen Sehschärfe gekennzeichnet. Das Ausmaß der Seh-

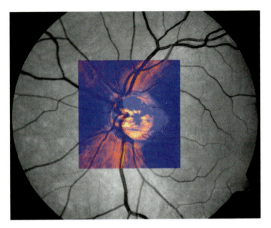

◘ **Abb. 15.1.** Ausfall der Nervenfasern am oberen Papillenpol: Die Nervenfaserbündel um die Papille sind in der Schwarzweiß-Aufnahme nur gering als gefiederte Streifung zu erkennen. Dies kann der Untersucher besser mit dem Ophthalmoskop im rotfreien Licht (Grünfilter) erkennen. Im Zentrum ist dem Bild eine Aufnahme überlagert, die die Nervenfaserbündel durch Analyse der Polarisation des reflektierten Lichts deutlicher erkennen lässt (blaues Falschfarbenbild, GDx®). Die Nervenfasern der oberen Netzhauthälfte sind stärker reduziert

schärfeherabsetzung ist ein entscheidender Parameter für die Diagnose. Zur Technik der Sehschärfeprüfung ▶ Kap. 2.3.7 und 3.2.1.

Gesichtsfelduntersuchung

Bei groben Ausfällen wird am Krankenbett orientierend mit dem Konfrontationstest getestet, zur genauen Abklärung ist eine Perimetrie erforderlich (▶ Kap. 2.3.8 und 3.5).

Prüfung des Farbensehens

Herabsetzung der Farbwahrnehmung ist ein wichtiges Symptom von kompressionsbedingten Sehnervenerkrankungen. Orientierend vergleicht man die Farbempfindung zwischen den Augen oder zwischen temporaler und nasaler Gesichtsfeldhäfte mit einem stark gefärbten (z. B. roten) Gegenstand. Für die genauere Beurteilung eignet sich der Panel-D-15-Test (▶ Kap. 3.8.2).

Pupillenreaktion. Sie objektiviert die vermutete Sehstörung. Da Sehnervenerkrankungen eine affente Pupillenstörung verursachen, ist die Prüfung mit dem sehr empfindlichen Wechselbelichtungstest besonders wichtig (▶ Kap. 2.3.4 und 10.2.2)

Visuell evozierte kortikale Potenziale (VECP)

Die Ableitung der VECP ist für die Diagnose der Neuritis nervi optici entscheidend (Technik ▶ Kap. 3.10.3).

15.4 Normvarianten

15.4.1 Altersabhängige Veränderungen und Gefäßpulsationen

Bei **Säuglingen und Kleinkindern** ist die **Papille blasser** als bei Erwachsenen. Im hohen Alter wird die physiologische Exkavation größer (**senile Exkavation**), aber nicht randständig. Ein **Venenpuls** ist oft sichtbar: Die Vene kollabiert pulssynchron, wenn während der systolischen Pulswelle der Augeninnendruck etwas ansteigt.

> ⓘ Der Venenpuls hat keine krankhafte Bedeutung. Der *Arterienpuls* ist dagegen *immer pathologisch*: Dieser tritt bei abnorm großer Blutdruckamplitude (Aortenklappeninsuffizienz), abnormer intraokularer Drucksteigerung (akutes Winkelblockglaukom oder Sekundärglaukom) und bei stark erniedrigtem Blutdruck in der A. ophthalmica (hochgradige Karotisstenose oder Karotisverschluss) auf.

Eine **zilioretinale Arterie** ist ein Netzhautgefäß, das aus den Ziliararterien und nicht aus der A. centralis retinae gespeist wird. Es entspringt am Papillenrand, versorgt einen kleinen, temporal der Papille gelegenen Netzhautbezirk und bleibt beim Zentralarterienverschluss durchblutet (◨ Abb. 13.22).

15.4.2 Markhaltige Nervenfasern, Konus, Kolobom

Markhaltige Nervenfasern treten selten als sehr auffallende glänzende weiße schweifförmige Ausläufer an der Papille auf. Sie sind bei manchen Tieren, z. B. bei Hasen, ein regelmäßiger Befund, deshalb »**Papilla leporina**« (◨ Abb. 15.2).

Ein weißer und teilweise am Rande pigmentierter **Konus** kommt besonders bei Myopie am temporalen Papillenrand (**Conus temporalis**) vor, oft zusammen mit einem schrägen Eintritt des Sehnervs (hochovale Papille, Gefäßtrichter nicht bis zur Lamina cribrosa einsehbar). Es handelt sich um eine sichelförmige Zone, in der Choriokapillaris und Pigmentepithel fehlen. Ein **Conus inferior** stellt dagegen ein rudimentäres Kolobom dar, oft kombiniert mit einem Aderhautkolobom, seltener auch mit einem Linsen- und Iriskolobom.

Das **Papillenkolobom** ist durch eine hochgradige, oft mehrere Dioptrien messende Aushöhlung der Sehnervenscheibe charakterisiert (◨ Abb. 15.3). Die Gefäße entspringen hierbei nicht im Zentrum aus einem gemeinsamen Stamm, sondern treten »radspeichenartig«

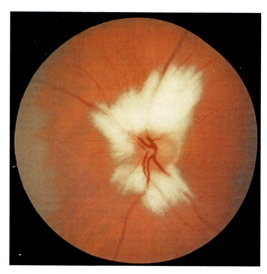

◨ **Abb. 15.2.** Markhaltige Nervenfasern (Papilla leporina)

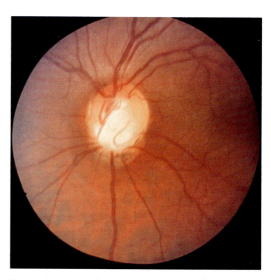

◨ **Abb. 15.3.** Papillenkolobom. Man beachte den radiären Verlauf der Netzhautgefäße am unteren Papillenrand und die Tiefe der Aushöhlung. Am unteren Papillenpol fehlen die retinalen Nervenfasern

zirkulär am Papillenrand hervor. Beim Papillenkolobom bestehen meist eine Nervenfaseratrophie mit erheblicher Visusherabsetzung und ein Gesichtsfeldausfall.

Als **Grubenpapille** bezeichnet man eine am temporalen Papillenrand gelegene kleine gelblich-graue Aushöhlung. An dieser Stelle ist die Abdichtung zwischen Aderhaut und Netzhaut unzureichend. Deshalb tritt häufig eine exsudative Netzhautablösung auf, die bis zur Makula reichen kann. Papillenkolobom und Grubenpapille sind Folge eines inkompletten Verschlusses der Augenbecherspalte.

15.4.3 Papillenrandunschärfe bei Hypermetropie (»Pseudoneuritis«)

Bei Hypermetropie ist die Papille häufig kleiner als gewöhnlich. Die Nervenfasern sind dadurch zusammengedrängt und wölben sich am Papillenrand vor. Eine Papillenrandunschärfe bei Hypermetropie muss gegenüber einer beginnenden Stauungspapille abgegrenzt werden. Im Gegensatz zur Stauungspapille sind die Nervenfasern bei hypermetropischer Papillenrandunschärfe nicht verquollen. Die Kapillaren und Venen sind nicht gestaut. Radiäre Blutungen kommen nicht vor. Gegenüber einer Papillitis ist die Unterscheidung einfach, weil keine Sehstörung besteht.

> Bei Papillenrandunschärfe durch Hypermetropie sind die Nervenfasern nicht verquollen, der Papillendurchmesser ist auffällig klein.

15.4.4 Drusenpapille

Definition, Ursachen

Es handelt sich um hyaline, grieskornähnliche Ablagerungen am Papillenrand (»Drusen«), die differenzialdiagnostisch besonders wichtig sind. Drusen entstehen, indem durch einen engen Skleralkanal Sehnervenfasern abgedrückt werden. Sie bilden sich an der Papille wahrscheinlich durch degeneriertes Nervenfasergewebe. Drusen der Netzhaut, insbesondere der Makula, haben dagegen eine andere Herkunft. Es handelt sich um degeneriertes hyalines Material auf der Bruch-Membran im Rahmen der altersbezogenen Makuladegeneration (▶ Kap. 13.7.1).

Symptome, Befunde

Drusen der Papille verursachen manchmal **Nervenfaserdefekte** und **Gesichtsfeldausfälle**. Die zentrale Sehschärfe ist jedoch immer gut. Drusen der Papille können bei Retinopathia pigmentosa vorkommen.

Diagnostik

Ophthalmoskopisches Bild. Die Papille ist rand unscharf und leicht prominent. Charakteristisch ist die **polyzyklische Begrenzung** des Papillenrandes. Die Drusen bestehen wahrscheinlich aus hyalinisiertem axonalem Material. Wenn die Drusen oberflächlich liegen, kann man sie mit dem Augenspiegel direkt

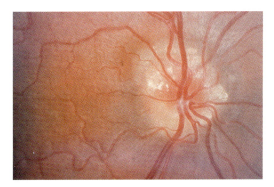

Abb. 15.4. Drusenpapille

erkennen (Abb. 15.4). Liegen die Drusen in der Tiefe, kann man sie nur sichtbar machen, indem man das Punktlicht des Ophthalmoskops neben den Papillenrand richtet. Sie leuchten dann im Streulicht auf, das sich in der Nervenfaserschicht zur Papille hin ausbreitet. Selten kommen bei einer Drusenpapille spontane Papillenblutungen vor, die sich innerhalb einiger Wochen wieder resorbieren, aber zuweilen Gesichtsfelddefekte hinterlassen.

Weitere Diagnostik. Tiefsitzende Drusen, die man ophthalmoskopisch nicht sehen kann, sind echographisch oder computertomographisch nachweisbar.

Therapie

Keine Therapie möglich.

15.5 Erkrankungen

15.5.1 Differenzialdiagnose der Papillenschwellung

Die Papillenschwellung ist ein Symptom mit sehr unterschiedlichen Ursachen. Für den Nicht-Ophtalmologen sind die verschiedenen physiologischen und pathologischen Papillenveränderungen für die Differenzialdiagnostik besonders wichtig. Deshalb werden die differenzialdiagnostischen Aussagen der Papillenschwellung vorangestellt und die einzelnen Krankheitsbilder danach beschrieben.

Charakteristisch für eine Papillenschwellung sind:
- Randunschärfe,
- Prominenz und
- Kapillardilatation (eventuell mit streifigen Blutungen am Papillenrand kombiniert).

Tabelle 15.1 gibt eine Übersicht der für die Differenzialdiagnose wichtigen Befunde. Neben der Unter-

Tabelle 15.1. Differenzialdiagnose der Papillenschwellung

	Randunschärfe	Prominenz	Blutung	Einseitig/beidseitig	Nervenfasern	Visus	Gesichtsfeld	Allgemeine Symptome und Befunde	Ätiologie
Akute Stauungspapille	+++	++	++	beidseitig	gequollen, keine Atrophie	normal	normal blinder Fleck vergrößert	Kopfschmerzen	Hirndruck, Hirntumor
Chronische Stauungspapille	+++	++++	(+)	beidseitig	reduziert	normal	nasaler Defekt	Kopfschmerzen, Obskurationen	Pseudotumor cerebri
AION (Papilleninfarkt)	++	+	+ bis ++	einseitig	gequollen, später Atrophie	stark reduziert	inferiore Hemianopie	plötzlicher Visusverlust, BSG stark beschleunigt, Kopfschmerzen, Kauschmerz	Arteriosklerose, Riesenzellarteriitis
Papillitis	+	+	–	einseitig	gequollen	stark reduziert	Zentralskotom	schnell fortschreitende Visusreduktion	manchmal multiple Sklerose
»Pseudoneuritis« (hypermetrope Papillenschwellg.)	+	(+)	–	beidseitig	normal	normal	normal, Refraktionsskotom selten	keine	enger Skleralkanal
Drusenpapille	++	(+)	selten	meist beidseitig	normal oder Sektorausfall	normal	normal oder Sektorausfall	keine	enger Skleralkanal
Papillenschwellung durch Hypertonie (▶ Kap. 13.4.4)	++	+	+	beidseitig	gequollen »cotton wool«	normal oder reduziert	normal	Blutdruck stark erhöht	renale Hypertension, Eklampsie, Phäochromozytom
Zentralvenenverschluss (▶ Kap. 13.4.2)	++	+	+++	einseitig	streifige Blutungen	stark reduziert	konzentrisch eingeengt	keine	Arteriosklerose, Augendruckerhöhung
Chorioretinitis juxtapapillaris (▶ Kap. 13.6.3)	+	(+)	–	einseitig	Sektoratrophie	normal oder reduziert	Schweif- oder Sektorskotom	peripapilläer Entzündungsherd	meist Toxoplasmose

suchung mit dem Augenspiegel ist eine neuroophthalmologische Untersuchung notwendig und der Patient sollte beim Neurologen, HNO-Arzt und Internisten vorgestellt werden.

Neuroophthalmologische Untersuchung. Hierzu gehören die Prüfung von Sehschärfe, Gesichtsfeld, Farbensinn, Akkommodation, Blicksakkaden, Führungsbewegungen, optokinetischem Nystagmus, Hornhautsensibilität, Lidschlusskraft, Pupillenreaktion und die Exophthalmometrie (▶ auch Kap. 16, 18 und 30). Entsprechend den Untersuchungsergebnissen und der Verdachtsdiagnose können ergänzend folgende Untersuchungen durchgeführt werden: Computer- und Kernspintomographie, Ableitung der visuell evozierten kortikalen Potenziale (VECP), somatosensorisch evozierte Potenziale, Audiometrie, kalorische Nystagmusprüfung.

15.5.2 Stauungspapille

Definition
Es handelt sich um eine meist beidseitige pathologische **Schwellung** der **Papille durch erhöhten Hirndruck**. In der englischsprachigen Literatur heißt Stauungspapille »papilledema«, während im Deutschen die Bezeichnung »Papillenödem« nur deskriptiv ist (also auch für die Beschreibung anderer Sehnervenerkrankungen mit Papillenschwellung verwendet wird) und nicht mit der Stauungspapille gleichgesetzt werden darf.

Ursachen
Hirntumor. Bei 70–80% der Patienten mit Stauungspapille besteht ein **Hirntumor**. Man kann aus einer einseitig stärkeren Prominenz allerdings nicht auf die Lokalisation des Tumors schließen.

> ❗ 40% der Hirntumoren verursachen keine Stauungspapille!

Das Vorkommen oder Fehlen einer Stauungspapille beim Hirntumor hängt von der Art und der Lokalisation sowie vom Lebensalter ab. Bei Patienten unter 20 Jahren kommt es häufig zur Stauungspapille, bei älteren Menschen nur noch bei 20% und nach dem 70. Lebensjahr ist eine Stauungspapille sehr selten (Verklebung der Optikusscheiden, Fehlen ödemfähigen Gewebes). Bei **Medulloblastom** oder **Gliom** ist die Stauungspapille häufig (>50%), bei **Meningiom** seltener (ca. 25%). Bei infratentoriellem, okzipitalem oder frontalem Sitz des Tumors kommt eine Stauungspapille häufig vor (über 50%), bei temporalem oder parietalem Sitz seltener.

Orbitatumor. Eine **einseitige** Stauungspapille findet man bei Orbitatumor, dann meist zusammen mit Protrusio des Auges, Fältelung der Netzhaut am hinteren Pol und Motilitätsstörung des Auges (▶ Kap. 18).

Pseudotumor cerebri. Es handelt sich um ein Krankheitsbild, das durch Kopfschmerzen, chronische Stauungspapille und langfristig durch eine Optikusatrophie charakterisiert ist. Meist sind übergewichtige junge Frauen betroffen. Wie der Name sagt, deuten alle klinischen Symptome auf einen Hirntumor hin, obwohl kein Tumor gefunden werden kann. Die Ursache ist eine Liquordruckerhöhung, die wahrscheinlich durch eine **Resorptionsstörung des Liquors** entsteht. In manchen Fällen ist als Ursache eine Thrombose der großen venösen Blutleiter des Gehirns (Sinus-Thrombose), eine Otitis media oder ein Tetrazyklinabusus (Aknetherapie) festzustellen.

Subjektive Symptome bei Pseudotumor cerebri. Bei chronischer Stauungspapille kommen kurz dauernde Verdunkelungen des Gesichtsfeldes (**Obskurationen**), z. B. beim Bücken, vor. Dies ist als Zeichen einer Durchblutungsstörung der Papille zu werten. Es kommt dann langfristig zu einer Optikusatrophie und zu Gesichtsfeldschäden, die wie beim Glaukom zunächst parazentral beginnen (▶ Kap. 17.2.3).

Die chronische Stauungspapille und die beginnende Optikusatrophie des Pseudotumor cerebri werden häufig zuerst vom Augenarzt gefunden. Da nur der Augenarzt Gesichtsfeldstörung und Visusverlauf kontrollieren kann, obliegt ihm auch langfristig die Betreuung dieser Patienten. Er muss durch Beurteilung der peripapillären Nervenfasern im rotfreien Licht feststellen, ob sich eine Optikusatrophie anbahnt.

Entzündungen. Entzündungen können durch erhöhten Hirndruck eine Stauungspapille bewirken (z. B. Meningitis, Enzephalitis, Hirnabszess und Tuberkulose).

Andere Ursachen. Eine Stauungspapille kann auch durch subdurale Blutungen, Schädelfehlbildungen oder einen Hydrozephalus hervorgerufen werden.

Pathogenese
Der Axoplasmastrom der Nervenfasern verläuft normalerweise vom Auge zum Gehirn entlang eines Druckgefälles (d. h. »bergab«), denn der Druck im Auge ist höher als im Schädelinneren. Wenn der Hirndruck ansteigt, setzt sich der erhöhte Liquordruck in die Sehnervenscheide bis an die Sklera fort. Der Axoplasmastrom der retinalen Ganglienzellen wird dann an der Papille aufgestaut. Er muss infolge der Druckerhöhung in der Optikusscheide »**bergauf**« transportiert werden. Das Axoplasmamaterial staut sich auf. Auf diese Weise kommt es zur Papillenschwellung. Eine ähnliche Situation besteht, wenn der Augeninnendruck auf Werte unter 3–5 mm Hg erniedrigt ist. Dann ist

bereits der normale Liquordruck im Sehnerv höher als der Augeninnendruck. Der Axoplasmatransport muss dann ebenfalls »bergauf« erfolgen. Es kommt zur **Stauungspapille »e vacuo«**. Diese Situation kommt nach perforierender Verletzung mit Fistelung aus dem Auge oder selten nach Glaukomoperation vor.

Eine Stauungspapille trotz Hirndruck fehlt, wenn durch eine Optikusatrophie kein ödemfähiges Gewebe mehr vorhanden ist. Der Rückgang einer Stauungspapille kann vorgetäuscht werden, wenn die Prominenz durch Nervenfaseratrophie abnimmt. Das kann man durch die Untersuchung der peripapillären Nervenfasern im rotfreien Licht (Grünfilter des Ophthalmoskops) am besten erkennen.

Diagnostik

Ophthalmoskopisches Bild. Anfangs besteht eine Randunschärfe der Papille, die nasal stärker als temporal ausgeprägt ist. Die Nervenfasern sind **ödematös** gequollen. Radiär verlaufende **Blutungen** am Papillenrand sind bei **akuter Stauungspapille** obligat (Abb. 15.5). Die Prominenz nimmt mit Dauer der Stauungspapille zu. Die **chronische Stauungspapille** ragt schließlich pilzförmig in den Glaskörperraum vor (6–8 dpt) und die Kapillaren sind monströs dilatiert. Blutungen fehlen dann häufig (Abb. 15.6).

Weiterführende Diagnostik. Eine akute Stauungspapille muss umgehend **neurologisch** abgeklärt werden, da möglicherweise ein Hirntumor vorliegt. Die Untersuchung erfordert immer auch eine Computer- oder Kernspintomographie.

Differenzialdiagnose

Ophthalmoskopisch sind eine beginnende Stauungspapille, eine Papillitis (Abb. 15.7) und ein ischämischer Papilleninfarkt (»anteriore ischämische Optikus-

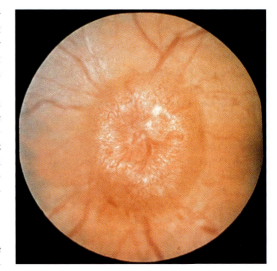

Abb. 15.6. Chronische Stauungspapille. Dilatation der Kapillaren. Blutungen bereits resorbiert

neuropathie«, Abb. 15.9) kaum zu unterscheiden. Es gibt aber andere eindeutige **Unterscheidungskriterien** (Tabelle 15.1):

- Eine Stauungspapille ist fast immer an **beiden Augen** zu finden, Papillitis und Papilleninfarkt dagegen nur an einem Auge.
- Die **Sehschärfe** ist bei der Stauungspapille **nicht herabgesetzt**, bei Papillitis und Papilleninfarkt dagegen stark reduziert. Die Sehschärfe bleibt auch bei chronischer Stauungspapille (Pseudotumor cerebri) relativ lange erhalten.
- Das **Gesichtsfeld** zeigt bei akuter Stauungspapille außer einer Vergrößerung des blinden Flecks einen **Normalbefund**, bei Papillitis besteht ein Zentral-

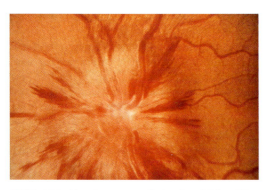

Abb. 15.5. Akute Stauungspapille. Randunschärfe, mäßige Prominenz, radiäre Blutungen

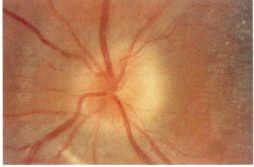

Abb. 15.7. Papillitis. Die Prominenz der Papille ist gering. Die Papillengrenzen sind unscharf und die Nervenfasern verquollen

skotom und bei Papilleninfarkt ein großes Sektorskotom, meist in der unteren Hälfte des Gesichtsfeldes. Bei lang dauernder chronischer Stauungspapille (**Pseudotumor cerebri**) kommt es allerdings zu einer Nervenfaseratrophie mit parazentralen oder großen sektoriellen **Gesichtsfeldschäden** wie beim Glaukom.

Therapie

Der Augenarzt muss auf eine rasche Beseitigung der Ursache drängen, da langes Bestehen einer Stauungspapille zur Optikusatrophie führt, die durch rechtzeitiges Einschreiten vermieden werden kann.

Die Therapie der chronischen **Stauungspapille bei Pseudotumor cerebri** ist schwierig. Findet man keine der genannten Ursachen, dann wird zunächst eine **Kortisonbehandlung** begonnen und der Liquordruck durch **Karboanhydrasehemmer** gesenkt. Wenn die chronische Stauungspapille nicht zurückgeht und sich eine Optikusatrophie anbahnt, muss man die Sehnervenscheide retrobulbär eröffnen, um den Liquordruck im Sehnerv zu senken (»**Optikusscheidenfensterung**«). Diese **Operation** kann das Fortschreiten der Optikusatrophie aufhalten.

❗ Einseitigkeit, Sehstörung und Gesichtsfelddefekt sprechen gegen eine Stauungspapille. Beidseitige Papillenschwellung, gute Sehschärfe und normales Gesichtsfeld sprechen für eine Stauungspapille.

15.5.3 Entzündungen (Neuritis nervi optici)

Die Neuritis nervi optici (Sehnervenentzündung) weckt im Erwachsenenalter den Verdacht auf eine multiple Sklerose, beim Kind entsteht sie dagegen meist im Zusammenhang mit einem Infekt.

Wenn der vordere Teil des Sehnervs betroffen ist, kann man die Entzündung an der Papillenschwellung ophthalmoskopisch erkennen (**Papillitis**). Ist der Sehnerv jedoch in seinem retrobulbären Abschnitt betroffen, dann sind ophthalmoskopisch keine Veränderungen sichtbar (**Retrobulbärneuritis**).

Papillitis
Definition, Ursachen

Es handelt sich um eine Entzündung und Schwellung des Sehnervenkopfes mit erheblicher zentraler Sehstörung.

Die Papillitis kommt vorwiegend beim Kind vor und ist dann häufig mit einem viralen Infekt der oberen Luftwege vergesellschaftet. Beim Erwachsenen ist eine Papillitis seltener und eher Symptom einer Enzephalomyelitis disseminata oder einer Vaskulitis.

Symptome, Befunde

Die Symptome sind ähnlich wie bei Retrobulbärneuritis und betreffen insbesondere zentrale Visusstörungen und seltener Gesichtsfeldstörungen.

Ophthalmoskopisches Bild. Bei der Papillitis (◐ Abb. 15.7) sind die Grenzen unscharf, die Papille ist gerötet und mäßig geschwollen. Die Prominenz beträgt nur 1–3 Dioptrien. Radiäre Blutungen sind sehr selten. Bei schwerem Ausprägungsgrad und langwierigem Verlauf kommt es zur **Papillenatrophie**. Die Papille wird weiß-gelblich und bleibt danach meist unscharf begrenzt. Während der Rückbildungsphase der Papillitis bei Vaskulitis tritt häufig eine **Sternfigur der Makula** auf. Es handelt sich um Lipidexsudate in der Henle-Nervenfaserschicht. Die Sternfigur der Makula entsteht, weil die Papillitis eine Schrankenstörung am Papillenrand hervorruft und dadurch eiweißreiche Flüssigkeit in die zentrale Netzhaut gelangt.

Beidseitige Papillitis beim Kind. Bei dieser Sonderform findet sich eine Papillenschwellung mit hochgradiger Sehstörung. Häufig ist eine Virusentzündung des oberen Respirationstraktes vorangegangen.

Differenzialdiagnose

Die auffällige Sehstörung unterscheidet die Papillitis von der beginnenden Stauungspapille, von der sie mit dem Augenspiegel anfangs kaum abzugrenzen ist. Als wichtiges zusätzliches Unterscheidungskriterium muss man beachten, dass die Stauungspapille in der Regel beidseitig, die Papillitis dagegen einseitig (Ausnahme Kinder!) auftritt.

Therapie

Symptomatisch bei Virusinfekt, ansonsten wie bei Enzephalomyelitis disseminata.

Retrobulbäre Neuritis
Definition, Ursachen

Meist immunologisch bedingte Entzündung des Sehnervs hinter der Lamina cribrosa mit zentraler Sehstörung und im Verlauf häufig weitgehender Erholung der Sehschärfe.

Eine isolierte Retrobulbärneuritis ist nur bei 30–40 % der Patienten der Beginn einer **multiplen Sklerose**. Das bedeutet, dass nicht jede Retrobulbärneuritis in eine multiple Sklerose mündet. Der Arzt muss diese Verteilung kennen, um den beunruhigten Patienten angemessen beraten zu können. Umgekehrt tritt nur bei 20 % der Patienten mit multipler Sklerose im Verlauf eine Retrobulbärneuritis auf. **Entzündungen der Nasennebenhöhlen**, insbesondere der Siebbeinzellen, außerdem **Borreliose** und **Syphilis** kommen als Ursache ebenfalls infrage.

Symptome, Befunde

Der Patient klagt über eine zunehmende **Sehstörung** und über ein dumpfes, mäßig ausgeprägtes retrobulbäres **Druckgefühl**. **Schmerzen bei Augenbewegungen** sind ein typisches Zeichen. Sie kommen zustande, weil der geschwollene Sehnerv bei Augenbewegungen nicht entsprechend abgebogen werden kann und die Nerven der Durascheide dadurch gereizt werden. Im Gegensatz zur Stauungspapille entwickelt sich bei der Neuritis frühzeitig eine Leitungsstörung der Nervenfasern, insbesondere der makulären Fasern. Hieraus resultiert eine Visusstörung, die schnell bis zur vorübergehenden Erblindung fortschreiten kann und sich in der Regel wieder weitgehend zurückbildet. Der Patient sieht am betroffenen Auge im Zentrum einen grauen undurchsichtigen Fleck und sucht wegen des Sehverlustes schon bald den Augenarzt auf.

Bei der akuten retrobulbären Neuritis »sieht der Patient nichts und der Arzt sieht auch nichts«: Der Patient ist durch sein Zentralskotom nahezu blind, aber die Papille sieht normal aus. Durch Prüfung der afferenten Pupillenreaktion mit dem Wechselbelichtungstest kann man die Sehstörung schnell objektivieren. Sehstörung und Zentralskotom entstehen durch Entzündung des Sehnervs **hinter** dem Bulbus. Die **temporale Atrophie der Papille** (◘ Abb. 15.8) wird erst nach 4–6 Wochen sichtbar, wenn das papillomakuläre Bündel teilweise degeneriert.

Diagnostik

Neben der **progredienten Sehschärfeherabsetzung** ist insbesondere die **afferente Pupillenstörung** des betroffenen Auges im Wechselbelichtungstest frühzeitig zu erkennen, selbst wenn die Sehstörung noch gering ist. Die Prüfung der Pupillenreaktion ist besonders wichtig, da ophthalmoskopisch kein Befund zu erheben ist. Bei der Gesichtsfeldprüfung findet man fast immer ein **Zentralskotom,** seltener auch ein Skotom außerhalb des Zentrums. Bei der Retrobulbärneuritis kommt es zu einer **Verzögerung der Impulsleitung** im N. opticus. Dies kann man mit Hilfe des **visuell evozierten kortikalen Potenzials (VECP,** ▶ Kap. 3.10.3) nachweisen. Die **Kernspintomographie** ist geeignet, zerebrale Entzündungsherde nachzuweisen oder auszuschließen. Das ist wichtig, da die Erkrankung eine bessere Prognose hat, wenn außer der Retrobulbärneuritis keine weiteren Entzündungsherde bestehen.

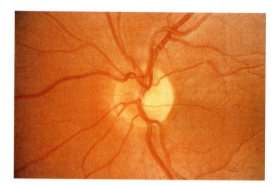

◘ **Abb. 15.8.** Temporale Atrophie der Papille nach retrobulbärer Neuritis

Wenn die Diagnose Retrobulbärneuritis unklar bleibt, veranlasst man zunächst eine Untersuchung beim Neurologen, HNO-Arzt und Internisten.

Differenzialdiagnose

Bei einer rasch progredienten Sehstörung muss man vor allem einen **Tumor** ausschließen. Insbesondere **Tumoren im Chiasmabereich** (Meningiome, Hypophysenadenome, Kraniopharyngiome, ▶ Kap. 16) führen zu einer schnell fortschreitenden Sehstörung, ohne dass man anfangs eine Papillenatrophie ophthalmoskopisch erkennen kann. Die Computertomographie eignet sich besonders zum Tumorausschluss in der mittleren Schädelgrube.

Intoxikationen, die zu Sehstörungen, Zentralskotom und Sehnervenatrophie führen, treten immer beidseitig auf (z. B. Tabak-Alkohol-Schaden, Methylalkoholintoxikation). Die Retrobulbärneuritis ist dagegen beim Erwachsenen immer einseitig.

Diabetes mellitus ist zuweilen die Ursache einer retrobulbären Durchblutungsstörung des Sehnervs mit ähnlicher Symptomatik (»posteriore ischämische Optikusneuropathie«).

Eine **Leber-Optikusatrophie** verläuft akut wie eine Retrobulbärneuritis und tritt bevorzugt bei jungen Männern auf. Meist erkrankt auch das 2. Auge innerhalb kurzer Zeit.

Therapie

Die Behandlung mit hoch dosierten Steroiden (Megadosis: 1 g Prednison i.v. tgl. für 4 Tage, dann reduzierte Dosis ausschleichend) wird heute bei schwerem Verlauf empfohlen, weil der Krankheitsverlauf verkürzt wird und wahrscheinlich die Rezidivhäufigkeit abnimmt. Insbesondere wird die **Kortisontherapie** bei Retrobulbärneuritis am einzigen Auge befürwortet. Auf jeden Fall muss man vor der Kortisontherapie eine Tu-

15.5 · Erkrankungen

berkulose, ein Magenulkus, einen Diabetes mellitus und eine Hypertonie ausschließen. Weiterhin wird eine Multiple Sklerose heute mit β-Interferon oder dem Polypeptid Glatirameracetat behandelt, wenn zerebrale Herde bestehen. Nach einer Retrobulbärneuritis erholt sich das Sehvermögen oft erstaunlich gut, auch wenn die Sehschärfe auf <0,05 abgesunken war. Der Patient muss am Beginn der Erkrankung darüber informiert werden, dass die Sehschärfe vorübergehend noch schlechter werden kann, sonst meint er, der Arzt habe sich in der Diagnose getäuscht. Man kann ihm aber auch in Aussicht stellen, dass sich das Sehvermögen wieder teilweise oder ganz erholt. Nur in seltenen Fällen bleibt ein Zentralskotom bestehen.

> ! Zur Abklärung einer Sehstörung, bei der an der Papille und Netzhaut kein pathologischer Befund zu sehen ist, ist der Wechselbelichtungstest (Objektivierung der afferenten Leitungsstörung) die wichtigste Untersuchung.

15.5.4 Anteriore ischämische Optikusneuropathie (AION), »Apoplexia papillae«

Definition
Es handelt sich um einen **Infarkt** des vor der Lamina cribrosa gelegenen **Papillengewebes** (◘ Abb. 15.9).

Pathogenese
Der vor der Lamina cribrosa gelegene Abschnitt des Sehnerven (die »Papille«) wird durch 3 kleine Äste der hinteren Ziliararterien und nicht wie die übrige Netzhaut durch die Zentralarterie versorgt. Verschließt sich einer oder verschließen sich mehrere dieser Ziliararterienäste, dann kommt ein sektorieller oder kompletter ischämischer Infarkt der Papille zustande. Da alle Nervenfasern der Ganglienzellen durch die Papille laufen, verursacht ein solcher Infarkt eine hochgradige Sehstörung oder Erblindung des betroffenen Auges.
Es gibt zwei ätiologisch unterschiedliche Formen:
- arteriosklerotische AION
- AION durch Riesenzellarteriitis (Arteriitis temporalis, M. Horton).

Arteriosklerotische AION
Ursachen
Fast immer handelt es sich um eine lokale arteriosklerotische Wandveränderung der kurzen hinteren Ziliararterien und nicht um eine Embolie.

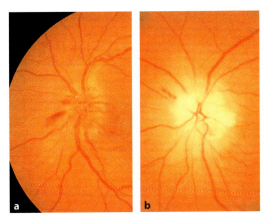

◘ **Abb. 15.9.** Anteriore ischämische Optikusneuropathie (AION, ischämischer Papilleninfarkt). Typisch sind eine Papillenschwellung und einige radiär gestellte Blutungen am Papillenrand (**a**). AION bei Arteriitis temporalis. Blasse Papillenschwellung, »Cotton wool« (**b**)

Symptome, Befunde
Der Patient bemerkt eine plötzliche, drastische Sehstörung, da fast immer die makulären Nervenfasern mit betroffen sind. Zusätzlich zum Visusverlust besteht ein Gesichtsfelddefekt unterschiedlicher Ausdehnung, am häufigsten in der unteren Gesichtsfeldhälfte (**inferiore Hemianopie**). Nicht selten wird der Sehverlust eines Auges von den meist älteren Patienten zunächst überhaupt nicht wahrgenommen, wenn das andere Auge intakt ist.

Diagnostik
Im akuten Stadium sieht man mit dem Ophthalmoskop eine **blasse Schwellung** eines Papillensektors oder der gesamten Papille. Häufig finden sich einzelne radiär verlaufende **Blutungen** am Papillenrand (◘ 15.9a). Die Papille ist nur wenig prominent. Die **Sehschärfe** ist fast immer **sehr stark** (<0,05) **herabgesetzt**.
Der Ausfall der unteren Gesichtsfeldhälfte ist zwar typisch, die großflächigen Skotome können aber auch an anderen Stellen des Gesichtsfeldes lokalisiert sein. Bei schweren Fällen bleibt nur eine kleine Gesichtsfeldinsel erhalten oder das Auge erblindet vollständig. Dann findet man bei der Augenuntersuchung eine blasse **Optikusatrophie** und kann nur indirekt auf den vorangegangenen Papilleninfarkt schließen.

Therapie
Eine kausale Therapie ist nicht möglich. Bei **arteriosklerotisch bedingtem Papilleninfarkt** gibt es bisher keine sicher wirksame Therapie. Diskutiert wird eine hoch dosierte Behandlung mit Kortikosteroiden, um

das strangulierende Ödem im rigiden Skleralkanal zu reduzieren. Langfristig wird eine Behandlung mit Thrombozytenaggregationshemmern empfohlen (ASS).

Differenzialdiagnose
Bei Behandlung von Herzrhythmusstörungen mit Amiodarone (Cordarex) kommt es selten zu dem Bild einer AION mit entsprechendem Gesichtsfeldausfall. Dieses Krankheitsbild ist nach Absetzen des Medikaments manchmal reversibel.

Riesenzellarteriitis (Arteriitis temporalis Horton)
Ursachen
Diese immunologisch bedingte Entzündung mittlerer und kleiner Arterienäste befällt am Auge bevorzugt die kurzen hinteren Ziliararterien. Häufig kommt es dadurch zu einem Papilleninfarkt (AION), seltener zu einem Zentralarterienverschluss (▶ Kap. 13.4.3).

Symptome, Befunde
Der Sehverlust ist meist noch drastischer als bei der arteriosklerotischen AION.

Vorboten sind ein allgemeines Krankheitsgefühl mit **Kopf-, Kau- und Nackenschmerzen sowie Fieber** und **Gewichtsverlust**. Manche Patienten bemerken **Parästhesien an der Schläfe** der betroffenen Seite, die durch eine Durchblutungsstörung der sensiblen Nerven im Ausbreitungsgebiet der A. temporalis zustande kommen.

Die Papille ist stärker weißlich geschwollen als das bei der arteriosklerotischen AION der Fall ist (»Cotton wool« = Axoplasmastau) (◘ Abb. 15.9b). Charakteristisch ist die stark beschleunigte Blutsenkungsgeschwindigkeit, die in der 1. Stunde meist 50–80 mm, in der 2. Stunde oft über 100 mm betragen kann. Die Temporalarterie ist häufig als entzündeter, geröteter pulsloser Strang an der Schläfe tastbar (◘ Abb. 15.10). Bei **erhöhter BSG** oder anderen klinischen Zeichen muss kurzfristig eine diagnostische Biopsie der A. temporalis erfolgen, um die **Diagnose histologisch zu sichern**. Mikroskopisch sieht man eine Aufsplitterung der Elastica der Arterienwand und Riesenzellen.

Therapie
Bei **Riesenzellarteriitis** muss man **sofort hochdosiert Kortikosteroide** geben, um das 2. Auge zu schützen, das sonst in 40 % der Fälle ebenfalls erkrankt, d. h. der Patient würde dann vollständig erblinden. Außerdem besteht bei Arteriitis temporalis wegen anderer drohender Gefäßverschlüsse Lebensgefahr. Die Dauer und Höhe der Kortisontherapie muss über die BSG kontrolliert werden. Andere gleichzeitig bestehende Ursachen einer BSG-Erhöhung muss der Internist ausschließen.

> **!** Bei unklaren Kopf- und Nackenschmerzen muss immer an eine Arteriitis temporalis Horton (Riesenzellarteriitis) gedacht und eine BSG veranlasst werden. Dann lässt sich manchmal die Erblindung durch Papilleninfarkt durch eine sofortige Kortisontherapie noch vermeiden.

15.5.5 Optikusatrophien

Die Atrophie des Sehnervs ist durch den Verlust von Axonen und Myelinscheiden gekennzeichnet und führt zur Papillenatrophie.

Allgemeine Charakteristika. Unterschiede im ophthalmoskopischen Bild der Papillenatrophie ergeben Hinweise auf die Ätiologie der Optikusatrophie. Man beurteilt, ob die Papille ganz oder teilweise atrophisch ist, ob die Grenzen scharf oder verwaschen sind, ob die benachbarten Gefäße sklerotische Zeichen aufweisen und eng sind und ob eine Exkavation vorhanden ist oder fehlt. Unscharfe Papillengrenzen entstehen bei der sog. sekundären Atrophie durch Einwachsen der Astrozyten in das umgebende Netzhautgewebe. Eine Exkavation entsteht bei Glaukom durch Verlust der Astrozyten und der Axone (▶ Kap. 17).

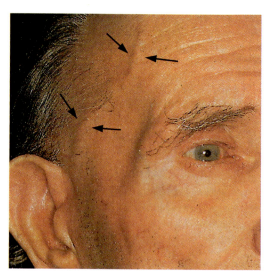

◘ **Abb. 15.10.** Arteriitis temporalis (Riesenzellarteriitis). Der verdickte, entzündete und verhärtete Ast der Arteria temporalis zieht vom Oberrand des Ohrs zur Schläfe (→). Der verhärtete Strang ist dort tastbar

Traumatische Optikusatrophie

Ursachen
Häufig entsteht eine Optikusatrophie nach einem Sturz auf Stirn und Schläfe (z. B. Fahrradunfall), wobei der Sehnerv und die versorgenden Gefäße **im knöchernen Kanal gezerrt** werden oder zerreißen, ohne dass eine knöcherne Fraktur besteht.

Frakturen des Sehnervkanals kommen bei schweren Gesichtsschädel- und Schädelbasisfrakturen vor und führen meist zur Erblindung der betroffenen Seite.

Symptome, Befunde
Der Patient sieht kurzzeitig Lichtblitze, das Auge ist danach irreversibel erblindet. Der Sehverlust lässt sich sofort durch die Pupillenreaktion objektivieren.

Therapie
Eine entquellende Therapie (Steroide, Antiphlogistika) wird empfohlen, ist aber fast nie erfolgreich. Nach 4–6 Wochen wird die Optikusatrophie an der Papille sichtbar. Eine operative Entlastung des Sehnervenkanals ist nur bei nachgewiesener Fraktur sinnvoll, kann aber trotzdem oft das Sehen nicht wieder herstellen.

Optikusatrophie durch Tumordruck

Ursachen
Am häufigsten sind Tumoren der mittleren Schädelgrube, die auf Sehnerv und Chiasma drücken.

Symptome, Befunde
Deutliche Visusstörung. Die Papille ist anfangs wenig oder nicht atrophisch, obwohl schon eine erhebliche Funktionsstörung vorliegt. Ein frühes Zeichen der beginnenden Optikusschädigung ist die **Störung der Farbwahrnehmung**. Bei Einseitigkeit oder Seitenasymmetrie lässt sich eine **afferente Pupillenstörung** nachweisen. Offensichtlich bestehen zunächst reversible Leitungsstörungen der Axone. Typische **Gesichtsfelddefekte**, sind bitemporale oder homonyme Hemianopie in unterschiedlichem Ausprägungsgrad (▶ Kap. 16). Wenn ein Hypophysentumor rechtzeitig operiert wird, erholt sich das Gesichtsfeld oft erstaunlich gut und die Sehschärfe steigt wieder an.

Differenzialdiagnose
Charakteristisch ist für eine Optikusschädigung durch Tumordruck, dass die Sehstörung stärker ist, als die sichtbare Papillenatrophie vermuten lässt. Bei hereditärer Optikusatrophie ist das umgekehrt, d. h. auch bei mäßiger Sehstörung ist eine auffällige Optikusatrophie vorhanden. Der Grund ist, dass durch Tumordruck die Axone nicht mehr leiten können, aber noch nicht degeneriert sind. Die Kombination einer starken Sehstörung mit einer geringen Optikusatrophie muss deshalb den Verdacht auf einen Tumor lenken.

> ❗ Bei Optikusschädigung durch Tumordruck ist an der Papille oft keine ausgeprägte Atrophie zu erkennen und eine Erholung der Sehschärfe nach Entlastung noch möglich.

Hereditäre Optikusatrophien

Die »primäre« hereditäre Optikusatrophie wird **autosomal dominant vererbt**.

Ophthalmoskopisch erkennt man eine helle, randscharfe Papille mit einem diffusen Verlust der peripapillären Nervenfasern (◘ Abb. 15.11). Im Vordergrund der Symptomatik steht die mäßige bis stark ausgeprägte **Visusminderung** (0,3–0,05) an beiden Augen. Das Gesichtsfeld ist meist nur mäßig konzentrisch eingeschränkt. Die Patienten sind durch ihre Sehstörung oft erstaunlich wenig behindert. Charakteristisch für die hereditäre Optikusatrophie ist eine **Störung des Farbsehens** im Blau-Gelb-, seltener im Rot-Grün-Bereich.

Die Progression ist meistens nur langsam, Lesefähigkeit bleibt manchmal auch im Alter noch erhalten.

Sekundäre hereditäre Optikusatrophien. Als DIDMOAD-Syndrom bezeichnet man die Kombination aus **D**iabetes **i**nsipidus, **D**iabetes **m**ellitus, **O**ptikusatrophie, und Hörstörung (engl. **D**eafness). Die **Behr-Optikusatrophie** ist autosomal-rezessiv vererbt und weist gleichzeitig neurologische Störungen auf.

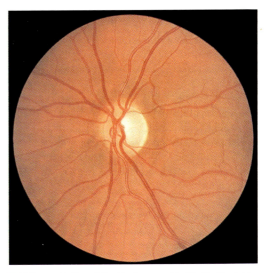

◘ **Abb. 15.11.** Hereditäre Optikusatrophie. Die Papille sieht deutlich abgeblasst aus. Insbesondere am oberen und unteren Papillenpol fehlt die Nervenfaserstreifung auf der Netzhaut

Leber-Optikusatrophie

Ursachen
Diese hereditäre Optikusatrophie befällt junge Männer im 2.–3. Lebensjahrzehnt. Klinisch gesunde Frauen übertragen die Krankheit auf alle männlichen und auf ca. 15% der weiblichen Nachkommen. Die Krankheit wird über mütterliche mitochondriale DNS vererbt.

Symptome, Befunde
Es kommt zu einer dramatisch verlaufenden Neuritis nervi optici mit großem **irreversiblen Zentralskotom**. Regelmäßig erkrankt auch das 2. Auge innerhalb weniger Tage, so dass eine hochgradige beidseitige Sehstörung oder nahezu vollständige Erblindung resultiert. An der Papille sind nur geringe Veränderungen zu sehen (leichte Hyperämie, Schlängelung der Venolen an der Papille).

Diagnostik
Die Diagnose ergibt sich aus der Familienanamnese (evtl. Fälle bei den männlichen Verwandten der Mutter) und aus dem typischen plötzlichen Verlauf. Der Gendefekt der Leber-Optikusatrophie ist bekannt und kann in der mitochondrialen DNA nachgewiesen werden.

Therapie
Es wird mit Hydroxocobalamin (Vitamin B_{12}) und anderen B-Vitaminen versucht, den Verlauf zu unterbrechen, was aber fast nie erfolgreich ist. Rauchen und Alkoholkonsum schädigen möglicherweise zusätzlich und sollten deshalb unterlassen werden.

Sonstige Optikusatrophien
Die sekundäre Optikusatrophie **nach Papillitis** und **Retrobulbärneuritis** hat typischerweise ein weißlich-gelbes Aussehen und weist eine Papillenrandunschärfe auf.

Differenzialdiagnose
Bei **Retinopathia pigmentosa** entwickelt sich eine wachsgelbe Optikusatrophie.

Die Differenzialdiagnose ist hierbei wegen des typischen Netzhautbefundes mit Knochenkörperchen, konzentrischer Gesichtsfeldeinschränkung, Dunkelanpassungsstörung und erloschenem Elektroretinogramm einfach.

Die **glaukomatöse Optikusatrophie** ist durch die pathognomonische Exkavation charakterisiert und wird in Kap. 17 besprochen.

Optikusatrophien durch Intoxikationen
Tabak-Alkohol-Schaden. Es handelt sich um eine allmählich fortschreitende Schädigung des N. opticus, die bei starken Trinkern und Rauchern vorkommt.

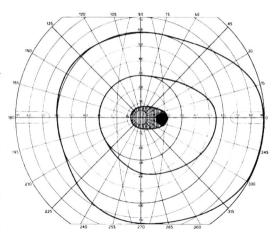

Abb. 15.12. Zentrozökales Skotom bei Sehnervenschaden durch Tabak-Alkohol-Intoxikation

Pathogenetisch spielt wahrscheinlich die einseitige Ernährung, die arm an Protein und Vitamin B ist, eine Rolle. Tabak- und Alkoholschaden verstärken sich gegenseitig. Zyanidspuren im schlecht fermentierten Tabak, Methylalkohol in selbstgebranntem Schnaps (bis zu 3%), aber auch Mangelernährung, Vitaminresorptionsstörung und alkoholischer Leberschaden spielen ursächlich eine Rolle.

Es entsteht ein **zentrozökales Skotom** (Gesichtsfeldausfall zwischen Zentrum und blindem Fleck) mit einer entsprechenden beidseitigen Sehstörung (. Abb. 15.12).

Therapeutisch ist der unbedingte **Verzicht** auf **Rauchen** und **Alkohol** wichtig, außerdem i. m. Injektion von Hydroxo-Cobalamin (Vitamin B_{12}, Aquo-Cytobion®) 1 × wöchentlich über 10 Wochen (das in den meisten B_{12}-Präparaten enthaltene Cyanocobalamin entgiftet das Zyanid nicht und eignet sich deshalb nicht für die Therapie) sowie eine proteinreiche, ausgeglichene Kost. Bei konsequenter Abstinenz ist die Prognose meist gut.

Methylalkohol. In Notzeiten kommt dieses sehr gefährliche Gift in illegal hergestellten Getränken vor und bewirkt nach einmaligem »Genuss« in wenigen Tagen eine beidseitige **Erblindung**. Als Therapie wird Äthylalkohol (≥ 1 ‰ Blutspiegel über 5 Tage) empfohlen, der durch kompetitive Hemmung der Alkoholdehydrogenase die Bildung von Formaldehyd aus Methylalkohol hemmt.

Ethambutol. Es wird als Basistherapeutikum bei der Tuberkulose verwendet. Bei hoher Dosierung kann ein Optikusschaden eintreten, der nach Absetzen von

15.5 · Erkrankungen

Ethambutol meist reversibel ist. Man erkennt den beginnenden Schaden an einer Farbsinnstörung (Prüfung mit den Ishihara-Tafeln und dem Panel-D-15-Test). Gesichtsfeldschädigung und Sehstörung können hinzukommen. Patienten, die täglich mehr als 15 mg/kg/KG Ethambutol über längere Zeit erhalten, müssen regelmäßig augenärztlich untersucht werden.

Chinin, Arsen, Blei und Brom. Diese Stoffe können ebenfalls zu einer toxisch bedingten Optikusatrophie führen.

15.5.6 Tumoren des Sehnervs

Optikusscheidenmeningiom
Symptome, Befunde
Das Optikusscheidenmeningiom bildet eine harte Manschette um den Sehnerv und führt durch Kompression der Axone zur Optikusatrophie und zur Erblindung des Auges (◘ Abb. 15.13). Anfangs ist die Sehstörung blickrichtungsabhängig, es treten »Obskurationen« auf und man findet eine afferente Pupillenstörung sowie eine Störung der Farbwahrnehmung und Gesichtsfeldausfälle.

An der Papille sieht man eine Optikusatrophie und typischerweise **zilioretinale Shuntgefäße**. Es handelt sich um einen venösen Umgehungskreislauf, wobei das venöse Blut nicht über die Zentralvene abfließt, sondern durch erweiterte und umgebildete Kapillaren in den chorioidalen Kreislauf abgeleitet wird. Die Zentralvene ist nämlich durch das Optikusscheidenmeningiom stranguliert. Im späteren Verlauf entsteht an der betroffenen Seite ein Exophthalmus.

Therapie
Eine Operation ist meist nicht möglich, da der Sehnerv und die Gefäße zerstört würden. Eine Operation muss an einem blinden Auge dann vorgenommen werden, wenn das Optikusscheidenmeningion in das Chiasma einzuwachsen droht und den anderen Sehnerv in Mitleidenschaft ziehen würde. Eine Bestrahlung ist nur gering wirksam.

Optikusgliom
Ursachen, Pathogenese
Das Optikusgliom kommt z. B. beim Morbus Recklinghausen vor und zerstört durch sein Wachstum die Sehnervenfasern mit der Folge der Erblindung des Auges (◘ Abb. 15.14). Kinder sind häufiger betroffen.

Symptome, Befunde
Anfangs Visusminderung, Obskurationen und Gesichtsfeldausfälle unterschiedlicher Konfiguration. Später Exophthalmus, beidseitiger Befall möglich. Ophtalmoskopisch ist zuerst eine Papillenschwellung zu sehen, später treten eine Optikusatrophie und manchmal optikoziliare Shuntgefäße wie beim Optikusscheiden-Meningiom auf.

Diagnostik
Diagnostisch ist immer ein **Kernspintomogramm**, sowie zusätzlich ein **Computertomogramm**, meist auch mit koronarer Schichtung, zur Beurteilung des knöchernen Sehnervenkanals erforderlich. Beim Durchwachsen dieses Tumors durch den Canalis opticus kommt es zu einer Erweiterung des knöchernen Kanals. Dieser Befund ist prognostisch von Bedeutung.

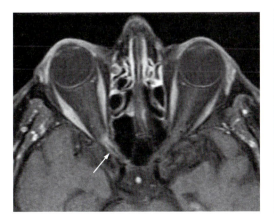

◘ **Abb. 15.13.** Optikusscheidenmeningiom des rechten Sehnerven(→). Die Kernspintomographie zeigt bei Kontrastmittelaufnahme deutlich das »Schienenstrang«-Phänomen (Verdickung der Optikus-Scheide) (Neuroradiologie Würzburg)

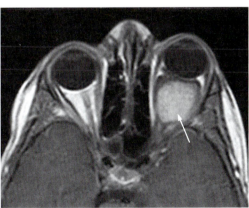

◘ **Abb. 15.14.** Optikusgliom (→). Ballonförmige Auftreibung des linken Sehnerven bei einem 4-jährigen Kind (Neuroradiologie Würzburg)

Therapie

Das Optikusgliom wird gefährlich, wenn es in das Chiasma einwächst. Dann muss der N. opticus reseziert werden, nach Möglichkeit sollte der Bulbus aber erhalten werden (allerdings Phthisisgefahr wegen Resektion wichtiger Gefäße!). Solange der Tumor nicht wächst, sollte man den Sehnerv belassen, da das Auge ohnehin blind ist.

Papillentumoren

Astrozytom. Dieser Tumor kommt als pilozytäres Astrozytom (Gliom) bei der Neurofibromatose (Morbus Recklinghausen) als Sehnerventumor vor. Bei der tuberösen Hirnsklerose (Morbus Bourneville Pringle) besteht eine Wucherung der Astrozyten, die sich blumenkohlartig an der Papille vorwölbt. Auffällig sind die weiße Farbe und die maulbeerartige Oberfläche. Häufig finden sich intrazerebrale Manifestationen der tuberösen Sklerose und ein Adenoma sebaceum.

Melanozytom. Dieser Tumor ist mäßig bis tiefschwarz pigmentiert, wächst über den Papillenrand und kann mit einem malignen Melanom der Aderhaut verwechselt werden. Oft findet sich ein benachbarter Aderhautnävus. Das Melanozytom unterscheidet sich vom Aderhautmelanom durch die dunkle Pigmentierung, die Lage auf oder an der Papille und die unterschiedliche Oberflächenstruktur (Abb. 12.11a). Außerdem zeigt das Fluoreszenzangiogramm kein tumoreigenes Gefäßsystem.

Hämangiome der Papille kommen beim Morbus Hippel-Lindau vor. Eine Therapie ist schwierig, da eine Laserkoagulation zur Zerstörung von Sehnervenfasern führt (Abb. 13.29).

Fallbeispiel

Eine 72-jährige Patientin stellt sich mit einer plötzlichen Sehverschlechterung des rechten Auges vor. Der Visus beträgt 1/35, am Augenhintergrund erkennt man eine blasse Papillenschwellung, teilweise mit hellen weißen Sektoren. Bei der Gesichtsfeldprüfung wird nur ein kleiner peripher gelegener Gesichtsfeldrest gefunden. Die sofort durchgeführte BSG ergibt eine starke Beschleunigung auf 85/110 mm. Auf Befragen nach Allgemeinerkrankungen gibt die Patientin an, dass sie schon seit einigen Wochen wegen Nackenschmerzen und Kopfschmerzen (einschließlich Parästhesien der rechten Schläfe) in Behandlung sei, die physiotherapeutischen Maßnahmen aber zu keiner Besserung geführt hätten. Unter dem Verdacht einer Riesenzellarteriitis wird sofort mit einer Megadosis Kortison (1000 mg i.v.) behandelt und eine Arterienbiopsie der rechten A. temporalis durchgeführt. Die Histologie bestätigt die Verdachtsdiagnose. Die Erblindung des rechten Auges bessert sich unter der hochdosiert fortgeführten Kortisontherapie nicht, ein Befall des zweiten Auges wird jedoch verhindert.

Die in den letzten Wochen aufgetretenen Allgemeinsymptome hätten den Verdacht auf eine Arteriitis temporalis lenken können und eine Kortisontherapie hätte wahrscheinlich den Befall des rechten Auges verhindert.

In Kürze

Anatomie. Der Sehnerv besteht aus 1,1 Mio. Nervenfasern, den Axonen der retinalen Ganglienzellen. Er kann mit dem Ophthalmoskop an der Papille beurteilt werden. Man achtet auf Randbegrenzung, Farbe, Gefäßtrichter und Exkavation. Besonders wichtig ist die Beurteilung der peripapillären Nervenfasern im rotfreien Licht, weil man hierdurch Ausfälle frühzeitig erkennen kann.

Normvarianten. Normvarianten der Papille können differenzialdiagnostische Schwierigkeiten verursachen: Im Alter vergrößert sich die physiologische Exkavation und kann mit einem Glaukom verwechselt werden. Bei Hypermetropie ist manchmal die Papille durch zusammengedrängte Nervenfasern randunscharf, ohne dass eine Stauungspapille besteht. Drusen der Papille führen zu einer unregelmäßigen, unscharfen Randbegrenzung der Papille und verursachen zuweilen Nervenfaserdefekte und Gesichtsfeldausfälle.

Erkrankungen. Bei der **akuten Stauungspapille** findet man eine Papillenschwellung und radiäre Blutungen am Papillenrand. Im Gegensatz zu entzündlichen und ischämischen Erkrankungen der Papille tritt die Stauungspapille in der Regel beidseitig auf und verursacht keine Sehstörung. Bei chronischer Stauungspapille ist der Sehnervenkopf pilzförmig in den Glaskörperraum vorgewölbt und von dilatierten Kapillaren überzogen. Bei Pseudotumor cerebri, einer Liquordruckerhöhung ohne Tumor, führt die chronische Stauungspapille nicht selten zu Optikusatrophie und Gesichtsfeldverfall.

Die **Papillitis** ist eine Entzündung des Sehnervenkopfes, bei der **Retrobulbärneuritis** ist der Entzündungsherd hinter der Lamina cribrosa im Sehnerv lokalisiert. Typisch ist ein reversibler Visusverlust mit Zentralsko-

▼

tom und Störung der afferenten Pupillenreaktion. Die Neuritis nervi optici ist häufig, aber nicht immer Zeichen einer multiplen Sklerose. Bei Kindern tritt eine beidseitige Papillitis nach Infekten auf. Wichtig ist es, einen Hirntumor auszuschließen, der den Sehnerv schädigt (Computertomographie).

Die **anteriore ischämische Optikusneuropathie (AION)** ist ein ischämischer Infarkt der Papille. Die Ursache ist ein Verschluss der kleinen hinteren Ziliararterien, die die Sehnervenfasern vor der Lamina cribrosa versorgen. Der Gefäßverschluss kann durch Arteriosklerose oder durch eine Riesenzellarteriitis verursacht sein. Die schnelle Diagnose der **Riesenzellarteriitis** (BSG-Erhöhung, histologisch durch Biopsie der A. temporalis) ist notwendig, um die Erblindung des 2. Auges durch eine sofortige Kortisontherapie zu verhüten.

Die **traumatische Optikusatrophie** entsteht bei einem Unfall (z. B. beim Fahrradsturz) durch Zerrung des Nervs, seltener durch Frakturen im Sehnervenkanal. **Tumoren** der mittleren Schädelgrube komprimieren häufig den N. opticus oder das Chiasma und verursachen eine Optikusatrophie. Die Sehstörung ist teilweise reversibel, wenn der Tumor rechtzeitig erkannt und entfernt wird. Die **hereditäre Optikusatrophie** wird autosomal-dominant vererbt. Man sieht eine hochgradige beidseitige Papillenatrophie, die Sehschärfeherabsetzung behindert die betroffenen Kranken jedoch oft erstaunlich wenig.

Die **Leber-Optikusatrophie** verläuft rasch wie eine Entzündung und betrifft mit kurzem Intervall beide Augen. Sie kommt fast nur bei jungen Männern vor und wird mitochondrial vererbt.

Optikusatrophien durch **toxische Stoffe** werden vor allem durch Nikotin- und Alkoholabusus, Methylalkoholvergiftung und hochdosierter Ethambutoltherapie der Tuberkulose verursacht.

Optikusscheidenmeningiom und **Optikusgliom** führen zu einer Erblindung des betroffenen Auges. Eine Resektion des Sehnervs ist nur bei erblindetem Auge anzuraten, wenn diese Tumoren in den Sehnervenkanal und das Chiasma einwachsen.

Sehbahn

16.1 Funktionelle Anatomie – 288

16.2 Untersuchungsmethoden – 291
16.2.1 Sehschärfebestimmung, Sehstörung – 291
16.2.2 Gesichtsfelduntersuchung – 291
16.2.3 Fundusuntersuchung, Papille – 291
16.2.4 Pupillenprüfung – 291
16.2.5 Bildgebende Verfahren – 291

16.3 Erkrankungen – 291
16.3.1 Chiasmasyndrom – 291
16.3.2 Läsionen oberhalb des Chiasmas (Läsionen des Tractus opticus) – 292
16.3.3 Läsionen oberhalb des Corpus geniculatum laterale – 292
16.3.4 Übersicht über die Form der Gesichtsfeldausfälle bei Läsionen der Sehbahn – 293

>> Einleitung

Wenn man den Verlauf der Sehbahn kennt, kann man aus der Form der Gesichtsfeldausfälle häufig auf die Lokalisation der Störung schließen. Die Papille bleibt ohne Atrophie, wenn die Läsion oberhalb des Corpus geniculatum laterale liegt, bei Läsion des Tractus opticus findet man dagegen eine typische Atrophie der Papille. Weitere Hinweise ergeben Veränderungen der Sehschärfe, der Pupillenreaktion und der Farbwahrnehmung. Wichtige bildgebende Verfahren sind Computer- und Kernspintomographie.

16.1 Funktionelle Anatomie

Die Störungen der Sehbahn vom Chiasma aufwärts diagnostiziert man aus den Gesichtsfeldausfällen.

Verlauf der Sehbahn und die Interpretation von Gesichtsfeldausfällen. Die Gesichtsfeldveränderungen versteht man, wenn man den **Faserverlauf** der Sehbahn kennt (Abb. 16.1–16.5): Die Fasern des 3. Neurons der Netzhaut (Ganglienzellen) ziehen von der Netzhaut als **N. opticus** zum **Chiasma opticum**. Hier erfolgt die Halbkreuzung der Nervenfasern, so dass im **Tractus opticus** jeweils nur noch Fasern aus korrespondierenden Netzhauthälften verlaufen. Der rechte Tractus opticus enthält die ungekreuzten Fasern der temporalen Netzhauthälfte des rechten Auges und die gekreuzten Fasern der nasalen Netzhauthälfte des linken Auges, also nur Fasern beider rechten Netzhauthälften, was den beiden linken Gesichtsfeldhälften entspricht (Abb. 16.1 und 16.5). Der linke Tractus opticus enthält die Fasern von den beiden linken Netzhauthälften, was den rechten Gesichtsfeldhälften entspricht. Die Fasern des Tractus opticus enden in 6 getrennten Schichten des **Corpus geniculatum laterale**, der Schaltstation des Mittelhirns. Von hier aus zieht das zentrale Neuron, dessen Axone die **Radiatio optica** (Gratiolet-Sehstrahlung) bilden, im hinteren Schenkel der inneren Kapsel um das Seitenhorn des Seitenventrikels und am Hinterhorn entlang zum Okzipitalpol. Die Fasern enden in der Gegend der **Fissura calcarina** an der Innenfläche des Hinterhauptlappens, dem kortikalen Sehzentrum

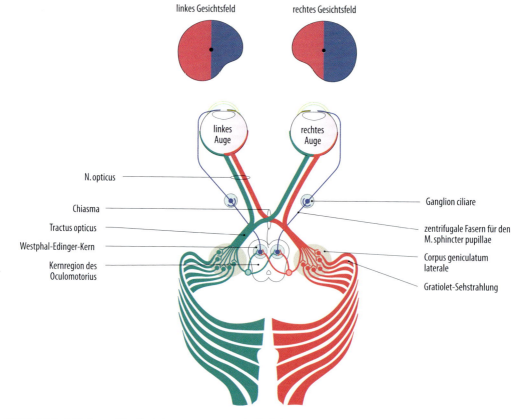

Abb. 16.1. Sehbahn und Pupillenbahn

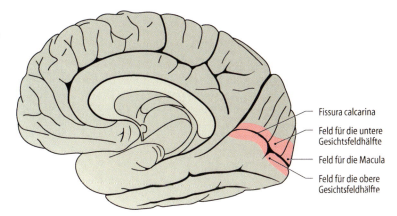

Abb. 16.2. Das Sehzentrum des Gehirns, rechte Hemisphäre, Innenfläche

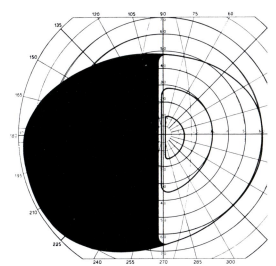
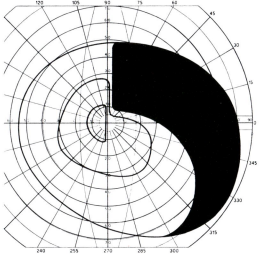

Abb. 16.3. Bitemporale Hemianopie bei Hypophysentumor. Beachte: scharfe Grenze des Skotoms an der vertikalen Mittellinie des jeweiligen Gesichtsfeldes, asymmetrische Ausprägung mit Beginn der Gesichtsfeldstörungen im oberen temporalen Quadranten (rechtes Auge). Die beiden Gesichtsfeldausfälle sind oft nicht von gleicher Form

(**Area striata = Area 17;** Abb. 16.2). Die Fissura calcarina entspricht der **horizontalen** Trennungslinie der beiden Gesichtsfelder, während die vertikale Trennung beider Gesichtsfeldhälften durch die Falx cerebri gegeben ist, die den rechten und linken Hinterhauptlappen voneinander trennt. Die obere Gesichtsfeldhälfte ist jeweils unterhalb der Fissura calcarina, die untere Gesichtsfeldhälfte oberhalb der Fissura calcarina repräsentiert (Abb. 16.2). Die von der Makula kommenden Nervenfasern teilen sich wie die der übrigen Netzhaut im Chiasma. Kortikal ist die Makula am hinteren Pol des Hinterhauptlappens entsprechend ihrer hohen Ganglienzelldichte mit einem größeren Gebiet vertreten, als dies ihrer geringen Ausdehnung in der Retina entspricht.

Höhere Sehbahn. Die weiteren Verbindungen zu anderen Gehirngebieten sind weniger exakt bekannt als der Faserverlauf bis zur primären Sehrinde. Zentren für Farbe und Form sind infero-temporal, für Bewegung und Tiefenwahrnehmung parietal lokalisiert. Bereits in den 6 Schichten des Corpus geniculatum laterale sind magnozelluläres und parvozelluläres System der Ganglienzellen (Bewegung/Tiefe versus Farbe/Form) getrennt repräsentiert. Ausfälle der dem primären Sehzentrum (V_1) benachbarten Kortexareale (V_2 und V_3) führen zur optischen Agnosie (Unfähigkeit zu Erken-

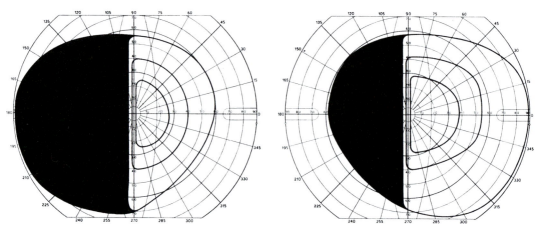

Abb. 16.4. Komplette linksseitige homonyme Hemianopie bei Erkrankung des rechten Tractus opticus, der rechten Sehstrahlung oder der rechten Sehrinde

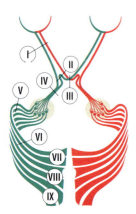

Ort des Schadens		Art des Gesichtsfeldausfalles
I	N. opticus links	Amaurose links
II	Sehnerv nahe dem Chiasma links	Amaurose links, temporale Hemianopie rechts
III	Chiasma medial	bitemporale Hemianopie
IV	Tractus opticus links	homonyme Hemianopie nach rechts (stärker inkongruente Ausfälle sprechen für Läsion im Traktus)
V	vordere Schleife der Sehstrahlung links	inkongruente obere Quadrantenausfälle nach rechts
VI	innerer Teil der Sehstrahlung links	inkongruente untere Quadrantenausfälle nach rechts
VII	vorderer Teil der Calcarina links	Ausfall der temporalen Gesichtsfeldsichel rechts
VIII	mittlerer Teil der Calcarina links	genau kongruente Hemianopie nach rechts mit Erhaltenbleiben der temporalen monokularen Sichel
IX	Okzipitalpol links	genau kongruentes rechtsseitiges hemianopisches Zentralskotom

Abb. 16.5. Übersicht. Haupttypen der Gesichtsfeldausfälle bei Störungen der Sehbahn

nen). Anschließend liegt der Gyrus angularis, bei dessen Erkrankung Alexie (Unfähigkeit zu Lesen) eintritt.

16.2 Untersuchungsmethoden

16.2.1 Sehschärfebestimmung, Sehstörung

Die Methode der Sehschärfebestimmung ist in Kap. 2.3.7 und 3.2.1 genauer beschrieben. Bei Verdacht auf Kompression im Bereich des Chiasma oder des Tractus opticus ist am Anfang der Erkrankung die **Diskrepanz zwischen starker Sehstörung und nur geringer Optikusatrophie** typisch. Der Patient klagt über verwaschene schmutzige Farben, manchmal auch über fluktuierende Sehstörungen (insbesondere bei Hirndruck = Obskurationen). Die **Farbwahrnehmung** ist beim Chiasma-Syndrom in der gestörten temporalen Gesichtsfeldhälfte schlechter als in der nicht betroffenen nasalen Gesichtsfeldhälfte. Man prüft monokular mit einem farbigen Gegenstand die temporale und nasale Gesichtsfeldhälfte im Vergleich, während der Patient ein Kreuz auf einem weißen Blatt Papier fixiert. Auf der temporalen Seite gibt der Patient an, dass die Farbe schmutzig verwaschen erscheint.

16.2.2 Gesichtsfelduntersuchung

Läsionen im Chiasmabereich und der höheren Sehbahn untersucht man besser mit kinetischer Perimetrie (Goldmann-Perimeter), da man mit dieser Methode die exakte Mittellinienbegrenzung der Gesichtsfeldstörung bei Chiasma- oder Tractus-Läsionen genauer erkennen kann als mit der computerisierten statischen Perimetrie. Homonyme großflächige Gesichtsfelddefekte kann man am Krankenbett oft auch durch Fingerperimetrie erkennen (z. B. bei Schlaganfall).

16.2.3 Fundusuntersuchung, Papille

Die **Atrophie der Papille** erkennt man am besten mit der direkten Ophthalmoskopie oder mit der 78- oder 90-dpt-Lupe im umgekehrten Bild an der Spaltlampe. Die **Nervenfasern neben der Papille** sind im rotfreien Licht (Grünfilter) am besten zu erkennen. Man achtet insbesondere auf die am oberen und unteren Pol bogenförmig verlaufenden Nervenfasern (die zur temporalen Netzhaut laufen): Sind sie gut erhalten und ist dagegen die Papille in den horizontalen Sektoren atrophisch, dann spricht das für eine Atrophie der nasal gelegenen Ganglienzellen = Störung der temporalen Gesichtsfeldhälfte. Sind dagegen die bogenförmigen Nervenfasern atrophisch, dann sind die temporalen Ganglienzellen atrophiert und die nasale Gesichtsfeldhälfte gestört (z. B. bei Tractus-Läsion).

16.2.4 Pupillenprüfung

Bei seitendifferenten Optikusläsionen ist die Pupillenprüfung mit dem **Wechselbelichtungstest** eine sehr hilfreiche Methode, um die Funktionsstörung des Sehnervs zu objektivieren (▶ Kap. 2.3.4 und 10.2.2).

16.2.5 Bildgebende Verfahren

Computertomographie, Kernspintomographie und **Angiographie** sind wichtige Untersuchungsmethoden, die vom Neuroradiologen ausgeführt werden. Man muss möglichst angeben, wo man die Läsion vermutet, damit die Einstellung der darzustellenden Schichten an die Fragestellung angepasst werden kann.

16.3 Erkrankungen

16.3.1 Chiasmasyndrom

Definition, Ursachen

Als Chiasmasyndrom bezeichnet man die Trias: **bitemporale Gesichtsfeldausfälle, ein- oder beidseitige Sehschärfereduktion** und **Optikusatrophie**.

Das Chiasmasyndrom entsteht durch Raumforderungen (meist Tumoren) im Bereich der Sehnervenkreuzung. Häufig liegt eine Kompression des Chiasmas durch ein **chromophobes Adenom der Hypophyse** vor. Das **Kraniopharyngiom** tritt häufiger bei Kindern als bei Erwachsenen auf. Es entsteht durch epitheliale Reste der Rathke-Tasche und bildet Zysten, solide Knoten und Verkalkungen, die man im Röntgenbild sehen kann. **Meningiome** des Planum sphenoidale und des Tuberculum sellae verursachen Gesichtsfelddefekte sehr unterschiedlicher Form (◘ Abb. 16.5 I, II, III) und eine Visusstörung. Zuweilen dehnt sich ein **Aneurysma** der A. carotis oder des Circulus Willisi in die Sella aus und verursacht eine Raumforderung mit Chiasmasyndrom. **Gliome** des N. opticus können in das Chiasma einwachsen und führen zur Erblindung.

Symptome, Befunde

Typisch sind häufige Kopfschmerzen, endokrine Störungen und Doppelbilder. Die **bitemporalen Gesichts-**

feldausfälle sind nicht immer symmetrisch ausgeprägt, insbesondere nicht im Anfangsstadium. Zunächst fällt oft nur ein Teil des temporalen Gesichtsfeldes eines oder beider Augen aus, fast immer liegt der Beginn in den temporal oberen Quadranten (◘ Abb. 16.3). Typisch sind scharfe Grenzen der Defekte an der senkrechten Mittellinie des Gesichtsfeldes (◘ Abb. 16.5 III). Das wichtigste Leitsymptom ist die **Herabsetzung der Sehschärfe**. Daneben lässt sich oft eine **Entsättigung der Farbwahrnehmung** in der betroffenen Gesichtsfeldhälfte nachweisen. Auch weniger eindeutige Sehstörungen (z. B. unscharfes Sehen mit Flimmern) kommen vor. Ophthalmoskopisch sieht man eine **Optikusatrophie**, die jedoch oft weniger ausgeprägt ist als man aufgrund der Sehstörung vermutet.

Diagnostik

Neben den beschriebenen Gesichtsfelddefekten ist eine Vergrößerung und Destruktion der Sella turcica, die man schon in der normalen seitlichen Röntgenaufnahme sehen kann, typisch. Immer ist auch ein Computer- oder ein Kernspintomogramm erforderlich.

Therapie

Hypophysentumoren werden transsphenoidal mikrochirurgisch entfernt. Nach Entlastung des Chiasmas erholen sich die Sehschärfe und das Gesichtsfeld oft erstaunlich schnell und umfassend.

> ❗ Der Verdacht auf eine Chiasmaläsion ist bereits aus den ophthalmologischen Befunden zu erheben und erfordert immer sofort eine bildgebende Diagnostik (CT, MRT).

16.3.2 Läsionen oberhalb des Chiasmas (Läsionen des Tractus opticus)

Alle Läsionen der Sehbahn **oberhalb des Chiasmas verursachen eine homonyme Gesichtsfeldstörung**. Läsionen zwischen Chiasma und Corpus geniculatum laterale führen innerhalb von 4–6 Wochen zu einer **Optikusatrophie,** die man ophthalmoskopisch erkennen kann. Bei Läsionen jenseits des Corpus geniculatum laterale fehlt dagegen die Optikusatrophie. Hierdurch kann man die Lokalisation des Schadens feststellen. Da ein Ausfall eines Tractus opticus nur eine Atrophie der Ganglienzellen jeweils **einer** Netzhauthälfte beider Augen verursacht, muss man die Form der entstehenden Optikusatrophie genau kennen: Liegt die Läsion im **rechten** Tractus opticus, dann atrophieren die Ganglienzellen der temporalen Netzhauthälfte des rechten Auges und die Ganglienzellen der nasalen Netzhauthälfte des linken Auges. Dementsprechend sieht man in dieser Situation an der rechten Papille eine Atrophie des oberen und unteren Pols (Fehlen der bogenförmigen, zur temporalen Netzhaut ziehenden Nervenfasern), an der linken Papille dagegen eine Atrophie des nasalen und temporalen Papillenquadranten (Fehlen der zur nasalen Netzhauthälfte und zur halben Makula verlaufenden Nervenfasern). Bei Läsion des linken Tractus opticus sind die Atrophiezonen im rechten und linken Auge jeweils umgekehrt verteilt.

Differentialdiagnose

Läsionen des Tractus opticus führen zu homonymen (zur gleichen Seite gerichteten) Ausfällen, deren Ausdehnung und Form aber in der Regel unterschiedlich ist (»inkongruente Ausfälle«). Läsionen der Sehrinde führen dagegen zu deckungsgleichen Gesichtsfeldausfällen beider Augen (»kongruente Ausfälle«), da jede einzelne ausgefallene Kortexzelle sowohl am rechten wie am linken Auge denselben Gesichtsfeldort repräsentiert.

16.3.3 Läsionen oberhalb des Corpus geniculatum laterale

Oberhalb des Corpus geniculatum laterale ist entweder die Sehstrahlung, am häufigsten aber die Sehrinde betroffen.

Ursachen

Häufigste Ursache sind Durchblutungsstörungen oder ein **Infarkt der Sehrinde** (Schlaganfall). Ein Infarkt entsteht aufgrund eines Verschlusses der A. cerebri media oder posterior, seltener liegt eine Hirnblutung zugrunde.

Symptome, Befunde

Oberhalb des Corpus geniculatum laterale verursachen Durchblutungsstörungen ebenfalls homonyme Gesichtsfeldausfälle, **aber keine Optikusatrophie**. Der Patient nimmt seinen Gesichtsfeldausfall oft nicht wahr, auch wenn es sich um einen kompletten homonymen Ausfall handelt. Er hat keine Schmerzen. Typisch für eine **Läsion in der okzipitalen Hirnrinde** (Sehrinde) ist, dass die Gesichtsfeldausfälle sehr »**kongruent**« sind, d. h. dass die Ausfälle für das rechte und linke Auge eine identische Form haben. Dies lässt sich dadurch erklären, dass die Nervenfasern korrespondierender Netzhautstellen auf dieselbe Kortexzelle konvergieren. Fällt **eine** Zelle aus, dann entspricht das einem Ausfall eines identischen Gesichtsfeldortes am rechten und am linken Auge. Ausfälle in der Gratiolet-Sehstrahlung dagegen sind zwar homonym, aber inkongruent, weil die Schädigung nicht immer gleichzeitig solche Nervenfasern trifft, die bezüglich des Gesichtsfeldortes zusammengehören.

Migräne. Sie verursacht bei Augenbeteiligung typischerweise homonyme Flimmerskotome. Meist sieht der Patient helle, gezackte Linien, die **auf einer Seite** nahe dem Zentrum beginnen und sich allmählich zur Peripherie derselben Gesichtsfeldhälfte ausbreiten. Er sieht diese Flimmerskotome sowohl mit dem rechten als auch mit dem linken Auge zur selben Seite hin (homonym = kortikal). Innerhalb dieser Zacken sieht der Patient grau, er bemerkt ein positives Skotom (»**Migraine ophtalmique**«). Wegen der Ähnlichkeit der gezackten Lichterscheinungen mit einer barocken Stadt-Befestigung spricht man von einer **Fortifikationsfigur** (Abb. 16.6). Erst nachdem das Flimmerskotom abgelaufen ist, entwickelt sich der migränetypische Kopfschmerz, teilweise mit Erbrechen und Übelkeit. Ursache der Migräne ist eine funktionelle Durchblutungsstörung der Sehrinde.

Typisch ist für die Migräne, dass sie nicht immer dieselbe Seite betrifft. Wenn man bei einem älteren Menschen erstmals eine einseitige Migräne-ophtalmique-Symptomatik findet, sollte man eine Durchblutungsstörung ausschließen (Carotis-Dopplersonographie, Kernspintomographie).

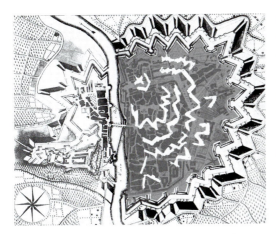

Abb. 16.6. »Fortifikationsfigur« bei Migraine ophtalmique. Die von einem Migräne-Patienten aufgezeichneten hellen Zacken, die sich in die Peripherie der homonymen Gesichtsfeldhälfte nach rechts ausbreiten, sind hier dem Stadtplan der barocken Befestigungsanlagen Würzburgs überlagert. Der Main trennt rechte und linke Gesichtsfeldhälfte. Die Zackenfigur kann auch unregelmäßig begrenzt sein und zu einem anderen Zeitpunkt die andere Gesichtsfeldhälfte betreffen (linke Main-Seite)

Amaurose bei Hypertonie. Die **eklamptische** und die **urämische Amaurose** entstehen durch kortikale Ischämie und Ödem beider Hälften der Sehrinde. **Hypertensive Krisen** können auch bei jungen Patienten bereits zu (manchmal reversiblen) homonymen Gesichtsfeldausfällen führen.

> Die typischen Flimmerskotome bei Migraine ophtalmique muss der Arzt oft anamnestisch erfragen. Er kann so die harmlose Störung der Migräne von anderen gravierenden Krankheitsbildern abgrenzen.

16.3.4 Übersicht über die Form der Gesichtsfeldausfälle bei Läsionen der Sehbahn

Läsion des N. opticus

Ist der gesamte Sehnerv betroffen, dann ist das zugehörige Auge blind (amaurotische Pupillenstarre, Optikusatrophie). Das andere Auge sieht normal. Ist nur das axial liegende makulare Bündel betroffen (z. B. bei Retrobulbärneuritis), so findet man ein Zentralskotom, eine temporale Abblassung der Papille und eine typische afferente Pupillenstörung (▶ Kap. 15.5.3).

Läsion in der Chiasmagegend

Siehe Chiasmasyndrom (Kap. 16.3.1).

Läsion des Tractus opticus

Die Läsion des Tractus opticus verursacht eine homonyme Hemianopie (Abb. 16.4). Bei vollständigem Ausfall des rechten Tractus opticus fallen beide linken Gesichtsfeldhälften aus (homonyme Hemianopie nach links). Die Ausfälle können in ihrer Form verschieden sein (inkongruent), es entwickelt sich eine Papillenatrophie.

Läsion der okzipitalen Hirnrinde

Bei Ausfall des visuellen Kortex entsteht ebenfalls eine homonyme Hemianopie. Hierbei haben die Ausfälle am rechten und linken Auge genau die gleiche Form (kongruent). Bei Ausfall der beiden unteren Kalkarinalippen entsteht eine Hemianopia superior, bei Ausfall der rechten oberen Kalkarinaregion ein Ausfall der linken unteren Quadranten beider Gesichtsfelder (Abb. 16.5).

Fallbeispiel

Ein 14-jähriger Junge klagt über Sehstörungen mit Flimmern und Kopfschmerzen. Bei der Untersuchung fällt auf, dass das linke Auge nahezu blind ist. Es besteht eine afferente Pupillenstörung des linken Auges. Bei der Perimetrie des rechten Auges erkennt man einen kompletten temporalen Gesichtsfeldausfall. Die linke Papille ist atrophisch, die rechte erscheint normal. Die Sehschärfe beträgt links Handbewegungen und rechts 0,32. In der seitlichen Röntgenaufnahme sieht man eine aufgeweitete Sellaregion. In der Computertomographie zeigt sich ein Kraniopharyngiom mit zahlreichen zystischen Anteilen. Es erfolgt eine subtotale neurochirurgische Resektion. Die Sehschärfe erholt sich innerhalb weniger Wochen links auf 0,25 und rechts auf 1,0. Am Gesichtsfeld des linken Auges bleibt eine temporale Hemianopie bestehen, das rechte Gesichtsfeld ist wieder normal.

In Kürze

Anatomie. Für die Diagnose und Lokalisation von Läsionen muss man den Verlauf der Sehbahn kennen. Die Sehnervenfasern der nasalen Netzhauthälften kreuzen im Chiasma opticum zur Gegenseite, diejenigen der temporalen Netzhauthälften verlaufen ungekreuzt. Die Weiterleitung der Sehinformation erfolgt über das Corpus geniculatum laterale zum visuellen Kortex am hinteren Okzipitalpol.

Erkrankungen. Das **Chiasmasyndrom** entsteht durch eine Raumforderung im Bereich der Sehnervenkreuzung und führt typischerweise zu bitemporalen Gesichtsfeldausfällen, Sehstörungen und Optikusatrophie. Tumoren (chromophobes Hypophysenadenom, Meningiom, Kraniopharyngiom) sind die häufigsten Ursachen.

Bei einer Läsion des rechten Tractus opticus oder der rechten Sehrinde fallen die linken Gesichtsfeldhälften beiderseits aus (homonyme Hemianopie nach links).

Bei Läsion der beiden unteren Kalkarinalippen der okzipitalen Hirnrinde entsteht eine Hemianopia superior und umgekehrt.

Die eklamptische und die urämische Amaurose entstehen durch kortikale Ischämie und Ödem

Das Flimmerskotom bei Migräne ist die Folge von Zirkulationsstörungen im Bereich des visuellen Kortex.

Glaukom

17.1 Grundlagen – 296
17.1.1 Definition – 296
17.1.2 Pathogenese: Regulation des Augeninnendrucks und ihre Störungen – 296
17.1.3 Einteilung – 298
17.1.4 Epidemiologie und sozioökonomische Bedeutung – 298

17.2 Untersuchungsmethoden bei Glaukom – 298
17.2.1 Augeninnendruckmessung (Tonometrie) – 298
17.2.2 Ophthalmoskopie der Papille – 299
17.2.3 Gesichtsfelduntersuchung (Perimetrie) – 301
17.2.4 Spaltlampenuntersuchung – 302
17.2.5 Kammerwinkeluntersuchung (Gonioskopie) – 302
17.2.6 Sonstige diagnostische Methoden – 303

17.3 Primäre Glaukome – 304
17.3.1 Offenwinkelglaukom – 304
17.3.2 Winkelblockglaukom – 309
17.3.3 Kongenitales Glaukom (Hydrophthalmie, Buphthalmus) – 313

17.4 Sekundäre Glaukome – 315

❯❯ Einleitung

Glaukom (Grüner Star) nennt man eine Anzahl ätiologisch unterschiedlicher Krankheiten, deren gemeinsames Kennzeichen eine charakteristische **Schädigung des Sehnervs** mit entsprechenden Gesichtsfelddefekten ist. Als wichtigster Risikofaktor der Schädigung wird ein **individuell zu hoher Augeninnendruck** angesehen. Man unterscheidet zwischen **primären** und **sekundären Glaukomen**. Primäre Glaukome treten spontan auf, sekundäre Glaukome sind Folge von anderen Augenerkrankungen oder von Allgemeinerkrankungen. Über 90 % der primären Glaukome sind **Offenwinkelglaukome**, weniger als 5 % **Winkelblockglaukome** (Anfallsglaukome); das Glaukom des Säuglings und Kleinkindes (**kongenitales Glaukom**) ist selten, bezüglich seiner Bedeutung für das Leben des Kindes aber besonders wichtig.

Die Häufigkeit des Glaukoms steigt mit dem Lebensalter. Nach dem 40. Lebensjahr liegt der Augeninnendruck bei etwa 1,5 % aller Menschen oberhalb der statistischen Normgrenze, nach dem 70. Lebensjahr bei etwa 7 %.

17.1 Grundlagen

17.1.1 Definition

Unter dem Begriff Glaukom wird eine Anzahl ätiologisch unterschiedlicher Krankheiten mit typischer **Schädigung von Papille** (Exkavation) und **Gesichtsfeld** zusammengefasst, deren gemeinsamer pathogenetischer Risikofaktor ein **individuell zu hoher Augeninnendruck** ist. Synonym wird im Deutschen der Begriff »Grüner Star« gebraucht. Diese alte Bezeichnung sollte aber möglichst nicht verwendet werden, auch nicht gegenüber Laien, da sie immer wieder Anlass zu Verwechslungen mit dem »Grauen Star« (Katarakt, Linsentrübung, ▶ Kap. 9) gibt.

17.1.2 Pathogenese: Regulation des Augeninnendrucks und ihre Störungen

Der normale Augeninnendruck beträgt 15,5 ± 2,75 mmHg, d.h. die Normalwerte (± 2 Standardabweichungen) liegen zwischen 10 und 21 mmHg. Der **Augeninnendruck** wird **vom Kammerwasserfluss erzeugt und durch den Abflusswiderstand im Trabekelwerk geregelt**.

Das Kammerwasser wird vom Ziliarepithel in einer Menge von ca. 2,4 mm^3/min durch aktive Sekretion und Ultrafiltration gebildet (▶ Kap. 1) und in die Hinterkammer abgegeben. Es umspült die Linse und fließt durch die Pupille in die Vorderkammer. Das Kammerwasser verlässt das Auge durch das schwammartige Trabekelwerk im Kammerwinkel, gelangt so in den Schlemm-Kanal und fließt über die Kollektorkanälchen schließlich in die Venen der Sklera oder Bindehaut und damit ins Blutgefäßsystem (**trabekulärer Abfluss**). Nur einer kleiner Teil (ca. 15 %) gelangt über andere Wege, insbesondere durch die Septen des Ziliarmuskels in das Gefäßsystem der Chorioidea (**uveoskleraler Abfluss**). Wenn ein oberflächliches Bindehautgefäß Kammerwasser unmittelbar vom Schlemm-Kanal zum episkleralen Venenplexus leitet, sieht man dort einige Millimeter weit eine klare Kammerwassersäule neben dem Blut unvermischt fließen. Man nennt diese episkleralen Venen Kammerwasservenen.

Die Kammerwasserproduktion unterliegt einem Tag-Nacht-Rhythmus und ist nachts um ca. 40 % vermindert, bleibt aber ansonsten konstant und ist vom tatsächlichen Augeninnendruck weitgehend unabhängig.

Funktionen des Kammerwassers sind
- die Ernährung der angrenzenden Strukturen, insbesondere der Linse und der Hornhaut,
- die Aufrechterhaltung der Augapfelform: Der Augeninnendruck gewährleistet eine formstabile Wölbung der Hornhaut und eine konstante Refraktion des Auges.
- die Detoxifikation des Augeninneren durch den hohen Ascorbinsäuregehalt (Abfangen freier Radikale) und
- der Lymphersatz, da das Augeninnere keine Lymphgefäße enthält.

Die **Steigerung des Augeninnendrucks bei Glaukom entsteht ausschließlich durch Behinderung des Kammerwasserabflusses** im Trabekelwerk, nicht etwa durch Überproduktion von Kammerwasser. Ursache des Druckanstiegs sind krankhafte Veränderungen des Trabekelwerks (◻ Tabelle 17.1). Der hierdurch erhöhte Augeninnendruck ruft langfristig die für das Glaukom typische Exkavation an der Papille hervor: Es kommt zu einem Schwund von Optikusfasern, d.h. von Axonen der retinalen Ganglienzellen. Hieran sind sowohl mechanische Faktoren als auch Minderdurchblutung beteiligt (◻ Tabelle 17.2). Die meisten Optikusfasern laufen in einem Bogen auf die Papille zu, nur diejenigen zwischen Fovea und Papille verlaufen geradlinig. Beim Glaukom werden typischerweise die Nervenfasern mit bogenförmigem Verlauf zuerst geschädigt. Erst wenn

17.1 · Grundlagen

Tabelle 17.1. Glaukomformen und ihre Ursachen

Glaukomform	Ursachen
Primäre Glaukome	(Genetik ► Kap. 23)
– primäres Offenwinkelglaukom (früher: Glaucoma chronicum simplex)	Ablagerungen hyalinen Materials im Trabekelwerk
– primäres Winkelblockglaukom akut: »Glaukomanfall«	Verlegung des Kammerwinkels durch die Irisbasis (»Winkelblock«) bei anlagemäßig engem Kammerwinkel
chronisch	Verklebungen des Kammerwinkels (Goniosynechien)
– primäres kongenitales Glaukom des Säuglings und Kleinkindes (Hydrophthalmie, Buphthalmus)	Fehldifferenzierung des Trabekelwerks
Sekundäre Glaukome (Auswahl)	
– Neovaskularisationsglaukom	allmählich fortschreitender Verschluss des Kammerwinkels durch neu gebildete Gefäße und eine fibrovaskuläre Membran (häufig bei Diabetes mellitus und nach Zentralvenenverschluss)
– Pigmentdispersionsglaukom	Ablagerung von Pigment im Kammerwinkel (stammt aus der Rückfläche der Iris)
– Pseudoexfoliationsglaukom	Ablagerung von feinfibrillärem (sog. Pseudoexfoliations-) Material im Kammerwinkel, das vor allem vom Ziliarepithel gebildet wird
– Kortisonglaukom	Kortikosteroid-induzierte Ansammlung von Mukopolysacchariden im Kammerwinkel
– Glaukom durch Entzündung	Ödem der Trabekelzellen bei Entzündung des Trabekelwerks (Trabekulitis, z.B. durch Herpes-simplex- oder Varizella-Zoster-Viren) oder Ablagerung von Entzündungsproteinen im Kammerwinkel
– Glaukom durch Verletzungen	Zerreißung und Narbenbildung des Trabekelwerks
– Glaukom bei allgemeinen Entwicklungsstörungen und Fehlbildungen	Differenzierungsstörung des Trabekelwerks, z.B. Axenfeld-Rieger-Anomalie

Tabelle 17.2. Pathogenese der Papillenschädigung bei Glaukom

Pathomechanismus	Auswirkungen
– mechanisch durch erhöhten Augeninnendruck	Abknickung der Axone → Unterbrechung des retrograden Axoplasmatransports und damit Entzug von Neurotrophinen für das Zellsoma → Zelltod (Apoptose)
– Durchblutungsstörung durch erhöhten Augeninnendruck und Arteriosklerose	Minderversorgung der Papille → Degeneration von Nervenfaser- und Gliagewebe
– fehlerhafte Zusammensetzung der Kollagene der Lamina cribrosa	Ausbuchtung der Bindegewebstrabekel der Lamina cribrosa nach hinten → Quetschung von Nervenfasern, Kapillaren und Glia

mehr als 200 000–300 000 der 1,1 Millionen Axone geschädigt sind, treten Symptome in Form eines Gesichtsfeldausfalls auf.

17.1.3 Einteilung

Man unterscheidet zwischen primären und sekundären Glaukomen. **Primäre Glaukome** treten spontan auf, **sekundäre Glaukome** sind Folge von anderen Augenerkrankungen oder von Allgemeinerkrankungen.

Beide Glaukomformen werden je nach Zustand des Kammerwinkels weiter unterteilt: Ist der Kammerwinkel offen, dann spricht man von **Offenwinkelglaukom**, ist der Kammerwinkel durch die Irisbasis verlegt und der Kammerwasserabfluss hierdurch blockiert, spricht man von **Winkelblockglaukom** (◘ Tabelle 17.1).

17.1.4 Epidemiologie und sozioökonomische Bedeutung

Das Glaukom gehört zu den **häufigsten Erblindungsursachen**. Pro Jahr erblinden weltweit ca. 6,7 Millionen Menschen an Glaukom. In den Industrienationen rangiert es an 3. Stelle der Erblindungsursachen (nach Makuladegeneration und diabetischer Retinopathie), in den Entwicklungsländern an 2. Stelle (nach Katarakt). In den Industrienationen ist die Erkrankung nur bei etwa 50 % der manifest Glaukomkranken bekannt, in Entwicklungsländern sehr viel seltener.

Prävalenz. Etwa 0,7–1 % der Bevölkerung leiden in Industrienationen an einem manifesten Glaukom mit Schädigung der Papille, etwa $1/10$ sind dadurch erheblich sehbehindert oder erblindet. Die Prävalenz nimmt mit steigendem Lebensalter zu.

Geschlechtsverteilung. Bei primärem Offenwinkelglaukom sind Männer, bei primärem Winkelblockglaukom sind Frauen etwas häufiger betroffen.

Ethnische Faktoren. Bei Weißen überwiegt das primäre Offenwinkelglaukom (ca. 90 % der Fälle). Schwarze sind hiervon etwa 4-mal häufiger und in jüngerem Alter betroffen. Asiaten leiden sehr viel häufiger an Winkelblockglaukom.

Sozioökonomische Bedeutung. In Westeuropa entstehen durch Blindengeld, Ausfall von Arbeitskraft und Frühberentung infolge Glaukoms jährlich höhere Kosten als durch die Behandlung des Glaukoms. Deshalb kommt der Früherkennung des Glaukoms (Vorsorgeuntersuchung mit Augendruckmessung und Papillenspiegelung bei jeder Brillenbestimmung) eine besondere Bedeutung zu.

17.2 Untersuchungsmethoden bei Glaukom

17.2.1 Augeninnendruckmessung (Tonometrie)

Der normale Augeninnendruck des Erwachsenen liegt zwischen 10 und 21 mmHg, im Mittel bei 15,5 mmHg, beim Säugling bei ca. 12 mmHg. Die Tonometrie ist heute durch verschiedene nicht-invasive Verfahren, also ohne Eröffnung des Augapfels möglich. Sie erreicht eine Genauigkeit von ± 1 mmHg.

Applanationstonometrie

Bei der Applanationstonometrie wird die Kraft gemessen, die notwendig ist, um ein planes Messkörperchen soweit mit der Hornhaut in Kontakt zu bringen, dass eine Fläche von ca. 3 mm Durchmesser abgeplattet wird. Dann entspricht der Anpressdruck dem intraokularen Druck. Er kann auf einer Skala abgelesen werden. Diese Methode ist von der individuell unterschiedlichen Dehnungsfähigkeit von Kornea und Sklera nur wenig unabhängig.

Das Applanationstonometer nach Goldmann misst am genauesten und wird deshalb routinemäßig verwendet, und zwar an der Spaltlampe am sitzenden Patienten (◘ Abb. 17.1). Die Hornhaut ist dabei durch Oberflächenanästhesie (Augentropfen) betäubt.

Für Messungen am liegenden Patienten, bei Kindern und außerhalb von Augenarztpraxis und Klinik wurden lageunabhängige Applanationstonometer entwickelt, sog. **Handapplanationstonometer**.

Non-Contact-Tonometrie

Bei diesem Verfahren berührt das Messgerät die Hornhaut nicht. Die Hornhaut wird durch einen Luftstoß abgeplattet und das hierdurch veränderte Reflexbild zur Messung benutzt. Damit entfällt die Oberflächenanästhesie der Hornhaut. Darüber hinaus besteht keine Gefahr einer Keimübertragung (z. B. Keratoconjunctivitis epidemica) oder einer Verletzung des Hornhautepithels. Jedoch ist die Messgenauigkeit geringer als beim Goldmann-Tonometer, der Luftstoß ist subjektiv unangenehm und das Messprinzip funktioniert nicht bei vernarbter Hornhautoberfläche.

Dynamische Konturtonometrie

Bei diesem neuen Prinzip wird ein konkav gewölbtes Messkörperchen mit der Hornhaut durch leichten Andruck flächig in Kontakt gebracht. Dadurch wird die Querspannung in diesem Teil der Hornhaut aufgehoben. An der Oberfläche kann der intraokuläre Druck direkt durch ein Piezo-Kristall gemessen werden. Diese

17.2 · Untersuchungsmethoden bei Glaukom

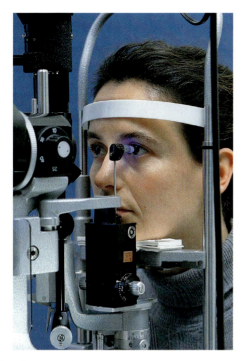

◘ **Abb. 17.1.** Applanationstonometrie. Der Patient sitzt an der Spaltlampe. Das Messkörperchen wird nach Tropfanästhesie auf die Hornhaut aufgesetzt und die Federkraft des Instruments so eingestellt, dass diese dem Augeninnendruck entspricht. Die Abplattung der Hornhautoberfläche wird mit dem Spaltlampenmikroskop durch das transparente Messkörperchen kontrolliert

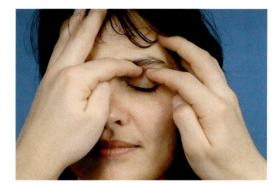

◘ **Abb. 17.2.** Palpation des Bulbus. Der Arzt palpiert den Bulbus durch das Oberlid, und zwar abwechselnd mit dem rechten und linken Zeigefinger, während der Patient abwärts blickt. Dabei stützt er die Hände am Kopf des Patienten ab. Zum Vergleich kann er den anderen Bulbus palpieren

Methode ist von der Hornhautdicke unabhängig. Gleichzeitig kann auch die pulssynchrone Schwankung des Augeninnendrucks aufgezeichnet werden.

Impressionstonometrie nach Schiötz

Hierbei wird der Augeninnendruck durch einen Stift gemessen, der durch sein Gewicht je nach Augeninnendruck mehr oder weniger in die anästhesierte Hornhaut einsinkt. Dieses ältere Verfahren wird nur noch bei narbigen Hornhautveränderungen eingesetzt, bei denen eine Applanationstonometrie nicht möglich ist. Die Fehlermöglichkeit, insbesondere bei hoher Myopie, ist größer als bei der Applanationstonometrie.

Palpation des Bulbus zur Abschätzung des Augeninnendrucks

Wenn eine Messung des Augeninnendrucks auf der Hornhaut mit Geräten nicht möglich ist (z. B. bei infektiösem Hornhautulkus, Glaukomanfall oder Sekundärglaukom bei schwerkranken Patienten), kann der erfahrene Augenarzt den Augeninnendruck abschätzen, indem er den Bulbus durch das Oberlid mit beiden Zeigefingern palpiert, während der Patient nach unten blickt (◘ Abb. 17.2). Bei normalem Augeninnendruck »fluktuiert« die Bulbuswand, wenn man sie abwechselnd mit dem rechten und linken Zeigefinger eindrückt, bei stark erhöhtem Augeninnendruck ist der Bulbus »steinhart«.

> ❗ Der Tastbefund »steinhart« findet sich bei akutem Winkelblockglaukom oder Neovaskularisationsglaukom, eine mäßige Drucksteigerung wie bei Offenwinkelglaukom ist palpatorisch nicht sicher erkennbar!

17.2.2 Ophthalmoskopie der Papille

Folgende ophthalmoskopische Befunde sprechen für eine glaukomatöse Papillenexkavation (◘ Abb. 17.3):
- **große Exkavation:** Die Exkavation ist an der Einsenkung der Papille zu erkennen, an der keine Nervenfasern durch die Lamina cribrosa eintreten. Exkavationen **bis an den Rand** der Papille sind beweisend für ein Glaukom. Exkavationen, die bis zu 60 % der Papillenfläche einnehmen, können ohne Glaukom vorkommen, wenn bei großem Papillendurchmesser nicht die gesamte Papillenfläche von Nervenfasern ausgefüllt wird.
- Eine **Asymmetrie der Papillenexkavationen** beider Augen spricht für ein Glaukom auf der stärker exkavierten Seite.
- **hochovale Exkavation und Kerbenbildung** des Nervenfasersaums der Papille. Die physiologische Papillenexkavation ist queroval, weil am oberen

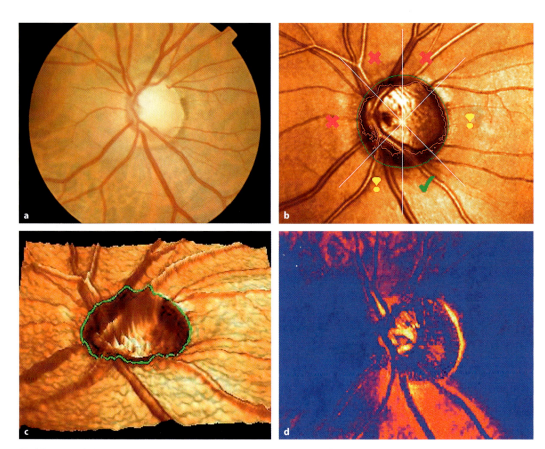

Abb. 17.3. Glaukomatöse Papille eines linken Auges. **a** Konventionelles Foto: Am oberen Papillenrand sind die Nervenfasern bereits vollständig atrophiert, die Gefäße bei 12 Uhr und 1 Uhr biegen steil in die Tiefe der Exkavation ein. Am unteren Pol ist der Nervenfasersaum noch weitgehend erhalten. **b** Bei der konfokalen Lasertomographie (Heidelberg-Retina-Tomograph) werden die beiden oberen und der nasale Sektor (links) als »defekt« erkannt (×), der temporal untere Sektor als »normal« (✓) und der nasal untere und der temporale Sektor als »grenzwertig« (!) klassifiziert. **c** Dreidimensionale Darstellung der glaukomatösen Exkavation. **d** Polarisationsbild der neben der Papille gelegenen Nervenfasern (GDx): Man sieht die am unteren Papillenpol verlaufenden Nervenfasern in der Farbkodierung als roten Sektor, am oberen Papillenpol fehlen die Nervenfasern entsprechend der glaukomatösen Schädigung nahezu vollständig

und unteren Pol der Papille besonders viele Nervenfasern einlaufen. Bei Glaukom gehen zunächst die Nervenfasern des oberen und unteren Papillenpols zugrunde. Daraus resultiert eine **hochovale Exkavation** bzw. Kerbenbildung (Abb. 17.3a). ISNT-Regel bedeutet, dass der Nervenfasersaum unten = inferior (I) am breitesten, und oben = superior (S), nasal (N) und temporal (T) jeweils etwas dünner ist. Ist dagegen der Nervenfasersaum unten oder/ und oben am dünnsten, dann besteht der dringende Verdacht einer Glaukomschädigung.
- **Abknicken der Gefäße am Papillenrand** bei fehlendem Nervenfasersaum (Abb. 17.3a, oberer Papillenpol).
- **reduzierte Nervenfaserzeichnung** neben der Papille: Schaltet man bei der Ophthalmoskopie im aufrechten Bild oder an der Spaltlampe mit der Lupe den Grünfilter in den Beleuchtungsstrahlengang (rotfreies Licht), dann wird die Streifung der Nervenfaserschicht um die Papille herum besonders gut sichtbar. Nervenfaserdefekte neben der Papille als Hinweis auf ein Glaukom lassen sich dabei sehr genau erkennen (Abb. 15.1).

Durch **Photographie** der Papille lässt sich der aktuelle Befund für einen späteren Vergleich genau festhalten (Abb. 17.3a). Neuerdings gibt es Geräte, die eine dreidimensionale, digitale Oberflächenkarte der Papille

17.2 · Untersuchungsmethoden bei Glaukom

registrieren können (**Laser-Tomographie**). Diese Methode ist vor allem für eine quantitative Verlaufskontrolle bei beginnendem Glaukom wichtig (◘ Abb. 17.3b und c).

Die Polarisationsänderung des von der Nervenfaserschicht zurückfallenden Lichts macht sich die **Polarimetrie** zunutze. Hierdurch sind Rückschlüsse auf Nervenfaserdicke bzw Nervenfaserausfall möglich. Es gibt Geräte, mit denen man auf diese Weise die Nervenfaserschicht dokumentieren kann (◘ Abb. 17.3d).

> - Die Exkavation (Aushöhlung) der Papille (◘ Abb. 17.3) ist für das Glaukom pathognomonisch.
> - Die Exkavation beginnt, *bevor* es zu einer Einschränkung des Gesichtsfeldes kommt. Daher ist durch Ophthalmoskopie der Papille eine Frühdiagnose möglich.
> - Eine Untersuchung der Papille ist bei jeder augenärztlichen Untersuchung notwendig, auch bei Brillenverordnung, um ein beginnendes Glaukom rechtzeitig zu erkennen.

17.2.3 Gesichtsfelduntersuchung (Perimetrie)

Zu den Grundlagen der Gesichtsfelduntersuchung ▶ Kap. 3.5.

Nervenfaserausfälle bei Glaukom führen zu Gesichtsfeldausfällen. Deshalb sind Papillenbefund und Gesichtsfeldausfall miteinander verknüpft.

Korrelation von Gesichtsfeldausfall und Papillenexkavation. Gesichtsfeldausfälle treten erst auf, wenn ein erheblicher Teil der Nervenfasern (> 30 %) zugrunde gegangen ist. Deshalb ist der Beginn der Einschränkung des Gesichtsfeldes nicht der Beginn der Glaukomerkrankung, sondern immer bereits ein fortgeschrittenes Stadium (»Anfang vom Ende«).

Charakteristika der glaukomatösen Gesichtsfeldeinschränkung. Typischerweise wird bei Glaukom das **parazentrale Gesichtsfeld zuerst geschädigt** (**bogenförmige Skotome**) und das Zentrum lange ausgespart. Infolgedessen bleibt auch die **Sehschärfe lange gut**. Der Patient bemerkt die Gesichtsfeldeinschränkung zunächst nicht (so wie wir den »blinden Fleck« des Auges nicht wahrnehmen). Auch bei fortgeschrittenen Glau-

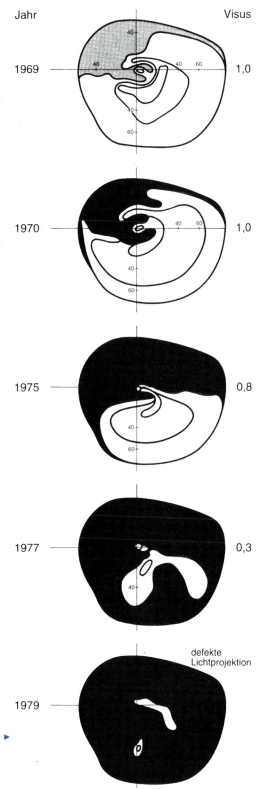

◘ **Abb. 17.4.** Progredienter Gesichtsfeldverfall des linken Auges im Verlauf von 10 Jahren bei unzureichender Glaukomtherapie. Gesichtsfelduntersuchung mit dem manuellen Perimeter nach Goldmann

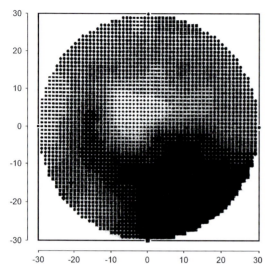

Abb. 17.5. Gesichtsfeldausfälle bei Glaukom, spätes Stadium. Computerperimetrie: Bogenförmiger Ausfall nach unten, der in ein Sektorskotom übergeht. Das Zentrum des Gesichtsfeldes ist erhalten und die Sehschärfe beträgt 1,0

komstadien wird der Gesichtsfeldausfall zunächst durch das bessere andere Auge kompensiert. Deshalb kommt es nicht selten vor, dass der Patient bereits an einem Auge durch Glaukom erblindet ist, wenn er erstmals den Arzt aufsucht.

Stadien der glaukomatösen Gesichtsfeldeinschränkung. Die Gesichtsfeldeinschränkung durchläuft sechs Stadien:

1. **relatives parazentrales Skotom** (◘ Abb. 17.4 oben; relativ, da die Lichtempfindlichkeitsschwelle steigt, jedoch kein vollständiger Gesichtsfeldausfall vorliegt): wird vom Patienten nicht bemerkt.
2. **isoliertes absolutes parazentrales Skotom:** wird vom Patienten nicht bemerkt.
3. **absolutes Skotom mit Verbindung zum blinden Fleck** (◘ Abb. 17.4, 1970, und ◘ Abb. 17.5).
4. **Sektorskotom** (◘ Abb. 17.4, Befund von 1975): kann zu Störungen der Wahrnehmung von Gegenständen führen, die neben dem Zentrum des Gesichtsfeldes liegen, z. B. sieht der Patient den Löffel neben dem Teller nicht, wenn er auf den Teller schaut.
5. **Ausfall bis auf eine zentrale Gesichtsfeldinsel und einen peripheren Rest** (◘ Abb. 17.4, Befund von 1977): Hierbei kann der Patient zwar noch lesen, ist aber in der Orientierung (z. B. beim Laufen) erheblich behindert, da er neben dem Fixierpunkt liegende Gegenstände (z. B. Stufen) nicht wahrnehmen kann.
6. **Ausfall der zentralen Sehschärfe** (◘ Abb. 17.4, ganz unten): Dies bedeutet die Erblindung des Auges.

Das Durchlaufen aller Stadien bei unbehandeltem primärem Offenwinkelglaukom dauert etwa 10–15 Jahre (◘ Abb. 17.4).

> Wenn bei der Gesichtsfelduntersuchung ein deutlicher Glaukomschaden besteht, ist meist schon mehr als die Hälfte der Nervenfasern zugrunde gegangen.

17.2.4 Spaltlampenuntersuchung

Bei der Spaltlampenuntersuchung achtet man besonders auf:

- **Kammerwinkeleingang:** eng bei Verdacht auf Winkelblockglaukom. Man untersucht mit schmalem Spalt am Hornhautrand und achtet darauf, ob der Kammerwinkeleingang weniger tief ist als 1 Hornhautdicke. Ab einer Tiefe von $1/4$ der Hornhautdicke oder weniger besteht die Gefahr eines Winkelverschlusses.
- **Pigmentierung der Hornhautrückfläche:** Krukenberg-Spindel bei Pigmentglaukom.
- **Zentrale Vorderkammertiefe:** herabgesetzt bei Winkelblockglaukom.
- **Irisveränderungen bei Sekundärglaukomen** (Neovaskularisationsglaukom: Rubeosis iridis; iridocorneoendothciales Syndrom: Iris Veränderungen; Axenfeld-Rieger-Syndrom: Iris Anheftungen).

Durch **Schrägbeleuchtung der Iris** kann man bei Winkelblockglaukom durch Pupillarblock oder hinteren Synechien (zwischen Iris und Linse) die Vorwölbung der Iris besser erkennen (◘ Abb. 2.10).

17.2.5 Kammerwinkeluntersuchung (Gonioskopie)

Der Kammerwinkel ist ohne Hilfsmittel nicht sichtbar. Durch das schräge Auftreffen der vom Kammerwinkel reflektierten Lichtstrahlen kommt es an der Grenzfläche zwischen Hornhaut und Luft zu Totalreflexion. Durch sog. **Gonioskopielinsen** (◘ Abb. 17.6a), die man auf die anästhesierte Hornhaut aufsetzt, wird die Totalreflexion aufgehoben und man kann den Kammerwinkel einsehen (◘ Abb. 17.6b).

Die Strukturen des Kammerwinkels sind in ◘ Abb. 17.7a dargestellt. Von der Hornhaut beginnend in Richtung Kammerwinkelgrund erkennt man

17.2 · Untersuchungsmethoden bei Glaukom

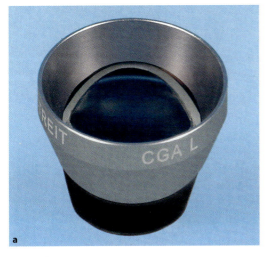

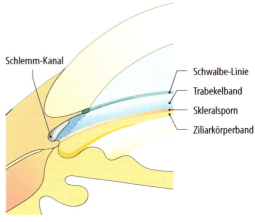

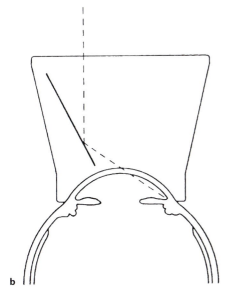

Abb. 17.6. Gonioskopie. **a** Moderne Gonioskopielinse. **b** Schema des Strahlenganges. Der Arzt sieht den Kammerwinkel in dem schräggestellten Spiegel. Untersuchung meist im Sitzen an der Spaltlampe

— die Schwalbe-Linie, die Grenzlinie zwischen Hornhautendothel und Trabekelwerk,
— das Trabekelband: Sein vorderer Anteil ist oft unpigmentiert, sein hinterer Anteil meist pigmentiert. In dieser Höhe befindet sich der Schlemm-Kanal.
— den Skleralsporn als weißliches Band,
— das Ziliarkörperband als bräunliches Band unterschiedlicher Breite, an dem die Irisbasis angewachsen ist.

Abb. 17.7. a Strukturen des Kammerwinkels. **b** Goniosynechien: Verklebung der Irisbasis mit dem Trabekelwerk

> ❗ — Bei Glaukomverdacht achte man auf:
> — Pigmentierung des Trabekelwerks (Pigmentglaukom, ▶ u.),
> — Öffnungsgrad des Kammerwinkels (bei engem Winkel besteht die Gefahr eines Winkelblockglaukoms, ▶ u.),
> — Verklebungen des Kammerwinkels (Goniosynechien, ◘ Abb. 17.7b, Winkelblockglaukom!, ▶ u.),
> — Gefäßneubildung (Neovaskularisationsglaukom, ▶ u.).

17.2.6 Sonstige diagnostische Methoden

Zur Verbesserung der Frühdiagnose des Glaukoms werden derzeit zusätzliche Untersuchungsmethoden ent-

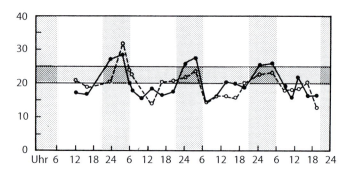

Abb. 17.8. Tagesdruckprofil eines Glaukompatienten: Die Augendruckanstiege sind besonders nachts ausgeprägt. Würde man nur untertags den Augendruck messen, würde die Druckerhöhung nicht erkannt werden (aus Grehn und Mackensen 1993)

wickelt, die noch keinen Eingang in die tägliche Routine des Augenarztes gefunden haben:
- Die Untersuchung der **Kontrast-, Bewegungs- und Flickerwahrnehmung**, denn diese Funktionen sind bereits vor der Entstehung von Gesichtsfeldausfällen gestört, **Frequency-Doubling-Test**.
- Die **Blau-Gelb-Perimetrie** nutzt aus, dass kurzwellige Lichtreize den beginnenden Gesichtsfeldausfall früher erkennen lassen als weiße Prüfpunkte.
- Bei der **Rauschfeldkampimetrie** blickt der Patient auf ein schnell wechselndes Flimmermuster und kann seine glaukomatösen Ausfälle selbst wahrnehmen.
- Im **Musterelektroretinogramm** (▶ Kap. 3.10.1) sind Störungen der elektrischen Antwort der retinalen Ganglienzellen auf spezielle Lichtreize bereits im Frühstadium des Glaukoms erkennbar.
- Die **Tonographie** (Messung des Abflusswiderstandes im Trabekelwerk) war früher gebräuchlich, wird aber wegen der großen Variabilität der Ergebnisse nur noch für spezielle wissenschaftliche Fragestellungen experimentell eingesetzt.

17.3 Primäre Glaukome

17.3.1 Offenwinkelglaukom

Definition, Ursache

Das **primäre Offenwinkelglaukom** ist eine langsam progrediente, meist beidseitige Augenerkrankung des älteren Menschen, die durch Papillenexkavation mit typischer Gesichtsfeldeinschränkung und einen offenen Kammerwinkel gekennzeichnet ist. Es entsteht, weil sich im trabekulären Maschenwerk hyalines Material (»Plaque-Material«) bevorzugt im »kribriformen« Anteil des Trabekelmaschenwerks, das an den Schlemm-Kanal angrenzt, ablagert. Hierdurch steigt der Augeninnendruck an. Der erhöhte Augeninnendruck schädigt die Optikusfasern und möglicherweise auch die Kapillaren der Papille (◘ Tabelle 17.2).

Sonderformen sind die »okuläre Hypertension«, bei der noch kein Sehnervenschaden, also definitionsgemäß auch noch kein Glaukom besteht, sowie das Normaldruckglaukom, bei dem der Schaden bei statistisch »normalem« Augendruck (≤ 21 mmHg) entsteht.

Man spricht von **okulärer Hypertension**, wenn der Augeninnendruck oberhalb der statistischen Norm, also über 21 mmHg liegt und weder eine Papillenschädigung noch eine Gesichtsfeldeinschränkung vorliegt. Aus einer okulären Hypertension kann sich ein Glaukom entwickeln.

Die Wahrscheinlichkeit, dass sich aus einer okulären Hypertension ein Glaukom entwickelt, ist bei Vorliegen folgender **Risikofaktoren** erhöht:
- hoher (>25) Augeninnendruck,
- Glaukomschaden am anderen Auge,
- große Papillenexkavation (mehr als 60% der Papillenfläche einnehmend),
- Seitendifferenz der Papillenexkavation von mehr als 20% der Papillenfläche,
- dünne zentrale Hornhautdicke (<500 μ)
- höheres Lebensalter (>70 Jahre),
- Myopie > –5 dpt,
- Glaukom bei Blutsverwandten 1. Grades,
- Streifenblutung am Papillenrand,
- Nachweis von Pseudoexfoliationsmaterial auf der Linse oder Nachweis einer Pigmentdispersion (▶ 17.4),
- schwarze Hautfarbe,
- schwere kardiovaskuläre Vorerkrankungen,
- niedriger Blutdruck

Nicht jeder dieser Risikofaktoren hat das gleiche Gewicht. Das Zusammentreffen mehrerer Faktoren erhöht das Risiko einer Glaukomschädigung.

Das Vorhandensein von Risikofaktoren veranlasst im Zweifelsfall zum Therapiebeginn in einem Druckbereich von 21–25 mmHg auch ohne Gesichtsfeldschaden.

Bei **Normaldruckglaukom** (»Glaukom ohne Hochdruck«) finden sich glaukomtypische Schäden an der Papille und Gesichtsfelddefekte bei Augeninnendruckwerten, die immer unter 21 mmHg, also innerhalb der statistischen Norm liegen. Man muss annehmen, dass eine besondere Vulnerabilität der Optikusfasern vorliegt und der Sehnerv bereits durch Augeninnendrücke geschädigt wird, die statistisch noch als normal gelten.

Epidemiologie
Bei Weißen sind 90 % der Glaukome primäre Offenwinkelglaukome. Schwarze erkranken früher daran als Weiße (Häufigkeitsgipfel 10 Jahre früher).

Symptome, Befunde
Ein **Offenwinkelglaukom** bemerkt der Patient in der Regel nicht, denn subjektiv bestehen keine Sehstörung (erst im Endstadium, ▶ Kap. 17.2.3) und keine Schmerzen.

Der Arzt erhebt folgende Befunde:
- **Augeninnendruckmessung:** Bei 70 % der Patienten mit primärem Offenwinkelglaukom ist der Augeninnendruck auf Werte über 21 mmHg erhöht. Auch ein Augendruck von ≤ 21 mmHg kann jedoch mit einer Papillenschädigung und Gesichtsfeldeinschränkung einhergehen (Normaldruckglaukom, ▶ o.). Deshalb sollten bereits grenzwertige Befunde den Verdacht auf ein beginnendes Glaukom lenken. Unterschiedliche Augeninnendrucke im Seitenvergleich sprechen für ein Glaukom an dem Auge mit dem höheren Augeninnendruck.
Bei einmalig erhöhtem Augeninnendruck muss die Augendrucksteigerung durch wiederholte Messungen, insbesondere zu verschiedenen Tageszeiten (**Tagesdruckprofil**: Tonometrie alle 3 Stunden), bestätigt werden. **Schwankungen des Augeninnendrucks von über 5 mmHg** im Verlauf eines Tages sind für das primäre Offenwinkelglaukom **typisch** (◘ Abb. 17.8).
- **Ophthalmoskopie:** Die typischen glaukomatösen Veränderungen an der Papille bei primärem Offenwinkelglaukom sind (▶ Kap. 17.2.2):
    - große Papillenexkavation (>60 % der Papillenfläche einnehmend),
    - Kerben im Nervenfasersaum der Papille,
    - Abknicken der Gefäße am Papillenrand,
    - schlitzförmige Nervenfaserdefekte neben der Papille bei Ophthalmoskopie mit dem Grünfilter,
    - Papillenrandblutung.
- **Perimetrie:** Typisch für einen glaukomatösen Gesichtsfelddefekt sind (▶ Kap. 17.2.3):
    - parazentrale absolute Skotome,
    - langes Erhaltenbleiben der zentralen Sehschärfe (z. B. der Lesefähigkeit),
    - bei fortgeschrittenem Glaukomschaden Sektorskotome oder Ausfall des Gesichtsfeldes bis auf einen zentralen Rest.
- **Gonioskopie:** Das primäre Offenwinkelglaukom weist folgende Charakteristika auf:
    - **keine** Goniosynechien,
    - meist pigmentiertes Trabekelwerk, jedoch ist die Pigmentation schwächer als bei Pigment- oder Pseudoexfoliationsglaukom (▶ Kap. 17.4).
    - Der Kammerwinkeleingang kann durch Dickenzunahme der Linse eng sein (bei der Differentialdiagnose »chronisches Winkelblockglaukom« finden sich dagegen immer Goniosynechien).

> **Typische Zeichen des primären Offenwinkelglaukoms sind:**
> - keine subjektiv wahrnehmbare Sehstörung,
> - erhöhter Augeninnendruck,
> - glaukomatöse Exkavation der Papille,
> - Gesichtsfelddefekte (anfangs parazentral mit Erhaltung des Fixierpunktes),
> - offener Kammerwinkel ohne Synechien.

> **Fallbeispiel**
> Ein 63-jähriger Mann, der zuletzt wegen einer Lesebrille vor 4 Jahren beim Augenarzt war, hat vor kurzem auf seinem linken Auge eine Sehstörung bemerkt, die er nicht genau beschreiben kann. Vom Augenarzt befragt, wie ihm die Sehstörung aufgefallen sei, schildert er, dass er bei einem Theaterbesuch einen Gegenstand, den ein Schauspieler in der Hand gehabt habe, zunächst nicht wahrgenommen habe, dann aber beim genauen Hinschauen (= Fixieren) doch gesehen habe. Das rechte Auge sei zu diesem Zeitpunkt durch den Kopf des vor ihm sitzenden Theaterbesuchers verdeckt gewesen. Einen Fleck im Gesichtsfeld würde er nicht bemerken, könne aber das Fehlen der Wahrnehmung am linken Auge nach innen unten erkennen, wenn er sich das rechte Auge zuhalte. Schmerzen habe er nicht. Die Sehschärfe des linken Augen sei so gut wie die des rechten.
>
> Der Augenarzt misst einen Augeninnendruck von 32 mmHg am linken Auge. Die Papille ist am oberen Pol randständig exkaviert. Die Perimetrie zeigt ein bogenförmiges, sektorielles Skotom (◘ Abb. 17.5).
>
> Diagnose: Primäres Offenwinkelglaukom des linken Auges.
>
> Dieser Fall macht deutlich, dass ein beginnendes Glaukom über Jahre nicht bemerkt wird und nur zufällig vom Patienten entdeckt werden kann, auch wenn schon fortgeschrittene Befunde vorliegen.

Therapie

Die Therapie des **Offenwinkelglaukoms** zielt im Wesentlichen darauf ab, den erhöhten Augeninnendruck zu senken. Die nach pathogenetischen Gesichtspunkten sinnvolle Verbesserung der Mikrozirkulation des Sehnervs ist heute nur in Ausnahmefällen (Vasospasmus) möglich. Die medikamentöse Hemmung des programmierten Zelltodes (Apoptosehemmung) wird in Zukunft wahrscheinlich therapeutisch genutzt werden können.

Es gibt **drei Methoden zur Senkung des Augeninnendrucks**:
- Medikamente (Augentropfen),
- Laserbehandlung,
- Operation.

Üblicherweise wird mit einer medikamentösen Therapie mit einer Substanz begonnen, und diese evtl. zur Kombinationstherapie erweitert. Ist eine medikamentöse Therapie nicht ausreichend, dann muss ergänzend eine Laserbehandlung oder schließlich eine Operation durchgeführt werden.

Vor Behandlungsbeginn sollte der für den Patienten gültige Druckbereich definiert werden, der ein Fortschreiten des Glaukomschadens voraussichtlich verhindert. Die Obergrenze dieses individuellen Druckbereiches nennt man **Zieldruck**. Der Zieldruck hängt insbesondere von vier Aspekten ab:
- dem Ausmaß des vorhandenen Glaukomschadens,
- dem Augeninnendruck zum Zeitpunkt der Diagnosestellung,
- dem Vorliegen von Risikofaktoren (▶ o.),
- der individuellen Lebenserwartung.

Eine Senkung des Augeninnendrucks unter die statistische Obergrenze von 21 mmHg allein ist nicht ausreichend. Je geringer die Drucksteigerung war, die zu dem Glaukomschaden geführt hat, desto stärker muss der Augeninnendruck gesenkt werden. Bei verminderter Drucktoleranz, bei sehr großer Exkavation und fortgeschrittenem Gesichtsfeldverfall strebt man Drucke unter 15 mmHg an. Die Senkung des Augeninnendrucks ist umso dringlicher, je höher der Augeninnendruck und je stärker fortgeschritten die Gesichtsfeldeinschränkung ist. Ist bereits ein Auge am Glaukom erblindet, dann müssen Arzt und Patient die Situation besonders ernst nehmen.

Man muss den Patienten darüber aufklären, dass nicht ein als Zahl bezifferter Augeninnendruck, sondern die Erhaltung des Sehvermögens, insbesondere des Gesichtsfeldes das eigentliche Ziel der Behandlung ist. Niemals ist es möglich, einen bereits eingetretenen Schaden (Visus, Gesichtsfeld) wieder rückgängig zu machen.

> ❗ **Der Augeninnendruck und das Gesichtsfeld müssen bei jedem Glaukompatienten individuell geprüft und zeitlebens überwacht werden.**

Medikamentöse Therapie. Der Augeninnendruck kann mit fünf unterschiedlich wirkenden Substanzen gesenkt werden, die als Augentropfen allein oder in Kombination verabreicht werden können.

Für die Wirksamkeit von Glaukom-Augentropfen sind außer dem Wirkmechanismus der Substanz auch die hydrophilen und lipophilen Eigenschaften (Galenik, Penetration der Hornhaut; ▶ Kap. 7.2) von Bedeutung.

- **Prostaglandinderivate.** Prostaglandine senken den Augeninnendruck, indem sie den **uveoskleralen Abflussweg** (durch die Septen des Ziliarmuskels) **eröffnen**. Die speziell für die Augenheilkunde entwickelten Substanzen **Latanoprost, Bimatoprost** und **Travoprost** wirken **stark drucksenkend** und müssen nur 1× abends getropft werden. Sie rufen keine nennenswerten Entzündungszeichen hervor, während die nativen Prostaglandine entzündliche Reaktionen am Auge fördern. Allerdings verdunkeln diese Prostaglandinderivate die Irisfarbe (auffällig bei einseitiger Anwendung) und führen zu einem verstärkten Wimpernwachstum, wenn sie über Jahre gegeben werden. Beide Nebenwirkungen sind aber ungefährlich.
- **Betablocker** wirken über eine **Drosselung der Kammerwasserproduktion**. Der große Vorteil dieser Medikamentengruppe ist, dass sie keine Sehstörung auslösen: Pupille und Akkommodation werden nicht beeinflusst. Die lokale Verträglichkeit ist in der Regel gut. Betablocker sind allerdings **absolut kontraindiziert bei Asthma bronchiale**, bei **Bradykardie** und bei **AV-Überleitungsstörungen 2. und 3. Grades**. Selbst die geringen Mengen von Betablockern, die über die Bindehaut und den Tränennasengang systemisch resorbiert werden, können einen lebensgefährlichen Asthmaanfall auslösen. Die meisten Präparate enthalten nichtselektive Betablocker. Auch beta-1-selektive Substanzen dürfen bei Asthma bronchiale nicht verwendet werden, da die Selektivität nie vollständig ist. Vorsicht mit Betablocker-Augentropfen ist auch geboten bei Kontaktlinsenträgern und »trockenem Auge«, da manche Betablocker die Hornhautsensibilität herabsetzen und die Trockenheit des Auges verstärken können.
- **Karboanhydrasehemmer** wirken durch eine **Drosselung der Kammerwasserproduktion.** Ursprünglich konnten Karboanhydrasehemmer, z. B. **Acetazolamid,** nur als Tabletten eingenommen oder intravenös gespritzt werden. In dieser Form

sind sie heute noch bei akutem Winkelblock (»Glaukomanfall«) erforderlich, selten jedoch bei chronischen Glaukomformen. Ihre systemischen Nebenwirkungen (Metallgeschmack, Kribbeln an den Händen, Nierenkoliken, selten Leukopenie) machen eine Daueranwendung problematisch.

Seit einigen Jahren stehen neue, als Augentropfen anwendbare Karboanhydrasehemmer zur Verfügung: **Dorzolamid** und **Brinzolamid** durchdringen die Hornhaut gut. Ihr Vorteil besteht neben der effektiven Drucksenkung darin, dass keine Pupillen- oder Akkommodationsstörung und keine Beeinflussung der Gefäßweite eintreten.

- **Sympathomimetika.** Die alpha-2-agonistisch wirkenden Substanzen **Clonidin, Apraclonidin** und **Brimonidin** senken den Augeninnendruck durch **Drosselung der Kammerwasserproduktion.** Die Pupille bleibt unbeeinflusst, die Verträglichkeit ist unterschiedlich gut. Höhere Konzentrationen von Clonidin senken den Blutdruck, was bei Hypertonikern erwünscht, bei Hypotonikern aber gefährlich sein kann. Apraclonidin wirkt akut, nicht aber langfristig stark drucksenkend und ist deshalb nach operationsbedingten Steigerungen des Augeninnendrucks empfehlenswert. Es hat eine relativ hohe Allergisierungsneigung. Brimonidin ist diesbezüglich günstiger und soll zusätzlich einen neuroprotektiven Effekt besitzen.

Früher wurde Adrenalin bei Glaukom verabreicht. Heute verwendet man manchmal noch dessen Dipivalylester **Dipivefrin** (0,1 %). Dipivefrin durchdringt die Hornhaut besser. Esterasen der Hornhaut spalten die wirksame Substanz Adrenalin ab. Die systemischen Nebenwirkungen sind geringer. Adrenalin wirkt wahrscheinlich über beta-2-Rezeptoren auf das Trabekelwerk und **verbessert den Kammerwasserabfluss.** 2 Stunden nach Applikation lässt die Vasokonstriktion der Bindehautgefäße nach und es entsteht bei vielen Patienten eine auffällige Rötung der Bindehaut (reaktive Hyperämie), die sehr unangenehm sein kann. Dipivefrin ist bei Asthmapatienten geeignet, da es teilweise systemisch resorbiert wird und bronchodilatatorisch wirkt.

- **Parasympathomimetika** (Cholinergika, Miotika). Diese sind die ältesten Glaukommedikamente, sie haben eine starke drucksenkende Wirkung. Heute werden nur noch **Pilocarpin** (0,5–2%) und **Carbachol** (0,75–3%) verwendet. Sie wirken direkt auf die postsynaptischen cholinergen Rezeptoren und steigern den Tonus des Ziliarmuskels, dessen Pars longitudinalis mit elastischen Fasern in das Trabekelwerk einstrahlt. Der mechanische Zug spreizt die Maschen des Trabekelwerks und **verbessert so den Abfluss des Kammerwassers** in den Schlemm-Kanal. Die gleichzeitig hervorgerufene Verengung der Pupille (Miosis) ist eine unerwünschte Nebenwirkung. Insbesondere bei älteren Menschen mit beginnender Linsentrübung vermindert sie das Sehvermögen bei schlechter Beleuchtung und erschwert das Autofahren bei Nacht. Bei jüngeren Patienten, die noch gut akkommodieren können, entsteht durch die Anspannung des Ziliarmuskels eine störende Myopisierung (Kurzsichtigkeit). Parasympathomimetika müssen wegen ihrer kurzen Wirkdauer 3–4× tgl. getropft werden. Durch Verwendung von Pilocarpin-Gel, Pilocarpin-Öl oder Medikamententräger kann die Applikationshäufigkeit reduziert werden.

> - Zur Kontrolle der Therapie-Effizienz sollte man den Augeninnendruck messen, kurz bevor die nächsten Augentropfen verabreicht werden (*Nahtstellenmessung*).
> - Um tagesrhythmische Schwankungen des Augeninnendrucks zu erfassen, sind ein *Tagesdruckprofil* und eine *Nachtmessung* notwendig. Bei den meisten Menschen ist der Augeninnendruck morgens am höchsten. Bei manchen Glaukompatienten entstehen nachts oder zu anderen Tageszeiten Druckspitzen.

Laserbehandlung

- Die Behandlung des Trabekelmaschenwerkes mit »Laserschüssen« nennt man **Trabekuloplastik.** Sie kommt zur Anwendung, wenn die Medikamentenwirkung nicht ausreicht oder die Augentropfen schlecht vertragen werden, aber noch nicht operiert werden muss. Für die Lasertrabekuloplastik wird meist ein Laser verwendet, der im Grünbereich emittiert (z. B. Argonionenlaser, frequenzverdoppelter Nd:YAG-Laser), wobei 80–100 Laserpunkte von 50 µm Durchmesser und 0,1 s Dauer über eine Gonioskopielinse auf die gesamte Zirkumferenz des Trabekelwerks verteilt werden (◘ Abb. 27.2). Die Wirkung des Lasers führt zu einer **Verbesserung des Kammerwasserabflusses** und einer Drucksenkung von höchstens 5–8 mmHg. Bei stark pigmentiertem Trabekelwerk ist die Erfolgsrate höher als bei unpigmentiertem Trabekelwerk. Außerdem ist die Wirkungsdauer häufig auf wenige Jahre oder kürzer beschränkt.
- Anstelle einer Abfluss-Operation oder nach erfolglosen Operationen wird die sog. **Zyklophoto-**

koagulation angewendet. Sie zielt auf eine Verödung des sezernierenden Ziliarepithels. Hierbei wird ein Infrarotlaser (Neodymium-YAG- oder Diodenlaser) verwendet, für dessen Licht die Sklera weitgehend transparent ist, so dass das Ziliarepithel ohne Eröffnung des Augapfels erreicht wird (▶ Kap. 27, ◘ Abb. 27.4).

Operation. Man unterscheidet perforierende, d. h. den Augapfel eröffnende, und nicht-perforierende Operationsverfahren.

- **Perforierende Operationsverfahren, Filtrationsoperation.** Eine **Filtrationsoperation** wird ausgeführt, wenn der Augeninnendruck medikamentös oder mit Lasertrabekuloplastik nicht gesenkt werden kann. Bei sehr fortgeschrittener Glaukomschädigung, schlecht regulierbarem Ausgangsdruck oder schlechter Compliance des Patienten wird diese Operation heutzutage auch primär empfohlen.

Die Operation schafft dem Kammerwasser einen neuen Abflussweg unter die Bindehaut, wo es von Lymphgefäßen und Venen aufgenommen wird: An der Oberfläche der Sklera wird im Bereich des Trabekelwerks ein kleines Deckelchen präpariert. Dann wird durch das Trabekelwerk eine rechteckige Öffnung (**Trabekulektomie**) oder eine runde Öffnung (**Goniotrepanation**) in die vordere Augenkammer angelegt (◘ Abb. 17.9a). Anschließend wird das Skleradeckelchen über die Öffnung gelegt und mit Fäden fixiert, so dass es den Kammerwasserfluss drosselt, und die Bindehaut wird darüber wasserdicht verschlossen (◘ Abb. 17.9b). Das absickernde Kammerwasser wölbt die Bindehaut etwas vor, wodurch ein sog. **Sickerkissen** entsteht, das vom Oberlid bedeckt und geschützt wird (◘ Abb. 17.10).

Die Filtrationsoperation ist einerseits wirksamer als eine medikamentöse Behandlung oder die Lasertherapie, andererseits birgt die Eröffnung des Auges **Risiken** in sich. Bei korrekter Technik sind die postoperativen Komplikationen selten, nicht dagegen die natürlicherweise einsetzende **Wundheilung.** Diese führt in einem Viertel der Fälle zu einer Vernarbung mit einem partiellen oder vollständigen Verschluss des Sickerkissens, so dass der Augeninnendruck wieder ansteigt. Besonders nach Voroperationen neigt das Bindegewebe der Konjunktiva zu verstärkter Kollagenbildung. In solchen Fällen werden heutzutage Antimetaboliten (**Mitomycin C, 5-Fluorouracil**) auf die Operationsstelle aufgebracht oder subkonjunktival appliziert, um die Narbenbildung zu bremsen.

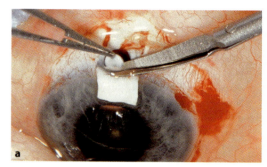

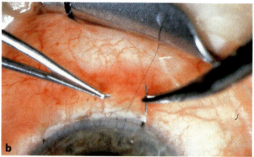

◘ **Abb. 17.9.** Filtrationsoperation (Goniotrepanation). **a** Über die Öffnung in die Vorderkammer wird ein kleines Skleradeckelchen gelegt, das ein übermäßiges Abfließen von Kammerwasser verhindert. **b** Die Bindehaut wird mit einer Naht verschlossen

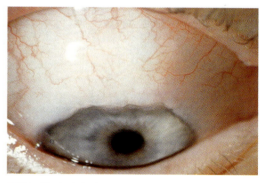

◘ **Abb. 17.10.** Sickerkissen nach Filtrationsoperation. Man erkennt die »glasige« Struktur mit reduzierter Gefäßzeichnung der Bindehaut

- **Nicht-perforierende Operationsverfahren.** Bei diesen Operationen wird der Augapfel nicht eröffnet. Sie werden neuerdings vermehrt angewandt, weil ihre unmittelbaren postoperativen Komplikationen geringer sind als die der Filtrationsoperation.

17.3 · Primäre Glaukome

- Bei der **tiefen Sklerektomie** belässt man eine mikroskopisch dünne Membran (Innenwand des Schlemm-Kanals) zwischen Vorderkammer und Skleradeckel und vermeidet dadurch einen überschießenden Abfluss von Kammerwasser in den ersten Tagen nach der Operation.
- Bei der **Viskokanalostomie** wird der Schlemm-Kanal durch hochviskose Hyaluronsäure aufgeweitet, unter der Vorstellung, dass das Kammerwasser so wieder seinen natürlichen Abflussweg nehmen kann.

Diese Operationsverfahren senken den Augeninnendruck jedoch **nicht so effektiv** wie die Filtrationsoperation, selbst wenn später die Innenwand des Schlemm-Kanals über eine Gonioskopielinse mit dem Nd:YAG-Laser geöffnet wird.

- Bei der **Trabekulotomie** (▶ Kap. 17.3.3) ist die Drucksenkung geringer als die der Filtrationsoperation, jedoch sind auch ihre Risiken geringer. Sie ist vom Wirkungsmechanismus her vorwiegend für das kongenitale Glaukom geeignet (▶ Kap. 17.3.3).
- **Andere Operationsverfahren**, die gelegentlich bei primärem Offenwinkelglaukom zum Einsatz kommen, wenn andere Operationen erfolglos waren, sind **zyklodestruktive Eingriffe** (**Zyklokryotherapie** und **Zyklophotokoagulation**, ▶ o.), die den Ziliarkörper veröden und den Kammerwasserfluss reduzieren, sowie **Abfluss-Systeme**, die vorwiegend bei Sekundärglaukomen verwendet werden (◘ Abb. 17.11). (▶ Kap. 17.4).

❗ Therapieoptionen bei Offenwinkelglaukom sind:
1. Medikamentöse Therapie: Prostaglandinderivate (Latanoprost, Travoprost, Bimatoprost), Betablocker, Sympathomimetika (alpha-2-Agonisten wie Clonidin und Brimonidin; Dipivefrin), lokal wirksame Karboanhydrasehemmer (Dorzolamid, Brinzolamid), Parasympathomimetika (z.B. Pilocarpin),
2. Lasertherapie (Trabekuloplastik),
3. Operationen: Filtrationsoperation (Trabekulektomie, Goniotrepanation), evtl. unter Verwendung von Mitomycin C oder 5-Fluorouracil, oder tiefe Sklerektomie.

Bei **okulärer Hypertension** werden wiederholt gemessene Drucke von 26 mmHg und mehr in der Regel behandelt, auch wenn keine Gesichtsfeldausfälle und keine Papillenschädigung vorliegen und die Diagnose Glaukom letztlich noch nicht zutrifft. Bestehen Risikofaktoren wie positive Familienanamnese, Myopie, dünne Hornhaut, Pseudoexfoliation oder Pigmentdispersion, dann wird bereits ab 21 mm Hg behandelt.

17.3.2 Winkelblockglaukom

Definition, Ursache

Das Winkelblockglaukom entsteht durch einen Kammerwinkelverschluss. Man unterscheidet einen akuten und einen intermittierenden Winkelblock sowie ein chronisches Winkelblockglaukom. Neuerdings wird auch beim Winkelblock der Begriff »Glaukom« nur verwendet, wenn ein Schaden an Papille und Gesichtsfeld vorliegt. Das ist nur bei der chronischen Form der Fall.

Dem **akuten Winkelblock** (»Glaukomanfall«) liegt eine akute Verlegung des Kammerwinkels durch die Irisbasis (»Winkelblock«) zugrunde. Dies kommt bei **anlagemäßig engem Kammerwinkel**, besonders bei Kurzbau (Hypermetropie) und relativ großer Linse (Alterslinse) vor. Die Disposition zum akuten Winkelblock kann man oft an der **Abflachung der Vorderkammer** (▶ Kap. 2.3.4 und ◘ Abb. 2.10), dem **engen Kammerwinkel** und der **vorgewölbten Iris** erkennen.

Der häufigste Auslöser des akuten Winkelblocks ist ein **Pupillarblock**. Er entsteht bei flacher Vorderkammer, wenn die Irisrückfläche der Linse relativ straff aufliegt und den Durchfluss des Kammerwassers durch die Pupille behindert. Dabei entsteht ein Druckgefälle zwischen dem Raum hinter der Iris (Hinterkammer) und dem Raum vor der Iris (Vorderkammer). Diese Situation bezeichnet man als **relativen Pupillarblock**. Wenn

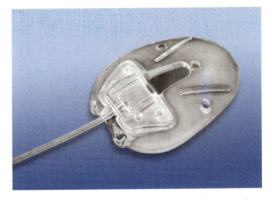

◘ **Abb. 17.11.** Ahmed-Abfluss-System. Der Schlauch wird durch einen Skleratunnel in die Vorderkammer des Auges eingepflanzt, die Platte mit Ventil wird ca. 8 mm hinter dem Limbus unter der Bindehaut auf der Sklera aufgenäht und die Bindehaut darüber geschlossen. Die Platte hält die Resorptionsfläche gegen Vernarbung frei

die Pupille sich bei Dunkelheit erweitert oder bei einer Augenuntersuchung **medikamentös weitgestellt** wird, kann der Durchfluss durch die Pupille so stark behindert werden, dass ein **vollständiger Pupillarblock** resultiert. Dabei staut sich das Kammerwasser in der Hinterkammer und drückt die dünne Iriswurzel nach vorne gegen das Trabekelwerk, wodurch der Kammerwinkel zirkulär verlegt (»blockiert«) wird (Abb. 17.12). Ein Glaukomanfall ist die Folge: Der Augeninnendruck steigt innerhalb weniger Stunden auf 50–70 mmHg an und ruft starke Schmerzen und Sehstörungen hervor.

> Keine Pupillenerweiterung bei flacher Vorderkammer!

Auch durch starke Miotika (Parasympathomimetika, z. B. Pilocarpin 2–4%, Carbachol 1–3%) wird der Durchfluss des Kammerwassers durch die enge Pupille verschlechtert, so dass gelegentlich selbst dadurch ein akuter Winkelblock auftreten kann.

Ein weiterer, wesentlich seltenerer Auslöser des akuten Winkelblocks ist der **Plateauiris-Mechanismus**: Die verdickte periphere Iris verlegt bei Pupillenerweiterung den Kammerwinkel und verursacht so einen Winkelblock. Pupillenengstellung kann diese Form des Glaukomanfalls durchbrechen.

Der **intermittierende Winkelblock** ist eine Vorstufe des akuten Winkelblocks. Hierbei treten vorübergehende Drucksteigerungen durch Winkelverschluss auf, der Pupillarblock löst sich aber jeweils wieder spontan auf. Es muss als Vorstufe zum akuten Winkelblock (»Glaukomanfall«) angesehen werden.

Ein **chronisches Winkelblockglaukom** entsteht meist, wenn ein Glaukomanfall nicht rechtzeitig behandelt wird: Dann bilden sich Verklebungen des Kammerwinkels (**Goniosynechien**), die zu einem chronischen Steigerung des Augeninnendrucks mit Papillenschädigung und Gesichtsfeldeinschränkung führen. Primär, d. h. ohne vorangegangenen Glaukomanfall, entsteht ein chronisches Winkelblockglaukom in Europa selten, im asiatischen Raum dagegen häufiger.

> Die Begriffe »Winkelblockglaukom« und »Engwinkelglaukom« sollten nicht synonym benutzt werden, denn der Pathomechanismus des Winkelblockglaukoms ist der Winkelverschluss. Ein enger Kammerwinkel reicht für die Definition nicht aus: Auch ein primäres Offenwinkelglaukom kann einen relativ engen Kammerwinkel haben, jedoch liegt dem erhöhten Augeninnendruck kein Kammerwinkelverschluss, sondern eine Veränderung im Trabekelwerk zugrunde!

Epidemiologie

Frauen sind doppelt so häufig betroffen wie Männer. Das Erkrankungsalter liegt bevorzugt im 6.–8. Lebensjahrzehnt. In Europa sind nur ca. 5% der Glaukomfälle primäre Winkelblockglaukome, bei Eskimos und Asiaten dagegen über 50%.

Symptome, Befunde

Der **akute Winkelblock** ist eine augenärztliche **Notfallsituation**, die jeder Allgemeinarzt erkennen muss, da eine Verzögerung der Behandlung das Augenlicht gefährdet.

Fast immer empfindet der Patient den akuten Winkelblock als dramatisches Ereignis, deshalb der Ausdruck »Glaukomanfall«. Die **Symptome** sind:
- **Schmerzen**. Die Schmerzen treten lokal im Auge und in der gleichseitigen Gesichtshälfte auf. Sie werden als tiefsitzend und dumpf empfunden. Die **Schmerzen** können in den ganzen Kopf, die Zähne oder in das Abdomen **ausstrahlen**.
- **Übelkeit und Erbrechen** entsteht durch Vagus-Reizung und kann zu den Fehldiagnosen Hirntumor oder akutes Abdomen führen.
- **Herzrhythmusstörungen** werden ebenfalls durch Vagusreiz ausgelöst.
- **Sehverschlechterung, Farbringe.** Durch das Augendruck-bedingte Epithelödem der Hornhaut sieht der Patient wie durch eine Nebelwand, bei Dunkelheit sieht er Farbringe um die Lichtquellen.

Beim **intermittierenden Winkelblock** treten diese Symptome in abgeschwächter Form auf. Der Patient sucht den Augenarzt oft nicht auf, weil die Beschwerden weniger ausgeprägt sind und spontan wieder zu-

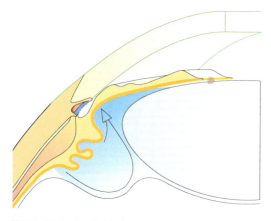

Abb. 17.12. Pupillarblock bei akutem Winkelblock. Anstau des Kammerwassers hinter der Iris mit Verlegung des Kammerwinkels

17.3 · Primäre Glaukome

rückgehen. Oft kommt es jedoch nach einigen intermittierenden Druckanstiegen zum Vollbild des Glaukomanfalls.

> ⚠ Das Auftreten der Symptome: frontale, einseitige Kopfschmerzen, Nebelsehen und Wahrnehmen von Farbringen um Lichtquellen ist ein Warnsignal eines Glaukomanfalls und muss zu einer prophylaktischen Iridektomie veranlassen, wenn ein enger Kammerwinkel vorliegt.

Bei akutem Winkelblockglaukom lassen sich folgende **Befunde** erheben:

- **stark erhöhter Augeninnendruck** (50–70 mmHg). Durch Palpieren des Bulbus (◘ Abb. 17.2) lässt sich die extreme Steigerung des Augeninnendrucks im Vergleich zum nicht betroffenen anderen Auge erkennen: Der **Bulbus** ist »**steinhart**«. Auch für den Ungeübten ist eine Drucksteigerung auf über 60 mmHg ohne weiteres tastbar. Zur Sicherung der Diagnose muss der Augenarzt eine Applanationstonometrie durchführen.
- **Bindehautrötung und Erweiterung der Skleragefäße.** Es besteht eine tiefe Gefäßinjektion (Sklera!) mit bläulich livider Färbung (◘ Abb. 17.13), anders als bei einer einfachen Konjunktivitis.
- Das **Hornhautepithel** ist **getrübt** (◘ Abb. 17.13), was mit einer gut fokussierten Taschenlampe oder an der Spaltlampe erkennbar ist.
- Die **Pupille** ist **entrundet**, **erweitert** und **lichtstarr** (◘ Abb. 17.13). Die direkte Lichtreaktion fehlt, weil der M. sphincter pupillae durch die Ischämie bei hohem Augeninnendruck gelähmt ist.
- Die **Vorderkammer** ist **abgeflacht**. Bei seitlicher Beleuchtung mit der Visitenlampe wird der Schatten sichtbar, den die Irisvorwölbung wirft.
- Der **Kammerwinkel** ist **verschlossen** (an der Spaltlampe sichtbar, differenzialdiagnostisch sehr wichtig!).
- Die **Papille** ist, wenn ein Glaukomanfall erstmals auftritt, **nicht exkaviert**. Nur bei chronischem Winkelblockglaukom oder wiederholten starken Druckanstiegen entstehen eine Papillenexkavation und ein Gesichtsfelddefekt.

Wegen des schlechten Allgemeinzustands kann eine genaue Untersuchung schwierig sein, jedoch ist die Diagnose leicht, wenn man an das Palpieren des Bulbus denkt!

Als **Folge eines akuten Winkelblockglaukoms** können auftreten:
- **Goniosynechien** (Synonym: periphere vordere Synechien). Sie entstehen nach »verschlepptem«

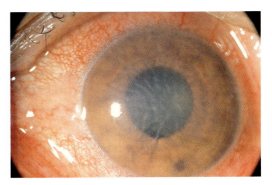

◘ **Abb. 17.13.** Akuter »Glaukomanfall« (akuter Winkelblock). Hornhautödem, Epithel deshalb getrübt. Vorderkammer sehr flach. Unregelmäßig verzogene und erweiterte Pupille. Starke Gefäßerweiterung. Heftige Schmerzen. Hauptkennzeichen: Bulbus beim Palpieren steinhart

Glaukomanfall und führen zum chronischen Winkelblockglaukom.
- »**Glaukomflecken**«. Dies sind weißliche Flecken unter der Vorderkapsel der Linse, die nach akutem Winkelblock bestehen bleiben. Außerdem quillt die Linse und wird trüb. Die Linse engt die Vorderkammer ein und sollte deshalb bald operiert werden (▶ Katarakt-Operation).
- **Irisinfarkte**. Sie entstehen durch die druckbedingte Ischämie während des Glaukomanfalls. Zeitlebens bleiben eine lokalisierte Irisatrophie mit Depigmentierung des Irisstromas und eine sektorielle Lähmung des M. sphincter pupillae zurück.

Beim **intermittierenden Winkelblock** können eine Papillenexkavation und eine Einschränkung des Gesichtsfeldes vorhanden sein, beim **chronischen Winkelblockglaukom** sind sie immer vorhanden.

Differenzialdiagnose

Vom akuten Winkelblockglaukom abgegrenzt werden müssen:
- **akutes Sekundärglaukom:** Schmerzen, ein erhöhter Augeninnendruck und ein Hornhautepithelödem treten auch bei **neovaskulärem Sekundärglaukom** (Folge von Zentralvenenverschluss, Diabetes mellitus) oder **entzündlichem Sekundärglaukom** (Herpes-Endotheliitis, glaukomatozyklitische Krise) auf.
- **Iritis:** Zwar ist das Auge gerötet und schmerzhaft, die Unterscheidung zum akuten Winkelblock ist aber einfach: Der Bulbus ist weich, niemals steinhart, die Pupille ist enger als normal, der Kammerwinkel ist offen.

– Hornhauttrübung und Sekundärglaukom ohne Schmerzen bei ICE-Syndrom (▶ Kap. 11.6.3)

Erbrechen und Herzrhythmusstörungen bei akutem Winkelblockglaukom können zu Fehldiagnosen wie **akutes Abdomen**, **Hirntumor** oder **Herzrhythmusstörung** führen.

Therapie

Prinzipiell muss bei **akutem Winkelblock** zunächst der Augeninnendruck medikamentös gesenkt und danach sofort eine periphere Iridektomie (Laser oder chirurgisch) ausgeführt werden. Die Iridektomie ist auch notwendig, wenn sich der Augeninnendruck mit Medikamenten leicht senken lässt oder andererseits hoch bleibt. Auch am 2. Auge muss bald eine prophylaktische Iridektomie erfolgen, damit es nicht kurze Zeit später zum Glaukomanfall am 2. Auge kommt.

Medikamentöse Therapie. Die folgenden Medikamente werden gleichzeitig verabreicht und der Augeninnendruck in stündlichen Intervallen kontrolliert:
- **Karboanhydrasehemmer: Acetazolamid** intravenös (Diamox 500–1000 mg i.v.). Durch Drosselung der Kammerwasserproduktion sinkt der Augeninnendruck.
- **Parasympathomimetika**, z. B. Pilocarpin-Augentropfen (2%) 3× im Abstand von 10 Minuten. Verengt sich die Pupille nicht, darf nicht weitergetropft werden, da sonst der Winkelblock durch Anspannung des Ziliarmuskels noch verstärkt wird.
- **Betablocker- bzw. Apraclonidin-Augentropfen.** Beide Substanzen senken den Augeninnendruck akut durch Drosselung der Kammerwasserproduktion.
- **Mannit 20%:** 250 ml als Infusion, wenn keine Augendrucksenkung durch die anderen Maßnahmen erreicht werden kann. Durch die hyperosmolare Lösung wird dem Auge Wasser entzogen. Wegen der generellen Flüssigkeitsverschiebung in den intravasalen Raum ist Vorsicht bei herzinsuffizienten Patienten geboten.

Operative Therapie. Die **periphere Iridektomie** (Ausschneiden einer kleinen peripheren Irislücke oben bei 12 Uhr) stellt eine Verbindung zwischen hinterer und vorderer Augenkammer her. Das Kammerwasser kann dann direkt in die Vorderkammer fließen, der Pupillarblock (◘ Abb. 17.12) ist aufgehoben. Es werden zwei Methoden angewandt:
- Die **chirurgische Iridektomie** (◘ Abb. 17.14) ist bei Glaukomanfall vorzuziehen, insbesondere wenn der Augeninnendruck nach medikamentöser Behandlung nicht ausreichend sinkt, der Winkel

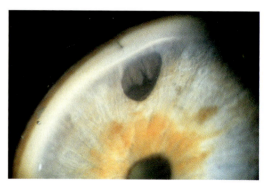

◘ **Abb. 17.14.** Periphere Iridektomie. Durch das chirurgisch angelegte Kolobom sind die Ziliarzotten sichtbar

noch verschlossen und die Hornhaut trüb ist. Hierbei wird die Vorderkammer durch einen kleinen Schnitt operativ eröffnet und die Ausschneidung mit einer Mikroschere vorgenommen. Evtl. entstandene Synechien im Kammerwinkel können hierbei durch Spülung in die Vorderkammer »gesprengt« werden.
- Die **Laser-Iridektomie** mit dem Neodymium-YAG-Laser (▶ Kap. 27 und ◘ Abb. 27.2) ist zu empfehlen, wenn der Augeninnendruck medikamentös normalisiert wurde und die Hornhaut klar ist oder als prophylaktischer Eingriff am 2. Auge, weiterhin bei Patienten, deren Allgemeinzustand so schlecht ist, dass sie nicht operiert werden können. Der hochenergetische infrarote Laserstrahl wird ohne chirurgische Eröffnung des Auges auf die Irisbasis fokussiert und dadurch eine Irislücke geschaffen, wobei die davor liegende Hornhaut und die dahinter liegende Linse nicht geschädigt werden.

Wenn bereits Goniosynechien vorhanden sind (chronisches Winkelblockglaukom), ist die periphere Iridektomie allein nicht mehr ausreichend wirksam.

Dringlichkeit der Therapie. Bei akutem Winkelblock besteht **Erblindungsgefahr**. Wenn innerhalb von 6 Stunden keine Senkung des Augeninnendrucks und keine Öffnung des Kammerwinkels erreicht werden, muss operiert werden. Andernfalls kommt es zu Goniosynechien und es entsteht ein chronisches Winkelblockglaukom. Deshalb muss auch der Allgemeinarzt darauf achten, dass keine Zeitverzögerung entsteht (dringlicher Transport in eine Klinik oder Praxis, die eine Laser-Iridektomie oder notfalls auch eine chirurgische Iridektomie ausführen kann).

Beim **intermittierenden Winkelblock** ist bereits bei engem Kammerwinkel eine prophylaktische Iridektomie zu empfehlen.

17.3 · Primäre Glaukome

Das **chronische Winkelblockglaukom** ist schwer zu therapieren: Medikamente sind oft unwirksam und eine Filtrationsoperation hat wegen der engen Vorderkammer ein höheres Risiko. In jedem Fall muss eine Iridektomie oder Iridotomie ausgeführt oder eine sehr voluminöse Linse entfernt werden.

17.3.3 Kongenitales Glaukom (Hydrophthalmie, Buphthalmus)

Ursache
Das kongenitale Glaukom entsteht durch eine **Entwicklungsstörung des Kammerwinkels.** Die Kammerwinkelstrukturen entsprechen etwa der Entwicklungsstufe im 7.–8. Fetalmonat. Das persistierende embryonale Gewebe blockiert den Kammerwasserabfluss, da embryonales Gewebe den Bereich des Trabekelwerks und des Schlemm-Kanals teilweise noch überdeckt. Der chronisch erhöhte Augeninnendruck führt typischerweise zu einer **Hornhautvergrößerung** und **-trübung** und zu einer **Dilatation der Bulbuswand** mit **Vergrößerung des Bulbus** (deshalb »Buphthalmus« = Ochsenauge).

Epidemiologie
Der Manifestationszeitpunkt liegt meist im 1. Lebensjahr, zuweilen ist das Glaukom auch schon bei Geburt vorhanden. In 65–80 % der Fälle ist es beidseitig, allerdings meist unterschiedlich ausgeprägt.

Häufigkeit. 1 Fall auf 10 000–18 000 Geburten. Das kongenitale Glaukom ist zwar selten, aber schwerwiegend, da es zur Erblindung kommen kann, wenn die Erkrankung nicht entdeckt wird.

Vererbung. Autosomal-rezessiv mit geringer Penetranz, dadurch wird meist ein sporadisches Auftreten vorgetäuscht. Bei Verwandten-Ehen (z. B. arabische Länder, Sinti- und Roma-Familien) sehr viel häufiger.

Geschlechtsverteilung. Knaben sind häufiger betroffen (Knaben : Mädchen = 3 : 2).

Symptome, Befunde
Die Kinder fallen durch »schöne große Augen« auf (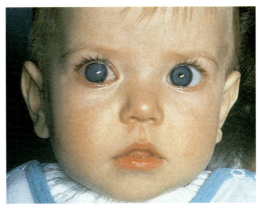 Abb. 17.15). Dieses markante Zeichen, das schon bei Geburt vorhanden sein kann, wird durch die **großen Hornhäute** bei vergrößertem Bulbus hervorgerufen. Es bestehen **Lichtscheu**, **Lidkrampf** und vermehrter **Tränenfluss**.

Folgende Befunde können – auch ohne Narkose mit dem bloßen Auge oder mit der Handspaltlampe – erhoben werden:
- **Vergrößerung der Hornhaut** (◘ Abb. 17.15), Messung mit einem Lineal.

◘ **Abb. 17.15.** Kongenitales Glaukom des rechten Auges. Der Hornhautdurchmesser des rechten Auges ist etwas größer als der des linken, die Hornhaut ist getrübt

- **Hornhauttrübung.** Durch den hohen Augeninnendruck kommt es zu einem Hornhautödem und so zu einer Trübung der Hornhaut, deren Intensität je nach aktuellem Augeninnendruck schwanken kann.
- **Einrisse der Descemet-Membran** entstehen, weil diese Schicht der Hornhaut nicht dehnbar ist und durch den erhöhten Augeninnendruck einreißt.
- Vermehrtes **Tränen**.

Eine genauere Untersuchung zur Entscheidung über eine Operation kann bei Säuglingen und Kleinkindern nur in Narkose durchgeführt werden:
- **Messung des horizontalen Hornhautdurchmessers** mit einem Messzirkel: Der Hornhautdurchmesser beträgt normalerweise bei Geburt oder im 1. Lebensjahr ≤10,5 mm, nach dem 1. Lebensjahr ≤12 mm und ab dem 3. Lebensjahr ≤12,5 mm. Bei kongenitalem Glaukom beträgt der Hornhautdurchmesser im 1. Lebensjahr oft 13–15 mm.
- **Ultraschallmessung der Augapfellänge.** Der Augapfel ist bei gesunden Neugeborenen 17–20 mm lang, bei kongenitalem Glaukom oft auf 24–27 mm verlängert.
- **Ophthalmoskopie der Papille.** Die Papille ist zentral exkaviert und häufig vergrößert. Die typische randständige Exkavation des Erwachsenen findet sich jedoch anfangs noch nicht, außerdem kann sich die Exkavation nach Drucksenkung zurückbilden.
- **Gonioskopie** zur Beurteilung der Differenzierungsstörung des Kammerwinkels.
- **Messung des Augeninnendrucks.** Sie wird heute in der Regel mit dem lageunabhängigen **Hand-**

applanationstonometer ausgeführt. Die Grenzwerte liegen bei Säuglingen etwa 3 mmHg niedriger als bei Erwachsenen, also bei gesunden Säuglingen bei 8–18 mmHg. Manchmal ist es möglich, das Kind aus der Flasche trinken zu lassen und hierbei ohne Narkose den Augeninnendruck zu messen. Dies ergibt die zuverlässigsten Werte. Beim schreiendem Kind wird der Augeninnendruck zu hoch gemessen (venöser Rückstau). Unter Inhalationsnarkotika sind die Augeninnendruckwerte häufig artifiziell vermindert, so dass man für die Untersuchung besser Ketamin als Narkotikum wählt, da dieses die Augeninnendruckwerte nicht senkt. Für eine nachfolgende Operation kann die Ketamin-Kurznarkose zur Intubationsnarkose umgewandelt werden. Ist die Operation nicht notwendig, dann genügt die Ketamin-Narkose für die Befunderhebung.

> ❗ Das kongenitale Glaukom muss so früh wie möglich diagnostiziert werden, um die Schädigung der Papille zu verhindern. Gerade dem Arzt für Allgemeinmedizin und dem Kinderarzt fallen hier wichtige Aufgaben zu (Vorsorgeuntersuchungen).

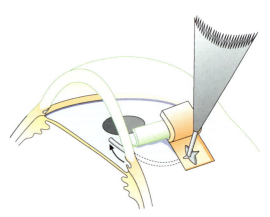

Abb. 17.16. Trabekulotomie. Von außen werden die Bindehaut und ein Skleraläppchen präpariert und der Schlemm-Kanal aufgesucht. In den Kanal wird eine Sonde eingeführt und das missgebildete Trabekelwerk durch Einschwenken nach innen aufgerissen. Dies erfolgt von der Operationsstelle aus nach rechts und nach links

Differenzialdiagnose

Leider kommt es immer noch vor, dass ein kongenitales Glaukom mit einer **angeborenen Tränenwegstenose** verwechselt wird, die ebenfalls Lichtscheu und Tränenfluss hervorruft. Hierbei ist die Hornhaut aber klar und ihr Durchmesser nicht vergrößert, außerdem ist das Auge wegen des Tränenwegsverschlusses durch gelblichen Schleim »verschmiert«. Besonders tragisch ist es, wenn bei kongenitalem Glaukom wegen der vermeintlichen Entzündung mit kortikosteroidhaltigen Augentropfen behandelt wird, die den Augeninnendruck noch weiter steigern (▶ 17.4).

Megalocornea nennt man eine anlagebedingte Hornhautvergrößerung, die sich vom kongenitalen Glaukom nur durch das Fehlen von Einrissen der Descemet-Membran, eines Hornhautödems und einer glaukomatösen Papillenexkavation abgrenzen lässt. Die Abgrenzung ist jedoch schwierig, da auch ein beginnendes kongenitales Glaukom manchmal noch keinen dieser Befunde aufweist. Bei der Megalocornea ist die Bulbuslänge üblicherweise nicht vergrößert (Ultraschallmessung).

Stoffwechselstörungen (z. B. Mukopolysaccharidose) gehen mit einer Hornhauttrübung einher und müssen ausgeschlossen werden.

Sekundäre kongenitale Glaukome sind ebenfalls abzugrenzen. Häufig ist die autosomal-dominant vererbte **Axenfeld-Rieger-Anomalie**, bei der sich in $^2/_3$ der Fälle ein kongenitales Glaukom durch Differenzierungsstörung des Kammerwinkels entwickelt. Die Axenfeld-Rieger-Anomalie ist weiterhin durch Irisatrophie, vorverlagerte Schwalbe-Linie und periphere Irisbrücken gekennzeichnet (▶ Kap. 23 und ◘ Abb. 23.6).

Therapie

Ein erwiesenes kongenitales Glaukom ist eine **absolute Operationsindikation**. Medikamente sind nicht ausreichend und nicht dauerhaft wirksam.

Heute wird meist eine **Trabekulotomie** ausgeführt. Hierbei sucht der Operateur den Schlemm-Kanal von außen durch einen Schnitt auf, führt eine Sonde ein (◘ Abb. 17.16) und schwenkt diese in die Vorderkammer, wobei das Gewebe zwischen dem Kanal und der Vorderkammer zerreißt. Dieser Spalt im embryonalen Gewebe bleibt zeitlebens offen. Wenn eine Operation nicht ausreicht, muss an einer zweiten Stelle der Zirkumferenz operiert werden. In etwa 80 % der Fälle lässt sich so der Augeninnendruck normalisieren.

Bereits in den 1940er-Jahren wurde die **Goniotomie** eingeführt, die sehr vielen Kindern mit kongenitalem Glaukom das Augenlicht gerettet hat. Bei dieser Operation schneidet man das persistierende embryonale Gewebe im Kammerwinkel von innen ein (◘ Abb. 17.17), so dass das Kammerwasser in den Schlemm-Kanal fließen kann.

Diese beiden sehr heiklen Operationen sollten nur in hierfür eingerichteten Augenkliniken durchgeführt werden. Eine Operation hat nur Aussicht auf Erfolg, solange der Schlemm-Kanal noch nicht durch die Deh-

17.4 Sekundäre Glaukome

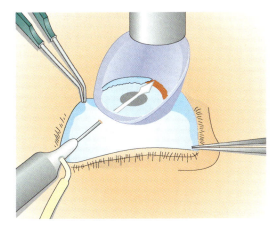

Abb. 17.17. Goniotomie nach Barkan mit durchbohrtem Messer nach Leydhecker. Man blickt durch die mit Glasfaseroptik beleuchtete Goniotomielinse in den Kammerwinkel, der links von dem Messer bereits freigelegt ist. Durch das perforierte Messer wird Flüssigkeit infundiert und so in der Vorderkammer ein Überdruck erzeugt, der die Iris und die Linse zurückhält und zugleich Blutungen verhindert (aus Mackensen/Neubauer, Augenärztliche Operationen). Man verwendet auch hochvisköse Hyaluronsäure zur Stabilisierung der Vorderkammer während der Operation

Definition, Ursache

»Sekundär« nennt man Glaukomformen, die durch andere Augenleiden oder Allgemeinerkrankungen verursacht werden. Auch bei Sekundärglaukomen ist die Behinderung des Kammerwasserabflusses die Ursache für die Steigerung des Augeninnendrucks.

Einteilung

Sekundärglaukome werden nach pathogenetischen Gesichtspunkten eingeteilt, weil ihre Therapie sich stärker an der Pathogenese als an der Ätiologie orientiert. Im Folgenden sind die wichtigsten Arten der Sekundärglaukome aufgeführt:

Neovaskularisationsglaukom. Bei Ischämie der Netzhaut, besonders bei Diabetes mellitus und nach Zentralvenenverschluss, bildet die Netzhaut vaskuläre Wachstumsfaktoren (VEGF = vascular endothelial growth factor), die mit dem Kammerwasser in den vorderen Augenabschnitt gelangen und auf der Iris und im Kammerwinkel zu Gefäßneubildung (Neovaskularisation) führen (**Rubeosis iridis** – Abb. 11.6). Es entsteht eine fibrovaskuläre Membran, die den Kammerwinkel auskleidet und zu einem Winkelblock führt. Die Prognose des Neovaskularisationsglaukoms ist besonders schlecht.

Fallbeispiel

Eine 83-jährige Patientin stellt sich mit Schmerzen am rechten Auge beim Augenarzt vor. Das Sehen auf dem rechten Auge sei vor einigen Wochen schlechter geworden, mit beiden Augen offen sehe sie aber ausreichend gut. Die Sehschärfe beträgt rechts nur Handbewegungen, links 0,5. Bei der Spaltlampenuntersuchung zeigt sich eine Blutung in der Vorderkammer, die Hornhaut ist trüb, der Augeninnendruck ist auf 45 mmHg erhöht. Bei genauer Untersuchung des Pupillarsaums sieht man eine Rubeosis iridis. Es handelt sich also um ein neovaskuläres Sekundärglaukom. Ein Diabetes mellitus liegt nicht vor. Die wahrscheinlichste Ursache ist also ein Zentralvenenverschluss, der vor einigen Wochen abgelaufen war. Dieser lässt sich auch nachweisen: Nach Pupillenerweiterung sieht man schemenhaft trotz schlechten Funduseinblicks streifige Blutungen über den ganzen Fundus verteilt.
Zunächst wird mit Atropin- und Kortikosteroid-Augentropfen behandelt, dann eine retinale Kryotherapie und eine drucksenkende Zyklokryotherapie durchgeführt, da wegen des schlechten Einblicks keine panretinale Laserkoagulation möglich ist.

nung des vorderen Augenabschnitts verschlossen ist. Deshalb soll man sie ausführen, sobald die Diagnose »kongenitales Glaukom« bestätigt ist, also z. B. noch in der gleichen Narkose, in der auch die Untersuchung durchgeführt wurde. Es ist die Aufgabe aller an der Betreuung beteiligten Ärzte, also auch des Kinderarztes oder Allgemeinarztes, bei den Eltern Verständnis und Bereitschaft für die notwendige Operation und die Nachkontrollen zu erwirken.

Verlaufskontrollen. In der Regel müssen die oben genannten Befunde zunächst vierteljährlich kontrolliert werden, meist auch in Kurznarkose, bei gutem Verlauf später jährlich.

Anders als beim Erwachsenen kann sich beim Kleinkind die glaukomatöse Papillenexkavation nach operativer Senkung des Augeninnendrucks wieder teilweise zurückbilden.

> Besonders wichtig ist es, eine *Amblyopie* (Sehschwäche durch Benachteiligung des erkrankten Auges, insbesondere bei einseitiger Erkrankung) zu *verhüten*. Hierzu muss wie bei Schielbehandlung das besser sehende Auge abgeklebt werden, um das schwächere Auge zu trainieren.

Pigmentdispersionsglaukom. Ursache ist eine nach hinten durchhängende Irisbasis, die auf den Zonulafasern reibt, wodurch Pigment der Irisrückfläche freigesetzt wird. Die Pigmentgranula werden vom Trabekelendothel phagozytiert und verstopfen das Trabekelwerk im Kammerwinkel, wo sie gonioskopisch als braunschwarzes Band sichtbar sind (Abb. 17.18a). Die radiär gestellte Pigmentlücken der Iris schimmern im rückfallenden Licht rot durch (**Kirchenfensterphänomen,** wegen der Ähnlichkeit mit den Rosettenfenstern gotischer Kathedralen). Das Pigmentdispersionsglaukom findet sich häufig bei Männern mit Myopie im jüngeren Lebensalter.

Pseudoexfoliationsglaukom. Bei dieser sehr häufigen Form des Sekundärglaukoms lagert sich feinfibrilläres Material, das insbesondere vom Ziliarepithel gebildet wird, u. a. auf der Linse (Abb. 17.18b) und im Kammerwinkel ab und verstopft die Abflusswege des Kammerwassers. Es treten oft hohe Augeninnendruckwerte auf, die stark schwanken.

Kortisonglaukom. Die Gabe von Kortikosteroiden führt bei disponierten Personen nach einigen Wochen zur Ansammlung von Mukopolysacchariden im Trabekelwerk und so zu einem sekundären Offenwinkelglaukom. Kortikosteroid-Augentropfen sind meist gefährlicher als systemische Kortikosteroidgaben. Zuweilen lassen sich Patienten solche Augentropfen wegen Kontaktlinsenunverträglichkeit oder trockenem Auge verordnen, weil hierdurch die Beschwerden gemindert werden. Glücklicherweise kommt es nicht in allen Fällen nach Kortikosteroidgabe zu einem starken Druckanstieg, bei hoher Myopie allerdings sehr häufig.

> ⚠ Eine Verordnung von kortikosteroidhaltigen Augentropfen ohne augenärztliche Kontrolle ist verboten! Für so entstandene Glaukomschäden kann der verordnende Arzt verantwortlich gemacht werden.

Phakolytisches Glaukom. Bei hypermaturer Katarakt dringt Linseneiweiß durch die Linsenkapsel. Die mit Linseneiweiß angefüllten Makrophagen verstopfen das Trabekelwerk. Die trübe Linse muss umgehend entfernt werden.

Entzündliches Glaukom. Entzündungen können ein Ödem der Trabekelzellen bewirken(**Herpes-simplex-Trabekulitis, glaukomatozyklitische Krise**) oder die Maschen des Trabekelwerks durch Entzündungsproteine verstopfen.

Verletzungsbedingtes Glaukom (traumatisches Glaukom). Bei einer Verletzung des Augapfels kann eine Blutung in die Vorderkammer die Abflusswege des Kammerwassers verlegen oder die subluxierte Linse

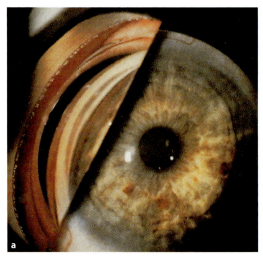

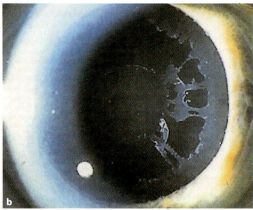

Abb. 17.18. Pigmentdispersionsglaukom (**a**) und Pseudoexfoliationsglaukom (**b**). **a** Die Pigmentkörnchen sind auf der Iris verstreut sichtbar. Im gonioskopischen Bild (links) sieht man den Kammerwinkel dicht von Pigment ausgekleidet. **b** Feinfibrilläres Pseudoexfoliationsmaterial lagert sich auf der Linsenvorderfläche in konzentrischen Formen ab und verstopft auch das Trabekelwerk

sich in die Pupille einklemmen. Nach einer schweren Augapfelprellung (Kontusion) entstehen Risse im Trabekelwerk. Die Narben führen zum Anstieg des Augeninnendrucks. Verätzungen (insbesondere durch Laugen) veröden den Schlemm-Kanal.

Sekundärglaukome bei angeborenen Missbildungen des Auges (▶ Kap. 23). Ein Beispiel ist das **Sturge-Weber-Syndrom**: Bei Naevus flammeus des Gesichtes und Hämangiomen der Episklera und der Aderhaut entwickelt sich oft schon im Kindesalter ein ipsilaterales Sekundärglaukom. Daher muss man bei

17.4 · Sekundäre Glaukome

betroffenen Kindern regelmäßig den Augeninnendruck kontrollieren.

Bei Karotis-Sinus-cavernosus Fistel steigt der episklerale Venendruck ebenfalls an und führt zu erhöhten Augendruckwerten. Typischerweise sieht man erweiterte episklerale Gefäße (Abb. 18.8).

Therapie

Allgemeine Therapie-Grundsätze. Im Vordergrund steht die Therapie des zugrunde liegenden Pathomechanismus. Außerdem muss der Augeninnendruck gesenkt werden, um das Fortschreiten der Sehnervenschädigung zu verhindern.

Bei **Neovaskularisationsglaukom** wird zuerst die retinale Ischämie behandelt, und zwar mittels panretinaler Laserkoagulation (▶ Kap. 13 und ▶ Kap. 27). Neuerdings werden zusätzlich VEGF-Hemmer intravitreal injiziert. Dann wird zur Senkung des Augeninnendrucks ggf. eine Verödung des Ziliarepithels mittels Zyklokryotherapie oder Zyklophotokoagulation durchgeführt.

Bei **Pigmentdispersionsglaukom** vermindern Engstellung der Pupille und eine Iridektomie die Retrokurvatur der Iris und können den Pigmentabrieb verringern. Außerdem senkt man den Augeninnendruck medikamentös wie beim primären Offenwinkelglaukom.

Das **Pseudoexfoliationsglaukom** und das **traumatische Glaukom** werden wie das primäre Offenwinkelglaukom therapiert.

Beim **Kortisonglaukom** sind Kortikosteroid-Augentropfen sofort abzusetzen! Zunächst kann man unter medikamentöser Drucksenkung abwarten, denn der Druck normalisiert sich anfangs noch spontan. Ist dies nicht der Fall, wird wie beim primären Offenwinkelglaukom behandelt.

Beim **phakolytischen Glaukom** ist eine Kataraktoperation erforderlich.

Bei **entzündlichen Glaukomen** wird die Ursache behandelt (bei Herpesinfektion Zovirax® lokal und systemisch). Zusätzlich wird symptomatisch der Augeninnendruck gesenkt, meist durch systemische Gabe von Karboanhydrasehemmern.

Operative Therapie. Operationen haben bei sekundären Glaukomen eine schlechtere Prognose als bei primärem Offenwinkelglaukom.

Bei Neovaskularisationsglaukom und therapierefraktären Glaukomen anderer Ursache wird eine **panretinale Laserkoagulation** bzw. eine **Zyklokryotherapie** oder eine **Zyklophotokoagulation** durchgeführt.

Bei den anderen, nicht-neovaskulären Sekundärglaukomen versucht man zunächst eine **Trabekulektomie** und hemmt die Vernarbungsprozesse durch Antimetaboliten (Mitomycin C, 5-Fluorouracil). In sehr schwierigen Fällen wird ein **Abfluss-System** auf der Sklera unter die Bindehaut fixiert, das mit einem Silikonschlauch in die Vorderkammer verbunden ist. Das Kammerwasser wird dabei durch den Silikonschlauch unter die Bindehaut zu einer Kunststoffplatte abgeleitet, die eine Resorptionsfläche für Kammerwasser freihält (Abb. 17.11).

In Kürze

Offenwinkelglaukom. Die häufigste Glaukomform, das primäre Offenwinkelglaukom, ist meist beidseitig.

Das primäre Offenwinkelglaukom ist besonders gefährlich, weil der Patient es jahrelang nicht bemerkt, während der Sehnerv allmählich geschädigt wird. Bleibt der Augeninnendruck erhöht, so kommt es zur Atrophie des Sehnervs mit glaukomatöser Exkavation der Papille und Gesichtsfeldeinschränkung bis zur Erblindung.

Eine Papillenschädigung und Gesichtsfeldeinschränkung lassen sich verhindern, wenn der Augenarzt bei jedem seiner Patienten die Papille spiegelt und den Augeninnendruck misst, im Verdachtsfall auch eine computergesteuerte Perimetrie ausführt. Dies ist besonders wichtig bei Angehörigen von Glaukomkranken.

Winkelblockglaukom. Das primäre Winkelblockglaukom kommt bei flacher Vorderkammer (Hypermetropie) und großer Linse vor.

Bei akutem Winkelblock (»Glaukomanfall«) hat der Patient Schmerzen und bemerkt eine Sehstörung, die durch ein Hornhautödem verursacht wird. Der Augapfel ist hart. Der Glaukomanfall ist ein Notfall und muss sofort behandelt werden.

Kongenitales Glaukom. Das kongenitale Glaukom muss frühzeitig diagnostiziert werden, denn das Kind kann erblinden, wenn die Erkrankung übersehen wird.

Kennzeichen sind große Augen (durch erhöhten Hornhautdurchmesser), Lichtscheu und Tränenfluss sowie Hornhauttrübung.

Therapie der Glaukome. Bei allen Glaukomformen ist das Therapieprinzip eine Senkung des Augeninnendrucks. Zur Senkung des Augeninnendrucks (in Form von Augentropfen) dienen Beta-Blocker, Alpha-2-Agonisten und Karboanhydrasehemmer, die alle die Kammerwasserproduktion hemmen, sowie Prostaglandinderivate, die den uveoskleralen Abfluss verbessern. Adrenalinderivate und Parasympathomimetika verbessern den Abfluss des Kammerwassers durch das Trabekelwerk. Parasympathomimetika werden wegen ihrer Nebenwirkungen (Miosis) heute nur noch selten eingesetzt.

Bei Versagen der medikamentösen Therapie wird eine Laserbehandlung oder eine Operation erforderlich, um den Abfluss des Kammerwassers zu gewährleisten.

Augenhöhle (Orbita)

18.1 Anatomische und funktionelle Grundlagen – 320

18.2 Leitsymptome bei Orbitaerkrankungen – 321

18.3 Untersuchungsmethoden – 321
18.3.1 Allgemeine Untersuchung der Orbita – 321
18.3.2 Messung der Bulbuslage – 321
18.3.3 Ophthalmologische Untersuchungen bei Orbitaerkrankungen – 321

18.4 Entzündungen der Orbita – 323
18.4.1 Orbitaphlegmone – 323
18.4.2 Pseudotumor orbitae – 323

18.5 Endokrine Orbitopathie – 324

18.6 Tumoren der Orbita – 326
18.6.1 Orbitatumoren bei Kindern – 326
18.6.2 Tumoren bei Erwachsenen – 327
18.6.3 Therapie von Orbitatumoren – 328

18.7 Vaskuläre Erkrankungen der Orbita – 328
18.7.1 Karotis-Sinus-cavernosus-Fistel – 328
18.7.2 Orbitavarizen – 329

18.8 Verletzungen der Orbita – 329
18.8.1 Orbitabodenfraktur (»Blow-out«-Fraktur) – 329
18.8.2 Stich- und Schussverletzungen der Orbita – 330
18.8.3 Sehnervenverletzung im Canalis opticus – 330
18.8.4 Enophthalmus – 331

18.9 Fehlbildungen – 331

❯❯ Einleitung

Die Orbita bildet die knöcherne Höhle für das Auge. Erkrankungen entstehen durch Entzündungen (Orbitaphlegmone, Pseudotumor orbitae), immunologische Prozesse (endokrine Orbitopathie), Tumoren (primäre Tumoren, auch bei Kindern und Metastasen) und vaskuläre Prozesse (Carotis-Sinus-cavernosus-Fistel, Orbitavarize). Verletzungen entstehen vorwiegend am Orbitaboden (»Blow-out«-Fraktur), im Sehnervenkanal und durch penetrierende Orbitafremdkörper.

18.1 Anatomische und funktionelle Grundlagen

Lage der Orbita im Schädel. Die Achse des Orbitatrichters ist leicht divergent nach außen und unten gerichtet. Den wichtigsten Inhalt der Orbita bilden Bulbus mit Sehnerv, Augenmuskeln, Nerven und Blutgefäßen, sowie die Tränendrüse. Als Polster füllt Fettgewebe mit wenigen Bindegewebezügen den größten Teil der Orbita aus.

Knöcherne Begrenzung der Orbita und benachbarte Strukturen (◘ Abb. 18.1). Die aus 7 Knochen gebildete Wand der Orbita ist mit Periost überzogen und medial und unten sehr **dünn**. Nur 0,5 mm Knochendicke des **Os maxillare** trennen die Augenhöhle nach unten von der Kieferhöhle, nur 0,3 mm oder nur das Periost trennen sie medial hinten von den Siebbeinzellen des **Os ethmoidale**. Hinten grenzt das **Os sphenoidale** mit der Keilbeinhöhle an die mittlere Schädelgrube. Die Orbitaspitze ist Chiasma opticum, Hypophyse und Sinus cavernosus benachbart. Eine Insel des **Os palatinum** grenzt in der hinteren Orbitawand an Maxilla, Ethmoid und kleinen Keilbeinflügel. Oben trennt das **Os frontale** die Orbita von der Stirnhöhle und der vorderen Schädelgrube. Die kräftige laterale Wand wird vom **Os zygomaticum** gebildet, wobei der Jochbogen als chirurgischer Zugangsweg vorübergehend entfernt werden kann. Alle diese benachbarten Gebilde und Hohlräume sind von großer Bedeutung, da die Augenhöhle bei Erkrankung der Nachbarorgane mit beteiligt ist und umgekehrt sich Krankheiten der Orbita in diese Strukturen ausdehnen können. Nasal im Tränenbein (**Os lacrimale**) befindet sich die Fossa lacrimalis für den Tränensack (Zugang bei Tränenwegsoperation, ▶ Kap. 5). Die Tränendrüse liegt in einer flachen Nische des temporal-oberen Orbitadaches.

Öffnungen der Orbita. An der Spitze der Orbita befindet sich der knöcherne Kanal für Sehnerv und A. ophthalmica (**Canalis opticus**), lateral davon die **Fissura orbitalis superior** für die V. ophthalmica, die das Blut aus Orbita und Auge in den Sinus cavernosus leitet (klinisch wichtig wegen der Gefahr einer Sinuscavernosus-Thrombose bei Lid- oder Orbitaphlegmone!). Durch die Fissura orbitalis superior laufen auch die Hirnnerven III, IV, V_1 und VI. Der gemeinsame Ausfall dieser Nerven sowie des Sehnervs wird als **Orbitaspitzensyndrom** (Tolosa-Hunt-Syndrom) bezeichnet. Durch die **Fissura orbitalis inferior** verlaufen die Nn. infraorbitalis und zygomaticus (Teil des 2. Trigeminusastes).

Nerven der Orbita. Die sensible Versorgung der Orbita erfolgt über den 1. und 2. Trigeminusast. Am medialen Oberrand der Orbita findet sich der N. supraorbitalis, am Unterrand der N. infraorbitalis, der bei Orbitabodenfraktur verletzt wird. Aus dem 1. Trigeminusast zweigt der N. nasociliaris ab, der das Augen-

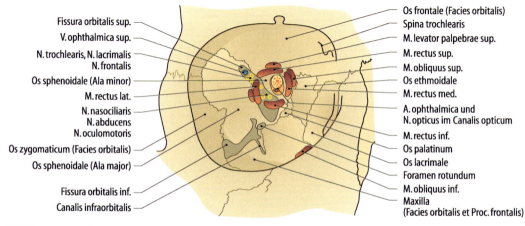

◘ Abb. 18.1. Knochen und Fissuren der rechten Orbita sowie Muskelansätze

innere (Ziliarkörper) sowie die Nasenspitze sensibel versorgt, was bei Zoster ophthalmicus wichtig ist. Ist bei Zoster auf der Nasenspitze eine Effloreszenz zu sehen, dann ist bewiesen, dass auch das Augeninnere entzündet sein muss (▶ S. 125). Das Ganglion ciliare, das parasympathische Fasern für Ziliarkörper und Sphincter pupillae enthält, liegt 15 mm hinter dem Auge im Muskeltrichter.

Gefäße der Orbita. Die arterielle Versorgung geschieht über die **A. ophthalmica** (aus der Carotis interna). Der venöse Abfluss erfolgt über die **Vena ophthalmica superior** in den Sinus cavernosus, über die **Vena ophthalmica inferior** in den Plexus pterygoideus und über **V. angularis** zu den Gesichtsvenen.

Augenmuskeln und Septum orbitale. Die Augenmuskeln entspringen von einem Sehnenring, der den unteren Teil der Fissura orbitalis superior und das Foramen opticum umgibt. Nach vorn verschließen das Septum orbitale und die Lider die Orbita.

18.2 Leitsymptome bei Orbitaerkrankungen

Krankhafte Prozesse der Orbita gehen häufig mit einem **Hervortreten** des Auges *(Exophthalmus = Protrusio bulbi)* oder mit einer Verdrängung des Augapfels in vertikaler oder horizontaler Richtung einher. Ein **Zurücksinken** des Auges *(Enophthalmus)* ist seltener und entsteht durch Atrophie des Fettgewebes der Orbita, z. B. nach einer Fraktur des Orbitabodens. Durch Augapfelschrumpfung *(Phthisis bulbi)* wird ein Enophthalmus vorgetäuscht. Orbitaerkrankungen zeigen nicht selten okuläre Begleitsymptome: **Augenbewegungsstörungen, Stauungspapille, Aderhautfalten** durch eine Tumor-bedingte Eindellung des Auges von hinten.

18.3 Untersuchungsmethoden

18.3.1 Allgemeine Untersuchung der Orbita

Einige einfache Untersuchungen ermöglichen oft schon eine Diagnose: Wenn beim Betasten einer Schwellung der Lider oder der Orbita ein **Knistern** zu hören ist, weist dies auf ein **Luftemphysem** durch eine Fraktur der Lamina papyracea des Siebbeins hin. Die Lufteinschlüsse können röntgenologisch bestätigt werden. Ein stark durchströmter **arteriovenöser Shunt** zwischen A. carotis-und Sinus cavernosus verursacht ein **pulssynchrones, maschinenartiges Gefäßgeräusch,** das manche Patienten selbst wahrnehmen und das der Arzt mit dem Stethoskop hören kann. Bei einem **Varixknoten der Orbita** nimmt der Exophthalmus bei Kopftieflagerung oder beim Pressen zu, weil sich das venöse Blut im Varixknoten staut. Der Patient berichtet nicht selten über ein starkes **Hervortreten des Auges beim Pressen** (z. B. beim Stuhlgang). Die **Zurückdrängbarkeit des Bulbus** lässt sich palpieren und gibt Aufschluss darüber, ob die Konsistenz eines Orbitatumors hart (z. B. Meningiom) oder weich ist (z. B. Gefäßtumor). Aufgrund alter **Fotografien** kann man abschätzen, wie lange ein Exophthalmus bereits besteht.

18.3.2 Messung der Bulbuslage

Den Exophthalmus misst man mit dem **Exophthalmometer** (nach Hertel), das beidseits am knöchernen Orbitarand aufgesetzt wird. Mit einem Spiegel kann der Abstand des Hornhautscheitels vom seitlichen Orbitarand gemessen werden (◻ Abb. 18.2). Ohne Geräte kann man einen einseitigen Exophthalmus erkennen, indem man hinter dem Patienten stehend dessen Oberlider anhebt und über dessen Stirn zu den Wangen blickt (◻ Abb. 2.3). Unterschiede der Lidspaltenweite sind nicht unbedingt durch einen Exophthalmus bedingt. Bei hoher Myopie oder bei Hydrophthalmie ist der Augapfel wesentlich größer und kann eine Protrusio vortäuschen (**Pseudo-Exophthalmus**).

18.3.3 Ophthalmologische Untersuchungen bei Orbitaerkrankungen

Motilitätsprüfung: Unterscheidung zwischen neurogener Parese (typisch: Inkomitanz des Schielwinkels), Störungen der neuromuskulären Übertragung (z. B. Myasthenie – Zunahme der Parese), Erkrankungen des Muskels (entzündliche Schwellung des vorderen Muskelansatzes, sichtbar unter der Bindehaut) und mechanischer Bewegungsbehinderung (mechanischer Stopp beim **Traktionstest**).

Visusprüfung: Wichtig sind das Ausmaß und der Verlauf der Sehschärfeherabsetzung.

Gesichtsfelduntersuchung: Unterscheidung zwischen **Zentralskotom** (Optikusschädigung in der Orbita), **parazentralen Skotomen** (meist Glaukom oder Drusen der Papille), **Vergrößerung des blinden Flecks** (bei Stauungspapille) und **Lage der Skotomgrenzen** (horizontale Grenze bei Papillenprozessen, vertikaler, mittellinienbegrenzter Ausfall bei hypophysären Läsionen).

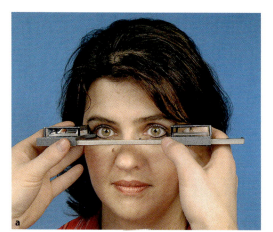

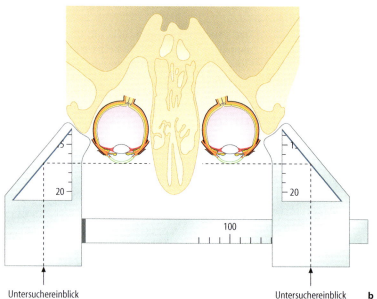

Abb. 18.2a, b. Exophthalmometer nach Hertel. **a** Das Instrument wird an beiden Seiten auf den lateralen knöchernen Orbitarand aufgesetzt. Im Spiegel des Instrumentes erscheint das Hornhautprofil (auf der Abb. im rechten Spiegel sichtbar). Entscheidend ist nicht der Absolutwert, sondern der Vergleich zwischen rechtem und linkem Auge und der Vergleich mit den zu einem früheren Zeitpunkt gemessenen Werten. Deshalb muss bei Folgeuntersuchungen immer dieselbe Basis eingestellt werden. **b** Aufbau eines Exophthalmometers

Fundusuntersuchung: Vorliegen von **Papillenschwellung** oder **Papillenatrophie** bei Tumordruck, **Shuntgefäße** der Papille bei Optikusscheidenmeningiom, **Aderhautfalten** bei retrobulbärem Tumor.

Ultraschalluntersuchung der Orbita:
- **A-Bild:** Nachweis und genaue Messung der Verdickung der extraokulären Muskulatur (endokrine Orbitopathie), der Sklera (hintere Skleritis) oder einer Verbreiterung des N. opticus (Stauungspapille, Optikusscheidenmeningiom, Optikusgliom),
- **B-Bild:** Nachweis von Tumoren,
- **Farb-Duplex-Sonographie:** Gefäßuntersuchung der Orbita, insbesondere bei Flussumkehr durch Karotis-Sinus-cavernosus-Fistel, okuläres Ischämie-Syndrom, Gefäßmalformationen.

Röntgenuntersuchung, Computertomographie, Kernspintomographie, Angiographie: Die konventionelle **Röntgenaufnahme** spielt bei der genauen Diagnostik von Frakturen (Orbitaboden, Siebbein, Canalis opticus) nur noch eine geringe Rolle, meist ist eine Computertomographie erforderlich. **CT** oder **Kernspintomographie** ermöglichen die Darstellung der extraokularen Muskulatur (Verdickung bei endokriner Orbitopathie) und des N. opticus sowie Nachweis und Charakterisierung von Tumoren der Orbita und der mittleren Schädelgrube. Die **Kernspintomographie** kann Weichteiltumoren besser darstellen und liefert manchmal zusätzliche Informationen (Tumorcharakterisierung, Durchblutung). Die **Angiographie** bei Karotis-Sinus-Kavernosus-Fistel erlaubt die Diagnose, Beurteilung der Durchströmung (High-Flow versus Low-Flow-

Fistel) und ggf. die Embolisation durch den Neuroradiologen.

Die **interdisziplinäre Zusammenarbeit** ist bei Orbitaerkrankungen mit dem HNO-Arzt und Kieferchirurgen (Mukozele, Sinusitis, Nebenhöhlenkarzinom), dem Neurologen, Neurochirurgen und Neuroradiologen (Orbitatumoren, neurogene und muskuläre Paresen, Karotis-Sinus-cavernosus-Fisteln), mit dem Internisten bzw. Nuklearmediziner (endokrine Orbitopathie) und dem Pädiater (entzündlicher Exophthalmus, Orbitaphlegmone, Rhabdomyosarkom) erforderlich.

18.4 Entzündungen der Orbita

18.4.1 Orbitaphlegmone

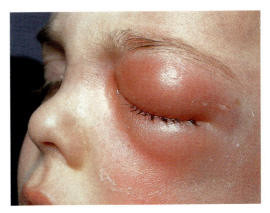

Abb. 18.3. Orbitaphlegmone bei einem Kind

Definition, Ursachen

Es handelt sich um eine Entzündung der Weichteilgewebe der Orbita.

Die Orbitaphlegmone (Abb. 18.3) entsteht meist bei Kindern als Fortleitung einer **bakteriellen Infektion der Siebbeinzellen** durch die hauchdünne Knochenlamelle. Seltenere Ursachen sind Infektionen anderer Nebenhöhlen, ein Gesichtsfurunkel, Zahnkeimentzündungen oder eine in die Orbita penetrierende Verletzung.

Symptome, Befunde

Die Lider sind prall geschwollen, die Bindehaut wölbt sich vor (Chemosis), es bestehen Schmerzen, Fieber, Leukozytose, beschleunigte Blutsenkungsgeschwindigkeit und schwerste Beeinträchtigung des Allgemeinbefindens.

> ❗ *Vorsicht!* Durch Fortleitung der Keime (häufig Staphylococcus aureus, Streptokokken und Haemophilus influenzae) kann eine Sinus-cavernosus-Thrombose als lebensbedrohliche Komplikation entstehen. Bei Fortleitung in die Orbitaspitze kann der N. opticus von der Entzündung ergriffen werden (Erblindungsgefahr).

Diagnose

Das Computertomogramm zeigt eine Verschattung der betroffenen Nebenhöhlen und die Infiltration der Orbita. Gleichzeitig kann durch CT ein Tumor ausgeschlossen werden.

Differenzialdiagnose

Subperiostaler Abszess. Zuweilen kommt es, vom Siebbein ausgehend, zunächst zu einem **subperiostalen Abszess**, der sich später in die Orbita ausbreiten kann. Bei fortgeschrittener **Endophthalmitis** kann die Orbita mit entzündet sein, und es entstehen ähnliche Symptome wie bei der Orbitaphlegmone. Glaskörper- und Vorderkammerentzündung weisen aber eindeutig auf die Endophthalmitis hin.

Pilzinfektion der Orbita. Sie ist selten, aber gefährlich, z. B. Mukor-Mykose und Aspergillose bei abwehrgeschwächten Patienten (Aids) oder bei Diabetes mellitus.

Ein **Rhabdomyosarkom** kann manchmal mit einer entzündlichen Reaktion einhergehen.

Therapie

Die Behandlung erfolgt intravenös mit einem hoch dosierten **Breitspektrumantibiotikum**. Tritt kein Behandlungserfolg in kurzer Zeit ein, ist eine **frühzeitige Nebenhöhlenoperation** erforderlich.

18.4.2 Pseudotumor orbitae

Definition, Ursachen

Es handelt sich um eine stark schmerzhafte, nicht durch Erreger bedingte (idiopathische) lymphozytäre Entzündung der Orbita. Als Ursache wird ein immunologisches Geschehen vermutet.

Symptome, Befunde

Beim Pseudotumor orbitae kommt es einseitig, selten beidseitig zu einer **Protrusio** mit hochgradigen Schmerzen, einer mechanisch und durch Muskelentzündung bedingten **Motilitätseinschränkung** (Doppelbilder) sowie zu einer **Chemosis** und **Lidschwellung**. Computertomographisch sieht man eine diffuse, manchmal aber auch lokalisierte Weichteilschwellung, so dass eine Abgrenzung zu einem echten Tumor radiologisch nicht immer möglich ist. Bei einer Biopsie findet man lediglich eine lymphozytäre Infiltration, aber kein Tumorgewebe. Die Variabilität der Symptome ist groß. Manche Formen zeigen vorwiegend eine **Myositis** der äußeren Augenmuskeln, eine Entzündung der Tenon-Kapsel, eine im hinteren Bulbusabschnitt gelegene **posteriore Skleritis** oder eine **Entzündung der Tränendrüse**.

Differenzialdiagnose

Endokrine Orbitopathie, Myositis, Skleritis (ebenfalls schmerzhaft, Übergangsformen sind möglich, ▶ Kap. 8.4.3), **Orbitatumoren, Orbitametastasen**. Das gute Ansprechen auf Steroide (▶ u.) ist differenzialdiagnostisch wichtig, wobei dann auf eine Biopsie verzichtet werden kann. Eine Nadelbiopsie hat sich nicht bewährt. Die Unterscheidung zu einem niedrigmalignen Non-Hodgkin-Lymphom (**MALT-Lymphom**) kann schwierig sein, da auch dieses sich zunächst auf Steroide bessert. Beim **Tolosa-Hunt-Syndrom** handelt es sich um einen idiopathischen, sehr schmerzhaften granulomatösen Prozess der Orbitaspitze.

Therapie

Eine hochdosierte **Steroidtherapie** (60–100 mg Prednisolon tgl.) bessert die Protrusio und vermindert die Schmerzen rasch (im Gegensatz zur schmerzlosen endokrinen Orbitopathie und zum echten Orbitatumor). Der Rückgang der Schmerzen ist auch ein diagnostisch wichtiges Kriterium. Steroide müssen zur Verhinderung von Rezidiven über Wochen systemisch gegeben werden.

> ❗ Starke Schmerzen sind typisch für einen Pseudotumor orbitae und sprechen eher gegen einen echten Tumor.

18.5 Endokrine Orbitopathie

Nomenklatur. 1802 beschrieb der Italiener Flajani die Trias Exophthalmus, Struma, Tachykardie, 1835 gefolgt von dem Iren Graves, 1840 von dem Deutschen Basedow. Im englischsprachigen Schrifttum heißt diese eindrucksvolle Symptomatik deshalb **Graves' disease**, im Deutschen **Basedow-Krankheit**. Heute hat sich der Begriff **endokrine Orbitopathie** durchgesetzt.

Ursachen

Die endokrine Orbitopathie ist eine **Autoimmunerkrankung** der Orbita, die im Zusammenhang mit einer Schilddrüsenfunktionsstörung entsteht oder dieser vorangeht. Die endokrine Orbitopathie kommt bei ca. 10% der Schilddrüsenkranken vor. Bei 60% der Betroffenen liegt eine Hyperthyreose vor, nicht selten ist dabei eine thyreostatische Behandlung, eine Radiojod-therapie oder eine Schilddrüsenresektion erfolgt. Die endokrine Orbitopathie ist bei Frauen 6-mal häufiger als bei Männern. Die lymphozytäre Infiltration betrifft vorwiegend das orbitale Fettgewebe und die geraden Augenmuskeln, wodurch eine Volumenvermehrung der Orbita entsteht.

Symptome, Befunde

Die Erkrankung durchläuft zunächst ein **entzündliches akutes Stadium** mit Lid- und Bindehautschwellung (Chemose) und erreicht dann ein **Stadium der Teilremission**, in dem Protrusio, Muskelfibrose und Motilitätsstörungen vorherrschen.

Die drei auffälligsten klinischen Zeichen sind:
- Lidretraktion,
- Exophthalmus,
- Motilitätsstörung.

Diese Symptome kommen häufig beidseitig, oft in seitenunterschiedlicher Ausprägung vor. Bei 10% der Fälle ist die endokrine Orbitopathie einseitig.

Die **Lidretraktion** besteht meist am Oberlid, manchmal auch zusätzlich am Unterlid (◘ Abb. 18.4). Über dem Limbus corneae wird weiße Sklera sichtbar (Dalrymple-Zeichen), der Blick des Patienten wirkt starr und »stechend«. Das Oberlid kann so stark retrahiert sein, dass die Wimpern unter der ödematösen Oberlidhaut verschwinden. Bei Blicksenkung bleibt das Oberlid weit zurück (Graefe-Zeichen), der Lidschlag ist selten (Stellwag-Zeichen). Die Lidretraktion entsteht anfangs durch vermehrte sympathische Innervation des Müller-Lidhebermuskels und durch Überfunktion des M. levator palpebrae. Später geht die Muskelentzündung in eine Fibrose über. Es entsteht eine Kontraktur des M. levator palpebrae.

Der **Exophthalmus** wird durch die Infiltration und Volumenvermehrung des Orbitagewebes hervorgerufen. Das orbitale Fett wölbt sich an Ober- und Unterlid vor. Zusätzlich besteht ein **Lidödem**. Die Zurückdrängbarkeit des Augapfels bei Palpation ist erheblich erschwert.

Eine **Chemosis der Bindehaut** ist vor allem am Anfang der Erkrankung typisch. Durch **seltenen** und

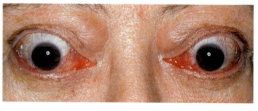

◘ **Abb. 18.4.** Lidretraktion bei endokriner Orbitopathie

18.5 · Endokrine Orbitopathie

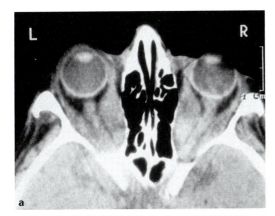

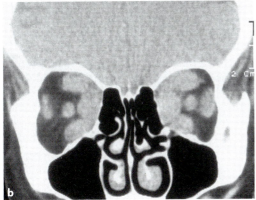

Abb. 18.5. a Computertomographie der Orbita bei endokriner Orbitopathie. Der Sehnerv ist in der Orbitaspitze durch die verdickten Muskeln komprimiert. **b** Koronare Schichtung

inkompletten Lidschlag kommt es zu einer Austrocknung der Hornhaut, die sich zu einem Hornhautgeschwür entwickeln kann.

Die **Augenbewegungsstörung** entsteht durch Schwellung, Infiltration und nachfolgende Kontraktur der Augenmuskeln. Am stärksten betroffen sind die Mm. rectus inferior und medialis. Seltener sind der M. rectus lateralis und die schrägen Augenmuskeln befallen. Die Muskeln können so stark anschwellen, dass die hintere Orbita vollständig durch Muskelgewebe ausgefüllt ist (• Abb. 18.5). Die Kontraktur der Augenmuskeln führt häufig zu einer Schielstellung und zu Doppelbildern.

Augeninnendruckerhöhung. Durch die Kontraktur des M. rectus inferior kann das Auge nicht bis zur Horizontalen gehoben werden. Bei der Druckmessung entstehen **fälschlicherweise** hohe Augendruckwerte, weil das Auge durch den starken Zug des M. rectus superior gegen den verkürzten und kontrakten M. rectus inferior komprimiert wird. Es handelt sich aber nicht um ein Glaukom, denn der Augendruck ist bei Blicksenkung, die der Patient gewöhnlich einnimmt, normal.

Schädigung des N. opticus. Bei etwa 3 % der Fälle entsteht durch die Muskelschwellung in der Orbitaspitze eine Strangulation des N. opticus, so dass es zu einer rasch fortschreitenden **Sehnervenschädigung** kommt.

Diagnostik

Die **Computertomographie oder Kernspintomographie** ist heute für die Diagnose der endokrinen Orbitopathie wegweisend, weil mit ihr die Muskelschwellung und die Fettvermehrung der Orbita nachgewiesen werden können und gleichzeitig – insbesondere bei einseitigen unklaren Fällen – ein Tumor ausgeschlossen werden kann. Für die Muskeldickenmessung zur Verlaufskontrolle eignet sich die A-Bild-Ultrasonographie.

Therapie

Die Therapie orientiert sich an dem Stadium der Erkrankung und dem Schweregrad der Symptome. Zunächst muss die Schilddrüsenerkrankung vom Endokrinologen oder Nuklearmediziner behandelt werden.

Behandlung im akuten Stadium. Im entzündlichen Stadium sind **Kortikosteroide** und ggf. **Orbitaspitzenbestrahlung** wirksam. Bei akuten entzündlichen Veränderungen gibt man 100–200 mg Prednisolon per os über einige Wochen. Eine Immunsuppression mit Ciclosporin-A ist nicht immer erfolgreich und hat Nebenwirkungen. Bringt die medikamentöse Therapie keine deutliche Besserung innerhalb weniger Wochen, kann ausnahmsweise eine Orbitaspitzenbestrahlung (10–20 Gy) angeschlossen werden.

Behandlung im chronischen Stadium. Im chronischen Stadium sind Steroide und Bestrahlung unwirksam und sollten nicht angewendet werden. Die Behandlung erfolgt einerseits symptomatisch (Oberflächenbefeuchtung), andererseits durch **operative Maßnahmen**.

Behandlung der verschiedenen pathologischen Veränderungen

Expositionskeratitis. Bei mäßigem Exophthalmus und seltenem Lidschlag werden zunächst **Tränenersatzmittel** gegeben, um die Bindehaut und Hornhaut vor Austrocknung zu schützen.

Lidretraktion. Bei erheblicher Lidretraktion des Oberlids kann man den **Müller-Muskel exzidieren**, so dass das Oberlid etwas herunter sinkt oder den **M. levator zurück verlagern**, so dass die Beschwerden und das Aussehen gebessert werden.

Schielen. Bei Motilitätsstörungen und Doppelbildern ist eine **Schieloperation**, meist durch Rücklagerung der fibrotischen, kontrakten Muskeln angezeigt.

Fettgewebeprolaps. Wenn sich der orbitale Fettkörper durch das Oberlid vorwölbt, kann durch die Orbitafaszie hindurch **Fettgewebe reseziert** werden. Das ist ein für viele Patienten sehr nützlicher Eingriff, da sich das Druck- und Spannungsgefühl in der Orbita dadurch verringert und gleichzeitig eine kosmetische Besserung resultiert. Dieser Eingriff kann auch mit der Resektion des Müller-Muskels kombiniert werden.

Hornhautschädigung, Sehnervenschädigung. Ist das Sehvermögen durch Hornhautgeschwüre und Kompression des N. opticus gefährdet, wird eine **Dekompressionsoperation** vorgenommen. Hierbei werden eine oder mehrere Nebenhöhlen (Siebbein, Kieferhöhle, Stirnhöhle), evtl. auch die temporale Orbitawand eröffnet. Der Orbitainhalt kann dann dorthin ausweichen.

Entstellender Exophthalmus. Auch hierbei kann durch eine Dekompressionsoperation geholfen werden. Oft ist zusätzlich eine Schieloperation erforderlich, weil der nach medial prolabierende M. rectus medialis eine Innenschielstellung hervorruft.

Maligner Exophthalmus. Man gebraucht diese Bezeichnung bei sehr ausgeprägter, akuter endokriner Orbitopathie mit **Erblindungsgefahr**. Die Augen sind enorm stark vorgetrieben, die Lider können nicht mehr geschlossen werden, die geschwollene Bindehaut trocknet aus. Hornhautgeschwüre und Kompression des N. opticus verursachen akute Erblindungsgefahr.

> ❗ Durch kombinierte Eingriffe am Müller-Lidhebermuskel, an den äußeren Augenmuskeln und durch Entfernung von orbitalem Fett kann man häufig die ästhetische Entstellung bei endokriner Orbitopathie erheblich bessern.

18.6 Tumoren der Orbita

In der Orbita kommen **primäre gutartige und bösartige Tumoren** sowie **Metastasen** vor. Zwar sind bösartige Tumoren selten, sie können aber insbesondere bei Kindern zu Verwechslungen Anlass geben und sind dann lebensbedrohlich. Durch Verdrängung und Zirkulationsstörungen können aber auch gutartige Tumoren das Augenlicht gefährden und müssen deshalb in der Regel operativ entfernt werden.

18.6.1 Orbitatumoren bei Kindern

Symptome sind Exophthalmus, Bulbusverlagerung aus der Sagittalachse und Motilitätsstörungen.

Rhabdomyosarkom

Bei Kindern ist insbesondere das zwar seltene, aber **äußerst bösartige** Rhabdomyosarkom von Bedeutung. Es wächst sehr schnell und kann wegen der entzündlichen Symptomatik mit einer Orbitaphlegmone verwechselt werden (Abb. 18.6). Bei Verdacht muss sofort ein Computertomogramm angefertigt und bei zweifelhaftem Befund eine Biopsie durchgeführt werden. Mit Chemotherapie und Bestrahlung kann dieser Tumor heute oft ganz geheilt werden, so dass eine Ausräumung der Orbita (Exenteratio) meist vermeidbar ist.

Neuroblastom

Das Neuroblastom der Orbita ist ein relativ häufiger metastatischer Tumor im Kindesalter, der von einem Neuroblastom der Nebenniere ausgeht. Die charakteristische Ausbreitung entlang des Periosts der Orbita kann man gut im Computertomogramm erkennen. Am Auge ist eine entzündliche Protrusio mit Blutungen an den Lidern typisch.

Dermoidzyste

Die Dermoidzyste kommt häufig bei Kindern vor. Sie entsteht durch fetale Einstülpung des äußeren Keimblatts unter die Haut (Choristom) im Bereich embryonaler Spalten, an der Orbita bevorzugt an Knochennähten. Die Dermoidzyste ist verschiebbar und befindet sich meist unter der Braue am temporal oder nasal

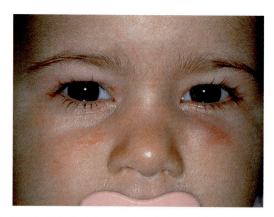

Abb. 18.6. Rhabdomyosarkom der linken Orbita beim Kleinkind. (Beachte: Vorwölbung am Unterlid nasal). Wegen des entzündlichen Erscheinungsbildes und des schnellen Wachstums kann es mit einer Orbitaphlegmone verwechselt werden

oberen Orbitarand. Man findet bei der Operation einen Sack mit derber Kapsel, der meist Talg, Haare und flüssiges Sekret enthält. Die Dermoidzyste kann aber auch tief in die Orbita reichen. Eine Dermoidzyste muss man entfernen, wenn durch Druck der Zyste eine Amblyopie droht oder wenn das Aussehen des Kindes beeinträchtigt ist.

Kapilläres Hämangiom

Das kapilläre Hämangiom der Lider (▶ Kap. 4.5.1) kann bis tief in die Orbita reichen. Es schwillt beim Schreien des Kindes an. Meist bildet sich das kapilläre Hämangiom spontan zurück. Man muss darauf achten, dass nicht durch Druck auf das Lid und durch Bulbusverlagerung eine Amblyopie entsteht. Eine Kortisonbehandlung und eine Laserkoagulation mit dem Infrarotlaser können die Rückbildung beschleunigen. Mit einer Bestrahlung sollte man äußerst zurückhaltend sein, um das Knochenwachstum nicht zu gefährden. Sie ist nur ausnahmsweise bei sehr großen Tumoren angezeigt. Das Gleiche gilt für die operative Entfernung.

> ❗ Bei schnell zunehmendem Exophthalmus muss man beim Kind immer an ein Rhabdomyosarkom denken und eine sofortige Abklärung veranlassen.

18.6.2 Tumoren bei Erwachsenen

Kavernöses Hämangiom der Orbita

Dieses ist ein häufiger Tumor bei Erwachsenen. Er wächst sehr langsam und verdrängt den Bulbus weniger, als sein Volumen vermuten lässt. In der Kernspintomographie oder in der Computertomographie gibt das Hämangiom der Orbita nach Kontrastmittelgabe ein charakteristisches Bild. Die operative Entfernung ist nicht immer erforderlich.

Lymphome der Orbita

Sie können isoliert oder im Rahmen von systemischen Lymphomen vorkommen. Häufig haben sie einen niedrigen Malignitätsgrad, so dass man sie entweder nur beobachtet oder erfolgreich mit Chemotherapie oder Bestrahlung behandeln kann.
Eine Probebiopsie ermöglicht die Klassifizierung.

Sehnerventumoren

Optikusgliom. Es kommt im Rahmen einer Neurofibromatose vor und führt zu Exophthalmus und Erblindung (▶ Kap. 15.5.6).

Optikusscheidenmeningiom. Es führt zu einer manschettenartigen Einmauerung des Sehnervs mit Optikusatrophie und Strangulation der Zentralvene, so dass es zu typischen Umgehungskreisläufen an der Papille kommt (▶ Kap. 15.5.6).

Keilbeinmeningiom

Dieser Tumor kann eine Raumforderung verursachen und muss neurochirurgisch behandelt werden, insbesondere wenn der Sehnervenkanal eingeengt wird oder Tumordruck den N. opticus oder das Chiasma gefährdet. Ursächlich kann auch eine Neurofibromatose zugrunde liegen.

Neurofibrom

Diese gutartigen Tumoren kommen häufig im Rahmen einer Neurofibromatose (insbesondere das plexiforme Neurofibrom) vor. Die Entfernung ist wegen der Gewebeinfiltration bei plexiformen Neurofibromen schwierig, da leicht Nerven verletzt werden können. Nur isolierte Neurofibrome, die auf den Sehnerven drücken, müssen entfernt werden.

Tumoren der Tränendrüse

Von der Tränendrüse gehen verschiedene Tumoren aus, die palpatorisch hart sind und den Bulbus verdrängen. Der häufigste Tumor ist der **Mischtumor (pleomorphes Adenom)**. Dieser muss vollständig entfernt werden, da von zurückgelassenen Tumorresten Rezidive ausgehen können, die häufig maligne entarten. Das **adenoid-zystische Karzinom** wächst schnell, infiltriert in Nerven und Knochen und ist deshalb sehr schmerzhaft. Die komplette Entfernung erfordert eine Exenteratio orbitae (vollständige Ausräumung der Augenhöhle incl. Auge). Diese wird heute meist zugunsten einer Teilresektion mit Nachbestrahlung vermieden. Oft liegt bei Tränendrüsentumoren lediglich eine **chronische lymphozytäre Entzündung** vor, die histologisch von einem Mischtumor unterschieden werden muss (▶ Kap. 5.4.2).

> ❗ Das pleomorphe Adenom der Tränendrüse darf nicht probebiopsiert, sondern muss komplett entfernt werden, da sonst die zurückbleibenden Reste maligne entarten können.

Knöcherne Tumoren der Orbita

Fibröse Dysplasie. Hierbei handelt es sich um eine hamartöse Malformation des Knochens, der zu Schädel- und Gesichtsasymmetrien führt und meist nicht progredient ist.

Ossifizierendes Fibrom. Dieser Tumor tritt bei jungen Erwachsenen auf und kann aggressiv wachsen, muss also entfernt werden.

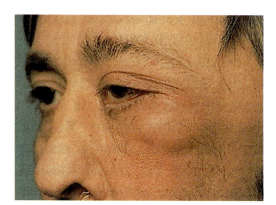

◘ **Abb. 18.7.** Karzinom der Kieferhöhle, das in die Orbita eingewachsen ist. Verdrängung des Auges nach nasal und oben

Osteom. Das Osteom der Orbita ist gutartig und hat nur eine geringe Wachstumstendenz.

Metastasen

Metastasen in der Orbita sind bei Erwachsenen relativ häufig. Sie gehen insbesondere von malignen Lymphomen, von Bronchial-, Mamma- und Nierenkarzinomen aus.

Orbitanahe Tumore mit möglicher Beteiligung der Augenhöhle

Aus der Nachbarschaft können unterschiedliche Tumore die Orbita infiltrieren. Häufig sind **Nasennebenhöhlenkarzinome** (◘ Abb. 18.7), **Mukozelen** der Nebenhöhlen, das **Osteom** und das vom Keilbein ausgehende **Meningiom**. Seltener bricht ein malignes Aderhautmelanom oder ein Retinoblastom durch die Bulbushüllen in die Orbita ein. Fortgeschrittene **Basaliome** und **Bindehautmelanome** wachsen nicht selten durch die Lider in die Orbita ein und zerstören den angrenzenden Knochen.

18.6.3 Therapie von Orbitatumoren

Operation

Operationen in der Orbita erfordern spezielle Erfahrung.

Nasaler Zugang. Kleinere und weiche Orbitatumoren (z. B. Hämangiom) werden von nasal her nach Abtrennen der Bindehaut und des M. rectus medialis operiert.

Temporaler Zugang. Harte und große Tumoren geht man von temporal an, wobei der laterale knöcherne Orbitarand vorübergehend entfernt und am Ende der Operation wieder eingesetzt wird (**Krönlein-Operation**).

Neurochirurgischer Zugang. Dieser erfolgt zusammen mit den Neurochirurgen von oben.

Exenteratio orbitae. Bei ausgedehnten malignen Orbitatumoren muss die ganze Orbita einschließlich Augapfel ausgeräumt werden. Hierbei wird das Periost (Periorbita) vom Orbitarand bis zur Orbitaspitze in toto abgeschält. Dabei werden der gesamte Orbitainhalt und ein Teil der Lider mit entfernt. Nach Epithelisierung der knöchernen Höhle trägt der Patient eine Epithese (Kunststoffteil, das Auge und Lider nachahmt). Diese Epithese ist an der Brille befestigt und verdeckt den kosmetisch sehr störenden Blick auf die Augenhöhle. Dieses Verfahren muss heute nur noch selten angewandt werden (z. B. bei verzögerter Therapie von Basaliomen, bei Retinoblastomen in Entwicklungsländern).

Chemotherapie und Bestrahlung

Bei vielen Tumoren ist heute eine kombinierte zytostatische und strahlentherapeutische Behandlung erfolgreich (Metastasen, Lymphome, Rhabdomyosarkom).

18.7 Vaskuläre Erkrankungen der Orbita

18.7.1 Karotis-Sinus-cavernosus-Fistel

Definiton, Ursachen

Es handelt sich um pathologische Gefäßverbindungen zwischen A. carotis interna und dem venösen Sinus cavernosus, in den das Blut der Orbita und des Auges abgeleitet wird. Bei jungen Patienten entsteht die Fistel meist durch Trauma (z. B. Schädelbasisbruch), bei älteren Patienten häufig spontan durch arteriosklerotische Wandveränderungen der eng benachbarten Gefäße.

Symptome, Befunde

Durch Flussumkehr und Einstrom arteriellen Blutes sind die episkleralen Gefäße und die Vena ophthalmica superior stark erweitert, die Bindehaut ist geschwollen, und es besteht ein mäßiger Exophthalmus (◘ Abb. 18.8). Nicht selten entsteht auch eine Abduzens- oder Okulomotoriusparese. Durch die venöse Abflussstörung mit Drucksteigerung in den episkleralen Gefäßen resultiert häufig eine Augeninnendruckerhöhung. Bei hohem Fluss durch die Fistel bemerkt der Patient ein **maschinenartiges, pulssynchrones Geräusch**, das der Arzt

18.8 Verletzungen der Orbita

18.8.1 Orbitabodenfraktur (»Blow-out«-Fraktur)

Ursachen

Diese Verletzung tritt durch **Faustschlag**, häufig aber auch beim **Ballsport** auf. Durch den Aufprall eines Tennis-, Squash- oder Golfballs wird der Orbitainhalt stark komprimiert. Der auftreffende Ball dichtet den Orbitarand vollständig ab, so dass der hohe Druck an der schwächsten Stelle, nämlich an der dünnen Knochenlamelle des Orbitabodens zur Fraktur führt. Auch die Siebbeinzellen können einbrechen und sich daraus ein Luftemphysem der Orbita entwickeln (Knistern der Lidhaut bei Palpation).

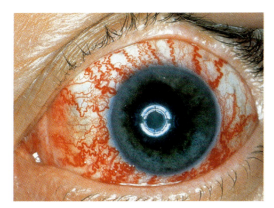

Abb. 18.8. Karotis-Sinus-cavernosus-Fistel. Starke Erweiterung der episkleralen Gefäße, Exophthalmus

mit dem Stethoskop über dem geschlossenen Lid hören kann.

Diagnostik

Mit Dopplersonographie, Farbduplexsonographie oder Angiographie kann man die Flussumkehr der venösen Orbitagefäße nachweisen bzw. die Erweiterung der Vena orbitalis superior sehen. Die Angiographie dient zur Sicherung der Diagnose und lässt abschätzen, ob der Shunt embolisiert werden muss.

Therapie

Bei hohem Fluss wird die Fistel vom Neuroradiologen über einen Katheter verschlossen (Ballon, Drahtspiralen = »Coils«). Bei älteren Menschen verödet die Fistel öfters spontan. Ein **Sekundärglaukom** kann durch Zyklokryotherapie behandelt werden.

Symptome, Befunde

Häufig kommt es zu einer Schwellung und Einblutung von Faszie und Muskelgewebe und des M. rectus inferior mit Motilitätstörung. Nur selten ist der Muskel eingeklemmt. Durch Läsion des N. infraorbitalis, der im Orbitaboden verläuft, entstehen häufig Sensibilitätsstörungen der Wange und Oberlippe. Im Computertomogramm sieht man den »hängenden Tropfen« (Blutkoagel) am Kieferhöhlendach (◘ Abb. 18.9). Im Extremfall kann der Bulbus in die Kieferhöhle luxieren.

Therapie

Eine operative Wiederherstellung des Orbitabodens ist bei leichten Brüchen ohne Motilitätsstörung meist nicht erforderlich. Die Blutung wird resorbiert und die Bewegungsstörung geht zurück. Eine antibiotische Prophylaxe dient der Vermeidung von Infektionen der Orbita

18.7.2 Orbitavarizen

Definition, Ursachen

Es handelt sich um eine Aussackung der Orbitavenen. Häufig entstehen Orbitavarizen spontan, oder die Ursache ist ein Trauma, selten Morbus Osler (Teleangiektasien, Polycythaemia vera).

Symptome, Befunde

Beim Pressen kommt es zum intermittierenden Exophthalmus, wenn sich der Varixknoten mit Blut füllt. Die Diagnose lässt sich durch Ultraschalluntersuchung der Orbita beim Pressen (Valsalva-Manöver) stellen.

Therapie

Meist nicht erforderlich. Operation wegen enger Nachbarschaft zu Nerven manchmal mit Risiken behaftet.

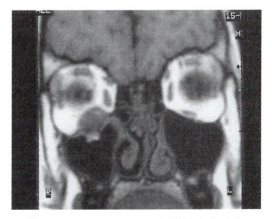

Abb. 18.9. Kernspintomogramm bei Orbitabodenfraktur rechts. Hämatom und Weichteilgewebe sind in die Kieferhöhle prolabiert (»hängender Tropfen«)

durch Keime aus den Nasennebenhöhlen. Der Patient sollte nicht schneuzen, um keine Keime aus der Nase in die Frakturstelle zu pressen. Nur selten bleibt ein Enophthalmus durch Fettgewebeatrophie zurück. Bei schweren Brüchen wird der Orbitaboden von der Kieferhöhle her aufgerichtet und evtl. eine Platte auf den Orbitaboden gelegt.

18.8.2 Stich- und Schussverletzungen der Orbita

Ursachen
Folgende Verletzungsmechanismen sind häufig: Messer, Gewehrkugel (◘ Abb. 18.10), Schrot, Heugabel, Spießung durch Zweige, Bleistift, Billardstab, Draht etc.

Diagnose
Durch Computertomographie und Kernspintomographie (Vorsicht bei magnetisierbaren Fremdkörpern!) kann man die Lage des Fremdkörpers und die verletzten Strukturen darstellen.

Therapie
Man sollte den Fremdkörper bei der Notfallversorgung nicht entfernen, da er nach intrakraniell oder in die Fossa pterygopalatina reichen kann und beim Herausziehen zusätzliche Verletzungen entstehen. Die operative Versorgung muss häufig interdisziplinär zusammen mit Neurochirurgen, HNO-Chirurgen und Kieferchirurgen erfolgen. Eine sofortige Behandlung mit Breitbandantibiotika ist wegen Infektionsgefahr notwendig.

18.8.3 Sehnervenverletzung im Canalis opticus

Ursachen
Eine plötzliche Erblindung entsteht bei einem **Sturz auf die Stirn-Schläfen-Region**, typischerweise infolge eines Fahrradsturzes (deshalb unbedingt Helm tragen!). Der im Sehnervenkanal fest verankerte N. opticus wird durch die Schleuderbewegung gezerrt und zerreißt innerlich oder die versorgenden Gefäßäste reißen ein. Schwere multiple Frakturen des Gesichtsschädels und der Schädelbasis sind manchmal mit einer **Fraktur des Canalis opticus** kombiniert. Die Knochenstücke zerschneiden den N. opticus, oder ein Hämatom mit Gewebeschwellung komprimiert den Nerv.

Symptome, Befunde
Die Diagnose kann man durch die **aufgehobene Pupillenreaktion** (Erblindung) der betroffenen Seite stellen. Zur Diagnose ist eine Computertomographie erforderlich. Erst nach 4–6 Wochen erkennt man eine Papillenatrophie.

Therapie
Bei Zerrung des N. opticus ist eine Therapie meist unwirksam. Man versucht sofort durch hochdosierte Steroidtherapie (1000 mg Prednisolon i.v.) die schwellungsbedingte Eigenstrangulation durch das Ödem im Sehnervenkanal zu bessern. Bei Frakturen kann eine Entdachungsoperation des Sehnervenkanals das Sehen nur in wenigen Fällen noch retten. Wichtig für die Entscheidung zur Operation ist der Nachweis einer

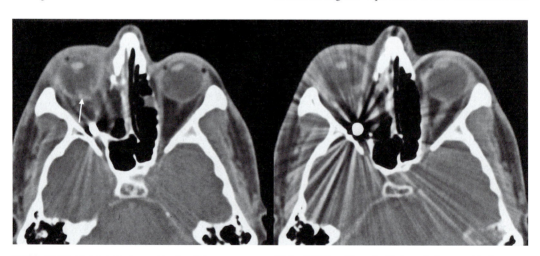

◘ **Abb. 18.10.** Computertomographie einer Schussverletzung der rechten Orbita mit einem Luftgewehrgeschoss. Komplette Erblindung durch Verletzung des N. opticus. Linkes Bild: Zerreißung der hinteren Bulbuswand (→). Rechtes Bild: Darstellung der Gewehrkugel. Radiäre Streuartefakte

18.8.4 Enophthalmus

Definition, Ursachen

Es handelt sich um die Zurückverlagerung des Augapfels nach hinten, also ein Symptom bei unterschiedlichen Krankheiten.

Der Enophthalmus kann nach einer »Blow-out«-Fraktur durch **Fettgewebsatrophie** auftreten. Bei einem **Horner-Syndrom** ist er durch Höherstand des Unterlids meist nur vorgetäuscht. Scheinbarer Enophthalmus entsteht bei Augapfelschrumpfung (**Phthisis bulbi**) oder bei der **senilen Ptosis** infolge Altersatrophie der Levatorsehne mit Zurücksinken der Lidfalte (▶ Kap 4.4.3).

> Verletzungen des Sehnervs erkennt man beim bewusstlosen Patienten an der Störung der afferenten Pupillenreaktion.

Lichtreaktion der Pupille auf der verletzten Seite kurz nach dem Trauma, also die Tatsache, dass noch eine gewisse Sehfunktion vorhanden ist.

18.9 Fehlbildungen

Dysostosis craniofacialis (Crouzon). Hierbei stehen die Augen infolge der engen Orbitae vor. Man erkennt das Krankheitsbild am Kurzschädel (Brachyzephalie) und dem froschähnlichen Gesicht. Die Kraniostenose kann eine Optikusatrophie (30 %) verursachen.

Enzephalomeningozele. Sie kann sich bei ungenügender Verknöcherung in die Orbita vorwölben (Cave: Kein Tumor!).

Mandibulofaziale Dysplasien. Kommen vor bei:
- **Goldenhar-Syndrom** (zusammen mit Ohrdysplasie und Limbusdermoid am Auge),
- **Hallermann-Streiff-Syndrom** (typisches Vogel-Gesicht),
- **Rubinstein-Taybi-Syndrom** (antimongoloide Lidspalte, Hypertelorismus, Epikanthus, Iriskolobom, Katarakt, Glaukom),
- **Alpert-Syndrom** (flache Orbita, Protrusio, Hypertelorismus, Strabismus divergens, antimongoloide Lidspalte, Keratokonus, Ectopia lentis, Glaukom).

Bei **Frühgeborenen** treten die Augen wegen der kleinen Orbita hervor, ohne dass dies auf eine Orbitaerkrankung hinweist. Dieser Gesichtsausdruck verwächst sich im späteren Lebensalter.

Fallbeispiel
Ein 35-jähriger Mann stürzte mit dem Fahrrad beim Überqueren der Straßenbahnschienen und schlug mit der linken Schläfe auf das Kopfsteinpflaster auf. Er war nicht bewusstlos. Der Mann bemerkte für einige Sekunden ein Blitzen des linken Auges und stellte beim Zuhalten des rechten Auges eine Erblindung des linken Auges fest. An der Schläfe findet sich ein Hämatom. Das notfallmäßig durchgeführte Computertomogramm zeigt keine Fraktur, auch nicht im Sehnervenkanal. Der Wechselbelichtungstest der Pupillenreaktion zeigt eine komplette afferente Störung, am linken Auge wird kein Lichtschein wahrgenommen. Die sofortige Therapie mit einer Megadosis Prednisolon i.v. führt nicht zu einer Besserung. Nach 6 Wochen ist eine Optikusatrophie sichtbar. Es handelt sich also um eine Zerreißung des N. opticus und/oder seiner Gefäße im Canalis opticus.

In Kürze

Untersuchung bei Orbitaerkrankungen. Das Leitsymptom der Orbitaerkrankungen ist der Exophthalmus. Man misst ihn mit dem Exophthalmometer nach Hertel. Durch hohe Myopie kann ein einseitiger Exophthalmus vorgetäuscht werden. Visusprüfung, Gesichtsfelduntersuchung, Motilitätsprüfung und Fundusuntersuchung sind bei jeder Orbitaerkrankung erforderlich. Ultraschalluntersuchung und Computertomographie, evtl. auch Kernspintomographie sichern die Diagnose. Interdisziplinäre Zusammenarbeit ist zwischen Ophthalmologen und HNO-Arzt, Neuroradiologen, Neurologen, Neurochirurgen, Internisten, Nuklearmedizinern und Pädiater erforderlich.

Entzündliche Orbitaerkrankungen. Die Orbitaphlegmone ist eine bedrohliche akute Entzündung der Augenhöhle, die meist aus entzündeten Nasennebenhöhlen, insbesondere aus dem Siebbein, fortgeleitet wird. Wenn eine antibiotische Therapie nicht innerhalb kurzer Zeit anspricht, müssen die entzündeten Nebenhöhlen operativ ausgeräumt werden. Beim Pseudotumor orbitae handelt es sich um eine stark schmerzhafte lymphozytäre Infiltration des Orbitagewebes, meist kombiniert mit Myositis, Skleritis oder Dakryoadenitis, die auf systemische Steroidbehandlung gut anspricht, aber zu Rezidiven neigt.

Endokrine Orbitopathie. Die endokrine Orbitopathie entsteht als Autoimmunerkrankung bei Schilddrüsenfunktionsstörungen. Sie ist anfangs durch entzündlichen Exophthalmus und Lidretraktion, später durch Augenmuskelverdickung und -fibrose mit Motilitätsstörungen sowie therapieresistenten Exophthalmus gekennzeichnet. Das Sehvermögen ist gefährdet, wenn durch die offenen Lider ein Hornhautgeschwür und durch die Muskelschwellung im Orbitatrichter eine Optikuskompression entsteht (maligner Exophthalmus). Die entzündliche Phase behandelt man mit Steroiden und ggf. Orbitaspitzenbestrahlung, in der Spätphase kann die Volumenvermehrung durch eine Entlastungsoperation in die Nebenhöhlen und die Motilitätsstörung durch eine Schieloperation gebessert werden.

Orbitatumore. Das Rhabdomyosarkom der Orbita ist ein lebensbedrohlicher, maligner Tumor im Kindesalter. Durch das entzündliche Erscheinungsbild und schnelle Fortschreiten kann er mit einer Orbitaphlegmone verwechselt werden. Von den gutartigen Tumoren sind bei Kindern die Dermoidzyste, bei Erwachsenen das kavernöse Hämangiom häufig. Lymphome der Orbita muss man biopsieren, um den Malignitätsgrad (oft relativ gering) feststellen zu können. Mischtumoren der Tränendrüse müssen vollständig entfernt werden, da Rezidive maligne entarten können. Nasennebenhöhlenkarzinome wachsen häufig in die Orbita ein, Metastasen der Orbita stammen oft von Lymphomen sowie von Bronchial-, Mamma- oder Nierenkarzinomen.

Gefäßerkrankungen der Orbita. Eine Fistel zwischen A. carotis interna und Sinus cavernosus führt zu einer Flussumkehr in der A. ophthalmica und einem Rückstau mit Dilatation episkleraler Venen, Bindehautschwellung, Exophthalmus und Augendrucksteigerung. Fisteln mit hohem Fluss müssen verschlossen werden.

Verletzungen der Orbita. Die Orbitabodenfraktur (»Blow-out«-Fraktur) entsteht bei stumpfen Traumen durch Überdruck in der Orbita (z. B. Tennisball, Squashball oder Faustschlag). Eine Sehnervenverletzung im Canalis opticus wird häufig durch Zerreißung der Nervenfasern oder Gefäße bei Sturz auf die Schläfe, seltener durch eine Fraktur des Sehnervenkanals verursacht.

Refraktionsfehler: Brillen, Kontaktlinsen und refraktive Chirurgie

19.1 Refraktion des Auges – 334
19.1.1 Emmetropie – 334
19.1.2 Myopie – 335
19.1.3 Hypermetropie – 337
19.1.4 Astigmatismus – 339
19.1.5 Anisometropie – 340

19.2 Brillengläser und Kontaktlinsen – 341
19.2.1 Sphärische und zylindrische Gläser – 341
19.2.2 Prismengläser – 341
19.2.3 Brillengläser – 342
19.2.4 Kontaktlinsen – 345
19.2.5 Schutzbrillen – 347
19.2.6 Lupenbrillen, Fernrohr- und Fernrohrlupenbrillen – 347
19.2.7 Brillenverordnung vom Augenarzt – 347

19.3 Refraktive Chirurgie – 348
19.3.1 Photorefraktive Keratektomie (PRK) – 348
19.3.2 Laser-in-situ-Keratomileusis (LASIK) – 348
19.3.3 Intrakornealer Ring – 349
19.3.4 Intraokulare Kontaktlinse, phake Vorderkammerlinse – 349
19.3.5 »Clear-Lens-Exchange« – 349
19.3.6 Sonstige Methoden – 350

Einleitung

In diesem Kapitel werden die Refraktionsfehler des Auges und die Grundzüge der Brillen- und Kontaktlinsenanpassung sowie Prinzipien der refraktiven Chirurgie geschildert.

19.1 Refraktion des Auges

Die **Refraktion** hängt von dem Verhältnis der Brechkraft der brechenden Medien (Hornhaut und Linse) zur Achsenlänge des Bulbus ab. Normal ist eine Achsenlänge von 23,5–24,0 mm und eine Gesamtbrechkraft von etwa 58–65 dpt. Die stärkste Brechung des Lichtes erfolgt durch die Kornea (43 dpt). Die Linsenbrechkraft beträgt rund 19 dpt. Eine einfache Addition von Hornhaut- und Linsenbrechkraft zur Gesamtbrechkraft ist wegen des Abstands der Linse von der Hornhaut nicht möglich.

Das Vorliegen normaler Brechungsverhältnisse eines Auges, bei dem ein fernes Objekt ohne Brillenkorrektur scharf auf der Netzhaut abgebildet wird, nennt man **Emmetropie**. Eine Abweichung von normalen Brechungsverhältnissen nennt man **Ametropie**.

> ❗ Die meisten Abweichungen vom Normalzustand entstehen durch Kurzbau oder Langbau des Auges (*Achsenametropie*), seltener durch zu schwache oder zu starke Brechung (*Brechungsametropie*).

Das hypermetrope Auge ist gewöhnlich zu kurz, das myope zu lang gebaut (◘ Abb. 19.1). Ein emmetropes Auge vereinigt alle parallel einfallenden Strahlen auf der Fovea. Die Häufigkeitsverteilung der Ametropien bis etwa 6 dpt ist symmetrisch (◘ Abb. 19.2). Es handelt sich also nicht um Krankheiten, sondern um Anomalien. Eine Krankheit dagegen ist die hohe Myopie mit Augenhintergrundsveränderungen. Die Ametropie des Auges wird in der Praxis nach der Dioptrienzahl des korrigierenden Glases bezeichnet, was nicht ganz korrekt ist, denn das Brillenglas befindet sich ja etwa 12 mm vor der Hornhaut. Da die Wirkung von Minusgläsern zunimmt, wenn man sie den Augen nähert, müssen Kontaktlinsen für Kurzsichtige schwächer sein als das Brillenglas, die Kontaktlinsen für Weitsichtige dagegen stärker.

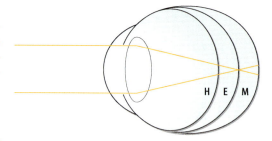

◘ **Abb. 19.1.** Parallel einfallende Strahlen vereinigen sich im emmetropen Auge auf der Netzhaut (*E*), sind bei dem zu kurzen hypermetropen Auge beim Auftreffen auf die Netzhaut noch nicht vereinigt (*H*) und haben sich bei dem zu langen myopen Auge bereits vor der Netzhaut gekreuzt (*M*)

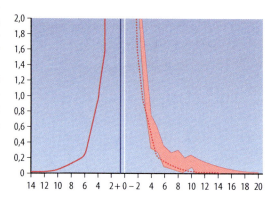

◘ **Abb. 19.2.** Häufigkeitsverteilung der Hypermetropie und Myopie (nach Betsch und Scherer). Myopie ist häufiger als Hypermetropie. Zieht man jedoch von der Gesamtzahl der Fälle diejenigen ab, bei denen myope Augenhintergrundsveränderungen vorkommen (*schraffierte Zone*), so entsteht eine fast spiegelbildliche Häufigkeitsverteilung. Hypermetropie und Myopie ohne Funduskomplikationen sind also gleich häufig, wenn man die Symmetrieachse bei +0,5 dpt legt

19.1.1 Emmetropie

Das emmetrope Auge vereinigt parallel einfallende Strahlen in der Fovea. Der Fernpunkt liegt im Unendlichen (◘ Abb. 19.3). Zum Sehen in der Nähe muss das Auge durch Anspannen des Ziliarmuskels seine Brechkraft erhöhen (Akkommodation, Kap. 20). Ab etwa dem 45. Lebensjahr benötigt man wegen der Altersichtigkeit (Presbyopie) eine Lesebrille. Der Begriff »Emmetropie« bezieht sich nur auf die Brechungsverhältnisse des Auges. Emmetropie bedeutet **nicht** automatisch, dass das Auge ohne Glas auch eine normale Sehschärfe hat: Ein emmetropes Auge mit durchschnittenem Sehnerv ist blind, bleibt aber emmetrop, denn es vereinigt weiterhin parallel einfallende Strahlen auf der Fovea. Dies wird vom Laien manchmal missverstanden, d. h. er verlangt bei Netzhauterkrankungen eine »stärkere« Brille, da er besser sehen möchte. Zur Verdeutlichung kann man ihm erklären, dass ein Fotoapparat trotz guter

19.1 · Refraktion des Auges

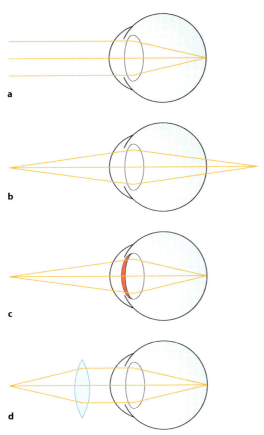

Abb. 19.3 a–d. Emmetropie (Normalsichtigkeit). **a** Parallel einfallende Strahlen vereinigen sich auf der Netzhaut. **b** Aus endlichem Abstand einfallende Strahlen bilden auf der Netzhaut Zerstreuungskreise. **c** Durch Wölbungszunahme der Linse vereinigen sich aus endlichem Abstand kommende Strahlen auf der Netzhaut (Akkommodation). **d** Bei mangelnder Akkommodation (Presbyopie) kann dies durch ein entsprechendes Sammelglas erreicht werden

Scharfeinstellung des Objektivs auch keine Bilder machen kann bzw. nur schlechte, wenn kein Film eingelegt ist oder wenn der Film defekt ist.

> Bei Myopie ist der Augapfel zu lang, bei Hypermetropie zu kurz.

19.1.2 Myopie

Das myope Auge ist im Verhältnis zur Brechkraft zu **lang**. Eine Verlängerung um 1 mm entspricht etwa 3 dpt Myopie. Meist ist die Achse zu lang, seltener die Brechkraft zu groß (z. B. bei Keratokonus, Kugellinse, Katarakt, Linsenverlagerung nach vorn). Bei Myopie vereinigen sich parallel einfallende Strahlen **vor** der Netzhaut im Glaskörper. Die danach divergierenden Strahlen geben ein unscharfes Bild auf der Netzhaut (Abb. 19.4 a). Verfolgt man den Strahlengang in umgekehrter Richtung, so ergibt sich sinngemäß, dass die von der Netzhaut zurückgeworfenen Strahlen sich vor der Hornhaut in einem endlichen Abstand vereinigen (Abb. 19.4 b), und zwar umso näher vor dem Auge, je länger dieses ist. Dieser Punkt ist also der fernste Punkt, den das kurzsichtige Auge eben noch scharf sieht.

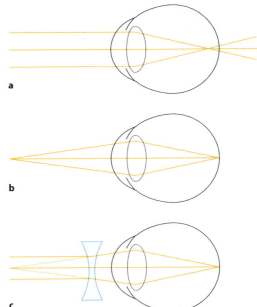

Abb. 19.4 a–c. Myopie. **a** Parallel einfallende Strahlen vereinigen sich vor der Netzhaut. Auf der Netzhaut entstehen Zerstreuungskreise. **b** Aus dem in endlicher Entfernung befindlichen Fernpunkt des Auges kommende Strahlen werden auf der Netzhaut fokussiert. **c** Durch ein Zerstreuungsglas (Minusglas, Konkavglas) werden parallel einfallende Strahlen divergierend gebrochen, dass sie sich auf der Netzhaut vereinigen. Die Myopie ist korrigiert

> Der Fernpunkt des myopen Auges liegt in endlichem Abstand!

Alle jenseits dieses Fernpunktes gelegenen Gegenstände im Raum können sich auf der Netzhaut nur in Zerstreuungskreisen abbilden. Werden bei einer Myopie aus der Ferne parallel ankommende Strahlen durch ein vor dem Auge befindliches Zerstreuungsglas von 4 dpt so zerstreut, als ob sie aus dem Fernpunkt des Auges kämen, so geben sie auf der Netzhaut ein scharfes Bild, und wir sagen, das Auge habe eine Myopie von – 4 dpt (Abb. 19.4 c) In der Ferne sieht der Myope ohne Glas also unscharf. Durch Blinzeln erzeugt er eine stenopäische Lücke und verbessert sein Sehen. Davon hat die Myopie ihren Namen (griechisch: myein = blinzeln, die Augen schließen).

Korrektur der Myopie

Die Korrektur erfolgt durch das **schwächste Minusglas**, das optimale Sehschärfe in der Ferne ermöglicht. Ein stärkeres Minusglas wird vom jugendlichen Kurzsichtigen oft angenommen, da er die zuviel vorgesetzten Dioptrien durch Akkommodation ausgleichen kann. Die Überkorrektur führt jedoch zu Kopfschmerzen (**akkommodative Asthenopie**).

Bei Myopie über 15 dpt wird wegen der Dehnungsveränderungen des Augenhintergrundes und der starken Verkleinerung des Netzhautbildes durch Brillengläser meist keine volle Sehschärfe erreicht. Die Gläser sind schwer und führen zu einer prismatischen Dispersion und Farbsäumen bei Blick durch den Rand des Brillenglases. Kontaktlinsen vermeiden diese Nachteile und sind hierbei zu empfehlen (Abb. 19.16 und 19.17).

Myopieformen

Einfache Myopie (Myopia simplex, »Schulmyopie«). Die **Anlage** ist **angeboren**. In Populationsstudien haben ca. 30% der Bevölkerung eine Myopie, davon nur ca. 2,5% über –6 dpt. Die Myopie entsteht nicht, wie man früher meinte, durch die Naharbeit in der Schule, sondern in den Jahren des Wachstums, die zeitlich mit dem Schulbesuch zusammenfallen. Allerdings konnte tierexperimentell gezeigt werden, dass die Regulation des Längenwachstums des Auges durch eine Fehlrefraktion beeinflusst werden kann und dass eine medikamentöse Akkommodationslähmung die Progression der Myopie auch beim Menschen reduziert. Die Myopie beginnt meist mit etwa 10–12 Jahren und nimmt nach dem 25. Lebensjahr meist nicht mehr zu (stationäre Myopie bis etwa 8 dpt). Wenn die Myopie etwa 3 dpt beträgt, braucht man auch im Alter keine Lesebrille, da man im Fernpunkt des Auges liest. Wer bis ins hohe Alter fern und nah gut sieht und keine Brille benötigt, muss ein emmetropes Auge haben, das für die Ferne dient und ein mäßig myopes Auge, das das Lesen ohne Brille auch im Alter erlaubt. Die benigne progressive Myopie kann bis zum 30. Lebensjahr fortschreiten.

Maligne Myopie (Myopia magna, progressiva). Die maligne Myopie ist im Gegensatz zur Schulmyopie eine Krankheit und schreitet unabhängig von äußeren Einflüssen fort. Der Augenhintergrund (Abb. 19.5) zeigt Veränderungen durch die Dehnung sowie Pigmentepithel- und Aderhautatrophie, die besonders den hin-

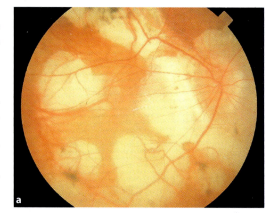

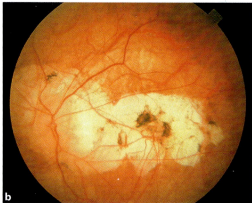

Abb. 19.5. a Myopia magna. Großer Conus temporalis und peripapilläre Aderhautatrophie. Rarefikation der Netzhaut und Aderhaut am hinteren Pol. Die Aderhautgefäße sind sichtbar. Gestreckter Verlauf der Netzhautgefäße. **b** Fuchs-Fleck der Makula mit Aderhautatrophie und Pigmentverschiebungen

teren Bulbusabschnitt betreffen. Die Aderhaut rückt schon bei mittlerer Myopie ein wenig temporal von der Papille ab, wodurch eine weiße Sichel (Conus) entsteht. Hierbei blickt man durch die transparente Retina direkt auf die Sklera: **Conus temporalis**. Bei hoher Myopie umgreift diese Dehnungsatrophie ringförmig die Papille (**Conus circumpapillaris**, peripapilläre Aderhautatrophie). Weitere Atrophiezonen entstehen am hinteren Augenpol, außerdem eine allgemeine Pigmentarmut der Aderhaut. Die Gefäße der Netzhaut verlaufen gestreckt. Entwickelt sich eine echte Ausbuchtung des hinteren Pols, spricht man von einem **Staphyloma posticum** (**verum**). Defekte der Aderhaut zwischen Papille und Makula kommen hinzu. Subretinale Neovaskularisationen mit Blutung in der Makulagegend und Pigmentwucherungen bilden den **Fuchs-Fleck**, eine Narbe der Makula, die die Sehschärfe stark herabsetzt (▶ Kap. 13.7.2). Der Glaskörper ist verflüssigt, enthält Trübungen und hebt sich bereits in jüngeren Jahren von der Netzhaut ab (hintere **Glaskörperabhebung**). Dies und die Netzhautdegeneration der Äquatorgegend begünstigen das Entstehen einer Netzhautablösung (Ablatio retinae). Sie ist jedoch bei sehr hoher Myopie nicht häufiger als bei mittlerer Myopie, wahrscheinlich infolge der festen narbigen Verbindung von Netz- und Aderhaut.

Die Papillen- und Fundusveränderungen bei hoher Myopie führen leicht dazu, dass ein Glaukom übersehen werden kann. Die Papille zeigt ohnehin einen schrägen Sehnerveneintritt, eine Exkavation ist schlecht zu erkennen. Gesichtsfelddefekte und Visusabnahme rechnet man fälschlich auf das Konto der myopen Fundusveränderungen. Nur die Tonometrie mit dem Applanationstonometer gibt eindeutige diagnostische Hinweise. Die meisten anderen Messverfahren ergeben aufgrund der geringeren Rigidität der Augapfelwand fälschlich niedrige Augendruckwerte. In jedem Zweifelsfall empfiehlt sich die Messung der zentralen Hornhautdicke, denn bei dünner Hornhaut (≤500 μm) werden auch mit dem Applanationstonometer falsch niedrige Augendruckwerte gemessen. Myope Augen reagieren auf kortisonhaltige Augentropfen häufig mit einem Augendruckanstieg.

> ❗ Bei Myopie kann ein Glaukom leichter übersehen werden. Der genauen Augeninnendruckmessung kommt in diesem Fall deshalb eine besondere Bedeutung zu. Vorsicht mit Steroiden bei hoher Myopie: Augeninnendruckanstieg!

Eine **Übungsbehandlung** der Kurzsichtigkeit oder anderer Brechungsfehler ist naturgemäß nicht möglich, wird aber von einer Gruppe geschäftstüchtiger Anbieter vermarktet.

19.1.3 Hypermetropie

Meist ist das Auge im Verhältnis zur Brechkraft zu kurz (**Achsenhypermetropie**, ◘ Abb. 19.6), seltener die Brechkraft zu gering (Brechungshypermetropie). Parallel einfallende Strahlen würden sich erst hinter der Netzhaut vereinigen. Eine **Brechungshypermetropie** besonderer Art liegt im aphaken (linsenlosen) Auge vor, die bei Brillenkorrektur eine Sammellinse von etwa 12 dpt oder eine Kontaktlinse benötigen würde. Heute wird sie mit einer sekundär implantierten Intraokularlinse korrigiert. Ohne diese sieht der Staroperierte sehr verschwommen. Normalerweise pflanzt man schon primär bei der Operation eine Hinterkammerlinse in das Auge, so dass keine andere Aphakiekorrektur mehr

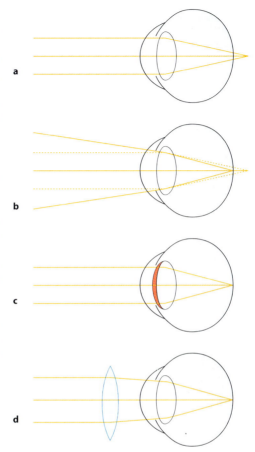

◘ **Abb. 19.6 a–d.** Hypermetropie. **a** Parallel einfallende Strahlen vereinigen sich hinter der Netzhaut, auf der Netzhaut entstehen unscharfe Zerstreuungskreise. **b** Von der Netzhaut reflektierte Strahlen verlassen das Auge divergent. **c** Parallel einfallende Strahlen können durch Akkommodation (Wölbungszunahme der Linse) auf der Netzhaut vereinigt werden. **d** Dies lässt sich auch durch Vorsetzen einer Sammellinse (Konvexglas) erreichen

benötigt wird. Die Hypermetropie des linsenhaltigen Auges beträgt nur selten mehr als 4–5 dpt. Ein junger Mensch kann eine Hypermetropie von 4 dpt problemlos durch Akkommodation überwinden. Für die Nähe muss er in 33 cm weitere 3-dpt akkommodieren, insgesamt also 7 dpt, was zu Beschwerden (akkommodative Asthenopie, ▶ Kap. 20.6) oder Einwärtsschielen (▶ u. unter Hypermetropie als Mitursache des Einwärtsschielens und Kap. 21.1.1) führen kann. Durch die dauernde Gewöhnung an die Akkommodation, mit der er seine Hypermetropie ausgleicht, kann der junge Hypermetrope seine Akkommodation auch dann nicht völlig entspannen, wenn man ihm Plusgläser vorsetzt und die

Fehlsichtigkeit ausgleicht. Dieser Anteil der Hypermetropie, die bei Vorsetzen von Plusgläsern noch bestehen bleibt, wird erst nach Akkommodationslähmung durch Atropin oder Cyclopentolat erkennbar und heißt **latente Hypermetropie**, während der durch Vorsetzen von Sammelgläsern ohne Akkommodationslähmung erkennbare Anteil als **manifeste Hypermetropie** bezeichnet wird. Beide zusammen sind die **totale Hypermetropie**.

Medikamentöse Akkommodationslähmung vor der Brillenverordnung bei Kindern

Je älter der Patient wird, desto unelastischer wird die Linse. Dementsprechend verringert sich der Anteil der latenten Hypermetropie. Ein 40-jähriger oder älterer Patient gibt im Allgemeinen bei Vorsetzen von Plusgläsern eine Hypermetropie von z.B. +4 dpt voll an, die manifeste Hypermetropie ist also gleich der totalen. Er wird beim Vorsetzen von +1 bis +3,5 dpt eine Besserung angeben und wahrscheinlich sogar die volle Korrektur von +4,0 annehmen, indem er sie als besser oder wenigstens als ebenso gut wie +3,5 bezeichnet. Setzt man jedoch +5,0 vor, so macht man ihn um 1 dpt myop, er sieht also in der Ferne schlechter und lehnt dieses Glas ab. Ein 10-jähriges Kind mit 4 dpt totaler Hypermetropie dagegen akkommodiert diese 4 dpt und hat für die Ferne volle Sehschärfe. Ohne Akkommodationslähmung kann man nur die manifeste Hypermetropie ermitteln, während die Größe der latenten Hypermetropie unbekannt bleibt. Gibt man dem 10-jährigen Kind mit 4 dpt totaler Hypermetropie +3,0 in die Messbrille, so wird es mit diesem Glas schlechter sehen, weil es den Ziliarmuskel nicht genug entspannen kann. Erst wenn wir die Akkommodation durch Atropin- oder Cyclopentolattropfen lähmen, kann das Kind die totale Hypermetropie angeben. Würde man andererseits fälschlich –1,0 vorsetzen, so könnte das Kind mühelos eine weitere dpt akkommodieren und würde auf die Frage, ob es so gut sieht, mit Ja antworten. Setzt man +1 vor, so wird die Frage, ob das Sehen so besser sei, mit Nein beantwortet, denn das Kind sieht ohne Glas bereits voll. Man beginne also bei der subjektiven Refraktionsprüfung (auch bei Erwachsenen) stets mit Plusgläsern und frage nicht, ob das Sehen mit dem Glas besser wird, sondern ob das Sehen für den Patienten schlechter wird. Die Antwort Ja bedeutet dann, dass eine Myopie oder Emmetropie vorliegt, die Antwort Nein, dass eine Hypermetropie besteht. Bei dieser stark vereinfachten Schilderung haben wir das Fehlen von Astigmatismus oder Augenkrankheiten vorausgesetzt.

Prinzipien der Brillenkorrektur bei Hypermetropie

Aus dem beschriebenem Beispiel ist zu erkennen, dass das **stärkste** Plusglas, das ein erwachsener hypermetroper Patient annimmt, das richtige ist. Also muss man dem weitsichtigen Kind ein möglichst starkes Glas geben, im Gegensatz zum Kurzsichtigen, für den das schwächste Minusglas, mit dem er in der Ferne gut sieht, das richtige ist! Ferner geht daraus hervor, dass man bei **Kindern** und **Jugendlichen** die Akkommodation zur Refraktionsbestimmung stets lähmen muss und sich nicht auf subjektive Methoden verlassen darf, da die latente Hypermetropie sonst unerkannt und unkorrigiert bleibt.

Hypermetropie als Mitursache des Einwärtsschielens

Hypermetropie ist oft eine Teilursache für das Einwärtsschielen bei Kindern, da Akkommodation und Konvergenz gekoppelt sind. Einem Akkommodationsaufwand von 4 dpt entspricht eine Konvergenz für den Abstand von 25 cm. Wenn ein Kind für die Ferne 4 dpt akkommodieren muss, um scharf zu sehen, so schielt es einwärts, wenn es nicht fähig ist, Akkommodation und Konvergenz voneinander zu lösen. Wenn Hypermetropie die einzige Ursache des Schielens war (sog. **rein akkommodatives Schielen**), bewirkt der Ausgleich der Hypermetropie durch eine Brille, dass das Schielen verschwindet. Dabei verordnet man das Plusglas um 0,5 dpt schwächer, als bei der Akkommodationslähmung gefunden wurde, denn sonst könnte das Kind nach Abklingen der Atropinwirkung wegen des Resttonus des Ziliarmuskels mit der Brille schlechter sehen. Diese Regel gilt nicht für vorschulpflichtige einwärtsschielende Kinder mit Konvergenzüberschuss in der Nähe. Diese sollen voll auskorrigiert werden. Manchmal verordnet man solchen Kindern ein Bifokalglas, um die Akkommodation für die Nähe überflüssig zu machen und so Konvergenzimpulse zu vermeiden. Für die Akkommodationslähmung zur Skiaskopie tropft man 3× im Abstand von 10 min Cyclopentolat 0,5–1 % und untersucht nach 30 Minuten. Bei vermuteter ausgeprägter latenter Hypermetropie kann man auch 2× Atropin 0,5 % im Abstand von 60 min tropfen und nach 90 min untersuchen.

> ❗ Eine Hypermetropie kann beim Kind zum Einwärtsschielen mit nachfolgender Amblyopie führen.

Bei Kurzbau des Auges können Grenzen der Papille unscharf wie bei einer Neuritis erscheinen (**Pseudoneuritis hypermetropica,** ▶ Kap. 15.4.3). Als Ursachen werden der kleine Papillendurchmesser und die Enge des Durchtritts der Nervenfasern angenommen. Die Sehschärfe mit Glas ist jedoch im Gegensatz zur Neuritis oder Papillitis voll oder bleibt unverändert bei Kontrollen im Abstand von 1–2 Wochen. Der Kurzbau des Vorderabschnittes ergibt häufiger einen engen Kammerwinkel als bei Myopie oder Emmetropie und disponiert bei älteren Erwachsenen zum Winkelblockglaukom (▶ Kap. 17.3.2).

> ❗ Bei randunscharfer Papille an Hypermetropie und engen Skleralkanal denken!

19.1.4 Astigmatismus

Wenn die Hornhaut nicht kugelförmig (sphärisch) gewölbt ist, sondern ein Meridian eine andere Brechkraft als der senkrecht darauf stehende Meridian hat, werden Lichtstrahlen nicht zu einem Punkt (griechisch: Stigma), sondern zu einer Linie vereinigt (Brennpunktlosigkeit, A-Stigmatismus). Am häufigsten bricht der vertikale Meridian stärker als der horizontale Meridian (◩ Abb. 19.7). Wahrscheinlich führt der kontinuierliche Druck des Oberlids dazu, dass die Hornhaut in dieser Richtung verformt wird. Die Situation mit stärker brechendem vertikalen Meridian wird deshalb als **Astigmatismus nach der Regel** (Astigmatismus rectus) bezeichnet, das umgekehrte Verhalten als **Astigmatismus gegen die Regel** (Astigmatismus inversus). Jeder der beiden Meridiane hat eine andere Brennweite, ein Punkt der Außenwelt wird also nicht punktförmig, sondern linienförmig (als »Stabsichtigkeit« bezeichnet) oder unscharf abgebildet.

Folgende Astigmatismusformen sind zu unterscheiden:
- **Einfacher myoper oder hypermetroper Astigmatismus**. Typus: Ein Hauptschnitt ist emmetrop, der darauf senkrecht stehende zweite Hauptschnitt myop oder hypermetrop. Der Ausgleich erfolgt durch ein Zylinderglas (◩ Abb. 19.11), das nur in einer Richtung bricht. Als Zylinderachse bezeichnet man die **nichtbrechende** Richtung.
- **Zusammengesetzter myoper oder hypermetroper Astigmatismus**. Typus: Beide Achsen sind verschieden stark myop oder verschieden stark hypermetrop. Zum Ausgleich gibt man aus dem Brillenkasten zunächst ein sphärisches Glas, in dem Beispiel der ◩ Abb. 19.7b – 2,0 sph. Dadurch wird der horizontale Meridian auf 0 korrigiert, im vertikalen Meridian bleiben noch – 2 dpt unkorrigiert. Gibt man nun zusätzlich ein Zylinderglas – 2,0 cyl. A 0°, so ist das Auge voll korrigiert. Die Brillenverordnung lautet – 2,0 sph. comb. – 2,0 cyl. A 0°. Diese Kombination wird bei der Brillenanfertigung als **ein** Glas hergestellt.
- **Gemischter Astigmatismus (Astigmatismus mixtus)**. Typus: Eine Achse ist myop, die darauf senkrecht stehende Achse hypermetrop. Der Ausgleich erfolgt im Prinzip wie beim zusammengesetzten Astigmatismus geschildert.

Bei **regelmäßigem Astigmatismus** (nicht gleichbedeutend mit Astigmatismus nach der Regel!) stehen die beiden verschieden brechenden Meridiane (Hauptschnitte) senkrecht aufeinander. Es gibt aber auch einen **unregelmäßigen Astigmatismus** (Astigmatismus irregularis), bei dem verschiedene Hornhautstellen sehr unterschiedliche Brechkraft haben, z. B. bei unregelmäßigen Hornhautnarben oder bei **Keratokonus**. Ein Gläserausgleich ist hierbei nicht möglich. Sehverbesserung bringt nur eine formstabile Kontaktlinse oder, falls diese nicht hilft oder nicht vertragen wird, die Hornhauttransplantation.

Diagnostik des Astigmatismus

Einen starken Astigmatismus kann man mit Hilfe der **Placido-Scheibe** (◩ Abb. 19.8 und ◩ Abb. 7.2a und 7.2b) erkennen. Sie enthält in der Mitte ein kleines Loch, durch das der Arzt hindurchblickt. Er nähert sich mit der Scheibe dicht dem Patientenauge, bis er das Spiegelbild der Scheibe auf der Hornhaut beurteilen kann. Bei sphärischer Hornhaut spiegeln sich die Kreise konzentrisch, bei regelmäßigem Astigmatismus oval (◩ Abb. 7.2a), bei unregelmäßigem Astigmatismus unregelmäßig verzerrt.

Astigmatismus entsteht nicht immer nur durch die Hornhaut, sondern kann auch auf einer unregelmäßigen Wölbung der Linse beruhen. Die Kenntnis des Hornhautastigmatismus ist besonders für die Kontaktlinsenverordnung und für die refraktive Chirurgie (PRK, Lasik, ▶ Kap. 7.10) wichtig. Der Augenarzt misst ihn mit

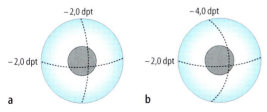

◩ **Abb. 19.7. a** Achsensymmetrisch gewölbte Hornhaut eines Auges mit 2 dpt Myopie. Ein sphärisches Glas von – 2,0 dpt korrigiert die Fehlsichtigkeit. **b** Astigmatisch gewölbte Hornhaut. Der vertikale Meridian ist stärker gekrümmt als der horizontale. Das ausgleichende Glas ist: – 2,0 dpt sph. comb. – 2,0 dpt cyl. A 0°

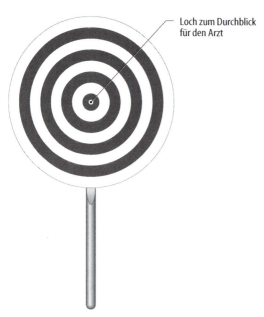

Abb. 19.8. Placido-Scheibe zur Schätzung des Hornhautastigmatismus

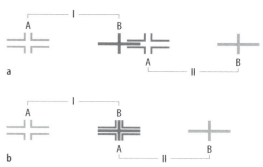

Abb. 19.10 a, b. Die Hornhautspiegelbildchen bei der Messung mit dem Ophthalmometer der Fa. Zeiss. Je 2 Figuren, ein Hohlkreuz (A) und ein Strichkreuz (B), bilden gemeinsam ein Hornhautbildchen (A + B), das durch eine halb durchlässige Spiegel- und Prismenkombination doppelt gesehen wird: I und II. Verschiebt man den Abstand der Hornhautbilder mittels eine Schraube so, dass die Figuren A und B sich gerade decken, wie unter **b** eingezeichnet, so kann man bei bekanntem Abstand des Instruments von der Hornhaut die Hornhautwölbung bestimmen. Diese ist in Dioptrien unmittelbar am Instrument ablesbar. Bei irregulärem Astigmatismus sind die Kreuze verzerrt

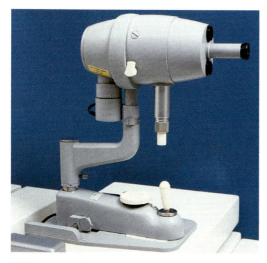

Abb. 19.9. Ophthalmometer der Firma Zeiss zur Messung des Hornhautastigmatismus

dem **Ophthalmometer** nach Helmholtz (Abb. 19.9) oder nach Javal. Dieses Instrument ermöglicht es, die Radien der Hornhautoberfläche in den verschiedenen Meridianen zu messen und so deren Brechkraft zu bestimmen. Man beobachtet durch das Okular die Spiegelbildchen von 2 Leuchtfiguren (Abb. 19.10a). An einem Handgriff kann man den Abstand dieser Figuren so ändern, dass sie sich gerade überlagern (Abb. 19.10b). Da die Messentfernung und der Abstand der beiden Leuchtfiguren an dem Gerät bekannt sind, kann der Krümmungsradius der Hornhaut bestimmt werden. An dem Ophthalmometer lässt sich der Krümmungsradius der Hornhaut für jeden Meridian ablesen (oder die Brechkraft in Dioptrien).

Den **Gesamtastigmatismus** des Auges misst der Facharzt mit der **Skiaskopie** (Abb. 3.5a, b; ▶ Kap. 3.2.2) oder mit einem **Refraktometer** (Kap. 3.2.2), indem er für jeden der beiden senkrecht-aufeinander stehenden Hauptschnitte die Brechkraft ermittelt. Man kann einen regelmäßigen Astigmatismus mit dem Excimer-Laser korrigieren, bei Kataraktoperation durch eine torische Intraokularlinse, oder bei starkem Astigmatismus nach Keratoplastik durch Einschnitte in die periphere Hornhaut (Kap. 7.10 und 19.3).

19.1.5 Anisometropie

Wenn die Brechkraft beider Augen verschieden ist, z. B. bei verschiedenen Myopiegraden beider Augen, so spricht man von **Anisometropie**. Bei geringen Unterschieden der Refraktion kann jedes Auge für sich korrigiert werden, denn an geringe Unterschiede der Netzhautbildgröße (**Aniseikonie**) gewöhnt man sich gut. Ist der Refraktionsunterschied jedoch mehr als 4 dpt, so können die beiden verschieden großen Bilder, insbesondere bei älteren Personen, nicht mehr fusioniert (im Gehirn zu einem Bild verschmolzen) werden. Der Patient sieht jeden Gegenstand doppelt, die Konturen decken sich nicht. Deshalb kann ein einseitig am grauen Star operierter Patient, bei dem keine Kunstlinse eingepflanzt werden konnte, kein Starglas tragen. Die Aniseikonie wird jedoch durch das Tragen einer Kontaktlinse auf der Hornhaut des operierten Auges auf ein erträgliches Maß vermindert, besser noch durch das sekundäre Einpflanzen einer Kunststofflinse in das Auge. Kinder können höhere Anisometropien fusionieren. Deshalb sollte man den Refraktionsfehler auf jeden Fall voll ausgleichen, um in den ersten Lebensjahren eine Amblyopie zu vermeiden.

> **!** Eine Brille mit mehr als 4 dpt Unterschied zwischen beiden Gläsern kann zu Unverträglichkeit führen.

Fallbeispiel
Ein 35-jähriger myoper Brillenträger klagte über Doppelbilder mit seiner neuen Brille. Bisher trug er folgende Korrektion: R: −1,25 dpt sph; L: −3,0 dpt sph. Seine neue Korrektion war: R: −1,5 dpt sph; L: −5,5 dpt sph. Mit der neuen Korrektion stieg der Visus rechts von 1,0 auf 1,25, links von 0,2 auf 0,6 an. Trotz des Visusanstiegs war die Brille unverträglich. Durch die Anisometropie entstanden unterschiedlich große Netzhautbilder in beiden Augen. Beim Blick außerhalb der optischen Mitte der Brillengläser stören die unterschiedlichen prismatischen Wirkungen auf beiden Augen. Eine Kontaktlinsenkorrektion wurde vom Patienten nicht vertragen. Auf Kosten der Sehschärfe wurde das linke Brillenglas wieder auf −3,0-dpt geändert. An den schlechteren Visus am linken Auge war der Patient seit der Kindheit gewöhnt, die Brille war subjektiv gut verträglich. In dieser Situation kann ein refraktiver Eingriff (PRK oder Lasik, ▶ Kap. 19.3) empfohlen werden.

19.2 Brillengläser und Kontaktlinsen

19.2.1 Sphärische und zylindrische Gläser

Definition von Dioptrie und Brechkraft
Die Brechkraft eines optischen Systems wird in Dioptrien (dpt) angegeben, dem reziproken Wert der Brennweite in Metern. Beträgt die Brennweite einer Linse 50 cm (0,5 m), so besitzt sie eine Brechkraft von $1:0,5 = 2$ dpt, beträgt sie 25 cm, so $1:0,25 = 4$ dpt usw.

Bezeichnung von Brillengläsern
Konvexe Linsen (Sammellinsen) sammeln parallel einfallende Strahlen hinter der Linse im Brennpunkt. **Konkavgläser** (Zerstreuungslinsen) zerstreuen das Licht so, als ginge es von einem Brennpunkt aus, der entgegen der Lichtrichtung vor der Linse liegt. Beim Zeichnen gibt man alle Strecken in Lichtrichtung mit dem Vorzeichen + (plus) und entgegen der Lichtrichtung mit dem Vorzeichen − (minus) an. Deshalb nennt man die sammelnden Konvexlinsen auch **Plusgläser**, die zerstreuenden Konkavlinsen **Minusgläser**.

Das sphärische Glas bricht in jedem Meridian gleich. Man kann es sich als Ausschnitt aus einer Glaskugel vorstellen. Ein reines Zylinderglas (**torisches Glas**) dagegen ist so geschliffen, dass es in einer Achsrichtung eine maximale Brechung, in dem dazu senkrecht liegenden Meridian keine optische Wirkung zeigt. Diese beiden Achsrichtungen nennt man **Hauptschnitte**. Der Hauptschnitt ohne optische Wirkung, in den Messgläsern durch eine strichförmige Marke gekennzeichnet, heißt **Zylinderachse**. Zylindergläser erzeugen deshalb keinen Brennpunkt, sondern eine Brennlinie. Meist sind aber die Refraktionsfehler eines Auges dergestalt, dass ein Brillenglas sphärische und zylindrische Anteile enthält.

Die ◘ Abb. 19.11a und b zeigt die von Brillengläserfassungen umgrenzten Ausschnitte eines Konvexzylinders und Konkavzylinders. Durch die Pfeile ist die Achse von 90° bezeichnet, in der keine Lichtbrechung erfolgt. Soll in einer Brille die Achse schräg oder horizontal liegen, so gibt man die Winkelgrade in einem Berechnungsschema an, das **TABO-Schema** (TABO = Technischer Ausschuss für Brillenoptik) genannt wird und dessen Notierung vom Arzt aus gesehen rechts mit 0 beginnt und über den oberen Kreisbogen weiter zählend links mit 180° endet (◘ Abb. 19.12).

Mit sphärischen und zylindrischen (torischen) Gläsern kann man also unterschiedliche Brechungsfehler korrigieren.

19.2.2 Prismengläser

Für die Korrektur von **Stellungsanomalien** gibt es **Prismengläser**, die das Bild dort erscheinen lassen, wohin das abweichende Auge fälschlich blickt, wodurch ein binokulares Einfachsehen möglich wird (◘ Abb. 19.13). In vertikaler Richtung ist die Fusionsbreite sehr gering. Prismenbrillen sind deshalb besonders bei Höhendifferenzen zwischen beiden Augen angezeigt (▶ Kap. 21). Latentes Schielen und Fusionsschwäche ▶ Kap. 21.

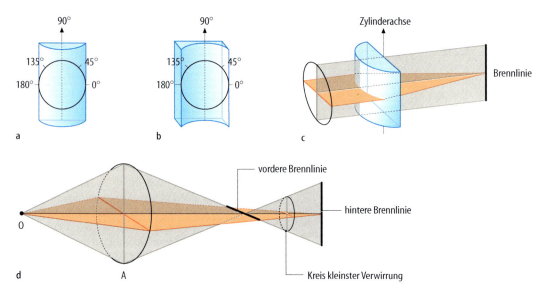

Abb. 19.11. **a** Konvexzylinder (Pluszylinder), **b** Konkavzylinder (Minuszylinder). Eine Brillenfassung ist auf den Zylinder gezeichnet. Der *Pfeil* gibt die Achse des Zylinders an. In dieser Richtung erfolgt keine Brechung. **c** Strahlengang eines Pluszylinders mit Achse 90 Grad: Parallel einfallendes Licht wird in einer Brennlinie vereinigt, die dieselbe Richtung wie die Zylinderachse hat. **d** Ein Objekt (O) wird vom astigmatisch brechenden System (A) (hier als Kreis dargestellt) in zwei Brennlinien abgebildet, zwischen denen sich der Kreis kleinster Verwirrung befindet. In diesem Beispiel hat der vertikale Hauptmeridian die kürzere, der horizontale Meridian die längere Brennweite

Den .... 200 .....

Augengläser- Verordnung

		sph.	cyl.	Achse	Prisma	Basis
Ferne	rechts					
	links					
Nähe	rechts					
	links					

Scheitelabstand .... mm

Sehschärfe R /
L /

Bemerkungen:

Pup. Dist ....

Brille – Bifokalglas – Gleitsichtglas
Tönung

Für ....

Abb. 19.12. Brillenrezept mit TABO-Schema

19.2.3 Brillengläser

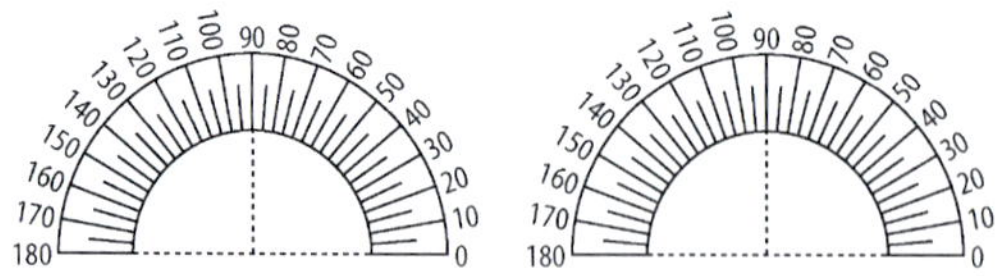

Sie werden heute fast nur noch in der optisch günstigen Form als punktuell abbildende Gläser hergestellt. Dies bedeutet, dass in alle Durchblicksrichtungen eine gleichgute Abbildung erfolgt. Man erreicht punktuelle Abbildung bei geeigneter Kombination der Radien der Vorder- **und** Rückfläche des Brillenglases. Um in allen Durchblicksrichtungen des Brillenglases nahezu punktuelle Abbildung zu erzeugen, sind Brillengläser heute an der Rückfläche immer **konkav** und an der Vorderfläche immer **konvex** gekrümmt, und zwar sowohl für Minus- als auch für Plusgläser (Abb. 19.14a).

Material von Brillengläsern. Es gibt **Glassorten** mit unterschiedlichen Brechungsindizes (1,5–1,9). Je höher der Brechungsindex ist, desto dünner kann das Brillenglas gefertigt werden, desto stärker ist jedoch auch die Farb-Dispersion bei seitlichem Durchblick durch das Brillenglas. **Kunststoffgläser** haben einen niedrigeren Brechungsindex, sind aber leichter und bruchfester. Allerdings zerkratzen sie leichter.

Entspiegelung. Durch Aufdampfen von Magnesiumfluorid in sehr dünnen Schichten wird die Reflektion auf Vorder- und Rückseite der Gläser vermindert. Dies bessert die optischen Eigenschaften und erzeugt auch kosmetisch ein besseres Ergebnis, weil man die Augen besser durch das Brillenglas hindurch sieht.

19

19.2 · Brillengläser und-Kontaktlinsen

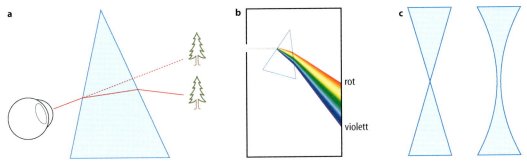

◘ **Abb. 19.13.** **a** Durchgang des Lichts durch ein Prisma. Ein Prisma ist ein Glas, bei dem wenigstens 2 Flächen eben geschliffen sind. Der einfallende Lichtstrahl (*ausgezogene Linie*) wird beim Durchgang durch das Prisma 2fach gebrochen und nach der Basis hin abgelenkt. Das Auge sieht den Gegenstand deshalb zur Spitze des Prismas verlagert (*gestrichelte Linie*). – Bei einer anders nicht korrigierbaren Abweichung eines Auges nach oben würde man also ein Prisma mit der Basis unten geben, um das Bild des angeschauten Gegenstandes in diese Richtung zu verlagern, in die das Auge fälschlich schaut. **b** Dispersion. Ein Prisma kann weißes Licht in seine Spektralfarben zerlegen. Diese Eigenschaft sowie das Gewicht und die kosmetische Entstellung begrenzen die Anwendung stärkerer Prismen in Brillen. **c** Konvex- und Konkavlinsen kann man sich aus Prismen aufgebaut denken, wie hier am Beispiel eines Konkavglases gezeigt wird. Deshalb hat jedes stärkere Plus- oder Minusglas eine meist unerwünschte prismatische Wirkung, wenn es nicht genau zentriert ist, d.-h. wenn die Sehachse nicht durch die optische Mitte des Glases verläuft, bzw. wenn man durch den Randbereich des Glases blickt

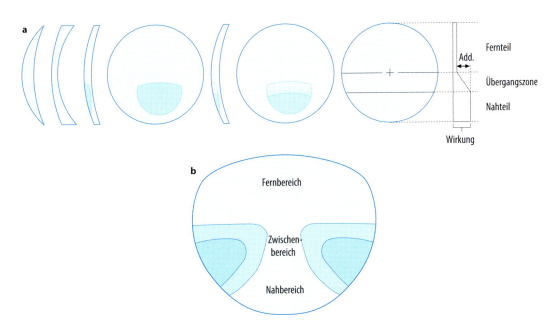

◘ **Abb. 19.14.** **a** Von *links* nach *rechts*: durchgebogene (punktuell abbildende) Pluslinse (Sammellinse), Minuslinse (Konkavlinse). Bifokalglas, Bifokalglas von vorn, Trifokalglas von der Seite, Trifokalglas von vorn. *Rechts* schematische Abb. eines Glases mit gleitender Progression. Das *Kreuz* bezeichnet die optische Mitte des Fernteils. Die *untere Linie* deutet den Beginn des Nahteils an. Zwischen Fern- und Nahteil ist die Übergangszone mit gleitender Progression der Brechkraft. In der Übergangszone ist korrekte optische Abbildung nicht über die gesamte Breite des Glases vorhanden. Die Linse enthält in Wirklichkeit keine sichtbaren Abstufungen oder Änderungen der Dicke. Der Querschnitt durch die Linse *ganz rechts* ist zur schematischen Erklärung der Brechkraftzunahme gedacht und stellt kein wirklichkeitsgetreues Bild dar. **b** Es besteht ein stufenloser Übergang zwischen Fernteil, Zwischenbereich und Nahteil, in dem die Brechkraft kontinuierlich zunimmt. In den dunkler blauen Zonen bildet das Glas verzerrt ab

Bifokalgläser

Bei Menschen, die wegen der Alterssichtigkeit für Ferne und Nähe verschiedene Gläser benötigen, kann man statt zwei verschiedener Brillen ein **Bifokalglas** (2-Stärken-Glas) verordnen, in dem der Nahteil eingeschliffen oder eingeschmolzen ist (◘ Abb. 19.14a). Besondere Formen der Bifokalgläser, bei denen die Trennungslinie durch die Pupille verläuft, gibt man Kindern mit akkommodativem Einwärtsschielen.

Gleitsichtgläser

Bei voller Presbyopie ist auch eine Korrektur für eine mittlere Distanz (2 m bis 50 cm) nötig. Statt der früher üblichen Trifokalgläser (3-Stärken-Glas) verwendet man heute Gläser mit kontinuierlichem Übergang vom Fern- zum Nahteil (**Gleitsichtgläser,** ◘ Abb. 19.14b). Sie erlauben, in jeder Entfernung scharf zu sehen, wenn man durch Kopfhebung oder -senkung den jeweils für die Entfernung optimalen Durchblickspunkt einstellt. Man muss sich jedoch daran gewöhnen, dass diese Gläser im Randbereich der Progressionszone astigmatisch und verzeichnet abbilden (◘ Abb. 19.15). Das Anpassen dieser Gläser ist besonders schwierig. Eine gewisse Eingewöhnungszeit ist häufig erforderlich, weil der Träger sich schräge Blickrichtungen abgewöhnen muss, bei denen die Außenwelt unscharf und schief erscheint. Dies muss man dem Patienten erklären, bevor man ein solches Glas verordnet. Neuere Gleitsichtgläser haben eine breitere Progressionszone und zeigen weniger Verzerrung. Bei entsprechenden kosmetischen und funktionellen Wünschen sind Gleitsichtgläser insbesondere bei beginnender Presbyopie eine sehr gute Lösung, weil bei schwachem Nahzusatz die Progressionszone breit und die Eingewöhnung einfach ist. Bei Zunahme der Presbyopie hat sich der Patient bereits an die Besonderheiten dieser Brillengläser gewöhnt und verträgt das stärkere Gleitsichtglas dann ohne Probleme.

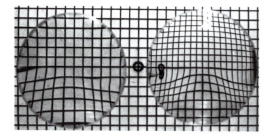

◘ **Abb. 19.15.** Qualitative Darstellung der Verzeichnung durch die Gleitsichtgläser (nach J. Reiner). *Links* Fernteil 0, Nahteil + 1,0. *Rechts* Fernteil – 3.0 sph, Nahteil 0. In der neuen Generation der Gleitsichtgläser ist die Verzerrung geringer

Lichtschutzgläser und phototrope Brillengläser

Sonnenbrillen. Bei starker Lichteinwirkung und hohem UV-Anteil des Lichtes (z. B. Hochgebirge, Strand am Meer, äquatornahe Länder, »Ozonloch« der südlichen Welthalbkugel) sollten Lichtschutzgläser (»Sonnenbrillen«) getragen werden. Die Lichttoxizität, insbesondere der kurzwellige Anteil des Sonnenlichtes, wird als einer der Faktoren für die Entstehung von Katarakt, Makuladegeneration, Basaliom der Lider, Bindehaut- und Aderhautmelanom angesehen. Dagegen schützen u. a. Lichtschutzgläser. Sie werden mit unterschiedlicher Absorption angeboten. Als »Sonnenbrillen« eignen sich Absorptionswerte 80 % und höher. »Gletscherbrillen« haben einen Absorptionswert von 95 %. Kantenfiltergläser absorbieren den UV- und kurzwelligen Blauanteil stärker oder vollständig. Ihre Schutzwirkung ist deshalb besonders gut.

Phototrope Gläser. In diesem Glas sind Silbersalzkristalle eingeschmolzen, die durch Licht zwischen 300 und 450 nm Silberatome aus der Kristallstruktur reversibel abgeben und so das Glas verdunkeln, bei weniger ultraviolettem Licht aber wieder Silbersalzkristalle binden. Im Hochgebirge mit viel ultraviolettem Licht werden die Gläser dunkler als bei normalem Tageslicht. Bei Kälte werden die Gläser dunkler als bei Wärme, hellen sich aber in der Kälte verzögert auf, während Wärme die Aufhellung beschleunigt. Am Strand verdunkeln sie wegen der Wärme weniger. Beim Skifahren tritt durch Kälte und Ultraviolettlicht eine rasche Verdunklung der Gläser ein, jedoch infolge der Kälte nur eine langsame Aufhellung. Im Auto verdunkeln die Gläser wenig, weil das kurzwellige Licht schon durch die Scheiben des Autos gefiltert wird. Es gibt Gläser mit Lichtabsorption zwischen 15–75 %. Phototope Gläser können deshalb eine Sonnenbrille nicht in allen Situationen ersetzen.

> ❗ Im Straßenverkehr ist bei Dämmerung oder nachts von allen Gläsern mit mehr als 20 % Lichtreduktion abzuraten, weil sie die Sehschärfe herabsetzen.

Bei Tag sollte der Kraftfahrer nur in heller Sonne Sonnenschutzgläser verwenden. Sie sollten nicht blau gefärbt sein, da dies das Erkennen der Signallichter Rot, Gelb, Grün erschwert und insbesondere das kontrastmindernde blaue Streulicht passieren lassen. Die sog. »Blaublocker«, d. h. Sonnenbrillen mit orangefarbenen Gläsern, die den Kontrast verstärken, sind nur für den Straßenverkehr zugelassen, wenn noch ein Rest des blauen Lichtes durchgelassen wird (Erkennung des Blaulichtes von Einsatzfahrzeugen).

19.2.4 Kontaktlinsen

Kontaktlinsen schwimmen auf dem Tränenfilm und haften durch Adhäsion auf der Hornhaut. Linsen, die außerhalb des Auges ihre Form behalten, bezeichnen wir als harte oder formstabile Linsen. Weiche Linsen dagegen verändern außerhalb des Auges ihre Form und müssen in Flüssigkeit aufbewahrt werden.

Folgende Kennwerte charakterisieren die Kontaktlinse:
- Material:
  - weich: HEMA, Silikon, Copolymere,
  - formstabil: PMMA, Copolymere,
- Durchmesser der Kontaktlinse (mm),
- Krümmungsradius der Rückfläche (mm),
- Geometrie der Rückfläche (sphärisch, asphärisch, torisch, evtl. bitorisch),
- optische Stärke (dpt),
- Sauerstoffdurchlässigkeit des Materials (DK).

Formstabile (harte) Linsen

Diese haben einen Durchmesser von 8–10-mm, sie sind also kleiner als die Kornea. (◘ Abb. 19.16). Sie sollen zentrisch sitzen, aber so beweglich bleiben, dass sie beim Lidschlag hochgezogen werden und anschließend wieder absinken. Dabei wird der Tränenfilm zwischen Kontaktlinse und Hornhaut jedes Mal erneuert, was für die Sauerstoffversorgung des Hornhautepithels nötig ist. Bei kleinem Durchmesser ist der Sitz beweglicher als bei großem. Auch durch die Wahl der Rückfläche kann der anpassende Augenarzt den Linsensitz beeinflussen. Eine parallel zur Hornhaut gewölbte Rückfläche bewirkt einen festen, eine flachere Rückfläche einen lockeren Sitz.

Aus psychologischen Gründen spricht man besser von einer Kontaktlinsenversorgung mit formstabilen statt von harten Kontaktlinsen, um den Patienten nicht mit der Vorstellung zu erschrecken, etwas »Hartes« ins Auge zu bekommen.

Formstabile Kontaktlinsen werden nicht aus Glas angefertigt, sondern aus Kunststoffgemischen, die Polymethylmetacrylat oder Celluloseacetobutyrat enthalten.

Weiche Linsen

Diese bestehen aus dem schmiegsamen Hydroxyethylmethylacrylat (HEMA) und zusätzlichen Copolymeren mit 30–85 % Wassergehalt und hoher Sauerstoffdurchlässigkeit. Diese sind im Auge kaum zu fühlen, während man sich an formstabile oder harte Kontaktlinsen erst allmählich gewöhnen muss. Weiche Kontaktlinsen erlauben keine Astigmatismuskorrektur. Weiche Kontaktlinsen sind leicht zerreißbar. Der Durchmesser ist 12,5–16 mm, sie sitzen also korneoskleral.

Vorzüge von Kontaktlinsen

Kontaktlinsen stören das Aussehen im Gegensatz zur Brille (◘ Abb. 19.17) nicht. Häufig sind kosmetische Gründe für den Wunsch nach einer Kontaktlinse ausschlaggebend. Kontaktlinsen bilden in natürlicher Größe ab. Für den Kurzsichtigen, der mit einer Brille alles verkleinert sieht, ist das Netzhautbild mit einer Kontaktlinse größer, seine Sehschärfe ist also auch dadurch besser als mit einer Brillenkorrektur. Die Linse folgt den Bewegungen des Auges. So entstehen nicht die Abbildungsfehler von Brillengläsern beim Blick zur Seite. Man sieht deshalb mit der Kontaktlinse in allen Richtungen scharf. Es gibt kein Beschlagen bei Regen oder Dunst, was für Seeleute, Schauspieler, Köche oder Sportler sehr wichtig ist. Die Einengung des Gesichtsfelds durch die Brillenfassung fehlt.

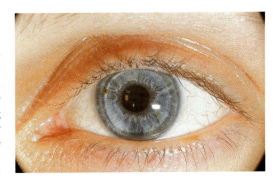

◘ **Abb. 19.16.** Formstabile Kontaktlinse, sie schwimmt auf der Hornhaut und bedeckt den Limbus nicht

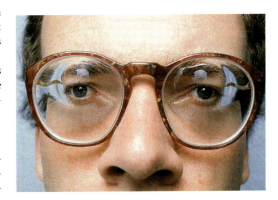

◘ **Abb. 19.17.** Starkes Minusglas bei hoher Myopie. Trotz der kontinuierlich auslaufenden Randzone moderner Gläser erscheint die Augenpartie durch das Brillenglas stark verkleinert. Kosmetische Entstellung, prismatische Wirkung bei nicht exakter Zentrierung (wenn möglich besser: Kontaktlinse)

Nachteile von Kontaktlinsen

Nicht jeder Mensch verträgt Kontaktlinsen ganztägig. Die Tragezeit nimmt bei formstabilen Kontaktlinsen erst allmählich zu. Ungeschickte oder alte Menschen mit zittrigen Händen lernen das Einsetzen nicht. Die Kontaktlinse stört als Fremdkörper den Stoffwechsel der Hornhaut. Kontaktlinsen können durch ungeschicktes Wechseln Erosionen des Epithels verursachen. Weiche Linsen fördern das Einwachsen von Blutgefäßen am oberen Limbus in die Hornhaut. Durch fehlerhafte Reinigung können sich hochvirulente Keime in den Reinigungsgefäßen entwickeln, die schwerste Hornhautgeschwüre verursachen (Keime haften an weichen Kontaktlinsen leichter als an formstabilen, häufigste Ursache von **Hornhautgeschwüren** bei jungen Patienten).

Die Linse kann mechanisch oder allergisch reizen, wenn Ablagerungen auf der Oberfläche zurückbleiben. Dadurch entsteht eine **follikuläre Konjunktivitis**. Deshalb ist eine sorgfältige Linsenpflege unabdingbar.

> ❗ Kontaktlinsen können durch unvorsichtiges Hantieren beim Einsetzen oder Herausnehmen verloren werden. Deshalb sollte man auf Reisen immer eine Ersatzbrille mitführen.
> Die Haftung auf der Hornhaut ist bei harten Linsen aufgehoben, wenn man die Augen unter Wasser öffnet. Deshalb soll man beim Schwimmen zusätzlich eine Taucherbrille oder gleich weiche Kontaktlinsen tragen.

Kontaktlinsen sind in der Regel teurer als eine Einstärkenbrille und bringen Folgekosten für die Pflegemittel. Bei staubiger oder trockener Luft ergeben sich besondere Probleme. Staubteilchen können unter die Kontaktlinse gelangen. Bei Urlaubsreisen in entsprechende Länder soll man sich deshalb vorher wieder auf die Brille umstellen oder wenigstens eine Brille als Ersatz mitnehmen.

Entscheidung zwischen formstabilen oder weichen Kontaktlinsen

Formstabile Kontaktlinsen sind widerstandsfähiger, das Sehen ist bei Astigmatismus besser korrigierbar, die Pflege ist einfacher. Ein Hornhautastigmatismus kann nur durch formstabile Kontaktlinsen ausgeglichen werden. Weiche Linsen sind von Anfang an besser verträglich, einfacher zu wechseln, fallen nicht so leicht von selber heraus, erfordern dafür aber mehr Aufwand für Pflege und Aufbewahrung. In Deutschland gibt es ca. 2,7 Mio. Kontaktlinsenträger. Hornhautgeschwüre sind bei Trägern weicher Kontaktlinsen häufiger.

Medikamentenhaltige Augentropfen werden in einer weichen Kontaktlinse gespeichert und wirken somit länger. Konservierungsstoffe von Augentropfen (Benzalkoniumchlorid) reichern sich in weichen Kontaktlinsen an und können das Hornhautepithel schädigen.

Indikationen für Kontaktlinsen

Kontaktlinsen können bei Erwachsenen nur auf Kosten der gesetzlichen Krankenkassen verordnet werden, wenn der *korrigierte* Visus ≤0,3 ist und folgende Voraussetzungen vorliegen: Myopie und Hyperopie ab 8 dpt, regulärer Astigmatismus ab 3 dpt, bei schräger Achsenlage ab 2 dpt, bei Aphakie, bei Keratokonus, Aphakie und bei Anisometropie von ≥2 dpt sowie höherer Aniseikonie (unverträgliche Bildgrößendifferenz, z.B. bei Anisometropie). Formstabile Kontaktlinsen sind bei **irregulärem Astigmatismus** (Keratokonus, Hornhautnarben) unentbehrlich, da hierdurch eine gleichmäßig gewölbte vordere Grenzschicht des optischen Systems erreicht wird. Nach einer oberflächlichen Hornhautverletzung oder schweren Hornhauterkrankung kann eine weiche Kontaktlinse, die einige Tage belassen wird, als **Verband** verwendet werden, wobei die vorher bestehenden Schmerzen erheblich verringert werden (▶ Kap. 7.5.3). Bei einer kleinen Hornhautperforation kann man die Wunde durch eine festsitzende Kontaktlinse abdichten und so eine Naht vermeiden, die einen Astigmatismus hervorrufen würde.

Verkehrstauglichkeit

Kontaktlinsen dürfen beim Autofahren oder Führen eines Flugzeugs getragen werden. Zusätzlich ist dabei eine Brille mitzunehmen.

Neuentwicklungen

Es gibt **Linsen mit verlängerter Tragezeit**, die 1–3 Wochen lang auf dem Auge bleiben können. Dies ist nötig, wenn der Patient wegen einer körperlichen Behinderung oder bei ungenügendem Sehen die Linse schlecht einsetzen und herausnehmen kann, sowie bei Säuglingen nach der Operation eines angeborenen grauen Stars. Solche Linsen müssen eine besonders hohe Durchlässigkeit für Sauerstoff haben, engmaschige Kontrollen sind in jedem Fall nötig. Weiche »Tageslinsen«, die nur 1 Tag benutzt werden sollen, werden von den Herstellern auch für Erwachsene empfohlen, doch gibt es sie vorläufig nur für leichte bis mittlere Myopie (–6 dpt) ohne Astigmatismus. So genannte »**Wechselsysteme**« sind von +6 dpt bis –10 dpt erhältlich und müssen je nach Vorschrift nach 1, 2, 3, oder 8 Wochen erneuert werden. Bei unsachgemäß längerem Tragen entstehen Hornhautkomplikationen (Gefäßeinsprossung, Infektionen). Infektionen kommen bei harten oder formstabilen Kontaktlinsen nur selten vor. Sie sind

19.2 · Brillengläser und-Kontaktlinsen

bei weichen Kontaktlinsen 2,5-mal und bei Linsen mit verlängerter Tragezeit 5-mal häufiger (insgesamt 3000–4000 Fälle/Jahr). Es gibt auch **bifokale Kontaktlinsen**, bei denen sich beim Blick nach unten der Nahteil vor die Pupille schiebt. Daneben gibt es simultane und diffraktive Kontaktlinsen (wie die Intraokularlinse, Abb. 9.12). Oft ist bei Alterssichtigkeit das Verordnen einer Lesebrille oder einer Gleitsichtbrille zusätzlich zu den Kontaktlinsen der bessere Weg.

19.2.5 Schutzbrillen

Es gibt Schutzbrillen gegen Splitter, Flüssigkeiten oder Gas (Chemiker, Steinmetz), gegen Lichtstrahlen (Sonnengläser mit 65–85% Lichtreduktion für Strand, Gebirge, Skilauf), gegen ultraviolette Strahlen (beim Schweißen, im Hochgebirge auf dem Gletscher, unter der künstlichen Höhensonne), gegen Wärmestrahlen (Glasbläser, Arbeit vor offenem Feuer) oder zum Tauchen.

19.2.6 Lupenbrillen, Fernrohr- und Fernrohrlupenbrillen

Lupenbrillen sind Brillen mit stärkeren Plusgläsern (6–24 dpt entsprechend 1,5facher bis 6facher Vergrößerung). Sie ermöglichen eine starke Annäherung an den Text ohne Beanspruchung der Akkommodation und entwerfen ein vergrößertes Bild auf dem Augenhintergrund. Wegen der starken Annäherung des Lesegutes an das Auge (17,5–5,5 cm) und der damit nötigen starken Konvergenz werden diese Brillen meist nur einäugig angewendet. Jede Lesebrille wirkt als Lupenbrille, wenn der Nahzusatz mehr als +3,0 dpt ist. In Lupenbrillen sind Plusgläser häufig in Spezialausführungen, z. B. in besonders kleinem Format aus Plexiglas oder auch asphärisch geschliffen.

Fernrohrbrillen werden zum vergrößernden Sehen von Objekten benutzt, die außerhalb des Nahbereiches liegen. Sie bestehen aus zwei galileischen oder keplerschen Fernrohren, die auf die Brille montiert werden (Abb. 19.18). Setzt man Lupen zusätzlich vor die Fernrohrsysteme, so erhält man eine Fernrohrlupenbrille. Durch die Kombination von Fernrohr- und Lupenvergrößerung lässt sich eine Gesamtvergrößerung bis 20fach für die Nähe crreichen. Hohe Vergrößerungen ergeben allerdings ein instabiles Bild. Fernrohrlupenbrillen werden in vielen chirurgischen Fächern als Operationsbrillen verwendet (Augenärzte, Handchirurgen u. a.) oder von Uhrmachern und Goldschmieden.

Fernrohrbrillen und andere Sehhilfen für Sehbehinderte sind in Kap. 29 besprochen.

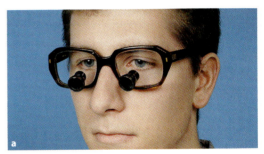
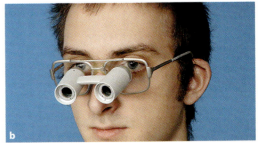

Abb. 19.18. **a** Fernrohrlupenbrille, Galilei-System, Vergrößerung 2,5fach. **b** Kepler-System, Vergrößerung bis 8fach

19.2.7 Brillenverordnung vom Augenarzt

Die erstmalige Verordnung und Änderung von Brillengläsern sollte stets beim Augenarzt erfolgen. Tatsächlich gehen aber viele Patienten unmittelbar zum Optiker. Dieser hat zwar eine gute Ausbildung in Refraktion und im Anpassen der Brillen, kann aber nicht beurteilen, ob die Sehstörung des Patienten allein durch die Brille verursacht ist oder ob Augenerkrankungen vorliegen. Der Augenarzt untersucht das Auge bei jeder Brillenanpassung und misst den Augeninnendruck, beurteilt den zentralen Augenhintergrund (Ausschluss von Glaukom, Makuladegeneration, diabetischer Retinopathie, Veränderungen durch Bluthochdruck), gegebenenfalls auch das Gesichtsfeld und wird auch in größeren Intervallen den Fundus bei erweiterter Pupille (Ausschluss peripherer Netzhautdegenerationen oder -löcher, Aderhautmelanom) untersuchen. Der Optiker kann nicht genau tonometrieren und vor allem nicht Papille, Augenhintergrund und Gesichtsfeld beurteilen.

> ❗ Der praktische Arzt soll seine Patienten, bei denen er eine Presbyopie oder einen anderen durch eine Brille zu behebenden Sehfehler vermutet, nicht zum Optiker schicken, sondern zunächst zum Augenarzt.

19.3 Refraktive Chirurgie

Die chirurgische Korrektur von Brechungsfehlern nennt man »refraktive Chirurgie«. Es handelt sich vorwiegend um Methoden, die durch Änderung der optischen Brechkraft an der Hornhaut (▶ auch Kap. 7.10) oder an der Linse den Brechungsfehler ausgleichen.

19.3.1 Photorefraktive Keratektomie (PRK)

▶ auch Kap. 7.10.1, ◘ Abb. 7.33.

Myopiekorrektur
Hierbei wird die Oberfläche der Hornhaut durch schichtweises Abtragen (Ablation) mit dem Excimerlaser (UV-Laser 193 nm) abgeflacht, so dass die Brechkraft der Hornhaut geringer wird. Dadurch wird der Brennpunkt des optischen Systems nach hinten verlagert, entsprechend der vergrößerten Achslänge des myopen Augapfels. Mit der PRK ist eine Korrektur der Myopie bis zu −6 dpt. möglich. Vor der Behandlung mit dem Laser wird zunächst das Hornhautepithel entfernt. Zur Abflachung der Hornhaut muss im Zentrum mehr Gewebe entfernt werden als in der Peripherie. Die Bowman-Membran wird deshalb im Zentrum zum Teil sogar in voller Stärke abgetragen. Manchmal bildet sich eine leichte Hornhautnarbe (»Haze«), die bei der LASIK-Methode nicht entsteht (▶ Kap. 7.10.2). Kortisonhaltige Augentropfen verhindern die Narbenbildung, können aber den Augeninnendruck erhöhen. Außerdem hat der Patient Schmerzen durch die freiliegenden Hornhautnerven, bis der Epitheldefekt wieder geschlossen ist. Eine therapeutische Kontaktlinse hilft gegen die Schmerzen. Eine Variante ist die sog. LASEK (synonym: EpiLASIK)-Methode, bei der das Epithel nicht entfernt, sondern nur zurückgeklappt wird. Dadurch sind die Schmerzen geringer.

Hyperopiekorrektur
Hierbei muss die Hornhaut »aufgesteilt« werden, d.h. im Zentrum eine stärkere Wölbung erhalten. Deshalb wird in der Hornhautperipherie ringförmig Hornhautgewebe abgetragen, während im Zentrum das Hornhautgewebe stehen bleibt. Es wird also das Relief einer stärker gewölbten »Linse« in die Hornhaut eingeschliffen. Allerdings füllt sich die ringförmige Grube in der Hornhautperipherie zum Teil wieder mit Hornhautepithel auf und die glättende Wirkung des Lidschlags flacht die Grube etwas ab, so dass die refraktive Wirkung nachlässt. Deshalb ist eine PRK nur bis +4 dpt Hyperopie zu empfehlen.

Astigmatismus
Dieser kann mit ovalen Abtragungsmustern ausgeglichen werden. Mit speziellen Computerprogrammen erreicht man, dass bei der Astigmatismuskorrektur die Prinzipien der »Abflachung« und »Aufsteilung« so kombiniert werden, dass möglichst wenig Hornhautgewebe geopfert werden muss.

19.3.2 Laser-in-situ-Keratomileusis (LASIK)

▶ auch Kap. 7.10.2, ◘ Abb. 7.34.

Bei diesem Verfahren wird zunächst eine sehr dünne (ca. 150 μm) Hornhautlamelle (»Flap«) der Hornhautoberfläche oberflächenparallel eingeschnitten und zurückgeklappt. Unter der Lamelle wird dann im Hornhautstroma die Abtragung mit dem Excimerlaser wie bei der PRK vorgenommen. Das Prinzip ist in ◘ Abb. 7.34 dargestellt. Mit dem LASIK Verfahren können Myopien von 2–8 (10) Dioptrien, Hyperopien bis 4 dpt und Astigmatismen bis max. 6 dpt. behandelt werden. Vorteile der LASIK-Methode sind sofortige Beschwerdefreiheit, schnelles Erreichen der optimalen Sehschärfe und weitgehendes Fehlen von Narbenbildung. Die Höhe der Myopiekorrektur ist durch die Abtragungstiefe begrenzt. Die Hornhaut ist normalerweise 550 μm dick. Zieht man die Dicke der zurückgeklappten Hornhautlamelle von 140–160 μm ab, dann darf die Abtragungstiefe 140 μm nicht überschreiten, sonst wird die restliche Hornhaut zu schwach (Restdicke mindestens 250 μm) und wölbt sich vor (Keratektasie). Deshalb ist eine Messung der Hornhautdicke (Pachymetrie) neben der Ausmessung der Hornhautwölbung (Hornhauttopographie) obligatorisch. Die Hornhautlamelle wird mit einem speziellen Schneidegerät angelegt. Dieses besteht aus einem Saugring, der das Auge stabilisiert, sowie einem motorgetriebenen, oszillierenden Hochpräzisionsmesser mit automatischem Vorschub, wobei die Hornhaut während des Schneidevorgangs so abgeplattet wird, dass ein oberflächenparalleler Schnitt entsteht. Während des Schneidevorgangs ist durch den Sog der Augeninnendruck kurzzeitig sehr hoch, so dass das Sehen vorübergehend erlischt. Vor dem Zurückklappen der Hornhautlamelle muss sorgfältig geprüft werden, dass sich keine Staubteilchen oder Epithelzellen in dem Spalt ablagern. Die Hornhautlamelle muss nicht mit Fäden fixiert werden, sie haftet durch Adhäsion sofort und wird auch durch den Lidschlag nicht mehr verschoben. Ins Interface eingesprengte Epithelzellen und Fremdkörperpartikel können ausgespült werden, indem die Hornhautlamelle wieder angehoben wird. Dies gelingt auch später noch, so dass bei Rückgang der Refraktionswirkung ergänzend gelasert werden kann. Schnittfehler sind sehr selten. Trotzdem ist das LASIK-Verfahren ein invasiveres Verfahren als die PRK.

19.3.3 Intrakornealer Ring

Diese Methode erlaubt eine Myopiekorrektur ohne die zentrale Hornhaut zu verändern. Hierbei werden zwei Ringsegmente in der peripheren Hornhaut in einen taschenförmigen Hornhautkanal eingeschoben. Dadurch wird eine Abflachung des Hornhautzentrums erzeugt. Die Methode ist im Gegensatz zu PRK und LASIK reversibel. Allerdings können nur geringere Myopien korrigiert werden und der Effekt ist weniger genau vorhersagbar und wird deshalb kaum noch ausgeführt.

19.3.4 Intraokulare Kontaktlinse, phake Vorderkammerlinse

Diese Methoden werden bei hohen Myopien eingesetzt, sind aber für eine generelle Anwendung noch nicht uneingeschränkt zu empfehlen.

Intraokulare Kontaktlinse (ICL)

Hierbei wird das Auge ähnlich wie bei der Kataraktoperation eröffnet und eine sehr dünne Linse aus Kunststoff zwischen Iris und Vorderfläche der natürlichen Linse eingefügt. Diese stützt sich mit ihren Platten-Haptiken im Sulcus ciliaris (◘ Abb. 1.2) ab. Zwischen ihr und der natürlichen Linse ist ein Flüssigkeitsspalt (◘ Abb. 19.19a). Für die Myopiekorrektur muss eine Zerstreuungslinse eingepflanzt werden. Diese ist am Rande dicker als im Zentrum. Dadurch kann der Durchfluss von Kammerwasser durch die Pupille in die Vorderkammer behindert werden und der Augendruck steigen. Deswegen werden zwei Laser-Iridotomien empfohlen.

Durch den Kontakt der Kunstlinse mit der natürlichen Linse kann langfristig eine Linsentrübung entstehen.

Phake Vorderkammerlinse

Es handelt sich um eine speziell konstruierte **Vorderkammerlinse**, die sich im Kammerwinkel abstützt. Da das myope Auge meistens eine tiefe Vorderkammer aufweist, ist der Platz für eine zweite Linse ausreichend, ohne dass eine Berührung von eigener Linse oder Hornhautendothel zustande kommt. Die langfristige Verträglichkeit beim jungen Menschen über viele Jahrzehnte ist aber noch nicht ausreichend belegt.

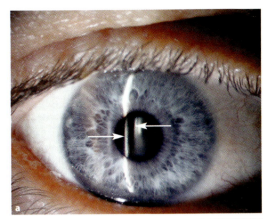
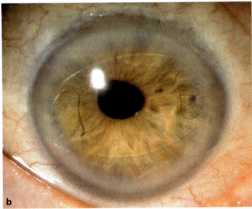

◘ **Abb. 19.19.** **a** Intraokulare Kontaktlinse. Die sehr dünne Linse liegt hinter der Iris und vor der natürlichen Linse. Bei schmaler Spaltbeleuchtung sieht man den Reflex der Kunstlinsen-Vorderfläche (links →) und den Reflex der Vorderfläche der natürlichen Linse (rechts ←). **b** Phake Vorderkammerlinse. Diese „Irisklauenlinse" verankert sich temporal und nasal im Stroma der Iris. Die Lichtreaktion der Pupille und die Pupillenerweiterung sind ohne Einschränkung möglich

Eher empfehlenswert ist die »**Irisklauenlinse**«, bei der kleine Iriszipfel in kleine Schlitze der plattenförmigen Linsenhaptik hineingezogen werden, wodurch die Linse dann von der Iris getragen wird (◘ Abb. 19.19b). Diese Linse wird auch als Faltlinse zur Verfügung stehen, so dass ein kleiner Schnitt (wie bei ICL) ausreicht.

19.3.5 »Clear–Lens-Exchange«

Der Austausch der klaren Linse (»Clear-Lens-Exchange«) kommt nur bei hohen Myopien (über 15–20 dpt) infrage, bei der durch das Entfernen der Linse ein Refraktionsfehler von 0 oder eine geringe Restmyopie erreicht werden kann. Entfernt man bei jüngeren Personen die eigene Linse, entfällt natürlich auch die Akkommodationsfähigkeit, der Patient braucht dann eine Brille mit Nahzusatz, wie ein älterer Mensch. Heute wird immer eine Kunstlinse in den Kapselsack eingesetzt, auch wenn die Refraktion der Kunstlinse bei hoher Myopie gering oder 0 ist, um dadurch das Iris-Kapsel-Diaphragma und den Glaskörper mechanisch zu stabilisieren. Das hoch kurzsichtige Auge hat ohnehin ein größeres Risiko einer Netzhautablösung, das sich durch die zusätzliche Mobilität des Glaskörpers bei linsenlosem Auge erhöhen würde. Außerdem entsteht bei jüngeren Patienten praktisch immer ein Nachstar, der später mit dem YAG-Laser beseitigt werden muss (Kapsulotomie – erhöht die Gefahr der Netzhautablösung). Bei der »Clear-Lens-Exchange« müssen beide Augen operiert werden, denn der große Refraktionsunterschied zwischen einem emmetropen und einem stark kurzsichtigen Auge wird nicht vertragen.

19.3.6 Sonstige Methoden

Radiäre Keratotomie

Diese Methode wurde früher zur Myopiekorrektur verwendet und ist weitgehend verlassen worden (◘ Abb. 7.35). Man erreichte durch radiäre Einschnitte in die Hornhaut eine Abflachung der zentralen freien Hornhautzone. Erhebliche Risiken sind schwankende Refraktionswerte, Instabilität bei stumpfen Traumen und die Gefahr der Perforation.

Thermokeratoplastik zur Hyperopiekorrektur

Mit dem Holmium-Laser werden ca. 8 thermische Koagulationseffekte zirkulär in die Hornhautperipherie gesetzt, die durch Schrumpfung die zentrale Hornhaut »aufsteilen«, d.h. stärker wölben. Hierdurch sind geringe bis mittlere Hyperopien auszugleichen. Der Effekt ist aber nicht ganz genau kalkulierbar und geht nach einiger Zeit wieder zurück, so dass diese Methode nicht generell empfohlen wird. Außerdem entstehen Narben in der Hornhautperipherie.

Epikeratophakie

Hierbei wird eine Hornhautlamelle einer Spenderhornhaut wie eine Kontaktlinse zugeschliffen und auf die Hornhautoberfläche nach Entfernung des Epithels aufgenäht. Man kann hierdurch eine starke Pluswirkung erreichen, also z.B. eine Linsenlosigkeit nach intrakapsulärer Kataraktoperation korrigieren. Nachteile sind die Heilungsstörung des Epithels (es fehlt die Bowman-Membran) und die Eintrübung des Lentikels. Diese Methode ist weitgehend verlassen worden, da heute bei Aphakie Kunstlinsen durch transsklerale Fixation »eingenäht« oder an der Iris verankert werden können. **Intrastromale Linsen**, die lamellär in die Hornhaut eingepflanzt werden, sind in Entwicklung und wahrscheinlich besser verträglich.

Inzisionen zur Astigmatismuskorrektur

Ähnlich wie bei dem Prinzip der radiären Keratotomie werden Einschnitte von ca. 90% Hornhautdicke angelegt, allerdings parallel zum Limbus an gegenüberliegenden Stellen, so dass die Wirkung nur in der Astigmatismusachse erfolgt. Solche Eingriffe sind nach Keratoplastik üblich, wenn ein stärkerer Astigmatismus besteht oder bei Astigmatismus aus anderer Ursache.

> ⚠ Bei ausgeprägtem Astigmatismus an Keratokonus denken!

Heute wird der Astigmatismus auch häufig mit der LASIK-Methode korrigiert.

 Fallbeispiel

Ein 58-jähriger Geiger eines Symphonieorchesters sucht den Augenarzt auf, weil er die Noten auf dem Notenpult nicht mehr so gut und schnell lesen könne wie früher. Das Notenbild sei permanent unscharf. Es sei so schwierig geworden, dass er daran denke, sich frühzeitig pensionieren zu lassen. Mit der neuen, vor zwei Monaten angefertigten Brille sei er höchst zufrieden, er könne mit ihr in allen Entfernungen scharf sehen. Daran könne es seiner Meinung nach nicht liegen. Diese Brille benutze er auch bei den Orchesterproben. Bei der Brille handelt es sich eine Gleitsichtbrille mit den Werten Rechts: +1,75 komb. –1,0 A 5°; Links: +2,0 komb. –1,0 Achse 175°, Nahaddition bds +2,75. Der Visus beträgt in Ferne und Nähe jeweils 1,0.

Ursache der Sehstörung: Da die Violine unter dem Kinn gehalten werden muss, ist beim Orchesterspiel immer eine seitliche Blickrichtung erforderlich, weil 2 Geiger an einem Orchesterpult spielen. Für die mittlere Entfernung des Notenpultes von ca. 80–100 cm muss der Durchblick durch die Progressionszone (d.h. Nahzusatzwirkung 1 dpt) erfolgen. Diese Progressionszone ist aber sehr schmal, weshalb bei seitlichem Durchblick durch das Brillenglas gerade in dieser Entfernung Verzerrungen auftreten.

Lösung des Problems: Es wurde eine monofokale Brille als »Notenbrille« mit den Werten Rechts: +2,75 komb. –1,0 A 5°; Links: +3,0 komb. –1,0 Achse 175° (also ein Nahzusatz von +1,0 dpt) verordnet, mit der der Künstler jetzt zufrieden ist. Für das tägliche Leben wird weiterhin die Gleitsichtbrille benutzt.

19.3 · Refraktive Chirurgie

> **In Kürze**
>
> **Myopie.** Die Myopie (meist zu langes Auge) korrigiert man mit Minusgläsern, hohe Myopie über –15 dpt besser mit Kontaktlinsen. Typische Komplikationen: Netzhautablösung, Fuchs-Fleck, Glaskörperabhebung und -trübung, Glaukom: Applanationstonometrie! Bei Myopie das schwächste ausreichende Minusglas verordnen, bei Hypermetropie das stärkste vom Patienten angenommene Plusglas!
>
> **Hypermetropie.** Die Hypermetropie entsteht meist durch Kurzbau des Auges und kann eine Ursache des Einwärtsschielens sein. Die Bestimmung der Brillenkorrektur muss bei Kindern in Akkommodationslähmung erfolgen. Typische Komplikation bei Hypermetropie bei Erwachsenen: Winkelblockglaukom.
>
> **Astigmatismus.** Astigmatismus bedeutet Brennpunktlosigkeit, er entsteht bei nicht sphärischer Wölbung der Hornhaut. Regelmäßiger Astigmatismus ist durch ein Zylinderglas korrigierbar, irregulärer nur durch formstabile Kontaktlinsen oder bei Keratokonus durch Hornhauttransplantation.
>
> **Brillengläser.** Sie können sphärisch oder für den Ausgleich von Astigmatismus zylindrisch sein. Bei Presbyopie bifokale Brillengläser oder Gleitsichtgläser, an die man sich aber erst gewöhnen muss. Unterschiede zwischen rechtem und linkem Brillenglas (Ansiometropie) über 3 dpt wird wegen der Bildgrößendifferenz meist nicht vertragen (Ausweg: Kontaktlinsen).
>
> **Kontaktlinsen.** Sie sind kosmetisch angenehm und Brillen über 6 dpt optisch überlegen. Weiche Linsen: Vorsicht bei längerem Tragen (Gefäßeinsprossung, Hornhautulkus)!
>
> **Refraktive Eingriffe.** Refraktive Eingriffe bei Kurzsichtigkeit werden heute meist mit der LASIK-Methode, d.h. einer Excimerlaser-Operation ausgeführt. Es existieren eine große Anzahl anderer refraktiver Operationen, die im Einzelfall oder bei anderen Indikationen empfehlenswert sein können.

Akkommodation und Presbyopie

20.1 Einführung – 354

20.2 Akkommodationsmechanismus – 354

20.3 Alterssichtigkeit (Presbyopie) – 354

20.4 Akkommodationslähmung – 355
20.4.1 Periphere Ursachen der Akkommodationsparese – 355
20.4.2 Zentrale Ursachen der Akkommodationsparese – 356

20.5 Akkommodationsspasmus – 356
20.5.1 Medikamentös induzierter Akkommodationsspasmus – 356
20.5.2 Psychogen ausgelöster Akkommodationsspasmus – 356

20.6 Asthenopie – 356

❯❯ Einleitung

Bei der Akkommodation wird die Brechkraft durch eigenelastische Wölbungszunahme der Linse erhöht. Mit zunehmendem Lebensalter verliert die Linse ihre Eigenelastizität, es entsteht die Alterssichtigkeit (Presbyopie) und zum Lesen muss eine Brille (Plusgläser) getragen werden. Eine Akkommodationslähmung kommt bei Botulinusintoxikation vor. Ein Akkommodationsspasmus findet sich manchmal bei Kindern als psychogene Sehstörung.

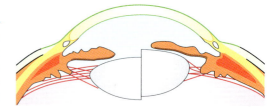

Abb. 20.1. Bei der Akkommodation wölbt sich die Linsenvorderfläche stärker und der Ziliarmuskel rückt etwas nach vorn. Dadurch wird die vordere Augenkammer etwas flacher. *Links:* Ruhendes Auge, *rechts:* Auge bei Akkommodation (nach Mackensen)

20.1 Einführung

Ein emmetropes Auge vereinigt parallel einfallende Lichtstrahlen auf der Netzhaut. Parallele Strahlen kommen (theoretisch) von Gegenständen aus unendlicher Entfernung. Praktisch betrachten wir in der Augenheilkunde Gegenstände als »unendlich« entfernt, die sich in wenigstens 5 m Abstand befinden. Von näheren Gegenständen erreichen divergente Strahlen das Auge, die nur dann auf der Netzhaut fokussiert werden, wenn das Auge seine Brechkraft steigert, sich also auf die Nähe einstellt (akkommodiert).

Ohne Akkommodation beträgt die Brechkraft der Linse im Auge ca. 19 dpt, also viel weniger als die der Hornhaut (43 dpt). Heute wird bei der Kataraktoperation die Kunstlinse in den Kapselsack, d.h. an den ursprünglichen Ort eingepflanzt und hat deshalb normalerweise eine Brechkraft von 19–22 dpt. Eine künstliche Linse mit Akkommodation gibt es bisher noch nicht.

Im Tierreich findet man ganz unterschiedliche Akkommodationsmechanismen: Vorverlagerung der Linse, Wölbungszunahme der Linse, Wölbungszunahme der Hornhaut, Achsenverlängerung des Auges.

20.2 Akkommodationsmechanismus

Der ringförmige Ziliarmuskel rückt bei seiner Kontraktion nach innen und etwas nach vorn. Durch die Kontraktion entspannen sich die Zonulafasern (Zonula Zinni), an der die Linse wie bei einem Trampolin gespannt und aufgehängt ist. Bei der Akkommodation folgt die Linse ihrer eigenen Elastizität und wölbt sich stärker, wobei sich insbesondere der Krümmungsradius der Vorderfläche ändert (◘ Abb. 20.1). Gleichzeitig verengt sich die Pupille, wodurch die Tiefenschärfe zunimmt (**Naheinstellungsmiosis**).

20.3 Alterssichtigkeit (Presbyopie)

Die Zunahme der Linsenwölbung bei Akkommodation ist umso stärker, je elastischer die Linse ist. Mit zunehmendem Alter vergrößert sich der starre Kern auf Kosten der weichen Rinde. Dadurch wird die Elastizität der Linse geringer. Die Akkommodationsfähigkeit nimmt mit zunehmendem Lebensalter ständig ab. In ◘ Abb. 20.2 wird dargestellt, dass mit 60 Jahren fast keine Akkommodation mehr möglich ist. Das Altern der Linse beginnt aber bereits ab Geburt und schreitet sehr kontinuierlich voran. Man merkt die Einschränkung aber erst, wenn die Akkommodationsfähigkeit

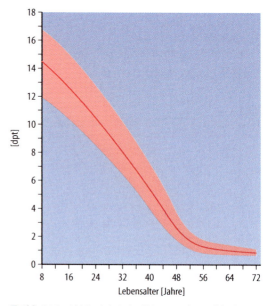

Abb. 20.2. Abhängigkeit der Akkommodationsfähigkeit vom Lebensalter: Verlust der Akkommodationsbreite mit zunehmendem Lebensalter

20.4 Akkommodationslähmung

auf 3 dpt abgesunken ist. Das ist beim Emmetropen (Normalsichtigen) mit etwa 45 Jahren der Fall. Dann kann er das Auge gerade noch auf einen Leseabstand von 33 cm einstellen, kann Kleingedrucktes aber nicht näher an das Auge heranführen. Der Patient mit beginnender Presbyopie empfindet das Lesen anstrengend, wenn er länger liest (**akkommodative Asthenopie**). Deshalb braucht der Emmetrope mit etwa 45 Jahren die erste Lesebrille (etwa +1,0 dpt), mit 50 Jahren +2,0 dpt und ab 55 Jahren +2,5 dpt. Die Presbyopie ist also eine **physiologische Erscheinung**.

Liegt eine Fehlsichtigkeit (Hypermetropie oder Myopie) vor, dann addiert sich die notwendige Nahkorrektur zu dem Brillenglas, das für die Ferne benötigt wird. Ein Hypermetroper mit +2,5dpt benötigt mit 60 Jahren +5.0 dpt, während ein Myoper mit –2,5 dpt zeitlebens ohne Glas (und ohne Akkommodation) in 40 cm Abstand liest.

Die Akkommodation ist wie die Pupillenreaktion ein **Regelkreis**: Der die Akkommodation steuernde Ziliarmuskel wird von parasympathischen Fasern des N. oculomotorius innerviert. Ist das Netzhautbild wegen fehlender Akkommodation unscharf, wird dies vom visuellen System erkannt und der Akkommodationsimpuls verstärkt. Das System erkennt wahrscheinlich anhand der Farbdispersion, ob das Netzhautbild durch zu wenig oder zu viel Akkommodation unscharf ist.

❗ Der deutsche Ausdruck für Presbyopie heißt »Alterssichtigkeit«. Der von Laien häufig gebrauchte Begriff »Altersweitsichtigkeit« ist falsch, denn es liegt keine Hypermetropie vor. Alterssichtig wird jeder Mensch, der Myope genauso wie der Emmetrope oder Hypermetrope.

Fallbeispiel
Ein 41-jähriger Patient, der überwiegend am Schreibtisch tätig war, klagte über zunehmend schnelles Ermüden, Augenbrennen und Kopfschmerzen bei der Arbeit. Er trug bisher keine Brille. Die gemessene Akkommodationsfähigkeit betrug beidseits 5 dpt. Die Refraktionsbestimmung ergab für die Ferne folgende Werte: R: +2,0 dpt sph; L: +2,5 dpt sph. Der Visus für die Ferne lag beidseits mit und ohne Korrektur bei 1,0. Mit der Fernbrille hatte der Patient auch beim Arbeiten am Schreibtisch keine Beschwerden mehr. Die durch die Korrektion der Hypermetropie »freigewordene« Akkommodation stand nun in vollem Umfang für die Nähe zur Verfügung, eine Nahbrille war zu diesem Zeitpunkt noch nicht nötig.

20.4 Akkommodationslähmung

Eine altersunabhängige Akkommodationslähmung kann zentral (Kerne oder Nerven) oder peripher (Ziliarmuskel, neuromuskuläre Übertragung) verursacht sein.

20.4.1 Periphere Ursachen der Akkommodationsparese

Botulismus
Bei einer Akkommodationsparese muss man **immer** an Botulismus denken, der durch das Toxin von Clostridium botulinum aufgrund verdorbener Fleischkonserven auch heute noch relativ häufig vorkommt. Das Toxin blockiert die Acetylcholinfreisetzung der präsynaptischen Struktur und dadurch die neuromuskuläre Übertragung. Die Akkommodationsparese ist mit einer beidseitigen Lähmung des M. sphincter pupillae kombiniert (Pupillenerweiterung).

❗ Die Akkommodationsparese ist meist das erste Symptom einer Botulinusintoxikation.

Diphtherie
Bei Diphtherie kommt 1–3 Wochen nach der Erkrankung eine beidseitige Akkommodationsparese vor, oft zusammen mit einer Gaumensegellähmung.

Pupillotonie
Hierbei findet man neben der efferenten Pupillenstörung (▶ Kap. 10.3.2) immer auch eine tonisch verlaufende Akkommodationseinschränkung.

Atropin
Periphere Akkommodationslähmungen kommen bei allgemeiner Vergiftung mit **Tollkirsche** (Atropa belladonna) oder lokaler Anwendung von **Atropin** oder anderen **Mydriatika** (Parasympatholytika) vor. Atropin-Augentropfen wirken je nach Konzentration und Dosis bis zu 2 Wochen lang, Scopolamin 1 Woche, Homatropin 1–2 Tage, Tropicamid 3 Stunden. Für die diagnostische Pupillenerweiterung verwendet man deshalb möglichst kurz wirkende Parasympatholytika (z. B. Tropicamid). Sympathomimetika (z. B. Phenylephrin 5%) erweitern die Pupille ohne Akkommodationslähmung (▶ Kap. 10).

20.4.2 Zentrale Ursachen der Akkommodationsparese

Okulomotoriusparese

Bei Lähmung des III. Hirnnervs ist außer der Pupille auch die Akkommodation gelähmt.

Lues

Eine einseitige Akkommodationsparese durch Erkrankung des Kerngebietes kommt bei Tabes (Lues cerebri) vor.

20.5 Akkommodationsspasmus

20.5.1 Medikamentös induzierter Akkommodationsspasmus

Der medikamentös induzierte Akkommodationsspasmus kommt meist nach örtlicher Gabe von Miotika (Parasympathomimetika, z. B. Pilocarpin, Carbachol) bei der Glaukombehandlung jugendlicher Patienten vor. Diese werden heute nur noch selten gegeben. Je stärker die Miotika sind, desto ausgeprägter ist der Ziliarmuskelkrampf. Die Symptome sind tiefer Augenschmerz, akkommodative Myopie und Verdunkelung durch enge Pupille. Durch eine medikamenteninduzierte Miosis kann sogar ein Glaukomanfall ausgelöst werden, wenn sich das Iris-Linsen-Diaphragma bei enger Vorderkammer und großer Alterslinse nach vorn verlagert. Bei peripheren Netzhautdegenerationen ist es möglich, dass die Ziliarmuskelanspannung durch starke Miotika an der Netzhaut zieht und Risse mit nachfolgender Ablatio verursacht.

20.5.2 Psychogen ausgelöster Akkommodationsspasmus

Der psychogen ausgelöste Akkommodationsspasmus tritt bei halbwüchsigen Kindern (häufiger Mädchen) als **psychogene Sehstörung** (Schulschwierigkeiten) auf und ist fast immer mit einem wechselnden **Einwärtsschielen** kombiniert. Die Kinder klagen über Schielen und Sehverschlechterung (Unschärfe durch den Akkommodationsspasmus). Diese Symptome können von den Kindern mehr oder weniger willkürlich ausgelöst werden. Man erkennt das Krankheitsbild an der akkommodativen Pupillenverengung, die gleichzeitig mit dem Einwärtsschielen auftritt. Man muss mit den Eltern und dem Kind in einem vorsichtigen Gespräch die Ursache erklären. Manchmal hilft bereits der Hinweis, dass es sich nicht um eine gefährliche Erkrankung handelt. Zuweilen wird man aber die Hilfe eines Psychotherapeuten benötigen.

Ein Akkommodationsspasmus kann nach langer **Naharbeit** entstehen, meist bei myopen Kindern.

Nach dem 60. Lebensjahr lassen sich Akkommodationsstörungen wegen der Linsenstarre nicht mehr nachweisen.

20.6 Asthenopie

Dies ist ein schlecht definierbarer Symptomenkomplex, der insbesondere jüngere Menschen betrifft. Die Symptome umfassen rasche Ermüdung der Augen, Rötung der Bindehaut und Kopfschmerzen bei Naharbeit (nicht zu verwechseln mit Amblyopie = frühkindliche Schwachsichtigkeit durch Unterdrückung des Seheindruckes eines Auges, z. B. bei Schielen).

Ursachen der Asthenopie sind:
- **Akkommodationsschwäche**: nicht korrigierte Hypermetropie oder Presbyopie,
- **falsche Brillengläser**: falsche Stärke der sphärichen Gläser, falsche Stärke und fehlerhafte Achse des Zylinders, schwer verträgliche Kombination der Zylinderachsen des rechten und linken Auges (z. B. rechts 45°, links 135°), falsche Zentrierung des Brillenglases (z. B. durch falsch gemessene Pupillardistanz); bei Erwachsenen ist die Gewöhnung an ein erstmals verordnetes Zylinderglas oder eine Gleitsichtbrille oftmals schwierig,
- **Störungen des Muskelgleichgewichtes**: Konvergenzschwäche, Exophorie,
- **Fusionsschwäche**: bei allgemeiner Erschöpfung, nach Commotio oder Contusio cerebri.

In Kürze

Akkommodation. Bei der Akkommodation kontrahiert sich der Ziliarmuskel und die Zonulafasern werden entspannt. Dadurch wölbt sich die Linse entsprechend ihrer Eigenelastizität stärker und ihre Brechkraft nimmt zu.
▼

Presbyopie. Die Presbyopie (Alterssichtigkeit) beruht auf einem Elastizitätsverlust der Linse. Sie wird beim Normalsichtigen mit etwas 45 Jahren manifest, nämlich dann, wenn die Akkommodationsfähigkeit auf 3 dpt abgesunken ist. Bei einem Hypermetropen, der schon für die Ferne akkommodieren muss, tritt Presbyopie früher auf, der mittelgradig Myope braucht zum Lesen zeitlebens keine Brille.

Akkommodationslähmung. Die Akkommodationslähmung ist ein frühes Zeichen einer Botulinusintoxikation. Bei Pupillotonie und Okulomotoriusparese ist außer einer efferenten Pupillenstörung auch eine Akkommodationseinschränkung vorhanden. Man muss bei einer Akkommodationsparese auch immer daran denken, dass Mydriatika (Parasympatholytika) getropft worden sein könnten.

Akkommodationsspasmus. Ein Akkommodationsspasmus wird meist durch Miotika (Parasympathomimetika, z. B. Pilocarpin-Augentropfen) ausgelöst. Als psychogene Sehstörung kommt der Akkommodationsspasmus zusammen mit Einwärtsschielen bei Kindern vor.

Schielen

Unter Mitarbeit von H. Steffen, Würzburg

21.1 Grundlagen und Definitionen – 360
21.1.1 Ursache des Schielens – 361
21.1.2 Sekundärer Strabismus – 362

21.2 Untersuchung – 363
21.2.1 Orientierende Prüfung auf Schielen – 363
21.2.2 Ausmessung des Schielwinkels – 363

21.3 Verschiedene Formen des Schielens – 365
21.3.1 Frühkindliches Schielsyndrom – 365
21.3.2 Normosensorisches Spätschielen – 368
21.3.3 Mikrostrabismus – 368
21.3.4 Auswärtsschielen (Strabismus divergens, Exotropie) – 369
21.3.5 Höhenschielen und Verrollungsschielen – 369
21.3.6 Latentes Schielen (Heterophorie) – 369
21.3.7 Scheinbares Schielen (Pseudostrabismus) – 370

21.4 Amblyopie – 371

21.5 Soziale und psychologische Bedeutung des Schielens und der Amblyopie – 371

21.6 Therapieprinzipien beim Schielen – 372
21.6.1 Prüfung einer Brillenverordnung – 372
21.6.2 Okklusionsbehandlung – 372
21.6.3 Operative Behandlung – 373
21.6.4 Binokulare Schulung (Orthoptik, Pleoptik) – 374

❯❯ Einleitung

> In dem vorliegenden Kapitel werden die wichtigsten Schielformen einschließlich ihrer Diagnostik und Therapie dargestellt. Grundsätzlich erfordert die Untersuchung von Patienten mit Schielen spezielle neurophysiologische Kenntnisse und viel Geduld. Das gilt insbesondere für die Untersuchung von Kindern. Wichtigstes Behandlungsziel bei Kindern ist die möglichst frühzeitige Behandlung bzw. Prophylaxe einer Amblyopie. Eine Augenfehlstellung und/oder Störung der Augenmotilität kann auch Symptom einer Allgemeinerkrankung sein, von denen manche vital bedrohlich sind. Das Erkennen und richtige Einordnen einer bestimmten Schielform oder Augenbewegungsstörung ist deshalb von fundamentaler Bedeutung.

Dem Leser dieses Kapitels wird empfohlen, die Grundzüge der Untersuchungstechnik sowie die Anatomie und Mechanik der Augenbewegungen noch einmal zu rekapitulieren (▶ Kap. 2.3.2 und 1.2.5).

21.1 Grundlagen und Definitionen

Der Begriff Schielen oder Strabismus bezeichnet die Abweichung eines Auges von der Sollblickrichtung. d. h. dass ein Auge das fixierte Objekt »ansieht«, während das andere Auge daran »vorbeischaut«. Bei einem Strabismus schneiden sich deshalb die Gesichtslinien (= die Geraden zwischen Fixierobjekt und Fovola, Syn. Sehachsen, Sehlinien) beider Augen **nicht** in dem fixierten Objekt.

Man kann das Schielen nach ganz unterschiedlichen Gesichtspunkten einteilen:
— Nach der Richtung der Abweichung,
— nach dem Verhalten des Schielwinkels in den verschiedenen Blickrichtungen,
— nach der Ursache des Schielens,
— nach dem Manifestationszeitpunkt des Schielauftritts (früh oder spät erworbenes Schielen).

Diese Einteilungskriterien sollen helfen, die bei einem Patienten vorliegende Schielform einem bestimmten Krankheitsbild zuzuordnen, damit eine sinnvolle Diagnostik und eine adäquate Therapie erfolgen kann.

Von einem **primären Strabismus** spricht man, wenn außer dem Schielen keine weiteren ophthalmologischen Erkrankungen vorliegen.

Bei einem **sekundären Strabismus** führt eine andere ophthalmologische Erkrankung zum Schielen. Nach Erblindung eines Auges, z. B. durch eine einseitige traumatische Optikusatrophie, kann sich ein Außenschielen entwickeln. Ein solches Schielen bezeichnet man dann als sekundären Strabismus divergens bei (traumatischer) Optikusatrophie.

Bei einer Stellungsanomalie der Augen kann man ein **manifestes** und ein **latentes Schielen** unterscheiden:

Manifestes Schielen

Ist beim Abdecken des führenden Auges (= einseitiger Abdecktest) eine Einstellbewegung des nicht abgedeckten Auges zu beobachten, so liegt ein **manifestes Schielen vor**. Man spricht auch von **Heterotropie**. Erfolgt die Einstellbewegung des nicht abgedeckten Auges von außen (d. h. das Auge macht eine Einstellbewegung von schläfenwärts nach nasenwärts), so liegt ein **Strabismus divergens** (=**Exotropie**, Außenschielen) vor. Bei einer Einstellbewegung in der umgekehrten Richtung (d. h. von innen nach außen) liegt ein **Strabismus convergens** (=**Esotropie**, Innenschielen) vor.

Gleiches gilt für das manifeste Höhenschielen (=**Vertikaltropie**). Definitionsgemäß spricht man von einer **Hypertropie**, wenn das rechte Auge höher als das linke steht. Bei einer Hypertropie beobachtet man im einseitigen Abdecktest entweder eine Einstellbewegung des rechten Auges von oben nach unten (bei Abdecken des linken Auges) oder aber eine Einstellbewegung des linken Auges von unten nach oben (bei Abdecken des rechten Auges). Bei einer **Hypotropie** steht das linke Auge höher als das rechte.

Latentes Schielen

Das sog. **latente Schielen**, die **Heterophorie** muss vom manifesten Schielen unterschieden werden. Latentes Schielen untersucht man mit dem **wechselseitigen Abdecktest**. Eine Heterophorie liegt immer dann vor, wenn im einseitigen Abdecktest keine Einstellbewegung zu sehen ist und lediglich im wechselseitigen Abdecktest das gerade freigegebene Auge eine Einstellbewegung macht. Darüber hinaus beobachtet man am Ende der Untersuchung, d. h. nach endgültiger Freigabe beider Augen eine **Fusionsbewegung** des gerade freigegebenen Auges.

Beispiel: Der Patient wird gebeten auf das Fixierlämpchen zu schauen. Liegt ein latentes Außenschielen vor, eine sog. **Exophorie**, so werden im einseitigen und wechselseitigen Abdecktest folgende Befunde erhoben: Einseitiger Abdecktest – Abdecken des rechten Auges: keine Einstellbewegung des linken Auges. Abdecken des linken Auges: keine Einstellbewegung des rechten Auges. Wechselseitiger Abdecktest – Beim Wechsel der Abdeckscheibe vom rechten zum linken Auge macht das gerade freigegebene rechte Auge eine **Einstellbe-**

21.1 · Grundlagen und Definitionen

wegung von außen nach innen. Wechselt man erneut mit der Abdeckscheibe zum rechten Auge ohne vorher beide Augen freigegeben zu haben, so sieht man wiederum eine Einstellbewegung, diesmal des linken Auges von außen nach innen. Bei Freigabe beider Augen erkennt man eine viel langsamere **Fusionsbewegung** des gerade frei gegebenen Auges (von außen nach innen, ▢ Abb. 2.5).

Ein latentes Innenschielen bezeichnet man als **Esophorie**, ein latentes Außenschielen als **Exophorie** (Beispiel ► o.), ein latentes Höhenschielen als **Vertikalphorie**, wobei hier **Hyper-** und **Hypophorie** zu unterscheiden sind.

Die Begriffe Heterotropie und Heterophorie sind rein deskriptiv und erlauben keinerlei Rückschlüsse über eine mögliche Ätiologie der latenten oder auch manifesten Abweichung. Gleiches gilt für die Präfixe Exo-, Eso-, Hyper- und Hypo-. Sie beschreiben lediglich die Richtung einer Abweichung.

Konkomitantes und inkomitantes Schielen

Schielen kann darüber hinaus nach dem Verhalten seines Schielwinkels in den verschiedenen Blickrichtungen klassifiziert werden. Beim einem **Strabismus concomitans**, dem sog. Begleitschielen ist definitionsgemäß der Schielwinkel in allen Blickrichtungen gleich, d. h. ein Auge »begleitet« (lat. concomitari) das andere in einem gleich bleibendem Winkel. Typisches Beispiel für einen Strabismus concomitans ist das frühkindliche Innenschielen (► Kap. 21.3.1). Daneben gibt es eine ganze Reihe von weiteren Schielformen, wie den primären Strabismus divergens, und sekundäre Strabismusformen, die ein konkomitierendes Schielwinkelverhalten zeigen.

Beim **Strabismus incomitans** ist dagegen der Schielwinkel in den unterschiedlichen Blickrichtungen unterschiedlich. Die Parese eines Augenmuskels ist ein typisches Beispiel für einen inkomitanten Strabismus. So ist z. B. bei einer Parese des rechtsseitigen Musculus rectus lateralis (der vom rechten Nervus abducens innerviert wird) der Schielwinkel im Rechtsblick (d. h. in Zugrichtung des betroffenen Muskels) am größten, im Linksblick (außerhalb der Zugrichtung des betroffenen Muskels) ist der Schielwinkel am kleinsten. Wird ein Strabismus incomitans durch eine Augenmuskelparese hervorgerufen, spricht man auch von einem **Strabismus paralyticus** (► Kap. 22). Andere Erkrankungen, wie die endokrine Orbitopathie, die okuläre Myositis, die okuläre Myasthenie oder auch eine Orbitabodenfraktur können ebenfalls zu einem inkomitanten Schielen führen (► Kap. 22).

Prinzipielle Fragen bei Strabismus

Folgende **Fragen** sollte man **bei jeder Stellungsanomalie der Augen** zunächst versuchen zu beantworten:

1. Bestand vor Beginn des Schielens eine normale Augenstellung und sind möglicherweise normale Binokularfunktionen vorhanden gewesen? Diese Frage stellt sich z. B. immer dann, wenn es darum geht, im Kleinkindesalter ein Innenschielen im Rahmen eines **frühkindlichen Schielsyndroms** (► Kap. 21.3.1) von einem **normosensorischen Spätschielen** (► Kap. 21.3.2) zu unterscheiden.
2. Ist das Schielen Ausdruck einer anderen ophthalmologischen Erkrankung? Handelt es sich also um einen sog. **sekundären Strabismus**? Ein Retinoblastom kann z. B. zuerst durch ein Schielen im Kleinkindesalter auffallen. Deshalb muss bei jeder Erstvorstellung eines Schielpatienten eine gründliche Augenhintergrundsuntersuchung bei weitgestellter Pupille erfolgen. Die sekundären Schielformen sind in Kap. 21.1.2 aufgelistet.
3. Ist das Schielen möglicherweise Ausdruck einer (evtl. lebensgefährlichen) **Allgemeinerkrankung**? Innenschielen kann beim Kleinkind z. B. durch eine Parese des N. abducens hervorgerufen sein. Dies wiederum kann durch einen erhöhten Hirndruck als Folge eines Hirntumors verursacht sein. An diesem Beispiel wird deutlich, dass es nicht ausreicht, die Stellungsanomalie der Augen beim Geradeausblick zu beschreiben, sondern dass – neben den anderen ophthalmologischen Untersuchungen – immer eine Untersuchung der Beweglichkeit beider Augen in verschiedene Blickrichtungen erfolgen muss.

21.1.1 Ursache des Schielens

Während sich bei den inkomitanten Schielformen häufig eine Ursache finden lässt, ist die genaue Ätiologie bei vielen konkomitanten Schielformen unbekannt. Als Ursache des frühkindlichen Schielsyndroms vermutet man einen **Defekt in der Entwicklung des Vergenzsystems** in Verbindung mit einer Störung weiterer komplexer zentralnervöser Steuerungsmechanismen. Dies wird durch die Beobachtung gestützt, dass z. B. Kinder mit einer Zerebralparese oder Frühgeborene gegenüber normal geborenen gesunden Kindern ein deutlich höheres Risiko aufweisen, an einem frühkindlichen Schielsyndrom zu erkranken. Man weiß auch, dass es eine familiäre Disposition für die Entwicklung von Schielerkrankungen gibt. Allerdings ist es bisher noch nicht gelungen, für eine bestimmte Schielform einen bestimmten Gendefekt zu isolieren.

Darüber hinaus kennt man weitere Faktoren, die die Manifestation eines Schielens begünstigen.

Manifeste oder latente Hypermetropie. Die Hypermetropie ist eine wichtige Teilkomponente, die das Einwärtsschielen fördert. Ein Kind kann trotz Hypermetropie scharf sehen, indem es die Hypermetropie durch Akkommodation ausgleicht (**latente Hypermetropie,** ▶ Kap. 19.1.3 und ▶ Kap. 20.5.2). Akkommodation und Konvergenz sind normalerweise miteinander gekoppelt. Wenn ein Hypermetroper nicht gelernt hat, Akkommodation und Konvergenz zu trennen, führt die unkorrigierte Hypermetropie zum Einwärtsschielen. Wenn eine hohe Hypermetropie besteht, wird nur ein Teil der Fehlsichtigkeit durch Akkommodation ausgeglichen.

Beispielsweise muss ein Kind mit 4 dpt Hypermetropie bereits für die Ferne 4 dpt akkommodieren, um scharf sehen zu können. Es schielt dann nach innen, weil seine Konvergenz entsprechend der Akkommodation von 4 dpt so stark aktiviert wird, als ob es einen Gegenstand in 25 cm Nähe ansähe. Die Hypermetropie kann durch Brillenverordnung ausgeschaltet werden.

> ❗ Bei Schielen muss immer eine latente Hypermetropie ausgeschlossen und gegebenenfalls voll korrigiert werden.

Fusionsschwäche. Außer der Hypermetropie spielen primäre Defekte des sensomotorischen Systems, insbesondere Störungen der Fusion (Verschmelzung der Bilder beider Augen) und Störungen der retinalen Korrespondenz (Zuordnung der Netzhautstellen des normalen und des schielenden Auges zueinander) eine Rolle. Es gibt Schielformen (z. B. Mikrostrabismus, Einzelheiten ▶ Kap. 21.3.3), bei denen trotz Schielens ein rudimentäres Binokularsehen vorhanden ist, weil eine außerhalb der Fovea gelegene Stelle des Schielauges mit der Fovea des nichtschielenden Auges zusammenarbeitet.

Anisometropie. Eine große Differenz der Brechkraft der Augen führt zu ungleicher Schärfe der Nahbilder beider Augen. Das Auge mit dem unschärferen Bild wird zusätzlich unterdrückt. Dadurch kann sich eine Amblyopie oder zusätzlich Schielen entwickeln.

21.1.2 Sekundärer Strabismus

Wenn an einem Auge durch Erkrankung ein schlechtes Bild entsteht, weicht die Achse dieses Auges von der normalen Richtung ab. Deshalb kann ein Schielen auch durch **Netzhauterkrankungen** oder durch **Trübung der brechenden Medien** eines Auges hervorgerufen werden. Aus diesem Grund ist es unbedingt erforderlich, bei der Erstuntersuchung eines Schielpatienten, besonders auch im Kindesalter, nicht nur die vorderen Augenabschnitte, sondern auch den Augenhintergrund beider Augen in Mydriasis zu untersuchen. **Netzhauterkrankungen,** die im Kleinkindesalter einen sekundären Strabismus verursachen können, sind (▶ Kap. 13):

- Retinoblastom (▶ Kap. 13.5.1),
- Morbus Coats (▶ Kap. 13.4.4),
- Frühgeborenenretinopathie (▶ Kap. 13.4.5),
- Netzhautablösung (▶ Kap. 13.3.1),
- zentrale Netzhautnarben bei konnataler Toxoplasmose (▶ Kap. 13.6.3).

Folgende Veränderungen und Erkrankungen der **brechenden Medien** und **Lider** können einen sekundären Strabismus mit Deprivationsamblyopie (Deprivation = Reizentzug) auslösen:

- Hornhauttrübungen (▶ Kap. 7.6),
- kongenitale Katarakt (▶ Kap. 9.3.1),
- persistierender hyperplastischer primärer Glaskörper (▶ Kap. 14),
- Abdeckung eines Auges, z. B. eine kongenitale Ptosis oder ein großes Hämangiom eines Lides (▶ Kap. 4.4.3 und 4.5.1).

> ❗ Bei jeder Erstdiagnose eines Schielens muss insbesondere im Kindesalter eine organische Ursache an Lidern und Netzhaut (insbesondere ein Retinoblastom) ausgeschlossen werden.

Störungen der Muskelmechanik rufen ein inkomitantes Schielen (▶ Kap. 22) hervor. Bei einer Verdickung der Sehne des M. obliquus superior (**Brown-Syndrom**) kann diese nicht durch die Trochlea gleiten. Dadurch bleibt das Auge beim Blick nach oben zurück. Zuweilen kommt es vor, dass bei starkem Muskelzug die Sehne dann mit einem Ruck hindurchrutscht, wodurch ein hörbares Geräusch hervorgerufen wird (»**Obliquus-superior-Klick-Syndrom**«).

Bei der **endokrinen Orbitopathie** bilden sich Fibrosen der Augenmuskeln, insbesondere des M. rectus inferior und des M. rectus internus, so dass eine mechanische Bewegungsstörung mit komplexen Schielformen entsteht (▶ Kap. 18.5).

21.2 Untersuchung

21.2.1 Orientierende Prüfung auf Schielen

Hornhautreflexbilder

Man hält als Untersucher eine fokussierte Lichtquelle (Taschenlampe, Augenspiegel) dicht unter die eigenen Augen, sodass das Licht aus der Beobachtungsrichtung kommt und achtet auf die Hornhautreflexe des Kindes. Das Kind fixiert das Licht. Bei normaler Augenstellung liegen die Hornhautreflexe symmetrisch (wegen der Differenz zwischen optischer Achse und anatomischer Achse des Auges gering nasal versetzt, aber symmetrisch). Bei **Einwärtsschielen** ist der Hornhautreflex des schielenden Auges **nach temporal** verlagert (Abb. 21.3 a und b), bei **Auswärtsschielen nach nasal**. Entsprechend ist der Reflex bei Höhenschielen am höher stehenden Auge nach unten verlagert.

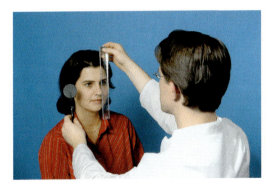

Abb. 21.1. Alternierender Prismen-Abdecktest: Vor einem Auge wird eine »Prismenleiste«, die zunehmende Prismenstärken enthält, von unten nach oben geführt und gleichzeitig wechselseitig ein Auge abgedeckt. Entspricht die Stärke des vorgehaltenen Prismas dem Schielwinkel, dann erfolgt keine Einstellbewegung mehr

21.2.2 Ausmessung des Schielwinkels

Einseitiger Abdecktest

Hierbei wird zunächst das Auge abgedeckt, welches man für das fixierende hält. In diesem Fall erfolgt eine Einstellbewegung, weil das zuvor schielende Auge die Fixation aufnimmt. Beim Abdecken des Schielauges hingegen erfolgt keine Einstellbewegung, da das freie Auge ohnehin schon fixiert.

Beim einseitigen Schielen macht also immer **nur ein** Auge eine Einstellbewegung. Dadurch kann man dreierlei erkennen:
1. dass Schielen vorliegt,
2. welches Auge schielt und
3. ob Einwärts- oder Auswärtsschielen vorliegt.

Erfolgt die Einstellbewegung des schielenden Auges von innen nach außen, dann handelt es sich um **Einwärtsschielen**, erfolgt die Einstellbewegung von außen nach innen, dann handelt es sich um **Auswärtsschielen**.

Aufdecktest

Auch das Wiederaufdecken bringt nützliche Informationen: Hatte man das bessere Auge abgedeckt, dann erfolgt beim Aufdecken eine ruckartige Einstellbewegung, weil das bessere Auge wieder die Fixation aufnimmt. Sind jedoch beide Augen etwa gleichwertig, dann hält das Auge, welches gerade nicht abgedeckt war, die Fixation bei. Dies ist **beim alternierenden Schielen** die Regel. Auch **nach Amblyopiebehandlung** kann die Fixation mit dem Schielauge gehalten werden, wenn die Sehschärfe genügend angestiegen ist. Beim Aufdecken eines amblyopen Auges erfolgt natürlich ebenfalls keine Einstellbewegung.

Wechselseitiger (alternierender) Abdecktest

Hierbei wird mit dem Okkluder abwechselnd das eine oder das andere Auge abgedeckt, während der Patient auf einen Fixierpunkt schaut. Da nie beide Augen gleichzeitig frei sind, ist die Fusion unterbrochen. Dadurch lässt sich **latentes Schielen** nachweisen: Nach mehrmaligem Hin- und Herwechseln treten Einstellbewegungen auf. Gibt man beide Augen frei (Aufdecktest), dann erfolgt eine (langsame) Fusionsbewegung des gerade nicht fixierenden Auges.

Prismenabdecktest

Der wechselseitige Abdecktest wird auch zur **Ausmessung des Schielwinkels** verwendet: Man hält vor ein Auge verschieden starke Prismen (»**Prismenleiste**«) und sucht das Prisma aus, bei dem keine Einstellbewegungen mehr erfolgen (Abb. 21.1). Dann entspricht die Prismenstärke dem Schielwinkel, gemessen in Prismendioptrien (Dimension: cm/m, d. h. cm Abweichung in 1 m Entfernung. 2 Prismendioptrien entsprechen ungefähr 1° Abweichung).

Schielwinkelmessung bei schlechter Sehschärfe des Schielauges

Wenn das Schielauge so stark amblyop oder blind ist, dass es nicht mehr fixieren kann, ist der Schielwinkel nach der Lage der Hornhautreflexe ausmessbar, z. B. am **Maddox-Kreuz** (Abb. 21.9).

Visusprüfung

Die **Sehschärfe** entwickelt sich im ersten Lebensjahr. Die **subjektive Prüfung** der Sehschärfe, die auf die Reaktion des Kindes angewiesen ist, liefert verständlicherweise zunächst niedrigere Sehschärfewerte. Die **objektive Prüfung** der Sehschärfe (d. h. des Auflösungsvermögens des visuellen Systems) ist bei Kindern mit dem visuell evozierten kortikalen Potential (VECP, ► Kap. 3.10.3) möglich. Nach diesen Untersuchungen kann man schon nach 1/2 bis 1 Jahr ein Auflösungsvermögen von 1,0 annehmen. Auch das Stereosehen ist in diesem Alter schon vorhanden.

Visusprüfung bei 1–3-jährigen Kindern

Über das Sehvermögen kann man sich **bei sehr kleinen Kindern** nur orientierend informieren: Besteht streng einseitiges Schielen, dann muss man von einer schweren Amblyopie ausgehen.
1. **Okklusion**: Man kann das bessere Auge kurzzeitig zubinden und das Verhalten des Kindes beobachten: Bei hochgradiger Amblyopie wird das Kind sich nicht zurechtfinden und weinen. Es wird versuchen, sich den Verband abzuziehen.
2. **Preferential looking-Test**: Hierbei werden dem Säugling oder Kleinkind ein ungemustertes und ein schwarz-weiß gestreiftes Feld gleicher mittlerer Helligkeit gezeigt. Kann das Kind die Streifen erkennen, dann wird es sich bevorzugt diesen zuwenden (◘ Abb. 3.32). Aus der Prüfentfernung und dem Streifenabstand lässt sich näherungsweise die Sehschärfe errechnen.

Visusprüfung bei 3–6-jährigen Kindern

Bei Kindern **ab 3 Jahren** kann man die Sehschärfe im Spiel testen:
1. **E-Haken**: Man projiziert einen Snellen-E-Haken, dessen Orientierung und Größe variiert werden kann. Das Kind hält eine Schablone in der Hand und gibt die Orientierung des Hakens an (◘ Abb. 21.2).
2. **Lea-Test**: Ein anderer Test verwendet verschiedene Zeichen (Ring, Quadrat etc.), die das Kind aus 3 m erkennen soll und auf einer Tafel, auf der diese Zeichen groß abgebildet sind und die es in der Hand hält, zeigen kann. Diesen Test können die Eltern zu Hause mit dem Kind spielerisch üben.

Bei der Sehschärfenprüfung im verbalen Kindesalter sollte, insbesondere zum Ausschluss einer Amblyopie oder zur Kontrolle einer Amblyopietherapie, der Visus nicht nur mit einzelnen Sehzeichen (Optotypen), sondern mit dicht beieinanderliegenden Sehzeichen (sog. **Reihenvisus**) gemessen werden. Typischerweise ist

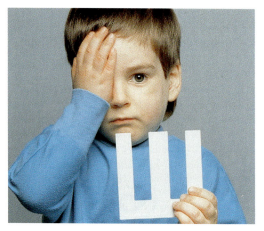

◘ **Abb. 21.2.** Prüfung der Sehschärfe beim Kind im Vorschulalter mit E-Haken. Das Kind zeigt die Richtung des Hakens, den es in der Sehzeichenprojektion sieht, mit dem Haken in der Hand an

bei einer Amblyopie der Einzeloptotypenvisus deutlich besser als der Reihenoptotypenvisus.

Prüfung der Fixation

Hierbei wird untersucht, mit welcher Netzhautstelle ein Auge fixiert. Zur genauen Prüfung wird ein spezieller Augenspiegel verwendet, mit dem man refraktionsunabhängig ein Sternchen auf dem Augenhintergrund abbilden kann (**Visuskop**). Man fordert das Kind auf, das Sternchen zu fixieren: Bei zentraler Fixation fällt das Sternchen genau auf die Fovea. Bei exzentrischer Fixation wird das Sternchen auf einen außerhalb der Fovea gelegenen Netzhautort eingestellt, meist zwischen Fovea und Papille.

Ausmessen der Refraktion

Bei jedem Schielen muss immer eine Refraktionsbestimmung durchgeführt werden, insbesondere muss nach einer latenten Hyperopie gesucht werden. Da bei Kindern ein erheblicher Anteil der Hypermetropie infolge der dauernden Anspannung der Akkommodation **latent** bleibt, muss man den Ziliarmuskel lähmen (**Zykloplegie**). Man gibt entweder 0,5%ige Atropin-Augentropfen 2× im Abstand von 60 min und untersucht nach 90 min oder tropft Cyclopentolat-Augentropfen 3× im Abstand von 10 min und untersucht nach 30 min.

Die Refraktion wird dann in der Regel durch **Skiaskopie** (► Kap. 3.2.2, ► Kap. 19.1.3 und ◘ Abb. 3.5) ermittelt. Mit der verordneten Brillenstärke bleibt man meist um 0,5 dpt unter der ermittelten Refraktion, da die Kinder trotz Hypermetropieausgleich noch etwas akkommodieren und sonst unscharf sehen würden.

Prüfung des Binokularsehens

Für die Untersuchung der beidäugigen Zusammenarbeit gibt es beim Schielen Prüfmethoden, die entsprechend dem Alter des Patienten auszuwählen sind. Es werden verschiedene Qualitäten des Binokularsehens unterschieden:

1. **Stereopsis.** Die höchste Stufe des Binokularsehens ist das räumliche Sehen (**Stereopsis**). Etwa ab dem 3. Lebensjahr kann man räumliches Sehen mit dem **Lang-Test** nachweisen. Es handelt sich um eine Karte, auf der verschiedene geläufige Gegenstände (z. B. ein Auto) räumlich wahrnehmbar werden, wenn Stereosehen vorhanden ist, sonst aber unsichtbar bleiben. Eine genauere Testung ist mit dem **Titmus-Test** (Fliege und Ringe, Trennung beider Augen durch Polarisationsfilter) oder dem **TNO-Test** (Zufalls-Punktmuster, die bei Trennung beider Augen mittels Rot/Grün-Brille räumlich wahrnehmbare Figuren erkennen lassen) möglich. Diese Stereotests können aber nur verwendet werden, wenn **kein** manifestes Schielen vorhanden ist.
2. **Binokulares Einfachsehen.** Binokular können die Bilder beider Augen auch verschmolzen (»fusioniert«) und gleichzeitig wahrgenommen werden, wenn kein räumliches Sehen besteht. Die Netzhautkorrespondenz (▶ S. 367) und die Fusion kann man mit dem **Bagolini-Test** (Streifentest) oder dem **Synoptophor** (◘ Abb. 21.4, 21.5) bei Kindern über 4 Jahren prüfen.

Untersuchung des vorderen und hinteren Augenabschnitts

Stets müssen bei der Erstuntersuchung auch die brechenden Medien und der Fundus untersucht werden, um auszuschließen, dass organische Veränderungen (Hornhauttrübungen, Katarakt, Glaskörper- und Netzhautveränderungen, Netzhauttumoren) die Ursache des Schielens sind.

21.3 Verschiedene Formen des Schielens

Nachfolgend werden die wichtigsten Schielerkrankungen beschrieben und voneinander abgegrenzt. Augenmuskelparesen und andere inkomitante Schielformen werden in Kap. 22 behandelt.

21.3.1 Frühkindliches Schielsyndrom

Frühkindliches Schielen ist ein innerhalb der ersten 6 Lebensmonate auftretendes Schielen nach Ausschluss akkommodativer Ursachen bei neurologisch gesunden Kindern. Als **Ursache** des frühkindlichen Schielens vermutet man einen Defekt in der Entwicklung des Vergenzsystems, der zu einer Störung der Fusionsfähigkeit und damit auch einer Störung des Binokularsehens führt. Das Schielen ist also Ausdruck einer Unfähigkeit des Gehirns, das Bild des linken Auges und das Bild des rechten Auges zu einer gemeinsamen Sinneswahrnehmung zu verschmelzen. Zusätzlich postuliert man eine Störung zentralnervöser Steuerungsmechanismen, die zu einer ganzen Reihe von Begleitsymptomen führen können, die das frühkindliche Innenschielen charakterisieren. Man spricht deshalb vom sog. **frühkindlichen Schielsyndrom**. Zu den Symptomen zählen ein großer, variabler **Strabismus convergens** (◘ Abb. 21.3), **latenter Nystagmus**, Störung im Innervationsmuster der schrägen Augenmuskeln (z.B. **Strabismus sursoadductorius**), **dissoziiertes Höhenschielen** sowie eine Kopfneigung.

Das frühkindliche Schielsyndrom ist mit Abstand die häufigste Schielform. Seine Prävalenz wird mit 0,1–1% angegeben. Etwa 80% aller primären Schielformen sind dem frühkindlichen Schielsyndrom zuzuordnen.

Als **Nystagmus latens** bezeichnet man Augenzittern (Nystagmus, ▶ Kap. 22), das nur bei Abdecken eines Auges auftritt oder sich beim Abdecken eines Auges deutlich verstärkt. Für den latenten Nystagmus ist typisch, dass die Augen nach rechts rucken, wenn das rechte Auge fixiert, und nach links rucken, wenn das linke Auge fixiert. Der Nystagmus latens verstärkt sich in Abduktion und beruhigt sich in Adduktion des Auges. Aus diesem Grund bevorzugen viele Patienten mit einem frühkindlichen Schielsyndrom die Fixation in Adduktion (das fixierende Auge steht nasenwärts) was wiederum zu einer Kopfdrehung in Richtung des fixierenden Auges führt (z. B. Kopfdrehung nach rechts, wenn das rechte Auge fixiert).

Das **dissoziierte Höhenschielen** ist ein weiteres typisches Symptom des frühkindlichen Innenschielens. Hierbei wandert das jeweils nicht fixierende Auge nach oben. Es handelt sich um ein zentralnervöses Phänomen, dessen Ursache noch ungeklärt ist. Hält man vor das fixierende Auge ein Dunkelrotglas, so wandert das ursprünglich nach oben gewanderte Auge wieder nach unten.

Die Störung im Innervationsmuster der schrägen Augenmuskeln führt häufig zu einem sog. **Strabismus sursoadductorius** (=Höherstand in Adduktion des Auges) oder **Strabismus deorsoadductorius** (=Tieferstand in Adduktion). Bei einem Blick zur Seite wandert das Auge, das zur Nase hin sich bewegt (also adduziert), nach oben (sog. Sursumduktion) oder nach un-

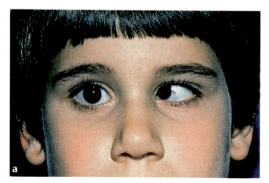
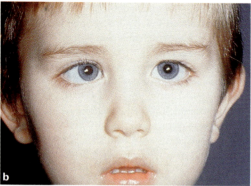
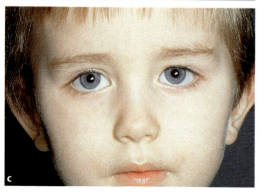

Abb. 21.3. a Strabismus concomitans convergens sinister. Das rechte Auge fixiert, das linke Auge steht in Schielstellung. **b** Intermittierender Strabismus convergens. Wenn das Kind ohne Aufmerksamkeit geradeaus blickt, weicht das rechte Auge nach innen ab. **c** Bei aufmerksamer Fixaktion stehen beide Augen parallel. Hornhautreflexe beachten!

Diese Störungen im Innervationsmuster der schrägen Augenmuskeln, einschließlich der sog. **Alphabetsymptome** (V-und A-Symptom) sind häufig nicht von Beginn an vorhanden, sondern manifestieren sich im Laufe des 2. Lebensjahres. Als Ursache wird eine zentrale Fehlsteuerung im Innervationsgleichgewicht der schrägen Augenmuskeln angenommen.

Häufig haben Patienten mit einem sog. frühkindlichen Schielsyndrom eine **Kopfneigung** entweder zur Seite des führenden Auges oder zur anderen Seite. Es handelt sich hierbei aber nicht um eine Kopfzwangshaltung, da die Patienten in der Kopfneigung keinerlei visuelle Vorteile gegenüber der Fixation in der Kopffehlhaltung haben. Die Ursache der Kopfneigung beim frühkindlichen Innenschielen ist unbekannt.

Zusätzliche Befunde: Im Folgenden sind Befunde geschildert, die beim frühkindlichen Schielsyndrom zusätzlich zu den o. g. Symtomen in unterschiedlicher Ausprägung allein oder in Kombination vorkommen. Zum besseren Verständnis sind die dazugehörigen Untersuchungsmethoden an dieser Stelle erklärt.

Gestörtes Binokularsehen. Beim frühkindlichen Schielsyndrom ist das Binokularsehen immer gestört. Meist liegt **Suppression** des schielenden Auges vor, d. h. bei beidseits offenen Augen wird der zentrale Seheindruck des schielenden Auges vom Gehirn »unterdrückt«. Längere Suppression eines Auges kann während der sog. plastischen Phase des visuellen Systems, d. h. bis zum 6.–10. Lebensjahr, zu einer Schwachsichtigkeit (Amblyopie) führen. Deshalb muss bei einem einseitig betonten Schielen im Kindesalter das führende Auge in einem bestimmten Rhythmus abgeklebt werden, um das schielende Auge zum Sehen »zu zwingen« und eine Amblyopie zu verhindern bzw. zu behandeln (▶ Kap. 21.4 Amblyopie).

Der Begriff **Suppression** darf nicht mit herabgesetzter Sehschärfe (Visus) gleichgesetzt werden. Die Sehschärfe ist eine Größe, die bei monokularer Untersuchung für das jeweilige Auge ermittelt wird, während Suppression die unterdrückte zentrale Wahrnehmung eines Auges unter binokularen Bedingungen darstellt.

Störungen des Binokularsehens lassen sich in folgende Kategorien einteilen:

- **Fehlendes Simultansehen**: Am Synoptophor (◻ Abb. 21.4) prüft man, ob zwei unterschiedliche Bilder, die man beiden Augen über ein getrenntes optisches System, aber simultan (gleichzeitig) anbietet, gemeinsam gesehen werden oder nicht. Bei gestörtem Binokularsehen wird das Bild eines Auges durch Suppression unterdrückt (◻ Abb. 21.5a).
- **Fehlende Fusion**: Zwei den beiden Augen getrennt angebotene, aber (nahezu) gleiche Bilder können

ten (sog. Deorsoduktion). Häufig geht der Strabismus sursoadductorius mit einem sog. V-Symptom einher. Bei einem **V-Symptom** ist die konvergente Augenstellung im Abblick deutlicher als im Aufblick. Beim **Strabismus deorsoadductorius** beobachtet man dagegen eher ein sog. **A- Symptom**, d. h. der konvergente Schielwinkel ist im Aufblick größer als im Abblick.

21.3 · Verschiedene Formen des Schielens

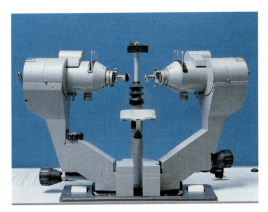

Abb. 21.4. Synoptophor. Die Schwenkarme des Gerätes lassen sich in verschiedene Winkel zueinander einstellen. Am Ende jedes Schwenkarmes werden Bilder eingeschoben, die der Patient entsprechend seinem Schielwinkel gezeigt bekommt. Mit dem Gerät kann man den Schielwinkel messen, prüfen, ob der Seheindruck eines Auges exkludiert wird, ob Bilder verschmolzen werden können, ob räumliches Sehen besteht und wie groß die Fusionsbreite ist. Außer zur Untersuchung dient das Gerät auch zur Übungsbehandlung

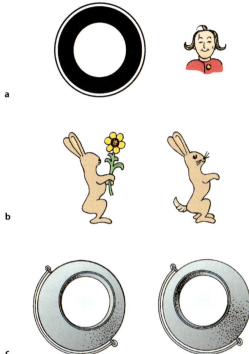

Abb. 21.5. a Ein Bilderpaar zur Prüfung des Simultansehens: Wenn nicht exkludiert wird, gelingt es durch Verschiebung der Arme des Synoptophors, den Kopf in den Kreis zu bringen. **b** Verschmelzungsbild. Wenn die Fähigkeit zur Bildverschmelzung besteht, sieht das Kind *einen* Hasen mit Schnurrbart, Auge, Schwanz und Blumenstrauß. Wenn keine Bildverschmelzung besteht, sieht das Kind jede der beiden Figuren getrennt. **c** Bilderpaar zur Prüfung des räumlichen Sehens: Wenn räumliches Sehen besteht, sieht das Kind einen Eimer, dessen Boden zum Betrachter hin gekehrt ist

nicht zu einem Bild verschmolzen werden (Abb. 21.5b).

- **Fehlende Stereopsis:** Die beiden Bilder können zwar fusioniert werden, Wahrnehmung räumlicher Tiefe entsteht aber nicht (Abb. 21.5c). Die fehlende binokulare Tiefenwahrnehmung ist die geringste Störung des Binokularsehens.

Exzentrische Fixation. Man prüft die Fixation monokular mit einem Augenspiegel, der einen Fixierstern auf den Augenhintergrund projiziert (**Visuskop**). Dabei fordert man den Patienten auf, den Fixierstern im Visuskop anzusehen und kann durch den Augenspiegel beobachten, mit welcher Stelle der Netzhaut der Fixierstern fixiert wird. Bei exzentrischer Fixation wird dieser nicht mit der Fovea, sondern mit einer exzentrischen Netzhautstelle angepeilt. Exzentrische Fixation findet man häufig bei schweren Amblyopien, sie kann aber auch bei Erkrankungen der Makula entstehen. Oft ist eine exzentrische Fixation unruhig und man findet Suchbewegungen.

Anomale retinale Korrespondenz (ARK). Bei der anomalen retinalen Korrespondenz kann eine exzentrische Stelle der Netzhaut des Schielauges mit der Fovea des nicht-schielenden Auges zusammenarbeiten (korrespondieren). Dabei haben disparate, also normalerweise nicht korrespondierende Netzhautorte die gleiche Richtungsempfindung, z. B. die Fovea eines Auges und eine nasale Netzhautstelle des anderen Auges. Diese Situation kann vorkommen, wenn das Schielen längere Zeit bestanden hat. Die retinale Korrespondenz kann überprüft werden, indem in jeder Fovea mit einem Blitzlicht ein Nachbild erzeugt wird. Wenn man an einem Auge einen senkrechten Lichtstrich in die Fovea projiziert, am anderen einen waagerechten, so sieht der Normale als Nachbild ein Kreuz. Bei anomaler Korrespondenz sieht der Patient den senkrechten und den waagerechten Balken seitlich gegeneinander verschoben (**Nachbildprobe von Hering**, Abb. 21.6).

Bei der **anomalen retinalen Korrespondenz (ARK)** ist der subjektiv empfundene Schielwinkel kleiner als der objektiv gemessene, sind beide Winkel gleich, dann nennt man dies **normale retinale Korrespondenz (NRK)**.

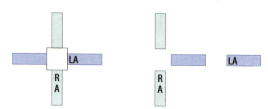

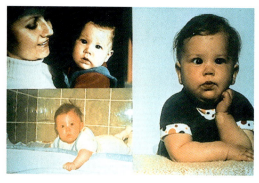

Abb. 21.6. Normale und anomale Korrespondenz bei dem Nachbildversuch nach Hering: Bei normaler Korrespondenz wird das senkrechte Nachbild des einen Auges mit dem waagerechten Nachbild des anderen Auges zu einem Kreuz vereinigt (**links**). Bei anomaler Korrespondenz erscheinen die beiden Balken gegeneinander verschoben (**rechts**)

Abb. 21.7. Normosensorisches Spätschielen. Durch »Fotoanamnese« lässt sich belegen, dass das Kind im Alter von 3 Monaten (links unten) und 9 Monaten (links oben) noch nicht geschielt hat. Die Hornhautreflexe des Blitzlichts sind symmetrisch. Dagegen ist Schielen im Altern von 2 Jahren nachweisbar (rechts) (nach Mattheus u. Kommerell)

 Das frühkindliche Innenschielen ist die häufigste Schielform. Therapeutisch steht in erster Linie die Behandlung/Prophylaxe einer Amblyopie im Vordergrund, die so früh wie möglich beginnen sollte. In zweiter Linie erfolgt eine Stellungskorrektur der Augen durch eine Operation an den Augenmuskeln, die meist im Vorschulalter erfolgt.

21.3.2 Normosensorisches Spätschielen

Von normosensorischem Spätschielen spricht man bei einem Schielbeginn nach Ausbildung der Binokularfunktionen. d. h. nach dem 1. Lebensjahr (Abb. 21.7).

Im Unterschied zum frühkindlichen Schielsyndrom trifft hier das Schielen auf eine sog. ›normale binokulare Anlage‹. Doppelsehen wird von den Betroffenen entweder gar nicht (insbesondere im Kleinkindesalter) oder nur für kurze Zeit angegeben. Das Zukneifen eines Auges, das über einen gewissen Zeitraum erfolgen kann, verrät dem behandelnden Arzt, dass hier eine Diplopieepisode vorlag. Je jünger ein Kind ist, desto rascher setzt die Suppression des schielenden Auges ein. Bei einseitiger Führung kann schnell eine Amblyopie entstehen.

Therapieziel beim normosensorischen Spätschielen ist die Wiederherstellung des ursprünglichen Zustandes, d. h. einer parallelen Augenstellung mit vollen Binokularfunktionen. Dies erfolgt am besten durch eine umgehende Operation an den Augenmuskeln. Eine eventuell vorhandene Amblyopie muss natürlich behandelt werden. Zögert man die Operation zu lange heraus, (z. B. weil man sich zu lange auf die Amblyopieprophylaxe konzentriert), so können sich trotz mechanischer Geradestellung der Augen keine oder keine vollständigen Binokularfunktionen mehr einstellen. Das Binokularsehen ist eine sehr empfindliche Hirnleistung, die bei längerer Unterbrechung verloren geht bzw. irreversibel geschädigt werden kann. Die Angaben der Eltern über den Schielbeginn sind nicht immer zuverlässig. Um den Schielbeginn genau zu dokumentieren, ist es auch hier hilfreich, durch frühere Blitzlichtfotos festzustellen, wie lange die Augen parallel standen. Am besten lässt man sich Blitzlichtfotos verschiedenen Datums zeigen, auf denen die Hornhautreflexe erkennbar sind. An der symmetrischen oder asymmetrischen Lage des Hornhautreflexes ist feststellbar, ob Schielen zum Zeitpunkt der Aufnahme vorlag (Abb. 21.7). Das normosensorische Spätschielen ist im Vergleich zum frühkindlichen Innenschielen sehr viel seltener (ca. 5% aller Innenschielformen im Kindesalter).

 Im Gegensatz zum frühkindlichen Schielsyndrom muss das normosensorische Spätschielen sofort operiert werden, da hierdurch vorhandene Binokularfunktionen aufrechterhalten werden können.

21.3.3 Mikrostrabismus

Beim Mikrostrabismus besteht ein **einseitiges Schielen mit sehr kleinem Winkel** (<5°) und **anomaler retinaler Korrespondenz** (ARK). Das abweichende Auge ist häufig amblyop und kann eine exzentrische Fixation aufweisen. Charakteristischerweise sind die **Binokularfunktionen** trotz Amblyopie und anomaler retinaler Korrespondenz **zum Teil erhalten** und können vom Patienten auch genutzt werden. Der Schielwinkel beim Mikrostrabismus ist so klein, dass er äußerlich nicht auffällt. Deshalb wird er oft sehr spät, z. B. bei der Einschulungsuntersuchung, entdeckt. Zu diesem Zeitpunkt kann eine Amblyopie so ausgeprägt sein, dass sie nicht mehr bzw. nicht mehr vollständig geheilt werden kann. Der Mikrostrabismus ist aus diesem Grund eine besonders tückische Schielform. Eine Okklusionsbehandlung sollte bei Amblyopie, auch bei Entdeckung der Erkrankung im Schulalter, immer versucht werden. Der Mikrostrabismus ist mit ca. 15% aller Innenschielformen im Kindesalter gar nicht so selten.

21.3.4 Auswärtsschielen (Strabismus divergens, Exotropie)

Ein Auswärtsschielen kann genauso wie ein Innenschielen, Ausdruck ganz unterschiedlicher Erkrankungen sein.

Der **primäre Strabismus divergens** (also ein manifestes Außenschielen ohne weitere ophthalmologische Erkrankung) ist bei Kaukasiern sehr viel seltener als der primäre Strabismus convergens. (In Asien ist es umgekehrt, dort kommt der primäre Strabismus divergens häufiger vor). Die Entwicklung einer Amblyopie ist beim primären Strabismus divergens sehr viel seltener als beim Strabismus convergens.

Häufiger ist das Krankheitsbild des **Strabismus divergens intermittens**. Bei diesem Krankheitsbild wechseln Parallelstand der Augen und Außenschielen ab. In der manifesten Abweichung wird der Seheindruck des abweichenden Auges entweder supprimiert oder aber es besteht sog. **Panoramasehen**, bei dem der Patient ein größeres binokulares Gesichtsfeld bekommt, in dem die Seheindrücke beider Augen nebeneinander wahrgenommen werden.

Binokularfunktionen sind beim intermittierenden Außenschielen vorhanden, häufig jedoch subnormal.

Ein **konsekutiver Strabismus divergens** liegt vor, wenn nach Operation eines Innenschielens ein Außenschielen entstanden ist. Zu einer solchen Stellungsänderung der Augen kann es auch noch Jahre oder Jahrzehnte nach einer Augenmuskeloperation kommen.

Ein **sekundärer Strabismus divergens** kann bei ophthalmologischen Erkrankungen mit einer deutlichen Herabsetzung des Sehvermögens oder bei Erblindung entstehen (◘ Abb. 21.8, ► Kap. 21.2).

21.3.5 Höhenschielen und Verrollungsschielen

Für das Höhenschielen und Verrollungsschielen gelten die gleichen diagnostischen Überlegungen und Thera-

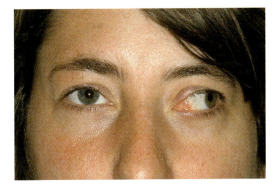

◘ **Abb. 21.8.** Strabismus divergens des linken Auges. Die Fixation des rechten Auges ist am zentralen Hornhautreflex zu erkennen. Das linke Auge weicht ca. 45° nach außen ab. Aufgrund des großen Schielwinkels muss in diesem Fall an beiden Augen eine Operation der horizontalen geraden Augenmuskeln erfolgen

pieprinzipien wie für die zuvor dargestellten horizontalen Schielformen.

Höhenschielen ist häufig **Teilsymptom des frühkindlichen Innenschielens**. Isoliertes konkomitantes Höhenschielen ist selten. Dagegen führen eine Okulomotoriusparese und Trochlearisparese zu charakteristischen vertikalen Abweichungen, die sich durch die Inkomitanz des Schielwinkels unterscheiden (► Kap. 22). Inkomitantes Höhenschielen bei endokriner Orbitopathie ist meist mechanisch durch eine Fibrose des M.rectus inferior bedingt.

Isoliertes Verrollungsschielen **(Zyklotropie)** kommt praktisch nicht vor. Ein Verrollungsschielen ist eigentlich immer mit einem Höhenschielen assoziiert (Eine Ausnahme von dieser Faustregel bildet die beidseitige symmetrische Trochlearisparese (► Kap. 22). Dies kommt dadurch zustande, dass die schrägen Augenmuskeln, die im Wesentlichen an der Verrollung eines Auges beteiligt sind, gleichzeitig auch die Vertikalstellung regulieren (vgl. Anatomie der Mm. obliqui (◘ Abb. 22.3). Verrollung nach außen (12 Uhr Position nach temporal verrollt) nennt man **Exzyklotropie,** Verrollung nach innen (12 Uhr Position nach nasal verrollt) nennt man **Inzyklotropie.**

21.3.6 Latentes Schielen (Heterophorie)

Nur bei wenigen Menschen stehen die Augen in Ruhelage (d. h. bei Unterbrechung der Fusion durch Abdecken eines Auges) absolut parallel (**Orthophorie**). Bei etwa 70% der Normalbevölkerung ist eine Heterophorie mit einem mehr oder weniger kleinen Winkel nachweisbar, die in der Regel ohne Beschwerden kompensiert (fusioniert) wird. Meist handelt es sich hierbei um eine Exophorie, seltener um eine Esophorie, noch seltener um eine Vertikalphorie.

Ein solches ›latentes Schielen‹ hat nur in Ausnahmefällen einen Krankheitswert und ist den meisten auch gar nicht bewusst. In Situationen, in denen das Fusionsvermögen (neben anderen Hirnleistungen) reduziert ist, z. B. bei **Übermüdung, Erschöpfung oder Alkoholgenuss**, kann sich eine solche Heterophorie durch die Wahrnehmung von Doppelbildern manifestieren. Bestehen bei Heterophorie keinerlei Beschwerden, so spricht man von **Normophorie**.

Manchmal kann eine **Heterophorie** (auch im nüchternen, wachen Zustand) zu ganz unterschiedlichen Beschwerden führen, die von passagerer Doppelbildwahrnehmung bis hin zu ziehenden Kopfschmerzen, Augenbrennen, Augenrötung und Verschwommensehen reichen. Man spricht auch von sog. **asthenopischen Beschwerden**. Bei Studenten kann sich manchmal in Examenszeiten, wenn über viele Stunden täglich das visuelle System bei Naharbeit beansprucht wird, eine ansonsten asymptomatische Heterophorie als störend bemerkbar machen. Ursache asthenopischer Beschwerden ist häufig eine latente Hyperopie oder eine falsche Brille. Ein reduziertes Akkommodationsvermögen kann ebenfalls zu asthenopischen Beschwerden führen.

❗ Etwa drei Viertel aller Patienten mit einer symptomatischen Heterophorie sind nach einer sehr genauen Refraktionsbestimmung und Brillenanpassung beschwerdefrei.

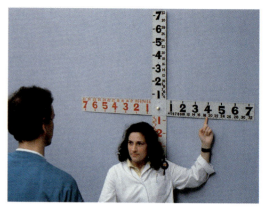

Abb. 21.9. Messung des Schielwinkels am Maddox-Kreuz. Die großen Zahlen der Tangentenskala gelten für den Abstand 5 m, die kleinen Zahlen für den Abstand 1 m. Der Untersucher sitzt unterhalb des zentral angebrachten Fixierlichtchens und beobachtet dessen Reflex auf der Hornhaut des Patienten. Der Kopf des Patienten befindet sich in gleicher Höhe mit dem Fixierlicht. Wenn z. B. das rechte Auge nach innen schielt, schwachsichtig ist und keine zentrale Fixation hat, kann man den Schielwinkel messen, indem der Untersucher den Patienten auf seinen Finger blicken lässt und diesen entlang der Tangentenskala verschiebt. Wenn das linke Auge dem Finger gefolgt ist, bis sich das Fixierlämpchen in der Pupillenmitte des rechten Auges spiegelt, beträgt der Schielwinkel im hier abgebildeten Fall 19° Konvergenz. Bei dieser Schielwinkelmessung geht der Winkel Kappa (Winkeldifferenz zwischen anatomischer Achse und Sehachse) in das Messresultat mit ein, da die Messmethode sich auf das Hornhautspiegelbild und nicht auf die Sehachse bezieht

Persistieren die asthenopischen Beschwerden trotz richtiger Brille, so ist ein Versuch mit **Prismen**, bei größeren Abweichungen eine **Augenmuskeloperation** indiziert.

Machmal ist nicht eindeutig zu klären, ob eine Heterophorie tatsächlich für die von dem Patienten angegebenen Beschwerden verantwortlich ist. In einer solchen Situation ist eine sog. **diagnostische Okklusion** hilfreich, die am besten mit einem Okklusionspflaster für 2–3 Tage durchzuführen ist. Wenn die einäugige Sehweise subjektiv als angenehm empfunden wird, insbesondere das Sehen nach Abnahme des Pflasters als unangenehm, so spricht dies für eine Heterophorie als Ursache asthenopischer Beschwerden.

Untersuchung. Man kann die Heterophorie in Grad (°) oder Prismendioptrien (cm/m) messen, indem man die Fusion durch ein **höhenablenkendes Prisma** oder durch ein sehr dunkles Rotglas aufhebt, das nur noch das Erkennen der Lichtquelle des Maddox-Kreuzes erlaubt. Man lässt den Patienten dann angeben, wo innerhalb des Maddox-Kreuzes (◘ Abb. 21.9) der rote Lichtpunkt steht, den das nun manifest abweichende Auge durch das Dunkelrotglas hindurch wahrnimmt. 1° Schielabweichung entspricht ungefähr 2 Prismendioptrien.

Fusionsbreite bei Heterophorie. Die normale Fusionsbreite beträgt in der Horizontalen 8–15°, in der Vertikalen dagegen nur 1–3°. Latente Höhenabweichungen sind seltener als horizontale.

21.3.7 Scheinbares Schielen (Pseudostrabismus)

Häufig suchen Eltern den Augenarzt mit der Frage auf, ob das Kind schiele, ohne dass ein Strabismus vorliegt. Der Eindruck des Schielens wird durch den bei Säuglingen und Kleinkindern häufig noch breiten Nasenrücken vorgetäuscht: Durch die nasale Hautfalte ist das sichtbare Skleraweiß auf der nasalen Seite sehr viel kleiner als auf der temporalen. Dadurch entsteht der Eindruck eines Einwärtsschielens, besonders stark bei Seitwärtsblick oder ungleicher Beleuchtung (Abb. 4.7). Man kann das Fehlen von Schielen durch die **symmetrischen Hornhautreflexe** eines Fixierlämpchens und das **Fehlen von Einstellbewegungen** beim Abdecktest sowie das seitengleiche Fundusrot im **Brückner-Test** nachweisen.

21.4 Amblyopie

Als Amblyopie bezeichnet man eine Sehschwäche, der keine morphologische oder funktionelle Schädigung zugeordnet werden kann. Sie ist häufig Folge eines im Kindesalter sich manifestierenden Schielens (**Schielamblyopie**) und gleichzeitig die schwerwiegendste Komplikation eines Strabismus.

Amblyopiegefahr ist bei einem Schielen im Kindesalter immer dann gegeben, **wenn ein Auge zur Fixation bevorzugt wird** (sog. Führungsauge) und das andere (geführte Auge) nicht oder nur unzureichend spontan fixiert. Eine Amblyopie entsteht nicht, wenn bei Vorliegen eines Strabismus beide Augen abwechselnd die Fixation aufnehmen (sog. **alternierendes Schielen**). Wenn andere Ursachen die normale Sehentwicklung stören, z. B. eine Ptosis oder ein Refraktionsfehler und das Auge von der normalen Bildentstehung ausgeschlossen (»depriviert«) ist, spricht man von **Deprivationsamblyopie**.

Eine Amblyopie kann nur während der sog. **sensitiven Phase** des visuellen Systems entstehen, d. h. etwa in den ersten 10 Lebensjahren. Am anfälligsten ist die Sehentwicklung zwischen Geburt und 4. Lebensjahr. Entwickelt sich während dieser Zeit ein Strabismus, so wird das Bild des schielenden Auges vom Gehirn als störend erkannt und – zur Vermeidung von Doppeltsehen – unterdrückt (**Suppression**). Länger dauernde Suppression eines Auges kann zu histologischen Veränderungen im Bereich der Sehbahn führen: Die dem amblyopen Auge zugehörigen Schichten im Corpus geniculatum laterale verkümmern. Insbesondere kommt es zu fehlerhafter Synapsenbildung an den Neuronen der primären Sehrinde.

> ❗ In der frühen Phase der Sehentwicklung (im 1. Lebensjahr) kann die Abdeckung eines Auges, auch für nur sehr kurze Zeit (Stunden bis wenige Tage), bereits zur Amblyopie führen. Man darf ▼ deshalb Kindern im 1. Lebensjahr wegen einer kleinen Bagatellverletzung des Auges (z. B. Erosio) keinen Augenverband anlegen. Beim älteren Kind verursacht eine kurzzeitige Okklusion keine Amblyopie.

Normalerweise werden zusammengehörige Bildanteile beider Augen auf dieselbe Stelle des Gehirns projiziert, d. h. eine Zelle des visuellen Kortex erhält vom rechten und vom linken Auge dieselbe Information über einen Gegenstand. Beim Schielen fällt das Bild eines Gegenstandes dagegen auf unterschiedliche, **nicht korrespondierende** Netzhautstellen. Dadurch erhält die Kortexzelle unterschiedliche Informationen. Sie »lernt« es, die »richtige« Information des fixierenden Auges von der »falschen« Information des schielenden Auges zu unterscheiden. Das kindliche Sehsystem ist noch umformbar (hohe **Plastizität** bis zum 3.–6. Lebensjahr). Das Bild des schielenden Auges wird deshalb unterdrückt. Die Nervenfasern, die vom Schielauge kommen, erhalten weniger Zugang zu den Kortexzellen (weniger Synapsen) als die Nervenfasern des fixierenden Auges. Dadurch entsteht eine **Asymmetrie der okulären Dominanz** im visuellen Kortex. Wenn diese »Benachteiligung« des Schielauges im visuellen Kortex bestehen bleibt und das Gehirn bei fortschreitender Entwicklung seine Plastizität verliert, bleibt die Schwachsichtigkeit zeitlebens bestehen. Sie kann im Erwachsenenalter nicht mehr, auch nicht durch langes Training des Schielauges, z. B. durch Oklusionsbehandlung behoben werden.

Für die Erforschung dieser Mechanismen erhielten Hubel und Wiesel 1981 den Nobelpreis.

> ❗ Vorrangiges Ziel der Behandlung beim kongenitalen Schielsyndrom ist die Beseitigung der Amblyopie, nicht der Schielstellung. Dagegen ist beim normosensorischen Spätschielen eine möglichst frühzeitige Operation die richtige Therapie, da nur bei rechtzeitigem Operieren die Wiederherstellung der Binokularfunktionen in vollem Umfange möglich ist.

21.5 Soziale und psychologische Bedeutung des Schielens und der Amblyopie

Das Begleitschielen hat große soziale Bedeutung, weil **5–7 % der Bevölkerung** schielen und viele der Betroffenen an einem Auge schwachsichtig sind. Wenn im Laufe des Lebens das bessere Auge erkrankt oder durch einen Unfall seine Sehkraft einbüßt, ist der Patient, dessen anderes Auge schwachsichtig ist, schwer sehbehindert und häufig berufsunfähig. Die statistische Wahrscheinlichkeit für einen Amblyopen durch Erkrankung oder Unfall sein besseres Auge zu verlieren beträgt etwa 1 : 1000.

Bei Personen mit frühkindlichem Schielen ist das räumliche Sehen eingeschränkt oder fehlt. Deshalb sind Berufe, bei denen intaktes Binokularsehen gefordert wird (Werkzeugmacher, Pilot, Personenbeförderung) für Patienten mit einem frühkindlichen Innenschielen ungeeignet.

Die Entstellung des Gesichtsausdrucks durch das Schielen muss ebenfalls ernst genommen werden. Sie bringt Unsicherheits- und Minderwertigkeitsgefühle mit sich. So werden schielende Kinder oft von ihren Mitschülern verspottet. Auch im Erwachsenenalter bewirkt das Schielen Unsicherheit: Man weiß nicht, ob der Schielende einen anblickt oder an einem vorbei sieht. Diese Unsicherheit wirkt auf den Schielenden zurück.

21.6 Therapieprinzipien beim Schielen

Die schwerwiegendste Folge des Schielens ist die **Amblyopie**, d. h. die **Schwachsichtigkeit** eines Auges. Der Laie meint, das Hauptproblem könne durch Beseitigung der Schielstellung des Auges gelöst werden. Durch eine Korrektur der Augenstellung lässt sich aber die Entstehung einer Sehschwäche des schielenden Auges nicht beseitigen. Deshalb muss in der **Zeit der Plastizität der Sehentwicklung** (1.–5. Lebensjahr) bei einem frühkindlichen Schielen unbedingt zunächst die Amblyopie behandelt werden und der Behandlungserfolg entsprechend kontrolliert werden. Erst danach sollte die Schieloperation erfolgen.

Sobald manifestes Schielen diagnostiziert ist, muss eine konsequente Behandlung durch einen Augenfacharzt erfolgen. Echtes Schielen »verwächst« sich nicht. Eine Verzögerung der Behandlung (›Kind lässt sich nicht untersuchen‹) durch Abwarten schädigt die Sehentwicklung des Kindes irreversibel und führt zu funktionellen Schäden des visuellen Systems und damit zu einer Beeinträchtigung der gesamten Entwicklung des Kindes.

Auch wenn Behandlungsziel und Prognose bei den verschiedenen Schielformen unterschiedlich ist, gibt es bestimmte Therapieprinzipien, über die nicht nur der Facharzt für Augenheilkunde Bescheid wissen muss, sondern die jeder Arzt in den Grundzügen kennen sollte, um die Eltern zum Befolgen der augenärztlichen Ratschläge anleiten zu können. Das gilt insbesondere für die Behandlung des frühkindlichen Innenschielens durch Okklusion (▶ Kap. 21.6.2). Die Behandlung einer Amblyopie kann langwierig sein und erfordert das Verständnis und die Motivation der Eltern. Ohne die Kooperation der Eltern ist auch das Kind nicht in der Lage, die Behandlung konsequent zu akzeptieren.

Durch eine **Augenmuskeloperation** im Vorschulalter werden die Augen »gerade« gestellt. Postoperativ sind manchmal grobe Binokularfunktionen in einem kleinen Schielwinkel nachweisbar. Im Gegensatz zum normosensorischen Spätschielen hat der Operationszeitpunkt beim frühkindlichen Innenschielen jedoch keinen wesentlichen Einfluss auf das funktionelle Ergebnis.

> **Die Behandlung eines Schielens umfasst die folgenden drei Schritte:**
> 1. Prüfung, ob eine Hypermetropie vorliegt und ggf. Ausgleich mit einer Brille,
> 2. Okklusionsbehandlung zur Behandlung/Vermeidung einer eventuellen Amblyopie,
> 3. Operation zur Korrektur der Augenfehlstellung.

21.6.1 Prüfung einer Brillenverordnung

Der erste Schritt ist der volle Ausgleich einer eventuell vorhandenen Hypermetropie mit einer Brille, um den akkommodativen Anteil des Schielens zu beseitigen. Bei einem frühkindlichen Innenschielen kann der Ausgleich einer Hypermetropie zu einer Schielwinkelverkleinerung führen, was für die Planung und Dosierung Augenmuskeloperation sehr wichtig ist. Bei einem latenten Schielen mit asthenopischen Beschwerden löst die richtige Brille häufig das Problem. Man sollte immer daran denken, dass eine Brillenbestimmung nicht nur einen Ausgleich für die Ferne beinhaltet, sondern dass eventuell auch eine adäquate Nahkorrektur, z. B. bei herabgesetztem Akkommodationsvermögen (sog. Hypoakkommodation) erforderlich ist.

21.6.2 Okklusionsbehandlung

Prinzip der Okklusionsbehandlung

Zur Behebung einer Amblyopie wird das *bessere* Auge abgeklebt. Durch diese künstliche »Benachteiligung« des besseren Auges wird das schlechtere, schielende Auge zum Sehen »gezwungen«. Bei richtiger Dosierung wird die Sehschärfe des schielenden Auges gebessert, ohne dass das andere, sehtüchtige Auge an Sehschärfe verliert. Das Ziel der Okklusionsbehandlung ist es, die Amblyopie – soweit möglich – zu beseitigen. Bei einem frühkindlichen Innenschielen mit Amblyopie ist das optimale Therapieergebnis, wenn man ein alternierendes Schielen bei voller Sehschärfe und zentraler Fixation beider Augen erreicht. Allerdings besteht bei der Amblyopiebehandlung eines Mikrostrabismus die Gefahr, durch eine längere Okklusionsbehandlung die vorhandenen Binokularfunktionen zu schädigen, da während der Okklusionsdauer die Binokularfunktionen ausgeschaltet werden. Wenn man Visus und Binokularfunktionen gegeneinander abwägt, ist der Visus die wichtigere Funktion.

> ❗ Ein »echtes« (manifestes) Schielen »verwächst« sich nicht, sondern nur das scheinbare Schielen bei breitem Nasenrücken (Pseudostrabismus)! Jeder Verdacht auf Schielen muss sofort und nicht etwa erst am Ende des 1. Lebensjahres abgeklärt werden!

Technik der Okklusionsbehandlung

Pflasterokklusion
Bei der Pflasterokklusion verkleben die Eltern nach Anweisung des Augenarztes das gute Auge stundenweise oder auch mehrere Tage hintereinander. Als Faustregel gilt: Das **Alter des Kindes in Jahren entspricht der Anzahl der Tage**, die man hintereinander ein gutes Auge okkludieren kann ohne eine sog. Okklusionsamblyopie befürchten zu müssen (◘ Abb. 21.10).

So kann beispielsweise bei einem 5-jährigen Jungen mit einer Schielamblyopie links, das rechte Auge 5 Tage hintereinander okkludiert werden, ohne dass ein Visusabfall des okkludierten Auges befürchtet werden muss. Dann lässt man beide Augen einen Tag offen und beginnt von neuem mit dem geschilderten Rhythmus. Man kommt mit der Amblyopiebehandlung im Allgemeinen umso rascher zum Ziel, je jünger das Kind ist, weil bei jüngeren Kindern die Anpassungsvorgänge noch flexibler sind.

Brillenokklusion
Eine schwächere Okklusion eines Auges kann man durch einen an die Brille angebrachten Gummiokkluder oder eine Mattfolie, die man auf ein Brillenglas klebt, erreichen. Allerdings ist die Form der Okklusion unsicherer, weil viele Kinder die Brille dann nicht regelmäßig tragen oder über den Brillenrand hinwegschauen. Eine Schwächung des besseren Auges mit Pupillenerweiterung durch Atropin (Penalisation) wird nur noch selten angewandt.

21.6.3 Operative Behandlung

Zeitpunkt der Operation
Der nächste Schritt ist im Allgemeinen die operative Korrektur des Schielwinkels. Beim **frühkindlichen Schielsyndrom** wird zunächst nur die Amblyopie behandelt und alternierendes Schielen angestrebt. Die Operation sollte dann **im Vorschulalter** durchgeführt werden, bevor die Kinder wegen ihres Schielens verspottet werden. Bei sehr großem Schielwinkel und/oder Kopfzwangshaltung kann die Augenmuskeloperation auch zu einem früheren Zeitpunkt erfolgen. Ein ideales Ergebnis beim frühkindlichen Innenschielen ist ein kleinwinkliger konvergenter Restschielwinkel mit groben Binokularfunktionen. Eine Vorverlegung des Operationszeitpunktes auf die Wochen unmittelbar nach Schielbeginn (d. h. OP in den ersten 6–8 Lebensmonaten) bessert das funktionelle Ergebnis nach heutigem Wissensstand nicht. Nur beim **normosensorischen Spätschielen** sollte die Operation zum Erhalt der Binokularfunktionen **so bald wie möglich** erfolgen.

Technik der Operation
Wann immer möglich operiert man an zwei Augenmuskeln, am sog. Agonisten und Antagonisten (**kombinierte Schieloperation**). Bei **Einwärtsschielen** wird der Ansatz des M. rectus medialis hinter seinen ursprünglichen Ansatz rückgelagert und der M. rectus lateralis desselben Auges verkürzt (◘ Abb. 21.11). Beim **Auswärtsschielen** wird umgekehrt verfahren. Eine Rücklagerung vermindert, eine Kürzung vermehrt die Spannung eines Augenmuskels. Bei einer kombinierten Operation verschwinden diese Spannungsänderungen nach einer Weile bei neuer Augenstellung. Der Vorteil einer kombinierten Operation gegenüber der Einmuskelchirurgie ist der deutlich höhere Wirkungsgrad der kombinierten Operation und die geringere Streubreite

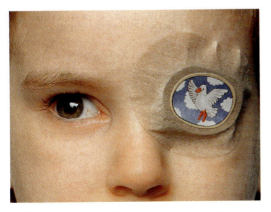

◘ **Abb. 21.10.** Pflasterokklusion zur Behandlung der Amblyopie

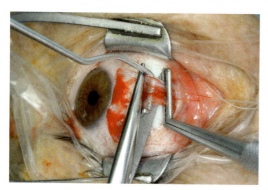

◘ **Abb. 21.11.** Schieloperation. Der gerade Augenmuskel ist mit einer Klemme gefasst, mit Fäden angeschlungen und mit einem Schielhaken unterfahren. Der Muskelansatz wird mit der Schere abgetrennt und der Muskel danach neu angenäht

der durch die Operation erfolgte Schielwinkelreduktion. Die Dosierung der Operation hängt vom Schielwinkel ab. Die Richtwerte müssen der individuellen Situation angepasst werden. Bei **Strabismus sursoadductorius** muss man den M. obliquus inferior rücklagern und eventuell auch den M. obliquus superior straffen. Schwieriger ist die Operation, wenn zusätzlich noch andere Bewegungsstörungen bestehen.

21.6.4 Binokulare Schulung (Orthoptik, Pleoptik)

Eine Übungsbehandlung binokularer Funktionen (Fusion, Stereosehen) wird heute nicht mehr generell empfohlen. In speziellen Fällen kann sie aber sinnvoll sein. Die meisten »Sehschulübungen« zur Beseitigung von Amblyopie und Besserung der Binokularfunktionen sind heute verlassen worden.

Fallbeispiel
Den Eltern eines 3-jährigen Mädchens fällt auf, dass es am rechten Auge nach innen schielt. Auf Befragen des Augenarztes berichten sie, dass ihnen diese Veränderung seit 2 Wochen aufgefallen sei und das Schielen vorher nicht bestanden habe. Auf Nachfragen bestätigen sie auch, dass das Kind das rechte Auge anfangs zugekniffen habe. Der Augenarzt bittet die Eltern, Kinderfotos mitzubringen. Diese Fotos zeigen, dass das Kind tatsächlich im Alter von 3 Monaten und 2,5 Jahren nicht geschielt hat.
Es ergibt sich die Diagnose eines normosensorischen Spätschielens, weshalb umgehend eine Schieloperation durchgeführt wird. Bei den nachfolgenden Kontrollen lässt sich mit dem Lang-Test räumliches Sehen nachweisen.

In Kürze

Schielen. Beim Begleitschielen ist der Schielwinkel in allen Blickrichtungen gleich, beim Lähmungsschielen dagegen vergrößert sich der Schielwinkel in der Zugrichtung des gelähmten Augenmuskels.

Ursache des Begleitschielens. Als Ursache des Begleitschielens muss eine Hypermetropie ausgeschlossen bzw. durch eine Brille korrigiert werden. Der Augenhintergrund muss bei weiter Pupille untersucht werden, um Krankheiten der Netzhaut zu erkennen. Auch Trübungen der brechenden Medien kommen als Ursache des sekundären Begleitschielens vor. Andere, z. T. genetische Ursachen des Begleitschielens sind noch nicht genau bekannt.

Folge des Schielens. Die gefährlichste Folge des Schielens ist die Amblyopie (Schwachsichtigkeit eines Auges). Sie entsteht durch die Unterdrückung der Sehinformation des abweichenden Auges. Eine Amblyopie kann nur in den ersten Lebensjahren behandelt werden, solange das visuelle System noch »plastisch« ist. Später ist die Schwachsichtigkeit irreversibel und bleibt zeitlebens bestehen.

Abdecktest. Der einseitige Abdecktest gibt Auskunft darüber, ob manifestes Schielen vorliegt oder nicht. Mit dem einseitigen Abdecktest kann man auch prüfen, ob bei Schielen einseitig oder alternierend fixiert wird, d. h. ob eine Amblyopie eines Auges vorliegt. Mit dem alternierenden Abdecktest kann latentes Schielen erkannt werden. Der alternierende Abdecktest mit der Prismenleiste dient zur Ausmessung des Schielwinkels.

Sehschärfeprüfung. Wenn Schielen diagnostiziert worden ist, muss eine dem Alter des Kindes angepasste Sehschärfenprüfung erfolgen und die Refraktion in Zykloplegie ermittelt werden. Außerdem muss geprüft werden, ob zentrale oder exzentrische Fixation vorliegt und wie die Binokularfunktion ist. Zu jeder Erstuntersuchung gehört die genaue Untersuchung der Augenvorderabschnitte und des Augenhintergrundes, um andere Ursachen des Schielens auszuschließen.

Frühkindliches Schielsyndrom. Zum frühkindlichen Schielsyndrom gehören Strabismus convergens, fehlende Binokularfunktionen, Nystagmus latens. Höhenabweichungen (Strabismus sursoadductorius und

▼

21.6 · Therapieprinzipien beim Schielen

dissoziiertes Höhenschielen) sind beim frühkindlichen Schielsyndrom häufig.

Normosensorisches Spätschielen. Das normosensorische Spätschielen manifestiert sich nach der Entwicklung der Binokularfunktionen. Deshalb sollte man das Schielen möglichst bald durch eine Operation beseitigen.

Mikrostrabismus. Bei Mikrostrabismus ist der Schielwinkel sehr klein, stört kosmetisch nicht und wird deshalb spät entdeckt. Es besteht häufig eine Amblyopie mit exzentrischer Fixation. Oft ist ein Teil der Binokularfunktionen erhalten.

Primäres Auswärtsschielen. Beim primären Auswärtsschielen sind die Binokularfunktionen oft latent erhalten. Eine Amblyopie ist seltener als beim Einwärtsschielen. Das Auswärtsschielen kommt häufig sekundär bei erblindeten Augen oder konsekutiv nach Operation gegen Einwärtsschielen vor.

Latentes Schielen. Latentes Schielen nennt man Heterophorie. Es führt in Ausnahmefällen zu Beschwerden.

Scheinbares Schielen. Scheinbares Schielen wird bei Säuglingen und Kleinkindern manchmal durch einen breiten Nasenrücken vorgetäuscht.

Therapie des Strabismus. Die wichtigsten Behandlungsmaßnahmen bei Strabismus sind der Ausgleich einer Hypermetropie und die Beseitigung der Schwachsichtigkeit (Amblyopie) des schielendes Auges. Die sicherste Behandlungsmethode der Amblyopie ist die Okklusion des guten Auges, die unter Kontrolle eines Augenarztes erfolgen muss.

Die Schieloperation sollte bei frühkindlichem Schielsyndrom im Vorschulalter erfolgen. Bei normosensorischem Spätschielen muss die Operation so bald wie möglich ausgeführt werden.

Augenmuskellähmung und supranukleäre Augenbewegungsstörung

22.1 Pathophysiologische Grundlagen – 378
22.1.1 Definitionen und Ursachen – 378
22.1.2 Wirkungen der Augenmuskeln – 378

22.2 Klinische Untersuchung der Augenmuskelfunktion – 380
22.2.1 Untersuchungsstrategie – 380
22.2.2 Allgemeine Symptomatik und klinisches Bild – 381

22.3 Augenmuskellähmungen durch Hirnnervenschädigung – 383
22.3.1 Abduzenslähmung (N. VI) – 384
22.3.2 Trochlearislähmung (N. IV) – 384
22.3.3 Okulomotoriuslähmung (N. III) – 386
22.3.4 Kombination von Hirnnervenparesen – 386
22.3.5 Sonderformen von Augenmuskelparesen – 387
22.3.6 Therapie der Augenmuskellähmungen – 387

22.4 Lähmungen durch Augenmuskelerkrankungen – 388
22.4.1 Okuläre Myasthenie – 388
22.4.2 Botulinusintoxikation – 389
22.4.3 Myopathien – 389

22.5 Augenmuskellähmungen durch mechanische Ursachen – 390

22.6 Supranukleäre Störungen – 390
22.6.1 Physiologische Grundlagen – 390
22.6.2 Horizontale Blicklähmung – 390
22.6.3 Vertikale Blicklähmung – 391
22.6.4 Internukleäre Ophthalmoplegie – 391
22.6.5 Okulomotorische Apraxie – 391

22.7 Nystagmus (Augenzittern) – 392
22.7.1 Optokinetischer Nystagmus (OKN) – 392
22.7.2 Vestibulookulärer Reflex – 392
22.7.3 Kongenitaler Nystagmus – 392
22.7.4 Latenter Nystagmus – 392
22.7.5 Vestibulärer Nystagmus – 392

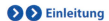 **Einleitung**

Die Augenbewegungsstörungen bei Läsionen der okulomotorischen Nerven und Kerne sind nicht immer einfach zu verstehen. Die Bewegungsstörung bei Augenmuskellähmungen lässt sich durch die Zugrichtung der betroffenen Muskeln erklären. Beim Lähmungsschielen ändert sich der Schielwinkel mit der Blickrichtung (inkomitantes Schielen). Der Patient ist durch Doppelbilder gestört. Die Paresen von N. oculomotorius, N. trochlearis und N. abducens haben charakteristische Bewegungseinschränkungen zur Folge. Bei der okulären Myasthenie bestehen eine ermüdungsabhängige Ptosis und wechselnde Augenmuskelparesen. Bei der internukleären Ophthalmoplegie liegt der Entzündungsherd oder die Durchblutungsstörung im medialen longitudinalen Faszikulus zwischen Abduzens- und Okulomotoriuskern. Die Adduktion des Auges ist auf der betroffenen Seite verlangsamt oder fällt ganz aus, während die Adduktion bei Naheinstellungskonvergenz normal ist. Eine vertikale Blicklähmung mit retraktorischem Nystagmus und Pupillenstörung wird durch einen Pinealistumor oder eine Durchblutungsstörung hervorgerufen.

22.1 Pathophysiologische Grundlagen

22.1.1 Definitionen und Ursachen

Das »**paralytische Schielen**« unterscheidet sich vom frühkindlichen konkomitanten Schielen zunächst dadurch, dass der Schielwinkel je nach Blickrichtung unterschiedlich ist und in der Zugrichtung des gelähmten Muskels zunimmt. Der Schielwinkel ist also »**inkomitant**«.

Vollständige Lähmungen eines Augenmuskels nennt man **Paralysen,** inkomplette Lähmungen (Schwächen) nennt man **Paresen**. Paralysen sind seltener als Paresen.

Störungen der Koordination beider Augen, die auf eine fehlerhafte Ansteuerung der Augenmuskelkerne zurückgehen, nennt man **Blickparesen**. Diese können die vertikale oder horizontale Richtung betreffen. Sie werden durch Läsionen oberhalb der Augenmuskelkerne (**supranukleär**) oder in den Verbindungsbahnen zwischen den Augenmuskelkernen (**internukleär**) hervorgerufen.

Lokalisation der Schädigung

Eine Augenmuskellähmung kann durch Schädigung folgender drei Strukturen entstehen:
- Schädigung des Nervs bzw. seines Kerns,
- Störung der neuromuskulären Übertragung,
- Erkrankung oder Schädigung des Muskels.

22.1.2 Wirkungen der Augenmuskeln

Die Symptomatik der Augenmuskelparesen versteht man nur, wenn man die Hauptzugrichtung und die Nebenzugrichtungen der Augenmuskeln (◘ Tabelle 22.1) kennt. Die Muskelfunktionen vergegenwärtigt man sich an der **Verlaufsrichtung der Augenmuskeln** im Verhältnis zum Bulbus (◘ Abb. 22.1, 22.2 und 22.3). Hierzu sind genaue anatomische Kenntnisse erforderlich, die hier wiederholt werden sollen.

Hauptwirkung der Horizontalmotoren: Abduktion, Adduktion

Bei den Seitwärtswendern gibt es keine Schwierigkeiten für das Verständnis, da jeder Muskel nur eine Wirkung hat: Der **M. rectus lateralis** (**externus**) zieht das Auge nach lateral (temporal), der **M. rectus medialis** (**internus**) zieht das Auge nach medial (nasal).

Haupt- und Nebenwirkung der Vertikalmotoren

Die Wirkung aller anderen äußeren Augenmuskeln hängt von der Ausgangsstellung des Auges ab: Die Blickbewegungen im täglichen Leben betragen bei Er-

◘ **Tabelle 22.1.** Funktionen der äußeren Augenmuskeln in Primärstellung des Auges

Muskel	Hauptzugrichtung	Nebenzugrichtung
Rectus lateralis	Abduktor	keine
Rectus medialis	Adduktor	keine
Rectus superior	Heber	Einwärtsroller und Adduktor
Rectus inferior	Senker	Auswärtsroller und Adduktor
Obliquus superior	Einwärtsroller	Senker und Abduktor
Obliquus inferior	Auswärtsroller	Heber und Abduktor

22.1 · Pathophysiologische Grundlagen

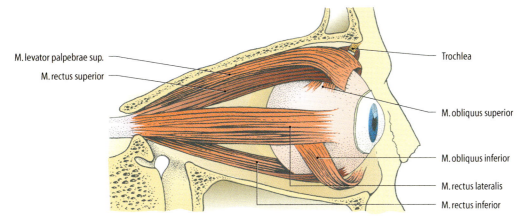

◘ **Abb. 22.1.** Seitliche Ansicht der Orbita mit Augenmuskeln

◘ **Abb. 22.2.** Muskeln des rechten Bulbus von oben nach Wegnahme des Orbitadachs

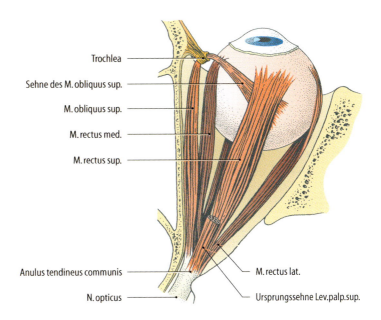

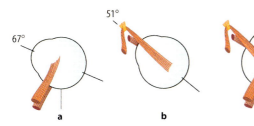
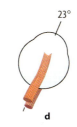
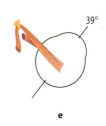

◘ **Abb. 22.3a–e.** Wirkung der vertikalen geraden und der schrägen Augenmuskeln bei verschiedenen Stellungen des rechten Auges (von oben gesehen, schematisiert). **a** Bei Adduktion um 67° (beim Lebenden nicht möglich) wären die Mm. recti reine Roller. **b** Bei Adduktion nimmt die hebende und senkende Funktion der Mm. obliqui zu. **c** In Primärstellung des Auges ist der M. rectus superior Heber, Einwärtsroller und Adduktor, der M. obliquus superior Senker, Einwärtsroller und Abduktor. **d** Bei Abduktion um 23° sind die Mm. recti reine Heber und Senker. **e** Bei Abduktion um 39°, die im täglichen Leben nicht vorkommt, sind die Mm. obliqui reine Roller

wachsenen meist nur 10° (Hebung) bis 20° (Seitenbewegung, Senkung). Hebung und Senkung erfolgen im Wesentlichen durch den **M. rectus superior** und **M. rectus inferior**. Die geraden Heber und Senker haben bei einer Abduktion des Auges um 23° jeweils nur eine Wirkung, der M. rectus superior ist dann nur Heber und der M. rectus inferior nur Senker (◘ Abb. 22.3d). In Primärstellung dagegen wirkt der M. rectus superior auch ein wenig als Einwärtsroller und Adduktor und der M. rectus inferior auch ein wenig als Auswärtsroller und Adduktor. Das liegt an dem Winkel, den die Muskeln zur sagittalen und vertikalen Bulbusachse einnehmen.

Haupt- und Nebenwirkung der schrägen Augenmuskeln

Die Rollung des Auges um seine Längsachse geschieht hauptsächlich durch die Mm. obliqui. Um die Richtung der Rollung des Auges zu bezeichnen, stellt man sich die Hornhaut als Zifferblatt einer Uhr vor, wobei eine Drehung der 12 nach innen Einwärtsrollung genannt wird. Auch die Wirkung der **Mm. obliqui** ist aus ihrer Verlaufsrichtung verständlich: Der **M. obliquus superior** wird an der Trochlea umgelenkt, läuft etwas nach hinten und setzt auf der Bulbusoberfläche unter und hinter dem M. rectus superior an, wobei seine Insertion breitflächig ist und bis hinter den Äquator reicht. Der **M. obliquus inferior** entspringt am nasalen unteren Orbitarand und setzt am Bulbus breitflächig hinter dem Äquator an. Die beiden Mm. obliqui bilden beim Blick geradeaus mit der sagittalen Augenachse einen Winkel von ca. 51°. Bei Adduktion nimmt deshalb die senkende Wirkung des M. obliquus superior bzw. die hebende Wirkung des M. obliquus inferior zu. Bei der Abduktion von ca. 40°, was im täglichen Leben aber nicht vorkommt, ist der M. obliquus superior nur Einwärtsroller, der M. obliquus inferior nur Auswärtsroller (◘ Abb. 22.3e). Ein Ausfall des M. obliquus superior ist beim Lesen oder Treppensteigen (Blicksenkung in Adduktion/Konvergenz) besonders störend. Es kommt dann zu vertikal versetzten und verkippten Doppelbildern, die nicht durch Fusion überwunden werden können.

22.2 Klinische Untersuchung der Augenmuskelfunktion

22.2.1 Untersuchungsstrategie

Trotz der komplizierten Wirkungen der Augenmuskeln kann man durch gezielte Untersuchung schnell feststellen, welcher Muskel (welche Muskeln) gelähmt ist (sind). Außerdem kann man durch Messung des Schielwinkels das Ausmaß der Parese bestimmen.

Prüfung der 6 diagnostischen Blickrichtungen

Zunächst prüft man die 6 diagnostischen Blickrichtungen und beobachtet, in welcher Blickrichtung ein Auge zurückbleibt (◘ Abb. 2.6). Man lässt den Patienten nach rechts oben, nach rechts, nach rechts unten, nach links unten, nach links und nach links oben blicken. Die Blickrichtungen nach Mitte unten und nach Mitte oben sind dagegen diagnostisch wenig aussagekräftig, weil sie nur durch Zusammenwirken verschieden innervierter Augenmuskeln zustande kommen. Bei dieser Untersuchung fixiert der Patient eine Taschenlampe oder den Augenspiegel, über die der Untersucher peilt. Der Arzt beobachtet dabei den Hornhautreflex beider Augen, während er den Kopf des Patienten dreht und ihn dadurch Blickbewegungen ausführen lässt. Das Zurückbleiben eines Auges in der paretischen Zugrichtung ist sehr gut an der Verschiebung des Hornhautreflexes zu erkennen. Am nicht gelähmten Auge bleibt dagegen der Hornhautreflex zentriert, weil das Auge der Lichtquelle kontinuierlich folgt. Darüber hinaus kann man bei der Prüfung der 6 diagnostischen Hauptblickrichtungen auch den alternierenden Abdecktest benutzen, um die Abweichung zu objektivieren oder den Patienten fragen, in welche Richtung die Doppelbilder am stärksten auseinanderweichen.

Die **Horizontalmotoren** prüft man, indem der Blick des Patienten in der Horizontalen mit der Lichtquelle nach rechts und links geführt wird. Die Funktion der **Vertikalmotoren** (Mm. recti superior und inferior) prüft man in ca. 23° Abduktion. Hierzu lässt man den Patienten nach rechts oben und rechts unten (für die rechten Vertikalmotoren) sowie nach links oben und links unten (für die linken Vertikalmotoren) schauen. Eine Parese wird durch das Zurückbleiben des Auges in der Hauptzugrichtung erkennbar. Eine Parese der **schrägen Augenmuskeln** prüft man am besten in Adduktion, weil sie hier ihre senkende bzw. hebende Wirkung entfalten, deren Defizit dann gut zu erkennen ist (z. B. bei Trochlearisparese Senkungsdefizit in Adduktion). Die **Verrollung** ist schwieriger zu beurteilen. Man erkennt sie am besten **beim Auf- und Abblick des etwas abduzierten Auges**, indem man das Irisrelief und die Bindehautgefäße wie ein Zifferblatt beobachtet und so die Drehbewegung erkennen kann.

Ausmessung des Schielwinkels

Zur Ausmessung des Schielwinkels in den diagnostischen Blickrichtungen setzt der Augenarzt dem Patienten ein Dunkelrotglas vor das **nicht** gelähmte Auge. Der Patient fixiert ein helles Lämpchen im Zentrum einer

22.2 · Klinische Untersuchung der Augenmuskelfunktion

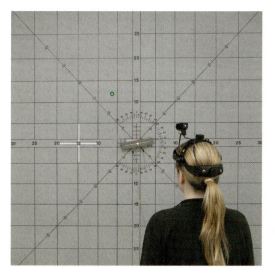

Abb. 22.4. Tangentenskala nach Harms. In der vorliegenden Aufnahme blickt die Patientin 15° nach rechts (der Kopf ist entsprechend dem projizierten Kreuz des Kopfprojektors 15° nach links gedreht). In dieser Blickrichtung erscheint der durch das Dunkelrotglas sichtbare zentrale Fixationspunkt in einer Abweichung, die durch den grünen Kreis vom Patienten angezeigt wird und vom Untersucher abgelesen werden kann. Gleichzeitig ist die subjektiv wahrgenommene Horizontale erst erreicht, wenn die zentrale Fixationslinie etwas gegen den Uhrzeigersinn gedreht ist. Dadurch wird die Verrollung des Auges objektiviert (im vorliegenden Fall handelt es sich um eine Blow-Out-Fraktur mit Senkungseinschränkung und Zyklotropie des linken Auges. Messung bei Rechtsfixation = Dunkelrotglas rechts

Testwand (**Tangententafel nach Harms,** Abb. 22.4). Er sieht dann mit dem fixierenden Auge durch das Dunkelrotglas lediglich den roten Lichtpunkt, das gesamte übrige Umfeld bleibt unsichtbar. Dieses ist nur mit dem anderen (nicht fixierenden) Auge zu sehen. Mit einem grünen Lichtzeiger (der nur vom nicht fixierenden Auge gesehen wird) zeigt der Patient auf die Stelle, an der der rote Lichtpunkt wahrgenommen wird. Der rote Lichtpunkt wird also in den Sehraum des nicht fixierenden, gelähmten Auges lokalisiert. (Man kann sich dies anhand der Abb. 22.5b anschaulich machen). Dies ist möglich, weil das Gehirn für identische Netzhautstellen den gleichen Raumwert hat. Indem der Patient mit dem grünen Lichtzeiger anzeigt, wo er das rote Pünktchen innerhalb der Testwand sieht, kann der Arzt an der Einteilung der Testwand ablesen, wie groß der Schielwinkel ist. Für die Messung der Verrollungsabweichung (Zyklotropie) wird statt des Lichtpunktes eine Lichtlinie verwendet und der Patient aufgefordert, die rote Linie mit einer Fernbedienung so einzustellen, dass sie subjektiv als horizontal empfunden wird. Die Abweichung der subjektiven Horizontalen von der tatsächlichen Horizontalen kann direkt an einem Gradmesser abgelesen werden. Durch Kopfdrehung des Patienten (Tangententafel nach Harms) oder Blickänderung durch Verlagerung des Lichtpunktes (Koordimeter nach Hess) kann man die Abweichung in genau definierten Blickrichtungen ausmessen. Setzt man das Dunkelrotglas vor das gelähmte Auge, so erhält man den sekundären Schielwinkel (Erklärung des sekundären Schielwinkels ▶ Kap. 22.2.2).

22.2.2 Allgemeine Symptomatik und klinisches Bild

Die Unterschiede in der Symptomatik von Begleitschielen und Augenmuskellähmungen können der Tabelle 22.2 entnommen werden.

Doppelbilder, Orientierungsstörungen

Doppelbilder entstehen, wenn die Sehachsen beider Augen sich nicht im Fixierpunkt schneiden. Der Patient merkt dabei nicht ohne weiteres, welches Bild das richtige ist. Er kann sich deshalb beim Treppensteigen oder Ergreifen von Gegenständen täuschen (**optisch-haptische Lokalisationsstörung**). Da eine Augenmuskellähmung meist plötzlich eintritt, entsteht infolge der Doppelbilder Schwindel oder Übelkeit, wenn der Patient den Kopf bewegt oder umhergeht. Manche Patienten lernen es rasch, ein Doppelbild zu unterdrücken. Die Doppelbildwahrnehmung kann aber auch dauernd bestehen bleiben. Dann muss vor das gelähmte Auge ein Mattglas verordnet werden.

Inkomitanter Schielwinkel

Bei einer Augenmuskellähmung ist der Schielwinkel abhängig von der Blickrichtung. Er ist am größten beim Blick in die Richtung, in die der gelähmte Muskel seine Hauptzugwirkung hat. Man spricht von inkomitantem Schielen im Gegensatz zum konkomitanten Schielen oder Begleitschielen (▶ Kap. 21), bei dem ein Auge das andere im gleichen Winkel begleitet. Als Beispiel sei eine rechtsseitige Abduzensparalyse geschildert: Der Schielwinkel und damit auch der Doppelbildabstand ist bei dem Versuch nach rechts zu sehen am größten. Das rechte Auge gelangt nur bis zur Mittellinie, das linke wird normal adduziert (Abb. 22.5a u. b, Abb. 22.7a–c).

Ausnahme. Bei beidseitiger Abduzensparese ist der Schielwinkel in alle Blickrichtungen etwa gleich, weil in alle Richtungen eine konvergente Schielstellung ent-

Tabelle 22.2. Unterschiede zwischen Begleitschielen und Augenmuskellähmung

Begleitschielen	Augenmuskellähmung
1. Keine Doppelbilder. Stattdessen monokulare Anpassung (Exklusion, als deren Folge Amblyopie; exzentrische Fixation) oder binokulare Anpassung (anomale Korrespondenz).	1. Doppelbilder. Das Trugbild liegt in der Aktionsrichtung des gelähmten Muskels.
2. Schielwinkel in allen Blickrichtungen gleich (Strabismus concomitans).	2. Schielwinkel inkonstant, nimmt in Aktionsrichtung des gelähmten Muskels zu (Ausnahme: bds. Abducens-Parese).
3. Beginn meist in den ersten Lebensjahren.	3. Beginn plötzlich, jedes Lebensalter möglich.
4. Ursachen: Hypermetropie, Fusionsschwäche, Anisometropie, Muskelanomalien, pathologische zentralnervöse Steuerung, erbliche Anlage.	4. Ursachen können alle Gehirnerkrankungen sein (Entzündung, Blutung, Tumor, Trauma). Konnatal: Geburtstrauma, Kernaplasie
5. Primärer und sekundärer Schielwinkel sind gleich.	5. Der sekundäre Schielwinkel (Fixation mit dem gelähmten Auge) ist größer als der primäre.
6. Blickfeld nicht eingeschränkt.	6. Blickfeld des gelähmten Auges eingeschränkt.
7. Kein Vorbeigreifen.	7. Vorbeigreifen (Patient weiß nicht, welches der beiden Bilder das Trugbild ist).
8. Zuweilen abnorme Kopfhaltung (bei Strab. sursoadduct.).	8. Kompensatorische Kopfhaltung (in Aktionsrichtung des gelähmten Muskels).
9. Binokulärer Sehakt minderwertig (Fusion und räumliches Sehen unterwertig oder fehlend, oft Amblyopie oder anormale Korrespondenz).	9. Binokuläres Sehen (Fusion, räumliches Sehen, Korrespondenz) bei Ausgleich des Winkels intakt.

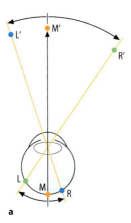
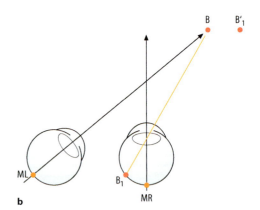
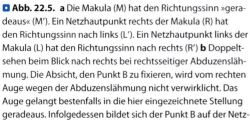

Abb. 22.5. a Die Makula (M) hat den Richtungssinn »geradeaus« (M'). Ein Netzhautpunkt rechts der Makula (R) hat den Richtungssinn nach links (L'). Ein Netzhautpunkt links der Makula (L) hat den Richtungssinn nach rechts (R') **b** Doppeltsehen beim Blick nach rechts bei rechtsseitiger Abduzenslähmung. Die Absicht, den Punkt B zu fixieren, wird vom rechten Auge wegen der Abduzenslähmung nicht verwirklicht. Das Auge gelangt bestenfalls in die hier eingezeichnete Stellung geradeaus. Infolgedessen bildet sich der Punkt B auf der Netzhaut des rechten Auges nicht in der Makula, sondern an dem Ort B1 ab. Diesem Netzhautort entspricht der Raumwert B'1, der Patient sieht deshalb ein Trugbild, das rechts neben B erscheint. Das Bild des rechten Auges liegt nach rechts verschoben: Es bestehen ungekreuzte Doppelbilder. Bei Auswärtsschielstellung würden gekreuzte Doppelbilder entstehen, d. h. das zum rechten Auge gehörige Bild würde nach links verlagert sein

steht, beim Rechtsblick durch Zurückbleiben des rechten Auges und bei Linksblick durch Zurückbleiben des linken Auges. Dann ist aber die Abweichung bei Blick in die Ferne größer als in die Nähe, was bei konkomitantem Strabismus convergens meist nicht der Fall ist.

Primärer und sekundärer Schielwinkel

Die meisten Patienten mit Augenmuskellähmungen bevorzugen zur Fixation das frei bewegliche Auge. Die hierbei ermittelte Schielabweichung bezeichnet man als den **primären Schielwinkel**. Wird aus bestimmten Gründen mit dem paretischen Auge fixiert, z. B. durch reduzierte Sehschärfe des nicht gelähmten Auges, dann entsteht der **sekundäre Schielwinkel**. Er ist größer als der primäre. Dieser Unterschied ergibt sich aus der Abhängigkeit des Schielwinkels vom Blickimpuls des Hirnstamms: Der Blickimpuls muss größer sein, um mit dem paretischen Auge die gewünschte Augenstellung zu erreichen, wenn in Zugrichtung des gelähmten Muskels geblickt wird. Dieser **stärkere Blickimpuls** wird auch auf das nichtparetische Auge übertragen und bewirkt dort eine stärkere Auslenkung. Zum Beispiel ist bei einer Lähmung des rechten M. rectus lateralis bereits ein nach rechts gerichteter Blickimpuls notwendig, wenn das paretische rechte Auge lediglich in die Primärposition (geradeaus) gebracht werden soll. Dieser Rechtsblickimpuls teilt sich natürlich auch dem linken Auge mit, so dass das linke Auge dann in einen größeren, nämlich den sekundären Schielwinkel abweicht. Wenn dagegen das frei bewegliche linke Auge in Primärposition eingestellt wird, ist kein Rechtsblickimpuls notwendig. Entsprechend ist der dabei vorhandene primäre Schielwinkel kleiner.

Kompensatorische Kopfhaltung

Der Patient versucht, den Ausfall eines Muskels durch die Kopfhaltung zu kompensieren. Das ist nur bei mäßig ausgeprägter Parese möglich. Bei einer rechtsseitigen Abduzenslähmung dreht er den Kopf in die Richtung, in die der Muskel das Auge ziehen würde, d. h. nach rechts. Nun kann er die vor ihm liegenden Gegenstände im Linksblick sehen, einer Blickrichtung, die außerhalb des Aktionsfeldes des paretischen Muskels liegt, in der die Augen also parallel stehen und keine Doppelbildwahrnehmung vorherrscht.

Fehlen von sensorischen Anpassungen

Im Gegensatz zum (Begleit-)Schielen der Kinder entstehen beim Erwachsenen keine sensorischen Anpassungen an die fehlerhafte Augenstellung: keine Amblyopie, keine exzentrische Fixation und keine anomale retinale Korrespondenz. Allerdings lernen manche Patienten mit länger bestehenden Paresen, durch **Suppression** eines Auges die Doppelbilder zu vermeiden.

22.3 Augenmuskellähmungen durch Hirnnervenschädigung

Die Diagnostik einer Augenmuskellähmung sollte neben der Art der Muskel- oder Hirnnervenparese auch Lokalisation und Ursache umfassen, um eine sofortige gezielte Therapie einleiten zu können.

Prinzipiell kann eine Hirnnervenlähmung entweder durch eine **Schädigung im Verlauf des Nervs** oder durch eine **Schädigung im Kerngebiet** hervorgerufen werden (Abb. 22.6).

Der Einfachheit halber werden zunächst die Hirnnervenlähmungen besprochen, bei denen nur ein Muskel ausfällt, d. h. die Abduzensparese, die zur Lähmung des M. rectus lateralis führt und die Trochlearisparese, die zur Lähmung des M. obliquus superior führt. Bei einer Okulomotoriusparese sind dagegen vier äußere Augenmuskeln (M. rectus superior, M. rectus inferior, M. rectus medialis und M. obliquus inferior), der M. levator palpebrae und häufig auch die parasympathischen Fasern für den M. sphincter pupillae betroffen.

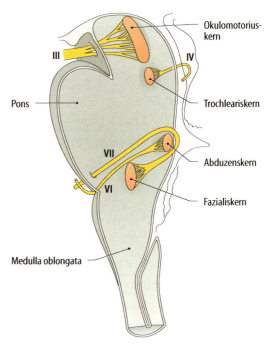

Abb. 22.6. Lage der Augenmuskelkerne im Hirnstamm. III Okulomotorius, IV Trochlearis, VI Abduzens, VII Fazialis

Im Folgenden werden die Befunde jeweils für die Parese des **rechten Auges** geschildert.

22.3.1 Abduzenslähmung (N. VI)

Ursachen

Die **isolierte Abduzensparese** wird immer durch eine **Schädigung des Nervs** verursacht. Ätiologisch können **Durchblutungsstörungen** (bei Diabetes mellitus) oder ein **Druck** durch einen **Tumor** vorkommen. Bei einer **Schädigung des Abduzenskerns** kommen andere Augenbewegungsstörungen hinzu. Im Bereich des Abduzenskerns entspringen noch supranukleäre Fasern, die zum Okulomotoriuskern der anderen Seite projizieren. Bei einer Kernläsion werden diese mitgeschädigt, und es entsteht dann das Bild einer Blicklähmung (Abb. 22.6). Zuweilen besteht bei Kernläsion auch eine ipsilaterale **Fazialisschwäche**, weil der Fazialis um den Abduzenskern im Hirnstamm schlingenförmig herum läuft. Die Abduzenslähmung ist häufig auch ein »**Fernsymptom**«, d. h. sie ist durch Hirndruck und Hirnmassenverschiebung verursacht, ohne dass der Tumor direkt am Nerv oder im Kerngebiet lokalisiert ist.

Symptome, Befunde

Bei rechtsseitiger Abduzensparese steht das rechte Auge in Konvergenz, der Schielwinkel nimmt beim Blick nach rechts zu (Abb. 22.7). Er ist bei Rechtsfixation größer als bei Linksfixation. Der Kopf ist nach rechts gewendet, damit das linke (doppelbildfreie) Blickfeld benutzt werden kann. Die Doppelbilder sind ungekreuzt, das Trugbild des rechten Auges ist nach rechts (gleichnamig) verschoben.

22.3.2 Trochlearislähmung (N. IV)

Ursachen

Eine Trochlearislähmung ist häufig traumatisch bedingt, kann aber auch durch Kompression (Tumor, Aneurysma) oder vaskulär verursacht sein.

Trauma. Eine Trochlearisparese entsteht relativ häufig bei **Schädeltraumen**, weil der Nerv an der Stelle, wo er auf der Hirnstammrückseite kreuzt, leicht geschädigt werden kann (Abb. 22.6). Nicht selten sind dann **beide** Trochlearisnerven gelähmt. Vaskuläre Ursachen sind bei Trochlearisparese seltener als bei der Abduzens- und Okulomotoriusparese.

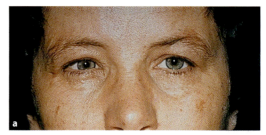
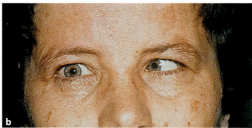
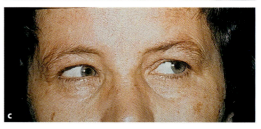

Abb. 22.7a–c. Abduzensparese des rechten Auges. **a** Blick geradeaus: linkes Auge fixiert, rechtes Auge in leichter Konvergenzstellung (Hornhautreflexe beachten). **b** Rechtsblick: Das paretische rechte Auge kann nur bis zur Mittellinie abduziert werden. **c** Linksblick: keine Abweichung

Symptome, Befunde

Im Vordergrund stehen **vertikale und verkippte Doppelbilder**, die **im Abblick** zunehmen. Der M. obliquus superior ist vor allem **Senker in Adduktion** und Einwärtsroller (insbesondere in Abduktion des Auges) (Abb. 22.8). Der vertikale Doppelbildabstand erscheint also dem Patienten beim Blick nach nasal unten am größten (beim Lesen und Treppensteigen), also in die Richtung, in die der gelähmte Muskel das Auge ziehen würde, die Verkippung der vertikalen Doppelbilder ist beim Blick nach temporal unten am größten. Durch **kompensatorische Kopfhaltung** versucht der Patient Doppelbilder zu vermeiden. Die kompensatorische Kopfhaltung folgt den Wirkungsrichtungen des gelähmten M. obliquus superior: Bei rechtsseitiger Trochlearisparese ist der Kopf auf die linke Schulter geneigt, nach links gewendet und das Kinn gesenkt (Abb. 22.9). Bei **beidseitiger Trochlearisparese** ist die Höhenabweichung beim Blick nach unten im mittleren Blickfeld nur gering, hingegen die Einwärtsrollung auf

22.3 · Augenmuskellähmungen durch Hirnnervenschädigung

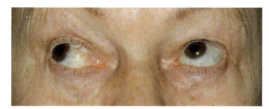

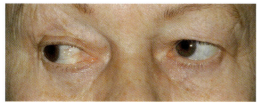

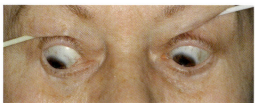

Abb. 22.8. Trochlearisparese links. Beim Blick nach rechts unten bleibt das linke Auge zurück, weil der M. obliquus superior ausfällt. Dieser ist in Adduktion der stärkste Senker. Um das Senkungsdefizit des linken Auges bei Blick nach rechts unten besser darzustellen, wurden die Lider mit einem Q-Tip hochgehalten. Bei Blick nach mitte-rechts und oben-rechts ist die vertikale Abweichung zwischen den beiden Augen geringer

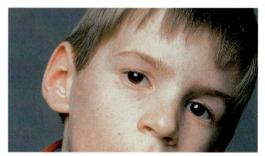

Abb. 22.9. Trochlearisparese rechts. Der Kopf ist entsprechend der komplizierten Wirkungsweise des Muskels in 3 Ebenen geneigt und gedreht, um den gelähmten Muskel nicht zu beanspruchen und Doppelbilder zu vermeiden (kompensatorische Kopfzwangshaltung). Bei Kindern mit einer Fehlhaltung kann ein Torticollis ocularis entstehen

beiden Augen bei Blick nach unten sehr störend, da **beidseits** eine **Exzyklotropie**, also eine gegensinnige Verrollung beider Augen entsteht. Der Patient sieht bei Blicksenkung horizontale Linien scherenförmig gegeneinander versetzt und ist beim Treppenlaufen und Lesen sehr behindert. Bei Fixation eines Lichtpunktes gibt er jedoch eventuell keine Doppelbilder an.

Diagnostik

Für den Untersucher wird das Zurückbleiben des Auges am deutlichsten sichtbar, wenn der Patient mit dem gelähmten Auge nach innen unten blickt. Der **Kopfneigetest** eignet sich zur Diagnose der Trochlearisparese besonders gut. Er nutzt die Höhenabweichung bei unterschiedlicher Kopfneigung aus. Der Patient fixiert geradeaus und der Arzt neigt den Kopf des Patienten passiv nach rechts und nach links. Bei rechtsseitiger Trochlearisparese weicht das rechte Auge nach oben ab, wenn der Arzt den Kopf des Patienten auf dessen rechte Schulter neigt. Ein normaler M. obliquus superior würde in dieser Situation das Auge nach innen verrollen und dabei gleichzeitig nach unten ziehen. Fällt dieser Senkungsimpuls durch Lähmung des M. obli-

quus superior aus, weicht das Auge nach oben ab. Wenn der Arzt den Kopf des Patienten bei rechtsseitiger Trochlearisparese dagegen nach links neigt, entsteht keine Höhenabweichung, weil das rechte Auge nach außen gerollt wird (M. obliquus inferior) und der M. obliquus superior nicht beteiligt ist.

Eine **kompensatorische Kopfneigung zu einer Schulter** kommt auch bei einer **angeborenen** Innervationsstörung der schrägen Augenmuskeln, dem sog. Strabismus sursoadductorius vor. Diese Ursache für eine okulär bedingte Kopfzwangshaltung ist relativ häufig, obwohl die Diagnose meist erst im Kindes- oder Jugendalter gestellt wird. Man kann dann anhand alter Fotografien die bereits früh entstandene Kopfzwangshaltung (Kopfneigung zur Gegenseite und Kopfsenkung) belegen. Da sich beim Strabismus sursoadductorius und bei der Trochlearisparese die kompensatorische Kopfneigung zur nicht betroffenen Seite ähneln, der Kopfneigetest zur betroffenen Seite positiv ausfällt, und es sich bei beiden Erkrankungen um eine sog. »Obliquusstörung« handelt, hat sich vor allem im englischsprachigen Schrifttum der Begriff »**kongenitale Trochlearisparese**« eingebürgert. Beim Strabismus sursoadductorius handelt es sich jedoch nicht um eine typische Augenmuskelparese, sondern um ein inkomitantes, nicht paretisches Schielen. Die Differenzialdiagnose beider Erkrankungen ist deshalb wichtig, weil sich hinter einer Trochlearisparese eine lebensgefährliche Erkrankung verbergen kann, die eine entsprechende Abklärung erfordert, während der Strabismus sursoadductorius eine »quoad vitam« harmlose Störung darstellt. Der Orthopäde muss vor jeder Behandlung eines Torticollis vom Augenarzt untersuchen lassen, ob die Ursache nicht eine Augenbewegungsstörung ist.

22.3.3 Okulomotoriuslähmung (N. III)

Ursachen

Eine isolierte, einseitige Okulomotoriusparese spricht für eine Schädigung im Verlauf des Nervs.

Ist die Pupille mit betroffen, dann ist die Ursache häufig ein **Aneurysma der A. communicans posterior** der gleichen Seite, weil Nerv und Arterie unmittelbar benachbart verlaufen. Bei einer Aneurysmablutung hat der Patient einen akuten, heftigen Kopfschmerz, die Pupille ist erweitert.

Bei einer Okulomotoriusparese ohne Pupillenlähmung ist ein Aneurysma unwahrscheinlich. Häufig liegt dann eine **Durchblutungsstörung des Nervs**, meist bei Diabetes mellitus älterer Menschen, zugrunde.

Eine isolierte Lähmung von Pupille und Akkommodation (innere Okulomotoriusparese) ist fast nie durch ein Aneurysma bedingt, sondern meist durch eine **Ganglionitis ciliaris** (die sich später zur Pupillotonie entwickelt, ▶ Kap. 10.3.2) oder ist durch unabsichtliches Tropfen eines Mydriatikums entstanden.

Weiterhin können **Läsionen im Okulomotoriuskerngebiet** eine Okulomotoriusparese verursachen. Die Okulomotoriuskerne beider Seiten liegen sehr nahe benachbart. Schädigungen in diesem Bereich kommen oft beidseitig und fast ausschließlich in Kombination mit supranukleären Schäden vor, wie z. B. Blicklähmung oder Nystagmus.

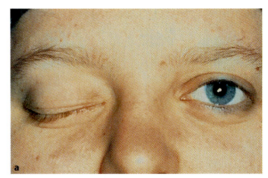

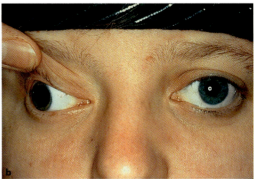

Abb. 22.10a, b. Okulomotoriusparese rechts. **a** Die Ptosis des Oberlides verdeckt die Auswärtsstellung des rechten Auges und verhindert, dass der Patient Doppelbilder wahrnimmt. **b** Beim Hochheben des Oberlides erkennt man die Auswärtsstellung und die Pupillenerweiterung des rechten Auges

Symptome, Befunde

Das gelähmte Auge steht **nach außen**, da der intakte M. rectus lateralis das Auge ohne Gegenzug nach außen zieht. Der intakte M. obliquus superior rollt das Auge nach innen, während der normale Gegenzug durch Lähmung des M. obliquus inferior ausfällt. Die Innenrollung kann man aber ohne genaue Prüfung an der Tangententafel nicht ohne weiteres erkennen. M. rectus superior und inferior sind beide gelähmt, so dass das Auge weder stark nach oben noch nach unten gezogen wird. Durch Lähmung des M. levator palpebrae entsteht eine **Ptosis**, die Pupille ist deshalb verdeckt und der Patient hat keine Doppelbilder (◘ Abb. 22.10a). Von einer **kompletten Okulomotoriusparese** spricht man, wenn auch die inneren Äste befallen sind. Dabei bestehen eine **weite, lichtstarre Pupille** und eine **Akkommodationslähmung** (◘ Abb. 22.10b).

> ⚠ Bei Okulomotoriusparese immer auf Vorhandensein einer Pupillenlähmung achten. Bei Kopfschmerzen und Pupillenlähmung ist eine gefährliche Aneurysmablutung wahrscheinlich!

22.3.4 Kombination von Hirnnervenparesen

Die Kombination von Hirnnervenparesen ist schwieriger zu diagnostizieren, eine genaue Diagnose gibt aber häufig einen Hinweis auf den Läsionsort.

Läsionsort Orbitaspitze

Lähmungsschielen durch Ausfall von 2 oder 3 Hirnnerven einer Seite ist typisch für eine **Läsion in der Orbitaspitze oder im Sinus cavernosus**. Häufig sind metastasierende Tumoren eingewachsen. Der Verdacht auf diesen Läsionsort wird durch eine zusätzliche Sensibilitätsstörung des 1. Trigeminusastes gestützt, der ebenfalls durch den Sinus cavernosus verläuft. Das **Tolosa-Hunt-Syndrom** ist eine idiopathische schmerzhafte Ophthalmoplegie, bei der kein Tumor besteht und die gut auf Steroide anspricht (Sonderform des Pseudotumor orbitae, ▶ Kap. 18.4.2). Allerdings muss die Diagnose sorgfältig alle anderen möglichen Ursachen von schmerzhaften Hirnnervenparesen ausschließen.

Parese des N. III und N. VI

Die Kombination einer Abduzenslähmung mit einer Okulomotoriuslähmung ist leicht zu diagnostizieren, da sowohl Abduktion wie auch Adduktion und Hebung/Senkung behindert sind.

Parese des N. III und N. IV

Schwierig ist es, eine Trochlearisparese zu erkennen, wenn gleichzeitig eine Okulomotoriusparese vorliegt. Dann steht das Auge durch die Okulomotoriusparese nach außen, so dass der Trochlearis im Wesentlichen ein Einwärtsroller ist und keine senkende Wirkung hat. Ist der Trochlearisnerv intakt, dann sieht man bei versuchtem Blick nach unten die Einwärtsrollung des Auges, wenn man die Bindehautgefäße beobachtet. Ist der Trochlearisnerv gelähmt, fehlt diese Einwärtsrollung bei Blicksenkung.

22.3.5 Sonderformen von Augenmuskelparesen

Retraktionssyndrom (Duane-Syndrom)

Es handelt sich um eine angeborene einseitige Motilitätseinschränkung, die mit einer Abduzensparese verwechselt werden kann. Beim Retraktionssyndrom ist zwar ebenfalls die Abduktion eingeschränkt, im Unterschied zur Abduzensparese wird das Auge aber **bei versuchter Adduktion** mehr oder weniger stark in die Augenhöhle zurückgezogen (**Retraktion**). Diese Motilitätsstörung entsteht durch eine intrauterin erworbene Schädigung des N. abducens. Anstelle des N. abducens übernehmen Okulomotoriusfasern, die eigentlich zum M. rectus medialis einwachsen sollten, die Innervation des M. rectus lateralis. Die Folge ist, dass bei versuchter Adduktion beide Muskeln ziehen, sowohl der M. rectus medialis als auch der M. rectus lateralis. Durch diese synergistische Innervation an sich antagonistisch wirkender Muskeln wird der Bulbus in die Orbita hineingezogen und die Lidspalte verengt sich. Beim Blick nach außen bleibt der Bulbus stehen und tritt leicht vor, da der M. rectus medialis erschlafft und auch der M. rectus lateralis nicht zieht (◘ Abb. 22.11).

Fehlregeneration

Hierbei wachsen regenerierende Okulomotoriusfasern in die **falsche Zielstruktur** ein, besonders nach Läsion durch Trauma oder Aneurysma, nicht aber bei Durchblutungsstörungen. Es kommt zu bizarren Motilitätsstörungen, z. B. Oberlidhebung bei versuchter Adduktion. Die Ursache ist, dass Fasern in den Levator palpebrae eingewachsen sind, die eigentlich zum M. rectus medialis gehören. Die fehlerhafte Regeneration

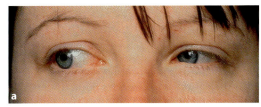
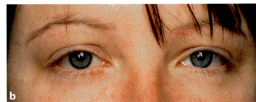
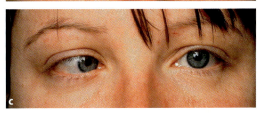

◘ **Abb. 22.11a–c.** Duane-Syndrom links. **a** Bei Rechtsblick verengt sich die linke Lidspalte, weil das linke Auge durch die Innenrotation sowohl von M. rectus medialis als auch M. rectus lateralis (beide vom N. III versorgt) nach hinten gezogen wird. **b** Bei Geradeausblick ist die Lidspalte normal weit und die Augen stehen parallel. **c** Bei Linksblick kann das linke Auge nicht abduziert werden, weil die Abduzensfasern fehlen, die Lidspalte erweitert sich, weil beide Muskeln locker lassen

kann auch die Pupillen- und Akkommodationsfasern betreffen.

22.3.6 Therapie der Augenmuskellähmungen

Als erstes muss man versuchen, die **Ursache** zu klären (neurologische, internistische, HNO-ärztliche Untersuchung) und danach die Grunderkrankung behandeln.

Wenn die Doppelbilder stören, verdeckt man ein Auge mit einem Mattglas oder einer Mattfolie auf dem Brillenglas (**Okklusion**).

Nach Durchblutungsstörungen (z. B. Abduzens- oder Okulomotoriusparese) besteht eine gute **Rückbildungstendenz**, deshalb kann in diesen Fällen die spontane Rückbildung abgewartet werden.

Ein Ausgleich der Fehlstellung mit Prismen (**Prismenbrillen**) ist nur in seltenen Fällen möglich, da der Schielwinkel je nach Blickrichtung größer oder kleiner ist (Inkomitanz).

Eine **Operation** kommt in der Regel erst nach Ablauf eines Jahres infrage, weil sich bis dahin die Parese noch spontan zurückbilden kann. Die Schieloperation muss vor allem auf den wechselnden Schielwinkel Rücksicht nehmen. Hierbei ist das Ziel, die doppelbildfreie Zone in das Gebrauchsblickfeld zu verlagern, also von der Seite in die Mitte, damit vor allem beim Blick geradeaus und nach unten keine Doppelbilder entstehen.

Zum Beispiel kann bei einer rechtsseitigen Abduzensparese in leichten Fällen der M. rectus medialis des rechten Auges rückgelagert und der paretische M. rectus lateralis verkürzt werden. In schweren Fällen (Paralyse) kann **am kontralateralen Auge zusätzlich eine Parese** erzeugt werden: Dabei wird im Fall einer rechtsseitigen Abduzensparese am linken Auge der M. rectus medialis rückgelagert und der M. rectus lateralis verkürzt. Dadurch ist für den Geradeausblick mit dem linken Auge ein Rechtsblickimpuls des okulomotorischen Systems erforderlich, wodurch am rechten Auge der M. rectus medialis weniger und der paretische M. rectus lateralis stärker innerviert wird. Die Bewegungsstrecke des gesunden linken Auges wird dadurch zwar etwas reduziert, dies stört aber im Gebrauchsblickfeld von 15–20° normalerweise nicht.

22.4 Lähmungen durch Augenmuskelerkrankungen

22.4.1 Okuläre Myasthenie

Definition, Ursache

Die Myasthenie beruht auf einer Blockierung der Acetylcholinrezeptoren der neuromuskulären Endplatte durch Autoantikörper. Es handelt sich also um eine **Störung der neuromuskulären Übertragung**.

In 70% aller Fälle manifestiert sich eine Myasthenie zuerst an den äußeren Augenmuskeln einschließlich des M. levator palpebrae. Bei generalisierter Myasthenie sind in 90% aller Erkrankungen die äußeren Augenmuskeln mitbetroffen. Der Augenarzt sollte deshalb mit dem Krankheitsbild der Myasthenie besonders vertraut sein.

Befunde, Symptome

Die Myasthenie kann auf die extraokulare Muskulatur, den M. levator palpebrae und den M. orbicularis oculi beschränkt bleiben (**okuläre Myasthenie**). An eine okuläre Myasthenie muss man immer dann denken, wenn die Augenmuskelparesen stark wechseln und sich nicht einem oder mehreren Hirnnerven zuordnen lassen.

Für eine Myasthenie ist die **Ermüdungsreaktion des M. levator palpebrae** typisch. Man lässt den Patienten 1 min extrem nach oben blicken. Wenn hierbei ein Lid oder beide Lider langsam absinken, ist eine Myasthenie sehr wahrscheinlich (**Simpson-Test**). Lässt man den Patienten vertikale Sakkaden ausführen, dann sieht man ein ruckartiges Heben des Oberlides und sofortiges Absinken (**Lid twitches**). Für die Myasthenie ist außerdem eine Zunahme der Parese im Tagesverlauf typisch. Die Diagnose der okulären Myasthenie kann durch den **Tensilontest** gesichert werden. Hierbei injiziert man vorsichtig 1–5 mg Edrophoniumchlorid (Tensilon®) intravenös, einen Cholinesterasehemmstoff, der 5 min wirksam ist. Durch die Akkumulation von Acetylcholin an der neuromuskulären Endplatte normalisiert sich die Parese in wenigen Sekunden (Doppelbilder verschwinden, Ptosis geht zurück). Ein weiterer einfach durchzuführender Test ist der sog. ›Eistest‹. Bei Verdacht auf eine Myasthenie bedingte Ptosis werden dem Patienten mit einem Kühlpack oder ein paar Eiswürfel in einem Einmalhandschuh bei geschlossenen Augen das Lid für 2–3 Minuten gekühlt. Bei Vorliegen einer Myasthenie verschwindet die Ptosis für ein paar Minuten.

Immer wenn eine okuläre Myasthenie diagnostiziert wird, muss auch eine generalisierte Myasthenie durch den Neurologen ausgeschlossen werden.

Therapie

Diese wird meist vom Neurologen durchgeführt. Als orale Dauertherapie eignet sich der Cholinesterasehemmsoff **Pyridostigmin** (Mestinon®). Aufgrund der autoimmunologischen Ursache ist eine Behandlung mit Kortison oder ggf. mit anderen **Immunsuppressiva** sinnvoll. Beim Thymom wird eine **Thymektomie** empfohlen. Schieloperationen sind ungeeignet.

Beim **Lambert-Eaton Syndrom** besteht wie bei der Myasthenie ein präsynaptischer Defekt der neuromuskulären Übertragung. Die Augen-Symptome sind denen der Myasthenie ähnlich. Hinzu kommen autonome Dysfunktion und trockenes Auge. Es handelt sich um ein paraneoplastisches Geschehen. In mehr als der Hälfte findet man ein Bronchialkarzinom.

> ⚠ Bei bizarren Kombinationen von Augenmuskelparesen, die sich nicht einem oder mehreren Hirnnervenparesen zuordnen lassen, immer an Myasthenie denken!

22.4.2 Botulinusintoxikation

Es handelt sich um eine Lähmung der neuromuskulären Übertragung durch Botulinustoxin, das vor allem in verdorbenen Fleischkonserven vorkommt und lebensbedrohliche **Allgemeinsymptome mit Atemlähmung** hervorruft. Essensreste, Stuhl und Magenaspirat des Patienten müssen asserviert und entsprechend untersucht werden. Es entstehen **Doppelbilder, Ptosis, Pupillen- und Akkommodationsstörungen** (▶ Kap. 20.4.1), jedoch fast immer im Zusammenhang mit Allgemeinsymptomen.

Botulinustoxin wird in kleinsten Dosen **therapeutisch** vorwiegend bei Blepharospasmus (▶ Kap. 4.4.3), aber auch bei Begleitschielen und seit einiger Zeit auch zu kosmetischen Zwecken (Entfernung von Hautfalten) eingesetzt.

22.4.3 Myopathien

Chronisch progressive externe Ophthalmoplegie (CPEO)

Definition, Ursache

Es handelt sich um eine über Jahre allmählich zunehmende **Lähmung der äußeren Augenmuskeln**, die bei symmetrischer Ausprägung nicht zu Doppelbildern führt. Die Kombination von CPEO mit Reizleitungsstörung des Herzens und Pseudoretinopathia pigmentosa wird als **Kearns-Sayre-Syndrom** (▶ Kap. 13.8.3) bezeichnet.

Die **Ursache** der chronisch progressiven externen Ophthalmoplegie ist eine Erkrankung der Mitochondrien, wodurch die Energiebereitstellung für die Augenmuskeln unzureichend wird.

Befunde, Symptome

Die Augenbeweglichkeit ist in alle Richtungen eingeschränkt und die schnellen Augenrucke (Sakkaden) sind auffällig verlangsamt. Durch Befall des M. levator palpebrae entsteht eine Ptosis (◘ Abb. 22.12). Das Gesicht zeigt eine auffällige mimische Starre. Schließlich können die Augen praktisch nicht mehr bewegt werden. In der Histologie der Augenmuskelbiopsie sieht man typischerweise degenerierte extraokulare Muskelfasern, die bei Trichromfärbung als »ausgefranste rote Fasern« erscheinen. Die CPEO kann mit neurologischen Begleitsymptomen einhergehen (sog. Ophthalmoplegia plus).

Therapie

Eine Ptosisoperation ist gefährlich, da dann ein Lidschlussdefizit entsteht und das Auge austrocknen kann, besonders nachts während des Schlafes. Außerdem

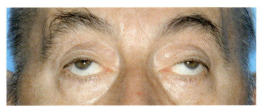
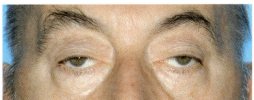
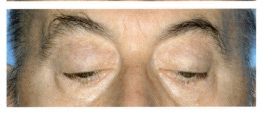

◘ **Abb. 22.12.** Chronisch progressive externe Ophthalmophlegie (CPEO). Die Hebung der Lider ist stark eingeschränkt (Ptosis bei Aufblick und Geradeausblick). Die Beweglichkeit der Augen ist in alle Blickrichtungen eingeschränkt (hier zusätzlich Divergenzstellung)

fehlt durch die Lähmung der Schutz durch das Bell-Phänomen (Aufwärtswendung des Auges bei Lidschluss). Manchmal kann man eine »Ptosisbrille« mit einem Bügel anpassen, der das Lid zeitweise hochhält. Coenzym Q10 verbessert nur die Ermüdung von Skelettmuskeln und Herz, nicht aber die Ophthalmoplegie und die Ptosis.

Okuläre Myositis

Hierbei liegt eine **Entzündung** eines oder mehrerer **äußerer Augenmuskeln** vor. Die okuläre Myositis ist meist mit orbitalen Begleitsymptomen (Schmerzen bei Augenbewegungen, Exophthalmus, Bindehautschwellung) kombiniert. Die okuläre Myositis tritt häufig in Kombination mit **Skleritis** und **Pseudotumor orbitae** auf. Ist nur ein Muskel entzündet, so ist die Rötung meist auf seinen Muskelansatz beschränkt. Im Vordergrund steht neben der Bewegungseinschränkung des Auges die massive Schmerzsymptomatik. Beides bessert sich sehr schnell bei systemischer Kortisongabe.

Dystrophische Myotonie Curschmann-Steinert

Typisch ist hierbei eine Ptosis, eine mimische Starre und eine besondere Katarakt (▶ Kap. 9.3.1). Doppelbilder treten nur ausnahmsweise auf.

22.5 Augenmuskellähmungen durch mechanische Ursachen

Endokrine Orbitopathie
Hierbei schwellen die äußeren Augenmuskeln durch einen **autoimmunologischen Entzündungsprozess** an. Später entsteht eine Muskelfibrose und -kontraktur, vor allem von M. rectus inferior und M. rectus internus. Neben Exophthalmus und Lidretraktion ist häufig eine Hebungseinschränkung durch den fibrosierten M. rectus inferior oder eine Innenschielstellung durch Kontraktur des M. rectus medialis vorhanden (▶ Kap. 18.5). Der Patient muss den Kopf heben und nach hinten neigen, um den Blick geradeaus halten zu können, denn die Kontraktur des M. rectus inferior fixiert den Bulbus im Abblick.

Verletzungen
Beim Bruch des Orbitabodens (z. B. nach »**Blow out**«-**Fraktur**) kommt es zu einem Muskelhämatom des M. rectus inferior und dadurch zu einer Senkungs- **und** Hebungseinschränkung des Auges (◘ Abb. 18.9). Durch den Traktionstest mit der Pinzette kann man die Fixierung des Muskels von einer Parese unterscheiden.

Bei **Verletzungen der Trochlea** (z. B. Abscherung durch Glassplitter bei einer Windschutzscheibenverletzung) entsteht das Bild einer Lähmung des M. obliquus superior.

Differenzialdiagnose. Das Sehnenscheidensyndrom des M. obliquus superior (Brown-Syndrom, Obliquus-superior-Klick-Syndrom) ist in Kap. 21.1.2 geschildert.

22.6 Supranukleäre Störungen

22.6.1 Physiologische Grundlagen

Bei supranukleären Störungen ist das Bewegungsprogramm für Blickbewegungen gestört. Blickbewegungen bestehen aus Versionen oder Vergenzen. **Versionen** sind gleichsinnige Bewegungen beider Augen auf ein Blickziel. **Vergenzen** sind gegensinnige Bewegungen beider Augen auf ein Blickziel in der Nähe (Konvergenzbewegung) oder in der Ferne (Divergenzbewegung). Die Zentren für diese Funktionen sind den Augenmuskelkernen vorgeschaltet. Man spricht deshalb von **supranukleären** Störungen, wenn diese Funktionen defekt sind. Es handelt sich vor allem um **Blicklähmungen** sowie um Störungen der **Blickhalte- und Blickzielfunktionen**.

Den sog. **Sakkaden** (ruckartige Augenbewegungen) liegen schnelle Augenbewegungen zugrunde. Sie haben eine Winkelgeschwindigkeit von 800°/s. Langsame Augenbewegungen sind für die Haltefunktion und die Blickfolge erforderlich.

Das **Zentrum für horizontale Blickbewegungen** liegt in der **Brücke**. Der Abduzenskern enthält Zellen, die als »supranukleäres Blickzentrum« fungieren. Horizontale **Sakkaden** werden vom kontralateralen »frontalen Augenfeld« des Frontalhirns ausgelöst, wobei die Signale über die paramediane pontine Formatio reticularis auf die Neurone des horizontalen Blickzentrums im Abduzenskern weitergeleitet werden. **Folgebewegungen** werden dagegen vom ipsilateralen hinteren Parietallappen ausgelöst, dessen Signale ebenfalls über die paramediane pontine Formatio reticularis auf das Blickzentrum im Abduzenskern geleitet werden. Von dort werden einerseits die Motoneurone des N. abducens angesteuert, andererseits kreuzen Fasern zur anderen Seite und laufen über den Fasciculus longitudinalis medialis zum Oculomotoriuskern für die Adduktion des anderen Auges (M. rectus medialis). Auch das Vestibularsystem, der Colliculus superior und das Kleinhirn tragen zur Ansteuerung von Sakkaden bei.

Das **Zentrum für vertikale Blickbewegungen** liegt im **Mittelhirn**. Vertikale Sakkaden werden von **beiden frontalen Augenfeldern** gesteuert und über die mediane Formatio reticularis auf den Okulomotoriuskernkomplex und den Trochleariskern übertragen. An der Steuerung vertikaler Folgebewegungen ist der **Nucleus interstitialis Cajal** beteiligt.

Aus diesen komplexen anatomischen Verhältnissen ergeben sich unterschiedliche Läsionsorte für vertikale und horizontale Blickstörungen.

22.6.2 Horizontale Blicklähmung

Die horizontale Blicklähmung ist charakterisiert durch die Unfähigkeit, in der Horizontalen zur Seite zu blicken.

Die **horizontale Blicklähmung** zu einer Seite ist durch eine Läsion (**Verletzungen, Durchblutungsstörungen, Tumoren**) in der Brücke verursacht. Entweder besteht ein Schaden des Abduzenskerns, der auch Neurone für die Blicksteuerung enthält, oder die horizontale Blicklähmung entsteht durch Schädigung der paramedianen pontinen retikulären Formation. Diese Struktur »programmiert« die schnellen Augenbewegungen, nicht aber die langsamen Folgebewegungen und den vestibulookulären Reflex. Kortikale Läsionen, besonders bei Insulten, können im frischen Stadium zu einer Blickdeviation zur gleichen Seite führen.

22.6.3 Vertikale Blicklähmung

Die **vertikale Blicklähmung** ist eine erworbene Störung der Augenbewegungen nach oben oder unten. Zusammen mit retraktorischem Nystagmus, Pupillen- und Konvergenzstörung wird sie als **Parinaud-Syndrom** (Mittelhirnsyndrom) bezeichnet.

Die vertikale Blicklähmung nach oben entsteht durch eine Läsion im Prätectum infolge einer **Durchblutungsstörung,** aber auch bei Tumoren, insbesondere bei **Pinealistumor**. Eine Blicklähmung nach unten ist oft Folge einer Durchblutungsstörung des Hirnstamms und geht mit Bewusstseinstrübung einher.

Befunde. Der Blick nach oben ist eingeschränkt, Sakkaden und Folgebewegungen nach oben können nicht mehr ausgeführt werden. Zunächst sind Sakkaden nach oben, später Folgebewegungen und vestibulookulärer Reflex eingeschränkt. Der optokinetische Nystagmus nach oben ist gestört. Sehr charakteristisch ist, dass bei versuchter Blickbewegung nach oben ein **retraktorischer Nystagmus** auftritt. Außerdem ist oft eine Pupillenstörung vorhanden, da die Pupillenkerne benachbart liegen.

22.6.4 Internukleäre Ophthalmoplegie

Die internukleäre Ophthalmoplegie ist charakterisiert durch eine Schwäche und Verlangsamung der Adduktion (M. rectus medialis) einer Seite und einen isolierten Nystagmus am anderen, abduzierten Auge (»dissoziierter« Nystagmus).

Die Ursache der internukleären Ophthalmoplegie ist eine **Läsion der Faserverbindung zwischen Abduzenskern einer Seite und Okulomotoriuskern der anderen Seite** (»internukleär«). Diese Faserverbindung (Fasciculus longitudinalis medialis, ◘ Abb. 22.13) wird bei der Blickwendung gebraucht. Beim **Rechtsblick** werden gleichzeitig die Neurone des rechten Abduzens für den rechten M. rectus lateralis und die Neurone des linken Okulomotorius für den linken M. rectus medialis aktiviert. Die Information für den linken Okulomotorius wird durch den Fasciculus longitudinalis medialis geleitet. Befindet sich ein **Entmarkungsherd bei multipler Sklerose** oder eine **Durchblutungsstörung** im linken Fasciculus longitudinalis medialis, kann bei Rechtsblick zwar das rechte Auge abduziert, nicht aber das linke adduziert werden. Im Gegensatz dazu ist die Adduktion des linken Auges bei Naheinstellungskonvergenz intakt, weil diese Steuerung nicht über den Fasciculus longitudinalis medialis erfolgt.

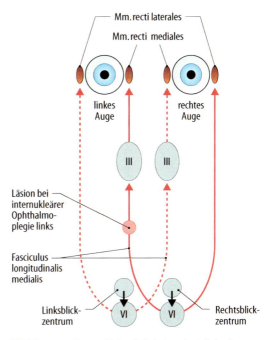

◘ **Abb. 22.13.** Internukleäre Ophthalmoplegie links. Der Läsionsort (meist Entzündungsherd bei multipler Sklerose oder Durchblutungsstörung bei älteren Menschen) liegt im Fasciculus longitudinalis medialis zwischen kontralateralem Abduzenskern und ipsilateralem Okulomotoriuskern. Die Leitungsstörung bewirkt, dass das linke Auge bei Rechtsblick nur geringer und verlangsamt adduziert werden kann. Die Adduktion bei Naheinstellungskonvergenz ist normal, weil dieses Signal nicht über den Fasciculus longitudinalis medialis läuft

Typisch für dieses Krankheitsbild ist, dass die Adduktionssakkade nicht nur zu kurz, sondern auch auffällig verlangsamt ist. Das erklärt sich aus der verlangsamten Leitungsgeschwindigkeit im entmarkten Fasciculus longitudinalis medialis.

22.6.5 Okulomotorische Apraxie

Es handelt sich um eine **kongenitale Störung**, bei der keine horizontale Sakkaden ausgeführt werden können. Jungen sind häufiger betroffen als Mädchen.

Diese Kinder benutzen Schleuderbewegungen des Kopfes, um das Blickziel zu erreichen: Hierbei schleudern sie den Kopf in die Richtung über das Blickziel hinaus. Hierdurch wird der vestibulookulären Reflex (VOR) ausgelöst, dessen langsame Phase intakt ist. Die Augen driften dann aus der überschießenden Kopfdrehung zurück und erreichen so das Blickziel. Die schnelle Phase des VOR ist gestört.

Den VOR prüft man bei Säuglingen und Kleinkindern, indem der Untersucher das Kind vor sich auf den Armen hält und sich selbst dabei um die eigene Achse dreht. Dabei beobachtet er die Augen des Kindes und sieht dann, dass bei der okulomotorischen Apraxie die schnelle Phase des VOR fehlt und nur eine Blickdeviation in die Drehrichtung auftritt.

Meist kann keine Ursache gefunden werden, die okulomotorische Apraxie tritt aber zuweilen zusammen mit Dysgenesien des Corpus callosum oder des Cerebellums auf.

22.7 Nystagmus (Augenzittern)

Als Nystagmus bezeichnet man vom Willen unabhängige rhythmische Augenbewegungen, die ruckartig (**Rucknystagmus**) oder pendelnd (**Pendelnystagmus**) ablaufen. Die Schlagrichtung ist fast immer horizontal.

Beim **Rucknystagmus** folgt das Auge mit einer langsamen Bewegung einem Objekt (langsame Phase des Nystagmus) und macht dann einen ruckartigen Rücksprung (schnelle Phase des Nystagmus). Die **Richtung des Nystagmus** wird nach der schnellen Phase bezeichnet.

Beim **Pendelnystagmus** sind die Bewegungen in beide Richtungen gleichartig. Die Schlagintensität ist oft blickrichtungsabhängig und nimmt bei Konvergenz ab.

22.7.1 Optokinetischer Nystagmus (OKN)

Der optokinetische Nystagmus ist eine physiologische Reaktion des okulomotorischen Systems zur Stabilisierung des Netzhautbildes bei bewegten Objekten. Er tritt z. B. beim Blick aus dem Fenster eines fahrenden Eisenbahnwagens auf.

Der optokinetische Nystagmus wird überprüft, indem man vor den Augen eine mit schwarzen und weißen senkrechten Streifen bemalte Trommel nach rechts, nach links, nach oben und nach unten dreht.

Ein Seitenunterschied des optokinetischen Nystagmus **ohne** okulomotorische Begleitsymptome spricht für eine Hemisphärenläsion, **mit** okulomotorischen Begleitsymptomen dagegen für eine Hirnstamm- oder Kleinhirnläsion. Eine allgemeine Herabsetzung des optokinetischen Nystagmus kommt nach der Einnahme zentral dämpfender Medikamente vor.

22.7.2 Vestibulookulärer Reflex

Der **vestibulookuläre Reflex** ermöglicht eine Stabilisierung des Netzhautbildes bei Kopfbewegungen, indem die Augen bei Kopfdrehung konjugiert in die Gegenrichtung bewegt werden und dann mit einem Augenruck in die Mittelposition zurückspringen, um ein neues Blickziel aufzunehmen. Störungen deuten auf eine Läsion des N. vestibularis oder des Gleichgewichtsorgans hin (▶ Lehrbücher der HNO-Heilkunde).

22.7.3 Kongenitaler Nystagmus

Es handelt sich um ein angeborenes Augenzittern, das bei Fixation zunimmt, eine unregelmäßige horizontale Schlagform aufweist und sich bei bestimmten Blickrichtungen abschwächt oder verstärkt.

Der kongenitale Nystagmus weist auf eine angeborene Störung der Okulomotorik bzw. auf eine **angeborene oder früh erworbene starke Sehstörung** hin. Eine zentralnervöse Erkrankung oder ein Tumor liegen praktisch nie vor.

Spasmus nutans

Es handelt es sich um einen hochfrequenten horizontalen kleinschlägigen Nystagmus, der mit Kopfnicken verbunden ist. Er nimmt mit Abduktion zu und hat häufig vertikale und rotatorische Komponenten.

Ursachen sind: idiopathisch, Gliom der vorderen Sehbahn, Porenzephalie.

22.7.4 Latenter Nystagmus

Er tritt beim Verdecken eines Auges auf und verschwindet, wenn beide Augen offen sind. Er ist **Teil des frühkindlichen Schielsyndroms** (▶ Kap. 21.2.1).

22.7.5 Vestibulärer Nystagmus

Man unterscheidet **peripheren vestibulären Nystagmus, zentralen vestibulären Nystagmus** und **benignen paroxysmalen Lagerungsnystagmus**.

Der **vestibuläre Spontannystagmus** tritt beim Ausfall eines Vestibularorgans (Morbus Menière) auf (peripher). Der Patient leidet unter heftigem Drehschwindel und Übelkeit. Der vestibuläre Spontannystagmus wird bei Darbietung von Fixationsobjekten gehemmt oder gebessert. Die Ursache kann auch eine Läsion des zentralen vestibulären Systems des Hirnstamms sein. Der **paroxysmale Lagerungsschwin-**

22.7 · Nystagmus (Augenzittern)

del mit Nystagmus wird wahrscheinlich durch Dislokation der Otolithen hervorgerufen.

Die differentialdiagnostische Unterscheidung erfolgt durch die kalorische Prüfung (▶ Lehrbücher der HNO-Heilkunde).

Fallbeispiel

Ein 72-jähriger Mann mit verschiedenen arteriosklerotisch bedingten kardiovaskulären Erkrankungen klagt über eine starkes Innenschielen des linken Auges. Die Sehschärfe des rechten Auges beträgt 0,8, die des linken Auges 1/20. Am linken Auge sieht man eine deutliche Optikusatrophie, am rechten Auge ist die Papille nicht atrophisch. Die Gesichtsfeldprüfung ergibt eine starke konzentrische Einengung am linken Auge und eine temporale Hemianopie des rechten Auges. Die Abduktion des rechten Auges ist stark eingeschränkt, wobei bei versuchtem Rechtsblick das linke Auges extrem nach innen schielt, bei Linksblick aber die Augen nahezu parallel stehen.

Erklärung der Befunde: Das Schielen entspricht einer Abduzensparese des rechten Auges, wobei wegen der schlechten Sehschärfe des linken Auges das paretische rechte Auge zur Fixation benutzt wird und deshalb der »sekundäre« Schielwinkel manifest wird. Die Computertomographie und Karotisangiogaphie zeigen ein großes, in die Sella eingewachsenes Aneurysma der A. carotis interna links, das zunächst durch Druck eine linksseitige Visusstörung und durch Einwachsen in die Sella auch rechts die temporale Hemianopie verursacht.

In Kürze

Augenmuskellähmung allgemein. Bei Lähmungsschielen nimmt der Patient Doppelbilder wahr. Der Schielwinkel ist von der Blickrichtung abhängig, er ist »inkomitant«. Er nimmt in Zugrichtung des gelähmten Muskels zu.

Wird mit dem frei beweglichen Auge fixiert, dann ist der Schielwinkel kleiner (primärer Schielwinkel) als wenn mit dem paretischen Auge fixiert wird (sekundärer Schielwinkel).

Bei manchen Augenmuskellähmungen können Doppelbilder vermieden werden, indem durch kompensatorische Kopfhaltung der Blick in das doppelbildfreie Blickfeld verlagert wird. Bei länger bestehendem Lähmungsschielen werden Doppelbilder manchmal durch Suppression eines Auges unterdrückt.

Diagnostik. Um festzustellen, welcher Augenmuskel oder Nerv gelähmt ist, prüft man die Augenbewegungen in den 6 diagnostischen Blickrichtungen. Den Schielwinkel kann man an der Tangententafel nach Harms oder am Koordimeter nach Hess ausmessen. Diese Untersuchungen sind für die Verlaufskontrolle von Augenmuskelparesen wichtig.

Bei der Abduzensparese ist der M. rectus lateralis gelähmt und das Auge steht nach innen.

Bei der Trochlearisparese ist der M. obliquus superior gelähmt und die Senkung in Adduktion ist besonders stark behindert.

Bei der Okulomotoriusparese können mehrere Muskeln gelähmt sein: Mm. recti superior, inferior und medialis, M. obliquus inferior sowie M. Levator palpebrae. Das Auge steht nach außen und ist durch die Ptosis abgedeckt. Außerdem besteht häufig eine Pupillenerweiterung durch Lähmung der parasympathischen Fasern zum M. sphincter pupillae.

Ursachen. Abduzens- und Trochlearisparese sind nach Schädelhirntraumen häufig.

Die Okulomotoriusparese mit Pupillenlähmung ist häufig durch ein Aneurysma der A. communicans posterior verursacht. Fehlt die Pupillenlähmung dagegen, dann liegt oft eine Durchblutungsstörung des Nervs bei Diabetes mellitus vor.

Bei Kombination von Hirnnervenparesen einer Seite liegt häufig eine Läsion der Orbitaspitze oder des Sinus cavernosus vor, besonders wenn zusätzlich Sensibilitätsstörungen im ersten Trigeminusast bestehen.

Eine Myasthenie kann die Augenmuskeln isoliert befallen. Sie ist durch eine Störung der neuromuskulären Übertragung bedingt. Häufig liegt eine ermüdungsabhängige Ptosis vor. Der Nachweis der okulären Myasthenie erfolgt durch den Tensilontest.

Bei der chronisch progressiven externen Ophthalmoplegie besteht eine Ptosis, und die Sakkaden sind verlangsamt. Bei der okulären Myositis findet sich eine schmerzhafte Bewegungseinschränkung. Bei der endokrinen Orbitopathie besteht häufig eine Hebungs- und Abduktionseinschränkung durch Fibrose der Mm. rectus inferior und rectus medialis. Bei einer Fraktur des Orbitabodens ist die Senkung und Hebung des Auges durch ein Hämatom im M. rectus inferior behindert.

Eine horizontale Blicklähmung entsteht bei Läsionen in der Brücke.

Eine vertikale Blicklähmung (Parinaud-Syndrom) mit retraktorischem Nystagmus und Pupillenstörung ist häufig durch Läsion des Mittelhirns (z. B. Pinealistumor) bedingt.

Bei der internukleären Ophthalmoplegie ist die Adduktion eines Auges bei Seitwärtsblick, nicht aber bei Naheinstellungskonvergenz gestört, weil die Läsion zwischen Abduzenskern und Okulomotoriuskern liegt.

Nystagmus. Als Nystagmus bezeichnet man rhythmische, ruckartige Augenbewegungen, die als physiologischer Nystagmus dazu dienen, bewegte Bilder auf der Netzhaut zu stabilisieren (optokinetischer Nystagmus) oder Bildverschiebungen bei Kopfbewegungen auszugleichen (vestibulookulärer Reflex). Pathologischer Nystagmus kommt bei Hemisphären-, Hirnstamm- und Kleinhirnläsionen sowie bei vestibulären Störungen vor.

Behandlung. Eine Schieloperation bei Augenmuskelparese ist möglich, man sollte aber die Möglichkeit einer spontanen Regeneration ca. 1 Jahr lang abwarten.

Erbliche Augenkrankheiten

23.1 Grundlagen – 396
23.1.1 Allgemeines – 396
23.1.2 Begriffe – 396
23.1.3 Entwicklungsgeschichte des Auges – 397
23.1.4 Beispiele von Entwicklungsstörungen des Auges – 398

23.2 Übersicht genetisch bedingter Erkrankungen – 398

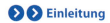 **Einleitung**

Bei allen erblichen Augenerkrankungen empfiehlt sich eine humangenetische Beratung. Man kann heute recht genaue Wahrscheinlichkeiten für ein Wiederholungsrisiko bei Geschwistern und Manifestationsrisiko bei Nachkommen angeben. Der Augenarzt hilft dem Genetiker durch die genaue Untersuchung der Blutsverwandten auf Mikrosymptome. Da das Wissen über genetische Veränderungen rasch fortschreitet, kann in diesem Kapitel nur das Basiswissen dargestellt werden.

23.1 Grundlagen

23.1.1 Allgemeines

Augenerkrankungen als Krankheitsmodelle

Die Genetik von Augenkrankheiten gewinnt zunehmend an Bedeutung. Gerade Augenerkrankungen sind oft Modelle genetischer Vererbung (Retinoblastom, Leber-Optikusatrophie, viele retinale Erkrankungen). Man schätzt, dass in Europa etwa $1/3$ der Blindheitsfälle mit erblichen Augenkrankheiten zusammenhängen.

Genetische Beratung bei erblichen Augenerkrankungen

Bei allen erblichen Augenerkrankungen empfiehlt sich eine **genetische Beratung**. Die meisten Universitätskliniken bieten die Beratung durch eine spezielle humangenetische Beratungsstelle an. Der beratende Arzt hat die Aufgabe, den Eltern und betroffenen Patienten durch sachliche Aufklärung über die Risiken eine Entscheidung über den Kinderwunsch zu erleichtern. Hier können die Wiederholungsrisiken unter Berücksichtigung der jeweiligen Stammbauminformationen individuell berechnet werden. Ständig kommen neue Informationen über die Erkennungsmöglichkeit von Anlageträgern und vorgeburtliche Diagnostik hinzu. Zytogenetische und molekularbiologische Methoden erlauben in zunehmendem Maße eine individuelle Diagnostik.

Rolle des Augenarztes

Der Augenarzt kann dem Genetiker durch eine sehr sorgfältige Untersuchung nach Mikrosymptomen bei den Eltern eines betroffenen Kindes wertvolle Hilfe leisten, indem er hereditäre Erkrankungen als dominant oder rezessiv erkennt. Der Augenarzt sowie der Hausarzt müssen auch wissen, wie hoch der Krankheitswert der jeweiligen Störung anzusetzen ist. Hierbei muss man insbesondere berücksichtigen, wie stark eine eventuelle Sehstörung sich manifestieren kann. Das in Kap. 17 besprochene, dominant vererbte Axenfeld-Rieger-Syndrom kann manchmal nur Mikrosymptome zeigen, die für den Betroffenen keinen Krankheitswert haben, in der nächsten Generation aber schwerste Irisveränderungen und Glaukom hervorrufen. Entscheidend für den Rat an Eltern und Erkrankte sind also nicht nur der Erbgang, sondern auch die Manifestationsrate bei Genträgern, die Kenntnis der möglichen Ausprägungsgrade und die Sehschwäche, die als Folge genetisch bedingter Erkrankung entstehen kann. Elektrophysiologische Untersuchungen spielen in der Diagnostik erblicher Augenkrankheiten eine wichtige Rolle (ERG, EOG, ► Kap. 3.10).

Von den zahlreichen genetisch bedingten Augenerkrankungen werden in diesem Buch die wichtigsten in den zugehörigen Kapiteln besprochen. Eine Übersicht gibt ◘ Tabelle 23.2.

23.1.2 Begriffe

Dominant vererbte Erkrankungen

Sie werden auf 50% der Kinder übertragen. Bleibt ein Nachkomme über das Manifestationsalter der Kindheit hinaus phänotypisch gesund, kann er in der Regel das Krankheitsbild nicht weitervererben.

Entscheidend für den Krankheitswert der Einzelperson ist die **Penetranz** der genetischen Erkrankung. Geringere als 100%ige Penetranz bedeutet, dass nicht alle Personen, die das Gen tragen, auch wirklich erkranken. Häufig bestehen dann Mikrosymptome, die übersehen werden können. Sie sind dann für den Patienten zwar nicht relevant, wohl aber für die Übertragung auf die nächste Generation von Bedeutung.

Rezessiv vererbte Erkrankungen

Bei rezessiven Erkrankungen erhöht Blutsverwandtschaft das Risiko für das Auftreten der jeweiligen Krankheit erheblich. Entscheidend für die Höhe des Risikos ist hierbei:
- der Verwandtschaftsgrad der beiden Ehepartner und
- ob es sich um ein sehr seltenes oder ein relativ häufiges Erbleiden handelt.

Bei häufigen genetischen Erkrankungen reduziert sich das Risiko schneller und liegt z.B. schon bei einer Vetter-Basen-Ehe 2. Grades nahezu im Bereich der Durchschnittsbevölkerung. Bei seltenen Erbleiden ist es umgekehrt. Hier erhält man selbst bei entfernter Blutsverwandtschaft ein relativ hohes Risiko gegenüber der Durchschnittsbevölkerung.

Tabelle 23.1. Humangenetische Terminologie

Expressivität:	Unterschiedliche Ausprägung des erblichen Merkmals (z.B. unterschiedliche Irisreste bei Aniridie). Bei der dynamischen Mutation kommt es zu einer Zunahme (oder Abnahme) der Expressivität
Heterogenie:	Entstehung nicht unterscheidbarer oder ähnlich vererbter Merkmale aufgrund einer genetischen Störung an unterschiedlichen Genorten (z.B. Retinopathia pigmentosa).
Penetranz:	Manifestationshäufigkeit eines Gens: bei 100%iger Penetranz zeigt jeder Genträger das Merkmal.
Phänokopie:	Durch Außenfaktoren bildet sich ein Merkmal, das dem Manifestationsmuster einer Erbkrankheit gleicht (z.B. bei Rötelnembryopathie).
Pleiotropie:	Gleichzeitige Beeinflussung mehrerer Merkmale durch ein Gen (z.B. Marfan-Syndrom).
Pseudodominanz:	Scheinbares Vorliegen eines dominanten Erbgangs, wenn ein Elternteil bezüglich eines rezessiven Gens homozygot, das andere Elternteil heterozygot ist (z.B. bei kongenitalem Glaukom möglich).

X-chromosomal vererbte Erkrankungen

Bei X-chromosomalem Erbgang sind Männer betroffen und Frauen Überträgerinnen. Alle Söhne betroffener Männer sind keine Genträger, alle Töchter sind Überträgerinnen. Die Hälfte aller Söhne der Überträgerinnen wird erkranken, die Hälfte aller Töchter sind selbst wieder Überträgerinnen (klassische Beispiele: Hämophilie, Rot-Grün-Blindheit). Es kann jedoch vorkommen, dass auch die Konduktorinnen manifest erkranken oder rudimentäre Krankheitszeichen aufweisen: Bei der Chorioideremie (▶ Kap. 12.3.3), einem erblichen Schwund der Aderhaut mit Erblindung beim Mann, kann bei der Frau trotz normalen Sehvermögens eine unregelmäßige Pigmentierung in der Fundusperipherie auftreten, ähnlich bei okulärem Albinismus oder bei der X-chromosomal vererbten Form der Retinopathia pigmentosa (intermediär geschlechtsgebundener Erbgang).

 Tabelle 23.1 fasst wichtige Begriffe humangenetischer Terminologie zusammen.

23.1.3 Entwicklungsgeschichte des Auges

Viele genetische Augenerkrankungen gehen mit einer Störung der Augenentwicklung einher. Die beim Erwachsenen sichtbaren Fehlbildungen kann man besser verstehen, wenn man die Entwicklungsgeschichte des Auges kennt.

Medullarrohr. Die Augenanlage beginnt noch vor Schluss des Medullarrohrs als Sulcus opticus im Bereich der Neuralwülste.

Primäre Augenblasen. Gegen Ende der 4. Schwangerschaftswoche findet man am Kopfende des Medullarrohres zwei seitliche blasenförmige Ausstülpungen aus der Vorderhirnanlage des Zentralnervensystems, die primären Augenblasen. Sie haben zunächst noch eine rohrartige offene Verbindung mit dem Zwischenhirn, dem Augenblasenstiel. Aus diesem wird später der Augenbecherstiel. Die primären Augenblasen, zwischen denen sich die Chiasmaplatte befindet, sind die 1. Entwicklungsstufe der Netzhaut und des Sehnervs, die somit Teilen des Gehirns entsprechen.

Augenbecher. An den primären Augenblasen bleibt noch im 1. Monat die Kuppe im Wachstum zurück. So bekommt die Augenanlage das Aussehen eines Bechers mit doppelter Wandung, dessen innere Lage später die Netzhaut, die äußere das Pigmentepithel der Netzhaut bildet. Dies ist für das Verständnis der Ablatio retinae (▶ Kap. 13.3.1) wichtig. Der **Augenbecher** bleibt mit der Gehirnanlage durch den **Augenbecherstiel** dauernd in Verbindung. Aus ihm geht der N. opticus hervor.

Augenbecherspalte. Die **sekundäre Augenblase** ist nicht ringsherum geschlossen (Abb. 23.1), denn die Einstülpung der fetalen Netzhaut in das spätere Pigmentepithel vollzieht sich nicht nur von vorn, sondern auch in Gestalt einer Rinne, die unten ventral liegt, der sog. **Augenbecherspalte**. Diese bleibt unter dem Becherrand und am Becherstiel eine Weile offen, und durch sie wachsen die Fortsätze der Ganglienzellen des inneren Becherblattes, der späteren Netzhaut, zapfenartig in den Becherstiel. Durch die gleiche Lücke dringen vom Mesoderm aus Gefäße in das Augeninnere ein.

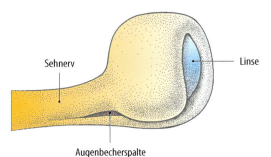

Abb. 23.1. Sekundäre Augenblase

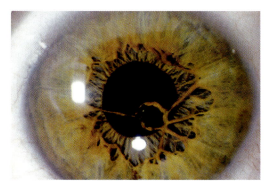

Abb. 23.2. Reste der Pupillarmembran, die als Fäden die Pupille z. T. überdecken

Am Anfang des 2. Monats schließt sich die Spalte. Dabei geraten die Blutgefäße in die Achse des Sehnervs, wo wir sie beim Erwachsenen als A. und V. centralis retinae finden.

Linsenanlage. Während der Ausbildung des Augenbechers, der sich durch Vorwachsen des Becherrandes beständig vergrößert, hat sich vom Ektoderm aus die **Linsenanlage** gebildet (◘ Abb. 9.3 und 9.4). Zunächst entsteht dabei eine verdickte Epithelplatte. Diese senkt sich ein und wird bläschenförmig. Dann schnürt sie sich vom Ektoderm ab und gelangt von vorn her in die Becheröffnung. Später wird sie solide (◘ Abb. 9.4) und liegt endlich hinter dem zum Hinterblatt der Iris gewordenen Rand des Augenbechers (◘ Abb. 23.1). Die ektodermale Herkunft der Linse erklärt die Cataracta dermatogenes.

Anlage von Vorderkammer, Iris und Ziliarkörper. Zwischen Ektoderm und Linse dringt mesodermales Gewebe vor. Es bildet die hinteren Teile der Kornea mit Ausnahme des Endothels. Nachdem in diesem Gewebe ein Spalt aufgetreten ist, der zur **vorderen Augenkammer** wird, bildet es außerdem die Pupillarmembran (◘ Abb. 23.2), die vordere Schicht der Iris und anschließend die äußere Schicht des Corpus ciliare. Das Pigmentepithel der Iris und das Ziliarepithel stammen vom neuroektodermalen Augenbecher ab (später: Pars iridica retinae und Pars ciliaris retinae). Da der Dilatator pupillae von Fortsätzen der äußeren Pigmentepithelschicht der Iris gebildet wird, ist auch er neuroektodermaler Herkunft.

Gefäßanlagen. Mesodermales Gewebe mit Blutgefäßen umgibt aber auch den ganzen Augenbecher und entwickelt sich zur **Aderhaut** und **Sklera**. Vom Becherrand aus dringen andererseits Gefäße hinter die Linse, umspinnen diese und verbinden sich mit Gefäßen, die vom Sehnerveneintritt aus als **A. hyaloidea** den Glaskörper bis zum hinteren Pol der Linse durchziehen. Diese Gefäße bilden die Tunica vasculosa lentis. Als Residuen findet man noch im erwachsenen Auge bisweilen vor der Linse Reste der Pupillarmembran und im Glaskörper Reste der A. hyaloidea.

Glaskörperanlage. Der **Glaskörper** selbst entwickelt sich von Zellen des inneren Blattes des Augenbechers, ist also neuroektodermaler Abstammung.

Anlage der Lider. Die **Lider** des Auges entstehen als Falten des Ektoderms, die einander entgegen wachsen, zunächst miteinander verschmelzen, sich dann aber noch vor der Geburt wieder trennen.

23.1.4 Beispiele von Entwicklungsstörungen des Auges

Die ◘ Abbildungen 23.3 bis 23.7 zeigen einige Beispiele, die aufgrund von erblichen oder entwicklungsbedingten Störungen zustande kommen.

23.2 Übersicht genetisch bedingter Erkrankungen

Die ◘ Tabelle 23.1 nennt einige Grundbegriffe humangenetischer Terminologie, die für das Verständnis von ◘ Tabelle 23.2 erforderlich sind. Die Übersicht in der ◘ Tabelle 23.2 ist nach den Augenabschnitten geordnet, in denen sich die Störungen bei hereditären Augenkrankheiten vorwiegend manifestieren. Bei manchen erblichen Augenkrankheiten sind auch mehrere Augenabschnitte gleichzeitig betroffen oder andere Körperfehlbildungen vorhanden. Die Tabelle dient dem Allgemeinarzt und Kinderarzt zur kurzen Information, wenn er mit betroffenen Familienmitgliedern spricht.

23.2 · Übersicht genetisch bedingter Erkrankungen

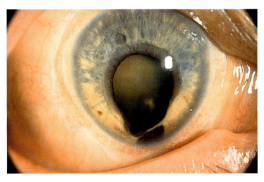

Abb. 23.3. Angeborenes Iriskolobom. Die Pupille geht in das Kolobom ohne scharfe Abgrenzung über, der Circulus arteriosus iridis minor ist nicht unterbrochen, das Kolobom zeigt nach nasal unten

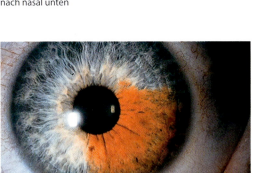

Abb. 23.4. Iris bicolor

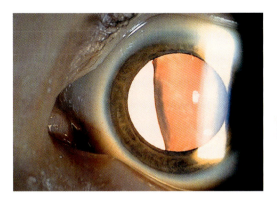

Abb. 23.5. Linsenkolobom. Im zurückfallenden Rotlicht sieht man bei erweiterter Pupille auf der nasalen Seite den Linsendefekt

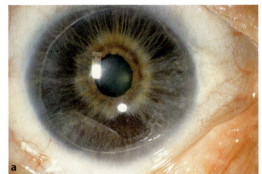

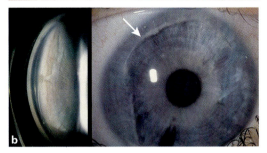

Abb. 23.6a, b. Axenfeld-Rieger-Anomalie. **a** Irisstromaatrophie, die den Sphincter pupillae durchschimmern lässt und sichtbare Schwalbe-Linie am Hornhautrand. **b** Stark vorverlagerte Schwalbe-Linie, Irisanheftung und Irisstroma-Atrophie (→). Links: gonioskopisches Bild

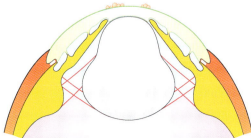

Abb. 23.7. Peters-Anomalie. Anheftung von Iris und Linse an das Hornhautendothel (aus Grehn u. Macksensen)

Tabelle 23.2. Übersicht über hereditäre Augenerkrankungen

Gesamtauge	
— Mikrophthalmus	Dominante und autosomal rezessive Vererbung sind möglich. In Kombination mit Spaltbildungen (komplizierter Mikrophthalmus) in der Regel autosomal dominant mit unterschiedlicher Penetranz und Expressivität. Häufig Phänokopie, z. B. im Rahmen der Rötelnembryopathie.
— Myopie (Kap. 19)	Niedrige und mittlere Myopie haben auch exogene Ursachen (Nahakkommodation, bei Analphabeten seltener) und zusätzlich eine unregelmäßig autosomal dominant vererbte Disposition. Bei hohen Myopien besteht genetische Heterogenie: autosomal rezessive und X-chromosomal rezessive Vererbung sind möglich. Im Einzelfall lässt sich die Erbprognose der Myopie nicht exakt stellen. Gelegentlich geben eine Untersuchung der Familie und Stammbaumerhebung Hinweise auf einen Erbgang.
Farbensehen (Kap. 13.2)	
— Angeborene Rot-Grün-Blindheit (Deuteranopie, -anomalie, Protanopie, -anomalie)	X-chromosomal rezessiv. Das Gen für **Anomalien** verhält sich dabei gegenüber dem Gen für **Anopien** dominant, so dass z. B. eine protanomale Mutter protanomale und protanope Söhne haben kann, wenn sie ein X-Chromosom mit dem Protanomalie-Gen und ein X-Chromosom mit dem Protanopie-Gen hat (multiple Allelie).
— Tritanopie (Blau-Gelb-Farbsinnstörung)	Autosomal dominant
— Achromatopsie	Angeborene totale Farbenblindheit: autosomal rezessiv. In 30% der Fälle Konsanguinität der Eltern. Schwankungen der Expressivität, daher gelegentlich inkomplette Achromatopsie. Keine Gemeinsamkeiten mit der Rot-Grün-Blindheit.
Lider (Kap. 4)	
— Epikanthus	Autosomal dominant. Kombination mit Ptosis und Blepharophimose möglich.
— Kongenitale Ptosis	Autosomal dominant, auch in Kombination mit Lidspaltenveränderungen wie Epikanthus, Blepharophimose oder Elongation der unteren Tränenröhrchen. Wechselnde Penetranz und Expressivität.
— Sturge-Weber-Syndrom	Unregelmäßig autosomal dominante Vererbung, Sekundärglaukom (▶ Kap. 17). (enzephalofaziale Angiomatose)
Hornhaut (Kap. 7)	
— Hornhautdystrophien	Typischerweise identische Manifestation innerhalb einer Familie. – Bröcklige Hornhautdystrophie: autosomal dominant – Gittrige Hornhautdystrophie: autosomal dominant – Fleckförmige Hornhautdystrophie: autosomal rezessiv – Weitere seltene Hornhautdystrophien: autosomal dominant oder autosomal rezessiv
— Keratokonus	Autosomal rezessiv oder unregelmäßig dominant. Kommt bei Trisomie 21 und zahlreichen anderen genetisch bedingten Augenkrankheiten vor.
— Megalokornea	X-chromosomal rezessiv, im Gegensatz zu hoher Myopie und kongenitalem Glaukom keine entsprechende Bulbusverlängerung/-vergrößerung.
— Mikrokornea	Autosomal dominant. Normale Bulbuslänge.
— Zystinose	Autosomal rezessiv. Zystinspeicherung im Körper mit typischen Hornhauteinlagerungen.
— Morbus Wilson	Autosomal rezessiv. Heterozygotentest. Ablagerung von Kupfer in der Hornhaut (Kupferspeicherkrankheit). Kayser-Fleischer Ring (◐ Abb. 7.27b).

23.2 · Übersicht genetisch bedingter Erkrankungen

◘ **Tabelle 23.2** (Fortsetzung)

Iris (Kap. 11)	
— Aniridie (Kap. 11)	Autosomal dominant. Wechselnde Expressivität, unvollständige Penetranz. Gehäuftes Auftreten eines Wilms-Tumors (Nierenkarzinom) in den ersten beiden Lebensjahrzehnten. Zytogenetische Untersuchung sinnvoll, da Chromosomendeletion möglich. In diesem Fall Assoziation mit weiteren Manifestationen, z. B. Hodentumor.
— Kolobome (Iris, siehe auch Lid, Aderhaut, Papille, Kap. 4, 12, 15)	Sporadisch oder autosomal dominant mit inkompletter Penetranz
— Albinismus (Kap. 11, Kap. 13)	
– Okulokutaner Albinismus	Autosomal rezessiv. Es muss von genetischer Heterogenie ausgegangen werden, da auch Formen ohne Tyrosinasemangel vorkommen. Deshalb können 2 erkrankte Eltern bei Mutationen an verschiedenen Genorten gesunde Kinder haben. Teilweise Pleiotropie (z. B. Thrombozytenstörungen).
– Okulärer Albinismus	X-chromosomal. Heterozygote klinisch auffällig: vermehrte Durchleuchtbarkeit der Iris. Veränderungen des retinalen Pigmentepithels.
– Albinismus des Fundus	X-chromosomal
— Morbus Recklinghausen (Neurofibromatose)	Autosomal dominant
Glaukom (Kap. 17)	
— Angeborenes Glaukom (Hydrophthalmie)	Autosomal rezessiv. Gelegentlich sog. Pseudodominanz, wenn ein Elternteil manifest erkrankt ist (homozygot) und der andere Elternteil gesunder Genträger ist. Die Heterozygotenhäufigkeit beträgt ca. 2%. Zwei Gen-Loci wurden nachgewiesen: GLC3A auf Region 2p21 und GLC3B auf Region 1p36.
— Axenfeld-Rieger-Syndrom (◘ Abb. 23.6)	Autosomal dominant. Heterogenie. Lokalisationen auf Chromosom 4q25 und 13q14. Schwankende Expressivität, so dass manchmal eine Generation übersprungen zu sein scheint. Zunahme der Expressivität relativ häufig. Das Embryotoxon posterius stellt eine Mikroform dar. Sporadische Fälle möglich. Manche Erscheinungsformen ähneln der Peters-Anomalie
— Peters-Anomalie (◘ Abb. 23.7)	Autosomal rezessiv. Anheftung der Iriskrause und gelegentlich der Linse an der Hornhautrückfläche mit Hornhauttrübung.
— Juveniles Glaukom	Manifestationsalter in der 2.–4. Lebensdekade. Dominante Vererbung. Ein Gen (GLC1A) wurde in der Region 1q21-q31 aufgeklärt. Mutationen im TIGR-Myocilin-Gen, welches das steroidinduzierte Glaukom-Protein kontrolliert, wurden gefunden.
— Primäres Offenwinkelglaukom	Es wird selten eine dominante Vererbung mit wechselnder Penetranz gefunden, der genaue genetische Hintergrund des primären Offenwinkelglaukoms ist aber noch unklar. In einem Teil der Fälle wurden das GLC1A-Gen (juveniles Glaukom), das GLC1C-Gen (3q21-24 Region), das GLC1B-Gen (2q13) oder Veränderungen der Region 2p11-2q13 nachgewiesen. Auch eine multifaktorielle Vererbung mit Schwelleneffekt wird diskutiert.
Linse (Kap. 9)	
— Angeborene Katarakt	Meist dominanter Erbgang. Verschiedene Trübungsformen möglich. Nur geringe Schwankungen der Expressivität intrafamiliär. Auch X-chromosomaler Erbgang möglich. Beachte die Möglichkeit der Phänokopie, z. B. bei Rötelnembryopathie. Auch als Begleitsymptom anderer hereditärer Syndrome möglich.
— Galaktosämie	Autosomal rezessiv, Neugeborenenscreening (Urin, Blut), Heterozygotentest! Katarakt unter Therapie evtl. reversibel.

◻ **Tabelle 23.2** (Fortsetzung)

– Alterskatarakt	Es besteht ein Erblichkeitsfaktor, wie durch Zwillingsuntersuchungen bewiesen werden konnte. Sehr wahrscheinlich zeigt dieser Erblichkeitsfaktor einen dominanten Erbgang.
– Homozystinurie	Autosomal rezessiv. Linsensubluxation nach nasal unten.
– Marfan-Syndrom	Meist autosomal dominant. Linsensubluxation nach nasal oben.
– Weill-Marchesani-Syndrom	Meist autosomal dominant. Kugellinse. Nach neueren Anschauungen Kleinwuchs und Kurzfingrigkeit als Zeichen der Heterozygotie, schwere Verlaufsformen mit Sekundärglaukom als Zeichen der Homozygotie.

Netzhaut/Aderhaut (Kap. 12 und 13)

– Retinopathia pigmentosa	Autosomal dominant, autosomal rezessiv oder X-chromosomal rezessiv. Es besteht eine erhebliche Variabilität der klinischen Manifestationen, z. B. der Pigmentverschiebungen (Knochenkörperchen). Hierfür sind nicht allein die verschiedenen Erbgänge – eine Zuordnung aufgrund der Klinik ist nur mit Vorbehalt möglich –, sondern auch die genetische Heterogenie innerhalb eines formalen Erbgangs verantwortlich.
– Sporadische Fälle:	Zuweilen stellt sich später ein rezessiver oder seltener ein dominanter Erbgang heraus.
– Autosomal dominante Retinopathia pigmentosa:	Meist relativ milder Verlauf. Im Regelfall nur bei Erkrankung dreier aufeinanderfolgender Generationen bewiesen. Durch molekulargenetische Untersuchungen ließen sich verschiedene Punktmutationen sowie Deletionen von DNA-Basen im Rhodopsin-Gen nachweisen, also allelische genetische Heterogenie. Der Lokus des Rhodopsin-Gens befindet sich auf dem langen Arm des Chromosoms 3. Dadurch haben sich Möglichkeiten zur Untersuchung der Genotyp-Phänotyp-Korrelation ergeben.
– Autosomal rezessive Retinopathia pigmentosa:	Heterozygotenfrequenz ca. 1:42. Pseudodominanz möglich.
– X-chromosomal rezessive Retinopathia pigmentosa:	Konduktorinnen zeigen manchmal Mikrosymptome, die jedoch sehr variabel sind (im Unterschied zur Chorioideremie). Ein sog. tapetoider Reflex ist möglich: Metallischer Netzhautglanz um die Makula herum und temporal der Makula, der sich mit zunehmendem Alter etwas in die Peripherie ausdehnt. Bei der X-chromosomal rezessiv vererbten Retinopathia pigmentosa kommt Heterogenie vor, mehrere Genorte konnten bereits identifiziert werden. Molekulargenetische Diagnostik (auch pränatal) möglich.
– Retinitis punctata albescens (Kap. 13.8.3)	Autosomal rezessiv. Elektrophysiologie und Funktionsstörungen wie bei Retinopathia pigmentosa. Typisches Fundusbild mit feinen weißen Punkten in der Netzhaut.
– Usher-Syndrom (Kap. 13.8.3)	Retinopathia pigmentosa und Innenohrschwerhörigkeit. Autosomal rezessiv.
– Kongenitale Amaurose (Leber)	Tapetoretinale Degeneration; autosomal rezessiv, selten jedoch auch autosomal dominant.
– Zapfendystrophie	Meist autosomal dominant. Farbenblindheit, starke Blendung bei Helligkeit.
– Retinoblastom (▶ Kap. 13.5.1)	Genetische Beratung aufgrund der komplizierten Verhältnisse in allen Fällen dringend anzuraten. Unterscheidung von sporadischen Fällen und vererbten Fällen sehr wichtig. Falls erblich, autosomal dominanter Erbgang, allerdings mit unvollständiger Penetranz (ca. 80–90%). In beidseitigen Fällen (60% der erblichen Fälle) oder bei multilokulärem, einseitigem Befall und bei familiärem Auftreten praktisch immer erbliche Form. Sporadische einseitige Retinoblastome sind nicht vererbbar (80–90%) oder können vererbbare Neumutationen sein (10–20%). Bei Assoziation eines Retinoblastoms mit Fehlbildungen und geistiger Retardierung ergaben zytogenetische Untersuchungen eine Deletion am Chromosom 13. Mittels Restriktionsendonukleasen ließen sich auch submikrosko-

23.2 · Übersicht genetisch bedingter Erkrankungen

◻ Tabelle 23.2 (Fortsetzung)

	pische Deletionen am Chromosom 13 nachweisen. Bei familiärem Auftreten sollte deshalb unbedingt eine molekulargenetische Untersuchung angestrebt werden. Dadurch werden bei Verwandten, z. B. Geschwistern, ophthalmoskopische Kontrollen in Narkose überflüssig. Kann molekulargenetisch keine Aussage gemacht werden, oder muss nach molekulargenetischer Untersuchung mit dem Auftreten eines Retinoblastoms gerechnet werden, sollten ophthalmoskopische Kontrollen bei Kindern, Geschwistern, Neffen und Nichten von Patienten mit Retinoblastom im 1. und 2. Lebensjahr ca. 4-mal, danach $^1/_2$-jährlich bis jährlich vorgenommen werden. Eine pränatale Analyse ist möglich. Die unvollständige Penetranz einerseits und das multilokuläre oder beidseitige Auftreten andererseits werden durch einen 2. Mutationsschritt am homologen Genlokus des anderen Chromosoms 13 in einzelnen Netzhautstellen erklärt, der die durch Keimzellmutation bestehende genetische Belastung demaskiert. Diese 2., somatische Mutation kann unterbleiben, aber auch einmal oder mehrmals im Stadium der Netzhautentwicklung eintreten. Das Retinoblastom ist damit der Modellfall für ein sog. Tumor-Supressor-Gen.
– Atrophia gyrata	Autosomal rezessiv. Hyperornithinämie durch Enzymdefekt. Diätetische Behandlung verhindert Progression.
– Vitelliforme Makula-Degeneration (Morbus Best)	Autosomal dominant. Pathologisches Elektrookulogramm (EOG). Stark unterschiedliche Expressivität, so dass eine Generation scheinbar übersprungen werden kann. Das EOG ist jedoch auch bei Patienten mit subjektiver Beschwerdefreiheit pathologisch. Falls genetische Beratung gewünscht wird, ist ein EOG der Angehörigen sinnvoll.
– X-chromosomale juvenile Retinoschisis	Rezessives X-gebundenes Gen XLRS1 auf Chromosom 10p22.2 aufgeklärt.
– Bourneville-Pringle-Syndrom (Astrozytom der Netzhaut)	Autosomal dominant, unvollständige Penetranz.
– Chorioideremie	X-chromosomal intermediär. Heterozygote haben rudimentäre Symptome, z. B. Pigmentverschiebungen ohne Funktionsverlust. Bei »informativen Familien« (▶ Retinoblastom) erlaubt eine molekulargenetische Differenzierung der X-Chromosomen pränatal die Vorhersage, ob ein männlicher Fetus erkranken wird oder nicht.
– Groenblad-Strandberg-Syndrom	Gefäßähnliche Streifen (Defekte der Bruch-Membran). Meist autosomal rezessiv. Es gibt auch Stammbäume, bei denen mehrere nachfolgende Generationen betroffen sind.
– Ehlers-Danlos-Syndrom	Autosomal dominant. Gefäßähnliche Streifen.
– von-Hippel-Lindau-Syndrom (Angiomatosis retinae)	Autosomal dominant. Unvollständige Penetranz, variable Expressivität. Im übrigen gelten ähnliche Vererbungsregeln wie bei Retinoblastom: Isolierte einseitige Lindau-Tumoren und einzelne einseitige Netzhautangiome sind meist nicht erblich.
– Morbus Stargardt (juvenile Makuladegeneration, Fundus flavimaculatus)	Autosomal rezessiv. Das Stargardt-Gen wurde in der 1p13-p21-Region identifiziert. Daneben wurden zahlreiche andere Mutationen gefunden.
– Sorsby-Makuladystrophie	Erbliche Makuladystrophie, die der altersbezogenen Makuladegeneration ähnlich sieht. Krankhaftes Gen wurde identifiziert (TIMP3).

◻ **Tabelle 23.2** (Fortsetzung)

Sehnerv (Kap. 15)	
▬ Hereditäre Optikusatrophie	
– Einfache Form:	Autosomal dominant. Vollständige Penetranz, wechselnde Expressivität. Mehrere Varianten. Typischerweise Blau-Gelb-Farbensinnstörung, seltener Rot-Grün.
– Komplizierte Formen:	Meist rezessiver Erbgang: Häufig in Kombination mit Diabetes insipidus, Diabetes mellitus, Innenohrschwerhörigkeit (DIDMOAD- oder Wolfram-Syndrom), oder mit neurologischen Symptomen (Behr-Optikusatrophie)
– Leber Optikusatrophie:	Mitochondriale Vererbung. Die mitochondriale DNS ist mütterlichen Ursprungs. Der früher vermutete X-chromosomal rezessive Erbgang wird nicht mehr akzeptiert. Heterozygote Frauen teilweise ebenfalls manifest erkrankt, wobei rassische Unterschiede bestehen. Eine Übertragung der Krankheit von einem befallenen Mann auf seine Nachkommen findet nie statt!
Augenmotilität (Kap. 21, Kap. 22)	
▬ Nystagmus	Als Begleitsymptom einer anderen Augenerkrankung (Achromatopsie, Albinismus, Cataracta congenita), entsprechender Erbgang. Ohne sonstige Augenveränderungen heterogen bedingt. Durch Stammbaumerhebung können gelegentlich dominante, autosomal rezessive, X-chromosomal rezessive und X-chromosomal dominante Erbgänge aufgedeckt werden.
▬ Frühkindliches Schielen	Multifaktorielle Vererbung mit Schwelleneffekt zu vermuten.

In Kürze

Embryonalentwicklung. Durch die Kenntnis der Embryonalentwicklung können viele Fehlbildungen des Auges geklärt werden. Kolobome der Iris und der Aderhaut sind durch einen unvollständigen Schluss der Augenbecherspalte bedingt. Aniridie kann mit Wilms-Tumor assoziiert sein.

Fehlbildungen. Harmlose, aber auffällige Fehlbildungen sind eine Pupillarmembran und eine Arteria hyaloidea persistens. Bei schweren Fehlbildungen des Gesamtauges ist der Bulbus verkleinert (Mikrophthalmus) oder gar nicht angelegt (Anophthalmus). Sie sind oft mit anderen Körperfehlbildungen kombiniert.

Verletzungen des Auges

24.1 Überblick über die wichtigsten Augenverletzungen – 406

24.2 Untersuchungsstrategie bei Augenverletzungen – 409
24.2.1 Anamnese – 409
24.2.2 Inspektion und orientierende Untersuchung – 411
24.2.3 Augenfachärztliche Untersuchung – 413

24.3 Verletzungsmechanismen – 413
24.3.1 Direkte Augenverletzung – 413
24.3.2 Indirekte Augenverletzung – 414

24.4 Polytrauma mit Augenverletzung – 414

24.5 Verletzungen mehrerer Augenabschnitte – 414
24.5.1 Penetrierende und perforierende Verletzungen mehrerer Augenabschnitte – 414
24.5.2 Stumpfes Bulbustrauma (Contusio bulbi) – 414

❯❯ Einleitung

Trotz besserer Schutzvorkehrungen am Arbeitsplatz und in vielen anderen Bereichen des täglichen Lebens (z. B. Schutzbrillen, Abschirmungen bei schnell rotierenden Maschinen, spezielle Verschlüsse bei Flaschen mit ätzenden Flüssigkeiten, Sicherheitsgurt und Airbag im Auto) gibt es nach wie vor eine große Zahl schwerer Augenverletzungen, die zur Erblindung führen.

In diesem Kapitel sind die wichtigsten Verletzungen des Auges zusammengefasst. Einzelheiten der Verletzungen isolierter Augenabschnitte sind beim jeweiligen Augenabschnitt beschrieben.

24.1 Überblick über die wichtigsten Augenverletzungen

Die wichtigsten Augenverletzungen sind in ◘ Tabelle 24.1 zusammengefasst. Diese Tabelle eignet sich als Repititorium nach Studium des Textes von 24.2–24.5. Die oberflächlichen Augenverletzungen sind wesentlich häufiger als penetrierende oder perforierende Verletzungen, letztere sind aber wegen der Gefahr der Erblindung besonders wichtig. Man spricht von einer **penetrierenden Verletzung,** wenn sie den Augapfel, d. h. Sklera oder Hornhaut eröffnet hat (z. B. ein Fremdkörper in den Augapfel eingedrungen und intraokular verblieben ist), und von einer **perforierenden Verletzung,** wenn ein Fremdkörper den Augapfel durchschlagen hat und die Hinterwand des Augapfels verletzt oder durch sie wieder ausgetreten ist. Diese Unterscheidung ist wichtig, weil perforierende Verletzungen eine besonders schlechte Prognose haben und immer mittels Vitrektomie versorgt werden müssen. Auch ein auf die Netzhaut aufgeschlagener oder in der hinteren Augapfelwand steckender Fremdkörper hat die ungünstige Prognose der perforierenden Verletzung.

Der Nichtfacharzt muss oberflächliche Bindehautfremdkörper entfernen und insbesondere Situationen erkennen können, in denen der Verlust des Augenlichts droht. Jeder Arzt muss außerdem bei Verätzungen Erste Hilfe leisten können.

◘ **Tabelle 24.1.** Die wichtigsten Augenverletzungen

Verletzte Region	Symptome und Befunde	Weiterführende Diagnostik	Therapie	Einzelheiten ▶
Lid und Tränenwege	**Lidkantenverletzung nasal mit Verletzung des Tränenkanälchens** (besonders bei Hundebiss-, Schnitt- oder Rissverletzungen): Tränenträufeln, wenn unzureichend versorgt **Durchtrennung der Lidkante in der Mitte oder temporal:** Hämatom	Sondierung des Tränenkanälchens	exakte Rekonstruktion von Lidkante und Tränenkanälchen Schienung unter dem Mikroskop Lidkantennaht	Kap. 4.6 und 5.3.2
Bindehaut	**Riss- oder Schnittwunde:** Hyposphagma, Fremdkörpergefühl, Tränenträufeln, Blepharospasmus, bei eingebranntem Fremdkörper auch Kratzer auf der Hornhaut	bei Fremdkörperverletzung zum Ausschluss einer Perforation: Ophthalmoskopie (nach Mydriasis), Sonographie, evtl. Röntgenaufnahmen der Orbita in zwei Ebenen, oder besser CT	**Bindehautfremdkörper:** Entfernung des Fremdkörpers (intraokulare Fremdkörper: Vitrektomie) **größere Risswunde:** Nähen, desinfizierende Salbe, Augenverband **kleine Risswunde:** kann manchmal ohne Naht bleiben, wenn gut adaptiert	Kap. 6.3.1 und 6.3.2

24.1 · Überblick über die wichtigsten Augenverletzungen

Tabelle 24.1 (Fortsetzung)

Verletzte Region	Symptome und Befunde	Weiterführende Diagnostik	Therapie	Einzelheiten ▶
Hornhaut (Abb. 24.1a)	**oberflächliche Verletzung:** starke Schmerzen, Blepharospasmus, Tränenträufeln; ein oberflächlich eingebrannter Metallfremdkörper ist von einem Rosthof umgeben **penetrierende Verletzung:** Visusminderung und Hornhauttrübung durch Störung der optischen Eigenschaften der Hornhaut und die bei »Lederhaut« genannten Befunde **Verätzung: geringgradig:** starke Schmerzen, rotes Auge, **hochgradig:** geringe Schmerzen, Chemosis, Bindehaut weiß, Notfall!	Tropfanästhesie, doppeltes Ektropionieren zum Nachweis von Fremdkörpern, Anfärbung der Hornhaut mit Fluoreszein, auf Fistulation (Austritt von Kammerwasser) achten	**oberflächliche Verletzung:** Tropfanästhesie, evtl. Entfernen eines Fremdkörpers, desinfizierende Salbe, Augenverband **penetrierende Verletzung:** ▶»Lederhaut« **Verätzung:** intensives Spülen mit Wasser (Erste Hilfe) oder Pufferlösung (Ringer-Laktat oder Balanced Salt Solution = BSS), doppeltes Ektropionieren zum Entfernen von Kalkpartikeln (Laugenververätzung), stündliches Spülen mit Pufferlösung, Vitamin C lokal und systemisch, antibiotische Augentropfen alle 2 Stunden, Kortikosteroide lokal (subkonjunktivale Injektion) und systemisch, evtl. systemisch nichtsteroidale Antiphlogistika, Pupillenweitstellung	Kap. 7.5.3 und 7.5.1
Lederhaut (Abb. 24.1b, 24.2, 24.3 und 24.5)	**penetrierende oder perforierende Verletzung, Ruptur** bei stumpfem Bulbustrauma: Bindehautunterblutung, Glaskörperblutung, Netzhautblutungen bei weiter hinten gelegenen Perforationen	Ruptur der Sklera: Bulbus aufgrund der Perforation weich (verminderter Augeninnendruck), vorsichtige Messung des Augeninnendrucks oder vorsichtige Palpation des Bulbus! Bildgebende Verfahren zum Nachweis bzw. Ausschluss des Fremdkörpers. Wenn möglich, Spiegeln des Augenhintergrundes.	operative Exploration und Versorgung, meist mittels Vitrektomie, ggf. Entfernung des Metallsplitters	Kap. 8.5

Tabelle 24.1 (Fortsetzung)

Verletzte Region	Symptome und Befunde	Weiterführende Diagnostik	Therapie	Einzelheiten ▶
Linse (Abb. 24.1 a)	**stumpfes Bulbustrauma:** monokulare Diplopie (Subluxation), Visusminderung (Luxation, Kontusionsstar)	Spaltlampe: Irisschlottern, Linsenschlottern, (Subluxation, Luxation), Linsentrübung, Kontusionsstar	**Subluxation, Luxation:** Linsenentfernung oft nur intrakapsulär möglich, dann evtl. transsklerale Fixation der Kunstlinse oder Vorderkammerlinse, ggf. Versorgung mit Kontaktlinse, wenn keine intraokulare Linse möglich ist **Kontusionsstar:** Kataraktoperation	Kap. 9.3.2
Iris und Ziliarkörper (Abb. 24.3, Abb. 11.9)	**Vorderkammerblutung, Einrisse am Pupillarsaum, Irisbasisabriss** mit zweiter »Pupille« (insbesondere bei Iridodialyse, Irisbasisabriss), rückfallendes Rotlicht, erhöhter Augeninnendruck bei Blutung, verminderter Augeninnendruck bei Ziliarkörperkontusion	Spaltlampenuntersuchung, Beurteilung des Kammerwinkels mittels Gonioskopie, Untersuchung mit dem Augenspiegel im regredienten Licht, Messung des Augeninnendrucks	Ruhigstellung von Iris und Ziliarkörper mit Atropin-Augentropfen. Operative Versorgung des Irisbasisabrisses. Bei erhöhtem Augeninnendruck medikamentöse Senkung des Augeninnendrucks.	Kap. 11.5.1 und 11.5.2
Netzhaut (Abb. 24.4, Abb. 24.5 b)	**Makulaschichtloch:** Visusminderung, Metamorphopsien **Ablatio:** schmerzlose Wahrnehmung von Lichtblitzen, eines Schwarms »schwarzer Mücken« oder »Rußregen«, gefolgt von einer »Mauer von unten oder oben« oder einem »Vorhang von unten oder oben« **Angiopathia retinae traumatica (Purtscher):** Netzhautblutungen, weiße Herde in Gefäßnähe (Abb. 24.4) **Berlin-Ödem:** weißliches Ödem in der Region der Netzhautkontusion, evtl. auch im Netzhautzentrum, dann starke Sehstörung	**Makulaschichtloch, Ablatio und traumatische Netzhautveränderungen:** binokulare Ophthalmoskopie mit Lupe, Kontaktglasspiegelung, okuläre Kohärenztomographie (OCT) bei Makula-Veränderungen	**Makulaschichtloch:** Vitrektomie und ggf. Netzhaut»peeling« **Amotio:** Eindellende Netzhautchirurgie oder vitreoretinale Chirurgie **Angiopathia retinae traumatica (Purtscher):** evtl. systemische Kortisontherapie, abwarten	Kap. 13.7.4 und 13.9

Tabelle 24.1 (Fortsetzung)

Verletzte Region	Symptome und Befunde	Weiterführende Diagnostik	Therapie	Einzelheiten ▶
Sehnerv (Abb. 18.10)	**Avulsio n. optici:** Abriss des Sehnervs an der Papille mit intraokularer Blutung, Erblindung **Direkte Verletzung des N. opticus durch Pfählung:** meist Erblindung **Schleudertrauma durch Sturz auf die Schläfe:** Lichtblitze, Erblindung; am betroffenen Auge aufgehobene Pupillenreaktion, nach 4–6 Wochen Optikusatrophie **Quetschung des N. opticus durch Fraktur des Canalis opticus:** Erblindung; am betroffenen Auge aufgehobene Pupillenreaktion, später Optikusatrophie	Computertomogramm, ggf. Kernspintomogramm	**Quetschung:** hochdosierte Steroidtherapie (1000 mg Prednisolon i.v.) **Fraktur des Canalis opticus:** Entdachungsoperation, falls noch Pupillenreaktion nachweisbar	Kap. 18.8.3
Orbitaboden (Blow-out-Fraktur) und Orbitaverletzung (Abb. 18.9)	**Blow-out-Fraktur:** eingeschränkte Blickhebung, Sensibilitätsstörung der Oberlippe **Orbitaverletzung** (meist direkte Gewalteinwirkung): Orbitahämatom	**Blow-out-Fraktur:** CT: »hängender Tropfen« = sich in die Kieferhöhle vorwölbendes Gewebe und Blut. **Orbitaverletzung:** Computertomographie	**Blow-out-Fraktur:** bei starker Dislokation des Orbitabodens und Motilitätsstörung: operative Revision; bei geringer Dislokation und geringer Motilitätsstörung: Revision nicht immer erforderlich **andere schwere Orbitaverletzungen:** kieferchirurgische, HNO-chirurgische oder neurochirurgische Versorgung	Kap. 18.8.1 und 18.8.2

> ❗ Bei Augenverletzungen keine Salbe verabreichen, um die nachfolgende fachärztliche Untersuchung nicht zu erschweren, sondern einen sterilen Augenverband anlegen und den Patienten eiligst zum nächsten Augenarzt, voraussichtlich operativ zu behandelnde Verletzte möglichst in die nächste Augenklinik transportieren lassen.

24.2 Untersuchungsstrategie bei Augenverletzungen

24.2.1 Anamnese

Der Anamnese kommt bei Verletzungen eine besondere Bedeutung zu, da die diagnostischen Maßnahmen durch die Schwere der Verletzung oft begrenzt sind und der Unfallhergang Hinweise auf die Art und das Ausmaß der Verletzung gibt:

- **Flex- und Schleifarbeiten.** Hier findet sich häufig ein eingebrannter, metallischer Hornhautfremdkörper.
- **Arbeiten mit Hammer und Meißel (Hammer auf anderes Metall oder Hämmern auf Stein).** Hier

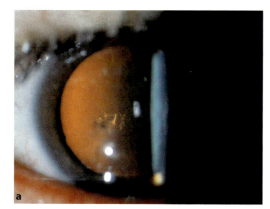

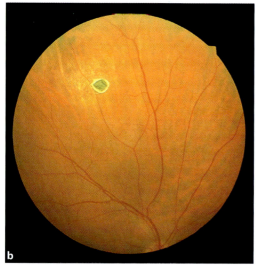

◘ **Abb. 24.1.** Intraokularer Fremdkörper mit kaum sichtbarer Perforation. **a** Hornhaut- und Linsenperforation, sichtbar an der Spaltlampe im regredienten Licht. **b** Metallischer Fremdkörper, der in der Netzhaut steckt

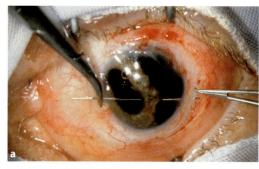

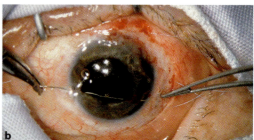

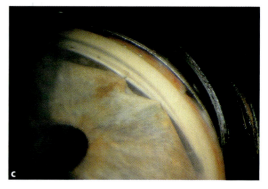

◘ **Abb. 24.3.** Traumatischer Irisabriss: **a** Befund der Verletzung zu Beginn der Operation, **b** Wiederannähung der Irisbasis mit langer Spezialnadel und Kunststoff-Faden zur Vermeidung einer monokularen Diplopie, **c** angenähte Irisbasis bei gonioskopischer Untersuchung

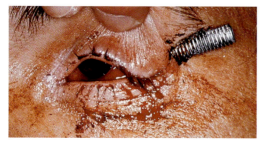

◘ **Abb. 24.2.** Perforierende Lid- und Bulbusverletzung durch Bolzen

liegt häufig eine penetrierende oder perforierende Verletzung mit kleinem, metallischem, intraokularem Fremdkörper (manchmal unbemerkt) vor.
— **Schlag auf den Augapfel durch Faust, Stein, Schneeball, Tennis- oder Squashball, Fußball.** Häufig besteht ein stumpfes Bulbustrauma mit intraokularen Prellungs- und Kontusionsverletzungen, im schwersten Fall eine Bulbusruptur.
— **Brillenglas- oder andere Glasverletzungen (beim nicht angeschnallten Autofahrer auch Windschutzscheibe).** Häufig liegt eine penetrierende Schnittverletzung der Hornhaut und Sklera vor, manchmal auch an beiden Augen.

24.2 · Untersuchungsstrategie bei Augenverletzungen

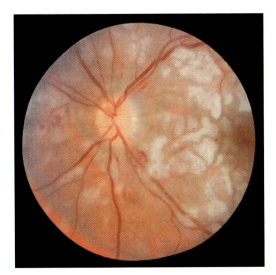

◘ **Abb. 24.4.** Retinopathia traumatica (Purtscher): Fleckige Netzhautödeme um Papille und Makula, ausgelöst durch Ischämie der Netzhaut infolge Thoraxkompressionstrauma

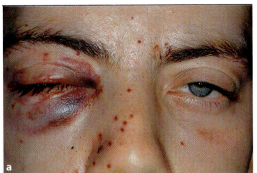

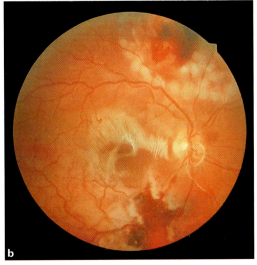

◘ **Abb. 24.5.** Schrotschussverletzung mit perforierender Bulbusverletzung. **a** Haut- und Lidverletzungen, **b** Netzhautverletzung mit Blutung und hinterer Perforationsstelle, durch Laserkoagulationen abgeriegelt (*oben*)

- **Schweißarbeiten, Höhensonne, Gletscher.** »Verblitzung« (Keratitis photoelectrica und schwere begleitende Konjunktivitis),
- **Kinder.** Vorsicht! Häufig bestehen Pfählungsverletzungen, bei denen der Fremdkörper schon entfernt oder innen abgebrochen ist (Bleistift, Nadel, Schere, Messer). Deshalb bei Verdacht Computer- oder Kernspintomographie veranlassen, um tiefe Verletzungen der Orbita auszuschließen und zurückgebliebene Fremdkörper zu lokalisieren.
- **Hundebissverletzungen.** Hierbei finden sich oft Lidverletzungen mit Durchriss des unteren Tränenkanälchens.
- **Sturz mit dem Fahrrad.** Bei seitlichem Aufschlag auf die Stirn kommt es häufig zu einer Zerrung des N. opticus im Canalis opticus mit sofortiger Erblindung.
- **Polytrauma, Verkehrsunfälle.** Hier treten schwerste penetrierende Verletzungen, gedeckte Bulbusruptur, Optikusabriss oder Optikusverletzung im Sehnervenkanal auf.

24.2.2 Inspektion und orientierende Untersuchung

Anders als bei einer Routineuntersuchung des Augenarztes kann man bei Verletzungen des Auges die üblichen ophthalmologischen Untersuchungsgeräte oft nicht oder nur sehr beschränkt einsetzen. Dies trifft insbesondere auf Polytraumatisierte zu, die im Notfallraum, im chirurgischen Operationssaal oder auf der Intensivstation untersucht werden müssen. Der Inspektion kommt deshalb eine große Bedeutung zu, denn es gilt, Verletzungen mit Erblindungsgefahr zu erkennen oder auszuschließen. Hierzu zählen:
- penetrierende oder perforierende Verletzungen,
- gedeckte oder offene Bulbusruptur,
- Optikusschädigung,
- Tränenweg- und Lidkantenverletzungen.

Als intensive Lichtquelle benutzt man am besten eine Visitenlampe oder den Lichtkegel des Augenspiegels (◘ Abb. 2.1), zur Vergrößerung bei Bedarf die Ophthalmoskopierlupe von 20 dpt, die für die indirekte monokulare Ophthalmoskopie ohnehin gebraucht wird. In Augenkliniken gibt es eine tragbare Handspaltlampe.

Bei vermutlich schweren Augenverletzungen ist folgendes Vorgehen zu empfehlen:
- ausführliche **Tropfanästhesie** in die Lidspalte, wenn die Lider mit verletzt und geschwollen sind, um die Lidspalte überhaupt öffnen zu können (z. B. Tetracain-Augentropfen, ▶ Kap. 26 und ◘ Tabelle 26.1) mehrfach im Abstand von 1 Minute,
- vorsichtiges **Aufhalten der Lider** mit Desmarres-Lidhaken, ohne Druck auf den möglicherweise eröffneten Bulbus auszuüben (◘ Abb. 2.2),
- **Palpation des Bulbus** mit einem sterilen, stumpfen, glatten Instrument **zur Abschätzung des Augeninnendrucks** (stark vermindert bei gedeckter oder offener Bulbusruptur),
- **Inspektion der Bindehaut**, insbesondere um folgende Veränderungen zu erfassen bzw. auszuschließen:
  1. Einblutung (Hyposphagma, dann besteht der Verdacht auf gedeckte Bulbusruptur oder perforierende Verletzung),
  2. Bindehautrissverletzung (dann besteht der Verdacht auf perforierende Skleraverletzung),
  3. Fremdkörpereinsprengung (z. B. infolge einer Explosionsverletzung, dann ist ebenfalls eine Perforation möglich!).
- **Inspektion der Hornhaut**, insbesondere um folgende Veränderungen zu erfassen bzw. auszuschließen:
  1. penetrierende oder perforierende Verletzung (dann findet sich häufig ein Irisprolaps),
  2. Hornhautschnittverletzung (dann findet sich ein stark veränderter Hornhautreflex auch bei einfacher Erosio corneae),
  3. Hornhautfremdkörpereinsprengung (z. B. bei Verletzungen durch Feuerwerkskörper, Sprengverletzungen).

  Ggf. die Hornhaut mit Fluoreszein anfärben und die Hornhaut mit dem blauen Licht des Augenspiegels beleuchten. So kann auch eine Fistulation bei Hornhautperforation sichtbar gemacht werden.
- **Inspektion der Augenvorderkammer** mit folgenden Fragen:
  1. Ist die Pupille entrundet? (bei stumpfen Verletzungen, Sphinkterrissen, perforierenden Verletzungen mit Irisprolaps)
  2. Besteht eine Vorderkammerblutung (Hyphäma)?, insbesondere bei Iris-, Kammerwinkeleinriss, penetrierender oder perforierender Verletzung
  3. Besteht eine Irisverziehung? (Bei penetrierender oder perforierender Schnittverletzung, auch bei gedeckter Bulbusruptur, wird die Iris im Wundspalt eingeklemmt.)
  4. Lässt sich eine Linsentrübung erkennen? (Linsenverletzung bei großen penetrierenden, perforierenden und Metallsplitterverletzungen, Linsensubluxation in die Hinterkammer oder Linsenluxation in die Vorderkammer bei stumpfen oder offenen Traumen). Untersuchung im regredienten Licht mit dem Augenspiegel.
- Versuch der **Fundusspiegelung** (meist monokular im umgekehrten Bild durch den Konsil-Augenarzt; ◘ Abb. 2.15 und ◘ Abb. 2.16). Hierdurch versucht man zu klären, ob folgende Veränderungen vorliegen:
  1. Prellungsverletzungen der Netzhaut (Berlin-Ödem) (bei stumpfem Bulbustrauma),
  2. Blutungen der Netzhaut (bei intraokularem Fremdkörper oder bei Thorax-Trauma = Retinopathia traumatica, ▶ Kap. 13.9.4),
  3. Glaskörperblutung (bei penetrierenden oder perforierenden Verletzungen sowie intraokularem Fremdkörper),
  4. Aderhautamotio, Aderhautblutung oder Aderhautruptur,
  5. Netzhautablösung,
  6. intraokularer Fremdkörper.
- **Prüfung der afferenten und efferenten Pupillenbahn.** Dies ist bei Verletzungen des vorderen Augenabschnitts nicht immer einfach. Die Störung der afferenten Pupillenbahn eines Auges mit Verletzung der Iris und des vorderen Augenabschnitts weist man durch das Ausbleiben der konsensuellen Reaktion am anderen Auge nach. Eine schwere Störung der afferenten Pupillenbahn weist auf eine Schädigung des N. opticus im Canalis opticus (dann keine Veränderungen der Papille) oder eine Evulsio n. optici hin (Ausriss des N. opticus aus dem Augapfel; dann Blutung um die Papille). Eine Störung der efferenten Pupillenbahn ist oft durch direkte Verletzung der Iris bedingt.
- **Prüfung auf Tränenwegverletzungen,** insbesondere ob ein Durchriss der Tränenkanälchen vorliegt. Bei Verdacht erweitert man hierzu ein Tränenpünktchen mit einer konischen Sonde und sondiert mit der Bowman-Sonde. Bei geschwollenen nasal gelegenen Lidkantenverletzungen mit schlechter Übersicht kann man den Durchriss des Tränenkanälchens oft nur durch den Austritt der Sonde aus der Wunde verifizieren.
- **Prüfung der Bulbusmotilität.** Bei verletzungsbedingten Störungen der Augenbeweglichkeit besteht der Verdacht auf
  1. Orbitabodenfraktur (dann Einschränkung der Blickhebung (M. rectus inferior) und Sensibilitätsstörung der Oberlippe),
  2. Hämatom eines Augenmuskels,

3. Orbitahämatom (bei Fraktur der Siebbeinzellen: Knistern bei Abtasten der Lidschwellung aufgrund von Lufteinschlüssen),
4. Abriss der Trochlea des M. obliquus superior (dann Symptome einer Trochlearisparese, meist nach nasaler Pfählungsverletzung oder Windschutzscheibenverletzung),
5. Trauma-bedingte Läsion eines okulomotorischen Hirnnervs.

24.2.3 Augenfachärztliche Untersuchung

Eine isolierte Augenverletzung sollte beim Augenarzt oder in der Augenklinik an der Spaltlampe untersucht werden. Einzelheiten ▶ Kap. 3. Bei Polytrauma kann an großen Versorgungszentren in der Regel ein Augenfacharzt zur Beurteilung der Augenverletzung kurzfristig hinzugezogen werden.

24.3 Verletzungsmechanismen

Augenverletzungen können direkt (mechanisch, chemisch, physikalisch) oder indirekt entstehen. Die für einen Augenabschnitt typischen Verletzungen sind beim jeweiligen Augenabschnitt aufgeführt.

24.3.1 Direkte Augenverletzung

Mechanische Genese

Zu den Augenverletzungen mechanischer Genese gehören:
- **stumpfe Verletzungen**:
    - Prellung (Netzhaut),
    - innere Zerreißung (Iris, Kammerwinkel, Zonula der Linse),
    - gedeckte bzw. offene Bulbusruptur (meist hinter dem Limbus, aber auch im Äquatorbereich).
- **Schnittverletzungen.** Sie können den Augenvorderabschnitt oder alle Augenabschnitte betreffen. Sie sind meist penetrierend, seltener perforierend. Hierzu gehören:
    - berufsbedingte Verletzungen durch Maschinen, bei denen wegfliegende Teile das Auge durchbohren,
    - Unfälle mit Schnittverletzungen, häufig bei Kindern durch Scheren, Messer oder Spielzeug,
    - Windschutzscheibenverletzungen bei Verkehrsunfällen, insbesondere bei nicht angeschnallten Personen,
    - Brillenglasverletzungen als Folge einer anderen Verletzung, bei der die Brille zerbricht und die Hornhaut oder tiefere Augenabschnitte durchbohrt.
- **penetrierende oder perforierende Verletzungen** durch Fremdkörper (Metallsplitter). Sie können den Vorder- und den Hinterabschnitt des Auges betreffen. Zu penetrierenden oder perforierenden Verletzungen kommt es bei
    - Arbeiten mit Hammer und Meißel. Ein kleiner Metallsplitter springt ab (auch von der Hammerunterfläche) und durchbohrt mit hoher Geschwindigkeit das Auge (häufig sind mehrere Augenabschnitte und die Augenhinterwand betroffen).
    - Arbeiten mit rotierenden Maschinen: Flex, Trennscheiben, Rasenmäher, Werkzeugmaschinen.
- **Pfählungsverletzungen**:
    - bei Kindern durch Sturz auf Spielzeug, z. B. Bleistift (▶ Kap. 24.2.1),
    - durch Maschinen, z. B. durch industrielle Klammerapparate.

Ist die Hornhaut betroffen, entsteht durch die spätere Narbe eine optisch bedingte Sehstörung, die durch eine formstabile Kontaktlinse oder ggf. durch eine Hornhauttransplantation gemindert werden kann.

Ist die Iris verletzt, liegt meist eine Vorderkammerblutung vor.

Bei Linsenverletzung trübt die Linse schnell ein und es muss kurzfristig eine Kataraktoperation ausgeführt werden, da sonst das Linseneiweiß den Kammerwinkel verstopft (Sekundärglaukom) oder als Antigen wirkt und eine Entzündung hervorruft.

Nach penetrierenden und perforierenden Verletzungen besteht die Gefahr einer Endophthalmitis; bei landwirtschaftlichen Unfällen häufiger als bei Industrie- oder Glasverletzungen.

Nach jeder Verletzung, nach Operationen, besonders aber nach schwerer Ziliarkörperverletzung kann selten, auch noch nach Jahrzehnten, eine sympathische Ophthalmie auftreten (▶ Kap. 12.3.1).

Chemische Genese

- **Säureverätzungen** (z. B. Batterieunfälle),
- **Kalkverätzungen, Laugenverätzungen** (»Abflussfrei«, Industriereiniger, Kalkweiß).

Erste Hilfe und Therapie ▶ Kap. 7.5.

Physikalische Genese

- Stromunfälle (▶ Kap. 7.5.2),
- UV-Schädigung (»Verblitzung«) bei Hochgebirgs- und Gletschertouren, Schweißen (▶ Kap. 7.5.3).

24.3.2 Indirekte Augenverletzung

- Retinopathia traumatica Purtscher (◨ Tabelle 24.1 und ▶ Kap. 13.9.4 und ◨ Abb. 24.4),
- Fettembolie bei schweren Knochenbrüchen.

24.4 Polytrauma mit Augenverletzung

Bei schweren Unfällen, bei denen die Augenverletzung nur ein Teil der Gesamtverletzung ist (insbesondere bei schweren Verkehrsunfällen), muss eine Rangfolge der Verletzungsversorgung durch die beteiligten Disziplinen festgelegt werden. Hierbei ist natürlich die Versorgung vitaler Probleme gegenüber Augenverletzungen vorrangig, allerdings sind schwere Augenverletzungen wiederum gegenüber manchen knöchernen oder Weichteilverletzungen vorrangig. Auch muss berücksichtigt werden, ob ein speziell ausgerüsteter Operationssaal notwendig ist. Offene Augenverletzungen müssen mikrochirurgisch am ophthalmologischen Operationsmikroskop versorgt werden. Hierbei sind neben ophthalmologischen mikrochirurgischen Instrumenten auch spezielle Geräte (z.B. Vitrektomie) und Substanzen (z.B. SF_6-Gas, Silikonöl, hochviskose Hyaluronsäure) erforderlich.

> ❗ Keine diagnostische Pupillenerweiterung, wenn neurologische Symptome zu vermuten sind oder abgeklärt werden müssen!

24.5 Verletzungen mehrerer Augenabschnitte

24.5.1 Penetrierende und perforierende Verletzungen mehrerer Augenabschnitte

Wenn Hornhaut, Limbus oder Sklera perforiert sind, ist anzunehmen, dass auch weitere Teile des Auges verletzt sind. Bei Hornhautverletzungen ist eine Linsenverletzung wahrscheinlich, bei Skleraverletzungen eine Netzhaut- oder Aderhautverletzung. Immer muss ein intraokularer Fremdkörper ausgeschlossen werden.

> ❗ Bei anamnestischen Angaben, die auf eine penetrierende oder perforierende Verletzung hinweisen könnten (z. B. Arbeit mit Hammer und Meißel, Arbeit an rotierenden Maschinen), muss eine Röntgenaufnahme der Orbita in zwei Ebenen oder eine Computertomographie erfolgen, um einen intraokularen Fremdkörper nicht zu übersehen. Bei röntgennegativen, nicht metallhaltigen Fremdkörpern hilft eine Ultraschalluntersuchung oder eine Kernspintomographie weiter.

24.5.2 Stumpfes Bulbustrauma (Contusio bulbi)

Nach einem stumpfen Bulbustrauma muss nach folgenden Befunden gesucht werden:
1. zentrales Netzhautödem durch Prellung (Berlin-Ödem). Hierbei ist der Visus deutlich vermindert.
2. periphere Netzhautveränderungen (**akut:** Foramen, Blutung, Ödem; **später:** Netzhautdegenerationen, Nekrosen, Netzhautforamen): Gefahr der Netzhautablösung!
3. Linsensubluxation (Irisschottern, Linsenschlottern),
4. Einrisse des Sphincter pupillae,
5. Iridodialyse (Irisbasisabriss),
6. Kammerwinkeleinrisse,
7. gedeckte oder offene Bulbusruptur (bei gedeckter Bindehautruptur Unterblutung der Bindehaut und sehr niedriger Augeninnendruck, chirurgische Exploration erforderlich).

Fallbeispiel

Der Fahrer eines Autos, das in einen Auffahrunfall verwickelt war, war durch Sicherheitsgurt und Airbag geschützt und erlitt außer Prellungsmarken durch den Sicherheitsgurt keine allgemeinen Verletzungen, gleichzeitig aber eine schwerste Verletzung des linken Auges. Hierbei handelte es sich um eine winkelförmige zentrale penetrierende Rissverletzung der Hornhaut, die lateral des M. rectus superior 12 mm hinter den Limbus reichte, einen Verlust der Iris sowie eine Linsenperforation. Die Ursache blieb zunächst unklar. Die Verletzung wurde durch Entfernung der zerstörten Linse, Ausspülen der vollgebluteten Vorderkammer, Vitrektomie des verletzten Glaskörpers und Hornhautnähte versorgt.

Bei der Inspektion des Unfallautos fand man eine zerbrochene Pfeife, so dass anzunehmen ist, dass der Patient Pfeife rauchte und die Explosion des Airbags die Pfeife gegen das Gesicht schleuderte und so die Augenverletzung hervorrief.

Fazit: Keine spitzen oder harten Gegenstände zwischen Airbag und Passagier!

24.5 · Verletzungen mehrerer Augenabschnitte

In Kürze

Grundlagen. Prinzipiell unterscheidet man Augenverletzungen ohne Bulbuseröffnung und Augenverletzungen mit Bulbuseröffnung. Häufig sind mehrere Augenabschnitte betroffen.

Eine bulbuseröffnende Verletzung birgt immer auch die Gefahr einer intraokularen Entzündung.

Orientierende Untersuchung. Der Wechselbelichtungstest zur Prüfung der afferenten Pupillenbahn ist die wichtigste Untersuchungsmethode zum Nachweis einer Optikusschädigung, insbesondere wenn der Patient bewusstlos ist.

Therapie. Die Versorgung sollte durch einen erfahrenen Augenchirurgen erfolgen, häufig sind hierzu Vitrektomietechniken erforderlich.

Bei Polytrauma muss der Versorgungsplan interdisziplinär festgelegt werden.

Tropenophthalmologie, Ophthalmologie in Entwicklungsländern

25.1 Allgemeine Fakten in Entwicklungsländern – 418
25.1.1 Häufigkeit von Augenerkrankungen – 418
25.1.2 Augenärztliche Versorgung – 418
25.1.3 Spektrum der Augenkrankheiten – 418

25.2 Die wichtigsten Augenerkrankungen in Entwicklungsländern und tropischen Ländern – 419
25.2.1 Trachom – 419
25.2.2 Lepra – 420
25.2.3 Onchozerkose – 421
25.2.4 Xerophthalmie und Keratomalazie – 423
25.2.5 Katarakt in Entwicklungsländern – 424

Einleitung

Von den vielfältigen Besonderheiten der Ophthalmologie in tropischen Ländern sowie Entwicklungsländern werden hier nur einige wichtige Beispiele wie Trachom, Lepra, Onchozerkose, Xerophthalmie und Katarakt besprochen. In einer Welt, die durch Urlaubsreisen klein geworden und auf der fast jedes Land erreichbar ist, können tropische Augenerkrankungen auch bei unserer Bevölkerung auftreten. Darüber hinaus sollte man sich bewusst machen, wo und welche Hilfe außerhalb unserer Grenzen notwendig ist, um den Blick für die Bedürfnisse und Leiden von kranken Menschen nicht allein nach der Messskala unseres eigenen Anspruchs zu orientieren (Abb. 25.1). Ziel unseres medizinischen Handelns sollte auch sein, die globale medizinische Versorgung zu verbessern. Gerade die Augenheilkunde kann hierfür ein Beispiel geben.

25.1 Allgemeine Fakten in Entwicklungsländern

25.1.1 Häufigkeit von Augenerkrankungen

Etwa 15% aller Erkrankungen sind in tropischen Ländern Krankheiten des Auges, in Europa sind dies nur 7%. Die Augenheilkunde spielt in den Entwicklungsländern unter den verschiedenen medizinischen Fächern also eine noch wichtigere Rolle als bei uns.

25.1.2 Augenärztliche Versorgung

In den Entwicklungsländern herrschen bezüglich der augenärztlichen Versorgung völlig andere Bedingungen als in den Industrienationen. Die Zahl der Augenärzte pro Bevölkerungszahl ist um den Faktor 10 bis 100 geringer, zusätzlich erschweren geographische Besonderheiten und infrastrukturelle Defizite die augenärztliche Versorgung. In manchen Ländern ist nur ein Augenarzt für mehr als eine Million Menschen vorhanden, in Deutschland ist es (ohne Kliniken!) ca. 1 Augenarzt pro 16 000 Bewohner. Die Möglichkeiten der operativen augenärztlichen Versorgung stehen in den Entwicklungsländern nicht nur quantitativ, sondern auch qualitativ, insbesondere bezüglich der Ausrüstung, weit hinter dem Standard der Industrienationen zurück. Manche Länder, vor allem Indien, Nepal, Pakistan haben ein Versorgungsprogramm für die Operation der Katarakt aufgebaut, wo auch weit entlegene Gegenden augenärztliche Versorgung erhalten. Besondere Institutionen, insbesondere die Christoffel Blindenmission (CBM), finanzieren den Aufbau von augenärztlichen Abteilungen und organisieren augenärztliche Hilfe für Entwicklungsländer. Augenärzte aus Industriestaaten arbeiten dort und bilden die einheimischen Ärzte in neuen Operationsverfahren aus. Der Arbeitskreis »Internationale Ophthalmologie« der Deutschen Ophthalmologischen Gesellschaft (wissenschaftliche Fachgesellschaft) hat besonders in Afrika, aber auch in anderen Ländern infrastrukturelle Hilfe geleistet und versucht durch Ausbildung einheimischer Ärzte eine Basis für eine Weiterentwicklung im eigenen Land zu legen.

25.1.3 Spektrum der Augenkrankheiten

Gerade in tropischen Ländern herrschen auch heute noch Infektionskrankheiten der Augen vor, die bei uns durch den hygienischen Standard oder adäquate Behandlung kaum noch eine Rolle spielen oder aufgrund der klimatischen Bedingungen nicht vorkommen. Hierzu zählen insbesondere das Trachom, die Onchozerkose, andere Filariosen und Lepra. Darüber hinaus ist die Katarakt ein weltweites Problem für Entwicklungsländer, da nicht genügend Operateure, keine adäquate Ausrüstung und nicht ausreichend intraokulare Linsen oder Brillen zur Verfügung stehen. Des-

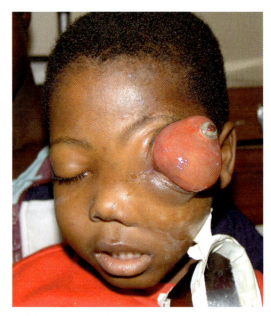

Abb. 25.1. Fortgeschrittenes Retinoblastom eines Kindes in einem Entwicklungsland, das erst bei Herauswachsen des Turmors aus der Orbita in ärztliche Behandlung kam (Prof. Dr. N. Bornfeld, Essen)

halb ist die Erblindungsquote in den ärmsten der Entwicklungsländer trotz niedrigerer Lebenserwartung erschreckend hoch.

25.2 Die wichtigsten Augenerkrankungen in Entwicklungsländern und tropischen Ländern

25.2.1 Trachom

Definition, Ursache
Das Trachom ist eine Infektionserkrankung des äußeren Auges durch Chlamydia trachomatis, insbesondere Serotypen A, B, Ba und C.

Epidemiologie
Das Trachom ist auch heute noch die häufigste vermeidbare Erblindungsursache auf der Welt. In westlichen Industrienationen kommt Trachom dagegen wegen besserer hygienischer Bedingungen praktisch nicht mehr vor, sondern nur die Chlamydienkonjunktivitis, eine okulo-genitale Infektion (▶ Kap. 6.4.4). Hauptvektor der Infektionskette in den betroffenen tropischen Entwicklungsländern sind Fliegen, die sich in die Lidwinkel der Kinder setzen und dadurch die Infektion von einem Menschen zum anderen weiter tragen. Nach dem häufigen Vorkommen in Ägypten und den Follikeln hieß das Trachom früher »Ägyptische Körnerkrankheit«. Im 19. Jahrhundert war das Trachom auch in Europa endemisch. Die Einwanderer in den Vereinigten Staaten wurden noch in den 30er- und 40er-Jahren bei der Aufnahme in das Land u. a. auf Trachom untersucht (◘ Abb. 25.2).

Symptome, Befunde
Das Krankheitsbild wurde wegen seiner globalen Bedeutung bereits in Kap. 6.4.4 besprochen. Hier werden nur die wichtigsten Zeichen nochmals zusammengefasst.

Die Infektion erfolgt meist im frühen Kindesalter. Zunächst bilden sich subtarsal und epibulbär konjunktivale **Follikel** und diffuse Infiltrationen (▶ Kap. 6.4.4, ◘ Abb. 6.8). Die Follikel vergrößern sich und verhärten, platzen dann schließlich auf und entleeren massenhaft chlamydienhaltiges Sekret in den Bindehautsack. Durch zunehmende Vernarbung entwickelt sich ein **Entropium des Oberlides** (involutiv kommt dagegen das Entropium fast ausschließlich am Unterlid vor, ▶ Kap. 4.4.2 u. ◘ Abb. 6.9). Die Wimpern des Oberlides schleifen auf der Hornhautoberfläche und erzeugen eine chronische Erosio mit Superinfektion durch verschiedene Keime. Schließlich vernarbt die Hornhautoberfläche und bildet einen weißen oder gefäßhaltigen **Pannus** aus (◘ Abb. 6.9). **Herbert-Dellen** sind pathognomonisch für das Trachom und bestehen aus Einsenkungen am Limbus.

Stadien der Trachomerkrankung
Die Klassifikation des Trachoms durch die Weltgesundheitsorganisation (WHO) unterscheidet 5 Stadien:
- TF: mehr als 5 Follikel auf dem oberen Tarsus (**F**ollicles),
- TI: starke Entzündung mit Schwellung und Verdeckung der tarsalen Gefäße (**I**nflammation),
- TS: tarsale Narbenbildung mit linien- oder bandförmigen Strängen (**S**trands) oder flächiger Fibrose der tarsalen Bindehaut des Oberlides,
- TT: **T**rachomatöse **T**richiasis,
- CO: Hornhauttrübung (**C**ornal **O**pacity).

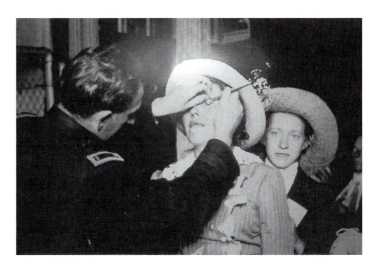

◘ **Abb. 25.2.** Untersuchung auf Trachom durch Ektropionieren der Oberlider bei Einwanderern in die USA (ca. 1922)

Diagnose

Die Diagnose wird in Entwicklungsländern meist klinisch gestellt. Bei Kindern finden sich häufig **Einschlusskörperchen** in den Bindehautzellen, die man mit einem Spatel oberflächlich abschabt und auf dem Objektträger in Giemsa-Färbung durchmustert. Fluoreszenzimmunologische Tests aus Abstrichmaterial sind diagnostisch zuverlässiger, aber auch teurer.

Therapie

Man muss unterscheiden zwischen Prophylaxe, Therapie der Infektion und Therapie der Sekundärfolgen (Narbenstadium).

Bereits tägliches **Waschen des Gesichts** der Kinder mit Wasser verhütet die Ausbreitung und Infektion. Wegen des Wassermangels sind trockene Länder mit unzulänglicher Wasserversorgung besonders betroffen.

Im follikulären Stadium ist eine lokale Behandlung mit **Tetrazyklin-** oder **Erythromycin-Augensalbe** 4× tgl. über 6 Wochen, evtl. auch mit systemischer Tetrazyklin- oder Eythromycin-Behandlung kombiniert, besser als einmalige Gabe von 1 g Azithromycin erfolgreich. In manchen der ärmsten Länder werden Touristen von Kindern mit dem deutschen Wort »Salbe« angebettet, wobei Tetrazyklin-Augensalbe gemeint ist.

Das Narbenstadium (trachomatöse Trichiasis) kann durch eine **Entropiumoperation des Oberlides** gebessert werden und verhütet dadurch die irreversible Ausbildung einer Hornhautnarbe. Die einfache Methode der »Tarsusknickung« wird häufig auch von nichtärztlichem Personal (»Medical officer«) durchgeführt.

Die meist **vakularisierte Hornhautnarbe** ist einer Therapie praktisch nicht mehr zugänglich: Wegen der Gefäßeinsprossung und der entzündungsbedingten Veröden der Bindehaut- und Liddrüsen hat eine Keratoplastik praktisch keine Erfolgschance, selbst wenn man die aufwendige Nachbehandlung, wie sie in den Industrienationen möglich ist, zur Verfügung stellen könnte.

Das Trachom ist deshalb in diesen Ländern nur durch infrastrukturelle Entwicklung auszurotten, insbesondere durch Verbesserung der Wasserversorgung. In Ländern gleicher klimatischer Voraussetzungen, in denen durch Wohlstand bessere Lebensbedingungen herrschen, wie in den Golfstaaten, kommen Neuerkrankungen von Trachom praktisch nicht mehr vor.

25.2.2 Lepra

Definition, Ursache

Es handelt sich um eine systemische Infektion mit Mykobakterien, die eine direkte oder immunologisch ausgelöste Miterkrankung des Auges verursacht.

Epidemiologie

Lepra kommt am häufigsten in Zentralafrika, Südostasien, Indien und Indonesien vor. Etwa 10–12 Mio. Menschen sind weltweit betroffen, davon sind 0,5–1,0 Mio. (7–10%) erblindet. Die Neuinfektionen sind aber in den letzten Jahren stark zurückgegangen. Von allen Systemerkrankungen hat die Lepra die höchste Rate an Augenkomplikationen (bis zu 90% der Leprakranken).

Ätiologie, Pathogenese

Das Mycobacterium leprae hat neben dem Befall der Haut und der peripheren Nerven eine hohe Affinität zum vorderen Augensegment. Den Befall der Hornhautnerven kann man an der Verdickung und perlenförmigen Schwellung spaltlampenmikroskopisch erkennen.

Formen

Man unterscheidet die **lepromatöse** und **tuberkuloide Form**. Besonders die lepromatöse Form hat eine häufigere Augenbeteiligung (◨ Abb. 25.3). Die lepromatöse Form ist in gemäßigten Klimazonen (z. B. Nordindien, Nepal), die tuberkuloide Form in tropischen Klimazonen (z. B. Zentralafrika) häufiger.

Augenbeteiligung bei Lepra

Die Augenerkrankung bei Lepra besteht am häufigsten in einer **Uveitis**, die zunächst meist als **Iritis** abläuft.

Die **akute Iritis** entsteht wahrscheinlich durch eine Hypersensitivitätsreaktion und geht mit einer Ablagerung von Immunkomplexen einher. Sie tritt oft zusammen mit einer Exazerbation der Allgemeinsymptome wie Fieber und Anschwellen der Hautkomplikationen auf oder wird durch Aussetzen der antilepromatösen Therapie ausgelöst.

Die **chronische Iritis** ist die häufigste Erblindungsursache bei Lepra. Sie entsteht als Folge einer direkten Infektion der Nerven des Augenvorderabschnitts durch das Mykobakterium. Das Auge ist nur wenig gerötet und zeigt weiße Endothelpräzipitate. Pathognomonische Zeichen an der Spaltlampe sind glitzernde Perlen auf der Irisoberfläche am Pupillensaum, die aus Mykobakterien und Histiozyten bestehen, sich zu größeren Konglomeraten formen und in die Vorderkammer »abtropfen« können. Noduläre Leprome der Iris sind sel-

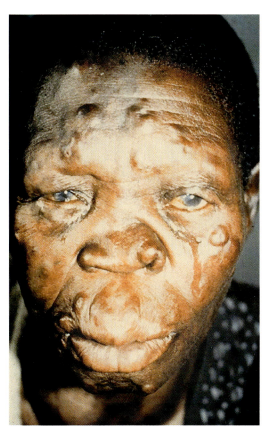

◘ **Abb. 25.3.** Lepromatöse Lepra mit Augenbeteiligung (Sammlung Tropenophthalmologie, Prof. V. Klaus, München)

tener. Im späteren Verlauf zeigt die Iris atrophische Löcher und die Pupille bleibt starr und eng.

Am Augenvorderabschnitt treten **Konjunktivitis** und **interstitielle Keratitis** auf. **Episkleritis** und **Skleritis** sind häufige Erstsymptome. **Keratoconjunctivitis sicca** entsteht durch Befall der Tränendrüsen. Zur Erblindung führen **Lagophthalmus** durch Fazialisparese, konsekutive Hornhautnarben oder Superinfektionen sowie **Hornhautanästhesie** durch Befall des Trigeminus. **Glaukom** entsteht durch entzündliche Verklebung der Irisrückfläche mit der Linse (Iris bombée). Häufig kommt es auch zum Ausfall der Augenbrauen und Wimpern (Madarosis).

Therapie

Die systemische Behandlung der Lepra erfolgt mit Dapson und Rifampicin. Die **akute lepromatöse Iritis** lässt sich mit lokalen Steroiden behandeln, die chronische Form ist wegen der neuroparalytischen Ätiologie nur durch eine systemische Behandlung anzugehen.

Sekundärfolgen wie Lidveränderungen mit Trichiasis oder Katarakt können durch entsprechende Operationen relativ gut behandelt werden.

25.2.3 Onchozerkose

Definition, Ursache

Die Onchozerkose ist eine Filariose, verursacht durch Onchocerca volvulus.

Epidemiologie und Infektionsweg

Die Onchozerkose kommt vor allem in den tropischen Ländern des Äquatorgürtels vor. Vektor der Übertragung ist die **Simulium-Mücke**, die vor allem an schnell fließenden, warmen Gewässern brütet. Deshalb wurde die Krankheit auch als »Flussblindheit« bezeichnet. Von den ca. 50 Mio. Erkrankten sind etwa 1 Mio. Menschen erblindet. In hyperendemischen Gebieten sind fast 100% der über 40-jährigen Bevölkerung infiziert und davon fast die Hälfte erblindet. Durch den Stich der Simulium-Mücke gelangen **Mikrofilarien** (0,3 mm lang) in die Unterhaut, wo sie sich in männliche (1–4 cm lang) oder weibliche (25–50 cm lang) **Makrofilarien** differenzieren können und in typischen Hautknoten von Bindegewebe eingekapselt werden. Die Diagnose erfolgt durch eine **Hautbiopsie**, in der die Mikrofilarien auch quantitativ (Zahl pro mg Hautgewebe) nachgewiesen werden, oder durch eine Exzision der Hautknoten.

In hyperendemischen Gebieten können bei etwa 30% der über 15-jährigen Personen Mikrofilarien in der Vorderkammer nachgewiesen werden. Je näher die Hautknoten am Hals- und Kopfbereich sind, desto höher ist die Gefahr einer Augenbeteiligung. Durch Eindringen von Mikrofilarien in die Augengewebe kommt es zu einer **Uveitis, Keratitis und Skleritis**. Die Entzündung wird durch Absterben der Mikrofilarien hervorgerufen. Lebende Mikrofilarien werden vom Immunsystem nicht »entdeckt« und rufen deshalb keine Entzündungsreaktionen hervor. Die Mikrofilarien erreichen die Vorderkammer, indem sie von der Haut her über die Bindehaut und Hornhaut eindringen. Mikrofilarien können alle Augengewebe erreichen, sind aber stärker in der Vorderkammer und Hornhaut konzentriert.

Befunde am Auge

In der **Hornhaut** entstehen **punktförmige Trübungen** an den Stellen, wo Mikrofilarien absterben. Nach längerer Krankheitsdauer entsteht ein vaskularisierter, sklerosierter Pannus der Hornhaut auf der Ebene der Bowman-Membran. Die **vordere Uveitis** kann sehr unterschiedlich ausgeprägt sein. In schweren Fällen entstehen **hintere Synechien** der unteren Irishälfte, die zu einer typischen, birnenförmig verzogenen Pupille führen. Hierdurch entwickeln sich eine **Katarakt** und ein **Sekundärglaukom**. Am Augenhintergrund zeigt sich im fortgeschrittenen Stadium eine landkartenartige **chorioretinale Atrophie** als Folge einer chronisch ablaufenden Entzündung. Auch die **Neuritis nervi optici** und eine **Optikusatrophie** sind Folgereaktionen des Zerfalls von Mikrofilarien, insbesondere unter der früher üblichen Therapie mit Suramin und Diäthylcarbamazin.

Therapie

Bereits seit 30 Jahren werden große **Desinfektionsprogramme** der Flussufer in den betroffenen Regionen durchgeführt, um die Simulium-Mücke auszurotten. Medikamentös wurde bis vor einigen Jahren Diäthylcarbamazin und Suramin verwendet. Diese Medikamente haben den Nachteil, dass durch den plötzlichen Zerfall der Mikrofilarien eine schwere Allgemeinreaktion durch Antigene und Toxine hervorgerufen wird (Mazotti-Reaktion). Suramin wirkt auch gegen erwachsene Würmer, Diäthylcarbamazin nur gegen Mikrofilarien. Seit etwa 15 Jahren steht ein gut verträgliches Medikament zur Verfügung, das **Ivermectin** (Mectizan®). Dieses Medikament hat den Vorteil, dass es nur 1–2× **jährlich** per os gegeben werden muss und keine Überempfindlichkeitsreaktion auslöst. Das Medikament wirkt dadurch, dass es die lebenden Würmer temporär infertil macht. Deshalb muss eine Therapie über mehrere Jahre erfolgen, bis alle Würmer abgestorben sind. Da den betroffenen Ländern keine ausreichenden Mittel zu einer flächendeckenden Therapie zur Verfügung stehen, wird das Medikament vom Hersteller kostenlos für Therapieprogramme der WHO zur Verfügung gestellt, ein beeindruckendes Beispiel dafür, dass sich auch die pharmazeutische Industrie uneigennützig an der Verbesserung der Gesundheitsversorgung der ärmsten Länder beteiligt. Man hofft, durch diese Therapieprogramme die Onchozerbose innerhalb eines Jahrzehnts in fast allen betroffenen Ländern ausrotten zu können.

Neuerdings wurde nachgewiesen, dass Mikrofilarien eine **Symbiose** mit einem Bakterium der Gattung **Wolbachia** eingehen. Werden diese Bakterien durch Behandlung mit **Doxycyclin** beseitigt, können sich die Filarien nicht mehr vermehren. Diese Behandlung der Onchozerkose erfordert aber eine regelmäßige Medikamenteneinnahme und ist deshalb unzuverlässiger.

Die **Exzision der Knoten**, die erwachsene Würmer enthalten, ist als Therapiemaßnahme langfristig nicht

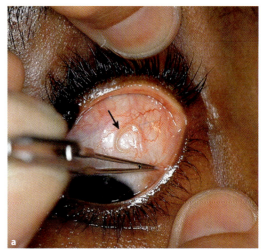
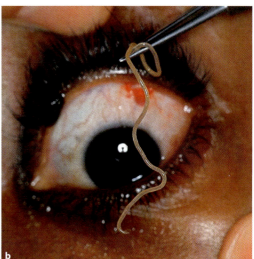

Abb. 25.4. a Loa-Loa-Wurm unter der Bindehaut (→) b Loa-Loa Wurm nach Entfernung

effektiv, denn nicht alle Knoten sind tastbar. Die Knoten in Augennähe sollten aber auf jeden Fall entfernt werden.

Andere Filariosen

Der **Loa-Loa-Wurm** kann unter die Bindehaut eindringen und dort eine Konjunktivitis oder Episkleritis auslösen (Abb. 25.4). Die Würmer sind häufig unter der Bindehaut sichtbar, ziehen sich aber bei Spaltlampenbeleuchtung schnell in die Orbita zurück. Man muss sie nach Tropfanästhesie mit der Pinzette festhalten (Abb. 25.4a) und durch einen kleinen Bindehautschnitt herausziehen (Abb. 25.4b).

25.2.4 Xerophthalmie und Keratomalazie

Definition, Ursache
Xerophthalmie und Keratomalazie sind Vitamin-A-Mangelerscheinungen am Auge, die zur Erblindung führen können.

Epidemiologie
Blindheit durch Mangelernährung ist auch heute noch ein weltweites Problem. Mangelernährung verursacht ein Vitamin-A-Defizit, als dessen Folge Nachtblindheit, Xerose der Bindehaut, Hornhautxerose oder -einschmelzung resultieren. In Asien entwickeln schätzungsweise 5–10 Mio. Kinder jährlich Xerophthalmie-Zeichen, davon 5–10 % mit Hornhautbeteiligung.

Ätiologie, Pathogenese
Die Krankheit entsteht, wenn der Vitamin-A-Speicher der Leber entleert ist und der Vitamin-A-Gehalt des Serums unter 10 mg% fällt (normal 30–40 mg%). Proteinmangel infolge von Mangelernährung verstärkt die Erkrankung durch Fehlen des Transportproteins. Vitamin A ist ein **essentieller Bestandteil von Rhodopsin**, dem Sehpigment der Stäbchen. Es wird außerdem für die **Aufrechterhaltung der normalen Epithelstrukturen** gebraucht. Die Bindehaut reagiert mit Metaplasie des Epithels und Verlust der Becherzellen, die Hornhaut mit Auflösung von Kollagen und Keratozyten. **Durchfallerkrankungen und Maserninfektion** können die Krankheit zum Ausbruch bringen oder verstärken.

Symptome, Befunde
Zunächst entsteht eine **Nachtblindheit**. Die Kinder sitzen bei Dämmerung in einer Ecke, weil sie ihre Spielsachen nicht mehr finden und sich nicht mehr orientieren können. Bei grenzwertigem Vitamin-A-Mangel kann die Nacht-Sehschärfe sehr stark schwanken, je nachdem, wie stark die Ausbleichung am Tage war. Die Nachtblindheit kann innerhalb 24 Stunden durch Vitamin-A-Gabe beseitigt werden.

Es kommt zu einer **Xerose der Bindehaut**. Die Bindehaut trocknet aus und metaplasiert (Abb. 25.5). Auf der Bindehaut entstehen im Lidspaltenbereich temporal dreieckige, leicht prominente Areale mit schaumiger Oberfläche, die sog. **Bitot-Flecken**, eine Ansammlung von abgeschilfertem Keratin vermischt mit saprophytischen Erregern.

Ein weiteres Symptom ist die **Xerose** und **Einschmelzung der Hornhaut**. Nach einer oberflächlichen Keratitis punctata entsteht schnell eine Keratinisierung der Hornhautoberfläche mit Hornhautschwellung (Abb. 25.6). Ulzerationen führen zur lokalisierten Einschmelzung und Hornhautperforation, die durch die Iris tamponiert wird (**Keratomalazie**).

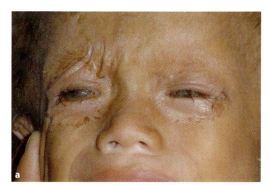
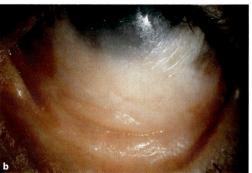

Abb. 25.5a, b. a Xerophthalmie mit Konjunktivitis durch chronischen Vitamin-A Mangel bei einem Kind (Dr. Muños, Panama), b Xerose der temporalen Bindehaut bei Vitamin-A-Mangel (aus Krieglstein et al. 1999)

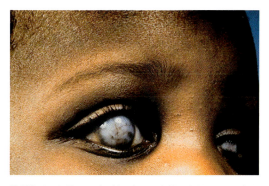

Abb. 25.6. Xerose der Hornhaut mit Keratinisierung an beiden Augen (Sammlung Tropenophthalmologie, Prof. V. Klaus, München)

Therapie
Die Therapie mit 2-maliger oraler Gabe von 200 000 IE Vitamin A oder 100 000 IE Vitamin-A intramuskulär ist ausreichend, effektiv und billig. Vitamin-A-Augen-

tropfen können den Heilungsprozess beschleunigen. Langfristig müssen Ernährungssituation und Proteinmangel verbessert sowie Darminfektionen ausgeschaltet werden. Die **Prophylaxe** sollte nicht nur die Risikokinder in Gebieten mit Mangelernährung, sondern auch schwangere Frauen einschließen. Durch flächendeckende **Masernimpfung** konnte die Häufigkeit der Xerophthalmie um ca. 50% gesenkt werden.

25.2.5 Katarakt in Entwicklungsländern

Die Grundlagen der Katarakt und deren Behandlung sind im Kap. 9 beschrieben.

Epidemiologie

Die Katarakt tritt in manchen Regionen der Welt in jüngerem Lebensalter auf als bei uns, insbesondere in Afrika, Indien und den angrenzenden asiatischen Ländern (Abb. 25.7). Wahrscheinlich sind hierfür genetische, aber auch Umweltfaktoren, vor allem schlechte oder einseitige Ernährung und UV-Bestrahlung von Bedeutung. Obwohl die Katarakt im Prinzip »heilbar« ist, nämlich durch Operation beseitigt werden kann, ist in den armen Ländern die flächendeckende Versorgung der Bevölkerung ein logistisches und infrastrukturelles Problem. So kommt es, dass die Katarakt nach wie vor zu den häufigsten, obwohl vermeidbaren Erblindungsursachen gehört. Viele arbeitsfähige Menschen werden so dem Arbeitsprozess entzogen.

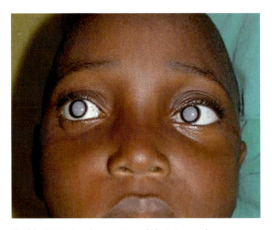

Abb. 25.7. Angeborene Katarakt bei einem schwarzen Kind. Nur durch frühzeitige Operation kann eine lebenslange Sehschwäche (Amblyopie) verhindert werden. Die Operationstechnik ist in Entwicklungsländern nur ausnahmsweise verfügbar (Prof. Dr. R. Guthoff, Rostock)

Therapie

In den Entwicklungsländern wird heute nur noch ausnahmsweise die intrakapsuläre Kataraktoperation mit Brillenversorgung ausgeführt. Die extrakapsuläre Kataraktoperation mit oder ohne Hinterkammerlinsenimplantation ist Standard, die Phakoemulsifikation dagegen wegen zu hoher Geräte- und Verbrauchskosten meist nur in Privatkliniken üblich. Die extrakapsuläre Kataraktoperation kann in Krankenhäusern, zuweilen auch in »Eye Camps« ausgeführt werden. Die Produktion der Intraokularlinsen im eigenen Land reduziert die Kosten der Operation auf 30–50 US $. Die in den Entwicklungsländern tätigen Augenchirurgen sind oft äußerst geschickt und können unter einfachen Bedingungen sichere und erfolgreiche Kataraktoperationen ausführen.

> **In Kürze**
>
> **Trachom.** Das Trachom ist eine Chlamydieninfektion des äußeren Auges, die nach wie vor die Hauptursache der Erblindung in Entwicklungsländern darstellt. Die Prophylaxe ist durch Waschen des Gesichtes, die Behandlung durch Tetrazyklin- oder Erythromycin-Augensalbe möglich. Im Narbenstadium muss eine Entropiumoperation des Oberlides erfolgen.
>
> **Lepra.** Bei Lepra ist die Beteiligung der Augen hoch. Die lepromatöse Uveitis wird entweder akut durch Hyperimmun-Reaktion oder durch direkten Befall der Augennerven ausgelöst. Eine Behandlung ist mit lokalen Steroiden oder systemischen Lepramitteln möglich.
>
> **Onchozerkose.** Die Onchozerkose ist eine Filariose, die durch die Simulium-Mücke übertragen wird. Die Mikrofilarien dringen in das Auge ein und führen über eine chronische Uveitis, über Hornhautnarben oder durch Optikusneuritis und -atrophie zur Erblindung. Eine Behandlung ist heute durch ein spezifisch wirksames Mittel, das Ivermectin, möglich, das nur 1–2× pro Jahr per os eingenommen werden muss.
>
> **Xerophthalmie.** Die Xerophthalmie ist eine vermeidbare Vitamin-A-Mangelerkrankung mit Nachtblindheit und Hornhauteinschmelzung, die durch Vitamin-A-Substitution, proteinreiche Ernährung und durch Behandlung von Darminfektionen und Masernimpfung vermieden werden kann.

Medikamente und Nebenwirkungen

26.1 Lokalanästhetika – 426

26.2 Mydriatika – 426

26.3 Antibiotika – 426

26.4 Virustatika – 426

26.5 Kortisonpräparate – 436

26.6 Nichtsteroidale Antiphlogistika – 436

26.7 Antiallergika – 436

26.8 Vasokonstriktiva – 436

26.9 Glaukommittel – 437

26.10 Künstliche Tränen, Benetzungsmittel, hornhautpflegende Augentropfen und -salben – 437

26.11 Augenschäden durch Medikamente – 437

26.12 Kontraindikationen von ophthalmologischen Medikamenten – 437
26.12.1 Schwangerschaft – 437
26.12.2 Stillperiode – 437

26.13 Augenschäden durch Gifte – 437

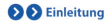 Einleitung

In der Augenheilkunde werden die meisten Medikamente als Augentropfen angewendet, da viele Substanzen gut durch die Hornhaut ins Augeninnere penetrieren. Über diesen Weg werden höhere Gewebekonzentrationen erreicht als mit systemischer Applikation und systemische Nebenwirkungen lassen sich weitgehend vermeiden.

In diesem Kapitel werden die Anwendungsgebiete kurz vorgestellt und erläutert. Die einzelnen Substanzen sind in ◘ Tabelle 26.1 aufgelistet und erläutert. In ◘ Tabelle 26.2 sind Hinweise auf Augenschädigung, Kontraindikationen sowie Nebenwirkungen von nichtopthalmologsichen Medikamenten am Auge zu finden. ◘ Tabelle 26.3 führt Augenschäden bei Vergiftungen und Überdosierung von Medikamenten auf.

26.1 Lokalanästhetika

In der Augenheilkunde kann durch **Lokalanästhetika als Augentropfen** eine gute Oberflächenanästhesie, insbesondere der Binde- und Hornhaut erreicht werden. In Tropfanästhesie sind auch **kleinere Operationen** möglich, z.B. die Entfernung eines oberflächlichen Hornhautfremdkörpers oder die Naht einer Bindehautwunde. Wirken die Lokalanästhetika länger ein, penetrieren sie in die Vorderkammer. Die dadurch erzielte Anästhesie ist für **Kataraktoperationen** geeignet. Anästhetika können außerdem direkt in die Vorderkammer gegeben werden, wodurch schmerzfrei an der Regenbogenhaut operiert werden kann.

Für die **Augeninnendruckmessung** ist eine kurze Lokalanästhesie der Hornhautoberfläche notwendig, damit die Berührung mit dem Druckmesskörperchen nicht schmerzhaft ist und der Patient die Lider nicht zusammenkneift.

> ❗ Lokalanästhetika dürfen *nicht »zu Händen des Patienten«* werden. Tropft der Patient, z.B. bei Schmerzen aufgrund eines Hornhautulkus unkontrolliert Lokalanästhetika, kann es schnell zu einer *Hornhautperforation* und zum Verlust des Auges kommen. Lokalanästhetika bewirken bei häufiger Anwendung auch ohne schon bestehende Hornhautläsion eine *Auflockerung des Hornhautepithels,* was wiederum Beschwerden auslöst. Der Patient wird erneut Lokalanästhetika tropfen, so dass schließlich eine Hornhauterosio entsteht.

26.2 Mydriatika

Mydriatika werden zur **diagnostischen Pupillenerweiterung** und zur **Ruhigstellung von Iris und Ziliarkörper** bei inneren Augenentzündungen angewendet. Für die diagnostische Pupillenerweiterung verwendet man ein kurzwirksames Parasympatholyticum, meist **Tropicamid**, welches den Sphincter pupillae lähmt. Wenn eine starke Mydriasis, z.B. zur Untersuchung der peripheren Netzhaut erforderlich ist, wird Tropicamid mit **Phenylephrin,** einem Sympathomimetikum, kombiniert, das den Dilatator pupillae anspannt. Für die Zykloplegie zur Skiaskopie bei Kindern eignen sich **Cyclopentolat**, das relativ kurz, aber ausreichend stark wirkt, sowie **Atropin,** dessen Wirkung aber länger anhält und bei dem durch systemische Resorption nicht selten Tachykardie und Unwohlsein entstehen. Bei Entzündungen des Augeninneren (Iritis, Iridozyklitis) gibt man am besten **Scopolamin oder Atropin** zur Ruhigstellung der Ziliar- und Irismuskulatur.

26.3 Antibiotika

Augentropfen sind vor allem bei **bakteriellen Infektionen der Augenoberfläche** wirksam. Der Keim muss durch einen Abstrich nachgewiesen und seine Resistenz bestimmt werden. **Gentamicin** ist bei sehr vielen Keimen wirksam. **Chloramphenicol** penetriert durch die Hornhaut und dringt ins Augeninnere ein, wird heute aber nur noch selten eingesetzt. **Tetrazyklin** und **Erythromycin** sind Mittel der Wahl bei Chlamydieninfektionen des Auges. Bei Kleinkindern oder Säuglingen soll nur Erythromycin gegeben werden. Die **Gyrasehemmer** Norfloxacin und Ofloxacin sind breit wirksame lokale Antibiotika. Als Pilzmittel ist nur **Natamicin** als Handelspräparat erhältlich, **Amphothericin B** oder **Voriconazol** (VFEND®) kann aber vom Apotheker als Augentropfen hergestellt werden.

26.4 Virustatika

Virustatika werden bei **Herpes simplex** und **Herpes zoster** des Auges eingesetzt. **Trifluorthymidin** wirkt nur oberflächlich, also bei Keratitis dendritica durch Herpes simplex Virus und wird nur noch selten verwendet. **Aciclovir** dringt in die Hornhaut und die Vorderkammer ein und ist deshalb das Mittel der Wahl bei tiefen HSV-Infektionen und bei Herpes zoster.

26.4 · Virustatika

Tabelle 26.1. Die wichtigsten opthalmologischen Medikamente (diese Liste erhebt keinen Anspruch auf Vollständigkeit und gibt Präparatenamen nur beispielhaft wieder)

Anwendungsgebiete	Wirkstoffe	Handelspräparate	Anmerkungen/ Wirkungen	Augenschädigungen/ Nebenwirkungen
Lokalanästhetika	Oxybuprocain	Conjuncain-EDO® Novesine	ohne Konservierungsstoffe	Bei falscher Anwendung vom Patienten kann ein Hornhautulkus mit Hornhautperforation die Folge sein.
	Proxymetacain	Proparakain-POS® 0,5%		
	Tetracain	Ophtocain®-N	stark wirksam	
Mydriatika	Atropin 0,5%, 1%	Atropin-POS®	Parasympatholytikum, wirkt stark über 6–10 Tage, bei intraokularen Entzündungen	Auslösen eines akuten Winkelblockglaukoms bei engem Kammerwinkel
	Scopolamin 0,25%	Boro-Scopol® N	Parasympatholytikum, wirkt stark über 2–5 Tage, bei starken Entzündungen	kann bei Kindern wie Atropin Halluzinationen hervorrufen
	Cyclopentolat	Cyclopentolat 0,5%®/1%®, Zyklolat-EDO®	Parasympatholytikum, zur kurzen Zykloplegie für die Skiaskopie bei Kindern	kann bei Kindern wie Atropin Halluzinationen hervorrufen
	Tropicamid	Mydrum®, Mydriaticum Stulln®	Parasympatholytikum zur diagnostischen Mydriasis	Trotz kurzer Wirkung kann bei engem Kammerwinkel ein Glaukomanfall ausgelöst werden
	Phenylephrin	Neosynephrin-POS® 5%/10%	Sympathomimetikum zur diagnostischen Mydriasis, zur maximalen Mydriasis in Kombination mit Tropicamid	Bei zu häufiger Anwendung sind sympathomimetische Kreislaufreaktionen möglich (Blutdrucksteigerung)
a_1-Rezeptorenblocker (zur Umkehrung der Phenylephrin-Mydriasis)	Dapiprazol 0,5%	Benglau®	wirkt antagonistisch zu Phenylephrin	Nur zum gelegentlichen Gebrauch geeignet
Antibiotika	Chloramphenicol Azidamfenicol	Thilocanfol®, Thilocanfol® C, Terramycin	penetriert ins Augeninnere, gut bei resistentem Staph. epidermidis	sehr geringe Gefahr der Agranulozytose

Tabelle 26.1 (Fortsetzung)

Anwendungsgebiete	Wirkstoffe	Handelspräparate	Anmerkungen/ Wirkungen	Augenschädigungen/ Nebenwirkungen
	Gentamicin	Gentamytrex®, Gentamicin-POS®, Refobacin®,	Standardantibiotikum, breites Wirkungsspektrum	bei sehr häufiger Anwendung Epitheltoxizität
	Kanamycin	Kanamytrex®	schmales Wirkungsspektrum	
	Tobramycin	Tobramaxin®	Wirkungsspektrum ähnlich Gentamicin	
	Chlortetracyclin	Aureomycin®	gegen Chlamydien, Trachom; Augensalbe	Nicht bei Kleinkindern wegen der Gefahr der Einlagerung in die Zähne anwenden, besser Erythromycin!
	Oxytetracyclin	Oxytetracyclin-AS Jenapharm®	wie Tetracyclin	Nicht bei Kleinkindern wegen der Gefahr der Einlagerung in die Zähne anwenden, besser Erythromycin!
	Erythromycin	Ecolicin®	Chlamydien bei Kindern, Trachom	gute Lokalverträglichkeit, auch für Kinder geeignet.
	Ciprofloxacin Ofloxacin	Ciloxan®, Floxal®	Gyrasehemmer, breites Wirkungsspektrum	gute Lokalverträglichkeit
	Natamicin Neomycin	Pima-Biciron® N Nebacetin®	Pilzmittel enthält außerdem Bacitracin	
	Polymyxin B	Polyspectran®	enthalten noch andere Antibiotika, breites Wirkungsspektrum	
Virustatika	Trifluorthymidin	Triflumann® AS, AT	oberflächliches Virustatikum für Herpes-simplex-Infektionen (Keratitis dendritica)	bei sehr häufiger Anwendung toxische Wirkung auf das Hornhautpithel, wirkt nur oberflächlich virustatisch
	Aciclovir	Zovirax®	Salbe, Virustatikum für Herpes simplex und Herpes zoster des Auges, penetriert durch die Hornhaut	gute Lokalverträglichkeit
Kortisonpräparate	Dexamethason	Dexapos®, Dexa-sine®, Spersadex®, Isopto-Dex®	stark wirksames Steroid	Augeninnendrucksteigerung häufig, (insbesondere bei Myopie), kann bei langer Anwendung Katarakt fördern

26.4 · Virustatika

Tabelle 26.1 (Fortsetzung)

Anwendungsgebiete	Wirkstoffe	Handelspräparate	Anmerkungen/ Wirkungen	Augenschädigungen/ Nebenwirkungen
	Prednisolon 0,12%/1%	Inflanefran®, Inflanefran forte®, Ultracortenol® (Salbe)	stark wirksames Steroid	Augeninnendrucksteigerung häufig (insbesondere bei Myopie), kann bei langer Anwendung Katarakt fördern
	Betamethason	Betamethason® HEXAL	mittelstarke Wirkung	Augeninnendrucksteigerung möglich, kann Katarakt fördern
	Fluorometholon	Efflumidex®,	mittelstark wirksames Steroid	kaum augeninnendrucksteigernd
	Hydrocortison	Hydrocortison POS® Ficortril® AT, AS	schwach wirksames Steroid	steigert den Augeninnendruck kaum
	Rimexolon	Vexol®	starkes Steroid	soll keine Augendrucksteigerung hervorrufen (gilt nicht immer)
Kombinierte Antibiotika und Kortisonpräparate	Dexamethason + Chloramphenicol	Spersadexolin®	Augentropfen	Wegen Steroidwirkung bei unklaren Entzündungen nur kurzzeitig anwenden
	Dexamethason + Neomycinsulfat	Isopto-Max®	Augentropfen	
	Dexamethason + Gentamicin	Dexamytrex®	Augensalbe und Augentropfen, häufig als postoperative Medikation geeignet	
Nichtsteroidale Antiphlogistika	Flurbiprofen Diclofenac Ketorolac Olopatadin	Ocuflur® Voltaren ophtha® Acular® Opatanol®	wässrige Suspension	gute lokale Verträglichkeit
Antiallergika/ Vasokonstriktiva	Cromoglicinsäure	Allergocrom®, Opticrom®, Dispacromil-sine®, Vividrin®	Stabilisierung der Mastzellen, bei Heuschnupfenkonjunktivitis und Conjunctivitis vernalis, auch prophylaktisch und im Intervall	Konservierungsmittelfreie Präparate sind in dieser Erkrankungsgruppe vorzuziehen
	Lodoxamid-Tromethamin	Alomide®		
	Tramazolin, Naphazolin, Xylometazolin, Tetryzolin	Biciron®, Tele-Stulln® Visine®-Yxin®	Vasokonstriktive Mittel, die nur vorübergehend genommen werden dürfen (Gefahr der reaktiven Hyperämie)	Initiale Vasokonstriktion wird von Gefäßweitstellung gefolgt, die zu häufiger Anwendung veranlasst und dann das Krankheitsbild verschlechtert.

◘ Tabelle 26.1 (Fortsetzung)

Anwendungsgebiete	Wirkstoffe	Handelspräparate	Anmerkungen/ Wirkungen	Augenschädigungen/ Nebenwirkungen
Glaukommittel (Es werden nur Einzelsubstanzen aufgelistet, zahlreiche Kombinationspräparate sind im Handel)				
Betablocker (alphabetisch geordnet)			gute lokale Verträglichkeit	kontraindiziert bei Asthma bronchiale, schwerer Herzinsuffizienz, AV-Block 2. und 3. Grades, Vorsicht auch bei leichteren kardiopulmonalen Erkrankungen, systemische Resorption beachten
	Betaxolol	Betoptima®	selektiver β_1-Blocker	trotz weitgehend selektiver β_1-Wirkung bei Asthma bronchiale verboten
	Carteolol	Arteoptic®	intrinsisch sympathomimetische Aktivität (ISA)	Trotz ISA bei Asthma bronchiale verboten
	Levobunolol	Vistagan® Liquifilm	durch Benetzungsmittel bessere lokale Verträglichkeit	
	Metipranolol	Betamann®	unspezifischer β_1/β_2-Blocker	
	Pindolol	Glauco-Stulln®	intrinsisch sympathomimetische Aktivität, unspezifischer β_1/β_2-Blocker	eingeschränkte lokale Verträglichkeit
	Timolol	Chibro-Timoptol®, dispatim®, Tim-Ophtal®, Timomann®, Timohexal®, Timo-COMOD®	β_1/β_2-Blocker, am häufigsten verordnete Betablocker-Augentropfen	
Sympathomimetica	Dipivalylepinephrin (Dipivefrin)	Glaucothil®, d-Epifrin®	wirkt über Verbesserung der Abflussfazilität (Trabekelwerk und uveoskleraler Abfluss), keine Akkommodationsstörung, bessere Penetration als Adrenalin, geringe Gefahr allgemeiner Nebenwirkungen, da nur $1/10$ der Adrenalinmenge enthalten ist, indiziert bei Asthmatikern	Häufig rotes Auge (reaktive Hyperämie), da nach anfänglicher Vasokonstriktion immer kurzfristiger eine Gefäßerweiterung erfolgt.

26.4 · Virustatika

Tabelle 26.1 (Fortsetzung)

Anwendungsgebiete	Wirkstoffe	Handelspräparate	Anmerkungen/ Wirkungen	Augenschädigungen/ Nebenwirkungen
	Clonidin	Isoglaucon® $1/_8$%, $1/_4$%, $1/_2$%, Dispaclonidin® Clonid-Ophtal®	höhere Konzentrationen senken Blutdruck	Blutdrucksenkend bei Konzentrationen $> 1/_8$%, wegen Lipophilie zentralnervös wirksam
	Apraclonidin	Iopidine®	kurzfristig wirksam, indiziert bei Druckanstieg nach Laserbehandlung	weniger Blutdrucksenkung als Clonidin, aber Allergisierungsrate hoch, weniger zentralnervös wirksam als Clonidin
	Brimonidin	Alphagan®	wirkt stärker als Clonidin, längere Wirkungsdauer	Lokale Allergisierung möglich, aber weniger als Apraclonidin
Karboanhydrasehemmer			Hemmung der Kammerwasserproduktion, bei systemischer Applikation sehr effektive Drucksenkung, Unverträglichkeiten bei systemischer Dauertherapie, auch als Augentropfen gute Verträglichkeit	Nebenwirkungen bei systemischer Gabe: Kaliummangel, Azidose, Kribbeln in den Fingern, Geschmacksstörungen. Langfristige Nebenwirkungen: Blutbildveränderungen möglich, Nierenkoliken bei Patienten mit Nierensteinen möglich
	Dorzolamid	Trusopt® Augentropfen	Karbonanhydrasehemmer, der durch gute Hornhautpenetration eine lokale Therapie ermöglicht. Es wird eine Verbesserung der okulären Perfusion vermutet.	teilweise eingeschränkte Verträglichkeit durch Brennen, Augenrötung
	Brinzolamid	Azopt®-Augentropfen	2× tägliche Anwendung	gute lokale Verträglichkeit
	Acetazolamid	Diamox Tbl®, Diamox retard Kps®, Diamox parenteral i.v.®, Glaupax®	besonders bei Glaukomanfall geeignet, Sekundärglaukom. Retard-Kapseln bei hoher Dosierung besser verträglich	bei längerer Einnahme Geschmacksstörungen (Metallgeschmack), Kribbeln der Finger, Azidose, Provokation von Nierensteinen, Müdigkeit

Tabelle 26.1 (Fortsetzung)

Anwendungsgebiete	Wirkstoffe	Handelspräparate	Anmerkungen/ Wirkungen	Augenschädigungen/ Nebenwirkungen
Prostaglandinderivate	Latanoprost	Xalatan®	PG-F2α-Derivat, sehr starke Augendrucksenkung, wirkt durch Verbesserung des uveoskleralen Abflusses (Erweiterung der Septen des Ziliarmuskels)	keine systemischen Nebenwirkungen, bei längerem Gebrauch Braunfärbung der Iris, verstärktes Wimpernwachstum, wird bei entzündlichen Sekundärglaukomen weniger empfohlen
	Travoprost	Travatan®	ähnliches Wirkungsprofil	ähnliches Nebenwirkungsprofil
	Bimatoprost	Lumigan®	ähnliches Wirkungsprofil	ähnliches Nebenwirkungsprofil
Parasympathomimetika			Augeninnendrucksenkung durch Verbesserung des Kammerwasserabflusses: Ziliarmuskelkontraktion bewirkt Entfaltung des Trabekelwerks und des Schlemm-Kanals	Pupillenverengung, Akkommodationsspasmus mit Schmerzen und Myopisierung bei jüngeren Patienten, Öffnung der Blut-Gefäßschranke, Hyperämie; bei Überdosierung mit systemischer Resorption: gastointestinale Nebenwirkungen, Schwitzen
	Pilocarpin	Pilomann®, Pilopos® 0,5%–3%, Pilocarpin-Augenöl 2%®, Spersacarpin®	Standardmittel Als Öl oder als Gel längere Wirkungsdauer	wegen Pupillenengstellung nur noch für ältere Patienten mit Kunstlinse geeignet (keine Sehverschlechterung durch enge Pupille bei klarer Kunstlinse, keine Akkommodationsstörung)
	Carbachol	Carbamann®, Isopto-Carbachol®	stärker augendrucksenkend als Pilokarpin, wirkt sowohl am Rezeptor als auch durch Hemmung der Cholinesterase	stärkere Nebenwirkungen als Pilokarpin, nur noch selten indiziert
	Neostigmin	Präparate nur im Ausland erhältlich	Cholinesterase-Hemmstoff, starke Wirksamkeit	verstärkte Nebenwirkungen, heute nur in Ausnahmefällen indiziert

26.4 · Virustatika

Tabelle 26.1 (Fortsetzung)

Anwendungsgebiete	Wirkstoffe	Handelspräparate	Anmerkungen/ Wirkungen	Augenschädigungen/ Nebenwirkungen
Künstliche Tränen/ Benetzungsmittel	Polyvinylalkohol	Liquifilm®	enthält Chlorbutanol als Konservierungsstoff	gute lokale Verträglichkeit
	Hydroxypropylmethylcellulose Carboxy-m.	Artelac®, Systane®, Oculotect®, Optive®,	lange Kontaktzeit auf auf der Augenoberfläche	Bei Allergien unkonservierte Einzeldosis-Ophtiolen verschreiben
	Dexpanthenol	Corneregel-fluid®, Corneregel®		
	Povidon	Protagent®, Vidisept N® Visine®, Lacophal®	Cetrimoniumchlorid als Konservierungsstoff	
	Mannitol, Sorbitol	Thilo-Tears® SE, -Gel®, Vidisic®		
	Hyaluronsäure	HyloCOMOD®, Vislube® Vismed®	Hyaluronsäurepräparate sind besonders bei verzögerter Heilung geeignet	
	Carbomer, Cetrimit, Sorbit, Triglyceride	Liposic®	Drei-Komponenten-Benetzungsmittel, ahmt Zusammensetzung des Tränenfilms nach	
	Macrogol	Lens-Fresh®	bei Kontaktlinsenträgern mit Benetzungsstörungen	
Augensalben zur Oberflächenpflege (kleine Auswahl)			bei Erosio, bei schwerer Benetzungsstörung	
	Dexpanthenol Paraffin, Vaselin, Wollwachs	Bepanthen® Augensalbe	Sehstörung durch Salbenfilm für 1–2 Stunden, deshalb Anwendung vorwiegend nachts, Langzeitwirkung sehr gut	sehr gute lokale Verträglichkeit
	Vitamin A, Thiamin, Calciumpantothenat, Paraffin, Triglyceride, Wollwachs	Regepithel® Augensalbe	gute Transparenz, deshalb nur kurze Sehstörung nach Anwendung	sehr gute lokale Verträglichkeit
	Bibrocathol Paraffin, Vaselin, Wollwachs	Noviform®-Augensalbe Posiform®-Augensalbe	antiseptische Wirkung	gute lokale Verträglichkeit, cave: färbt stark
	Chlorbutanol, Paraffin, Vaselin, Stearine	Co-Liquifilm® Augensalbe	gute Transparenz, deshalb nur kurze Sehstörung nach Anwendung	sehr gute lokale Verträglichkeit

Tabelle 26.2. Nebenwirkungen von systemisch gegebenen Medikamenten am Auge

Medikamentengruppe	Wirkstoffe	Nebenwirkungen
Antirheumatika	Chloroquin	ringförmige Pigmentepithelstörung der Makula (»Schießscheibenmakula«), ERG Veränderungen, Gesichtsfeldveränderungen, Hornhautepithelveränderungen (Cornea verticillata)
	Indometacin	Hornhautablagerungen, Farbsehstörung (selten)
	Ibuprofen	trockenes Auge, Farbsehstörungen, Optikusneuropathie (selten)
	Acetylsalizylsäure	verstärkte Netzhautblutungen bei Venenverschlüssen, bei hypertensiver Retinopathie und bei Höhenkrankheit
	Goldsalze	Ablagerungen in Lidern, Bindehaut, Hornhaut, Linse (selten)
Antiarrhytmika	Amiodaron	Wirbelförmige braune Einlagerungen in das Hornhautepithel (Cornea verticillata), Gefäßverschlüsse des vorderen Papillenabschnitts (ähnlich AION)
Tuberkulostatika	Ethambutol	Farbsehstörung, Optikusschädigung, Gesichtsfeldeinschränkung
	Rifampicin	Blepharokonjunktivitis, allgemein: Leberfunktionsstörung
	Streptomycin	Farbsehstörung, Optikusatrophie, transitorische Myopie, Nystagmus, allgemein: Ototoxizität
	Isoniazid	Farbsehstörung, Optikusneuropathie und Papillenschwellung, Gesichtsfeldeinschränkung
Ovulationshemmer	Östrogene, Gestagene	gelegentlich Keratoconjunctivitis sicca, früher bei hochdosierten Präparaten Zentralvenenverschluss, Netzhautödem (selten), Optikusneuropathie (sehr selten)
Kortikosteroide	je nach Wirkungspotenz der Kortikosteroide	Katarakt (insbesondere auch bei systemischer Gabe) Glaukom (bei lokaler Gabe häufiger als bei systemischer Gabe), Vorsicht insbesondere bei myopen Patienten
Psychopharmaka Antidepressiva Sedativa		allgemeine Wirkung: bei engem Kammerwinkel Glaukombefall durch Pupillenerweiterung infolge der parasympatholytischen Wirkung möglich, aber selten
	L-Dopa	Mydriasis (Winkelblockglaukom), Lidretraktion
	Phenothiazinneuroleptika Chlorpromazin	gelbliche Einlagerungen in Hornhaut und Linse, Pseudoretinopathia pigmentosa
	Thioridazin (mehr als 0,4–0,8 g über 3 Monate)	Vertikalnystagmus
	Lithium	Nystagmus, Exophthalmus wegen Schilddrüsenfunktionsstörungen
	Benzodiazepine (Diazepam, Midazolam etc.), Chloralhydrat, Barbiturate	Augenbewegungsstörungen, Fusionsstörungen, Akkommodationsstörungen, reduzierter Lidschlussreflex, folglich Hornhautaustrocknung
	Carbamazepin	Doppelbilder, Verschwommensehen
	Haloperidol	Mydriasis
	Trizyklische Antidepressiva (Imipramin, Amitryptilin)	Parasympatholytische Wirkungen: Mydriasis, Winkelblockglaukom, Akkommodationsstörung, Conjunctivitis sicca
	Morphin	Miosis, Akkommodationsstörung, Sehverschlechterung Entzug: Mydriasis, Tränenlaufen

26.4 · Virustatika

◻ Tabelle 26.2 (Fortsetzung)

Medikamentengruppe	Wirkstoffe	Nebenwirkungen
	Amphetamine	Mydriasis, Winkelblockglaukom, erweiterte Lidspalte, visuelle Halluzinationen
	Phenytoin	Nystagmus, Mydriasis
Blutdrucksenkende Medikamente	Clonidin (alpha-2-Rezeptor-Agonist)	gefährlich bei geschädigtem Gesichtsfeld (z.B. Spätstadium eines Glaukoms) aufgrund der Verminderung der Sauerstoffversorgung des Sehnervs bei Blutdrucksenkung
	Betarezeptorenblocker	können ein »trockenes Auge« verursachen und die Hornhautsensibilität herabsetzen
Systemische Antibiotika	Penicillin	hyperergische Konjunktivitis im Rahmen eines Stevens-Johnson-Syndroms
	Streptomycin	transitorische Myopie, Sehnervenschädigung
	Tetrazykline Sulfonamide	Stauungspapille durch Pseudotumor cerebri bei Säuglingen: Einlagerung in Zahnanlagen, Hyperergische Konjunktivitis im Rahmen eines Stevens-Johnson-Syndroms, transitorische Myopie
	Chloramphenicol	Optikusneuropathie (selten)
Monoaminooxidasehemmer		Neuritis nervi optici
Digitalisüberdosierung	Digitoxin	reversibles Gelbsehen (Xanthopsie)
Antikoagulantien	Cumarine Heparin Thrombozytenaggregationshemmer	Netzhautblutungen
Retinoide	Canthaxanthin	früher als »Bräunungspille« kosmetisch benutzt, führt zu Störungen der Dunkeladaptation, Farbsinnstörungen und kristallinen Einlagerungen in die Netzhaut
Vitamine	Vitamin A	bei Mangel Dunkeladaptationsstörungen, Xerosis conjunctivae, Hornhautgeschwüre, Sehstörungen bei Dämmerung
	Vitamin D Vitamin D Überdosierung	bei Mangel Bandkeratopathie (Kalkablagerungen der Hornhaut), Optikusatrophie durch Verknöcherung des Kanals
	Nikotinsäure	Zystoides Makulaödem
Malariamittel	Chinin (auch in Getränken)	Verengung retinaler Arterien, Papillenödem, Gesichtsfeldstörung
	Chloroquin (siehe oben unter Antirheumatika)	ringförmige Pigmentepithelstörung der Makula (»Schießscheibenmakula«), ERG-Veränderungen, Gesichtsfeldveränderungen, Hornhautepithelveränderungen (Cornea verticillata)
Karboanhydrasehemmer	Azetazolamid	Kaliummangel, Fingerkribbeln, Metallgeschmack, Provokation von Nierenkoliken bei Steinträgern selten Agranulozytose
Parasympatholytika	Atropin	Pupillenerweiterung, Glaukomanfall, Tachykardie, Herzinsuffizienz, Mundtrockenheit, Temperaturanstieg, Verwirrtheit (insbesondere bei Kindern)
Potenzmittel (erektile Dysfunktion)	Sildenafil (Viagra®)	erhöhte Blendung mit Farbsinnstörung im Blaubereich, ERG-Veränderungen

Tabelle 26.3. Augenschäden bei Vergiftungen und Überdosierung von Medikamenten

Substanzen	Augenschädigung
Arsen, Brom, Blei	Optikusneuropathie, später Optikusatrophie, selten Augeninnendruckerhöhung
Motorenöl (illegaler Zusatz zu Speiseöl in Entwicklungsländern)	Papillenödem, Erhöhung des intraokularen Drucks, Sekundärglaukom mit Optikusatrophie
Isonicotinsäurehydrazid, Ethambutol, Chlorquin	Tabelle 26.2 unter Einzelsubstanzen
Chinin	enge Netzhautarterien, Papillenödem, Optikusatrophie, Sehverschlechterung, Gesichtsfeldstörung
Digitalisüberdosierung (Digitoxin)	Gelbsehen (Xanthopsie), Augenflimmern (als Folge systemischer Wirkungen auf Herzrhythmus)
Atropin	Pupillenerweiterung, Akkommodationslähmung, Gefahr des akuten Winkelblockglaukoms bei engem Kammerwinkel, Augeninnendruckerhöhung bei chronischem Offenwinkelglaukom
Botulinustoxin	Akkommodationslähmung (Verschwommensehen), Lähmungen der äußeren Augenmuskeln (Doppelbilder) und des Laevator palpebrae (Ptosis), träge Pupillenreaktion, reduzierte Tränensekretion
Äthylalkohol	Fusionsstörungen, Doppelbilder, Akkommodationsstörungen, Nystagmus, Konjunktivitis
Methylalkohol	enge Netzhautarterien, Optikusatrophie, Sehverschlechterung, subjektiv mit einem Zentralskotom beginnend (bis zur Erblindung)
Fehlregulierter oder erhöhter Sauerstoffpartialdruck im Inkubator	bei Frühgeborenen Risikofaktor für Retinopathia praematurorum

26.5 Kortisonpräparate

Kortisonpräparate sind als Augentropfen bei nicht erregerbedingten Entzündungen äußerst wirksam, bergen aber gewisse Risiken in sich. Sie werden bei **allergischen** sowie **rheumatisch und immunologisch bedingten Entzündungen des Auges** eingesetzt, z. B. bei Iridozyklitis aufgrund eines Morbus Bechterew. Auch bei Herpeserkrankungen des Auges müssen sie in bestimmten Phasen der Entzündung mit Virustatika kombiniert getropft werden.

Kontraindikationen. Kortisontropfen sind kontraindiziert bei **Conjunctivitis sicca**, besonders aber bei **Glaukom** oder **hoher Myopie**, weil sich bei unkontrollierter Anwendung der Augendruck in wenigen Wochen erhöht. Kortisontropfen führen außerdem bei chronischer Anwendung zu **Glaukom und Katarakt**. Die unbedachte Anwendung von Kortisontropfen am Auge erleichtert aber auch die Entstehung von bakteriellen, viralen oder pilzbedingten Hornhautgeschwüren.

26.6 Nichtsteroidale Antiphlogistika

Sie dämpfen die Entzündung über eine Hemmung der Prostaglandinsynthese und ersetzen Kortisontropfen in subakuten Phasen der Erkrankung.

26.7 Antiallergika

Antiallergika werden bei **allergischen Bindehautentzündungen** (Heuschnupfenkonjunktivitis, Conjunctivitis vernalis) eingesetzt und auch prophylaktisch im Intervall gegeben. Sie verhindern die Mastzelldegranulation.

26.8 Vasokonstriktiva

Vasokonstriktiva haben sympathomimetische Wirkungen. Durch die Engstellung der Gefäße schaffen die

Vasokonstriktiva bei allergischer Konjunktivitis kurzfristig Erleichterung, bergen aber bei häufigem Gebrauch die Gefahr einer Gewöhnung in sich. Insbesondere bei trockenem Auge ist vor einer Daueranwendung zu warnen. Sie können zwar kurzfristig die Rötung beseitigen, müssen aber durch reaktive Hyperämie später immer häufiger getropft werden und führen dadurch langfristig zu einer chronischen Augenrötung.

26.9 Glaukommittel

Die Glaukommittel werden in der Übersicht nach folgenden Substanzgruppen gegliedert: **Betablocker, Sympathomimetika, Karboanhydrasehemmer, Prostaglandinderivate und Parasympathomimetika.** Die Eigenschaften dieser Stoffe sind in der ▸ Tabelle 26.1 aufgeführt. Die medikamentöse Glaukomtherapie wurde in Kap. 17 besprochen (S. 306 f).

26.10 Künstliche Tränen, Benetzungsmittel, hornhautpflegende Augentropfen und -salben

Sie dienen der Oberflächenpflege von Hornhaut und Bindehaut. Diese Mittel sind bei **trockenem Auge** und in der **Abheilungsphase** oberflächlicher Läsionen erforderlich. Je nach Schweregrad und Sehvermögen des Auges gibt man Tropfen, Gel oder Salben (3–5× tgl., in Extremfällen bis zu $1/2$-stündlich). Bevorzugt sollten konservierungsmittelfreie Präparate verwendet werden, da die Konservierungsstoffe bei trockenem Auge langfristig toxische Epitheleffekte auslösen können. Die günstigsten Eigenschaften bei Heilungsstörungen der Augenoberfläche haben **Serum-Augentropfen**. Sie werden direkt aus zentrifugiertem Eigenblut des Patienten hergestellt.

26.11 Augenschäden durch Medikamente

Die wichtigsten Medikamente, die bei chronischer Anwendung Hornhaut- und Netzhautschäden hervorrufen können, muss jeder Arzt kennen. ▸ Tabelle 26.2 gibt eine Übersicht.

26.12 Kontraindikationen von ophthalmologischen Medikamenten

26.12.1 Schwangerschaft

In der Schwangerschaft muss auch die Anwendung von Augenmedikamenten kritisch überprüft werden, denn Bindehaut und Tränenwegsschleimhaut resorbieren die meisten Substanzen, so dass diese systemisch wirksam werden können. Prinzipiell sollten die Patientin angeleitet werden, beim Tropfen der Augenmedikamente das jeweilige Tränenpünktchen mit der Fingerkuppe 1–2 Minuten abzudrücken, damit kein Abfließen in den Tränen-Nasengang erfolgt.

Folgende Substanzen sollten nicht unbedacht während der Schwangerschaft gegeben werden:
— Antibiotika (Chloramphenicol, Tetrazykline, Gentamicin, Neomycin, Tobramycin),
— Virustatika (Trifluorthymidin, Aciclovir),
— Glaukommittel (Prostaglandine, Betablocker, Alpha-2-adrenerge Substanzen, Karboanhydrasehemmer),
— Atropin und andere stark wirksame Parasympatholytika.

26.12.2 Stillperiode

Hierfür gelten im Wesentlichen die gleichen Einschränkungen. Insbesondere lipophile Substanzen werden mit der Muttermilch ausgeschieden. Im Einzelnen ist Vorsicht geboten bei:
— Betablocker-Augentropfen,
— Karboanhydrasehemmer,
— Mydriatika (Parasympatholytika, Sympathomimetika),
— Kortikosteroide (insbesondere sytemisch),
— Antibiotika (Chloramphenicol, Gentamicin, Neomycin, Tetrazykline, Tobramycin),
— Virustatika (Trifluorthymidin, Aciclovir).

26.13 Augenschäden durch Gifte

Verschiedene giftige Substanzen können zu Schäden an den Augen führen. Überdosierungen von verschiedenen Medikamenten wirken ebenfalls schädigend auf das Auge. In der ▸ Tabelle 26.3 sind einige Substanzen und Medikamente, die Augenschäden hervorrufen können, zusammengestellt.

In Kürze

Anwendung. Augenmedikamente werden vorwiegend lokal als Augentropfen oder Augensalben angewendet.

Lokalanästhetika. Lokalanästhetika bewirken eine gute Schmerzfreiheit von Hornhaut und Bindehaut, schädigen aber bei chronischer Anwendung die Hornhaut und dürfen deshalb nie zu Händen des Patienten verordnet werden.

Mydriatika. Kurzwirksame Mydriatika werden zur diagnostischen Pupillenerweiterung eingesetzt (Tropicamid, Phenylephrin), lang wirkende Parasympatholytica (Scopolamin und Atropin) bei Entzündungen zur Ruhigstellung der Pupille und des Ziliarmuskels.

Antibiotika. Von den Antibiotika sind Aminoglykoside, Tetracychin/Erythromycin und Gyrasehemmer die wichtigsten.

Virustatika. Hier wird meist Aciclovir bei oberflächlicher und tiefer Herpeskeratitis am Auge ausgewandt.

Kortisonpräparate. Kortisonpräparate sind bei nicht erregerbedingten Entzündungen des Auges hochwirksam, bergen aber bei langfristiger Anwendung die Gefahr in sich, ein Glaukom, eine Katarakt oder erregerbedingte Infektionen zu fördern.

Nichtsteroidale Antiphlogistika. Nichtsteroidale Antiphlogistika sind bei allergischen Entzündungen des Auges indiziert.

Glaukommittel. An Glaukommitteln stehen fünf Substanzgruppen zur Verfügung: Betablocker, Sympathomimetika (Adrenalinderivate und alpha-2-Agonisten), Karboanhydrasehemmer, Prostaglandinderivate und Parasympathomimetika.

Tränenersatzmittel. Künstliche Tränen, Benetzungsmittel und Augensalben zur Oberflächenpflege werden in großer Zahl angeboten und sind bei Heilungsstörungen der Hornhautoberfläche und bei trockenem Auge angezeigt.

Laser in der Augenheilkunde

27.1 Allgemeines – 440
27.1.1 Geschichte der Photokoagulation in der Augenheilkunde – 440
27.1.2 Physikalische Grundlagen des Lasers – 440

27.2 Diagnostische Laser – 440

27.3 Therapeutische Laser – 441
27.3.1 Argonionenlaser – 441
27.3.2 Diodenlaser – 441
27.3.3 Feststofflaser – 441
27.3.4 Excimer-Laser – 441
27.3.5 Erbium-YAG-Laser – 441
27.3.6 CO_2-Laser – 442

27.4 Anwendungsbereiche verschiedener Laser – 442
27.4.1 Laserkoagulation der Netzhaut – 442
27.4.2 Photodynamische Therapie (PDT) bei altersbezogener Makuladegeneration – 443
27.4.3 Laserbehandlung des Glaukoms – 443
27.4.4 Nachstardurchtrennung (Kapsulotomie) – 444
27.4.5 Laserbehandlung der Fehlsichtigkeit – 444
27.4.6 Anwendung verschiedener Laser in der plastischen Chirurgie – 445

27.5 Laserschutz – 445
27.5.1 Schutz des Patienten – 445
27.5.2 Schutz des Operateurs – 445
27.5.3 Laserschutzvorschriften – 446

❯❯ Einleitung

Laser werden in der Augenheilkunde sowohl im diagnostischen wie im therapeutischen Bereich eingesetzt. Die **diagnostischen Laser** nutzen die Eigenschaften des Laserlichts (monochromatisch, kohärent) in einem für das Auge unschädlichen Energiebereich. Beim **therapeutischen Laser** ist die Energiedichte so hoch, dass der Laser zur **Koagulation** oder zur **Disruption** (Gewebezerreißung oder -verdampfung) verwendet werden kann. Deshalb müssen besondere Schutzvorschriften eingehalten werden. Therapeutische Laser werden bei Glaukom, auch bei Operationen, insbesondere in der Netzhaut- und Glaskörperchirurgie eingesetzt (▶ Kap. 13 und 14), aber auch zur Korrektur der Kurzsichtigkeit (▶ Kap. 7.10 und ▶ Kap. 19.3).

27.1 Allgemeines

27.1.1 Geschichte der Photokoagulation in der Augenheilkunde

Das Prinzip, am Augenhintergrund durch hochenergetisches Licht eine Koagulation zu erzeugen, wurde zuerst in Deutschland von Prof. Meyer-Schwickerath in den 1950er-Jahren entwickelt. Zunächst benutzte er gebündeltes Sonnenlicht, später eine Xenon-Bogen-Lampe als Lichtquelle. Die Verwendung des Lasers als Lichtquelle ist lediglich eine Weiterentwicklung dieses Prinzips. Laserlicht hat gegenüber weißem Licht den Vorteil, dass die spektrale Wellenlänge genau definiert ist und dadurch die Absorption in bestimmten Geweben selektiv gesteuert werden kann. In der Augenheilkunde haben Laser besonders viele Anwendungsmöglichkeiten, da der Laserstrahl unter optischer Kontrolle genau an die gewünschte Stelle gelenkt werden kann.

27.1.2 Physikalische Grundlagen des Lasers

Das Wort **Laser** steht für **L**ight **A**mplification by **S**timulated **E**mission of **R**adiation.

Prinzip der Laserröhre

In der Laserröhre eines Argon-Lasers werden die Argongasionen durch elektrische Spannung auf eine höhere Energiestufe gebracht. Beim Zurückfallen auf das niedrigere Energieniveau wird ein Photon genau definierter Wellenlänge abgestrahlt. Solche Photonen veranlassen andere Ionen mit höherem Energieniveau auf das niedrigere Niveau zurückzufallen und dabei ebenfalls ein Photon abzugeben (»stimulated emission«). Dadurch kommt es zu einer Kettenreaktion, d. h. es wird Licht bestimmter Wellenlänge abgestrahlt. In der Argonlaserröhre wird durch Verwendung von 2 Spiegeln erreicht, dass die emittierten Photonen hin- und herlaufen und die Kettenreaktion verstärken. Ein Teil des Laserlichtes wird abgeleitet und kann therapeutisch genutzt werden.

Feststofflaser, Diodenlaser

Beim Feststofflaser ist das emittierende Medium kein Gas, sondern ein Kristall. Beim Diodenlaser wird das Laserlicht dadurch erzeugt, dass hochgepumpte Elektronen von der Unterkante der oberen Energiebande zur Oberkante der unteren Energiebande des Halbleiters zurückfallen.

Eigenschaften des Laserlichts

Mit Laserlicht kann eine wesentlich höhere Energiestufe erreicht werden als mit Sonnenlicht. Das Laserlicht ist **monochromatisch** (manche Laser strahlen auch 2 Wellenlängen ab) und **kohärent**, d. h. alle Photonen schwingen in derselben Phase.

Die Laserstrahlung kann je nach Energieabstrahlung zu **diagnostischen** oder zu **therapeutischen Zwecken** eingesetzt werden.

27.2 Diagnostische Laser

Bei vielen diagnostischen Geräten erlaubt die Verwendung des kohärenten Lichtes eine Darstellung der Oberfläche der Netzhaut (**Heidelberg-Retinatomograph, GDx Nervenfaseranalysator**) oder ein Schnittbild (**optische Kohärenztomographie**) der Netzhaut. Hierbei werden Reflektions-, Polarisations- oder Interferenzphänomene, die durch die Schichten der Netzhaut entstehen, zur Bildgebung verwendet. Auch bei der Längenmessung verschiedener Augenabschnitte mittels Interferenz werden Laserstrahlen eingesetzt (**IOL-Master, AC-Master**). Kohärentes Laserlicht kann auch zur Bestimmung der Sehschärfe eingesetzt werden: Beim **Retinometer** (▶ Kap. 3.2.1) wird über das rote Laserlicht geringer Energie (Helium-Neon-Laser) ein Interferenzmuster auf der Netzhaut abgebildet, so dass Trübungen von Hornhaut, Linse oder Glaskörper für die Bildentstehung nicht stören. Dadurch kann das Auflösungsvermögen der Netzhaut (z. B. die voraussichtliche Sehschärfe nach Kataraktoperation) bestimmt werden.

27.3 Therapeutische Laser

In der Augenheilkunde werden hauptsächlich Laser in 6 verschiedenen Anwendungsarten eingesetzt. Für die Laserwirkung sind die **Wellenlänge** und die **Strahlungsdauer** von Bedeutung.

Cw (»**Continuous wave**«-)-**Laser** strahlen kontinuierlich ab und werden mit Expositionszeiten von 0,1–0,3 s angewendet. Sehr unterschiedliche Laserquellen können z. B. zur Erzeugung grünen Laserlichts für die Koagulation bei Netzhauterkrankungen und Glaukom eingesetzt werden. Dazu gehören der Argonionenlaser, der Diodenlaser und der frequenzverdoppelte Neodymium-YAG-Laser. Mit **langwelligen Lasern** (CO_2-Laser) kann Gewebe gleichzeitig geschnitten und koaguliert werden (blutarmes Schneiden von Haut).

Bei **gepulsten Lasern** wird eine hohe Energie im Fokuspunkt vereinigt und nur für Nanosekunden abgestrahlt. Dabei kommt es durch einen »disruptiven« Effekt zur Gewebezerreißung oder Gewebeabtragung (z. B. Neodymium-YAG-Laser, Erbium-YAG-Laser), oder zur Gewebeverdampfung (Excimer-Laser).

27.3.1 Argonionenlaser

Bei dem **Argonionenlaser** wird kontinuierlich strahlende Energie in Wärme umgewandelt. Er wird vorwiegend zur Koagulation von pigmentierten Geweben eingesetzt, die diese Wellenlängen (488 nm und 514 nm) absorbieren. Wegen des Absorptionsspektrums des Xantophylls der Netzhautmitte wird jedoch fast ausschließlich der Grün-Anteil (514 nm) verwendet. Zur Erzeugung dieser Wellenlänge wird zunehmend ein Diodenlaser oder ein frequenzverdoppelter Neodymium-YAG-Laser (532 nm) eingesetzt. Diese Laser haben weniger Verschleiß und sind in der Wartung günstiger.

27.3.2 Diodenlaser

Der **infrarote Diodenlaser** strahlt eine Wellenlänge von 810 nm ab und ist insbesondere zur transskleralen Zyklophotokoagulation (bei Glaukom, ▶ Kap. 17.3.1), aber auch zur Koagulation der Netzhaut (bei Netzhauterkrankungen, ▶ Kap. 13) geeignet. Neuerdings wird er auch zur Thermotherapie bei Aderhauttumoren (TTT = Transpupillare Thermo-Therapie) eingesetzt. Ein Laser, der im dunkelroten Licht abstrahlt (689 nm), wird zur Anregung des Farbstoffs Verteporfin bei der **Photodynamischen Therapie** (PDT) der altersbedingten Makuladegeneration verwendet (▶ Kap. 13.7.1). Es gibt auch **im Grünen emittierende Diodenlaser**, die dem Argonionenlaser äquivalent sind.

27.3.3 Feststofflaser

Der gepulste **Nd:YAG-Laser** (Neodymium-Yttrium-Aluminium-Garnat-Laser, Wellenlänge 1064 nm) konzentriert die sehr hohe Leistung von einigen Mio. Watt für sehr kurze Dauer (einige Nanosekunden) auf eine sehr kleine Fläche und führt dadurch Mikrorupturen des Gewebes herbei. Durch Ionisierung der Gewebemoleküle wird das Gewebe zerrissen und verdampft. Dieser Laser ist auch bei unpigmentierten Strukturen anwendbar (Durchtrennung der Linsenkapsel beim »Nachstar« = **Kapsulotomie**, Durchtrennung von **Glaskörpersträngen**, **Iridotomie** bei Winkelblockglaukom). Der Nd:YAG-Laser kann auch im kontinuierlichen Betrieb (cw-mode) angewendet werden und ist dann zur Koagulation von absorbierenden Geweben und zur **Zyklophotokoagulation** (▶ Kap. 17.3.1) geeignet. Bei Frequenzverdoppelung ist der Nd:YAG-Laser als kontinuierlicher Grünlaser geeignet (532 nm).

27.3.4 Excimer-Laser

Der **Excimer-Laser** (engl.: **Excited Dimers**) arbeitet im Ultraviolettbereich (Wellenlänge 193 nm). Mit ihm kann man Hornhautgewebe oberflächlich abtragen, ohne dass benachbartes Gewebe geschädigt wird. Therapeutisch eignet er sich zur Beseitigung von bandförmiger Keratopathie, bei rezidivierender Erosio und bei Pterygium (**PTK** = **Phototherapeutische Keratektomie**) sowie zum Ausschneiden des Hornhautscheibchens bei der Keratoplastik. Seine Anwendung zur Korrektur der Kurzsichtigkeit (vorwiegend –2 bis –8 dpt), geringerer Weitsichtigkeit und Astigmatismus hat durch die **PRK** (**Photorefraktive Keratektomie**) und die **LASIK** (**Laser-in-situ-Keratomileusis**) große Verbreitung gefunden (▶ Kap. 7.10 und 19.3). Er wird bei Brillen- oder Kontaktlinsenunverträglichkeit und auch aus kosmetischer Indikation angewendet.

27.3.5 Erbium-YAG-Laser

Der Erbium-YAG-Laser arbeitet bei 2940 nm und eignet sich ähnlich wie der Excimer-Laser zum Abtragen von Gewebe. Er wird derzeit in der **ästhetischen Chirurgie der Lider** und der Gesichtshaut sowie bei kleinen Tumoren verwendet. Seine Verwendung bei der

Kataraktchirurgie (»Laser-Phako«) hat sich bisher nicht bewährt.

27.3.6 CO$_2$-Laser

Der CO$_2$-Laser schneidet Gewebe wie ein Skalpell und führt gleichzeitig zu einer Blutstillung. Er kann ebenfalls in der ästhetischen Chirurgie (z. B. Blepharoplastik) eingesetzt werden. Zum Schutz müssen im Rahmen solcher Operationen nicht-reflektierende Instrumente eingesetzt werden.

27.4 Anwendungsbereiche verschiedener Laser

27.4.1 Laserkoagulation der Netzhaut

Am häufigsten wird der Laser zur Koagulation der Netzhaut eingesetzt. Man bedient sich dabei eines Lasers, der im grünen Wellenlängenbereich emittiert (Diodenlaser, frequenzverdoppelter Nd:YAG-Laser, Argonionenlaser). Von den beiden verschiedenen Wellenlängen des Argonionenlasers (Blau = 488 nm, Grün = 514 nm) wird heute ausschließlich das Grün verwendet, weil der blaue Anteil auch die inneren Schichten der Netzhaut, insbesondere die Henle-Nervenfaserschicht der Makula koaguliert, was unerwünscht ist. Das grüne Laserlicht wird dagegen vorwiegend im Pigmentepithel der Netzhaut und in der Aderhaut absorbiert, es schädigt die innere Netzhaut primär nicht. Auch das Auge des Arztes wird bei Verwendung des grünen Spektralbereichs weniger belastet.

Laserkoagulation bei der proliferativen diabetischen Retinopathie
Hierbei wird mit einer Fleckgröße von ca. 200–500 μm koaguliert, wobei etwa 1500–2000 Herde in mehreren Sitzungen auf die Netzhautperipherie außerhalb der großen Gefäßbögen verteilt werden (»**panretinale Laserkoagulation**«, ◘ Abb. 27.1), ◘ Abb. 13.18.

Laserkoagulation bei klinisch signifikantem Makulaödem bei Diabetes mellitus
Die Stellen des Flüssigkeitsaustritts und Areale mit Kapillaruntergängen werden nahe dem Netzhautzentrum gitterförmig koaguliert oder es wird temporal der Makula eine halbmondförmige Sichel koaguliert (»**fokale Laserkoagulation**«, Lokalisation der Veränderungen durch vorherige Fluoreszenzangiographie).

Laserkoagulation bei peripheren Netzhautdegenerationen und Netzhautrissen
Periphere **Netzhautdegenerationen**, die zu einem Netzhautforamen führen können, oder **Netzhautlöcher ohne Netzhautablösung** werden mit einer doppelten oder dreifachen Reihe von Laserkoagulationen umstellt, so dass eine durchgreifende, feste Narbe entsteht und ein Netzhautriss nicht mehr zur Netzhautablösung führen kann (◘ Abb. 13.10).

Laserkoagulation bei altersbezogener Makuladegeneration
Bildet sich eine chorioidale Neovaskularisation (CNV) im Rahmen einer altersbezogenen Makuladegenera-

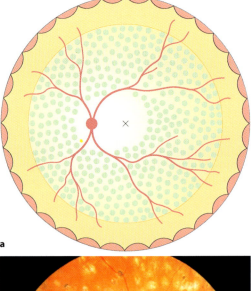

a

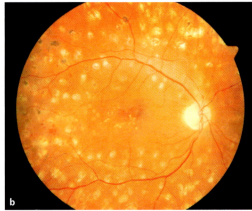

b

◘ **Abb. 27.1.** **a** Prinzip der panretinalen Koagulation, linkes Auge (aus Mackensen/Neubauer: Augenärztliche Operationen, Springer Verlag). **b** Fundusfoto bei panretinaler Koagulation, rechtes Auge

tion und liegt diese außerhalb der Fovea, kann dieses Gefäß durch eine Koagulation mit dem Grün-Laser verschlossen werden. Dieses aus der Chorioidea stammende Gefäßbäumchen ist eine häufige Ursache der sog. »feuchten« Makuladegeneration, wobei aus den undichten pathologischen Aderhautgefäßen Flüssigkeit oder Blut unter die Netzhaut austritt, was letztlich zur Zerstörung der zentralen Netzhaut und Verlust der Sehschärfe führt. Leider ist bei altersbezogener Makuladegeneration die Möglichkeit zur Laserkoagulation oft eingeschränkt, weil Gefäße nachwachsen (häufig zum Zentrum hin), okkulte (unter dem Pigmentepithel liegende) Neovaskularisationen nicht koaguliert werden können und oft die Neovaskularisation unter der Fovea liegt, so dass sich eine Koagulation verbietet. Die Prognose dieser Behandlungsform ist günstiger, wenn die subretinale Neovaskularisation durch Myopie oder durch eine Entzündung entstanden ist. Heute werden für die zentral gelegene CNV meist VEGF Hemmer intravitreal gespritzt oder eine PDT (photodynamische Therapie) durchgeführt.

27.4.2 Photodynamische Therapie (PDT) bei altersbezogener Makuladegeneration

Es handelt sich um eine Behandlungsform der chorioidalen Neovaskularisation (CNV) im Rahmen der altersbezogenen Makuladegeneration oder bei anderen Ursachen.

Prinzip und Technik

Der Farbstoff Verteporfin (Visudyne®) wird intravenös über 10 min infundiert. Dieser Farbstoff reichert sich in den Gefäßendothelien der pathologischen Aderhautgefäße (CNV) an und sensibilisiert diese für Licht. Der Farbstoff wird hierbei an die LDL-Rezeptoren gebunden, die von neovaskulärem Gewebe stärker exprimiert werden. Die pathologischen Gefäße werden durch eine 83 Sekunden dauernde Belichtung mit einem roten nichtthermischen Laserlicht (689 nm) verödet. Da der Farbstoff auch die Haut und andere Gewebe des Auges sensibilisiert, muss die Behandlung im Dunkeln stattfinden. Der Patient muss nach der Behandlung eine spezielle Sonnenbrille tragen und darf die Haut und die Augen nicht der Sonne exponieren. Deshalb werden lange Ärmel, Handschuhe und der Aufenthalt im Haus für 48 Stunden verordnet. Augenarztbesuche sind wegen der Lichtexposition durch die Untersuchungsgeräte (Augenspiegel, Spaltlampe) nicht gestattet.

Prognose

Diese Behandlung hat im Vergleich zum Spontanverlauf nur bei der sog. »klassischen« – im Angiogramm gut abgrenzbaren – chorioidalen Neovaskularisation eine gesicherte Wirkung, seltener bei einer okkulten chorioidalen Neovaskularisation. Sie muss häufig 1–3× wiederholt werden. Die PDT hat eine höhere Erfolgsrate bei jüngeren Patienten und bei myopiebedingter CNV (▶ Kap. 13.7.2). Sie wird heute z. T. auch in Kombination mit der intravitrealen Injektion von VEGF-Hemmern eingesetzt.

27.4.3 Laserbehandlung des Glaukoms

Der Laser hat bei Glaukom neue Behandlungsmöglichkeiten eröffnet.

Trabekuloplastik

Die **Laser-Trabekuloplastik** wird mit dem Grün-Laser ausgeführt und kommt bei chronischem Offenwinkelglaukom zur Anwendung. Hierbei werden ca. 80–100 Laserkoagulationen mit einer Fleckgröße von 50 µm über ein Kontaktglas in den Kammerwinkel auf das Trabekelwerk appliziert (◻ Abb. 27.2). Durch die thermische Koagulation schrumpft das Trabekelwerk etwas, und die dazwischen liegenden Stellen werden durchlässiger. Daneben spielt möglicherweise die Freisetzung von Prostaglandinen eine Rolle. Die Laser-Trabekuloplastik verbessert den Abfluss des Kammerwassers. Die Augeninnendrucksenkung entspricht der eines Medikaments (ca. 3–10 mmHg). Die Wirkungsdauer ist meist auf einige Jahre oder kürzer beschränkt, kann

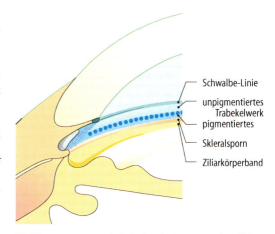

◻ **Abb. 27.2.** Laser-Trabekuloplastik. Platzierung der Effekte im Trabekelwerk zwischen Skleralsporn und Schwalbe-Linie (aus Grehn/ Mackensen: Die Glaukome)

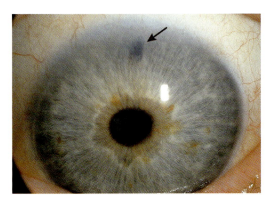

Abb. 27.3. Laser-Iridotomie mit dem gepulsten Nd:YAG-Laser

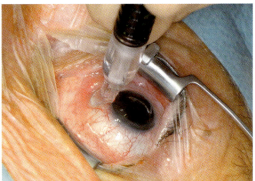

Abb. 27.4. Zyklophotokoagulation mit dem Infrarotlaser (Diodenlaser 810 nm). Die speziell für die Glaukombehandlung entwickelte Sonde wird am Hornhautrand aufgesetzt. Die Laserpulse durchdringen die für Infrarotlicht transparente Sklera und werden im Ziliarkörper absorbiert. Die Kammerwasser-bildenden Ziliarzotten werden teilweise verödet und der Augeninnendruck so gesenkt

aber 1-mal wiederholt werden. Andererseits ist die Behandlung frei von schwerwiegenden Risiken. Die **selektive Laser-Trabekuloplastik** (SLT) wirkt nur auf pigmentierte Zellen. Die **Excimerlaser-Trabekuloplastik** (ELT) mit einem langwelligen Ultraviolettlaser erlaubt es, durch punktförmige Abtragung von Trabekelwerk den Schlemmschen Kanal zu eröffnen und so den Augeninnendruck zu senken.

Laser-Iridotomie

Die **Laser-Iridotomie** wird mit dem gepulsten Nd:YAG-Laser bei Winkelblockglaukom oder engem Kammerwinkel mit drohendem Kammerwinkelverschluss ausgeführt. Bei der Laser-Iridotomie wird ein kleines Loch in der peripheren Iris bei 12 Uhr erzeugt, so dass das Kammerwasser sich nicht mehr hinter der Iris stauen kann (◘ Abb. 27.3). Auf diese Weise wird der Pupillarblock, der zu einem Glaukomanfall führt, beseitigt (► Kap. 17.3.2 und ◘ Abb. 17.12). Die Iridotomie mit dem Laser eignet sich besonders auch als prophylaktischer Eingriff am zweiten Auge, wenn ein Auge bereits einen Glaukomanfall erlitten hat oder ein Glaukomanfall bei intermittierenden Winkelverschlüssen droht. Wie alle Lasereingriffe erfordert auch die Laser-Iridotomie eine durchsichtige Hornhaut. Bei schwerem Glaukomanfall mit Hornhautquellung und -trübung ist meist eine chirurgische Iridektomie schonender.

Zyklophotokoagulation

Bei fortgeschrittenen Glaukomen, insbesondere bei Sekundärglaukomen, kommt die **Zyklophotokoagulation** mit dem kontinuierlich emittierenden infraroten Diodenlaser (810 nm) zur Anwendung (◘ Abb. 27.4). Das infrarote Licht des Nd:YAG-Lasers oder des Diodenlasers ist in der Lage, die Sklera zu durchdringen. Die Energie wird im Ziliarkörper absorbiert und erzeugt eine Narbe, so dass die Produktion des Kammerwassers reduziert wird. Bei der kontrollierten Zyklophotokoagulation (**CoCo**) wird die Energiezufuhr automatisch abgeschaltet, wenn das durch die Pupille zurückfallende Licht die Verfärbung (Koagulation) des Gewebes anzeigt.

27.4.4 Nachstardurchtrennung (Kapsulotomie)

Nach extrakapsulärer Kataraktoperation entsteht in $^1/_5$ der Fälle ein sog. **Nachstar**, insbesondere bei jüngeren Patienten. Es handelt sich um eine Trübung der hinteren Kapsel der Linse, entweder durch fibröse Umwandlung (»fibrotischer Nachstar«) oder durch Überwachsen von Linsenepithelzellen (»regeneratorischer Nachstar«). Diese hintere Linsenkapsel muss bei der Operation zunächst belassen werden, weil die Kunstlinse im Kapselsack verankert wird. Bei Trübung der Hinterkapsel kann man einige Wochen oder Monate nach der Operation das Zentrum der Kapsel mit dem Nd:YAG-Laser öffnen, ohne dass die Kunstlinse locker wird. Bei der **Kapsulotomie** (◘ Abb. 9.10) nutzt man die Eigenschaft des Nd:YAG-Lasers aus, auch durchsichtige Strukturen, die sichtbares Licht nicht absorbieren, durchtrennen zu können.

27.4.5 Laserbehandlung der Fehlsichtigkeit

Das Abtragen von Hornhautgewebe in Mikrometerschritten ist mit dem **Argonfluorid-Excimer-Laser** möglich. Es handelt sich um einen Ultraviolettlaser

(193 nm), der vorwiegend zur Myopie-, Hyperopie- und Astigmatismuskorrektur eingesetzt wird. Die Behandlung von Hyperopien ist nicht so weit möglich wie die der Myopien.

Photorefraktive Keratektomie (PRK)
Bei einer Myopie wird die Oberfläche der Hornhaut so abgetragen, dass die äußere Wölbung abnimmt (▶ Kap. 7.10 und ▶ Kap. 19.3). Eine Korrektur mittlerer Myopien zwischen 2–6 dpt ist mit der PRK gut möglich, allerdings entstehen bei manchen Patienten feine Hornhautnarben, so dass dieses Verfahren nicht bei höheren Myopien oder bei Hyperopie empfohlen wird. Bis zur kompletten Epithelisierung der Oberfläche hat der Patient erhebliche Beschwerden, die durch eine therapeutische Kontaktlinse gebessert werden können.

LASIK (Laser-in-situ-Keratomileusis)
Eine Abtragung von Hornhautgewebe in tieferen Hornhautschichten ist möglich, wenn zuvor eine lamelläre Scheibe eingeschnitten und aufgeklappt wird (LASIK, ▶ Kap. 7.10).

27.4.6 Anwendung verschiedener Laser in der plastischen Chirurgie

Erbium-YAG-Laser
Der Erbium:YAG-Laser arbeitet im infraroten Spektralbereich (2,94 mm).
Kosmetische Anwendung. Der Einsatz erfolgt zur **Glättung von Hautfalten**. Hierfür eignet sich der Erbium-YAG-Laser, bei dem die Laserstrahlung in die oberflächlichen Hautschichten eindringt und die Unterhautstrukturen strafft. Wegen der oberflächlichen Teilabsorption der Strahlung kommt es zur vorübergehenden Hautrötung.
Therapeutische Anwendungen. Die Abtragung von kleinen Hauttumoren ist mit dem Erbium-YAG-Laser möglich, insbesondere eignet er sich zur Behandlung von Xanthelasmen und oberflächlichen Hämangiomen der Haut (Sturge-Weber-Syndrom).

Cw-Neodymium-YAG-Laser
Dieser Laser wird bei Neugeborenen und Kleinkindern zur Therapie von Hämangiomen eingesetzt, da er etwas stärker in die Tiefe eindringt und die Gefäße schonend zur Verödung bringt (▶ Kap. 4.5.1 und ◘ Abb. 4.12).

CO_2-Laser
Der CO_2-Laser kann zum blutfreien Schneiden von Geweben verwendet werden. Er wird in der plastischen Chirurgie angewandt (**Laser-Skalpell**).

Einsatz des CO_2-Lasers in der **Ästhetischen Chirurgie**. Zur Glättung von Altersfalten der Haut gibt es spezielle Anwendungsprogramme.

27.5 Laserschutz

27.5.1 Schutz des Patienten

Wenn bei **plastischen Eingriffen** außerhalb des Auges mit Laser behandelt wird, muss das Auge des Patienten durch eine schwarz eingefärbte Kontaktlinse geschützt werden.

Die **intraokulare Laserkoagulation** erfolgt unter Sicht, so dass der Operateur den Laserstrahl an die gewünschte Stelle (außerhalb des Foveabereichs) zielen kann. Der Patient muss kooperieren, indem er das Auge ruhig hält. Der Augapfel ist aber auch durch das **Kontaktglas** ruhig gestellt, durch welches der Laserstrahl in das Auge gelenkt wird. Bei Laseranwendung während der Operation (Vitrektomie) ist das Auge durch die Lokalanästhesie und die Zügelfäden oder durch die Allgemeinnarkose ruhig gestellt.

Beim Einsatz des **Excimer-Laser (LASIK, PRK, PTK)** ist eine Oberflächenanästhesie durch Augentropfen ausreichend. Das Auge muss vom Patienten ruhig gehalten werden, indem dieser einen grünen Punkt fixiert. Heute kommen sog. **Eye-Tracking-Systeme** zur Anwendung, bei denen der Laser die Augenbewegungen des Patienten selbst erkennt und entweder automatisch abschaltet, wenn die Fixation nicht gehalten wird oder der Laserstrahl den Augenbewegungen folgt. Für den Augenhintergrund ist das ultraviolette Licht des Excimerlasers ungefährlich, da es an der Oberfläche praktisch komplett absorbiert wird.

27.5.2 Schutz des Operateurs

Generell gilt, dass Laser mit kontinuierlicher Abstrahlung (continuous wave = Cw-Laser) für den Anwender gefährlicher sind als gepulste Laser. Cw-Laser strahlen weitgehend paralleles Licht ab, weshalb durch **Reflektion** noch relativ hohe Energiedichten in das Auge des Operateurs oder des Assistenzpersonals gelangen können (Grün-Laser; CO_2-Laser). Gepulste Laser haben dagegen einen kegelförmigen Strahlengang, so dass die Energiedichte nur im Fokus des Strahlengangs einen Effekt erzeugt und außerhalb des Fokus nahezu unschädlich ist (z. B. gepulster Nd:YAG-Laser bei Kapsulotomie und Iridotomie). Infrarote Laser sind gefährlicher, weil der Strahl für das menschliche Auge unsichtbar ist und die Gefährdung deshalb von unvorsichtigen Personen übersehen werden kann (Cw-YAG-Laser, CO_2-Laser, Diodenlaser). Ein infraroter Strahl wird außerdem stärker reflektiert und weniger gestreut. Bei Ultraviolettlasern (Excimer-Laser) wird das reflektierte Licht so stark gestreut, dass keine schädliche Energie außerhalb des direkten Strahlengangs entsteht.

Verwendung von Schutzbrillen

Schutzbrillen, die selektiv die Wellenlänge des Laserstrahls absorbieren, sind für den Operateur und das Assistenzpersonal erforderlich. Es handelt sich meist um Kantenfilter, die die schädliche Wellenlänge zu nahezu 100% ausfiltern. Natürlich muss für die verschiedenen Wellenlängen jeweils eine unterschiedliche, speziell absorbierende Schutzbrille getragen werden. Der Operateur ist besonders gefährdet, weil er den Laserstrahl während der Koagulation beobachten muss, um genau zielen zu können. Deshalb ist seine Fovea immer auf die Laser-Koagulationsstelle gerichtet. Schützt der Operateur sein Auge nicht mit einer Schutzbrille oder durch ein Schutzfilter in der Spaltlampe oder dem Mikroskop, dann kann das zurückstreuende Laserlicht seine eigene Fovea verletzen. Selbst wenn das reflektierte Licht nur eine wesentlich geringere Energie aufweist, ist durch die vielfache Exposition eines Laseroperateurs eine solche Gefährdung hoch. Laserunfälle kommen vor, wenn Operateure oder Assistenzkräfte die Schutzvorschriften nicht beachten.

> ❗ Die Gefährdung durch Laserstrahlen mit parallelem Strahlengang und infraroten (unsichtbaren) Wellenlängen ist besonders hoch.

Einsatz von Schutzfiltern

Häufig wird der Grün-Laser **an der Spaltlampe** (z. B. Glaukombehandlung, Netzhautbehandlung) angewandt. Bei Netzhautoperationen wird das **Operationsmikroskop** eingesetzt. Diese optischen Instrumente müssen mit Schutzfiltern ausgerüstet werden. Es handelt sich entweder um Filter, die beim Auslösen des Laserstrahls eingeschwenkt werden oder um Kantenfilter, die nur die Wellenlänge des Laserlichtes herausfiltern.

27.5.3 Laserschutzvorschriften

Laserschutzkurs. Jeder Laseranwender muss die Schutzvorschriften kennen und entsprechende Kenntnisse erwerben und nachweisen.

Raumschutzvorschriften. Je nach Laserklasse müssen die Räume, in denen die Laseroperationen stattfinden, speziellen Sicherheitsvorschriften entsprechen. **Hinweisschilder** an der Eingangstür müssen darauf aufmerksam machen, dass sich in diesem Raum ein Lasergerät befindet. **Warnlampen** müssen leuchten, wenn der Laser eingeschaltet ist. Bei einigen Lasern ist es Vorschrift, dass der Laser automatisch abschaltet, wenn die Tür zu diesem Raum versehentlich geöffnet wird.

> **Fallbeispiel**
> Eine 93-jährige Patientin wird wegen rechtsseitiger Augen- und Kopfschmerzen in die Augenklinik gebracht. Ihr Allgemeinzustand ist schlecht. Die Beschwerden bestehen seit dem Vorabend. Inzwischen hat sie mehrmals erbrochen, Nahrung kann sie nicht aufnehmen. Der Blutdruck beträgt 125/90, es besteht eine absolute Arrhythmie mit Bradykardie von 48 Schlägen/min. Das rechte Auge zeigt eine gemischte Injektion, die Hornhaut ist hauchig getrübt, die Pupille ist mittelweit, lichtstarr und leicht hochoval entrundet. Die Sehschärfe des rechten Auges beträgt $1/35$, die des linken Auges kataraktbedingt 0,4. Bei der Palpation der Augen fühlt man, dass der rechte Bulbus steinhart ist. Der applanatorisch gemessene Augeninnendruck beträgt rechts 65 mmHg, links 17 mmHg. Die vordere Augenkammer des rechten Auges ist flach, die Linse weist eine provekte Katarakt auf, der Kammerwinkeleingang ist verschlossen. Am linken Auge ist der Kammerwinkel extrem eng, aber offen. Es liegt also am rechten Auge ein akuter Winkelblock vor. Zunächst wird versucht, den Augeninnendruck medikamentös zu senken (Acetazolamid 500 mg i.v., Pilokarpin-Augentropfen 2% 3× im Abstand von 10 min). Dies führt innerhalb von 2 Stunden nur zu einer Augendrucksenkung des rechten Auges auf 45 mmHg. Der Kammerwinkel ist weiterhin verschlossen. Da eine chirurgische Iridektomie wegen des schlechten Allgemeinzustands nicht infrage kommt, wird eine Nd:YAG-Laser Iridotomie ausgeführt, nachdem die Hornhaut mit Glyzerintropfen etwas aufgeklart werden konnte. Die Iridotomie stellt den Durchfluss von der hinteren Augenkammer in die vordere her (Pupillarblock aufgehoben). Das führt zu einer sofortigen Augendrucksenkung, da offensichtlich der Kammerwinkel wegen der kurzen Anamnese noch nicht verklebt war. Bereits 5 min nach dem Eingriff wird mit dem Applanationstonometer am rechten Auge ein Augeninnendruck von 13 mmHg gemessen. Der Allgemeinzustand der Patientin bessert sich zusehends, Bradykardie und Übelkeit sind innerhalb einer Stunde nach dem Eingriff verschwunden. Am anderen Auge wird tags darauf eine prophylaktische Laser-Iridotomie durchgeführt.

27.5 · Laserschutz

> **In Kürze**
>
> **Grün-Laser.** In der Augenheilkunde werden Grün-Laser zur Koagulation der Netzhaut bei diabetischer Retinopathie, zur Abriegelung bei Netzhautlöchern und bei peripheren Netzhautdegenerationen sowie zur Augendrucksenkung in Form der Trabekuloplastik eingesetzt.
>
> **Nd:YAG-Laser.** Mit dem photodisruptiven Nd:YAG-Laser kann Gewebe durchtrennt werden: Bei der Iridotomie wird eine kleine Öffnung in der peripheren Iris angelegt, um einem Glaukomanfall vorzubeugen. Die eingetrübte Hinterkapsel nach Kataraktoperation (Nachstar) oder Glaskörperstränge können durchtrennt werden.
>
> **Excimer-Laser.** Der Excimer-Laser erlaubt die Abtragung von Gewebeoberflächen. Mit ihm kann man eine mittlere Myopie durch Abflachen der Hornhautoberfläche oder eine geringere Hyperopie durch Aufsteilung beseitigen (PRK, LASIK). Weitere Anwendungen befinden sich noch im Entwicklungsstadium.
>
> **Laserschutz.** Die Verwendung geeigneter Laserschutzbrillen und -filter in Operationsgeräten sowie die Beachtung der Laserschutzvorschriften sind für die Sicherheit bei Laseroperationen von besonderer Bedeutung.

Ergophthalmologie, Begutachtung, Berufskrankheiten

28.1 Ergophthalmologie – 450
28.1.1 Berufsanforderungen an das Sehvermögen – 450
28.1.2 Anforderungen an den Arbeitsplatz – 450
28.1.3 Bildschirmarbeit – 450
28.1.4 Arbeit an Maschinen – 450

28.2 Begutachtung – 450
28.2.1 Allgemeines – 450
28.2.2 Gutachtenuntersuchung – 451
28.2.3 Eignungsgutachten – 451
28.2.4 Rentengutachten – 451
28.2.5 Schadensgutachten – 452
28.2.6 Gutachten für private und gesetzliche Unfallversicherung – 454

28.3 Berufskrankheiten – 454

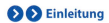 **Einleitung**

Das Sehen spielt bei fast allen Berufen eine entscheidende Rolle. Deshalb haben Störungen des Sehens und die Belastung der Sehfunktionen, die durch den jeweiligen Arbeitsplatz hervorgerufen werden können, eine besondere Bedeutung. Die Ergophthalmologie befasst sich mit der sachgerechten Gestaltung des Arbeitsplatzes zur Vermeidung von Augenschäden. Bei der Berufswahl müssen vorhandene Sehstörungen berücksichtigt werden. Besondere Vorschriften gibt es z. B. für das Lenken von Kraftfahrzeugen, insbesondere das Lenken öffentlicher Verkehrsmittel. Für die Begutachtung gibt es Richtlinien, nach denen Augenschäden bewertet werden.

28.1 Ergophthalmologie

28.1.1 Berufsanforderungen an das Sehvermögen

Für viele Berufe gibt es Vorschriften über die Anforderungen an das Sehorgan. Die Anforderungen an die Sehschärfe mit und ohne Glas, an Gesichtsfeld, Farbensinn, Motilität der Augen und räumliches Sehen sind für das Lenken öffentlicher Verkehrsmittel (Bus, Taxi, Schienenfahrzeuge, Schiff, Flugzeug) besonders hoch. Diese Anforderungen werden für Fahr-, Steuer- und Überwachungstätigkeiten im Grundsatz G 25 der Berufsgenossenschaften nach SGB geregelt, soweit keine anderen Rechtsvorschriften vorrangig sind. Außer im öffentlichen Verkehr ist volle Sehschärfe z. B. auch bei Chirurgen nötig. Auch für viele andere Berufe gibt es Vorschriften oder Empfehlungen, z. B. Forstdienst, Feuerwehr, Post, Polizei, Zolldienst. Normaler Farbensinn ist oft erforderlich, z. B. in der Bekleidungsindustrie, bei Malern, in der Schwachstromtechnik und Elektronik, bei Farbdruckern sowie bei Chemikern. Das Stereosehen ist bei feinen handwerklichen Tätigkeiten (u. a. auch beim Operieren unter dem Mikroskop) wichtig.

28.1.2 Anforderungen an den Arbeitsplatz

Die **Beleuchtung** am Arbeitsplatz muss ausreichend sein, wobei es je nach Art der Arbeit entsprechende Vorschriften gibt. Auch die Gestaltung des Arbeitsplatzes ist zu beachten. Zu vermeiden sind auf Dauer ermüdende Blickrichtungen mit entsprechender Kopffehlhaltung sowie Blendung. Die **Nahkorrektur** muss bei Presbyopen auf den jeweiligen Arbeitsabstand eingestellt sein, der für jede Beschäftigungsart zu erfragen ist. Dabei ist die noch vorhandene Akkommodationsfähigkeit zu berücksichtigen.

28.1.3 Bildschirmarbeit

Bei der **Arbeit am Bildschirm** sollte im Arbeitsbereich, in der Regel zwischen 40 und 120 cm, ein gutes Sehen möglich sein. Die Sehschärfe am besseren Auge soll nicht unter 0,8 liegen. Außerdem müssen bei bestimmten Datensichtgeräten Anforderungen an das räumliche Sehen, das Gesichtsfeld und die Farbtüchtigkeit erfüllt sein. Gegenlichtblendung ist zu vermeiden. Nachuntersuchungen zur Überprüfung der Bildschirmarbeitsplatztauglichkeit erfolgen bei Gesunden vor Ablauf von 5 Jahren, bei über 40-Jährigen nach 3 Jahren. Einschränkungen der Bildschirmtauglichkeit bestehen z. B. bei Katarakt, Glaukom, hoher Myopie oder fortschreitender Makuladegeneration.

28.1.4 Arbeit an Maschinen

Für gefährliche handwerkliche Tätigkeiten (z. B. Arbeit an der Drehbank, beim Schweißen, an schnell rotierenden Maschinen etc.) sind Schutzbrillen vorgeschrieben, um Augenverletzungen zu vermeiden. Für Sehschwache gelten besondere Sicherheitsvorschriften am Arbeitsplatz.

28.2 Begutachtung

28.2.1 Allgemeines

Rechtliche Grundlagen

Die Bewertung von Augenerkrankungen oder Schäden von Augenverletzungen wird auf der Basis folgender rechtlicher Bestimmungen vorgenommen:
- nach **Sozialgesetzbuch**:
    - gesetzliche Unfallversicherung (GUV),
    - soziales Entschädigungsrecht (SozEr),
    - Schwerbehindertengesetz (SchwbG),
- nach **Zivilrecht**:
    - private Unfallversicherung,
    - Haftpflichtversicherung,
- nach **Strafrecht**:
    - bei grob fahrlässiger Körperverletzung.

Die Bemessung der Entschädigung richtet sich nach diesen Grundlagen.

Bewertungstabellen

Bewertungstabellen werden von Kommissionen der Deutschen Ophthalmologischen Gesellschaft (DOG) und vom Berufsverband der Augenärzte (BVA) erarbeitet und mit dem Gesetzgeber abgesprochen. Grundsätzlich ist der Gutachter in seiner Beurteilung frei, Abweichungen von den Empfehlungen der DOG oder des BVA müssen aber individuell begründet werden.

Facharztgutachten

Augenärztliche Gutachten sind Sache des Facharztes. Jeder Arzt muss aber einige Grundsätze der augenärztlichen Begutachtung kennen, um zu verstehen, warum eine bestimmte Einschätzung erfolgt ist.

Gründe für die Begutachtung

Gutachten werden hauptsächlich aus drei verschiedenen Gründen angefordert:
- Beurteilung der Eignung für eine bestimmte Tätigkeit,
- Beurteilung der Berufs- bzw. Erwerbsfähigkeit
- Einschätzung der Schädigung des Sehorgans nach ihrem Ausmaß und dem Zusammenhang mit einer vom Geschädigten angegebenen Ursache.

28.2.2 Gutachtenuntersuchung

Folgende Sehfunktionen bilden die Grundlage für das Gutachten:
- **Sehschärfeprüfung**,
- **Gesichtsfeldprüfung**,
- Prüfung des **Farbensehens**
- Prüfung der **Okulomotorik** und
- Prüfung des **räumlichen Sehens**.

Sehschärfeprüfung

Die Sehschärfeprüfung wird nach DIN-Norm 58 220 geprüft, d.h. in einer Prüfentfernung von 5 m. Kontrastbedingungen, Beleuchtungsbedingungen und Sehzeichenart sind vorgegeben. Bei sehr schlechter Sehschärfe erfolgt die Prüfung mit Sehprobentafeln in 1 m Entfernung. Bei Folgeuntersuchungen muss immer die gleiche Prüfmethode angewandt werden.

Gesichtsfeldprüfung

Die Gesichtsfeldprüfung muss in die Gesamtbewertung einfließen, da eine Person durch Gesichtsfelddefekte (z.B. Röhrengesichtsfeld bei Retinopathia pigmentosa, homonyme Hemianopie nach Schlaganfall) stark behindert sein kann, obwohl die Sehschärfe gut ist. Prüfmethode und Prüfmarke sind genau definiert (Goldmann-Perimeter-Marke III/4).

Prüfung der Okulomotorik

Eine Doppelbildwahrnehmung kann in vielen Situationen hinderlich oder gefährlich sein. Die Bewertung erfolgt nach Haase und Steinhorst, wobei Doppelbilder beim Blick geradeaus und nach unten höher bewertet werden als Doppelbilder, die ausschließlich bei starkem Seitwärtsblick oder Blick nach oben entstehen. Dies berücksichtigt die Tatsache, dass die meisten Tätigkeiten bei leicht gesenktem Blick oder Geradeausblick erfolgen. Auch beim Laufen sind Doppelbilder nach unten stärker hinderlich (z.B. Treppensteigen) als Doppelbilder nach oben.

Prüfung des Farbensehens. Sie erfolgt orientierend mit den Ishihara-Tafeln und quantitativ mit dem Nagel-Anomaloskop (Anomalquotient).

28.2.3 Eignungsgutachten

Der Facharzt erstellt Eignungsgutachten für die Eignung zum Lenken eines Kraftfahrzeuges, eines Bootes oder eines Flugzeuges sowie Eignungsgutachten für viele Berufe. Für die jeweiligen Führerscheine – **Kfz-Führerschein, Bootsführerschein, Pilotenschein** – gibt es unterschiedliche Verordnungen:
- Vorschriften der **Fahrerlaubnisverordnung (FeV)** über Mindestanforderungen des Sehvermögens (Tabelle 28.1) und die Beurteilung bei krankhaften Veränderungen. Gelegentlich werden ergänzend psychologisch-technische Gutachten angefordert, die nicht Sache des Augenarztes sind.
- Für **Piloten** gibt es seit 2002 neue Tauglichkeitsrichtlinien. Die erforderliche Sehschärfe hängt von der Zulassung (Verkehrsflugzeug oder Privatflugzeug) ab. Die Brillenglasstärke ist für die Tauglichkeitsgrade I und II (Verkehrsflugzeug) auf ±3 dpt sph begrenzt, die korrigierte Sehschärfe muss mindestens 0,7 betragen.

Für bestimmte Berufe werden bei der **Einstellungsuntersuchung** bestimmte Forderungen erhoben. Zum Beispiel schließt im Polizeidienst eine Gläserstärke von mehr als +2 dpt sphärisch oder −3 dpt sphärisch die Einstellung aus. Dabei werden zylindrische Korrekturen mit der Hälfte ihrer Stärke berücksichtigt.

28.2.4 Rentengutachten

Mit Rentengutachten soll festgestellt werden, ob der Untersuchte **erwerbsunfähig** (Invalide) oder nur **berufsunfähig** ist (Berufsunfähigkeit ist nicht gleich

Tabelle 28.1. Mindestanforderungen an die Sehfunktionen. Empfehlung der Deutschen Ophthalmologischen Gesellschaft (DOG)

Sehfunktion	Klassen C, C1, CE, C1E, D, D1, DE, D1E und Fahrgastbeförderung	Klassen A, A1, B, BE, M, L und T
Sehschärfe	0,8/0,5	0,5/0,2
Sehschärfe bei Einäugigkeit[a]	nicht geeignet[f]	0,63
Zulässige Brillenglasstärke	+8,0 dpt[b]	keine Begrenzung[c]
Gesichtsfelder	normale Gesichtsfelder beider Augen, wenigstens normales beidäugiges Gesichtsfeld	normales Gesichtsfeld eines Auges oder gleichwertiges beidäugiges Gesichtsfeld[d]
Stellung und Beweglichkeit	normale Beweglichkeit beider Augen bei Orthophorie oder Heterophorie; intermittierende Heterotropie unzulässig, Doppelsehen im Gebrauchsblickfeld unzulässig (d. h. 25° Aufblick, 30° Rechts- und Linksblick, 40° Abblick)	Lähmungsschielen und Begleitschielen ohne Diplopie bei normaler Kopfhaltung in einem Doppelbild-freien Blickfeldbereich von mindestens 20° Durchmesser zulässig; Nystagmus bei Erkennungszeit bis maximal 1 s zulässig
Dämmerungssehschärfe	Kontraststufe 1:2,7 ansonsten Nachtfahrverbot	Kontraststufe 1:5 ansonsten Nachtfahrverbot
Blendempfindlichkeit	Kontraststufe 1:2,7 ansonsten Nachtfahrverbot	Kontraststufe 1:5 ansonsten Nachtfahrverbot
Farbensehen	unzulässig Protanomalie mit AQ unter 0,5 und Protanopie	keine Anforderungen
Stereosehen	normal[e]	keine Anforderungen

[a] Einäugigkeit liegt für die Fahreignungsbegutachtung vor bei Minderung der Sehschärfe eines Auges **unter** 0,2.
[b] Bei zylindrischen Gläsern im stärker brechenden Hauptschnitt. Bei höheren Korrekturwerten muss nachgewiesen werden, dass durch geeignete Randgestaltung keine wesentliche Gesichtsfeldeinschränkung auftritt. Bei Minusgläsern wird keine Begrenzung empfohlen.
[c] Es ist auf geeignete Randgestaltung der Gläser zu achten.
[d] »Gleichwertiges beidäugiges Gesichtsfeld« bedeutet, dass die Gesamtausdehnung des binokularen Gesichtsfeldes der eines normalen monokularen Gesichtsfeldes entspricht.
[e] Noch normales Stereosehen liegt gemäß Empfehlung der Verkehrskommission der DOG vor, wenn eine Querdisparation von 100 Winkelsekunden erkannt wird.
[f] Inhaber der Klasse C, C1, CE, und C1E: Visus 0,8 auf dem besseren Auge, unter 0,5 auf dem schlechteren Auge und normales beidäugiges Gesichtsfeld sind zugelassen bei langjähriger Fahrerfahrung ohne Unfall. Weitere Erläuterungen siehe FeV, Anlage 6.

Erwerbsunfähigkeit). Zum Beispiel kann ein Dachdecker, der ein Auge verliert, für Arbeiten auf dem Dach untauglich, also berufsunfähig sein, aber sich in anderen Bauberufen auf ebener Erde seinen Lebensunterhalt verdienen, d. h. erwerbsfähig sein.

28.2.5 Schadensgutachten

Bei einem Schadensgutachten wird Stellung zur **Ursache** des Augenschadens und zur **Minderung der Gebrauchsfähigkeit** oder **Minderung der Erwerbsfähigkeit** genommen.

Minderung der Erwerbsfähigkeit (MdE)

Die MdE wird in der Regel nach den Empfehlungen der Deutschen Ophthalmologischen Gesellschaft geschätzt. Hierbei wird zunächst die Sehschärfe entsprechend ◘ Tabelle 28.2 zugrunde gelegt. Gegebenenfalls müssen Gesichtsfeldschäden oder Augenbewegungsstörungen, z. B. wenn Doppelbilder vorliegen, in die Bewertung mit eingehen. Auch Lidfehlstellungen oder

◘ **Tabelle 28.2.** Prozentuale Minderung der Erwerbsfähigkeit (MdE) bei Herabsetzung der Sehschärfe. Empfehlungen der Deutschen Ophthalmologischen Gesellschaft

Sehschärfe LA ↓	RA →	1,0 $5/5$	0,8 $5/6$	0,63 $5/8$	0,5 $5/10$	0,4 $5/12$	0,32 $5/15$	0,25 $5/20$	0,2 $5/25$	0,16 $5/30$	0,1 $5/50$	0,08 $1/12$	0,05 $1/20$	0,02 $1/50$	0 0
1,0	$5/5$	0	0	0	5	5	10	10	10	15	20	20	25	25	25[a]
0,8	$5/6$	0	0	5	5	10	10	10	15	20	20	25	30	30	30
0,63	$5/8$	0	5	10	10	10	10	15	20	20	25	30	30	30	40
0,5	$5/10$	5	5	10	10	10	15	20	20	25	30	30	35	40	40
0,4	$5/12$	5	10	10	10	20	20	25	25	30	30	35	40	50	50
0,32	$5/15$	10	10	10	15	20	30	30	30	40	40	40	50	50	50
0,25	$5/20$	10	10	15	20	25	30	40	40	40	50	50	50	60	60
0,2	$5/25$	10	15	20	20	25	30	40	50	50	50	60	60	70	70
0,16	$5/30$	15	20	20	25	30	40	40	50	60	60	60	70	80	80
0,1	$5/50$	20	20	25	30	30	40	50	50	60	70	70	80	90	90
0,08	$1/12$	20	25	30	30	35	40	50	60	60	70	80	90	90	90
0,05	$1/20$	25	30	30	35	40	50	50	60	70	80	90	100	100	100
0,02	$1/50$	25	30	30	40	50	50	60	70	80	90	90	100	100	100
0	0	25[a]	30	40	40	50	50	60	70	80	90	90	100	100	100

[a] Bei Komplikationen durch äußerlich in Erscheinung tretende Veränderungen wie Beweglichkeitseinschränkungen, Ptose, entstellende Narben, chronische Reizzustände oder Notwendigkeit, ein Kunstauge zu tragen, beträgt die MdE, **sofern** hierdurch der Einsatz des Betroffenen auf dem allgemeinen Arbeitsmarkt erschwert ist: 30%.

Pupillenstörungen (Blendung!) müssen berücksichtigt werden.

Minderung der Gebrauchsfähigkeit (MdG)

Die MdG gilt für die private Unfallversicherung.

Ursächlicher Zusammenhang. Der **Unfall** ist juristisch definiert als »ein plötzlich von außen auf den Körper unfreiwillig einwirkendes Ereignis«. Der **ursächliche Zusammenhang** mit dem angeschuldigten Unfall lässt sich bei typischen Befunden (z. B. perforierende Verletzung, Prellung, Verätzung, Verbrennung) leicht beurteilen, insbesondere wenn Zeugenaussagen und Befundberichte des erstbehandelnden Arztes vorliegen. Oft verwechselt der Patient aber einen zeitlichen mit einem ursächlichen Zusammenhang, oder er entdeckt zufällig nach einem Schadensereignis einen vorher nicht beachteten Funktionsausfall, oder er versucht, aus einem Funktionsausfall oder einem Unfall Kapital zu schlagen. Nachträgliche Angaben des Geschädigten müssen deshalb als solche gekennzeichnet werden. Sie können auch dem menschlichen Kausalitätsbedürfnis oder einem Rentenbegehren entspringen. Der Gutachter ist neutral und unvoreingenommen, er ist nicht der Anwalt des Patienten oder der Versicherungsgesellschaft. Wenn der Gutachter etwas nicht weiß, weil die Befunde keine Aussage darüber zulassen, ist es richtig, das im Gutachten klar und deutlich zum Ausdruck zu bringen.

Simulation, Aggravation. Zuweilen macht der Untersuchte über das Ausmaß seiner Sehbehinderung falsche Angaben. Ein erfahrener Augenarzt kann solche Unstimmigkeiten nahezu immer aufdecken und meist auch den wahren Funktionsverlust abschätzen. Kliniken verfügen über hierfür besonders geeignete Untersuchungsgeräte. Falsche Angaben können auf **Simulation** (Vortäuschen nicht vorhandener Leiden) oder **Aggravation** (Übertreiben von Beschwerden) beruhen. Sie sind dem Untersuchten bewusst oder nicht bewusst. Zweifel und Unklarheiten soll man im Gutachten klar niederschreiben, aber nicht bewerten. Es ist besser, von »unzutreffenden« oder »wechselnden« Angaben, »die nicht durch den objektiven Befund zu erklären sind«, zu sprechen, ohne den Untersuchten weiter in seinem Verhalten zu klassifizieren. Man muss sich zwar darüber klar werden, ob »Simulation« oder »Aggravation« vorliegt, sollte diese Begriffe aber im Gutachten vermeiden. Die Betreffenden verschaffen sich oft über einen Sachverwalter eine Kopie des Gutachtens und versuchen, den Arzt wegen einer angeblich herabsetzenden Bezeichnung anzugreifen. Auch die genaue Beschreibung von Simulationsproben gehört **nicht** in das Gutachten, eben weil der Simulant oder Aggravant so belehrt und gewarnt wird! Im Umgang mit Gutachtenpatienten, die falsche Angaben machen, haben sich Liebenswürdigkeit und Gelassenheit besser bewährt als Vorhaltungen oder Belehrungen.

Tests auf Simulation oder Aggravation. Einseitige Erblindungen oder Sehstörungen kann man an der Pupillenreaktion erkennen: Wenn eine ausschließlich einseitige Sehstörung vorliegt, muss die Läsion **vor** dem Chiasma liegen. Es besteht dann meist eine sichtbare Optikusatrophie (Ausnahme: akute Retrobulbärneuritis) und **immer eine afferente Pupillenstörung**. Die afferente Pupillenstörung fehlt, wenn der Patient simuliert. Beim **Polarisationstest** oder bei der **Gratamaröhre** sieht das linke Auge den rechten Teil des Bildes und das rechte Auge den linken, ohne dass der Patient das merkt. Er macht deshalb Angaben, die seiner vorgegebenen Sehstörung widersprechen.

Bei **beidseitiger angeblicher Sehstörung** ist der Nachweis schwieriger. Hier werden häufig konzentrische Gesichtsfeldstörungen angegeben, während Blickzielbewegungen korrekt ausgeführt werden. Wenn man eine bewegliche Projektionsfläche, auf der die Sehzeichen über den Sehzeichenprojektor abgebildet werden, näher an den Patienten heranführt (Schärfe durch eine Hilfsperson nachstellen lassen!), ändert sich der Sehwinkel nicht. Der Patient hat aber den Eindruck, er müsse das angenäherte Objekt jetzt erkennen und macht dann entsprechend bessere Angaben.

28.2.6 Gutachten für private und gesetzliche Unfallversicherung

Prinzipiell muss man **zwischen privater Unfallversicherung** und **gesetzlicher Unfallversicherung** unterscheiden.

Private Unfallversicherung (PUV)

In der **privaten Unfallversicherung** (**PUV**) wird die **MdG** (**Minderung der Gebrauchsfähigkeit**) und daraus resultierend der **Invaliditätsgrad** bestimmt. Erschwerend für den Gutachter kommt hinzu, dass je nach Datum des Vertragsabschlusses unterschiedliche allgemeine Unfallversicherungsbedingungen (AUB) zur Anwendung kommen. So gelten für vor 1988 abgeschlossene Verträge die AUB-alt, danach die AUB-88. Das kann für den Versicherungsnehmer, z. B. bei Berücksichtigung eines Vorschadens, erhebliche Konsequenzen haben. Berücksichtigt werden alle Funktionen des Auges zusammen, also neben der Sehschärfe auch Gesichtsfeld, Dunkelanpassung, binokulare Funktion, Störungen der Tränensekretion oder des Lidschlusses. Gesichtsfeldausfälle in der unteren Hälfte werden im Allgemeinen als stärkere Behinderung bewertet als solche in der oberen Hälfte, weil die untere Gesichtsfeldhälfte für die Orientierung (Laufen, Treppensteigen) wichtiger ist als die obere.

Gesetzliche Unfallversicherung

In der **gesetzlichen Unfallversicherung** der Berufsgenossenschaften (**GUV**) wird dagegen nach der **Minderung der Erwerbsfähigkeit** (**MdE**) entsprechend der ◘ Tabelle 28.2 gefragt. Die Erblindung eines Auges wird mit 25 % MdE bewertet. Häufig sind unfallbedingte Augenschäden mit einer Linsenverletzung verbunden, so dass die eingetrübte Linse operativ entfernt werden muss. Eine **einseitige Linsenlosigkeit,** die **mit** intraokularer Kunstlinse korrigiert ist (»Pseudophakie«), wird nach einer Empfehlung der Deutschen Ophthalmologischen Gesellschaft und des Berufsverbandes der Augenärzte von 1994, mit maximal 10 % bewertet, wenn eine gute Sehschärfe erreicht wird ($\geq 0{,}4$). Die einseitige Linsenlosigkeit **ohne** intraokulare Kunstlinse (»Aphakie«) wird genauso bewertet, da Kontaktlinsenmaterialien heute so ausgereift sind, dass in der Regel eine Kontaktlinsenkorrektur bei Linsenlosigkeit möglich ist. Ist die korrigierte Sehschärfe 0,1 bis < 0,4, so beträgt die MdE 20 %, ist die Sehschärfe darunter, dann beträgt die MdE 25 %.

Die Sehschärfe muss im Gutachten als Dezimale (z. B. 0,1; 0,32; 1,0) angegeben werden. Für den Untersuchten kann dies aber missverständlich sein. Eine Sehschärfe von 0,5 bedingt bei normalem zweiten Auge eine MdE von 5 % und nicht etwa, wie vom Untersuchten manchmal missverstanden wird, einer Minderung der Erwerbsfähigkeit um 50 %. Eine beidseitige Sehschärfe von 0,5 bedingt eine MdE von 10 %. Man soll auch aus diesem Grunde vermeiden, Sehschärfewerte gegenüber dem Patienten oder im Gutachten in Prozent anzugeben.

28.3 Berufskrankheiten

Berufskrankheiten sind **Folge einer chronischen schädlichen Einwirkung**, im Gegensatz zum Unfall, der ein plötzliches, einmaliges Ereignis darstellt. Am

28.3 · Berufskrankheiten

Auge können sie durch chemische Produkte entstehen wie Arsen, Blei, Nitro- und Aminoverbindungen des Benzols, Schwefelkohlenstoff, Thallium und andere. Berufskrankheiten können auch sein: Die Katarakt durch Infrarotbestrahlung, die früher bei Glasbläsern oder Eisengießern häufig war, die Katarakt durch Röntgenstrahlen sowie früher der Bergarbeiternystagmus. Eine Entschädigung bei Berufskrankheiten erfolgt nur in der gesetzlichen Unfallversicherung, nicht in der privaten.

In Kürze

Berufswahl. Bei der Berufswahl muss das Sehvermögen in die Überlegungen einbezogen werden. Besonders hohe Anforderungen an das Sehvermögen sind für das Lenken öffentlicher Verkehrsmittel vorgeschrieben. Angeborene Farbensinnstörungen sind in manchen Berufen nicht zulässig, und der Arzt muss den Patienten diesbezüglich beraten können.

Arbeitsplatz. Am Arbeitsplatz ist die Beleuchtung von besonderer Bedeutung. Nahkorrektur und Arbeitsabstand müssen insbesondere bei Bildschirmarbeitsplätzen auf die entsprechende Entfernung eingestellt sein. Für gefährliche Tätigkeiten sind Schutzbrillen vorgeschrieben.

Unfall. Der zuerst behandelnde Arzt muss die Zeit des Unfalls und des Eintreffens beim Arzt, alle sonstigen Angaben des Geschädigten zum Unfallgeschehen, Name und Anschrift von Zeugen und den genauen Befund beider Augen exakt dokumentieren. Diese Angaben sind für die spätere gutachtliche Beurteilung maßgebend, um Fragen des Versicherungsträgers beantworten zu können.

Begutachtung. Die Begutachtung prüft die Eignung zu bestimmten Berufen und Tätigkeiten (Eignungsgutachten), den Anspruch auf Rente infolge einer Sehstörung (Rentengutachten) oder den Schaden und dessen Zusammenhang mit einem Unfall (Schadensgutachten). Bei der privaten Unfallversicherung wird die Minderung der Gebrauchsfähigkeit (MdG), bei der gesetzlichen Unfallversicherung die Minderung der Erwerbsfähigkeit (MdE) bewertet. Die Einschätzung richtet sich nach den Sehschärfewerten beider Augen, aber auch nach Gesichtsfeldschädigung, Augenbewegungsstörungen, Lidfehlstellungen mit Funktionsstörungen, Pupillenstörungen und anderen Funktionsstörungen des Auges.

Sozialophthalmologie – Fürsorge für Blinde und Sehbehinderte. Rehabilitation

29.1	**Sehbehinderung und Blindheit**	**– 458**
29.1.1	Sehbehinderung – 458	
29.1.2	Hochgradige Sehbehinderung – 458	
29.1.3	Blindheit – 458	
29.1.4	Ursachen der Erblindung – 458	
29.1.5	Soziale Aspekte der Erblindung – 458	
29.2	**Vergrößernde Sehhilfen und andere Hilfsmittel**	**– 460**
29.2.1	Lupen – 460	
29.2.2	Lupenbrillen – 460	
29.2.3	Fernrohrbrillen, Fernrohrlupenbrillen – 461	
29.2.4	Fernsehlesegeräte – 461	
29.2.5	Elektronische vergrößernde Sehhilfen – 462	
29.2.6	Bücher im Großdruck – 462	
29.2.7	Blindenschrift – 462	
29.2.8	Elektronische Vorlesegeräte – 462	
29.2.9	»Sprechende« Bücher, Zeitschriften und Zeitungen – 463	
29.2.10	Informationsmöglichkeiten und Kontaktadressen – 463	

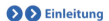 **Einleitung**

Hochgradige Sehbehinderung oder Blindheit ist für die Betroffenen ein schweres Schicksal. Das Sehen ist die wichtigste Sinnesmodalität des Menschen. Wenn eine Behandlung der Sehbeeinträchtigung nicht mehr möglich ist, sollte der Augenarzt dem Patienten über die verschiedenen Hilfen Auskunft geben können, die die Sehfähigkeit noch etwas verbessern oder gedruckte Information zugänglich machen.

29.1 Sehbehinderung und Blindheit

29.1.1 Sehbehinderung

Eine *wesentliche Sehbehinderung* liegt bei einer Sehschärfe des besseren Auges zwischen 0,3 und $1/35$ (0,03) vor. Kinder mit einer wesentlichen Sehbehinderung können in der Regel eine **Sehbehindertenschule** besuchen, wobei der Nahvisus ausschlaggebend ist.

Alternativ dazu wird in Einzelfällen die sog. »integrierte Beschulung« angeboten. Voraussetzung dafür ist die optimale Ausstattung der Schule mit Hilfsmitteln und ein noch relativ guter Nahvisus. Manche Sehbehinderten- oder Blindenschulen stellen in solchen Fällen Beratungslehrer zur Verfügung, die dem sehbehinderten Kind bei der Integration in die normale Schule behilflich sind.

Sehbehinderten steht eine größere Zahl von Berufen offen als Blinden. Neben dem Nahvisus und der zentralen Sehschärfe kommt es auch auf die Größe des Gesichtsfeldes, die Intelligenz, Persönlichkeitsstruktur, soziale Integration und Bildungsvorgeschichte des Kindes an sowie auf die örtlichen Schulmöglichkeiten.

29.1.2 Hochgradige Sehbehinderung

Die Sehbehinderung ist **hochgradig**, wenn die Sehschärfe zwischen $1/50$ (0,02) und $1/35$ (0,03) beträgt oder wenn z. B. schwere Gesichtsfeldschäden einen Grad der Behinderung von 100 % bedingen. Hochgradig sehbehinderte Kinder müssen an der **Blindenschule** unterrichtet werden.

29.1.3 Blindheit

Die Definition der Blindheit im gesetzlichen Sinne ist in verschiedenen Ländern unterschiedlich. Hier werden die für die Begutachtung in Deutschland maßgeblichen Definitionen dargestellt.

Blindheit im gesetzlichen Sinne besteht, wenn die Sehschärfe des besseren Auges nicht mehr als $1/50$ (0,02) beträgt. Blindheit im Sinne des Gesetzes liegt auch vor, wenn sonstige schwere Sehstörungen vorliegen, die eine entsprechende Beeinträchtigung des Sehvermögens darstellen, z. B. eine konzentrische Einengung des Gesichtsfeldes auf 5° bei voller Sehschärfe (weil der Patient sich nicht mehr im Raum orientieren kann) oder eine Einengung des Gesichtsfeldes auf 15° und eine Sehschärfe von $1/20$ (0,05) am besseren Auge. Bei Gesichtsfelddefekten wird die Marke III/4 des Goldmann-Perimeters zugrunde gelegt.

Blindheit im wissenschaftlichen Sinne liegt vor, wenn das Auge keinen Lichtschein wahrnimmt (Amaurose).

29.1.4 Ursachen der Erblindung

Europa und Industrienationen

Die häufigsten **Ursachen für die Erblindung** in Europa sind:
- diabetische Retinopathie bei Diabetes mellitus,
- altersbezogene Makuladegeneration,
- Glaukom,
- Verletzungen,
- Uveitis,
- nicht mehr therapierbare Ablatio retinae.

Entwicklungsländer

In Ländern mit ungenügender ärztlicher Versorgung stehen behandelbare Augenerkrankungen wie Katarakt, Trachom, Onchozerkose und Keratomalazie an erster Stelle der Blindheitsursachen. In Europa ist etwa 1 Mensch von 1000 Menschen blind. In Gegenden mit Trachomerkrankungen können es bis 4 % und in Gegenden mit einer starken Durchseuchung mit Onchozerkose über 20 % sein.

Zugleich ist die augenärztliche Versorgung in manchen Entwicklungsländern überaus schlecht (▶ Kap. 25).

29.1.5 Soziale Aspekte der Erblindung

Der Blinde ist durch den Verlust des Sehens schwer belastet und empfindet die Abhängigkeit von anderen Menschen besonders gravierend. Die Hilfe besteht deshalb in erster Linie in der Eingliederung in ein normales Arbeitsleben, so dass der Blinde seinen Lebensunterhalt selbst verdienen kann. Hilfs- und Schutzmittel im Straßenverkehr sind der weiße Langstock, die gelbe Armbinde mit den 3 schwarzen Punkten oder ein besonders abgerichteter Führhund. Der richtige Um-

29.1 · Sehbehinderung und Blindheit

gang mit dem Langstock wird in einem »Mobilitätstraining« erlernt. Dieses umfasst ca. 80 Stunden und ist zusammen mit dem Langstock zu verordnen.

Umgang mit Blinden
Leider haben Sehende oft Schwierigkeiten, mit Blinden adäquat umzugehen. So wird zuweilen in Gegenwart des Blinden mit dem Begleiter über ihn gesprochen, als ob der Blinde kein Gesprächspartner sei. Wenn man einen Blinden führt, lässt man sich von ihm unterhaken und geht dadurch einige Zentimeter voraus. Auf Stufen, Türen oder sonstige Hindernisse macht man ihn kurz aufmerksam. Am Straßenrand fragt man einen Blinden, ob er die Straße überqueren möchte und ob man ihm behilflich sein darf. Bei Tisch lässt man ihn tasten, wo Teller, Bestecke und Gläser sind, sagt ihm, was an Speisen vor ihm in den Schüsseln steht und legt sie auf seinen Teller, wenn er es möchte. Fleisch kann man ihm vorschneiden, wenn er dies wünscht. Es wird empfohlen, die Anordnung der Speisen auf dem Teller ent-

Tabelle 29.1. Informationsmöglichkeiten für Blinde und Sehbehinderte

Land	Name	Adresse	Telefon, Internet
Deutschland	DBSV – Deutscher Blinden- und Sehbehindertenverband e. V.	53173 Bonn-Godesberg Bismarckallee 30	Telefon: (02 28) 95 58 20 Internet: www.dbsv.org E-Mail: info@dbsv.org Bundesweite Rufnummer: 0 18 05/66 64 56
	Deutsche Ophthalmologische Gesellschaft (DOG)	Geschäftsstelle Platenstr. 1 80336 München	Telefon: (089) 5160 30 62 Internet: www.dog.org E-mail: Geschaeftsstelle@dog.org
	Bund zur Förderung Sehbehinderter e. V.		Internet: www.medizin-forum.de/bfs/
	Deutscher Verein der Blinden und Sehbehinderten in Studium und Beruf e. V.	35039 Marburg Frauenbergstr. 8	Telelefon: (0 64 21) 9 48 88-0 Internet: www.dvbs-online.de E-Mail: info@dvbs-online.de
	Norddeutsche Blindenhörbücherei e. V., Stiftung Centralbibliothek für Blinde	22085 Hamburg Herbert-Weichmann-Str. 44–46	Telefon: (040) 2 27 28 60 Internet: www.blindenbuecherei.de E-Mail: info@blindenbuecherei.de
	Nationale Kontakt- und Informationsstelle für Selbsthilfegruppen (Nakos)	10709 Berlin Albrecht-Achilles-Str. 65	Telefon: (030) 8 91 40 19 Internet: www.nakos.de
Schweiz	Schweizerischer Zentralverein für das Blindenwesen – Dachorganisation des schweizerischen Sehbehindertenwesens	9000 St. Gallen Schützengasse 4	Telefon: (00 41 71) 2 23 36 36 Internet: www.szb.ch E-Mail: information@sbz.ch
	Schweizerischer Blinden- und Sehbehindertenverband	3008 Bern Laupenstr. 4	Telefon: (00 41 31) 3 90 88 50 Internet: www.sbv-fsa.ch
Österreich	Österreichischer Blinden- und Sehbehindertenverband Landesgruppe Wien, Niederösterreich und Burgenland	1040 Wien Hägelingasse 4–6	Telefon (00 43 1) 98 1 89-0 Internet: www.braille.at
	BBRZ – Berufsbildungs- und Rehabilitationszentrum Linz – Wien – Steiermark	1110 Wien Geiselbergstr. 26–32	Telefon: (00 43 1) 7 40 22-0 Internet: www.bbrz.at

sprechend dem Zifferblatt der Uhr zu beschreiben (z. B. Fleisch auf 6, Gemüse auf 9, Kartoffel auf 3). Für Interessierte kann zur Selbsterfahrung empfohlen werden, einmal ein **Dunkel-Restaurant** zu besuchen (in vielen Großstädten), wo man die Situation selbst erleben kann und von blinden Personen geschickt und freundlich bedient wird.

Berufsausbildung von Blinden

Bei der Ausbildung ist zu unterscheiden, ob die Erblindung in früher Kindheit erfolgte und deshalb keine optischen Vorstellungen vorhanden sind oder ob es sich um einen spät Erblindeten handelt. Die Ausbildung in zahlreichen Berufen erfolgt in Berufsbildungswerken und Berufsförderungswerken für Sehbehinderte und Blinde sowie in vielen Blindenschulen. Auch das Hochschulstudium ist möglich. Die Rehabilitationszentren schulen spät Erblindete für ein selbstständiges Leben. Als Berufe für Blinde kommen in Frage: Masseur, medizinischer Bademeister, Telefonist, Steno/Phonotypist, Programmierer, Maschinenschreiber, Klavierstimmer, auch Musiker oder Jurist.

Es gibt ferner Einrichtungen und Schulen für Kinder und Erwachsene, die blind und taubstumm sind oder bei denen außer der Blindheit noch sonstige körperliche oder geistige Gebrechen vorliegen.

Verhütung von Blindheit

Der Verhütung von Erblindung dienen zahlreiche Vorschriften über Beleuchtung und Sicherheitsmaßnahmen am Arbeitsplatz (▶ Kap. 28). Außer diesen staatlichen Vorschriften gibt es in den meisten Staaten ein Komitee zur Verhütung der Erblindung, in dem Augenärzte, Blindenorganisationen und häufig auch karitative Organisationen mit staatlichen Stellen zusammenarbeiten. Die nationalen Komitees bilden zusammen eine internationale Organisation. Auskünfte über das deutsche Komitee gibt die Deutsche Ophthalmologische Gesellschaft (www:dog.org, ◘ Tabelle 29.1).

29.2 Vergrößernde Sehhilfen und andere Hilfsmittel

Die Anpassung von vergrößernden Sehhilfen sollte durch einen besonders erfahrenen Augenarzt erfolgen. In manchen Universitäts-Augenkliniken gibt es spezielle Ambulanzen für Sehbehinderte, wo nicht nur Diagnostik und Therapie erfolgt, sondern auch vergrößernde Sehhilfen angepasst werden (»Low Vision Clinic«). Die technische Ausführung von Lupenbrillen erfordert besondere Fertigkeiten und wird von einem speziell ausgebildeten Optiker übernommen.

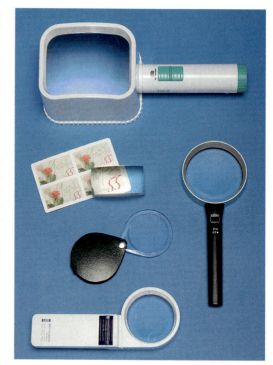

◘ **Abb. 29.1.** Verschiedene Lupen für Sehbehinderte: Leuchtleselupe (*oben*), Handleselupe (*rechts*), »Lesestein« (*Mitte*), Handlupen (*links unten*)

29.2.1 Lupen

Freigehaltene **Leselupen** werden bei geringerem Vergrößerungsbedarf bis 3fach verwendet und können zu den vorhandenen Brillen kombiniert werden. Sie kosten relativ wenig und sind flexibel einsetzbar. **Standleuchtlupen** werden über eine trichterähnliche Vorrichtung auf das Lesegut aufgesetzt. Durch den festgelegten Abstand zur Unterlage und die eingebaute Beleuchtung ist ein optimales Bild auch bei unruhiger Hand gewährleistet. Die zum Lesen nutzbare Vergrößerung geht bis etwa 6fach. **Lesesteine** (Visolettlupen 1,8fach) werden bei Schulkindern eingesetzt. Durch ihre gute Akkommodationsfähigkeit können sie durch Annäherung zusätzliche Vergrößerung erreichen (◘ Abb. 29.1).

29.2.2 Lupenbrillen

Es handelt sich um Lesebrillen, die für die Nähe stärkere Plusgläser als üblich enthalten. Dabei wird durch den verkürzten Arbeitsabstand eine stärkere Vergrößerung erreicht (Lupenbrille). Zur Fernrefraktion wird ein Nahzusatz von 4–24 dpt dazugegeben. Die Vergrößerung beträgt ein Viertel des Nahzusatzes (D/4, z. B. bei 24 dpt 6fach). Durch die starke Annäherung an das Lesegut müssen die Augen dann aber stärker konvergieren, was schnell zur Ermüdung führt. Deshalb sind in diese Gläser Prismen mit der Basis innen integriert (»Prismenlupenbrillen«), so dass auch für den nahen Abstand nur die gewohnte Konvergenz erforderlich ist. Bei noch höheren Werten ist nur eine einäugige Verwendung möglich.

29.2.3 Fernrohrbrillen, Fernrohrlupenbrillen

Fernrohrbrillen

Sehbehinderte können durch Fernrohrsysteme, die an eine Brillenfassung montiert werden, eine Vergrößerung für die Ferne erhalten. Dies ist bis zu einer Herabsetzung der Sehschärfe auf 0,1 hilfreich. Fernrohrbrillen werden jedoch vorwiegend für das Sehen in der Nähe verwendet. Gehen ist mit einer Fernrohrbrille wegen der Scheinbewegungen und des engen Gesichtsfeldes schlecht möglich. Für die Ferne sind Fernrohrbrillen nur im Kino, Theater, zum Fernsehen oder für die Schultafel geeignet. Für unterwegs bewährt sich ein kleines in der Hand gehaltenes monokulares Fernrohr (Kepler System), das man als Fußgänger wie ein Fernglas verwendet, um z. B. einen Straßennamen, eine Busnummer oder die Ampel zu erkennen.

Fernrohrlupenbrillen

Fernrohrlupenbrillen sind eine Kombination aus einem Fernrohrsystem und einer vorgesetzten Lupe. Die Gesamtvergrößerung berechnet sich aus dem Produkt von Fernrohrvergrößerung mal Lupenvergrößerung. Es gibt zwei Arten von Fernrohren: Kepler Systeme erreichen eine höhere Fernrohrvergrößerung als Galilei Systeme und benötigen deshalb nur eine geringere Lupenvergrößerung, um eine gewünschte Gesamtvergrößerung zu erhalten. Das ermöglicht einen größeren freien Arbeitsabstand. Die Gesamtvergrößerung kann bis 20fach gesteigert werden. Kleines Sehfeld und kurzer Arbeitsabstand machen die Handhabung hoher Vergrößerungen jedoch schwierig. Je höher die Vergrößerung einer Lupen- oder Fernrohrlupenbrille ist, desto stärker stören Scheinbewegungen und desto kleiner ist das Gesichtsfeld. Die höchstmögliche Vergrößerung ist deshalb nicht immer eine »förderliche« Vergrößerung.

Galilei-Fernrohrsysteme

Sehbehinderte können durch ein Galilei Fernrohr, das in eine Brillenfassung eingebaut ist, eine 2- bis 3fache Vergrößerung erreichen. Es ist sehr kompakt, da es nur aus zwei Linsen aufgebaut ist. Nachteilig ist die unscharfe Begrenzung des Bildes am Rand.

Kepler-Fernrohrsysteme

Kepler Fernrohre sind deutlich länger und schwerer. Zur Bildaufrichtung muss ein Umkehrprisma eingebaut sein. Dafür lässt sich eine Vergrößerung von 6- bis 8fach bei scharfen Bildrändern und etwas größerem Gesichtsfeld erreichen (◘ Abb. 19.18). Kepler-Fernrohre haben in der Nähe einen größeren Arbeitsabstand (bei 5facher Vergrößerung rund 25 cm).

Lupenbrillen für spezielle Berufe

Vergrößernde Sehhilfen werden auch von Normalsichtigen für Nahelarbeiten getragen, bei denen besonders feine Einzelheiten unterschieden werden sollen: Feinmechaniker, Uhrmacher, Juweliere, Zahnärzte, Chirurgen. Der **Augenarzt** verwendet eine **Lupenbrille** in der Regel bei plastischen Operationen, Orbitachirurgie, Augenmuskelchirurgie und Netzhautplombenoperationen, ansonsten das **Operationsmikroskop**, das stufenlose Vergrößerungen von 5- bis 20fach ermöglicht.

29.2.4 Fernsehlesegeräte

Fernsehlesegeräte bestehen aus einer Videokamera und einem Bildschirm und haben einen sehr großen Vergrößerungsbereich (bis zu 60fach). Der Text wird auf einem Schlitten unter der Videokamera vom Patienten hin und her bewegt. Diese Geräte ermöglichen das Lesen für Sehgeschädigte, die 0,1 oder weniger sehen und bei denen die bisher genannten Hilfen nicht ausreichen (◘ Abb. 29.2). Es gibt eine Anzahl verschiedener Fabrikate. Diese Geräte sind jedoch nur für einen festen Standort in der Wohnung geeignet. Sie sind außerdem teuer. Alte Patienten haben oft Schwierigkeiten bei der Bedienung des Geräts und können deshalb die optimale Nutzung nicht erreichen. Viele Krankenkassen verleihen diese Geräte nur, damit sie an andere Bedürftige weitergegeben werden können, wenn der Patient damit nicht zurecht kommt.

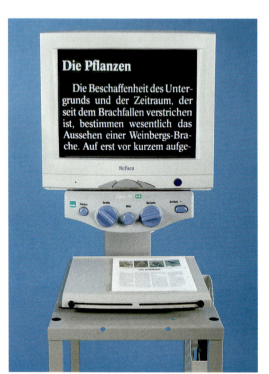

◘ **Abb. 29.2.** Modernes Fernsehlesegerät

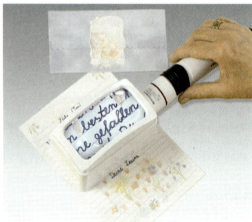

◘ **Abb. 29.3.** Videolupe

29.2.5 Elektronische vergrößernde Sehhilfen

Neuerdings gibt es transportable Lesegeräte mit kleinen LCD-Bildschirmen (z. B. Maxlupe) oder mit LCD-Brillen (z. B. Maxport, Videolupe, View Scan, Videomatic, ◘ Abb. 29.3). Außerdem erlauben manche Systeme ein Speichern des Textes, indem sie mit einem Computer verbunden werden. So können maschinengeschriebene oder gedruckte Schriftzeichen in Braille-Schrift umgesetzt oder vergrößert auf dem Bildschirm dargestellt werden. Zur Arbeit am Computer gibt es spezielle Vergrößerungsprogramme, die auch Sehbehinderten die Anwendung üblicher Benutzeroberflächen (z. B. Windows) erlauben.

29.2.6 Bücher im Großdruck

Bücher im Großdruck eignen sich sehr gut für Sehbehinderte oder auch betagte Menschen, denen die gängigen Schriftgrößen zu klein sind und noch kein optisches Vergrößerungssystem benötigen. Großdruckbücher werden in deutscher Sprache von verschiedenen Verlagen herausgegeben, nähere Auskunft erteilt jede Buchhandlung.

29.2.7 Blindenschrift

Louis Braille (1809–1852) erblindete mit 3 Jahren nach Verletzung eines Auges und sympathischer Ophthalmie des anderen Auges. Die Punktschrift erfand er mit 16 Jahren (1825). Die weltweite Verbreitung seiner Erfindung hat er jedoch nicht mehr erlebt. Die Braille-Schrift besteht aus erhabenen Punkten, die von der Rückseite her in dickes Papier gepresst sind. Jeder Buchstabe hat eine eigene Zahl und Anordnung der Punkte, z. B.

$$A \;\; B \;\; C$$

Der Blinde liest mit Hilfe der Fingerspitzen.

29.2.8 Elektronische Vorlesegeräte

Diese Geräte gestatten es, gedruckten oder mit der Schreibmaschine (oder Computer) geschriebenen Text sogar als Sprache, aber auch als Braille-Schrift oder kombiniert auszugeben. Sie bestehen im Prinzip aus einem Laser-Scanner, der den Text aufnimmt. Die Software erkennt die Schriftzeichen und setzt sie in Silben- und Worterkennung um. Die Sprachausgabe kann bereits eine gewisse Sprachmelodie nachahmen, wodurch die Verständlichkeit zunimmt (◘ Abb. 29.4). Es gibt Software für nahezu alle Weltsprachen. Manche Blinde sind beim Hören so trainiert, dass sie die Sprechge-

29.2 · Vergrößernde Sehhilfen und andere Hilfsmittel

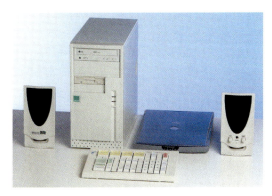

◘ **Abb. 29.4.** Elektronisches Vorlesegerät

schwindigkeit schneller einstellen als der Sehende selbst lesen kann.

Computer dienen auch als Lexikon, Kartei, Archiv und können an einen Punktschriftdrucker angeschlossen werden, deren Text der Blinde auch gleichzeitig über Punktschrift (»Braille-Zeile«) oder über eine Sprachausgabe kontrolliert.

Bei den »Low Vision Kliniken«, Berufsförderungswerken oder Berufsbildungswerken für Sehbehinderte und Blinde kann der jeweils neueste Stand elektronischer Sehhilfen und Arbeitsgeräteherstellern erfragt werden. Dort erfolgen auch ausführliche individuelle Beratungen und Geräteanpassungen, insbesondere für den Arbeitsplatz.

29.2.9 »Sprechende« Bücher, Zeitschriften und Zeitungen

Die Blindenhörbüchereien produzieren und verleihen »sprechende« Bücher, Zeitschriften und Zeitungen auf Tonkassetten. Der Versand erfolgt kostenlos und portofrei an Blinde und solche Personen, die Gedrucktes nicht mehr lesen können (Stiftung Centralbibliothek für Blinde, ◘ Tabelle 29.1). Die Blindenvereine in größeren Städten versenden wöchentliche Auszüge aus den örtlichen Tageszeitungen auf Tonkassetten.

29.2.10 Informationsmöglichkeiten und Kontaktadressen

Auskünfte über Büchereien in Blindenschrift, Tonbänder, über die möglichen Berufe für Blinde und über Schulen und Heime für Blinde oder Sehbehinderte sowie Beratungen über Ansprüche und Vergünstigungen für Betroffene gibt der Deutsche Blinden- und Sehbehindertenverband e. V. (◘ Tabelle 29.1). Dieser hat auch Landesverbände und Bezirksgruppen. In allen größeren Städten sind ehrenamtliche Mitarbeiter tätig, die Neuerblindeten helfen, ihr Leben auf die veränderte Situation umzustellen.

In ◘ Tabelle 29.1 sind Adressen von Blindenverbänden in Deutschland, der Schweiz und Österreich zu finden sowie weitere Kontaktadressen. Es gibt auch für Betroffene eine deutschlandweit einheitliche Telefonnummer, über die Kontakte zu regionalen Selbsthilfegruppe des Deutschen Blinden- und Sehbehindertenverbandes geknüpft werden können (◘ Tabelle 29.1).

In Kürze

Definition Blindheit, sehbehindert. Blindheit im Sinne des Gesetzes besteht, wenn am besseren Auge die Sehschärfe = $1/50$ (0,02) ist oder bei besserer Sehschärfe eine hochgradige Gesichtsfeldeinschränkung besteht.

Als sehbehindert bezeichnet man Personen, die am besseren Auge nur eine Sehschärfe zwischen $1/35$ und 0,3 haben. Blindenschulen oder Sehbehindertenschulen sorgen für die Ausbildung sehbehinderter Kinder. Bei mäßiger Sehbehinderung ist es manchmal günstig, die Kinder in der Regelschule zu belassen, um den sozialen Kontakt mit nichtbehinderten Kindern auch in der Schule zu fördern.

Sehhilfen. Lupen, Lupenbrillen, Fernrohrbrillen, Prismenlupenbrillen, Fernsehlesegeräte und elektronische Lesegeräte müssen entsprechend der individuellen Situation des Patienten angepasst werden.

Blindenschrift und Blindeninstitutionen. Bei der Blindenschrift nach Braille sind die Buchstaben in erhabene Punktekombinationen kodiert, die der Blinde mit der Fingerkuppe ertasten und lesen kann. Blindeninstitutionen geben Informationen und unterhalten Büchereien in Blindenschrift und Hörbüchereien auf Tonbandkassetten.

Augenbeteiligung bei Allgemeinerkrankungen

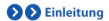 **Einleitung**

Das Kapitel gibt eine Übersicht über die Beteiligung der Augen bei nichtopthalmologischen Erkrankungen (Allgemeinerkrankungen). Einzelheiten können in den Kapiteln über die jeweiligen Augenabschnitte nachgelesen werden, auf die verwiesen wird.

In der nachfolgenden ◘ Tabelle 30.1 wurde von der Vielzahl der hereditären Erkrankungen nur eine Auswahl aufgenommen, Einzelheiten sind in Kap. 23 aufgeführt. Die Verletzungen sind hier nicht abgehandelt. Über die Augenbeteiligung bei Stoffwechselerkrankungen siehe Lehrbücher der inneren Medizin und Pädiatrie.

◘ **Tabelle 30.1.** Augenbeteiligung bei Allgemeinerkrankungen

System	Einzelerkrankung	Augensymptome, Befunde
Herzerkrankungen	Endokarditis	petechiale Blutungen der Konjunktiva, fleckige Netzhautblutungen mit zentralem Cotton-wool Fleck (Roth-Flecken, Kap. 13.6.8)
	Mitralklappenprolaps	Amaurosis fugax, Zentralarterienverschluss, Arterienastverschluss (Mikroembolien), erhöhte Thrombozytenaggregation, Kap. 13.4.3)
	Vorhofthromben bei Vorhofflimmern	Amaurosis fugax, Netzhautarterienverschluss (Mikroembolien)
Gefäßerkrankungen	Hypertonie	hypertensive Retinopathie (Kap. 13.4.4), Aderhautinfarkte, AION (▶ Kap. 15.5.4)
	Arteriosklerose	Kreuzungszeichen und verbreiterte Reflexstreifen der Netzhautarterien
	Karotisstenose, Aortenbogensyndrom	Okuläres Ischämiesyndrom (periphere fleckige Netzhautblutungen, Kap. 13.4.4), Irisneovaskularisation, neovaskuläres Sekundärglaukom
	Karotisstenose mit ulzerativen Wandthromben	Amaurosis fugax, Embolie der A. centralis retinae
	Karotis-Sinus cavernosus Fistel	Dilatation der episkleralen Gefäße, Protrusio bulbi, Stauung intraokularer und orbitaler Gefäße, Sekundärglaukom, Optikusschädigung (▶ Kap. 18.7.1)
	Hyperlipidämien	Arcus lipoides der Hornhaut, Xanthelasmen der Lider, vaskuläre Komplikationen durch beschleunigte Arteriosklerose (retinale Arterienverschlüsse, Venenverschlüsse, AION)
Hämatologische Erkrankungen	Anämie	blasse Konjunktiven, Retinablutungen bei Hb <8,5% (85 mg/100 ml) oder Thrombozytopenien <50000/mm^3
	Perniziöse Anämie	Optikusneuropathie
	Polyzythämie	dunkle, dilatierte geschlängelte Netzhautvenen, intraretinale Blutungen, retinale Venenverschlüsse (evtl. beidseitig), Papillenschwellung, Verschwommensehen
	Sichelzellanämie	Proliferative Retinopathie (Papille, Netzhaut)
	Gerinnungsstörungen	Hyphaema, Netzhautblutungen, Glaskörperblutungen

Tabelle 30.1 (Fortsetzung)

System	Einzelerkrankung	Augensymptome, Befunde
Hämatologische Erkrankungen	Dysproteinämien	*Plasmozytom:* (häufig Ziliarkörperzysten), Mikroaneurysmen, Cotton wool Flecke *Morbus Waldenström:* Sludge Phänomen der konjunktivalen Gefäße, Netzhautblutungen durch Stase infolge Hyperviskosität, Makulaödem, Papillenschwellung
	Leukämien	Netzhautblutungen mit Cotton-wool-Flecken aufgrund der Thrombozytopenie und Anämie, leukämische Infiltrate der Aderhaut, manchmal proliferative Retinopathie. Infiltration in den N. opticus und die Orbita, Papillenblutungen, Sehstörung, infektiöse Sekundärkomplikationen an allen Augenabschnitten möglich
Gastrointestinale Erkrankungen	Gardner Syndrom (Darmpolypen, cave: Entartung)	multiple Hypertrophien des retinalen Pigmentepithels (»Bärentatzen«), selten orbitale Osteome
	Karzinoid-Tumoren	Chorioidale und orbitale Metastasen (selten)
	Lebererkrankungen	Hepatitis: Ikterus der Skleren Leberzirrhose: verminderte Vitamin A Speicher: Nachtblindheit, Xerophthalmie durch Becherzellenverlust (▶ Kap. 25) M. Wilson: Kayser-Fleischer Ring (Kupfereinlagerung) der Hornhaut.
	Entzündliche Darmerkrankungen (M. Crohn)	Episkleritis, Uveitis, Keratopathie, Optikusneuropathie, Vitamin-A Resorptionsstörung
	Pankreatitis	akute ischämische Retinopathie mit Cotton-wool-Flecken, Gefäßengstellung
	M. Whipple	Keratitis, Uveitis, Vitritis, Chorioretinitis, Papillenschwellung, selten: Nystagmus, Augenmuskel- und Blicklähmungen
Endokrine Erkrankungen	Diabetes mellitus	*Nichtproliferative diabetische Retinopathie:* Mikroaneurysmen, Punktblutungen, Exsudate der Netzhaut *Proliferative diabetische Retinopathie:* Gefäßneubildung auf Papille und Retina mit Blutungen in Retina und Glaskörper, präretinale Narbenstränge, Traktionsablatio. Sekundärglaukom: Gefäßneubildung auf der Iris (Rubeosis) mit Sekundärglaukom Katarakt: diabetisch oder vorzeitiger Altersstar *Anteriore oder posteriore ischämische Optikusneuropathie (AION, PION):* Infarkte des Sehnervs und der Papille, Augenmuskelparesen (N. III und VI)
	Schilddrüsenerkrankungen (meist Hyperthyreose)	Endokrine Orbitopathie, Exophthalmus mit Hornhautschäden, Lidretraktion, Augenmuskelfibrose mit Doppelbildern, Optikuskompression mit Sehstörung (▶ Kap. 18.5)
	Hyperparathyreoidismus	Kalzifizierung der Bindehaut, Hornhaut, Sklera
	Hypophysenadenom	Optikusatrophie, bitemporale Hemianopie, Hirnnervenparesen, Doppelbilder (seltener bei hypersezernierenden Hypophysenadenomen, häufiger bei nichtsezernierenden Hypophysenadenomen, Kraniopharyngeomen, Meningiomen, Aneurysmen, ▶ Kap. 16.3.1)

◘ **Tabelle 30.1** (Fortsetzung)

System	Einzelerkrankung	Augensymptome, Befunde
Tumoren	Hirntumor	Stauungspapille, Optikusatrophie, verschiedene Hemianopien (▶ Kap. 15, 16, 18)
	Mammakarzinom, Bronchialkarzinom, Prostatakarzinom	Aderhautmetastasen und Orbitametastasen (▶ Kap. 12 und Kap. 18)
	Lymphome Non-Hodgkin Lymphom	manchmal Erstdiagnose durch Augenbefall, Glaskörperinfiltration, zunächst ähnlich dem Bild einer Uveitis (cave bei älteren Patienten: mittleres Manifestationsalter 61 Jahre, diagnostische Vitrektomie und Zytologie), Pseudohypopyon, Infiltrate unter das retinale Pigmentepithel
	Lymphome niedriger Malignität	glasige flache Bindehauttumoren
Störungen des Immunsystems, Kollagenerkrankungen	Sjögren-Syndrom, Sklerodermie	trockenes Auge und Rhinitis sicca, (▶ Kap. 5.5)
	Sarkoidose	Bindehautgranulome, trockenes Auge, Iridozyklitis, Perivaskulitis der Retinagefäße, fokale Chorioretinitis
	Rheumatoide Arthritis	Keratoconjunctivitis sicca, trophische Hornhautulzera, noduläre oder diffuse Episkleritis, Skleritis
	Ankylosierende Spondylarthritis (M. Bechterew)	Fibrinöse Iridozyklitis (Kap. 11.3.1), meist HLA-B-27 positiv
	Juvenile rheumatoide Arthritis	*Knaben:* HLA B27 häufig positiv: rotes Auge, Iridozyklitis, Schmerzen, hintere Synechien *Mädchen:* ANA positiv, weißes Auge, anfangs keine Beschwerden, häufig pauciartikulär, Bandkeratopathie, Katarakt, Glaukom (Kap. 11.3.1)
	Behçet-Syndrom	Iridozyklitis mit Hypopyon, häufig retinale Vaskulitis und Papillitis (Kap. 11.3.1), zusätzlich orale Schleimhautulzera
	Reiter-Syndrom	Konjunktivitis mit Urethritis und Arthritis (Chlamydieninfektion abklären)
	Wegener-Granulomatose	Conjunctivitis, Hornhautrandulzera, häufig: Episkleritis bis hin zu schweren Skleritisformen (oft beidseitig), seltener: Retinitis, Uveitis, Optikusneuritis, Dakryozystitis, Dacryoadenitis, Lidschwellung, Orbitabefall, Exophthalmus. Ischämische Papilleninfarkte, Diagnose durch Biopsie
	Rezidivierende Polychondritis	typisch: Chondritis der Ohrmuscheln, ophthalmologisch: Episkleritis, nekrotisierende Skleritis, Hornhautrandulzera, Uveitis, selten: retinale Vaskulitis, Optikusneuritis
	Lupus erythematodes	Befall der Augenlider (Biopsie)
	Panarteriitis nodosa	Retinale Vaskulitis (Gefäßexsuadation im Fluoreszenzangiogramm), Papillitis, Neuritis N. optici
	Polymyositis, Dermatomyositis	Entfärbung der Oberlider, Schmetterlingsartige Gesichtsrötung, Bindehautödem, selten: Netzhauthämorrhagien, Augenmuskelapresen

◘ Tabelle 30.1 (Fortsetzung)

System	Einzelerkrankung	Augensymptome, Befunde
	Riesenzellarteriitis (M. Horton)	anteriore ischämische Optikusneuropathie (AION), hohe BSG, weiß-fleckige Papillenschwellung, rascher, zunächst einseitiger Visusverlust, vorher oft kauabhängige Kopfschmerzen und Nackenschmerzen, Abgeschlagenheit, Anämie als Prodromalzeichen. Sofortige hochdosierte Steroidmedikation kann vor Erblindung des 2. Auges schützen. Diagnosesicherung durch Biopsie der A. temporalis (▶ Kap. 15.5.4)
	Myasthenia gravis	Ptosis, wechselnd ausgeprägte Augenmuskelparese (Tageszeit-abhängig), Simpson-Test, Tensilon-Test, Eistest
	Okulomukokutane Syndrome	schwere, membranöse Bindehautentzündung, Symblepharon, Xerophthalmie (Kap. 6)
Hörstörung und Augenerkrankungen	Usher-Syndrom	Retinopathia pigmentosa, frühzeitig manifeste neurale Hörstörung
	Cogan-Syndrom	seltene interstitielle Keratitis mit progredienter Hörstörung
	Alport-Syndrom	▶ unter Nierenerkrankungen
	Stickler-Syndrom	▶ unter Skeletterkrankungen
Virusinfektionen	Herpes simplex	Keratitis dendritica, Endotheliitis des Hornhautendothels, Keratitis disciformis, Keratouveitis, Retinitis (akute retinale Nekrose)
	Zoster ophthamicus	immer einseitig, Trigeminusäste V1 und V2 bevorzugt betroffen, starke Schmerzen, Bläschen an Stirn und Lidern, später Krusten und Narben. Keratopathie mit Endotheliitis, Iritis, Sekundärglaukom, Augenmuskellähmung (Okulomotorius), Neuritis nervi optici
	Zytomegalievirus (CMV)	Zytomegalieretinitis, vorwiegend bei Aids, »Cotton-cheese-Ketch-up«-Fundus
	Röteln	Bei Infektionen in den ersten 3 Schwangerschaftsmonaten: meist beidseits Katarakt des Kindes, Funduspigmentierungen, oft zusätzlich Mikrophthalmus, bei Gregg-Syndrom auch Herzfehlbildungen, ZNS-Anomalien
	Masern, Windpocken (Varizellen), Mumps	Konjunktivitis im Frühstadium, Dakryoadenitis, Konjunktivitis mit Lidschwellung, seltener Episkleritis, Iridozyklitis, Neuritis nervi optici
	Aids	Lider, Bindehaut: Kaposi-Sarkom. Augenvorderabschnitt: Iridozyklitis. Retina: Aids Retinopathie mit Cotton-Wool-Flecken, Blutungen, ischämischen Nekrosen. Sehnerv: Entzündung, Atrophie; Sekundär häufig CMV-Retinitis oder Toxoplasmose-Retinochorioiditis
Infektionen durch Bakterien und andere Erreger	Botulismus	Mydriasis (Lähmung des M. sphincter pupillae), Akkommodationsparese, Ptosis, Augenmuskelparese, Allgemeinsymptome
	Gonorrhoe der Mutter	schwerste eitrige Bindehautentzündung beim Neugeborenen, rasches Einschmelzen der Hornhaut möglich (heute durch Credé-Prophylaxe kaum noch vorkommend)

◨ **Tabelle 30.1** (Fortsetzung)

System	Einzelerkrankung	Augensymptome, Befunde
	Toxoplasmose	Retinochorioiditis mit fokalen Entzündungsherden, Chorioretinitis juxtapapillaris Jensen, Glaskörperinfiltration; Gefahr der Übertragung auf das Kind bei Schwangeren im 1. Trimenon
	Borreliose	Iridozyklitis, retinale Vaskulitis, Neuritis nervi optici, Papillitis, Augenmuskellähmungen, Fazialisparese
	Lues	*angeboren*: Keratitis parenchymatosa, *erworben*: Stadium II: disseminierte, punktförmige Chorioretinitis, auch Papillitis
Nierenerkrankungen	Nierenarterienstenose	Hypertensive Retinopathie (siehe Hypertension)
	Hämodialyse, Nierentransplantation	Sehverlust aufgrund diabetischer Retinopathie oder hypertensiver Retinopathie, kurzfristig nach Dialyse: vaskuläre Komplikationen, langfristig: Kalzifikation von Bindehaut und Hornhaut
	Alport-Syndrom	glomerulärer Defekt mit Hörstörung, okulär: Linse: Lentikonus anterior, hinterer Polstar, selten Glaukom Netzhaut: intraretinale punktförmige Einlagerungen
	Lowe-Syndrom	100% der Betroffenen haben Katarakt, 50% entwickeln kongenitales Glaukom, später Entwicklung von Hornhautkeloiden mit Sehstörung, Strabismus, Amblyopie
	Wilms-Tumor	Aniridie (▶ Kap. 23, Kap. 11.7)
Muskelerkrankungen	Myasthenia gravis	Ptosis, Augenmuskellähmungen, (Ermüdungsphänomene: Simpson-Test, Eistest, Tensilon-Test, ▶ Kap. 22.4.1, Kap. 4.4.3)
	Myotone Dystrophie	Katarakt, Ptosis, Blepharitis, Hypolakrimie (▶ Kap. 22.4.3)
	Chronisch progressive externe Ophthalmoplegie (CPEO)	bilaterale Ptosis, mimische Starre, verlangsamte Augenbewegungen, Augenmuskelparesen, cave: Ptosisoperationen verursachen Lagophthalmus (▶ Kap. 22.4.3)
	Kearns-Sayre-Syndrom (mit CPEO)	Ptosis, zentral gelegene Retinopathia pigmentosa, »Pfeffer-Salz Fundus«, ERG Veränderungen, kardiale Reizleitungsstörung und Kardiomyopathie
Stoffwechsel-Erkrankungen		Stoffwechselerkrankungen führen in fortgeschrittenen Fällen fast immer zu Einlagerungen der entsprechenden Stoffwechselprodukte in Bindehaut, Hornhaut und Netzhaut mit jeweils unterschiedlichen Prädilektionsorten (▶ Lehrbücher der inneren Medizin und Pädiatrie, ▶ auch Literaturverzeichnis).
Schwangerschaft	Diabetes mellitus	schnelleres Fortschreiten einer diabetischen Retinopathie
	Prolactinsezernierende Hypophysentumoren	beschleunigtes Wachstum und erstmalige Manifestation, dadurch evtl. Chiasma-Syndrom
	Augenmedikamente in der Schwangerschaft	▶ Kap. 26

Tabelle 30.1 (Fortsetzung)

System	Einzelerkrankung	Augensymptome, Befunde
Skeletterkrankungen (Auswahl)	Kraniale Dysplasien Morbus Crouzon	Exophthalmus, Strabismus divergens, Hypertelorismus (breiter Augenabstand), Stauungspapille, Optikusatrophie
	Goldenhar-Syndrom (Okuloaurikulovertebrale Dysplasie)	limbäre Dermoide, Ohrmuscheldeformitäten
	Hallermann-Streiff-Syndrom (Okulomandibulofaziale Dysplasie)	Katarakt, Amblyopie, Glaukom, Mikrophthalmie, Progerie
	Alpert-Syndrom (Akrozephalosyndaktylie)	flache Orbita, Optikusatrophie, Expositionskeratitis, Hypertelorismus, Strabismus
	Fibröse Dysplasie	Exophthalmus, Stauungspapille, Optikusatrophie, meist durch orbitale Raumforderung (▶ Kap. 18.6.2)
	Marfan-Syndrom	Linsensubluxation nach oben nasal, Irisschlottern, Glaukom
	Osteogenesis imperfecta	blaue Skleren
	Morbus Paget	gefäßähnliche Streifen (angioid streaks = Rupturen der Bruch Membran), chorioidale Neovaskularisationen, Augenmuskelparesen, Optikusatrophie, Tränenwegsverschlüsse
	Stickler-Syndrom	neuronaler Hörverlust, Myopie, Katarakt, vitreoretinale Degeneration, Hypopigmentation des Fundus, komplizierte Netzhautablösung
	Weill-Marchesani-Syndrom	kurze Extremitäten und Finger, Kugellinse, linsenbedingte Myopie, enge Vorderkammer, Linsensubluxation, Glaukom durch Linseneinklemmung in der Pupille, Katarakt
	Laurence-Moon-Bardet-Biedl-Syndrom	Retinopathia pigmentosa (ERG und Dunkeladaptation herabgesetzt)
	Rubinstein-Taybi Syndrom	Antimongoloide Lidspalte, Tränenwegsverschluss, Mikrophthalmus, Kolobom, Katarakt, Ptosis, Strabismus
Hauterkrankungen und Phakomatosen (Auswahl)	Ehlers-Danlos-Syndrom und Pseudoxanthoma elasticum	Gefäßähnliche Streifen (angioid streaks), chorioidale Neovaskularisationen, seltener Keratokonus, Ptosis
	Hämangiome des Neugeborenen	Amblyopiegefahr bei Manifestation in Lid oder Orbita (Einzelheiten ▶ Kap. 4.5.1)
	Gorlin-Goltz Syndrom	multiple Basaliome, insbesondere im Gesichtsbereich, Kieferzysten
	Ichthyosis	Veränderungen der Lider und der Wimpern
	Psoriasis	unspezifische Konjunktitivis, chronische Blepharitis, Keratitis (subepitheliale Infiltrate)
	Rosacea	Blepharitis, Keratitis, Verstopfung der Meibom-Drüsen des Lidrandes, Entwicklung von Chalazia
	Albinismus	Iris- und Fundushypopigmentation, weiße Wimpern, Nystagmus, Makulahypoplasie, Strabismus, vertsärkte Kreuzung im Chiasma (▶ Kap. 11.7, Kap. 13.7.6)
	Vitiligo	Voigt-Koyanagi-Harada Syndrom (▶ Kap. 12.3.1)

Tabelle 30.1 (Fortsetzung)

System	Einzelerkrankung	Augensymptome, Befunde
	Incontinentia pigmenti	Strabismus, Katarakt, Netzhautablösung, Nystagmus, Optikusatrophie (Entwicklungsstörung des gesamten Auges durch Pigmentmangel)
	Sturge-Weber-Syndrom	Naevus flammeus, Sekundärglaukom
	Neurofibromatose	Neurofibrome der Lider, Orbitabefall, Optikusgliom, Erblindung durch Optikusatrophie
	Tuberöse Sklerose	retinales Astrozytom, Adenoma sebaceum
	Von-Hippel-Lindau-Syndrom	Retinale Angiome, zerebrale Angiome
	Wyburn-Mason-Syndrom	Arteriovenöse Malformationen retinaler Gefäße
Hereditäre Erkrankungen (Auswahl, ▶ Kap. 23)	Dienzephaloretinale Dysplasie (Laurence-Moon-Bardet-Biedl)	Nachtblindheit, Retinopathia pigmentosa
	Trisomie 21 (M. Down, »Mongolismus«)	Katarakt, Keratokonus
	Mukopolysaccharidose	wolkige Stromatrübung der Hornhaut, Ganglienzelldegeneration der Netzhaut, Gargoylismus
	Hyperlipoproteinämie	Arcus lipoides (»senilis«) vor dem 40. Lebensjahr, Xanthelasmen der Lider, sekundär retinale Gefäßverschlüsse
	Myotone Dystrophie (Curschmann-Steinert)	Katarakt
	Marfan-Syndrom (Arachnodaktylie)	Subluxation der Linse meist nach oben und nasal, hohe Myopie, manchmal Megalokornea
	Weill-Marchesani-Syndrom (siehe unter Skletetterkrankungen)	Kugellinse, Irisschlottern wegen Ektopie der Linse, Glaukom durch Linseneinklemmung
	Galaktosämie	Linsentrübung, anfangs reversibel, frühe Diagnose entscheidend
	Morbus Wilson	Kupferspeicherkrankheit, ringförmige Kupfereinlagerung in die Hornhautperipherie
	Dysostosis craniofacialis (Crouzon)	Exophthalmus, Sehnervenatrophie, Auswärtsschielen, Nystagmus

Leitsymptome

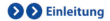

Einleitung

Dieses Kapitel gibt einen Überblick über die Erkrankungen, die einem Symptom am häufigsten zugrunde liegen und beschreibt das diagnostische Vorgehen zur Abklärung des Symptoms.

Tabelle 31.1 ist nicht als eindeutige Zuordnung von Symptom und Erkrankung zu verstehen, sondern als **Zuordnung der häufigsten zugrunde liegenden Erkrankungen zu einem Symptom.** Daher sind auch nicht alle Erkrankungen aufgeführt, die einem bestimmten Symptome zugrunde liegen können, insbesondere nicht zerebrale Erkrankungen.

Tabelle 31.1. Leitsymptome und ihre diagnostische Abklärung

Leitsymptom	Verdachtsdiagnose	Weiterführende Diagnostik	Einzelheiten ▶
Fremdkörpergefühl	Konjunktivitis	Spaltlampenuntersuchung, Bindehautabstrich auf verschiedene Erreger	Kap. 6.4
	Keratitis (z. B. HSV, bakterielles Ulcus u. a.)	Spaltlampenuntersuchung, Anfärbung der Hornhaut mit Fluoreszein, Erregertestung	Kap. 7.5.3 und 7.6
– nachts auftretendes Fremdkörpergefühl mit Tränenträufeln			
– beidseitig	Keratitis photoelectrica (Anamnese!)	Spaltlampenuntersuchung, Nachweis einer Hornhautepithelstippung mit Fluoreszein	Kap. 7.5.3
	Erosio durch Kontaktlinsen	Spaltlampenuntersuchung, Anfärbung der Hornhaut mit Fluoreszein	Kap. 7.5.3
– einseitig	Erosio durch Kontaktlinsen Erosio anderer Ursache	Spaltlampenuntersuchung, Anfärbung der Hornhaut mit Fluoreszein	Kap. 7.5.3
– bei auf den ersten Blick unauffälligem Befund	subtarsaler Fremdkörper, herumschwimmende Wimper	Ektropionieren des Oberlids, Anfärbung der Hornhaut mit Fluoreszein (Hornhautkratzer)	Kap. 6.3.1
	Erosio	Spaltlampenuntersuchung, Anfärbung des Epitheldefektes mit Fluoreszein	Kap. 7.5.3
	trockenes Auge	Nachweis einer Hornhautepithelstippung mit Fluoreszein und Bengalrosa	Kap. 5.5
Tränenträufeln beim Kleinkind	Tränenwegstenose (Hasner-Membran)	Schleim ausdrückbar, Sondierung und Spülung	Kap. 5.3.1
	kongenitales Glaukom	Hornhauttrübung, vergrößerter Augapfel (ein- oder beidseitig)	Kap. 17.3.3
	Konjunktivitis des Neugeborenen	Hinweise auf die Ursache gibt der Manifestationszeitpunkt (Tabelle 6.1).	Kap. 6.4.4
Augenschmerzen beim ersten Öffnen der Lider morgens	rezidivierende Erosio	Spaltlampenuntersuchung, Anfärbung der Hornhaut mit Fluoreszein, Anamnese: oft vor längerer Zeit oberflächliche Hornhautverletzung!	Kap. 7.5.3
morgens verklebte Lider	Blepharitis	Spaltlampenuntersuchung, Untersuchung der Lidkante, Sekretionsstörung der Meibom-Drüsen durch Auspressen nachweisen	Kap. 4.3.2

Tabelle 31.1 (Fortsetzung)

Leitsymptom	Verdachtsdiagnose	Weiterführende Diagnostik	Einzelheiten ▶
	Conjunctivitis sicca	Spaltlampenuntersuchung, Schirmer-Test, Bestimmung der Aufreißzeit des Tränenfilms (BUT), Anfärbung der Hornhaut mit Fluoreszein und Bengalrosa	Kap. 5.5
rotes Auge	Blepharitis	Spaltlampenuntersuchung	Kap. 4.3.2
+ Jucken	Lidekzem	nach häufig angewandten Augentropfen, bei Frauen nach Kosmetika fragen!	Kap. 4.3.2
+ Fremdkörpergefühl	Konjunktivitis	Spaltlampenuntersuchung, Bindehautabstrich auf verschiedene Erreger (Bakterien, Adeno- und Herpesviren)	Kap. 6.4
+ »schwere Lider«, »müde Augen«	trockenes Auge	Schirmer-Test, Bestimmung der Aufreißzeit (BUT) des Tränenfilms	Kap. 5.5
+ Hyperopie	Refraktionsfehler	Refraktionsbestimmung (bei jungen Patienten in Zykloplegie)	Kap. 19.1.3
+ Doppelbilder bei Ermüdung	Heterophorie	alternierender Abdecktest, Aufdecktest	Kap. 21.2.4 und 21.5.2
+ starkes Tränen	Schäden durch Kontaktlinsen	Spaltlampenuntersuchung, Anfärbung der Hornhaut mit Fluoreszein, Bindehautabstrich (bei Hornhautulkus: auch an Akanthamöben denken!) Kontaktlinsen reinigen und überprüfen lassen	Kap. 6.4.3, 7.5.3 und 7.6.2
+ eitrige Absonderung	Hornhautulkus	genaue Anamnese, Spaltlampenuntersuchung, Bindehautabstrich auf Bakterien	Kap. 17.3.1
	Endophthalmitis	genaue Anamnese: vorangegangene Kataraktoperation (exogene Endophthalmitis) oder Intensivbehandlung (endogene Endophthalmitis), Spaltlampenuntersuchung: Hypopyon, fehlender roter Fundus-Lichtreflex, Bindehautabstrich auf Bakterien, unverzügliche Vitrektomie	Kap. 12.3.1 und 14.4
+ dumpfe Schmerzen	Glaukomanfall	orientierende Untersuchung: bei Palpation »steinharter Bulbus«, Messung des Augeninnendrucks, Spaltlampenuntersuchung: flache Vorderkammer, verschlossener Kammerwinkeleingang	Kap. 17.3.2
− spontan entstanden, schmerzlos	Hyposphagma	Verletzung und Hypertonie ausschließen, meist harmlos	Kap. 6.5.6
− blau-rötliche perikorneale Injektion oder gemischte Injektion	Skleritis, Episkleritis	rheumatische Erkrankungen und Kollagenosen ausschließen	Kap. 8.4
	Iridozyklitis	enge Pupille, niedriger Augeninnendruck	Kap. 11.3.1
− episklerale Venen dunkelrot	akutes Winkelblockglaukom	lichtstarre Pupille, hoher Augeninnendruck	Kap. 17.3.2
	intraokularer Tumor	Fundusuntersuchung, Ultraschalluntersuchung, ggf. CT, MRT	Kap. 11.6.1
	Karotis-Sinuscavernosus-Fistel	Exophthalmus, pulssynchrones Geräusch über der Orbita bei »high-flow« Fisteln auskultierbar	Kap. 18.7.1

Tabelle 31.1 (Fortsetzung)

Leitsymptom	Verdachtsdiagnose	Weiterführende Diagnostik	Einzelheiten ▶
Erblindung			
— plötzlich und beidseitig	Intoxikation mit Methylalkohol	Anamnese, in Europa sehr selten	Kap. 26.13, Tab. 26.3
	Infarkt der Sehrinde beider Seiten (Schlaganfall)	Allgemeinsymptome, Gesichtsfelduntersuchung, CT, ggf. MRT	Kap. 16.3.3
	Urämie	Fundusuntersuchung: Netzhautzeichen einer hypertensiven Retinopathie	Kap. 13.4.4
	Eklampsie	Fundusuntersuchung: Netzhautzeichen einer hypertensiven Retinopathie	Kap. 13.4.4
— plötzlich und einseitig, mit Kopfschmerzen, Parästhesien der Schläfe, Muskelschmerzen	Papilleninfarkt (AION) durch Riesenzellarteriitis (M. Horton)	BSG bestimmen, Biopsie der A. temporalis; Anamnese: Allgemeinsymptome, auf Verdacht: Megadosis Kortison.	Kap. 15.5.4
— schmerzlos	Verschluss der Zentralarterie oder Zentralvene, nichtarteriitische AION	Fundusuntersuchung: bei Zentralarterienverschluss: kirschroter Fleck der Makula, Netzhautödem, evtl. Embolus sichtbar. Bei AION Papillenschwellung: Bestimmung der BSG zum Ausschluss einer Arteriitis temporalis, bei Venenverschluss streifige Blutungen	Kap. 13.4.3 und 15.5.4
	Glaskörperblutung (bei Diabetes mellitus)	Fundusuntersuchung (proliferative Retinopathie) Nachweis oder Ausschluss einer Rubeosis iridis; Laserkoagulation, Vitrektomie	Kap. 14.3.1
	Neuritis n. optici	Visusbestimmung, Wechselbelichtungstest zeigt afferente Störung, neurologische Untersuchung	Kap. 15.5.3
	Ablatio retinae mit Beteiligung der Makula	Fundusuntersuchung, Ultraschalluntersuchung	Kap. 13.3.1
Sehverschlechterung			
— mit heftigen Schmerzen im Auge oder in der Umgebung des Auges	akuter Winkelblock (Glaukomanfall)	Messung des Augeninnendrucks, Beurteilung der Vorderkammer mit der Spaltlampe (Kammerwinkeleingang)	Kap. 17.3.2
	Papilleninfarkt (AION) durch Riesenzellarteriitis	BSG bestimmen Biopsie der A. temporalis, umgehende histologische Abklärung, hochdosierte Steroidbehandlung auf Verdacht	Kap. 15.5.4
— mit mäßigen Schmerzen – im Auge	sekundäre Glaukomformen mit stark erhöhtem Augeninnendruck	Messung des Augeninnendrucks, Spaltlampenuntersuchung	Kap. 17.4
	Hypermetropie, inadäquat korrigierter Refraktionsfehler	Bei nicht oder inadäquat korrigierter Fehlsichtigkeit nimmt der Schmerz nach längerer Akkommodation zu; objektive Refraktionsbestimmung, evtl. in Zykloplegie, Skiaskopie	Kap. 19.1.3

◨ **Tabelle 31.1** (Fortsetzung)

Leitsymptom	Verdachtsdiagnose	Weiterführende Diagnostik	Einzelheiten ▶
– hinter dem Auge	Retrobulbärneuritis	Schmerz besonders bei Augenbewegungen, afferente Pupillenstörung im Wechselbelichtungstest, MRT zum Nachweis einer Encephalomyelitis disseminata	Kap. 15.5.3
	Iridozyklitis	Iridozyklitis-Schmerz bei Akkommodation zunehmend (beim Lesen), enge Pupille (»Reizmiosis«)	Kap. 11.3.1
▬ schmerzlos			
– akut, in der Nähe	Akkommodationsparese durch Botulismus oder versehentliche Gabe eines Parasympatholytikums	Schluckstörungen? efferente Pupillenstörung	Kap. 20.4
	Refraktionsänderung durch Hyperglykämie	Blutzuckerbestimmung Refraktionsbestimmung (Linsen-bedingte Refraktionsänderung)	Kap. 9.3.1 (Fallbeispiel)
– intermittierend	Presbyopie Heterophorie	Refraktionsbestimmung Aufdecktest, alternierender Abdecktest	Kap. 20.3 Kap. 21.2.4 und 21.5.2
– chronisch			
– – in der Ferne	Myopie	Refraktionsbestimmung (objektiv und subjektiv), Brillenverordnung, Kontaktlinsen, refraktive Chirurgie bei stabiler Myopie möglich	Kap. 19.1.2
– – in der Nähe	Presbyopie	Refraktionsbestimmung, evtl. Messung der Akkommodationsbreite, Lesebrillenverordnung	Kap. 20.3
– – in Nähe und Ferne	Katarakt	Spaltlampenuntersuchung, Kataraktoperation mit Einsetzen einer Intraokularlinse	Kap. 9.3.1
– – in der Nähe erheblich stärker als in der Ferne	hintere subkapsuläre Rindentrübung der Linse	Spaltlampenuntersuchung, typischerweise schnell progredient, baldige Kataraktoperation empfehlenswert	Kap. 9.3.1
▬ Lücken im Gesichtsfeld	Glaukom, hierbei subjektiv oft unbemerkt	Glaukomdiagnostik: Messung des Augeninnendrucks, Papillenuntersuchung	Kap. 17
	alle Erkrankungen von Sehnerv oder Netzhaut	Fundusuntersuchung, Gesichtsfelduntersuchung	Kap. 15 und 13
Verzerrtsehen mit einem Auge			
▬ akut	Makulablutung bei Hypertonie, hoher Myopie oder Diabetes mellitus	Fundusuntersuchung, Fluoreszenzangiographie	Kap. 13.7.2 und 13.4.1
▬ in einigen Tagen entstanden	Retinopathia centralis serosa	Fundusuntersuchung, Fluoreszenzangiographie	Kap. 13.7.3
	Netzhautablösung	Fundusuntersuchung, Ultraschalluntersuchung, OCT	Kap. 13.3.1

◘ **Tabelle 31.1** (Fortsetzung)

Leitsymptom	Verdachtsdiagnose	Weiterführende Diagnostik	Einzelheiten ▶
— seit Wochen	altersbezogene Makula-Degeneration	Fundusuntersuchung, Fluoreszenzangiographie	Kap. 13.7.1
	epiretinale Gliose	Fundusuntersuchung, optische Kohärenztomographie (OCT)	Kap. 13.7.4 und 14.3.3
anfallsweise Wahrnehmung von Schleiern, Nebel oder Farbringen um Lichter	Intermittierender Winkelblock	Anamnese, Messung des Augeninnendrucks, Spaltlampenuntersuchung und Gonioskopie zum Nachweis des Winkelverschlusses	Kap. 17.3.2
	Hornhautödem bei Endotheldystrophie (ICE-Syndrom)	Spaltlampenmikroskopie des Endothels, Augeninnendruckmessung, Gonioskopie zum Nachweis von Goniosynechien	Kap. 7.8.2
Herumschwimmen durchsichtiger Gebilde im Gesichtsfeld	Mouches volantes bei hinterer Glaskörperabhebung	Glaskörperuntersuchung mit 90-dpt-Lupe oder Kontaktglas, Ausschluss von Netzhautforamina	Kap. 14.3.1
plötzliche einseitige Wahrnehmung eines dichten roten Schleiers	Glaskörperblutung (Diabetes mellitus, Zustand nach Zentralvenenverschluss, Morbus Eales, Netzhautforamen)	Glaskörperuntersuchung mit 90-dpt-Lupe oder Kontaktglas	Kap. 14.3.3 und 13.4.1
schmerzlose Wahrnehmung von Lichtblitzen, eines Schwarms »schwarzer Mücken« oder »Rußregen«, gefolgt von einer »Mauer von unten« oder einem »Vorhang von oben«	Netzhautablösung, Netzhautforamen	Netzhautuntersuchung mit 90-dpt-Lupe, indirekte binokulare Ophthalmoskopie und Kontaktglas zum Nachweis und zur Lokalisation eines Netzhautlochs bzw. einer Netzhautablösung	Kap. 13.3.1
Nachtblindheit	Retinopathia pigmentosa	Fundusuntersuchung, Elektroretinogramm, Dunkeladaptationsprüfung	Kap. 13.8.1
	Vitamin-A-Mangel	Leberfunktionsstörung und Malabsorption ausschließen	Kap. 25.2.4
Blendungsgefühl bei Sonne, in der Dämmerung relativ besseres Sehen	Katarakt	Sehschärfenbestimmung für Ferne und Nähe, Spaltlampenuntersuchung, Untersuchung der Linse im regredienten Licht	Kap. 9.3.1
Doppeltsehen — verschwindet beim Schließen eines Auges	Augenmuskellähmung	Anamnese, Prüfung der 6 diagnostischen Blickrichtungen, Nachweis des inkomitanten Schielwinkels, Abdecktest, Tangentenskala nach Harms, neurologische Untersuchung, CT, ggf. MRT	Kap. 22.3 bis 22.5
	manifest gewordene Heterophorie, z. B. nach Alkoholgenuss, starker Ermüdung	alternierender Abdecktest, Nachweis des konkomitanten Schielwinkels	Kap. 21.2.4 und 21.5.2

☐ **Tabelle 31.1** (Fortsetzung)

Leitsymptom	Verdachtsdiagnose	Weiterführende Diagnostik	Einzelheiten ▶
– monokulare Diplopie	Iridodialyse	Anamnese: Unfall?, Spaltlampenuntersuchung	Kap. 11.5.1
	Subluxation der Linse	Anamnese: Unfall? Stoffwechselstörung? Homozystinurie? Marfan-Syndrom? Weill-Marchesani-Syndrom? Spaltlampenuntersuchung: Iris- und Linsenschlottern	Kap. 9.3.2
	irregulärer Astigmatismus nach Verletzung	Spaltlampenuntersuchung, Untersuchung im regredienten Licht, Hornhauttopographie, Ophthalmometeruntersuchung	Kap. 7.5.3, 7.7.1 und 19.1.4
	häufig: Linsentrübung mit unterschiedlichen Brechungszonen	Spaltlampenuntersuchung bei erweiterter Pupille, Untersuchung im regredienten Licht, Skiaskopie	Kap. 9.3.1
	häufig: Schlecht korrigierter Refraktionsfehler	Häufig wird unscharfes Sehen als Doppelkontur wahrgenommen	
Kopfschmerzen			
– allgemein	Refraktionsfehler	objektive und subjektive Refraktionsbestimmung	Kap. 19.1
	Heterophorie	Aufdecktest, alternierender Abdecktest	Kap. 21.2.4 und 21.5.2
	Winkelblockglaukom	Messung des Augeninnendrucks, Spaltlampenuntersuchung.	Kap. 17.3.2
	Riesenzellarteriitis	nach Nackenschmerzen und Parästhesien der Schläfe fragen, BSG bestimmen, Biopsie der A. temporalis	Kap. 15.5.4
	zerebrale Raumforderung	Stauungspapille ausschließen, CT, MRT	Kap. 15.5.1
– **halbseitig**, mit homonymem Flimmerskotom, flüchtigem halbseitigem Gesichtsfeldausfall, Parästhesien oder Hirnnervenparese	Migräne	Anamnese: Flimmerskotom, oft halbrunde gezackte Linie (»Fortifikationsfigur«), ophthalmologische Untersuchung: Normalbefund, im Zweifelsfall neuroradiologische Untersuchung	Kap. 16.3.3
Schwindel	Augenmuskelparesen	Nachweis eines inkomitanten (paretischen) Schielens, neurologische Untersuchung, neuroradiologische Abklärung	Kap. 22.3 bis 22.5
	dekompensierte Heterophorie	alternierender Abdecktest: konkomitanter Schielwinkel	Kap. 21.3.6
	inadäquat korrigierter Refraktionsfehler	Refraktionsbestimmung (bei jüngeren Patienten in Zykloplegie)	Kap. 19.1.3
	Kreislaufstörungen	RR-Messung, internistische Untersuchung	
	Nebenwirkungen von Medikamenten	Medikamentenanamnese	
	vestibuläre Störungen	Nachweis eines Nystagmus, evtl. mit Frenzel-Brille, HNO-ärztliche Untersuchung, neurologische Untersuchung	Kap. 22.7.5

Literaturverzeichnis

Albert & Jakobiec's (2008) Principles and Practice of Ophthalmology, 4 Bde, 3rd Edition, Elsevier
Fechner PU, Teichmann KD (2000) Medikamentöse Augentherapie. 4. Auflage, Enke, Stuttgart
Forrester J, Dick A, McMenamin P, Lee W (2001) The Eye. Basic Sciences in Practice. Saunders, London
Fraunfelder FT, Roy FH (2000) Current Ocular Therapy. 5. Auflage, Saunders, Philadelphia
Gold DA, Weingeist TA (1990) The Eye in Systemic Disease. Lipincott, Philadelphia
Gramberg-Danielsen, Meve L (2004) Augenärztliche Begutachtung im Versicherungswesen. Enke, Stuttgart
Grehn F, Mackensen G (1993) Die Glaukome. Kohlhammer, Stuttgart
Kanski JJ (2004) Klinische Ophthalmologie. 5. Auflage, Urban und Fischer
Kaufmann H (2004) Strabismus. 3. Auflage, Thieme, Stuttgart
Miller NR (1991) Clinical Neuroophthalmology. 4 Bände. Williams & Wilkins, Baltimore
Naumann GOH (1997) Pathologie des Auges. 2 Bände, Springer, Heidelberg
Rohrbach J, Lieb W (1998) Tumoren des Auges und seiner Adnexe. Schattauer, Stuttgart
Tasman W, Jaeger EA (1996) Duane's Clinical Ophthalmology. Lipincott, Philadelphia
Yanoff M, Duker JS (2004) Ophthalmology. 2nd edition, Mosby, Philadelphia

Sachverzeichnis

◘ verweist auf Abbildung des gesuchten Stichworts.
Fette Seitenzahlen kennzeichnen Hauptfundstellen.

A

Abdecktest **18**, 18◘, 51, 360, 361, 363
– alternierender 363
– einseitiger 363
Abduzenslähmung 383, **384**, 384◘
– isolierte 384
A-Bild-Echographie 46◘, 47
Ablatio retinae (Netzhautablösung) 25, 47, 151, **210–216,** 212◘, 337
– Ätiologie 210
– Definition 210
– Diagnostik **212**, 213, 476
– Differenzialdiagnose 213
– exsudative **211**, 237
– familiäre Disposition 210
– Form 213◘
– Gutachterfragen 216
– idiopathische 210
– komplizierte **260**, 261
– – Vitrektomie 265
– Myopie 210
– Operation 214
– primäre 210
– Prognose 215
– rhegmatogene 210
– sekundäre 211
– seröse **197**, 243, **246**
– Strabismus 362
– Symptome 211
– Therapie 213–215
– traumatisch bedingte 211
– trichterförmige 261
ACAID (anterior chamber associated immune deviation) 6
Acetazolamid 431
– Senkung des Augeninnendrucks **306**, 307, 312
Acetylsalicylsäure 434
Achromasie 210
Achromatopsie 400
Achsenametropie 33, **334**
Achsenhypermetropie 337, 337◘
Aciclovir 428
– Keratitis **125**, 126
– Netzhautnekrose 238
– Viruskonjunktivitis 94
– Zoster ophthalmicus 58
Adenokarzinom, Nasenraum 77

Adenom, pleomorphes, Tränendrüse **78**, 327
Adenoviren, Konjunktivitis 93
Aderfigur 154
– Netzhautgefäße 32
Aderhaut (Chorioidea) 3, 3◘, 8, 8◘, **189–201**, 207, 207◘
– Anatomie 190
– Entwicklung 398
– Entzündung ▶ Chorioiditis
– Erkrankungen **191–201**, 402
– Fehlbildungen 201
– Physiologie 190
– Untersuchung 190, 191
Aderhautamotio 191, 197, **201**, 213
Aderhautarterien 228
Aderhautatrophie, peripapilläre 336, 336◘
Aderhautdegeneration 201
Aderhautfalten, Orbitaerkrankungen 321
Aderhauthämangiom 200
Aderhautkolobom 201, 201◘
Aderhautmelanom 35, 38, 47◘, **197–200**, 197◘, 198◘
– Ablatio retinae 211, 213
Aderhautmetastase **200**, 200◘, 211
Aderhautnävus 198, **200**
Aderhautosteom 200, 200◘
Aderhauttumoren 197–201
– Ablatio retinae 213
Adie-Syndrom 169
Adrenalin, Konjunktivitis 86
Adrenochrom 100
Afferenzprüfung 21
Agnosie, visuelle 11
Ägyptische Körnerkrankheit 90
Aids, Augenbeteiligung 469
Akanthamöben-Keratitis **121**, 121◘, 122
Akkommodation 4, 5, 144, 145, 166, **353–356**
– Altersverlauf 354, 354◘
– Mechanismus 354
Akkommodationslähmung 184, **355, 356**, 386
– einseitige 356
– medikamentöse, vor Brillenverordnung 338
Akkommodationsschwäche 356
Akkommodationsspasmus **356**

– medikamentös induzierter 356
– psychogener 356
Akrozephalosyndaktylie, Augenbeteiligung 471
Albinismus **188**, 190, **250, 251**, 471
– Fundus 208, 401
– okulärer **188**, 250, 251, 401
– okulokutaner **188**, 188◘, 250, 401
Alexie 11
Alkoholismus
– Katarakt 150
– Optikusatrophie 282
Alpert-Syndrom 330, **471**
Alphabetsymptome 366
Alport-Syndrom 152, **469**, 470
Alterskatarakt 402
Altersreflex 160
Alterssichtigkeit ▶ Presbyopie
Altersstar 147◘, **149**, 150
– grauer 148
– überreifer 149, 149◘
Amaurose
– Hypertonie 293
– kongenitale **252**, 402
Amaurosis
– congenita **252**, 402
– fugax **226**, 466
Amblyopie 153, 338, 364, 368, **371**
– Ptosis 62
– Vorbeugung 315
Ametropie 33, **334**, 334◘
Amiodaron **130**, 434
Amnionmembran 121
Amotio retinae 216
– ▶ Ablatio retinae
Amphotericin B
– Endophthalmitis 196
– Pilzkeratitis 122
Amyloidhyalose 261
Anämie, Augenbeteiligung 466
Anamnese 16, 17
– Augenverletzungen **409**, 410
angioid streaks 249, 249◘
Angiomatosis retinae 235, 403
Angiopathia retinae traumatica 408
Aniridie **188**, 401
– traumatische 184
Aniseikonie 155, **340**
Anisokorie 167
– physiologische 167
Anisometropie **340**, 341, 362

Ankyloblepharon 60
anomale retinale Korrespondenz 367, 368◼
Anomalquotient 45
Anopie 400
Antiallergika **429, 436**
Antiarrhythmika, Nebenwirkungen 434
Antibiotika 16, 107, **426–428**
– Hornhautulkus 120
– Hornhautverätzung 112
– Iridozyklitis 183
– Konjunktivitis 92
Antidepressiva, Nebenwirkungen 434
Antiphlogistika, nichtsteroidale **429, 436**
– Hornhautverätzung 112
– Iridozyklitis 183
Antirheumatika, Nebenwirkungen 434
Anulus tendineus communis 379◼
Aphakie **154**, 177
APMPPE 194◼, 195
Apoplexia papillae 279
Apparat, dioptrischer 145
Applanationstonometrie **298**, 299◼
Apraclonidin 431
– Senkung des Augeninnendrucks **306, 307**, 313
Apraxie, okulomotorische 391, 392
Arachnodaktylie, Augenbeteiligung 472
Arbeitsplatz, Beleuchtung 450
Arcus
– lipoides 129, 129◼
– senilis 129
Area
– praetectalis 166◼
– striata 289
A₁-Rezeptorenblocker 427
Argonionenlaser 441
Argyll-Robertson-Phänomen 171
Argyrose 100
Arsen, Optikusatrophie 283
Arteria
– centralis retinae 7, 8◼, 10◼, 190, 208
– ciliaris anterior 8◼
– ciliaris posterior brevis 8, 8◼, 10
– ciliaris posterior longa 8, 8◼
– communicans posterior, Aneurysma 386
– hyaloidea, Reste 262
– iridis nasalis 8
– ophthalmica 7, 10◼, 320◼, 321
– temporalis 8
Arterienastverschluss 224, 224◼
Arteriitis temporalis 279, **280**, 280◼
– Zentralarterienverschluss 224
Arteriosklerose, Augenbeteiligung 466

Arthritis
– idiopathische, Iridozyklitis 178
– rheumatoide, Augenbeteiligung 468
– – Iridozyklitis 180
– – Skleritis 140
Assoziationsfelder, visuelle 11
Asthenopie 356
– akkommodative 336, **356**
Astigmatismus 33, **339**, 339◼, **340**, 340◼
– Diagnostik **339**, 340
– einfacher myoper 339
– Formen 339
– gegen die Regel 339
– gemischter 339
– hypermetroper 339
– inversus 339
– irregulärer 339
– – myoper 127
– Korrektur 33, **341**, 342
– LASIK 348
– mixtus 339
– nach der Regel 339
– photorefraktive Keratektomie **132**, 348
– rectus 339
– regelmäßiger 339
– Skiaskopie 35
– unregelmäßiger 339
– zusammengesetzter myoper 339
Astigmatismuskorrektur
– chirurgische 133, **134**, 134◼
– Inzision **134**, 350
Astrozytom
– Papille 284
– Retina 234, **235**
A-Symptom 366
Atropa belladonna 172
Atrophia gyrata **201**, 403
Atropin **355**, 427
– Akkommodationslähmung 338, **355**
– Intoxikatin 436
– Iridozyklitis 181
– Mydriasis 172
Aufbrechzeit 117
Aufdecktest 18, 18◼, **363**
Aufreißzeit 73
Augapfel **3**, 3◼, 4
– Cerclage 214, 215◼
– Inhalt 3
– Länge 313, **335**
– Wand 3
Augapfelpol 4
Augapfelprellung 253, **254**
– Ablatio retinae 211
Augapfelschrumpfung ▶ Phthisis bulbi
Auge
– Blutgefäße 7, 8, 8◼
– Embryonalentwicklung **397**, 398

– Fehlbildungen **397**, 398
– Innervation 9, 10
– Lymphknoten 82
– rotes **85, 86**, 475
– Stromunfall 414
– trockenes **79**
– UV-Schädigung 413
– Verätzung 413
Augenabschnitt
– hinterer 6, 7
– – Untersuchung 22–25
– vorderer 4–7, 5◼
– – Untersuchung 19–22, 21◼, 36, 37◼
Augenbecher 397
Augenbecherspalte 397, 398◼
Augenbeteiligung, Allgemeinerkrankungen 465–472
Augenbewegungen, Schlotterbewegung 177
Augenblase
– primäre 397
– sekundäre 397, 398◼
Augenerkrankungen
– dominant vererbte 396
– erbliche 395–404
– genetische Beratung 396
– Leitsymptome 474–479
– rezessiv vererbte 396
– X-chromosomal vererbte 397
Augenhintergrund ▶ Fundus
Augenhöhle ▶ Orbita
Augeninnendruck 6
– erhöhter **296**, 311
– – endokrine Orbitopathie 325
– – Venenverschluss 222
– erniedrigter, Iridozyklitis 179
– medikamentöse Senkung **306**, 307
– Messung 50, **298**
– Regulation 296
– Schätzung 26
– Schwankungen 304◼
– stark erhöhter 311
– Tagesprofil 304◼, 307
– zu hoher 296
Augenkammer
– hintere 3◼
– vordere 3◼
Augenkompresse 16
Augenkrankheiten ▶ Augenerkrankungen
Augenmedikamente 425–437
– ▶ Augensalbe
– Schwangerschaft 437
– Stillperiode 437
Augenmotilitätsprüfung **19**, 19◼, 50, 321
Augenmotilitätsstörungen 404
– endokrine Orbitopathie 325

Sachverzeichnis

– Orbitaerkrankungen 321, 325
Augenmuskellähmung 361, **377–393**
– Definition 378
– Diagnose 478
– Doppelbilder 381, 382◘
– durch Hirnnervenschädigung 383–388
– Okklusion 387
– Operation 388
– Symptomatik 381–383
– Therapie 387, 388
Augenmuskeln **378**, 379, 379◘, 380
– Entzündung 389
– Funktionen **378**, 379◘, 380
– Funktionsuntersuchung 380–383
– schräge 380
– Verlaufsrichtung 378
Augenmuskeloperation 372
Augenmuskelparese ▶ Augenmuskellähmung
Augenring 56
Augensalbe
– Applikation 27, 27◘
– Übersicht 433
Augenschäden
– durch Gifte 437
– durch Medikamente 437
Augenschmerzen, bei Lidöffnung 474
Augenspiegel **22–24**, 258
– ▶ Ophthalmoskopie
– Ausgleich der Fehlsichtigkeit 23
– elektrischer 16, 16◘, 23
– nach Helmholtz 23, 23◘
– Strahlengang 23◘
Augenspülung 27, 28, **112**, 112◘
Augentropfen 16
– Antibiotika 16, 92, 107, 112, 426, **427**
– Applikation 27, 27◘
– Cromoglicin 87
– hornhautpflegende 433, 437
– Kortison 79, 86, 107, **428**, 436
– Lokalanästhetika 16, 107, **426**, 427
– Rhizinusöl 79
– Vitamin C 112
Augenverband
– Anlegen 28, 28◘
– Hornhauterosion 115
– Hornhautverletzung 113
Augenverletzung 113–116, **405–414**
– Anamnese 409, 410
– penetrierende 413
– perforierende 254, 255, **413**
– Pfählung 413
– Polytrauma 414
– Schnittverletzungen 413
– stumpfe 413
– Untersuchung 409–413
Augenzittern ▶ Nystagmus
Außenschielen 360

Auswärtsschielen (Strabismus divergens) **363, 369**, 373
Axenfeld-Rieger-Anomalie 301, **314**, 396, 399◘, 401
Azathioprin
– Skleritis 141
– Uveitis 194
Azidamfenicol 427

B

Bagolini-Test 365
Ballonplombe 214
Balu-Gelb-Perimetrie 304
Basaliom 66◘
– exulzerierendes 66◘
– Lider 66
– Lidwinkel 77
– noduläres 66, 66◘
– pigmentiertes 66
– sklerodermiformes 66, 66◘
Basedow-Krankheit 324
– ▶ Orbitopathie, endokrine
Bassen-Kornzweig-Syndrom, Retinopathia pigmentosa 253
B-Bild-Echographie 47, 47◘
Becherzellen 4, **82**, 106
– Verlust 112
Begleitablatio 213
Begleitschielen 374, **382**, 383
– Symptomatik 382
Begutachtung 450–454
Behçet-Syndrom, Augenbeteiligung 468
Behr-Optikusatrophie 281
Bell-Phänomen 54
Bengalrosa 73, **108**
Benzalkoniumchlorid, Nebenwirkungen 346
Benzodiazepine 434
Berlin-Ödem **254**, 254◘, 408, 414
Berufskrankheiten 454
Berufsunfähigkeit 451
Bestandspotenzial 49
Betablocker, Senkung des Augeninnendrucks 306, **312**
Betamethason 429
Betaxolol 430
Bewegungswahrnehmung **11**, 13, 206
Bifokalgläser 343◘, 344
Bildschirmarbeit 450
Bimatoprost 432
– Senkung des Augeninnendrucks 337
Bindehaut (Conjunctiva) 3◘, 4, 144◘, **81–100**
– Abstrich 83
– Anatomie 82

– Biopsie 90
– Blutgefäße 7, 8◘
– Degeneration 95
– Follikel 85
– Fremdkörper 406
– Kalkinfarkt 96
– Metaplasie 92◘
– pathologische 95
– Pemphigoid 88
– Pigmentierung **97**, 98
– Untersuchung 20, **82**, 83
– Verätzungen **84**, 85
– Verletzungen **84**, 85, **406**
– Xerose 423, 423◘
Bindehautablagerungen 100
Bindehautentzündung
– ▶ Conjunctivitis
– ▶ Konjunktivitis
Bindehauthämangiom 97
Bindehautkarzinom 99, 99◘
Bindehautlymphom 100, 100◘
Bindehautmelanom **98, 99**, 99◘, 328
Bindehautnävus 97
Bindehautpapillom 97, 97◘
Bindehautpolyp 97
Bindehautsack, Medikamentenapplikation 27
Bindehauttumoren 96–100
– bösartige 98–100
– gutartige **96**, 97, 97◘
Bindehautzyste 97
Binoculus 116
Binokularsehen
– Prüfung 365
– Störungen **366, 367**, 367◘
Biometrie 47
Bipolarzellen 205, 206◘, 207◘
Bitot-Flecken 96
Bjerrum-Skotom 39◘
Blaugelbblindheit 210
Blau-Gelb-Schwäche **210**, 400
Blei, Optikusatrophie 283
Blendung 44
Blepharitis **57, 474**
– Herpes simplex 58
– squamosa 57
– ulcerosa 57
Blepharophimose **60**, 400
Blepharoptosis 63
Blepharospasmus 60
– essenzieller 63
– Glaukom 313
– Hornhautentzündung 116
– Hornhauterosion 115
– Hornhautverätzung 110
Blickbewegungen
– ▶ Sakkade
– gestörte 390

Blicklähmung **390**
– Definition 378
– horizontale 390
– vertikale 390
Blindenschrift 462
blinder Fleck, Vergrößerung 321
Blindheit **458–460**
– ▶ Erblindung
– Berufsausbildung 460
– Chlamydienkonjunktivitis 91
– Entwicklungsländer 458
– Hilfsmittel **462**, 463
– Konjunktivitis 94
– Kontaktadressen **459**, 463
– Prävention 460
– soziale Aspekte 458–460
Blow-out-Fraktur 329, 330. 390, **409**
Blut-Kammerwasser-Schranke 6
Bogenskotom 39◘
Borreliose **241**
– Augenbeteiligung 470
– Iridozyklitis 179
– Netzhautentzündung 241
– Panuveitis 195
– Pupillenstarre 171
– Retrobulbärneuritis 278
– Uveitis **192**, 193
Botulinustoxin 357
– Augenmuskellähmung 389
– Augenschädigung 436
– Blepharospasmus 63
Botulismus, Augenbeteiligung **357**, 391, 392, 469
Bourneville-Pringle-Syndrom 403
Bowman-Membran 4, 5◘, 105, 105◘
Bowman-Sonde 74, 75◘
Braille-Schrift 462
Break-up-time **73**, 117
Brechkraft, Definition 341
Brechungsametropie **33**, 334
Brechungshypermetropie 337
Brechungsindex, Linse 145
Bremonidin, Lidekzem 58
Brillengläser 341–344
– ▶ Prismengläser
– Bezeichnung 341
– Entspiegelung 342
– konkave 341, 342◘
– konvexe 341, 342◘
– Material 342
– phototrope 344
– TABO-Schema 341, 342◘
Brillenkasten 33◘
Brillenmessgestell 33◘
Brillenokklusion 373
Brillenrezept 341, 342◘
Brillenverordnung 36, 341, 342◘, **347**
– medikamentöse Akkommodationslähmung 338

– Schielen 372
Brimonidin 431
– Senkung des Augeninnendrucks 307
Brinzolamid 431
– Senkung des Augeninnendrucks 307
Brom, Optikusatrophie 283
Bronchialkarzinom, Augenbeteiligung 468
Brown-Syndrom 362
Bruch-Membran **7, 190**, 207◘
Brücke-Muskel 177
Brückner-Test 17, 371
Bücher
– Großdruck 462
– sprechende 462
Bulbus
– Lagebestimmung 32
– Palpation 26, 41, **299**, 299◘, 311
– steinharter 31
– Zurückdrängbarkeit 321
Bulbusmassage 225
Bulbusmotilität, Untersuchung 412
Bulbusperforation 96
Bulbusruptur 141, 254, **413**
Bulbustrauma **253**, 254, **414**
– 408, **414**
Bulbusverletzung, perforierende 410◘, 411◘
Buphthalmus 313

C

Canaliculitis 75, 76
Canaliculus
– communis 72◘
– inferior 72◘
– lacrimalis 73
– superior 72◘
Canalis opticus 320, 320◘
– – Fraktur 330
Candida-Endophthalmitis 195
Candida-Keratitis 122
Canthaxanthin, Makulaerkrankung 249
Carbachol 432
– Akkommodationsspasmus 356
– Senkung des Augeninnendrucks **306**, 307, 337
Carbamazepin 434
Carbomer 433
Carteolol 430
Cataracta
– ▶ Katarakt
– coerulea 149, 153
– complicata 148, **151**, 179
– coronaria 149, **153**, 153◘
– corticalis 148

– dermatogens 151
– diabetica 150
– electrica 152
– hypermatura 147◘, **149**, 149◘, 154
– immatura 149
– incipiens 147◘, 149
– intumescens 149
– matura 147◘, 149, 149◘
– myotonica 151
– nuclearis 149
– praematura 149
– provecta 147◘, 149
– senilis 148, **149**, 150
– siderotica 151
– subcapsularis posterior 148
– tetanica 150
– traumatica 148, **151, 152**
– zonularis 149, **153**, 153◘, 214, 215◘
Cerosis conjunctivae 79
Cetrimit 433
Chalazion **56**, 56◘
Chalcosis
– bulbi 185
– lentis 151
Chalkose 185
– Netzhautdegeneration 255
Chemosis 85
– endokrine Orbitopathie 324
– Pseudotumor orbitae 323
Chiasma opticum 9, 270, **288**, 288◘
Chiasmaläsion 292
Chiasmasyndrom **291**, 292
Chiasmatumor, Farbsinnstörungen 210
Chinin, Optikusatrophie 283
Chlamydienblennorrhö 89
Chlamydienkonjunktivitis 85, 88, **90–92**, 92◘
Chloramphenicol 427
Chlorbutanol 433
Chloroquin 130, **434**
– Makulaerkrankung 249
– Netzhautschäden 49
Chlorpromazin 434
– Makulaerkrankung 249
Chlortetracyclin 428
Chopper-Technik 157
Choriocapillaris 207◘
choriodiale Neovaskularisation
   ▶ Neovaskularisation, choriodiale
Chorioditis 178
Chorioidea ▶ Aderhaut
Chorioideremie **201**, 403
Chorioiditis **191**
– disseminata 191
– serpiginosa **194**, 195, 195◘
Chorioidopathie, multifokale 194
Choriokapillaris 7, **190**, 190◘, 208, 229
Chorioretinitis **191**
– centralis 192

Sachverzeichnis

– disseminata **191**, 196
– juxtapapillaris 192
Chromatophoren 176
Ciclosporin A
– endokrine Orbitopathie 325
– Hornhautulkus 118
– Keratoplastik 131
– Konjunktivitis 88
– Skleritis 141
– Uveitis 212
Ciprofloxacin 428
Circinata-Atoll 218, 219◘
Clear-cornea-Technik 158
Clear-Lens-Extraction **349**, 350
Clindamycin, Retinochorioiditis 239
Clonidin 431
– Senkung des Augeninnendrucks 307
Cloquet-Kanal 258, **262**
CO_2-Laser 443, **445**
Cocain, Kataraktoperation 173
Cocain-Test 172
Cogan-Syndrom, Augenbeteiligung 469
Colliculus superior 11
Computertomographie 59
– endokrine Orbitopathie 325◘
Concha nasalis 72◘
Conjunctiva
– ▶ Bindehaut
– bulbi 4
– tarsi 4, 54, 55◘, 82
Conjunctivitis
– ▶ Konjunktivitis
– nodosa 95
– eccematosa 87
– epidemica 93◘
– lignosa 88, 88◘
– scrophulosa 87
– sicca **86**, 475
– simplex 86
– vernalis 85, 87◘
– phlyctaenulosa 87
Contusio bulbi **253**, **254**, **414**
– ▶ Bulbustrauma
Conus
– circumpapillaris 336
– inferior 272
– temporalis 272, **336**, 336◘
Cornea
– ▶ Hornhaut
– guttata 130, 130◘
– verticillata 130
Cornu cutaneum 63
Corpus
– ciliare ▶ Ziliarkörper
– geniculatum laterale 10, 288◘
– – Läsionen 292
– vitreum ▶ Glaskörper
Cotton-Wool-Flecken 218◘, **222**, 223◘

– hypertensive Retinopathie 227
– Retinopathia traumatica 255
– Zytomegalieretinitis 238, 238◘
Credé-Prophylaxe 126, **89, 90**
Cromoglicinsäure 429
– Konjunktivitis 87
Curschmann-Steinert-Syndrom, Augenbeteiligung 472
Cyclopentolat 33, **364**, **427**
– Akkommodationslähmung 338
– Refraktionsmessung 364
Cyclophosphamid, Skleritis 141

D

Dacryocystitis neonatorum 75
Dakryoadenitis 59
– akute **77, 78**, 78◘
– chronische **78**
Dakryolith 75, 76
Dakryophlegmone 76
Dakryozystitis 19, 59
– **76**, 76◘, 118
– chronische **76**
– subklinische 84
Dakryozystorhinostomie **76**, 76◘, **77**, 121
Dalen-Fuchs-Knötchen 196
Dämmerungssehen 7, **206**
– Untersuchung 43, 44
Dapiprazol 427
Daueradaptation 43
Degeneration, vitreoretinale 262
Dekompressionsoperation 326
Dellwarze, Lider 58
Demodex-Befall, Wimpern 57
Deprivationsamblyopie 362, **371**
Dermatochalasis 55
Dermatomyositis
– Augenbeteiligung 468
– Skleritis 140
Dermoidzyste, Orbita 326
Descemet-Membran 4, 5◘, **105**, 105◘
– Einriss 313
Descemetozele 119, 119◘
Desmarres-Lidhaken 16◘, 83
Deuteranomalie 209
Deuteranopie **209**, 400
Dexamethason 428
– Iridozyklitis 181
Dexpanthenol 433
Diabetes mellitus 467, 470
– augenärztliche Kontrolle 221, 222
– Augenbeteiligung **217**, 467, 470
– Durchblutungsstörung des Sehnervs 278

– Katarakt **148**, 150
– Pupillenstarre 171
– Retrobulbärneuritis 278
Diagnostik ▶ Untersuchung
Dialyse, Katarakt 150
Diaphanoskopie **38**, 38◘, 178, 186
diasklerale Durchleuchtung ▶ Durchleuchtung, diasklerale
Diazepam 434
Dichromasie 209
Diclofenac 429
Diclofenamid 431
DIDMOAD-Syndrom 281
Diodenlaser **440**, **441**
Dioptrie 341
Diphtherie, Akkommodationslähmung 355
Dipivalylepinephrin 430
Dipivefrin, Senkung des Augeninnendrucks 307
Diplopie, monokulare 479
Distichiasis 57
Doppelbilder
– Augenmuskellähmung 381, 382◘
– monokuläre 162, 163
– Untersuchung 17
– verkippte 384
– vertikale 384
Dopplersonographie **46**, 47
Dorzolamid 431
– Lidekzem 58
– Senkung des Augeninnendrucks 307
Down-Syndrom, Katarakt 153
Dreispiegelglas 37
Drusen 201, 209, **242**, **273**
Drusenmakula **242**, 242◘
Drusenpapille 273
Duane-Syndrom **387**, 387◘
Ductus nasolacrimalis 19, 72◘
Dunkeladaptation **43, 44**, 44◘, 206, 207
– Störung 251
Durchleuchtung, diasklerale **38**, 38◘, 178, 186, 190, 198
Dysostosis craniofacialis 330, 472
Dysplasie
– dienzephaloretinale 472
– fibröse, Orbita 327
– kraniale, Augenbeteiligung 471
– mandibulofaziale 330
– okuloaurikulovertebrale 471
– okulomandibulofaziale 471
Dysproteinämie, Augenbeteiligung 467
Dystrophie
– myotone, Augenbeteiligung 470, 472
– vitreoretinale 262

E

Echographie 46, 46◘, 47, 47◘
– Indikationen 46, 47
Ectopia lentis 161, 330, 402
Ectropium
– cicatriceum 68
– paralyticum 61
– senile 61, 61◘
Edrophoniumchlorid, Tensilontest 388
EDTRS-Tafel 32
Efferenzprüfung 21
E-Haken 50, 364, 364◘
Ehlers-Danlos-Syndrom 249, 403, 471
Eignungsgutachten 451
Einfachsehen, binokulares 365
Einschlusskörperchenkonjunktivits 90–92
Einstellbewegung 18, 18◘, 19
Einwärtsschielen 18, 363, 373
– ▶ Schielen
– ▶ Schielsyndrom, frühkindliches
– mit Akkommodationsspasmus 356
– akkommodatives, Bifokalgläser 344
– durch Hypermetropie 338
Eisengießerei, Augenschäden 454
Eistest 388
Eklampsie 476
Ektropionieren 82, 83, 83◘
– doppeltes 83
– Oberlid 16, 20, 83, 83◘, 84, 84◘
– Unterlid 20, 83, 83◘
Ektropium 17, 61
– paralytisches 61
Elektrookulographie 49
Elektroretinographie 48, 49, 49◘, 51, 252
– multifokale 48, 49◘, 49
– photopische 48, 49
– skotopische 48, 49
Emmetropie 33, 334, 334◘, 335, 335◘, 355
Endokarditis 466
Endolaserkoagulation 221, 267
Endophthalmitis 59, 159, 179, 195
– bakterielle 195, 196, 265
– Diagnose 475
– endogene 195
– exogene 195
– metastatische 263, 264, 264◘
– Orbitaentzündung 323
– postoperative 263
– traumatische 263
– Vitrektomie 265
Endotheliitis 58, 124, 126
– herpetische 123, 124◘, 124, 125
Endothelmikroskopie 109, 109◘, 130◘

Enophthalmus 17, 330
– Fettgewebsatrophie 330
– Horner-Syndrom 330
– Orbitaerkrankungen 321
Entropium 17, 60, 61
– angeborenes 61
– cicatriceum 61, 92
– congenitum 61
– senile 60, 61, 61◘
Entropiumoperation 420
Entspiegelung, Brillengläser 342
Entwicklungsländer
– augenärztliche Versorgung 418
– Augenerkrankungen 417–424
– Blindheit 458
– Katarakt 424
Enukleation, Aderhautmelanom 199
Enzephalomeningozele 330
Enzephalomyelitis disseminata 304
Epikanthus 60, 60◘, 400
Epikeratophakie 350
EpiLASIK 348
Epiphora 61, 73
– ▶ Tränenträufeln
– Iridozyklitis 179
– beim Kind 75, 313, 474
– bei Konjunktivitis 85, 86
Episkleritis 139, 140, 140◘
– Diagnose 475
– diffuse 140, 140◘, 141
– noduläre 140
Epithese 328
Erbium-YAG-Laser 441, 442, 445
Erblindung
– beidseitige 476
– einseitige 476
– endokrine Orbitopathie 326
– Glaukom 298
– nach Hornhautverätzung 111
– Keratomalazie 130
– Methylalkohol 282
– Ophthalmie 196
– plötzliche 476
– Ursachen 458
– Winkelblockglaukom 313
Ergophthalmologie 449
Erinnerungsfelder, optische 11
Erosio corneae 115, 115◘
– idiopathische 115
– rezidividierende 115, 130
– Schlussleiste 124
– traumatische 115
Erwerbsfähigkeit, Minderung 452, 453
Erwerbsunfähigkeit 451
Erythema exsudativum multiforme 88
Erythromycin 428
– Trachom 420
Esophorie 18
Esotropie 360

Ethambutol 434
– Optikusatrophie 282, 283
Eversio puncti lacrimalis 61
Excimer-Laser 132, 133, 441, 445
Exenteratio orbitae 328
Exkavation ▶ Papillenexkavation
Exophorie 18, 356, 360, 369
Exophthalmometer nach Hertel 321, 322◘
Exophthalmometrie 275
Exophthalmus 17, 21
– Dekompressionsoperation 326
– endokrine Orbitopathie 324
– maligner 326
– Messung 321
Exotropie 360, 369
Expositionskeratitis, Therapie 325
Expressivität 397
Exzyklotropie 369, 385
Eye-Tracking-System 445

F

Fahrerlaubnisverordnung 451
Fahrtauglichkeit 49
Farbduplex-Sonographie 46, 47, 48◘, 322
Farbenblindheit, totale 210
Farbensehen 7, 11, 50, 206
– Entsättigung 292
– Prüfung 271
– Störungen 46, 209, 210, 253, 291, 400
– Untersuchung 43–46
Farbkonstanz 12
Farbtafel, pseudoisochromatische nach Ishihara 45, 45◘
Farbwahrnehmung ▶ Farbensehen
Farnsworth-Munsell-Test 45
Fazialisparese 9, 62, 79
– mangelnder Lidschluss 117
Fazialisschwäche 384
Fehlbildungen
– Aderhaut 201
– Iris 188
– Lid 59, 60
Fehlsichtigkeit 33
– ▶ Astigmatismus
– ▶ Hyperopie
– ▶ Myopie
– Laserbehandlung 132–134, 444, 445
Fernrohrbrille 347, 461
Fernrohrlupenbrille 347, 347◘, 461
Fernsehlesegerät 461, 462◘
Fernsymptom 384
Feststofflaser 441
Fettgewebeprolaps 326

Sachverzeichnis

Fettgewebsatrophie, Enophthalmus 330
Feuerstar 152
Fibrae zonulares 55◘
Fibrinolyse, Arterienverschluss der Netzhaut 225
Fibrom, ossifizierendes, Orbita 327
Fibroplasie, retrolentale 230
Fieber, pharyngokonjunktivales 94
Figur-Hintergrund-Wechsel 12◘
Filaria Loa 94, **422**
Filariose 94, **421**, 422
Filling in 12
Filtrationsoperation, Glaukom 308
Fissura
– calcarina 288, 289◘
– orbitalis inferior 320, 320◘
Fixation
– exzentrische 367
– Prüfung 364
Flackerpunkt 35
Fleck
– blinder ▶ blinder Fleck
– gelber ▶ Macula lutea
Floureszin 19
Flügelfell **95**, 95◘
Fluoreszein 21, **38**, 73, 108, 117, 124, 191
Fluoreszenzangiographie 37, 38◘, 191, 198, 217, 218
Fluorometholon 429
Flurbiprofen 429
Flussblindheit 193
Follikel, Bindehaut 85
Formix conjuctivae superior 55◘
Formkonstanz 12
Formwahrnehmung 11, **12**
Fortifikationsfigur 293, 293◘
Fovea centralis 3◘, **30**, 206, 241
– Sehschärfe 31, 31◘
Fovea 7, **205**, 207◘
Foveola 205, 242
Foveolareflex 208
Fremdkörper, intraokulare 47, **254**, 414
– Vitrektomie 265
Frequency-Doubling-Test 304
Frosted-branch-Angiitis 238
Frühgeborenenretinopathie 51, 211, **229–232**, 231◘, 362
– Prognose 232
– Prophylaxe 231, 232
– Stadieneinteilung 230
– Symptome 230
– Therapie 231
Frühjahrskatarrh 87
Fuchs-Endotheldystrophie 130
Fuchs-Fleck 336, 336◘
Fuchs-Uveitis-Syndrom 182
Führerschein 451

Fundus **208, 209**
– Farbe 208
– flavimaculatus **250**, 403
– normaler 208, 209◘
– tabulatus 208, 209◘
Fundusspiegelung, Augenverletzungen 412
Fundusuntersuchung **22**, 25, **208**, 291, 322
Fundusveränderungen
– altersbedingte 229
– myopiebedingte 209
Fusion, fehlende 366, 367
Fusionsbewegung **18**, 18◘, 360, 361
Fusionsschwäche 356, **362**

G

Galaktosämie **152**, 401, 472
Galaktosämiestar 151, **152**
Galilei-Fernrohrsystem 461
Ganglienzellen 205, 206, 206◘, 207◘
Ganglion
– cervicale superius 167◘
– ciliare **9**, **166**, 166◘, 288◘, 321
Ganglionitis ciliaris **169**, 386
Gardner-Syndrom 467
Gastamponade 260, **267**
Gebrauchsfähigkeit, Minderung 452, **453**
gelber Fleck ▶ Macula lutea
Gentamicin 16, **428**
Gerinnungsstörungen 466
Gerontoxon 129
Gerstenkorn ▶ Hordeolum
Gesamtastigmatismus 340
Gesichtsfeld
– binokulares 40, 41◘
– Lichtblitz 211
– zentrales, Prüfung 43
Gesichtsfeldausfall 39
– Ablatio retinae 211, 211◘
– bitemporaler 291, 292
– homonymer 10, 290◘, **292**
– konzentrischer 39
– Papillenexkavation 301
– Sehbahnstörungen 290◘, 291
Gesichtsfeldeinschränkung, glaukomatöse 301, 301◘
Gesichtsfeldinsel, zentrale 301
Gesichtsfeldprüfung ▶ Perimetrie
Gesichtswinkel 31
Gitternetz nach Amsler 39, **43**, **242**
Glandula
– lacrimalis ▶ Tränendrüse
– tarsalis ▶ Meibom-Drüse
Glasbläserei, Augenschäden 152, 454

Glasbläserstar 152
Glaskörper 3◘, 4, 5◘, **6, 7,** 144◘, **257–264**
– Anatomie 258
– Anlage 398
– Entfernung ▶ Vitrektomie
– persistierender hyperplastischer primärer 153, 262
– Pigmentbröckelchen 261
– primärer, Persistenz 15, **262**
– Untersuchung 22, 258
Glaskörperabhebung 210
– hintere **259**, 337
– traumatische 259
Glaskörperabszess 195, 196◘
Glaskörperblutung 114, **219**, 259, 260
Glaskörperentzündung 263, 264
Glaskörperschere 266
Glaskörpertrübung 191, **258**
– Frühgeborenenretinopathie 230
Glaukom 25, **295–317**
– ▶ Kortisonglaukom
– ▶ Winkelblockglaukom
– absolutes 151
– angeborenes 401
– Definition 296
– Einteilung 297, 298
– entzündliches 316, 317
– Epidemiologie 298
– Geschlechtsverteilung 298
– juveniles 401
– Katarakt 151
– kongenitales 313–315
– Lasertherapie **443, 444**
– phakolytisches 316, 317
– primäres 297, 298, **304–315**
– – ▶ Offenwinkelglaukom
– Risikofaktoren 304
– sekundäres 297, 298, **315–317**
– – akutes 181, 311
– – Augapfelprellung 254
– – entzündliches 311
– – Hornhautverätzung 111
– – neovaskuläres 184◘, 220
– – Zyklokryotherapie 329
– Spaltlampenuntersuchung 301
– traumatisches 316, 317
– Untersuchung 298–304
– Ursache 297
– Zyklophotokoagulation 307, 308, 317
Glaukomanfall
– Diagnose **309**, 475
– Differenzialdiagnostik 183, **311**
– Mydriatika 172, **310**
glaukomazyklitische Krise 198, **316**
Glaukomflecken 151, **311**
Glaukommittel **430–432**, 437
Gleitsichtgläser 343◘, 344
Gletscherbrille 344

Gliose
– epiretinale 247, 248, **260**, 260◘, 478
– idiopathische 265
Goldenhar-Syndrom **96**, 97◘, 330, 471
Goldmann-Perimeter 291
Goldmann-Weekers-Adaptometer 44, 44◘
Gonioskopie 50, 178, **302, 303**, 303◘
– Glaukom 305
Gonioskopielinse 302, 303◘
Goniosynechie 179, **303**, 304◘, 310, 311
Goniotomie, kongenitales Glaukom **314**, 315, 315◘
Goniotrepanation 308, 308◘
Gonoblenorrhö **89**, 89◘
Gonorrhö, Augenbeteiligung 469
Gorlin-Goltz-Syndrom **66**, 471
Granulom, pyogenes 97
Gratiolet-Sehstrahlung 288, 288◘
grauer Star ▶ Katarakt
Greisenbogen 129
Grid-Koagulation 221
Groenblad-Strandberg-Syndrom 403
Großdruck 462
Grubenpapille 215, **272**
Grünblindheit 210
grüner Star ▶ Glaukom
Grünschwäche 209
Gunn-Zeichen 227
Gyrus angularis 11

H

HAART-Therapie 100
Haemophilus, Konjunktivitis 90
Hagelkorn ▶ Chalazion
Halbseitenausfall 39
Hallermann-Streiff-Syndrom 152, 331, **471**
Haloperidol 434
Hämangiom
– kapilläres 64◘
– – Netzhaut 235
– – Neugeborene 64
– – Orbita 327
– kavernöses 64
– – Aderhaut 236, 237
– – Netzhaut 235
– – Orbita 327
– Papille 284
Hämodialyse, Augenbeteiligung 470
Hämodilution, isovolämische 223
Handapplanationstonometer 298, 313, 314
hängender Tropfen 329, 329◘
Hasner-Membran 75

Hauthorn 63
Heerfordt-Syndrom 78, 181
Heidelberg-Retina-Tomograph 330◘, 440
Helladaption 44
Helligkeits-ERG 48, 48◘
Hemeralopie 251
Hemianopie
– bitemporale 281
– homonyme 10, **281**, 289◘, 290◘, 293
– inferiore 279
– superior 293
Hemianopsie 39
Herbert-Delle 419
Herpes simplex 469
– Blepharitis 58
– Endophthalmitis 263
– Endotheliitis 311
– Netzhautnekrose 237
– Iridozyklitis 179, **181**
– Keratitis 21, 115, **123**, 123◘, **124**, 124◘
– – stromale 125
– Konjunktivitis 86, 94
– Neugeborenenkonjunktivitis 89
– Retinitis 124
– Trabekulitis 316
– Uveitis 124, 191
Herpes Zoster
– Endophthalmitis 263
– Iridozyklitis 181
Heterochromie 177, 182◘
Heterochromie-Zyklitis 151, 180, **181**
Heterogenie 397
Heterophorie **18**, 18◘, 360, **370**, 475
– Fusionsbreite 370
Heterotropie 360
Heuschnupfenkonjunktivitis 86
Hinterkammer 3◘, 6, 144◘
Hinterkammerlinse **155**, 158
– faltbare 158
Hippel-Lindau-Syndrom **235**, 236◘
– Ablatio retinae 213
– Netzhautangiom 235, 236◘
Hirnsklerose, tuberöse, Astrozytom 235
Hirntumor
– Augenbeteiligung 468
– Retrobulbärneuritis 278
– Stauungspapille 275
Histoplasmose, Uveitis 191, 192
HIV-Retinopathie 238
HLA-Typisierung, Keratoplastik 131, 132
Höhenschielen **369**
– dissoziiertes 365
Hohlkugelperimeter 40, 40◘
Hohlmeißel 16, 16◘
Homatropin 427

– Mydriasis 172
Homozystinurie **162**, 402
Hordeolum **56**, 56◘
– externum 56
– internum 56
Horner-Syndrom 17, 62, 63, **171**
– Enophthalmus 330
Hornhaut (Cornea) 3, **4**, 55◘, **104–134**, 144◘
– Anästhesie 16
– Anatomie 105, 105◘, 106
– Anfärben 21
– Aufbau 105
– Augentropfen 107
– Biopsie 121
– Brechkraft 4
– Ernährung 106
– Fremdkörperentfernung 16, **113**, 113◘, **265**, 407
– Funktion 106
– Funktionsstörungen 106
– Geschwür 20
– Infiltration 20
– Innervation 106
– Keratinisierung 423, 423◘
– Lokalanästhetika 16, **107**, **426**
– Narbe 20
– Perforation 410◘
– Plattenepithel 105
– Regeneration 106
– Stroma 4
– Untersuchung 20, 107–110
– Verätzung 110–112, 110◘, 111◘, 112◘
– Verbrennungen 113
– Vergrößerung 313
– Verletzungen **113, 114**, 114◘, 118, 407
– Wölbungsanomalien 126–128
Hornhautdegeneration 129, 129◘
– bandförmige 129◘
Hornhautdicke 4, 105
– Messung **109**, 313
Hornhautdystrophie **129, 130**, 130◘, 400
– bröckelige 130, 130◘
– epitheliale 130
– kristalline 130
– stromale 130
Hornhautendothel **4**, 5◘, 105, 109◘
Hornhautentzündung **116–126**
– ▶ Keratitis
Hornhautepithel **4**, 5◘, **106**
Hornhauterosion ▶ Erosio corneae
Hornhautinfiltration 117◘, 118
Hornhautkultur 131
Hornhautlamellen 105
Hornhautnarbe 125
– vaskularisierte 420

Sachverzeichnis

Hornhautoberfläche
- Anfärbung 108
- Beschaffenheit 20
- Unregelmäßigkeit 107

Hornhautreflex, Verschiebung 380
Hornhautreflexbilder 363
Hornhautsensibilität 108
- herabgesetzte **124**, 126
- Prüfung 21

Hornhautspende 131
Hornhautstaphylom 119, 119◘
Hornhautstroma 5◘, 106
Hornhauttopographie-System, computergestütztes **108**, 109◘, 127, 127◘
Hornhauttransplantation ▶ Keratoplastik
Hornhauttrübung 22◘, **107, 108**, 126, 130, 313
- phototherapeutische Keratektomie 134
- Strabismus 362

Hornhautulkus 86, **130, 131**, 131◘, 475
- perforierter 119
- rheumatischer 118

Hornhautwölbung 108, 109
Humphrey-Perimeter 42◘
Hutchinson-Zeichen 58, **125**, 126
Hyalose, asteroide 261, 261◘
Hyaluronsäure **79**, 433
- Glaskörper 258

Hydrocortison 429
Hydrophthalmie 17, 75, 128, **313**, 313◘, 321, 401
Hydroxyethylmethylacrylat 345
Hydroxypropylmethylcelullose 433
Hyperkeratose
- aktinische 63
- Lider 63
- seborrhoische 63

Hyperlipidämie, Augenbeteiligung 466
Hyperlipoproteinämie, Augenbeteiligung 472
Hypermetropie 26, 33, **35, 36**, 273, 334, **337, 338**, 338◘, 355
- Brillenkorrektur 338
- Einwärtsschielen 338
- Fundusveränderungen 209
- Häufigkeitsverteilung 334◘
- hohe 362
- latente 33, **338**, 362
- manifeste 338, 362
- Neugeborene 4

Hyperopie 177
- LASIK 132, 133
- Netzhautabhebung 246
- Thermokeratoplastik 350

Hyperparathyreodismus, Augenbeteiligung 467

Hyperphorie 361
Hypertension, okuläre 304
- Therapie 309

hypertensive Krise, Gesichtsfeldausfall 293
Hyperthyreose 467
Hypertonie 466
Hypertropie 360
Hyphäma 21, 184
Hypophorie 361
Hypophysenadenom **291**, 467
Hypophysentumor 169, **291**
Hypopyon 21, 118, **119**, 122, 180, 196◘
- Keratitis 118, 119, 119◘, 122, 122◘
- Vorderkammer 263

Hypopyoniritis 180, 181
Hyposphagma 82, **96**, 96◘, 412, **475**

I

Ibuprofen 434
Ichthyosis, Augenbeteiligung 471
Ikterus, Bindehautverfärbung 100
Immuntoleranz, Vorderkammer 5, 6
Impressionstonometrie nach Schiötz 299
Incontinetia pigmenti 472
Indozyanin-Grün **38**, 191, **266**
Injektion
- konjunktivale 85, 85◘
- ziliare 85, 85◘

Innenschielen 360
- ▶ Einwärtsschielen
- ▶ Schielsyndrom, frühkindliches
- frühkindliches 361, **365**, 369

Innervation, Auge 9, 10
Inspektion 17
Intoxikation, Augenschäden 436
Intrakornealring 349
Intraokularlinse **155**
- multifokale 155◘

Inzyklotropie 369
Iridektomie 186
- periphere 185◘, **312**, 312◘
- sektorielle 185◘

iridocorneales endotheliales Syndrom 187
Iridodialyse **184**, 185◘, 414, 479
Iridodonesis **162**, 177
Iridotomie **312**, 441, **444**, 444◘
Irido-Zyklektomie 186
Iridozyklitis 126, **178–183**
- Ätiologie 178
- chronische 151
- Diagnose 475, 477
- Differenzialdiagnostik 183
- fibrinöse 180

- idiopathische 179
- Kindesalter 180
- Pupillenstarre 171
- Rezidiv 181
- Symptomatik 179, 180
- Therapie 183

Iris **4, 5,** 144◘, **175–187**
- Anatomie 176
- Anlage 398
- bicolor 187, 399◘
- bombée 179
- Erkrankungen 401
- Farbänderungen 179
- Farbe 176, 177
- Fehlbildungen 188
- Gefäße 177
- Lage in der Vorderkammer 177
- Lakunen 176, 176◘
- Pigmentblatt 5◘
- Stroma 5◘, 176
- Stromaatrophie 399◘
- Untersuchung 177, 178
- Verletzungen 408
- vorgewölbte 309

Irisabriss 410◘
Irisdiagnostik 178
Irishyperämie 230
Irisinfarkt 311
Irisklauen-Linse 155, **349**, 349◘
Irisknötchen 187
Iriskolobom **188**, 401
- angeborenes 399◘

Iriskrause 176, 176◘
Irismelanom 185, 186, 186◘
Irismetastase 187
Irisnävus 187
Irisrigidität 230
Irisschlottern 146, **162**, 177
Irisstroma 5◘, 176
Iristrauma 171
Iristumoren 185–187
Irisverletzungen 184
Iriswurzel 176
Iriszyste 185
Iritis 178
- akute, lepromatöse 420, 421
- chronische, lepromatöse 420
- Differenzialdiagnose 311
- Pupillenstarre 171
- Symptome 179◘

Irvine-Gass-Syndrom 248
Ischämiesyndrom, okuläres 228
ISNT-Regel 270
Isoniazid 434
Isoptere 40
Isopterenperimetrie 40
Ivermectin, Onchozerkose 422

K

Kalkinfarkt 96
Kammerwasser 6, **296**
– Abfluss 296
– Funktionen 296
– Produktion 296
Kammerwinkel 5◘, 144◘
– enger 309
– Strukturen 302, 303◘
– verschlossener 311
– Untersuchung ▶ Gonioskopie
Kampimetrie 43
Kanamycin 428
Kaposi-Sarkom 68, 68◘
– Bindehaut 100, 100◘
– Lider 100
Kapselruptur 159
Kapsulorhexis 156
Kapsulotomie 441, **444**
Karboanhydrasehemmer
– Senkung des Augeninnendrucks 225, **306**, 313, **431**
– Stauungspapille 277
Karotisbifurkation 224
Karotis-Sinus-cavernosus-Fistel 317, **328, 329**, 329◘, 475
Karotisstenose, Augenbeteiligung 466
Karzinoid 467
Karzinom, adenoid-zystisches 327
Katarakt **148–161**
– ▶ Cataracta
– ▶ Kernkatarakt
– ▶ Kontusionsstar
– ▶ Kortisonstar
– ▶ Linsentrübung
– angeborener 401
– aufgrund Dialyse 150
– Einteilung 148, 149
– Entwicklungsländer 424
– Epidemiologie 150
– Formen 146◘
– kongenitale 148, **152, 153**
– – Strabismus 362
– Vitrektomie 265
– konnatale 148, **152**
– physikalisch bedingte 148
– Risikofaktoren 149
– Therapie 153–159
Kataraktextraktion
– extrakapsuläre **156**, 157◘, 158◘
– intrakapsuläre 159
Kataraktoperation 153–159
– ambulante 160
– Anästhesie 156
– Glaskörperkomplikation 261
– Indikationen 153
– bei Kindern 161

– Komplikationen 159, 160
– Risiko 154
– stationäre 160
– Technik 156–159
Kayser-Fleischer-Ring 129, 129◘
Kearns-Sayre-Syndrom **253**, 389, 470
Keilbeinflügelmeningeom 169
Keilbeinmeningiom 327
Kepler-Fernrohrsystem 461
Keratektomie, photorefraktive 132, 133, 133◘, 134, **348**, 441, **445**
– Astigmatismuskorrektur 348
– Hyperopiekorrektur 348
– Myopiekorrektur 348
Keratitis bullosa 130
Keratitis **116–126**
– bakterielle 118–131
– dendritica **123**, 123◘, 125
– disciformis **123**, 124, 124◘
– e lagophthalmo 117
– erregerbedingte 118–126
– filiformis 79
– geographica 125
– herpetica interstitialis **123**, 124
– interstitielle **123**, 421
– metaherpetische 124, 125
– Neugeborene 126
– neuroparalytica 79, **117**
– Onchozerkose 422
– parenchymatosa 119
– photoelectrica **116**, 474
– pilzbedingte 122
– Protozoen 121
– punctata 79, 93
– superficialis punctata 79, **116**
– virale 122–126
Keratoakanthom **63**, 66
Keratoconjunctivitis
– accematosa 87
– epidemica **93**, 94, 93◘
– phlyctaenulosa 87
– scrophulosa 87
– sicca **79**
– – ▶ Auge, trockenes
Keratoglobus 128
Keratokonjunktivitis 86
– epidemische 86, **93**, 126
– obere limbäre 88
Keratokonus **126–128**, 127◘, 400
– akuter 127, 127◘
– Astigmatismus 339
Keratomalazie 96, **130**, **423, 424**
Keratometer 35◘
Keratopathie, obere limbäre 118
Keratoplastik **131**, 131◘, **132**
– à chaud 121
– Durchführung 132
– HLA-Typisierung 131, 132
– Hornhautnarbe 87, 88

– Hornhautperforation 117
– Hornhautverätzung 112
– Keratitis 125
– Keratokonus 128
– lamelläre 132
– perforierende 130–132
– Transplantatabstoßung 131, 131◘
– radiäre 134, 134◘, **350**
Kernspintomographie 59
– Aderhaut 191
Kernstar 146◘, 147◘, **149**, 429
Kieferhöhlenkarzinom 328, 328◘
Kinder
– blindgeborene 51
– Sehschärfenprüfung 50
– Untersuchung 50, 51
Kirchenfensterphänomen 316
kissing naevus 64
Kleeblattpupille **179**, 179◘, 185◘
Kleinkinder, Schielprüfung 18
Knochenkörperchen 252
Kohärenztomographie, optische 37, 38, 440
Kokain, Mydriasis 172
Kolobom
– Aderhaut 201, 201◘
– Iris 188
– konnatales 185◘
– Lid **59, 60**, 60◘
– Linse 161
Konfrontationstest 26, 27◘
Konjunktiva ▶ Bindehaut
Konjunktivitis **85–95**
– ▶ Conjunctivitis
– allergische 85, 86
– atopische 87
– bakterielle 85, **90–92**
– beidseitige 86
– Chlamydien 85, 88, **90–92**, 92◘
– chronische 90
– einseitige 86
– follikuläre **85**, 91, 92◘, 346
– granulomatöse 90
– hämorrhagische 94, 96
– Heuschnupfen 86
– infektiöse 88–95
– Lepra 421
– mykotische 94
– nicht-infektiöse 86
– parasitäre 94
– unspezifische 86
– virale 85, 88, **93–95**
Konkavgläser 341, 342◘
Kontaktdermatitis, Lider 57, 58
Kontaktlinsen **345–347**
– Aniseikonie 155
– Auswahl 346
– bifokale 347
– diffraktive 347

Sachverzeichnis

- Gefäßeinsprossung 346
- harte 345, 345◘
- Hornhautgeschwür 346
- Hornhautschädigung 108
- Indikationen 346
- intraokulare 349, 349◘
- Konjunktivitis 86
- Nachteile 346
- Verkehrstauglichkeit 346
- verlängerte Tragezeit 346
- Vorteile 345
- weiche 345

Kontrastempfindlichkeit, Prüfung 43
Konturtonometrie, dynamische 298
Konturwahrnehmung 11
Kontusionsstar **151**, 152◘, 408
Konvergenzschwäche 356
Koordimeter nach Hess 381
Kopfhaltung, kompensatorische **383**, 384, 385
Kopfneigetest 385
Kopfophthalmoskop, binokulares 24◘
Kopfschmerzen, Augenbeteiligung 479
Kornea ▶ Hornhaut
Körnerkrankheit, ägyptische 90
Körnerschicht
- äußere 7, **205**, 207◘
- innere 7, **205**, 207◘

Korrespondenz, anomale retinale 367, 368◘
Kortiko(stero)ide **436**
- endokrine Orbitopathie 325
- Hornhautverätzung 112
- Iridozyklitis 181, 182
- Katarakt 152
- Kataraktgefahr 150
- Keratitis 125
- Nebenwirkungen 434
- Retinochorioiditis 239
- Retrobulbärneuritis 278
- Riesenzellarteriitis 280
- Stauungspapille 277
- Uveitis 194

Kortison **428, 436**
- ▶ Kortikoide
- Augentropfen 107
- Konjunktivitis 86
- Netzhautnekrose 238
- trockenes Auge 79

Kortisonglaukom 297, **316**, 317
Kraniopharyngiom 291
Kranzstar **149**, 153, 153◘
Krause-Drüsen 82
Krise
- glaukomatozyklitische 316
- hypertensive, Gesichtsfeldausfall 293

Kristalline 145
Krönlein-Operation 328

Kryoextraktion 159
Kunstlinse **155**
- irisgestützte 155
- Material 155
- Stärke 155

Kunststoffgläser 342
Kurzsichtigkeit ▶ Myopie

L

Lagerungsschwindel, paroxysmaler 392, 393
Lagophthalmus 61
- Lepra 421
Lähmungsschielen 19
Lambert-Eaton-Syndrom 388
Lamina
- chorioidocapillaris **190**, 190◘, 228
- cribrosa 3◘, 4, **138**, 222, 270, **299**
- elastica **7**, 190
- limitans anterior 4, **105**
- – inferior 105◘
- – posterior 105, 105◘
- vasculosa 7, 190
- vitrea 207◘

Landkartendystrophie 130
LASIK, Myopiekorrektur 348
Laser **439–446**
- continuous wave 441
- gepulster 441
- physikalische Grundlagen 440
- Schutzvorkehrungen 445, 446

Laserdiagnostik 440
Laser-in-situ-Keratomileusis ▶ LASIK
Laser-Iridektomie 313
Laserkoagulation **267**
- diabetische Retinopathie 220
- fokale 221
- intraokulare 445
- intraoperative 267
- Makuladegeneration 441, **443**
- Morbus Coats 229
- Neovaskularisation 245
- Netzhaut **442**
- Netzhautabhebung 247
- Netzhautangiom 235
- Netzhautloch 213, 214◘
- panretinale **220, 221**, 221◘, 223, 228, 317, 442, 442◘
- Rubeosis iridis 228
- Zentralvenenverschluss 223

Lasertherapie 441, 442
- Fehlsichtigkeit 444, 445
- Glaukom 443, 444
- Iridotomie 444, 444◘
- Makuladegeneration 441, 443
- Trabekuloplastik 443, 443◘

Laser-Tomographie, Papille 301
Lasertrabekuloplastik 309
LASIK **132, 133,** 134◘, **348**, 441, **445**
- Astigmatismuskorrektur 348
- Hyperopiekorrektur 348
- Myopiekorrektur **348**

Latanoprost 432
- Senkung des Augeninnendrucks 337

Laurence-Moon-Bardet-Biedl-Syndrom, Augenbeteiligung **253**, 471, 472
L-Dopa 434
Lea-Test 50, **364**
Lebererkrankungen, Augenbeteiligung 467
Leber-Optikusatrophie 278, **282**
Lederhaut ▶ Sklera
Lens cristallina ▶ Linse
Lentektomie 161, **163**, 265
- PHPV 262
Lentikonus 161
Lentodonesis 162
Lepra **420, 421,** 421◘
Leptospirose, Iridozyklitis 179
Leseentfernung 32
Leselupe **460**
Leseprobentafel 16
Lesestein **460**, 460◘
Lesezentrum 11
Leukämie, Augenbeteiligung 467
Leukokorie 229
- Differenzialdiagnose 262
- Retinoblastom 233, 234◘
Levatoraponeurose 55◘
Levobunolol 430
Licht, regredientes 146
Lichtblitz 211
Lichtreaktion 167, **168**
- direkte 21
- indirekte (konsensuelle) 22, **169**
- verlangsamte 169

Lichtscheu
- Glaukom 313
- Iridozyklitis 179
- Keratitis 118
- Konjunktivitis 85, 86

Lichtschutzgläser 344
Lidbändchen 54
Lidblatt
- äußeres 54
- inneres 54

Lidekzem 57, 58
Lider 4
- Aufbau 54
- Dellwarze 58
- Entwicklung 398
- Entzündung 56–59
- Erkrankungen 400
- Funktion 54

Lider
- Mollusca contagiosa 94
- Plattenepithelkarzinom 67
- Stellungsanomalien 86
- Untersuchung 55, 56
- Verätzung 68
- Verbrennung 68
- Verletzungen 406
- Warzen 63
- Windschutzscheibenverletzung 68◘
Lidfehlbildungen 59–61
Lidhaken 83
Lidhalter 16◘
Lidhaut 55
- Entzündung 57
Lidkante
- Nävus 64, 64◘
- Verletzung 406
Lidkolobom 59, 60, 60◘
Lidkrampf ▶ Blepharospasmus
Lidmotilität, Störungen 62
Lidödem 56
- entzündliches 59
Lidphlegmone 7
Lidplatte 4
Lidranddrüsen, Entzündung 56
Lidretraktion
- endokrine Orbitopathie 324, 324◘
- Therapie 325
Lidschlag, inkompletter, endokrine Orbitopathie 325
Lidschluss, reflektorischer 54
Lidschwellung, Pseudotumor orbitae 323
Lidspaltenfleck 95
Lidspaltenweite 55
Lidstellung 55
Lidtumoren 56, 63–75
- bösartige 66–68
- gutartige 63–66
Lidverletzung 68
Lidwinkel, Basaliom 77
Limbusdermoid 96, 97, 97◘
Limbus-Stammzelltransplantation 112
Linse 4, 5, 5◘, 143–161, 144◘
- ▶ Brillengläser
- ▶ Kontaktlinse
- Anatomie 144
- Brechkraft 4, 5
- Brechungsindex 145
- Eigenelastizität 4
- Embryologie 145, 145◘
- Entwicklung 145, 145◘
- Erkrankungen 148–163, 401
- Formveränderungen 161
- Funktion 145, 146
- intrastromale 350
- Lageveränderungen 161, 162
- Luxation 161, 162, 162◘, 408

- Perforation 410◘
- Physiologie 145, 146
- physiologische Alterung 144
- Subluxation 161, 162, 162◘, 402, 408, 414, 479
- Untersuchung 146–148
- Verletzungen 408
- Wassergehalt 145
- Zusammensetzung 145
Linsenanlage 398
Linsenäquator 144◘
Linsenepithel 144
Linsenkapsel 144, 144◘
- Diszision 161
- fehlende 154, 156
- Perforation 151
Linsenkern 144, 144◘
- Expression 158
Linsenkolobom 161, 399◘
Linsennaht 144
Linsenrinde 144, 144◘
Linsenschlottern 162
Linsentrübung 146, 147◘, 148–161
- ▶ Katarakt
- angeborene 10
- Hornhautverätzung 111
- Hornhautverletzung 114
- periphere 153
- subkapsuläre 147◘
Lipodermoid 97
Lisch-Knötchen 187
Loa-Loa-Wurm 422, 422◘
Lodoxamid, Konjunktivitis 87
Lodoxamid-Trometamin 429
Lokalanästhetika 16, 107, 426, 427
- Hornhautverätzung 111
Lokalisationsstörung, optisch-haptische 381
Lowe-Syndrom 152, 470
Lücke, stenopäische 16, 16◘
Lues (Syphilis) 470
- Akkommodationslähmung 356
- Iridozyklitis 179
- Pupillenstarre 171
- Retinitis 241
- Retrobulbärneuritis 278
- Uveitis 192, 193
Luftemphysem, Orbita 321, 329
Lupe 460, 460◘
Lupenbrille 16, 347, 347◘, 460, 461
Lupus
- erythematodes 140, 468
- vulgaris 59
Luxatio lentis ▶ Linsenluxation
Lyell-Syndrom 88
Lyme-Borreliose, Pupillenstarre 171
Lymphknoten, Auge 82
Lymphom
- Augenbeteiligung 468

- malignes, Bindehaut 100
- Orbita 327

M

Macrogol 433
Macula lutea 3◘, 7, 10, 205, 206, 207◘, 241
Maddox-Kreuz 363, 370, 370◘
Makroaneurysma, retinales arterielles 229
Makrokornea 105, 128
Makula
- kirschroter Fleck 225, 225◘, 251
- Pigmentverschiebung 250
- Schichtloch 212, 223, 248, 248◘, 254, 260, 260◘, 408
- Schmetterlingsdystrophie 250
- Sternfigur 277
Makulaabhebung 230
Makulaaneurysma 227
Makuladegeneration 241–250
- altersbezogene 242–246, 242◘, 243◘, 244◘
- Diagnostik 478
- feuchte 243, 244
- hereditäre 250, 251
- juvenile 250, 403
- Laserkoagulation 441, 443
- photodynamische Therapie 441, 443
- trockene 243
- vitelliforme 49, 250, 250◘, 403
Makuladystrophie, Sorsby 403
Makulaerkrankungen, toxische 249
Makulahypoplasie 188, 250
Makulanarbe 250
Makulaödem 212, 221
- Laserkoagulation 442
- zystoides 183, 223, 248, 249◘, 260
Makulaverbrennung 255
Makulopathie
- diabetische 218, 219◘
- myopische 246
Malariamittel, Nebenwirkungen 435
MALT-Lymphom 324
Mammakarzinom 468
Mannit, Senkung des Augeninnendrucks 313
Mannitol 433
Map-Dot-Fingerprint-Dystrophie 130
Marcus-Gunn-Phänomen 62
Marfan-Syndrom 162, 162◘, 402, 472
Martegiani-Ringe 258
Masern, Augenbeteiligung 469
Medikamente, Applikation in den Bindehautsack 27

Sachverzeichnis

L–N

Medullarohr 397
Medulloblastom, Stauungspapille 275
Megalokornea 105, **128**, 314, 400
Meibom-Drüse **54**, 55◘, 57, 72, 106
– Sekretstau 57
Meibom-Karzinom 57
Melanom, malignes
– Iris 185, 186, 186◘
– Lid 67
Melanose
– kongenitale 98
– primär erworbene 98, 98◘, 98◘
Melanosis conjunctivae 98
Melanozyten 176, **197**
Melanozytom, Papille 284
Membrana
– limitans externa 207◘
– limitans interna 205, 207◘
Meningiom, Stauungspapille 275
Merkelzellkarzinom 68
Metamorphopsie **242**, **246**, 260
Methotrexat, Skleritis 141
Methylzellulose 79
Metipranolol 430
Migraine ophthalmique 293, 293◘
Migräne, Augenbeteiligung 293, 479
Mikroaneurysma 25
Mikrokornea 105, **128**, 400
Mikrophakie 161
Mikrophthalmus 153, **262**, 400
– angeborener 17
Mikropsie 269
Mikroskopie, konfokale 108, **109**, 121
Mikrosphärophakie 161
Mikrostrabismus 362, **368**
Mikulicz-Syndrom 78
Miliaraneurysmen-Retinopathie 229
Miliartuberkulose 192, 193◘
Minusglas 336, **341**, 342◘
Miosis 166, 171
– Iridozyklitis 179
Miotika, Akkommodationsspasmus 356
Missbildung ▶ Fehlbildung
Mitralklappenprolaps, Augen-
  beteiligung 466
Mittendorf-Fleck 262
Moll-Drüsen **54**, 56
Mollusca contagiosa **58**, 59◘, 94
Morbus
– Bechterew 178, **180**
– Behçet 178, **181**, 194
– Best **250**, 403
– Bourneville Pringle **235**, 284
– Coats **228**, 228◘, 229, 362
– Crohn 178, **181**, 467
– Crouzon 471
– Down 472
– Eales 240
– Fabry **130**, 153

– Harada 211, **213**
– Hippel-Lindau 284
– Horton 224, 279, 279◘, 280, 280◘, 469, 476
– Osler 329
– Paget 471
– Purtscher 255
– Recklinghausen **65**, 65◘, 237, 401
– Reiter 178, **181**
– Stargardt **250**, 403
– Wagner 262
– Whipple 467
– Wilson 129, 129◘, 400, 472
Morphin 434
Motilitätsprüfung **19**, 19◘, 50
– Kinder 51
Motilitätsstörung 50
Mouches volantes 258, 259
Mukoepidermoid 78
Mukopolysaccharidose, Augen-
  beteiligung 472
Müller-Muskel **54**, 177
– Exzision 325
Müller-Stützzellen 205, 206◘
Multiple Sklerose **277**, 391
– Afferenzdefekt 169
– Retrobulbärneuritis 277
Multiple-Evanescent-White-Dot-
  Syndrom 194
Mumps, Augenbeteiligung 469
Musculus
– ciliaris 3◘, 5◘, 55◘, 144◘, 166, **177**, **354**, 354◘
– dilatator pupillae 5, 9, **166**, **167**, 176
– – Lähmung 171
– lateralis **378**, 379◘, 380, **384**
– levator palpebrae 9, 54, **55**, 55◘, 72◘, 379◘, **386**
– – Rückverlagerung 325
– obliquus inferior 55◘, 379◘, 380
– obliquus superior 379◘, 380
– orbicularis oculi 54, 55◘, 55
– rectus inferior 379◘, 380
– rectus medialis 3◘, 8◘, **378**, 379◘, **380**
– rectus superior 19, 379◘, **380**
– sphincter pupillae 5, 9, 166◘, 166, **176**
– – Verletzung 171
– tarsalis 9, **54**, 55◘, **171**
Musterelektroretinogramm 304
Muster-ERG 49, 53
Mustererkennung 11
Muzinschicht 106
Myasthenia gravis 469, 470
Myasthenie, okuläre 63, **388**
Mydriasis **172**
– diagnostische 172
– physiologische 172

– therapeutische 172
– traumatische 184
Mydriatika 22, 172, **426**, **427**
– Akkomodationslähmung 355
– Glaukomanfall 172
– Iridozyklitis 183
Myopathie **389**
Myopia
– ▶ Myopie
– magna 336, 336◘
– progressiva 336
– simplex 336
Myopie 4, 26, 33, 177, 334, 334◘, **335**, 335◘, 355, 440
– Ablatio retinae 210
– einfache 336
– Fernpunkt 335
– Formen 336
– Fundusveränderungen 208, 209
– Häufigkeitsverteilung 334◘
– hohe 17, **337**, 349
– – Aderhautdegeneration 201
– – Katarakt 149
– – Makulaloch 212
– intrakornealer Ring 349
– Intraokularlinse 349
– komplizierte 209
– Korrektur 336
– LASIK 133, 134◘
– maligne 336, 336◘
– photorefraktive Keratektomie 348
– radiäre Keratotomie 350
– starke 400
– Übungsbehandlung 337
Myositis, okuläre 141, **389**
Myotonie, dystrophische Curschmann-Steinert 389

N

Nachbildprobe von Hering 367, 368◘
Nachstar **159**, **160**, 160◘, 265, 350
Nachstardurchtrennung **444**
Nachtblindheit 43, 130, **251**, 253
– kongenitale stationäre 253
– Vitamin-A-Mangel 423
Nachtfahrtauglichkeit 44
Nachtsehen 7
– Untersuchung 43, 44
Naevus
– ▶ Nävus
– flammeus **65**
– Ota 64
Nagel-Anomaloskop 45
Naheinstellungsmiosis **169**, 170, 354
Naheinstellungsreaktion 22, **166**, 167

Nanophthalmus 63, 177
Napfkucheniris 179, 180◘
Naphazolin 429
– Konjunktivitis 86
Narbenentropium 61
Narbenpterygium 96
Nasennebenhöhlenkarzinom 328, 328◘
Natamicin 428
– Pilzkeratitis 122
Nävus
– ▶ Naevus
– Bindehaut 97
– blauer 64
– Lidkante 64, 64◘
Nekrolyse, toxische epidermale 88
Nekrose, akute retinale 263
Neomycin 428
Neoplasie, konjunktivae intraepitheliale 99
Neostigmin 432
Neovaskularisation
– chorioidale 38, **243**, 243◘, **244**, 244◘, 260
– subretinale, Vitrektomie 265
– Rubeosis iridis 184
– subretinale 244, 244◘
Neovaskularisationsglaukom 297, 301, 302, 304, **315**, 317
Nephritis, interstitielle, Iridozyklitis 178
Nervenfasern
– markhaltige 270
– peripapilläre 270, 271
Nervus
– abducens 9
– – Lähmung 361, 383, **384**, 384◘
– facialis 9
– infraorbitalis 9, 320◘, 321
– – Läsion 329
– lacrimalis 9, **72**
– nasociliaris 9, **126**, 320◘, 321
– oculomotorius 9, 166, **386**
– – Lähmung 62, **170**, 356, **386**, 386◘
– ophthalmicus **9**, 167
– opticus 3◘, 4, **9**, 10◘, **269–283**, 288◘, 379◘
– – Atrophie ▶ Optikusatrophie
– – Dekompressionsoperation 326
– – Entzündung **277–279**
– – Gliom **283**, 283◘, 291, 327
– – Läsion 293, **330**, 330◘, **331**, 409
– – Neuritis 49
– – Schädigung bei endokriner Orbitopathie 325
– – Tumoren **283**, 283◘, 284, 327
– – Verbreiterung 47
– – Zerrung 330
– supraorbitalis 320◘, 321
– trigeminus 9

– trochlearis 9
– – Lähmung 380, **384, 385**, 385◘
– zygomaticus 72
Netzhaut (Retina) 3, 3◘, 7, **203–241**
– Aderfigur **32**, 154
– Anatomie 7, **205**, 206◘
– Arterienverschluss 224–226
– Astrozytom 234, **235**, 403
– Blutgefäßversorgung 208
– Embryologie 205
– Ernährung 7
– Fluoreszenzangiographie 38, 38◘
– Gefäßentzündungen 237–241
– Gefäßerkrankungen 217–230
– Gefäßtumoren 213
– grau-weiße 225
– Histologie 205
– kapilläres Hämangiom 258
– kavernöses Hämangiom 235
– Kryovernarbung 214
– Laserkoagulation **442**
– Makroaneurysma 229
– Photorezeptoren 7
– Physiologie 7, **205**
– Pigmentepithel 205, 207◘, 208
– Schnitt 207◘
– Signalverarbeitung 11
– Spaltlampenmikroskopie 37
– Untersuchung 37, 38
– Vaskulitis 240
– Venenverschluss 222–224
Netzhautablösung ▶ Ablatio retinae
Netzhautdegeneration
– äquatoriale 210, 211, **214**
– periphere, Laserkoagulation 214, 214◘, 442
Netzhautdystrophie, hereditäre 251
Netzhauteinriss, Augapfelprellung 259
Netzhautentzündungen 237–241
Netzhauterkrankungen 402
– degenerative 210–216
– vaskuläre 217–230
Netzhautischämie 255
Netzhautloch, Laserkoagulation 213, 214◘
Netzhautnarbe 210
Netzhautnekrose, akute 237, 237◘, 238
Netzhautödem 254
– zentrales 414
Netzhautriss 210, 213◘
– hufeisenförmiger 212◘
– Lokalisation 212
Netzhautrotation 245
Netzhautschrumpfung 210, **260**
Netzhautspaltung ▶ Retinoschisis
Netzhauttamponade **267**
Netzhauttumoren 232–237
– Netzhautverletzungen 408

Neugeborene
– Ikterus 100
– kapilläres Hämangiom 64
– Tränenwegstenose 75, 77
– Weitsichtigkeit 4
Neugeborenenblennorrhö 126
Neugeborenenkeratitis 126
Neugeborenenkonjunkivitis **88, 89**
Neuritis
– nervi optici 49, **277–279**
– retrobulbäre **277, 278**
Neuroblastom, Orbita 326
Neurofibrom 327
– Lider 65
– plexiformes 327
Neurofibromatose **65**, 65◘, 327, 472
– Irisbeteiligung 401
– Netzhauttumor 237
Niemann-Pick-Erkrankung 251
Nierenarterienstenose 470
Nierentransplantation 470
Non-Contact-Tonometrie 298
Norfloxacin 16
Normaldruckglaukom 304
Normophorie 370
No-stitch-Technik 158
Nummuli 93
Nyktometer 44, 45◘
Nystagmus **392**, 404
– kongenitaler 392
– latenter **365**, 392
– optokinetischer 392
– retraktorischer 391
– vestibulärer **392**
Nystatin, Pilzkeratitis 122

O

Oberlid
– Ektropionieren 16, 20, **83**, 83◘, **84**, 84◘
– Paragraphenform 77, 78◘
– Vernarbung 92◘
Obliquus-superior-Klick-Syndrom 362
Obskuration 275
Occlusio pupillae 180◘
Ochronose 100
Ochsenauge 313
Octopus-Perimeter 42◘
Ödem, subretinales 246
Offenwinkelglaukom 297, 298, **304–309**
– Definition 304
– Laserbehandlung 307, 308
– primäres **304**, 401
– Symptome 305
– Therapie 306, 307

Ofloxacin 428
Ogushi-Erkrankung 253
Okklusion 364
– diagnostische 370
Okklusionsbehandlung 372, 373
Okulomotorik, Prüfung 451
Okulomotoriuslähmung 62, **170**, 356, **386**, 386◘
Olopatadin, Konjunktivitis 87
Onchozerkose 94, 193, 194, **421, 422**
Ophthalmia neonatorum 88, 89
Ophthalmie, sympathische 185, **195, 196**
Ophthalmometer 127
– nach Helmholtz 340, 340◘
Ophthalmoplegie
– chronisch progressive externe 253, **389**, 470
– internukleäre 391, 391◘
Ophthalmoskopie **22–25**, 190, 191, 271
– direkte 23
– Glaukom 305
– indirekte 24
– Papille **299, 300**, 313
– Sehnerv 271, 271◘
Optikusatrophie 25, 270, 279, **280, 281**, 291, 292
– hereditäre **281**, 281◘, 404
– – Farbsinnstörungen 210
– intoxikationsbedingte 282
– sekundäre 281, 282
– Symptome 280
– traumatische 281
– tumorbedingte 281
Optikusgliom **283**, 291, 327
Optikuskompression, Farbsinnstörungen 210
Optikusläsion 291, 293, **330**, 330◘, **331**, 409
Optikusneuropathie 169
– anteriore ischämische 276, **279**, 279◘, 280
– posteriore ischämische 278
Optikusscheide 270
Optikusscheidenfensterung 277
Optikusscheidenmeningiom **283**, 327
Optikustumoren 327
Optikusverletzungen 409
Optotyp 31
Ora serrata 144◘, 258
Orariss 212
Orbita 4, **319–331**, 379◘
– Anatomie 320, 320◘
– Dermoidzyste 326
– Fehlbildungen 330
– fibröse Dysplasie 327
– Gefäße 320◘, 321
– Gefäßerkrankungen 328, 329

– Hämangiom
– – kapilläres 327
– – kavernöses 327
– Knistern 321, **329**
– knöcherne Strukturen 320, 320◘
– Luftemphysem 329
– Lymphom 327
– Metastasen 328
– Nerven 320◘, 321
– Neuroblastom 326
– Öffnungen 320
– Pilzinfektion 323
– Rhabdomyosarkom 59, **326**, 326◘
– subperiostaler Abszess 323
– Ultraschalluntersuchung 322
– Varixknoten 321
Orbitabodenfraktur **329**, 329◘, 330
Orbitaentzündungen 323, 324
Orbitaerkrankungen 321
– Angiographie 322
– Diagnostik 321, 322
Orbitafaszie 54
Orbitaphlegmone 7, 59, 141, **323**, 323◘
– Diagnostik 323
– Therapie 323
Orbitaspitzenbestrahlung 325
Orbitaspitzensyndrom 320
Orbitatumor 47, **326–328**
– Stauungspapille 275
Orbitavarizen 329
Orbitaverletzungen **329**, 329◘, 330, 330◘, 331, 409
Orbitazellulitis 141
Orbitopathie, endokrine 59, **324–326**, 362
– Augenmuskellähmung 390
– Diagnostik 325
– Erblindungsgefahr 326
– Lidretraktion 324, 324◘
– Symptome 324
– Therapie 325, 326
– Ursachen 324
Orthophorie 369
Orthoptik 374
Os
– ethmoidale 320, 320◘
– frontale 320, 320◘
– lacrimale 320, 320◘
– maxillare 320, 320◘
– palatinum 320, 320◘
– sphenoidale 320, 320◘
– zygomaticum 320, 320◘
Osteogenesis imperfecta, Augenbeteiligung 471
Ovulationshemmer, Nebenwirkungen 434
Oxybuprocain 427
Oxytetracyclin 428

P

Pachymetrie 109
Palpebrae ▶ Lider
Panarteriitis nodosa 468
Pancoast-Tumor 171
Panel-D-15-Test 45
Panfundoskop 37
Pankreatitis 467
Pannus 419
Panophthalmie 195
Panoramasehen 369
Panuveitis **178**, 195, 196
– granulomatöse 196
Papilla leporina 272, 272◘
Papille 3◘, 10◘, **85**
– Arterienpuls 272
– Farbe 270
– Form 270
– Gefäßtrichter 270
– glaukomatöse 330, 330◘
– markhaltige Nervenfasern 270
– Ophthalmoskopie 313
– Photographie 300◘, 300
– Untersuchung **271**, 291
– Venenpuls 272
– Vorwölbung 270, 271
Papillenatrophie 169, **277**, 291
– temporale 278, 278◘
– vaskuläre 225
Papillenexkavation **299, 300**, 300◘
– asymmetrische 299
– Gesichtsfeldausfall 301
– hochovale 299, 300
– querovale 270
– senile 272
Papilleninfarkt 276, 279, 476
Papillenkolobom 272, 272◘
Papillenrand **270**, 273
Papillenrandunschärfe **273**, 339
Papillenschädigung, Pathogenese 297
Papillenschwellung 183, 273, **274**, 296, 300
– Differenzialdiagnose 300, 301
– Riesenzellarteriitis 279
Papillentumoren 284
Papillitis 169, 196, **276**, 276◘, **277**
– beiseitige 277
– Optikusatrophie 282
Papillophlebitis 223
Parabulbäranästhesie 156
Paraffin 433
Paragraphenform 77, 78◘
Parasympatholytika 426, **427**
– Iridozyklitis 183
– Mydriasis 172
Parasympathomimetika **432**, 437
– Akkommodationsspasmus 356

Parasympathomimetika
- Katarakt 152
- Senkung des Augeninnendrucks 307, 313
Parazentese 225
Parazentralskotom 39
Parinaud-Syndrom 391
Pars-plana-Vitrektomie 264–266
Pediculosis 59, 59◘
Pemphigoid, Bindehaut 88
Pendelnystagmus 253
Penetranz 396, 397
Perfluordecalin 266
Perimetrie 26, **39–43**, 271, **301, 302**
- Auswertung 42
- Begutachtung 451
- computergestützte 41, 42◘, 42, 42◘
- Durchführung 39, 40
- Glaukom 305
- Grundlagen 39
- kinetische 39, **40**, 41◘, 291
- manuelle 41, 42
- Orbitaerkrankungen 321
- Sehnervenerkrankungen 271
- statische 41, 41◘, 42
Periorbita 54
Peritomie 112
Peters-Anomalie 399◘, 401
Pfeffer-und-Salz-Fundus 192
Pflasterokklusion 373, 373◘
Pflastersteine/Papillen 85, **87**
Phakoemulsifikation **156, 157**, 157◘
Phakomatose, Retina 235–237
Phänokopie 397
Phenylephrin 427
- Iridozyklitis 181, **183**
- Mydriasis 172
Pholedrin, Test auf Horner-Syndrom 171
Phoropter 33, **35**, 35◘
photodynamische Therapie, Makuladegeneration 441, **443**
Photokoagulation 440
photorefraktive Keratektomie
▶ Keratektomie, photorefraktive
Photorezeptoren 7, 31, **206**, 206◘
Phthiriasis palpebrarum 59, 59◘
Phthisis bulbi 63, **331**
- Orbitaerkrankungen 321
Pigmentblatt 176
Pigmentdispersionsglaukom 297, **316**, 316◘, 317
Pigmentepithel **205**, 207◘, 208
- Abhebung 210, **243**, 243◘
- – ▶ Ablatio retinae
- Drusen 201
- Hypertrophie 199, 199◘

Pigmentepitheliopathie, akute posteriore multifokale plakoide 194, 194◘
Pigmentepithelzyste 187
Pilocarpin 16, 170, 312, **432**
- Akkommodationsspasmus 356
- Lidekzem 57
- Pediculosis 59
- Senkung des Augeninnendrucks **307**, 313, 337
- Test auf Okulomotoriusparese 170
- Test auf Pupillotonie 170
Pilotenschein 451
Pilzendophthalmitis 263
Pilzkeratitis 122
Pilzretinitis 239
Pindolol 430
Pinealistumor, Blicklähmung 391
Pinguecula 95
Placido-Scheibe **108**, 109◘, 127, 339, 340◘
Plastizität, Sehentwicklung 372
Plateauiris-Mechanismus 310
Plattenepithelkarzinom, Lider 67
Pleiotropie 397
Pleoptik 374
Plexus caroticus 167◘
Plica semilunaris 82
Plombe
- Ablatio retinae 214, 215◘
- Limbus-parallele 214
- radiäre 236
Plus-Disease 230
Plusgläser **341**, 342◘
Pluszylinder 35
Pneumocystis-carinii-Infektion, Netzhautnekrose 238
Pneumokokken
- Keratitis 118
- Konjunktivitis 90
POHS 193
Polarimetrie, Glaukom 301
Polychondritis **140**, 178, 468
Polymyositis **140**, 468
Polymyxin 428
Polyvinylalkohol 433
Polyzythämie, Augenbeteiligung 466
Posner-Schlossman-Syndrom 181
Potenzial, visuell evoziertes kortikales 49, 50, 50◘, **271**, 272, 275
Povidon 433
Prednisolon 429
- endokrine Orbitopathie 325
- Iridozyklitis 181
- Retrobulbärneuritis 278
preferential looking **50**, 50◘, 364
Presbyopie 36, 144, 146, **354, 355**
Prismenabdecktest 363, 363◘

Prismenbrille, Augenmuskellähmung 387
Prismengläser 341, 342
Prismenleiste 363, 363◘
Processus ciliares 5
Propamidin 121
Prostaglandine, Senkung des Augeninnendrucks 306
Prostatakarzinom 468
Protanomalie 209
Protanopie **209**, 400
Protozoenkeratitis 121
Protrusio bulbi 78
- ▶ Exophthalmus
- Orbitaerkrankungen 321
- Pseudotumor orbitae 323
Proxymetacain 427
Pseudocanthoma elasticum 471
Pseudodominanz 397
Pseudoenophthalmus 17, **171**, 171◘
Pseudoexfoliation 159, 162, **316**, 316◘
Pseudoexfoliationsglaukom 316, 316◘, 317
Pseudoexophthalmus 17, 321, **336**
Pseudomonas aeruginosa
- Keratitis 118
- Konjunktivitis 90
Pseudoneuritis 273
- hypermetropica 338
Pseudoptosis **63**, 91, 179
Pseudostrabismus **370, 371**, 373
Pseudotumor
- cerebri **275**, 277
- orbitae 141, **323**
Psoriasis 471
Pterygium **95**, 95◘
Ptosis **62**, 62◘, 170, 386, 389
- kongenitale **62**, 62◘, 400
- paralytische 62
- senile **62**, 330
Ptosisoperation 389
Puncta lacrimalia 73
Punctum plug 79
Pupillarblock **309**, 310, 310◘
Pupillarmembran 398, 398◘
Pupillarsaum 176, 176◘
Pupille **165–172**
- Anatomie 166, 167
- entrundete **184**, 185◘, 311
- Innervationsstörung 169–172
- Lageveränderungen 177
- lichtstarre **171**, 311, 386
- Untersuchung 21, **167**, 168
Pupillenbahn 21
- afferente 166–168, 166◘
- – Untersuchung **168**, 412
- efferente 166, 166◘, **167**, 169
- – Untersuchung **167**, 412

Sachverzeichnis

Pupillenlähmung, Augapfelprellung 254
Pupillenprüfung 291
Pupillenreaktion 21, 22, **166, 167**, 177
- aufgehobene 330
- Prüfung 271
- Untersuchung 167–169
Pupillenreflexbahn 11
Pupillenstarre, reflektorische 171
Pupillenweite 21, **167**
- Untersuchung **167**, 177
Pupillenweiterung 22
Pupillotonie **169**, 170◘, 355
Purkinje-Aderfigur 32
Purkinje-Phänomen 44
Pyridostigmin, okuläre Myasthenie 388
Pyrimethamin, Retinochorioiditis 239

Q

Quadrantenausfall 39, 290◘, **291**, 292

R

Radiatio optica 10, 288
Radspeichen 262
Randfurchenkeratitis 118
Rauchen, Katarakt 150
Rauschfeldkampimetrie 43, 304
Rechtsblick 391
Reflex
- optischer 11
- vestibulookulärer 391, **392**
Refraktion **334–341**
- Bestimmung 33–36, **364**
- Definition 32
Refraktionsanomalie 33
Refraktionsfehler **333–350**
Refraktionsmessung 33–36, **364**
refraktive Chirurgie 132–134
Refraktometer 340
- automatischer 35
- manueller 33
Refraktometrie 33, 34
- Durchführung 33, 34
Refsum-Syndrom, Retinopathia pigmentosa 253
Regenbogenhaut ▶ Iris
Reiter-Syndrom, Augenbeteiligung 468
Reizmiosis 179

Rentengutachten 451
Retina ▶ Netzhaut
Retina-Pigmentepithel-Hamartom, kombiniertes 237, 237◘
Retinitis
- bei Aids 238
- exsudativa 228, 228◘
- punctata albescens 252, 402
- sekundäre 241
Retinoblastom 51, 228, **232, 233**, 233◘, 362, 402
- Diagnostik 233, 234
- Enukleation 234
- fortgeschrittenes 418◘
- Kryotherapie 234
- Symptome 233
- Therapie 234
- trilaterales 232
- unilokuläres 233
Retinochorioiditis 192, 192◘
- centralis 192
- juxtapapillaris 192, 193◘, 239
Retinometer **32**, 148, 154, 441
Retinopathia
- angiospastica 227
- centralis serosa 246, **247**, 247◘, 477
- pigmentosa 39, 48, 48◘, 151, **251**, 251◘, **252**, 252◘, 402, 478
- - Definition 251
- - Differenzialdiagnose 282
- - Symptome 251, 252
- - Therapie 252
- - Vererbung 251
- praematurorum ▶ Frühgeborenenretinopathie
- traumatica 255, 411◘
Retinopathie
- arteriosklerotische 227
- diabetische 25, **217–222**, 218◘
- - Ablatio retinae 210
- - Ätiologie 217
- - Blindheit 458
- - Epidemiologie 238
- - Laserkoagulation 220, 442
- - Mikroaneuryma 217, 218◘
- - Mikroangiopathie 217
- - nichtproliferative 217, 218
- - Prognose 221
- - proliferative 217, 218, 218◘
- - Symptome 217
- - Therapie 220, 221
- - Vitrektomie 265
- eklamptische 227
- hypertensive 226, 227◘
Retinoschisis **216, 217**
- altersabhängige 216
- juvenile X-chromosomale 216, 216◘, 217, 262, 403

- periphere 213
- senile 213
Retinotomie 266
Retraktionssyndrom 387
Retrobulbäranästhesie 156
Retrobulbärneuritis 39◘, 169, 277, **277, 278**
- Diagnose 477
Rhabdomyosarkom 323, **326**, 326◘
- Orbita 59
rheumatoide Arthritis 468
Rhodopsin 43
Riesenpapillenkonjunktivitis 87
Riesenrissablatio 210, 211
Riesenzellarteriitis 279, **280**, 280◘, 469, 476
Rifampicin 434
Rimexolon 429
Rindenstar 146◘, 148
Rindentrübung, subkapsuläre 148
Ring, intrakornealer 349
Ringskotom 251◘
Ringulkus 121◘
- Hornhaut 119
Röhrengesichtsfeld 251, 251◘
Rohvisus **25**, 26, **30**
Röntgenuntersuchung 59
Rosacea, Augenbeteiligung 471
Rosthof 113
Rotblindheit 210
Röteln 469
rotes Auge ▶ Auge, rotes
Rot-Grün-Blindheit **209**, 210, 400
Rotschwäche 209
Rubeosis iridis 48, **184**, 184◘, 302, 315
- Laserkoagulation 228
Rubinstein-Taybi-Syndrom 331, 471
Ruhepotenzial 49
Rußflocken 211

S

Saccus
- conjunctivae 55◘
- lacrimalis ▶ Tränensack
Sakkade 390
- horizontale 390
- vertikale 390
Salus-Zeichen 227
Sammellinse 341, 343◘
Sarkoidose 90
- Iridozyklitis **178**, 181
- Uveitis 194
Säuglinge
- Schielprüfung 18
- Sehschärfenprüfung 50

Schadensgutachten 495
Schalentrübung 146◘, 148
Schattenprobe 34◘, 35
Schichtstar 146◘, 149, 153
– ▶ Cataracta zonularis
Schielen **359–374**
– ▶ Strabismus
– akkommodatives 338
– alternierendes **363**, 371
– Ätiologie 360
– Augenmuskeloperation 372
– Brillenverordnung 372
– Definition 360
– Diagnostik 17–19
– Formen 365–371
– inkomitantes 361
– konkomitantes 361
– latentes 18, 18◘; 360, 361; **369, 370**
– manifestes 360
– paralytisches **378**
– scheinbares **370, 371**
– soziale Bedeutung 371, 372
– Therapie 372–374
– Untersuchung 363–365
Schielopereration 373
Schielsyndrom, frühkindliches 361, **365–368**, 404
– Operation 373
Schielwinkel
– Ausmessung 363, **380, 381**
– inkomitanter 321, **378**, 381
– primärer 383
– sekundärer **381**, 383
Schießscheiben-Makula 253
Schilddrüsenerkrankungen 467
Schirmer-Test 73, 73◘, 116
Schlemm-Kanal 3◘, 5◘, 6, 55◘, 144◘
Schlotterbewegungen, Auge 177
Schmerzanamnese 16, 17
Schmetterlingsdystrophie, Makula 250
Schrotschussretinopathie 194
Schulmyopie 336
Schutzbrille 347
Schwalbe-Linie 5◘, 144◘, 303, 303◘, 399◘
Schwangerschaft, Augenmedikamente 437
Schwefelhexafluorid
– Gastamponade 267
– Netzhauttamponade 267
Schweißdrüsenretentionszyste 65
Schwellenretinopathie 231
Schwimmbadkonjunktivitis 90
Schwindel, Augenbeteiligung 479
Scintillatio albescens 261
Scleromalacia perforans 140

Scopolamin 427
– Iridozyklitis 180
– Mydriasis 172
Seclusio pupillae 180◘
Seelenblindheit 11
Sehachse 3◘
Sehbahn **287–293**
– Anatomie 288, 288◘, 288–290
– bildgebende Verfahren 291
– Erkrankungen 291–293
– höhere 289
– Störungen 289
– Untersuchung 291
Sehbehindertenschule 458
Sehbehinderung **458**
– Hilfsmittel 460–463
– hochgradige 458
– Kontaktadressen **459**, 463
– wesentliche 458
Sehen
– binokulares 10
– mesopisches 43
– peripheres 206
– skotopisches 43
Sehhilfe **460–463**
– elektronisch vergrößernde 461
– Makuladegeneration 246
Sehleistung **26**, 36
Sehnerv ▶ Nervus opticus
Sehnervenkanal, knöcherne 270
Sehprobentafel 25, 25◘, 31
Sehrinde 10
– Infarkt 293
Sehschärfe 10, **205, 206**
– mit Brille **26**, 30, 40, 341
– ohne Brille 26
– einseitige Reduktion 292
– in der Ferne 30, 30◘, 31
– in der Nähe **32**
– korrigierte 26, **30**
– normale 31
– Prüfung **25**, 25◘, 26, 30◘, 31, 31◘, 34–36, 291, **364**
– – Begutachtung 451
– – Kleinkinder 364
– – objektive 364
– – Orbitaerkrankungen 321
– – Sehnervenerkrankungen 271
– – subjektive 364
– retinale 32
– stark herabgesetzte 26, 32
– Untersuchung 148
Sehschärfenherabsetzung 26, **32**
– Optikusatrophie 281
– progrediente 278
Sehstörungen, psychogene 356
Sehstrahlung 10
Sehverschlechterung 16, 17
Sehwinkel 31

Sehzeichenprojektor **31**, 35◘, 148
Sehzentrum **288**, 289, 289◘
Sektorskotom 301
Sekundärglaukom ▶ Glaukom, sekundäres
Sensibilitätsprüfung, Hornhaut 21
Septum orbitale 4, **54**, 55◘, 321
Shunt, arteriovenöser 321
Shuntgefäße, zilioretinale 283
Sichelzellretinopathie 229
Sickerkissen 308, 308◘
Siderosis 48, **185**, 406
– bulbi 185
– Netzhautdegeneration 255
Siebbeinzellen, Infektion 323
Signalverarbeitung
– Netzhaut 11
– zentrale 11
Sildenafil, Farbsinnstörung 435
Silikonöl, Netzhauttamponade 267
Simpson-Test 62, 388
Simultansehen, fehlendes 366
Sinus-cavernosus-Thrombose 320
Sjögren-Syndrom **79, 468**
Skiaskopie **33**–35, 34◘, 338, 340, 364
Sklera (Lederhaut) 3◘, 4, 5◘, 55◘, **137–141**
– Anatomie 138
– Atrophie 138
– Entwicklung 398
– Entzündung ▶ Skleritis
– Untersuchung 138
– Verfärbung 138, 138
– Verletzungen **141**, 407
Skleralsporn 144◘, 303, 303◘
Sklerastaphylom 138, 139◘
Sklerektasie 138
Sklerektomie, tiefe 309
Skleritis 139, 139◘, **140,** 140◘, **141**
– Diagnose 475
– diffuse 140, 140◘, 141
– hintere 139–141
– nekrotisierende 140, 141
– Onchozerkose 421
– posterior 140
– vordere 139
Sklerodermie, Augenbeteiligung 468
Sklerose
– multiple 277
– tuberöse 472
Skotom
– absolutes **39**, 301
– Begrenzung 321
– bogenförmiges 301
– isoliertes absolutes parazentrales 301

Sachverzeichnis

- parazentrales 301, 321
- relatives **39**, 246
- zentrales 39
- zentrozäkales 282, 282◘

Snellen-Prinzip 31
Sofortadaptation 43
Sonnenbrille 344
Sonographie ▶ Ultraschalluntersuchung
Sorbit 433
Sorbitol 433
Sorsby-Makuladystrophie **250**, 403
Sozialophthalmologie 457–463
Spaltlampe **36**, 36◘, 37, 37◘, 108, 138, 146
Spaltlampenmikroskopie
- direkte 37
- indirekte 37
- Netzhaut 37

Spaltlampenuntersuchung **36, 37**
- Glaukom 301
- Iris 177

Spasmus nutans 392
Spätschielen, normosensorisches 368, 368◘
- Operation 373

Sphincter pupillae 55◘
- Einriss 414

Spinaliom 67
Spondylarthritis 178, **180**, 468
Spontannystagmus 392
Spülen, Auge 27, 28
Stäbchen **7**, 206◘
Stäbchenadapation 43
Stäbchensehen 43
Stammzelltransplantation, Hornhautverletzung 112
Standleuchtlupe 460
Staphylokokken
- Keratitis 130
- Konjunktivitis 90

Staphylom 209
Staphyloma posticum 336
Star
- grauer ▶ Katarakt
- grüner ▶ Glaukom

Starbrille 155
Stase-Retinopathie, venöse 222
Stauungspapille 25, **275, 276**
- akute **275**, 276, 276◘
- chronische **275**, 276, 276◘
- Diagnostik 276, 277
- e vacuo 276
- einseitige 275
- Orbitaerkrankungen 321
- Pathogenese **275**, 276
- Therapie 277
- Ursachen 275

Stellungsanomalien
- Augen 361
- Lider 86
- Prismengläser 341

stenopäische Lücke 16, 16◘
Stereopsis 365
- fehlende 404

Sternfalten 261
Stevens-Johnson-Syndrom 88
Stickler-Syndrom 469, **471**
Stillperiode, Augenmedikamente 437
Strabismus
- ▶ Schielen
- concomitans 361, 366◘
- convergens 18, **365**, 366◘, 383
- deorsoadductorius 365, 366
- divergens 369
- – intermittens 369
- – konsekutiver 369
- – sekundärer 369
- incomitans 361
- paralyticus 361
- sursoadductorius 365
- – Operation 374
- primärer 360
- sekundärer 360, 361, **362**

Strahlenkörper ▶ Ziliarkörper
Strahlenretinopathie 241
Strahlenstar 152
Strahlentherapie, Aderhautmelanom 199
Streifentest 365
Streptokokken, Konjunktivitis 90
Streptomycin 434
Strichskiaskop 35
Sturge-Weber-Syndrom 65, **236, 237**, 400, 472
- Netzhauttumor 236, 237
- Sekundärglaukom 316

Subluxatio lentis 161, 162, 162◘
Subtraktionsdakryozystographie, digitale 74
Sulcus ciliaris 5◘
Sulfacetamid 428
Summenaktionspotenzial 48
Suppression **366**, 371
Suprachorioidea 207◘
Swinging-flashlight-Test 21
Symblepharon **68**, 88, **111**
Sympathomimetika
- Iridozyklitis 183
- Mydriasis 172
- Senkung des Augeninnendrucks 307

Synchisis nivea 261
Synechien, Iris 179, 180◘, 185◘
Synoptophor 365, 366, 367◘
Syphilis ▶ Lues
Syringomyelie 171

T

Tabes dorsalis 171
TABO-Schema 341, 342◘
Tagsehen 7
Talgdrüsenkarzinom 67, 67◘
Tamoxifen, Makulaerkrankung 249
Tamponade, innere 215, **267**
Tangententafel nach Harms 381, 381◘
Tarsalzungenplastik 62
- laterale 61

Tarsorrhaphie 62
Tarsus 54
- superior 55◘

Tay-Sachs-Erkrankung, Augenbeteiligung 251
Teleangiektasie 65
- idiopathische juxtafoveolare 229
- retinale 229

Teller-Acuity-Cards 50, 50◘
Tenon-Kapsel 4
- Entzündung 84

Tensilon-Test **63**, 388
Terrien-Degeneration 129
Tetracain 427
- Kataraktoperation 173

Tetrazyklin, Trachom 420
Tetryzolin 429
- Konjunktivitis 86

Thermokeratoplastik 350
Thermotherapie, transpupillare 199
Thioridazin 434
- Makulaerkrankung 249

Thygeson-Keratopathie 117
Thymektomie 388
Tiefenschärfe 166, 167
Timolol 430
Titmus-Test 365
TNO-Test 365
Tobramycin 428
Tolosa-Hunt-Syndrom 320, **386**
Tonographie 304
Tonometrie 50
- Kinder 51

Toti-Operation 76, 76◘, 77, 121
Toxocara-canis-Infektion, Uveitis 193
Toxoplasmose 191–193, 192◘, 470
Toxoplasmose-Retinochorioiditis **191, 192**, 194, **238, 239**
Trabeculum corneosclerale 5◘, 6◘, 55◘
- Abflusswiderstand 296

Trabekulektomie 308
- sekundäres Glaukom 317

Trabekulitis 126
Trabekuloplastik 307, **443**, 443◘

Sachverzeichnis

Trabekulotomie 309
- kongenitales Glaukom 314, 314◘
Trachom **90, 91,** 92◘, **419, 420**
- Diagnose 420
- Einschlusskörperchen 420
- Einteilung 419
- endemisches 92
- Epidemiologie 420
- Symptome 420
- Therapie 420
Tractus opticus 9, 270, **288,** 288◘
- Läsion 292, 293
Traktionsablatio 211, **219,** 220◘, 229, 230
Traktionstest 321
Tramazolin 429
Tränen, künstliche 79, **433, 437**
Tränenabtransport 73
- Untersuchung 73
Tränendrüsen 72, 72◘
- adenozystisches Karzinom 78
- akzessorische 4, 72, 82
- pleomorphes Adenom 78
Tränendrüsenentzündung 77, 78
Tränendrüsenerkrankungen 77, 78
Tränendrüsentumoren **78,** 327
Tränenersatzmittel 79, 86, 112, **433, 437**
- Expositionskeratitis 325
- Hornhautentzündung 117
- Hornhauterosion 115
- Keratitis 125
- Konjunktivitis 94
Tränenfilm
- Aufreißzeit 73
- Funktion 106
- präkornealer 72
- Zusammensetzung 72
Tränenkanälchen 73
- Rekonstruktion 77, 77◘
- Verletzungen 77
Tränenorgane 4, **71–79**
- Anatomie 72, 72◘
Tränenorgane, Untersuchung 73, 74
Tränenproduktion **72**
- quantitative Bestimmung 73
- Untersuchung 73
Tränenpünktchen 73
- künstlicher Verschluss 117
- Verödung 79
Tränensack 19, 55, 72◘, **73,** 320
- Ausdrücken **73,** 74, 74◘
- Verschluss **76,** 121
Tränensackentzündung ▶ Dakryozystitis
Tränensacktumoren 77
Tränensackverschluss 76
Tränenträufeln (Epiphora) 61, **73**
- Iridozyklitis 179
- beim Kind **75,** 474

- bei Konjunktivitis 85, 86
Tränenwege 72◘
- Erkrankungen 75–77
- Durchgängigkeit 19, 74
- Sondierung 51, 74, 75◘
- Spülung **74,** 74◘, 84
- Untersuchung 19, 20◘
- Verletzungen 406, 412
Tränenwegskanüle 74
Tränenwegstenose 74, 74◘, 118
- Neugeborene 75, 75◘
Trantas-Flecken 87
Travoprost 432
- Senkung des Augeninnendrucks 337
Trichiasis 60, 92
Trichromasie 45
Trifluorthymidin **125,** 428
Trisomie 13, 152
Trisomie 15 152
Trisomie 21 **153,** 472
Tritanomalie 210
Tritanopie **210,** 400
Trochlea 379◘
- Verletzung 390
Trochlearislähmung 380, **384, 385,** 385◘
- kongenitale 385
trockenes Auge ▶ Auge, trockenes
Tropenophthalmologie **417–424**
Tropfanästhesie 113, **156**
- Augenverletzungen 412
Tropfen, hängender 329, 329◘
Tropicamid 22, **427**
- Mydriasis 172
Tuberkulose 90, 191, **192,** 193
Tularämie 90
Tumoren
- Augenbeteiligung 468
- intraokulare 475
Tunnelschnitt, kornealer 156
Tyndall-Effekt 177, 179

U

Ulcus
- corneae 119, 119◘, **130, 131,** 131◘
- Mooren 118
- serpens 131, 131◘
Ultraschallbiomikroskopie 46, 47
Ultraschalluntersuchung 46–48
- Aderhaut 191, 197
- Glaskörper 258
- Indikationen 46, 47
- Linse 146
Unfallversicherung, Gutachten 454
Unterlid, Ektropionieren **20,** 83, 83◘

Untersuchung **17–26, 30–51**
- ▶ Ultraschalluntersuchung
- Ablauf 30
- Aderhaut 190, 191
- Augenmotilität 19, 19◘, 50, 51
- Augenmuskelfunktion 380–383
- Augenverletzungen 409–413
- Bindehaut 20, **82, 83**
- elektrophysiologische 48–50, 50◘
- Fundus **23,** 24◘, 25, 322
- Glaskörper 22, **258**
- Glaukom 298–304
- Hornhaut 20, **107–109**
- Iris **177,** 178
- Kinder 50, 51
- Lider 55, 56
- Linse 146–148
- Narkose 51
- Netzhaut **23,** 24◘, 25, 37, 38
- Orbita 321–323
- Papille 271
- Pupille 21
- Pupillenreaktion 167–169
- Schielen **17–19,** 363–365
- Sehbahn 291
- Sklera 138
- Spaltlampe **36,** 36◘, 37, 37◘
- Tränenorgane **73,** 74
- Tränenwege 19, 20◘
- vorderer Augenabschnitt 36, 37◘
- Vorderkammer 412
- Ziliarkörper 178
Urämie, Augenbeteiligung 476
Usher-Syndrom **252,** 402, 469
Uvea 176
Uveitis 178, **191, 192**
- ▶ Iritis
- Glaskörpertrübung 262
- hintere 178
Uveitis, hintere 191
- - idiopathische 194
- - nicht erregerbedingte 193, 194
- intermediäre 178
Uveitis, intermediäre 183, 184
- Onchozerkose 421, 422
- unspezifische vordere 182

V

Varixknoten, Orbita 321
Varizella-Zoster-Infektion, Netzhautnekrose 237, 238
Vaselin 433
Vaskulitis
- retinale 240
- Skleritis 140, 141
Vasokonstriktiva 79, **429, 436**

Sachverzeichnis

– Konjunktivitis 86
VECP ▶ Potenzial, visuell evoziertes kortikales
VEGF-Inhibitoren, Makuladegeneration 246
Vena
– angularis 321
– centralis retinae 8, 8◘, 10◘
– ciliaris anterior 8, 8◘
– ophthalmica 7, 10◘, 320◘, 321
– vorticosa 8, 8◘
Venenastverschluss 223, 224◘
– Operation 224
Vergenz 390
Vergenzsystem, Entwicklungsstörung 361
Vergiftung ▶ Intoxikation
Verkehrstauglichkeit, Kontaktlinsen 346
Vernalis-Plaques 87
Verrollung 380
Verrollungsschielen 369
Verrucae vulgares, Lider 63
Vertikaltropie 360
Videolupe 462, 462◘
Viruskeratitis 122–126
Viruskonjunktivis 93–95, 85, 88
Virustatika **426, 428**
Visitenlampe 16, 20◘, 21, 22
Viskokanalostomie 309
visuell evozierte kortikale Potenziale ▶ Potenzial, visuell evoziertes kortikales
Visus naturalis 26, 30
Visuskop 364, 367
Visusprüfung ▶ Sehschärfe, Prüfung
Visustafel 148
Vitamin B$_{12}$, Optikusatrophie 282
Vitamin C, Hornhautverätzung 112
Vitamin-A-Mangel, Keratomalazie 130, 423
– Xerosis conjunctivae 96
Vitiligo, Augenbeteiligung 471
Vitrektomie 151, 215, **264–267**
– Aderhautmelanom 199
– diabetische Retinopathie **221**, 265
– Endophthalmitis 195, 265
– epiretinale Gliose 260
– Fremdkörper 254, 265
– Frühgeborenenretinopathie 231
– Geräte 266, 267◘
– Indikationen 264, 265
– komplizierte Netzhautablösung 265
– Technik **265**, 266, 266◘, 267◘
Vitreoretinopathie
– familiäre exsudative 262
– proliferative 254, **260**, 261
– – Vitrektomie 265

Vogt-Koyanagi-Harada-Syndrom **194**, 471
Von-Hippel-Lindau-Syndrom **235**, 236◘, 403, 472
Vorderkammer **5**, 6, 144◘
– Abflachung 311
– Anlage 398
– Hypopyon 263
– Untersuchung **21**, 177, 412
Vorderkammerblutung 114
Vorderkammerlinse 155
– phake 349
Voriconazol, Pilzkeratitis 122
Vorlesegerät, elektronisches 462, 463◘
Vortexvene ▶ Vena vorticosa
V-Symptom 366

W

Wahrnehmung
– visuelle 11, 12
– willkürliche Beeinflussung 12
Wallreflex 208
Warzen, Lider 63
Wechselbelichtungstest 21, **167**, 167◘, 168, 291
Wegener-Granulomatose **140**, 468
Weil-Hepatitis, Iridozyklitis 179
Weill-Marchesani-Syndrom 161, **162**, 402, 471, 472
Weitsichtigkeit ▶ Hypermetropie
West-Operation 76
Westphal-Edinger-Kern 11, 166◘, 288◘
White-dot-Makulopathie 194, 250
Wilms-Tumor 470
Wimpern 54
– Ausfall 56
– Demodex-Befall 57
Windenblüten-Amotio 261
Windpocken, Augenbeteiligung 469
Winkelblockglaukom 297, 298, **309–313**
– akutes 162, **309–312**, 310◘, 475, 518
– chronisches 310, **311**, 313
– Definition 309
– Epidemiologie 310
– Erblindungsgefahr 313
– intermittierendes 310, **311**, 313, 478
– Symptome **310**, 311
– Therapie **312**, 313
Wirbelvene ▶ Vena vorticosa
Wollwachs 433
Wortblindheit 11
Wyburn-Mason-Syndrom **235**, 472

X

Xanthelasmen 65, 65◘
Xanthogranulom, juveniles 187
Xerophthalmie 79, **423, 424**
Xerosis conjunctivae 96
Xylometazolin 429

Y

Young-Helmholtz-Farbtheorie 45

Z

Zapfen 7, 43, **206**, 206◘
Zapfenadaptation 43
Zapfendystrophie 210, **253**, 402
Zapfensehen 43
Zeis-Drüsen **54**, 56
Zellophan-Makulopathie 248, **260**, 260◘
Zentralarterie ▶ Arteria centralis retinae
Zentralarterienverschluss, Amaurosis fugax 226
Zentralskotom **39**, 39◘, **278**, 282
Zentralvene ▶ Vena centralis retinae
Zentralvenenverschluss **222**, 222◘
– ischämischer 222
– Laserkoagulation 223
– Prognose 224
Zerebralparese, Schielsyndrom 361
Ziliararterie ▶ Arteria ciliaris
Ziliarfortsatz 5◘, 5
Ziliarkörper 3◘, 4, **5,** 144◘, **175–187**, 398
– Anatomie 177
– Entzündung ▶ Zyklitis
– Pars plana 5
– Pars plicata 5
– Untersuchung 178
– Verletzungen 408
Ziliarkörperband 177
Ziliarkörperfortsätze 177
Ziliarkörpermelanom 186, 186◘
Ziliarmuskel 3◘, 5◘, 55◘, 144◘, 166, 177, **354**, 354◘
– Kontraktion 354, 354◘
Zilien 54
Zinn-Haller-Gefäßkranz 10◘
Zirbeldrüse 11
Zonula Zinni 144◘
Zonulafasern 3◘, 5, 144
– aberrierende 211

Zonulagabel 144◘
Zoster ophthalmicus **58,** 139, 469
Zosteriridozyklitis 181
Zosterkeratitis 125, 126
Zyklitis 85, **178**
Zyklokryotherapie
– Glaukom 309
– Sekundärglaukom 329
Zyklophotokoagulation 309, 441, **444,** 444◘
– Glaukom 307, 308
– sekundäres Glaukom 317
Zykloplegie **120, 121**, 364, 369, 381
Zystinose, Hornhautbeteiligung 400
Zytomegalieinfektion **238**, 238◘, 469